超声心脏电生理学

（第2版）

主 编 尹立雪

科学出版社

北京

内 容 简 介

《超声心脏电生理学》第2版仍保留原版的写作风格，从理论基础出发，系统介绍超声心脏电生理技术、临床应用、发展方向和目标。特别注重展示超声医学技术及方法的建立、应用和结果分析与现有的心脏电生理学基础研究成果相关联，力图从基础到临床充分展示超声医学在心律失常和心力衰竭疾病诊断治疗，以及心脏电生理学发展过程中已有的基础和临床研究成果。本书增加了以下内容。心脏电生理学领域：心脏传导系统的发生和发育、心脏各系统发生发育的"多点发生、构件拼装"假设已得到的证据支持，以及心脏各系统发育在时间和空间的同步发育及其高度匹配过程；超声心动图领域：创新性的实时三维超声心动图成像和结构功能可视化分析技术、多种心肌功能评估、血流灌注和心腔内流场观测技术在心脏电生理领域的不断应用等。

本书适用于超声医学、心血管内科、心血管外科、重症超声医学等相关专业医师及科研技术人员参考阅读。

图书在版编目 (CIP) 数据

超声心脏电生理学 / 尹立雪主编 . —2 版 . —北京：科学出版社，2022.3
ISBN 978-7-03-070382-8

Ⅰ . ①超… Ⅱ . ①尹… Ⅲ . ①心脏病－超声波诊断 ②心脏－电生理学
Ⅳ . ① R540.4 ② R331.3

中国版本图书馆 CIP 数据核字（2021）第 222352 号

责任编辑：高玉婷 / 责任校对：郭瑞芝
责任印制：赵　博 / 封面设计：吴朝洪

科学出版社出版
北京东黄城根北街 16 号
邮政编码：100717
http://www.sciencep.com

三河市春园印刷有限公司　印刷
科学出版社发行　各地新华书店经销

*

2022 年 3 月第　一　版　开本：880×1230　1/16
2022 年 3 月第一次印刷　印张：44
字数：1 400 000
定价：458.00 元
（如有印装质量问题，我社负责调换）

《超声心脏电生理学》编委会

主 编 尹立雪 电子科技大学附属医院·四川省人民医院心脏中心

顾 问 张 运 山东大学齐鲁医院心血管内科

王新房 华中科技大学同济医学院附属协和医院超声医学科

简文豪 中国人民解放军北京军区总医院超声影像科

李治安 首都医科大学附属北京安贞医院超声影像科

Tim Laske 美国Medtronic Inc. 心脏节律控制部

编著者 （按章节出现先后顺序排名）

尹立雪 电子科技大学附属医院·四川省人民医院心脏中心

郭志坤 新乡医学院河南省医用组织再生重点实验室

肖秋雨 电子科技大学附属医院·四川省人民医院超声医学研究所

李子卓 电子科技大学附属医院·四川省人民医院超声医学研究所

邓 燕 电子科技大学附属医院·四川省人民医院超声医学研究所

杨 瑞 电子科技大学附属医院·四川省人民医院超声医学研究所

左明良 电子科技大学附属医院·四川省人民医院超声医学研究所

陈秋佚 电子科技大学附属医院·四川省人民医院超声医学研究所

伍 丹 电子科技大学附属医院·四川省人民医院超声医学研究所

石 岚 电子科技大学附属医院·四川省人民医院超声医学研究所

杨 娅 清华大学附属垂杨柳医院心脏中心

苏瑞娟 北京积水潭医院超声科

王正阳 电子科技大学附属医院·四川省人民医院超声医学研究所

王 珊 电子科技大学附属医院·四川省人民医院超声医学研究所

王 静 华中科技大学同济医学院附属协和医院超声医学科

李治安 首都医科大学附属北京安贞医院超声影像科

谢明星 华中科技大学同济医学院附属协和医院超声医学科

王新房 华中科技大学同济医学院附属协和医院超声医学科

李文华 电子科技大学附属医院·四川省人民医院超声医学研究所

余 洋 美国Sound Physicians

谢盛华 电子科技大学附属医院·四川省人民医院超声医学研究所

罗安果 电子科技大学附属医院·四川省人民医院超声医学研究所

王斯佳 电子科技大学附属医院·四川省人民医院超声医学研究所

孟庆国　电子科技大学附属医院·四川省人民医院超声医学研究所
李春梅　电子科技大学附属医院·四川省人民医院超声医学研究所
李　爽　电子科技大学附属医院·四川省人民医院超声医学研究所
陆兆龄　迈瑞生物医疗电子股份有限公司
邓又斌　华中科技大学同济医学院附属同济医院超声影像科
刘娅妮　华中科技大学同济医学院附属同济医院超声影像科
刘红云　华中科技大学同济医学院附属同济医院超声影像科
许　迪　南京医科大学第一附属医院老年心血管科
陈晓栋　南京医科大学第一附属医院老年心血管科
陈　旸　电子科技大学附属医院·四川省人民医院心血管内科
李小平　电子科技大学附属医院·四川省人民医院心血管内科
岳文胜　川北医学院附属医院超声诊断科
周晓东　空军军医大学西京医院超声医学科
郑敏娟　空军军医大学西京医院超声医学科
李晓葵　美国俄勒冈健康与科学大学医学中心
David J. Sahn　美国俄勒冈健康与科学大学医学中心
潘　敏　美国俄勒冈健康与科学大学医学中心
姚沅清　重庆医科大学附属第二医院心血管内科
黄　晶　重庆医科大学附属第二医院心血管内科
朱　恚　重庆医科大学附属第二医院心血管内科
郭智宇　成都市温江区人民医院超声科
林　婴　电子科技大学附属医院·四川省人民医院人类分子生物学与遗传研究中心
白　艳　四川省妇幼保健院超声科
刘会若　郑州大学第一附属医院超声科
华　伟　国家心血管病中心中国医学科学院阜外医院心律失常中心
胡奕然　国家心血管病中心中国医学科学院阜外医院心律失常中心

第一版序一

　　基于现代医学对心脏的认识，心脏的三大基本功能包括电生理功能、机械收缩和舒张功能以及内分泌功能。在临床实践中，对于心脏电生理功能的评价，心电图检查仍是最常用的技术；对于心脏机械收缩和舒张功能的评价，超声心动图检查已是最常用的方法；对于心脏内分泌功能的评价，虽然脑钠肽等生化指标已用于临床，但此类评价方法尚不成熟。近年来，随着科学技术的飞速发展，超声心动图的分支技术不断扩展，空间和时间分辨力迅速提高，这些进展使超声技术不仅可更好地用于心脏机械功能的评价，而且已进入心脏电生理学的领域，在诸如心力衰竭的心脏同步化治疗和某些心律失常射频消融治疗的指征选择、疗效评价和预后估测中发挥了心电图和创伤性电生理学检查所不能替代的作用。因此，超声心动图已从显示心脏解剖结构和血流动力学的传统影像学方法发展成为一种实时评价心脏电生理学的崭新技术。

　　目前，介入性心脏病学日新月异，已成为多种心血管疾病的主要治疗手段。超声心动图作为心脏结构和功能的主要评价方法，在心血管病介入治疗的术前诊断、术中监测和术后随访中起到了积极的作用。然而，在临床实践中，绝大多数超声医学工作者仅利用超声技术的空间分辨力探查心脏的解剖和运动，很少有人运用这一技术的时间分辨力观察心脏的激动和同步。另一方面，心脏电生理学工作者仅重视各种心电检查手段，对于超声技术显示心脏电生理变化的能力知之甚少。这种隔行如隔山的局面对于促进心脏电生理超声评价技术的发展，造成了一个很大的障碍。因此，迫切需要一部系统而深入地介绍超声心动图在心脏电生理学中应用的学术专著，以总结经验，分析问题，普及已知，开拓未知。

　　本书由四川省人民医院尹立雪教授主编，是一部详尽论述超声心动图和心脏电生理学之间交叉知识的专著。尹立雪教授积多年医、教、研工作之经验，采数十位博学专家之众长，集浩瀚国内外文献之大成，呕心沥血，辛勤耕耘，终成此卷。我有幸拜读，深感此书有以下特点：①立意新颖：作者从超声影像学与心电生理学相结合的崭新角度，深入而系统地介绍了两种学科相互结合的理论背景、新型技术、诊断应用、治疗用途和发展前景。此种写作方式在以往出版的超声或心电专著中闻所未闻，堪称别具一格，令人耳目一新。②方法先进：本书涉及的多种影像学方法，多为近年问世的高新技术，读者由本书不仅可知晓如何将超声运用于心电学检查，而且可了解超声技术在诊断学和治疗学领域中的最新发展。③理论丰富：本书以较大的篇幅，全面介绍了与心电生理学相关的胚胎发育、离子通道、心电传导、兴奋-收缩偶联等方面的基础理论，这些内容相信对于超声医学工作者定有裨益。④用性强：本书不仅详介了超声医学技术在多种心脏疾病诊断和治疗中的重要作用，而且分析了当前心脏电生理学的存在问题和发展前景，这对于超声和心电工作者的临床工作均有较强的指导作用。思路新颖、内容丰富，资料翔实，实用性强的具有较高学术水平的专著，是心血管内科、影像医学和心电生理研究工作者不可多得的一本参考书。我相信，本书的出版对于我国超声影像学与心电生理学的相互结合和共同发展，必将起到积极的推动作用。有感于此，欣为作序。

中国工程院院士

张运

第一版序二

心脏解剖、心肌纤维构造和传导系统组织功能及其空间分布是心脏电生理学的重要基础。但是，目前在心脏电生理学方面能显示心脏组织解剖和功能相关的医学影像技术方法尚少，临床上缺乏一种对心内结构、导管电极与靶点组织之间时-空信息精确定位，并全面评价心脏功能和血流动力学的方法。

近年来超声医学迅猛发展，在诸多基础和临床领域不拓展加深，已经取得了令人瞩目的成绩，成为一门独立的重要医学学科。在心脏电生理介入诊断治疗中，常规超声心动图方法能够提供可靠的有关心脏大血管畸形、心瓣膜疾病、室壁附壁血栓、室壁运动异常、间隔穿孔和心包积液等详尽的心脏解剖、心脏功能和血流动力学信息。新近推出的超声医学技术方法更能观测到心肌血流灌注、心肌电机械兴奋和激动顺序、同时可准确定位靶点组织，并引导导管电极精确到位治疗。上述超声医学技术的应用为临床心脏电生理介入诊断和治疗及时提供了术前、术中、术后所需的有关解剖和功能方面的信息。

目前，在超声医学与心脏电生理学交汇融合的研究及临床应用领域中，创新成果不断涌现。在心脏电生理介入诊断和治疗技术进一步向前发展的巨大需求下，加强超声医学技术的基础和临床应用研究，必将极大地促进这一学科不断发展并走向全新的领域。

四川省医学科学院·四川省人民医院尹立雪教授是我国超声界的后起之秀，曾赴美国研修，并任美国 Thomas Jefferson 大学超声研究所超声医学合作实验室主任和美国 Mayo 医学中心心血管科研究员。回国后他继续潜心研究超声心动图和心脏电生理学，为二者的有机结合和心腔内超声的发展应用发挥了主力军的作用。为了给临床心律失常、心力衰竭疾病的诊断和治疗提供更为准确可靠的新技术，尹立雪教授高屋建瓴，组织国内外40余位在超声医学和心脏电生理理论研究以及临床应用方面具有很深造诣的专家学者，结合自己宝贵的临床经验，又汲取国内外的最新研究成果，辛勤笔耕。

本书计有5篇45章，全文近140万字，650余幅图片，旁征博引，兼收并蓄，资料翔实，内容新颖，重点突出，层次分明，论述深刻，逻辑性强，做到了理论与实践，超声与临床密切结合，是国内第一部将超声医学技术方法应用于心脏电生理学诊断和治疗中的重要著作。有感于此，非常兴奋，欣然命笔作序，向国内外同仁推荐。相信本书的出版，一定会受到广大医务人员的热烈欢迎，为促进我国超声医学和心脏电生理学的发展作出巨大贡献。

华中科技大学同济医学院附属协和医院

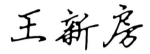

第一版序三

近年来，在心脏电生理学方面，传统的心脏电生理学诊断治疗技术和方法正发生革命性的变化，心律失常和心力衰竭的心脏介入治疗在逐步成为主要和优先的临床心力衰竭和心律失常疾病的治疗手段的同时，对精确引导和心脏靶点起搏和精确消融的心脏标测、导航和治疗效果及其治疗终点实施实时监控的医学影像技术提出了更高的要求。临床常规使用的X线透视加电位标测的心脏电生理介入治疗导航和临控技术缺乏精确可靠的整体局部心脏组织解剖结构和功能的时空定位和量化评价、不能提供导管电极与靶点组织间准确时空关系信息，不能同时对心脏功能和血流动力学进行全面评价从而反映心脏电生理学治疗的真实效果。

目前，超声医学高新技术与临床常规超声技术方法相结合已经能够提供临床所需的与心脏电生理学精确诊断和治疗密切相关的心脏组织解剖结构、电-机械兴奋功能以及详尽的血流动力学信息，为心脏靶点起搏和精确消融治疗过程中的基于心脏解剖结构的心脏标测、导航、监控及治疗技术的实施提供了准确的时空定位信息，同时也为心脏介入治疗效果定性定量精确评价和治疗终点的确定提供了可靠的工具。

本书是我国第一部在此方向研究的学术专著。由参编作者们将多年来积累的丰富经验和宝贵资料加以总结、提炼，在吸取国内外的先进技术和最新成果的基础上撰写而成。该书共分5篇，45章，140万字，是一部内容丰富，资料翔实，论证客观，重点突出，图像精美的高水平学术著作，对广大临床心脏病医师和超声医学工作者在心脏电生理学领域内的临床实践和进一步科学研究将大有裨益。对这一著作的出版我感到由衷的高兴，表示衷心祝贺，欣然作序，特向国内同仁推荐。

中国人民解放军北京军区总医院

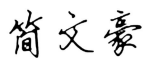

第一版序四

　　为了促进超声医学的进一步向前发展，同时使广大超声医学工作者及心脏电生理专业人员接受相关的医学影像学新知识和训练，全面掌握心脏电生理和超声医学的基本理论及临床应用，正确认识超声医学技术方法在心脏解剖和功能标测、导航监控及治疗效果评价，准确引导和监控心脏靶点起搏和消融，同时了解超声医学高新技术与心脏电生理学结合的最新基础和临床研究成果和发展方向。参编作者们在超声医学理论研究和临床超声心脏电生理应用方面均具有较深的造诣，是国际上最先将超声医学与心脏电生理学有机结合进行研究的专家学者。

　　在各章节的编写中，作者们既结合了自己宝贵的实践经验，又汲取了国内外超声医学在心脏电生理学领域中的最新研究成就，从基础到临床充分展示了超声医学在心律失常和心力衰竭疾病诊断治疗以及心脏电生理学发展过程中的重要作用。

　　该著作客观评价了超声医学在心脏电生理学诊断和治疗中的价值，全面系统及时地反映了这一交叉学科的最新进展。本书的写作与出版对于进一步推进国内超声医学及心脏电生理学的进一步向前发展是十分重要和必要的。该著作的正式出版对于我国超声医学与心脏电生理学的发展，必将起到重要的推动作用。该书对各级超声医学和临床心脏电生理学医师均具有指导意义。期望这本内容丰富的学术著作能够早日问世。

北京首都医科大学附属安贞医院

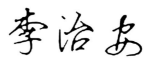

再 版 前 言

自2007年《现代超声心脏电生理学》出版至今已有14年。14年来心脏电生理学和超声心动图学均取得了巨大的进展。

在心脏电生理学领域，对心脏传导系统的发生和发育研究更为深入，心脏各系统发生发育的"多点发生，构件拼装"假设已得到更多的证据支撑，心脏各系统发育在时间和空间的同步发育及其高度匹配过程，充分反映了心脏功能实现的高度复杂性和精准控制过程的极端重要性；以各种基因突变及遗传异常为基础的心肌电和机械兴奋过程的多种异常表现在各种疾病中也逐步得到充分的揭示。在心脏电生理学临床诊断和治疗方面，多种创新性的心脏起搏和消融技术方法不断出现，为缓慢性和快速性心律失常的治疗带来了新的希望。

在超声心动图领域，创新性的实时三维超声心动图成像和结构功能可视化分析技术及多种心肌功能评估、血流灌注和心腔内流场观测技术方法不断应用于心脏电生理学领域。临床心脏电生理学家对医学影像在心脏电生理学诊断和药物及非药物治疗过程中引导、监控和评价的重要作用的认知正在不断深入。一些先进的心脏电生理学家已经开始主动应用超声心动图先进技术为临床心脏电生理疾病的精准诊断和治疗提供可视化量化观测环境。在此环境中，各种创新性的心脏电生理学诊断和治疗技术方法得以不断建立。

尽管如此，目前超声心动图技术在国内外临床心脏电生理学临床实践中的应用仍然十分不充分，创新性超声心动图的高度可视化环境及其"一站式"心血管系统诊断和治疗信息提供能力，并未能够得到国内外临床心脏电生理学家的广泛认知和主动应用，导致现有心脏电生理学诊断和治疗效率不尽如人意，诊断和治疗的精准性及有效性仍有较大的改进空间，同时也产生了较大的医疗资源浪费和较多的病患医源性损伤。

基于上述问题，我们联合国内外长期在超声心脏电生理学方向进行基础和临床研究及临床工作的著名医学专家对《现代超声心脏电生理学》进行了内容更新和再次内容组织。希望能够在科学出版社的帮助下，通过对其进行再版来进一步推动超声心动图技术在我国心脏电生理学基础和临床实践中的应用，从而造福广大的心血管疾病患者。在此，衷心感谢本书各位编者长期的不懈努力和付出，使得再版成为可能。

尹立雪

电子科技大学附属医院·四川省人民医院心脏中心

四川省心血管病临床医学研究中心

阜外医院国家心血管病临床医学研究中心四川分中心

超声心脏电生理学与生物力学四川省重点实验室

2021年10月1日于成都

目　　录

第三篇　超声心脏电生理学技术

第四篇　超声心脏电生理学临床应用

第一篇　概　　述

第1章 心脏电生理学简史

第一节 心脏电生理学的发展历史

早在中国春秋战国时期，名医扁鹊就已经观察到人体的脉搏现象，并以此作为疾病诊断和预后判断的依据。当时的中医已经开始观察作为正常和异常脉搏现象起源的人体心脏解剖和生理状态，同时也认识到脉搏现象与人体心脏活动是相关联的。进入西晋时期，名医王叔和首次详细描述了人体脉搏的观察方法，将脉搏的观察与患者的年龄、性别和其他病理特征相结合，对人体正常和异常的脉搏类型进行了多达200余种的详细分类。他将每一种脉搏类型与疾病的诊断、中医治疗方法和预后判断进行了关联，以有助于临床疾病的诊断和治疗（图1-1）。

1875年，德国莱比锡大学的埃及学家Georg Ebers依据其所收集到的公元前1553～前1550年古埃及记录古埃及文化和医学活动的草制纸书，发现在那个时代古埃及已明确表述了脉搏与心脏搏动间的相关关系，首次提出在人的肢体内有若干血管，而心脏则位于血管的中央（图1-2）。公元前300年左右希腊医学家Herophilos通过采用水钟等计时工具对发热患者进行研究，提出脉搏的变化与容量、速率和节律有关。此后古希腊名医Galen（公元129～199年）首次提出脉搏是一种动脉的收缩和舒张现象，而上述现象与心脏的容量变化有关。在此后的岁月里，西方和东方的医学家们对脉搏现象的认识经历了多次反复并逐步形成完整的理论体系。但是在如何准确认识和评价正常和异常脉搏搏动及其与心脏搏动间关系等方面缺乏有效的科学研究工具和技术方法，导致对正常与异常脉搏搏动基础研究和临床应用长时间处于经验阶段。

1887年法国医学家Augustus Desire Waller采用Lippman（法国物理学家，获得1908年诺贝尔物理学奖）发明的毛细管电流计首次在人体获取到人类体表的心电信号。但是在那个时期，这一发现并未得到重视和应用。然而，Waller的工作奠定了现代心脏电生理学的基础。在Waller之后，出生于印尼爪哇群岛的荷兰生理学家Willem Einthoven在应用Lippman毛细管电流计进行心电信号研究的基础上，进一步认识到原有技术的不足，转而

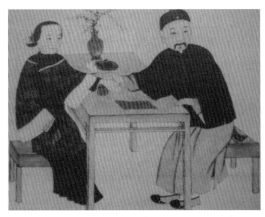
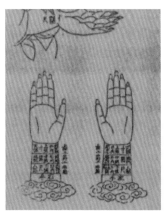

图1-1 中国古代中医的诊脉法，以此诊断疾病
引自Lüderitiz B. History of the Disorders of Cardiac Rhythm. Futura Publishing Company，1995

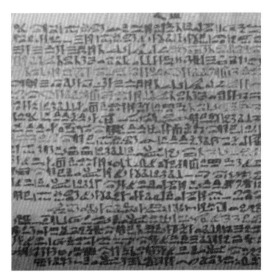

图1-2　古埃及最早记录心脏解剖结构和功能的文字

引自 Lüderitiz B. History of the Disorders of Cardiac Rhythm. Futura Publishing Company，1995

采用 C. Ader 发明的弦式电流计进行心脏电活动研究，并进一步加以改进以去除影响心脏电信号记录质量的若干干扰因素。1903年 Einthoven 发表文

章，将其所获得的心电信号时间曲线的五个节点分别命名为 P、Q、R、S、T。这一心电图曲线的命名方法一直沿用至今。心电图的出现无疑为心脏节律障碍、心脏电脉冲波的形成和心脏传导系统的研究提供了重要的工具。Einthoven 所创建的心电三角理论也已经成为现代心电图测量和分析的基础。1924年 Einthoven 因对弦式电流计的改进和杰出的心脏电信号观测应用获得了诺贝尔生理学或医学奖（图1-3 ～图1-5）。

由于有了全新的心脏功能观测技术及建立了相关研究方法，此后对心脏电生理现象的研究逐步深入。1898 ～ 1899年荷兰学者 Karel Frederik Wenckebach 已经详细描述了心脏期前收缩和与二度房室传导阻滞相关的文氏间期。在整个20世纪上半叶，Wenckebach 为现代心脏电生理学的进一步向前发展做出了重大贡献。其在心脏电生理现象及其相关的心脏解剖结构研究等方面也取得了重大进展。在心律失常的药物治疗方面，Wenckebach 也

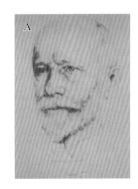
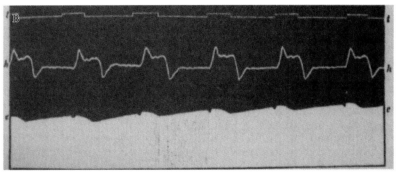

图1-3　Willem Einthoven（1860 ～ 1927年）（A）和世界上第一幅心电图（B）

引自 Lüderitiz B. History of the Disorders of Cardiac Rhythm. Futura Publishing Company，1995

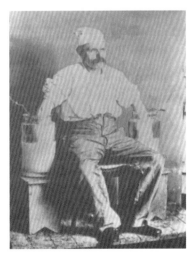
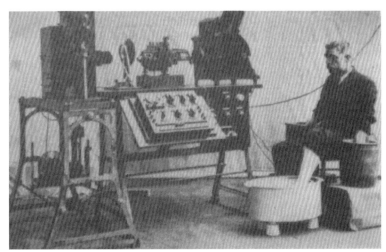

图1-4　早期肢体导联心电图仪及其心电检测

引自 Lüderitiz B. History of the Disorders of Cardiac Rhythm. Futura Publishing Company，1995

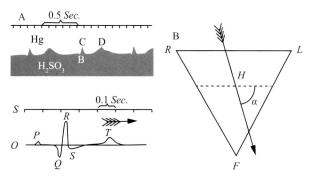

图1-5　Einthoven 命名并沿用至今的心电图五个波形名称（A）和 Einthoven 三角（B）

引自 Lüderitiz B. History of the Disorders of Cardiac Rhythm. Futura Publishing Company，1995

首先观察到奎尼丁对心房颤动的临床治疗作用。与此同时，窦房结、房室结和浦肯野纤维系统等重要心脏传导解剖结构相继被世界各国的医学家发现。

通过对临床心律失常现象的深入研究，在20世纪上半叶世界医学界不仅已经充分认识到晕厥与缓慢性和快速性心律失常的关系，而且认识到晕厥不仅与窦房结功能减低、窦房传导障碍和房室传导障碍有关，还与心房和心室较高兴奋性导致的心房心室心动过速、颤动或扑动，以及房室折返性快速性心律失常导致的血液循环障碍或终止有关，并据此产生了导致心源性晕厥的 Morgagni-Adams-Stokes 综合征的概念。事实上，早在1846年德国生理学家 Herman Friedrich Stannius 已经通过对动物心脏特定解剖结构（如上腔静脉窦的右心房开口处、心房和心室交界处等）进行结扎处理的实验观察，发现结扎上述解剖结构对心脏不同节段（如上腔静脉、心房和心室）节律控制和心肌收缩舒张功能产生了重要影响，由此认识到心脏可能存在的传导系统及其可能对心脏功能的控制和节律影响。上述实验及其发现为现代心脏起搏治疗缓慢性心律失常疾病和房室束（又称希氏束）消融治疗快速性心律失常疾病建立了初步的理论及实践基础（表1-1，图1-6）。

在临床心律失常现象的研究方面，西方的病理生理学家和临床学家在整个19世纪下半叶和20世纪上半叶取得了丰硕的成果。其中对阵发性或加速性心动过速现象已经有了较为深入的认识，认识到阵发性心动过速与单独的期前收缩不同，而且由于初始搏动起源的不同，阵发性室上性心动过速与室性心动过速的临床和心电图表现及其预后明显不

表1-1　心脏传导系统解剖结构的发现历史

年份	心脏传导系统结构	发现人
1845年	浦肯野纤维	J.E. Purkinje
1876～1893年	肯氏束	G. Paladino，A.F.S. Kent
1893年	希氏束	W. His Jr.
1906年	房室结	L. Aschoff，S. Tawara
1906～1907年	文氏束	K.F. Wenckebach
1907年	窦房结	A.B. Keith，M.W. Flack
1916年	巴赫曼束	J.G. Bachmann
1932年	马汉束	I. Mahaim
1961年	詹姆斯束	T.N. James

资料来源：Lüderitiz B. History of the Disorders of Cardiac Rhythm. Futura Publishing Company，1995。

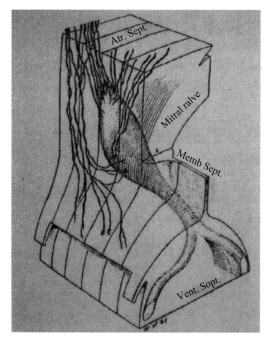

图1-6　人类心脏房室交界区传导系统解剖结构空间位置示意图

引自 Lüderitiz B. History of the Disorders of Cardiac Rhythm. Futura Publishing Company，1995

同，应当予以鉴别。在发病的病理机制方面也已经认识到预激综合征与阵发性室上性心动过速的关系，同时认识到阵发性室上性心动过速的发生也可以仅仅与房室结内的双径路有关，可以不需要心房解剖结构的参与。其中折返环路和触发机制的存在均可以导致阵发性室上性心动过速的发生。通过对 Wolff-Parkinson-White 综合征（即预激综合征）、Lown-Ganong-Levine 综合征、Romano-Ward 综合征

（即长QT间期综合征）、尖端扭转型室性心动过速和病态窦房结综合征等重要的典型心律失常现象的临床和心电图系统研究，已经能够较为充分地揭示心脏传导系统异常及其对心脏电机械兴奋所产生的病理生理影响，以及与多种复杂多变的快速性和缓慢性心律失常现象之间的关系，在此基础上已经注意到家族性遗传因素在包括长QT间期综合征在内的心律失常疾病发生和发展过程中的基础性重要作用（表1-2）。

表1-2　心电图发展历史

年份	心电图技术	发明人
1903年	体表导联心电图	W. Einthoven
1906年	经食管心电图	M. Cremer
1933年	单极胸导联心电图	F. N. Wilson
1936年	向量心电图	F. Schellong
1938年	"F" 小三角	W. Nehb
1942年	肢体单极放大导联	E. Goldberger
1956年	矫正直角导联系统	E. Frank
1960年	心腔内电位标测	G. Giraud，P. Puech
1969年	房室束心电图	B. J. Scherlag

资料来源：Lüderitiz B. History of the Disorders of Cardiac Rhythm. Futura Publishing Company，1995。

如前所述，在心脏电生理学研究和临床应用的初始阶段，西方医学界就十分重视心脏电生理功能和心律失常现象的心脏解剖结构基础研究。一些重要的心脏传导系统结构被先后发现。1845年波希米亚生理学家Johannes Evangelista Purkinje将心脏生理学研究与新出现的显微镜观察技术相结合进行心脏显微结构观察研究，首先发现了心脏壁内排列成束状的具有多核和线状细胞结构的浦肯野纤维系统。但是，在当时人们并没有认识到这些心脏显微解剖结构观察结果的重要医学科学研究价值和临床价值。1893年瑞士医学家Whihelm His Jr.在心脏胚胎发育与成人心脏功能的相关性研究中发现，将温血动物的心房和心室间隔部分离断将导致心房和心室搏动节律的分离。他进一步发现在心房和心室间存在着一条独立的心脏房室间的肌性连接结构，并以自己的名字对此解剖结构加以命名（希氏束，即房室束）。在此基础上，首先描述了心脏房室传导系统的功能并进一步推测了包括房室结、房室束和

左右束支在内的心脏传导系统解剖结构、空间位置及左右束支系统与浦肯野纤维系统间的连接和传导关系等重要心脏传导系统构架。1906年以发现风湿性心肌炎Aschoff小体闻名的德国病理学家Ludwig Aschoff及其学生日本病理学家Suano Tawara共同发现，在右心房壁内接近心房和心室交界处存在一个局部增厚的糖原丰富的肌性传导组织，并将其命名为Ashoff-Tawara结（即房室结），通过大量的哺乳类动物和人类心脏显微病理观察，他们详细描述了这一特殊心脏解剖结构的内部结构、空间位置和组织学特征及其与心脏左右束支间的延续关系。与此同时，他们还详细研究了心脏左右传导束支的分支结构及其与浦肯野纤维系统的连接关系，以及浦肯野纤维系统与心脏做功心肌细胞间的连接关系。1907年苏格兰解剖学家Aethur Berridale Keith及其学生英格兰解剖学家Martin William Flack报道了他们的心脏比较解剖学研究成果。当他们在脊椎动物心脏标本上试图对德国病理学家Ludwig Aschoff和日本病理学家Suano Tawara共同发现的房室结解剖结构进行观察时，意外发现了位于上腔静脉开口与右心房交界处存在一个特殊的环状肌性结构，并将其命名为Keith-Flack结（即窦房结）。德国病理解剖学家W. Koch在此基础上对上述解剖结构进行了更为详尽的观察，进一步确定该结节形态为纺锤状，解剖结构位于上腔静脉与右心房交界沟处，其内包含较多的以胶原蛋白纤维为主的结缔组织。

在正常心脏传导系统解剖结构被相继发现的同时，西方医学界也相继发现了心脏变异或异常的传导路径及其异常的心脏传导组织。1876～1893年意大利实验生理学家Giovanni Paladino和英格兰胚胎生理学家Albert Frank Stanley Kent发现了心脏房室间传导异常路径肯氏束的存在。1906～1907年K. F. Wenckebach发现文氏束。1916年J. G. Bachmann发现巴赫曼束。1932年I. Mahaim发现马汉束。1961年T. N. James发现詹姆斯束等。

由于对上述心脏传导系统基本解剖结构有了充分的认识，以及心电图技术方法的不断改进，西方医学界对心律失常现象的认识得到不断拓展和丰富。在这一发展过程中，建立了心律失常疾病的系统性心脏电生理学诊断技术和方法。临床对心律失常疾病的诊断不仅有临床心律失常症状的依据，同时还有大量由无创性心电检测方法所获得的若干检

测结果。在此基础上，介入性心脏电生理学检测技术和方法也从无到有，取得了较大的发展。

在无创心脏电生理学检测方面，继Einthoven于1903年发明心电图以后，1906年M. Cremer发明了经食管心电图，以期能够据此对心房电活动、期前收缩形成机制和传导系统的异常进行更为准确的分析研究。1933年F. N. Wilson发明了单极胸壁导联。1936年F. Schellong发明了向量心电图。1938年W. Nehb对Einthoven三角进行了改良，建立了"F"小三角。1942年E. Goldberger发明单极电流的放大器，这一技术的出现使在人体的肢体末端获得并记录心电信号成为可能，心电图的肢体导联由此产生（表1-2）。在无创性心脏电生理学的临床研究进程中，最为重要的一项技术是由Norman Jefferis Holter和Macninis于1961年发明的能够24h连续记录心脏电活动情况的动态心电图技术。该项技术的出现将有关心律失常的临床症状与心脏的异常电位活动变化情况在时间上联系在一起进行分析研究，从而有助于揭示临床心血管疾病症状与心电异常活动是否存在关系或存在怎样的关系。Holter对心电图技术的另一个重要贡献是开始进行了遥测心电图的研究工作。这一项工作使远距离的心电检测成为可能。

在介入性心脏电生理学检测方面，1929年德国外科医师Werner Forssmann首先在自己身上进行了全世界第一例右侧心脏导管研究。由于他对介入性心脏诊断和治疗的杰出贡献，1956年他与Cournand和Richard一起获得了诺贝尔生理学或医学奖。1960年Giraud P. Puech等发明了心腔内标测电极以进行心房和心室间重要传导结构房室束电位的标测研究工作，并建立了标准化的房室束电位图，以充分揭示心脏房室间电位传导的关系。这一技术首先采用带有能够标测电位变化的电极经由股静脉和下腔静脉向上插入至右心室，然后利用将标测电极接触三尖瓣隔瓣瓣环下室间隔的方法获取房室束电位（图1-7）。结合体表心电图和心腔内房室束电位图进行研究，就能够更为准确地对各种不同类型的心脏电生理异常状况进行分析和诊断，同时也有助于抗心律失常药物的药效学研究。1967年Durrer等首先将心脏程序控制电刺激技术应用于心腔内的心脏电生理学研究工作。心脏程序控制电刺激技术的引入不仅有助于临床终止某些类型的室上性心动过速，而且有助于在体研究此前已经认识到的心脏电位传导折返现象并确定其折返的路径。与此同时，该项技术还能够被应用于窦房结、心房、心室和房室传导的电生理学特性研究及临床研究。

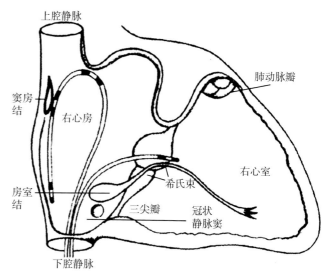

图1-7 介入性心腔内窦房结和房室束电位标测示意图

引自Lüderitiz B. History of the Disorders of Cardiac Rhythm. Futura Publishing Company，1995

在心脏电生理学诊断技术产生和发展的同时，随着对心律失常疾病认识的不断深入，心脏电生理学的治疗技术和方法也得到了同步发展。抗心律失常药物最早被应用于临床心律失常疾病的治疗。1250年，威尔士的医师首先将洋地黄植物作为一种治疗性的药物进行临床应用。至1785年英格兰医师William Withering首先揭示了洋地黄在心力衰竭疾病治疗方面的作用。由于有效的治疗效果需要有经验的医师将药物的血浆浓度控制在较窄的范围内，才能够在达到治疗目的同时避免严重副作用的发生，因此，该药在临床初始应用时曾经遭遇到较大的争议。整整一个世纪以后，1885年Thomas Richard从非洲部落涂抹于毒箭头的毒毛旋花子中提取出纯化的毒毛旋花子酸。1906年，Albert Fraenkel又将其制备为能够静脉注射的制剂。至此，具有心脏疾病特殊药物治疗作用的糖苷类药物才得以在心脏病临床治疗中广泛应用。此外，山楂也被广泛用于与心律失常现象密切相关的早期心力衰竭和冠状动脉供血不足的治疗。

生物碱的提取和临床应用开辟了临床抗心律失常药物治疗的新纪元。与著名抗疟疾药物奎宁一样从金鸡纳树皮中提取出来的奎尼丁是这一类药物的典型代表。早在1749年Jean Baptist Senac就发现了金鸡纳树皮对心悸的有效治疗作用。1833年O. Henry和Auguste Delondre提取出了纯化的奎尼丁。1914年Wenckebach首先发现奎宁能够用于心房颤动患者的临床治疗。他在治疗疟疾合并心房颤动患者时发现，奎宁不仅治愈了患者的疟疾，同时也治愈患者的心房颤动。奎尼丁作为奎宁的异构体被真正用于临床抗心律失常治疗始于其后瑞士医师Walter Frey对金鸡纳碱、奎宁和奎尼丁治疗心房扑动临床疗效的比较研究。依据其临床研究结果，他认为金鸡纳碱没有抗心律失常的作用，奎宁有中等程度的不稳定抗心律失常作用，只有奎尼丁能够将患者的心房扑动恢复为窦性心律。

另一种著名的抗心律失常生物碱是提取自古柯树叶的可卡因及其人工合成品普鲁卡因。可卡因及其人工合成品普鲁卡因虽然具有一定的抗心律失常作用，但也具有较强的神经系统副作用。但是，西方医学家以此为线索开展了大规模的寻找相关抗心律失常药物的合成药物工作。1951年Mark等合成了普鲁卡因胺，与此同时，从一种芦苇植物中提取的生物碱利多卡因也被人工合成，二者分别在1950年和1962年被用于预防室性心动过速和治疗心脏手术术中、术后及心肌梗死导致的心律失常。作为细胞膜稳定治疗药物的植物提取生物碱和人工合成生物碱及其衍生物作为Ⅰ类抗心律失常药物被广泛应用于临床的抗心律失常治疗中。

随着1905年细胞受体概念的建立，Ahlquist等于1948年开始将肾上腺素能受体分为α和β两大类。自此人们开始寻找不同受体的阻滞剂和激动剂。1962年开始，Black和Stephenson等开始将普萘洛尔应用于临床心律失常的治疗。至此，Ⅱ类抗心律失常药物被不断丰富并广泛应用于临床。

目前临床作为Ⅲ类抗心律失常主要药物的胺碘酮的发现纯属偶然。1946年G.V. Anrep注意到其实验室内患有严重心绞痛的助手正在服用一种从地中海伞花科植物提取的药物，而且服药后心绞痛症状得到明显改善，随即开始了对这类药物有效成分的深入研究（图1-8）。1961年Anrep在比利时人工合成了具有相同化学结构的胺碘酮。在应用其治疗心绞痛的过程中，Anrep发现与心绞痛同时存在的心律失常症状也消失了。此后，经过大规模的临床试验证实了胺碘酮的抗心律失常作用。药理学研究也证明此类药物的抗心律失常机制与其他药物不同。Ⅳ类抗心律失常药物的发现和临床应用晚于前三类抗心律失常药物。1964年德国生理学家Albrecht Fleckenstein发现提取自罂粟类植物的生物碱维拉帕米能够减少钙离子的内流，从而减低心肌细胞的收缩功能和耗氧量。依据该实验结果，他提出了钙通道阻滞的概念。钙离子内流减少的结果不仅减少了心肌细胞的做功，同时也会导致心肌细胞膜的除极。

1831年Ⅴ类抗心律失常药物阿托品提取自一种有毒植物莨菪。起初该药被用作毒药使用。1867年von Bezold发现阿托品能够阻断迷走神经的心脏

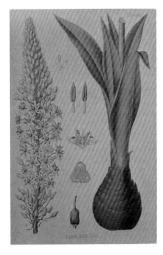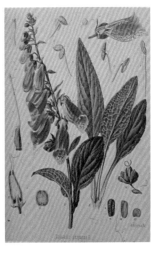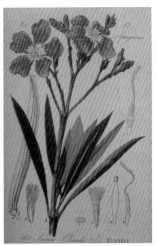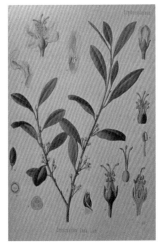

图1-8　几种抗心律失常药用植物
从左至右分别为地中海海百合、千佛手花、夹竹桃和可可树
引自Lüderitiz B. History of the Disorders of Cardiac Rhythm. Futura Publishing Company，1995

反射。其后，西方医学家发现阿托品能够有效用于逆转地高辛导致的心脏传导阻滞。自此，阿托品开始被广泛应用于窦房传导阻滞或房室传导阻滞、心肺复苏和Adams-Stokes综合征等心律失常疾病的治疗。在心律失常疾病的治疗过程中，西方医学界还发现低镁和低钾与某些类型的心律失常现象有关。为人体补充镁离子能够快速纠正相关的心律失常现象。

在心律失常药物治疗技术和方法不断发展的同时，心律失常的非药物治疗技术和方法也在不断发展。随着医学界对缓慢性心律失常和房室传导阻滞与晕厥关系的充分认知，1774年英国医师Squires首先采用体外电刺激方法治疗患者（图1-9）。1775年丹麦物理治疗学家Abildgaard首次系统研究了电刺激的人体效应。1802年，法国医师报道采用电击方式能够使被斩首的尸体心脏再次搏动。1850年Hoffa和Ludwig报道采用电击能够终止心室颤动。1862年英格兰医师Walshe首次报道了电刺激治疗心脏停搏具有明显疗效。此后西方医学界经过一系列大胆的心脏电刺激实验和临床研究。在19世纪末和20世纪初已经能够确定，通过恰当的电流刺激能够改变心脏搏动节律和次数；电击心脏能够终

止心室颤动。1927年Marmorstein首先成功采用经静脉方式电刺激右心房和右心室。1932年美国生理学家Hyman首先发明并成功应用体外起搏器治疗心动过缓患者（图1-10）。他首先采用时钟作为电流释放的触发装置，同时将经胸腔穿刺针插入动物和人体右心室进行心脏起搏并获得成功。1947年美国克利夫兰医师Beck等在开心手术患者出现心室颤动时采用电击除颤获得成功。此后通过不断发展，已经能够在手术室外进行心室颤动的电击除颤治疗。

第二次世界大战以后，心腔内起搏技术和胸壁体表外起搏技术齐头并进，获得了长足进展。1951年加拿大医师Callaghan采用心腔内导管和体外心脏起搏器成功起搏了心脏右心房。1952年美国医师Zoll采用体外电极刺激技术成功复苏了心搏骤停的患者。但是，实施体外起搏治疗时需要较大电流，会对患者造成疼痛，而且起搏持续时间有限。1958年瑞典工程师Rune Elmquist和外科医师Ake Senning首次将心脏起搏装置置入体内以治疗病态窦房结综合征患者，并获得成功。该心脏起搏装置被放入环氧树脂容器中并置入体内，但是仍然需要每周进行充电。同年，Furman和Robinson将

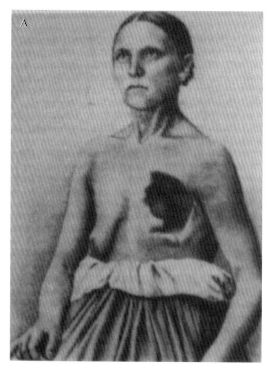
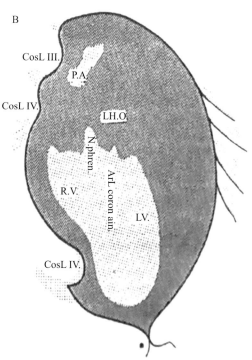

图1-9　人类第一例心脏电刺激和标测试验的病例（A）和经过胸壁缺损直接观察到的心脏表面示意图（B）

引自Lüderitiz B. History of the Disoders of Cardiac Rhythm. Futura Publishing Company，1995

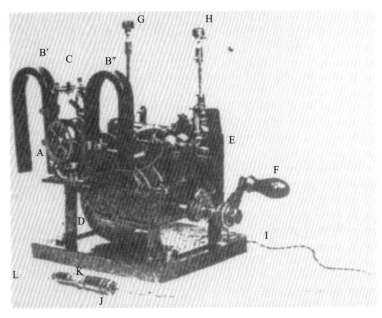

图 1-10　人类第一台体外心脏起搏器

引自 Lüderitiz B. History of the Disorders of Cardiac Rhythm. Futura Publishing Company，1995

1927年Marmorstein首先采用的经静脉方式电刺激右心房和右心室的心脏起搏技术加以改进并应用于临床。

1960年美国外科医师Chardack和Greatbatch首次将汞锌电池驱动的半导体起搏器置入人体进行心脏房室传导阻滞的治疗，从而奠定了现代心脏起搏治疗技术的基础。此后，心脏起搏技术得到不断丰富和发展。1963年心房感知心室起搏的心房同步心室起搏器（VAT）被发明。同年完全经由静脉通道进行心脏起搏的技术经过完善已经取代开胸放置起搏电极方法，心室按需起搏器也开始应用于临床治疗。

1969年所谓"心脏双点起搏器"开始出现。1978年出现了更符合正常心脏生理状态心脏房室感知与起搏的房室顺序起搏器（DDD）。与此同时，心脏起搏频率感知适应技术也开始出现并获得了较大的发展。心脏起搏和除颤技术的发明与广泛的临床应用挽救了成千上万患者的生命。时至今日，置入性的心脏起搏与电击除颤技术已经不仅仅适用于缓慢性心律失常的治疗，同时也被应用于快速性心律失常的抑制和除颤、心力衰竭和特殊类型心肌病变的治疗。1985年美国FDA批准临床应用的置入型心律转复除颤器（ICD），为心室颤动易发人群的及时除颤复苏提供了即时高效的抢救技术手段。

与ICD相结合的置入式自动药物除颤器（AIPhD）也开始逐步应用于临床预防和治疗室性心律失常。20世纪末和21世纪初，心脏起搏技术被拓展应用于肥厚型心肌病和心力衰竭的治疗。此后，基于心脏多腔起搏技术的心脏同步化治疗基础研究和临床诊断治疗技术方法不断发展，不仅为心律失常和心力衰竭疾病的治疗提供了新的非药物治疗技术方法，同时反过来又进一步促进了与心脏同步化治疗相关的心脏病理解剖和病理生理及其功能学的基础和临床研究（图1-11，图1-12）。

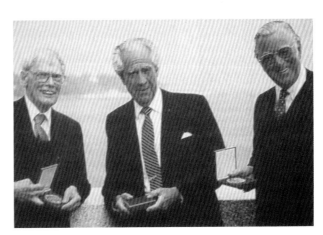

图 1-11　A.Senning（中）和他的第一例接受心脏起搏器置入术的患者（右）

引自 Lüderitiz B. History of the Disorders of Cardiac Rhythm. Futura Publishing Company，1995

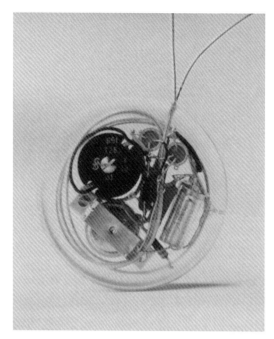

图 1-12　第一台置入式心脏起搏器

引自 Lüderitiz B. History of the Disorders of Cardiac Rhythm. Futura Publishing Company，1995

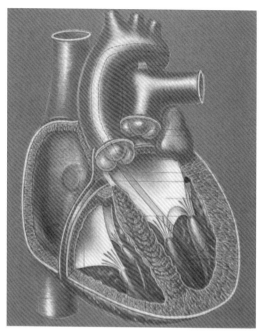

图 1-13　介入性心脏射频消融示意图

引自 Lüderitiz B. History of the Disorders of Cardiac Rhythm. Futura Publishing Company，1995

在针对快速性心律失常的非介入和介入性治疗方面，直流电射频消融技术的发明和临床应用明显晚于心脏起搏技术和方法。1982 年出现了心腔内标测与体表除颤电流释放相结合的非介入性房室束消融技术，用于治疗症状性、药物抵抗的室上性心动过速。1981 年 Vedel 等偶然发现在心房颤动除颤过程中，用于除颤的心腔内电极导管偶然触及房室束，结果导致房室束传导阻滞中断。1983 年 Weber 和 Schmitz 等开始采用三极心腔内导管治疗显性预激综合征。1986 年 Borggrefe 等开始采用高频电流进行心脏房室旁道的消融治疗并获得了成功。频率 150kHz 至 1MHz 之间的射频电流被应用于心脏组织的消融治疗，较低的功率和较长的消融时间所造成的组织损伤局限，较一般直流电消融易于精确控制损伤范围，并发症明显减少。此后，心腔内导管射频消融技术被广泛应用于室性心律失常异位起搏点消融、房室折返旁路消融、心房颤动及扑动异位起搏点和折返环路的消融治疗等。20 世纪 90 年代末出现的解剖电位 Carto 标测系统和非接触式心脏电位标测系统（如 EnSite 3000）等为进一步更为精确的心脏消融治疗提供了必要条件。与此同时冷冻、超声波、激光等心肌消融技术也开始出现并不断改进成熟（图 1-13，图 1-14）。

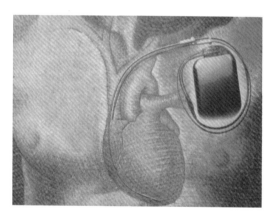

图 1-14　置入式心脏除颤器工作示意图

引自 Lüderitiz B. History of the Disorders of Cardiac Rhythm. Futura Publishing Company，1995

在心律失常药物和介入治疗技术及方法不断发展的同时，抗心律失常的手术治疗技术和方法也在不断完善。依靠术中较为精确的异常电位定位标测，进行手术异位起搏点组织的切除、透壁的折返环路切割或射频消融离断（改良 Maze 手术）、心外膜下预激综合征旁路切断和心内膜折返环路切除等，在药物和介入治疗疗效不佳的情况下能够很好地弥补上述治疗技术和方法的局限。1967 年南非心脏外科医师 Christiaan Neethling Barnard 成功实施的第一例人体心脏移植手术为包括严重心律失常在内的所有终末期心脏疾病患者的治疗带来了希望，1967年免疫调节剂环孢素的发现和临床应用进一步为心脏移植手术的成功实施提供了可靠的技术保证。

第二节　心脏电生理学所面临的机遇与挑战

目前心脏电生理学中的非药物治疗方法已经逐步取代药物在治疗心律失常和心力衰竭中的重要位置，成为临床心律失常疾病与心力衰竭疾病治疗的主要技术手段和方法。心律失常和心力衰竭疾病治疗技术方法的转变，必将带来对心脏疾病诊断和治疗在引导、评价和监控技术方法方面的全新要求。例如，不仅在诊断时需要大量精确可靠的解剖功能时空定位信息；在治疗时同样需要基于心脏解剖和功能精确时空定位以实施精确可靠的引导、评价和监控。与此同时，由于心律失常与心力衰竭致病基因和遗传学及心脏组织工程学的研究不断取得进展、心脏电生理学心肌细胞离子通道和心肌纤维构造及心肌电机械力学等基础研究的不断深入、各种不同类型全新的非接触式心脏解剖电位标测技术的出现、各种不同类型的心脏起搏、除颤、消融和收缩功能调制及其各种治疗辅助装置的研发成功等，使心脏电生理学重新面临重大的发展机遇和挑战。

已经建立的心脏电生理学全新诊断和治疗技术及方法几乎能够被应用于所有心脏疾病诊断和治疗的各个环节。已知，几乎所有的心脏疾病均会导致不同程度的心脏解剖和功能障碍，其中包括心脏电和机械兴奋产生及传导顺序的异常。由不同基础疾病导致的心脏电和机械兴奋发生及传导顺序的异常，反过来会加重基础疾病对心脏解剖和功能的损伤。在心脏疾病发生和发展的不同环节，解除基础疾病导致的心脏电和机械兴奋发生及传导顺序异常，不仅能够改善或恢复由基础疾病导致的心脏解剖和功能损伤，同时有可能根本性地治疗由心脏传导系统本身解剖和功能异常导致的心脏疾病。

随着全新的可视化心脏影像技术手段的建立和发展，已经能够较为准确地确定心脏重要传导系统的解剖结构空间位置、心肌纤维构造及其在此整体和局部解剖结构基础上的心肌电机械兴奋过程，进而精确全面量化评价心脏整体和局部的心肌力学功能及与之密切相关的心脏血流动力学状态。与此同时，可视化的医学影像技术也能够实时在体精确导航各种手术或心腔内介入治疗装置准确到靶点组织，进行可控的滴定式治疗、介入治疗和监控手术的全过程，确定治疗终点和即时检出并发症。

具备上述可视化心脏解剖和功能评价技术手段，能够实现最大程度的可视化心脏异常电生理活动过程的量化分析与评价，为解释复杂多变的异常心脏电生理现象提供更为客观准确的解剖和功能判断信息。已知各种不同类型的心律失常均有其基础的心脏病变，对心脏基础病变的精确观察和量化分析也有助于对心律失常病理机制的充分揭示和掌握。任何异常的心脏电生理现象均将导致不同程度的心脏机械兴奋过程异常改变，从而导致心脏整体和局部心肌力学的异常变化，最终造成心脏收缩舒张功能和心腔内血流动力学的异常。全面把握正常和异常心脏电、机械和血流动力学病理生理变化及三者间的时空相关关系，将有助于对心脏疾病病理解剖和病理生理机制及其相关关系的精确诊断，并最终达到更为可靠有效地治疗疾病的目的。

在各种不同类型的心律失常和心力衰竭疾病的诊断及介入治疗方面，单纯的正常或异常心脏电位标测正在逐步被解剖型心脏电位标测所取代。解剖电位标测能够独立地提供更为丰富的电位变化空间位置信息，同时能够显示治疗电极与特定心脏解剖结构及其异常电位间的相互空间位置关系。通过与其他影像技术（如CT、MRI和超声）的多维多参数融合成像，已经能够在较为准确的心脏解剖结构空间位置上提供电位起始和传播信息。针对各种不同类型缓慢性或快速性心律失常的心脏介入治疗技术方法，有可能在此基础上实现更为精确可靠的、更加符合心脏病理生理性状态的高度选择性起搏或消融靶点治疗，以达到异常心脏解剖和功能矫正，从而最大限度地恢复由心脏疾病所导致的异常心脏解剖和功能重构，最大限度地减少心脏介入治疗所产生的医源性损伤。在心脏基础病变存在的情况下，企图将心脏解剖和功能重构矫正至完全正常生理状态是不现实的，只能实现基于各自基础心脏病变状态的心脏解剖和功能状态进行最大限度的矫正（图1-15～图1-17）。

尽管如此，心律失常和心力衰竭疾病诊断治疗技术及方法的发展仍然长期处于瓶颈阶段，未能取得重大的突破。例如，现有的先进心脏解剖电位标测技术仅能够在某一时间点（如舒张末期）显示心脏电位的分布情况，通过导管电极勾勒和拉普拉斯计算所得到的心脏解剖结构心腔内膜轮廓空间信息粗糙，不能实时在体精确显示心脏局部细微解剖结构的空间形态、组织特征和运动状态，同时也不能提供全方位局部和整体各个环节的精确可靠的心脏功能和血流动力学量化评价信息。由于心脏房室壁组织在同一心动周期中空间位置有较大的变化，在某一个心动周期时相解剖电位标测图所标测到的异常或正常电位空间位置不可能还原至真实的不断运动的解剖结构空间位置上。因此所谓解剖电位标测图所能够提供的诊断治疗导管导航监控的能力仍然十分有限。

与CT或MRI技术所呈现的三维心脏解剖结构的电位融合成像仍然受制于固定时相静态心脏解剖结构和形态空间位置，不能反映动态的和复杂多变的心脏解剖结构基础上的电位时空变化，同样不利于真正有效的精确介入治疗过程的引导和监控。常规的心脏房室顺序起搏和心脏同步化治疗的多腔起搏电极放置及心脏消融治疗缺乏精确的导航定位与监控，导致治疗方法具有一定程度的盲目性和治疗效果的不确定性。与此同时，在临床实践中已经建立起来的精确可靠的可视化医学诊断和治疗技术并未能够被充分地加以系统性利用。大量的心脏电生理学日常工作尚停留在应用简单的心腔内导管电位标测及X线透视引导进行心脏疾病的诊断和治疗阶段。上述现象的存在，直接导致心脏疾病诊断治疗效率低下和诊断治疗效果不佳，同时产生了大量的医源性并发症和医疗资源的浪费。仅仅以挽救患者生命作为治疗目的，已经不符合现代医学的生命伦理理念。任何心脏疾病的治疗结果不仅仅是要挽救患者的生命，同时要延长患者生命并提供给患者较高的生命和生活质量（图1-18，图1-19）。

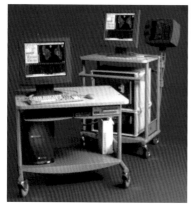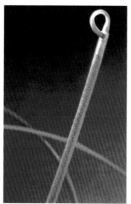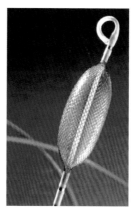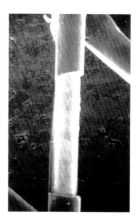

图1-15 EnSite 3000心脏电标测系统及其输送导管和标测球囊

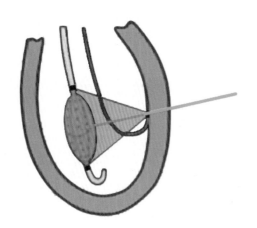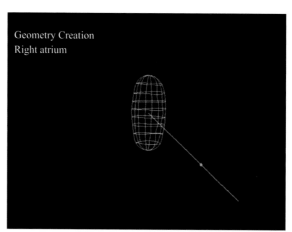

图1-16 EnSite 3000心脏电标测系统建立心室解剖结构显示示意图

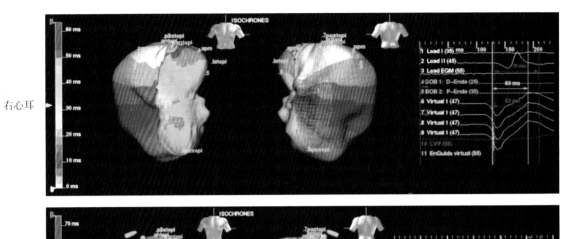

右心耳

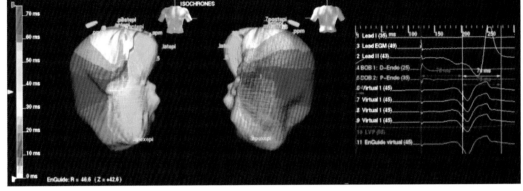

右心室流出道，右心室间隔（下份），右心室游离壁，右心室间隔（上份）

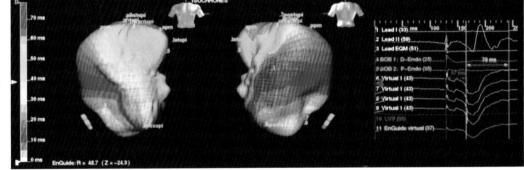

右心室心尖部

图1-17　心脏不同起搏部位左心室三维电位变化示意图

在先天性心脏病治疗方面，以室间隔缺损治疗为例。以往被认为较为简单的室间隔缺损手术修补术或介入封堵术，被发现术后存在较高的术中医源性传导系统损伤风险，从而导致心脏房室传导阻滞，迫切需要对室间隔缺损周围组织与心脏传导系统组织间的空间位置关系进行准确定位。在各种先天性心脏疾病解剖结构手术重建的同时，必须要充分考虑到所重建解剖结构的功能实现。如前所述，所有心脏功能的有效实现或恢复离不开合理的解剖结构及其基础上有效的心肌电机械兴奋起始与传导功能的恢复和重建，以及由此导致的相对合理的心脏局部与整体功能和血流动力学状态。如何使手术重建的心脏解剖结构和功能更符合各种不同类型基础疾病状态下的心脏解剖和功能矫正治疗的要求，

是心脏外科手术必须面对和解决的重大课题。而这一问题的解决，不仅需要发展各种类型的手术治疗手段，而且必将依赖大量有效的与诊断和治疗相关的引导和量化评价技术方法及其提供的精确的相关心脏解剖功能信息。

在肥厚型心肌病治疗方面，手术与介入导管化学消融治疗不仅需要对被手术切除或化学消融切除的肥厚室间隔组织进行精确的定位，同时也需要充分了解心脏传导系统组织与被切除室间隔组织间的空间位置关系，以避免不必要的医源性损伤。在各种不同类型的心脏瓣膜疾病手术治疗过程中，充分了解瓣膜解剖结构改变与心脏血流动力学、心脏房室壁力学及其密切相关的继发性心脏电机械兴奋重构，对术前精确设计手术治疗方案、术中矫正以达

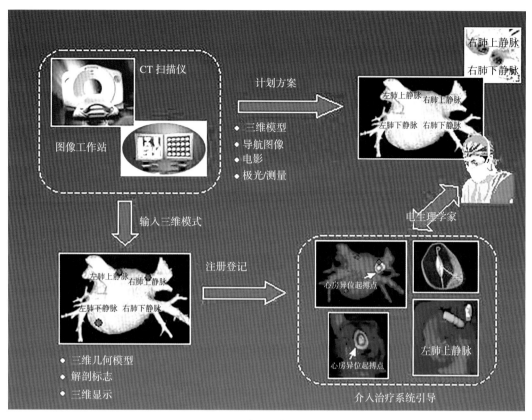

图 1-18　CT 和心脏解剖电标测融合成像流程

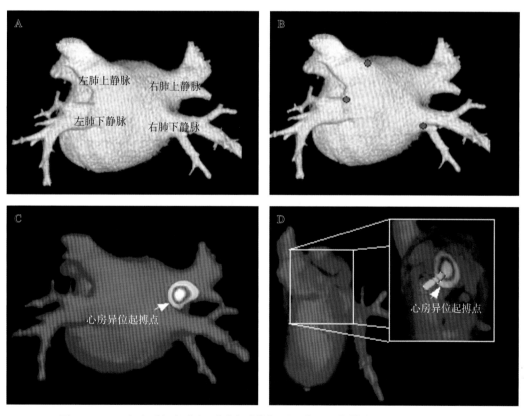

图 1-19　CT 和心脏解剖电标测融合成像标测心房异位起搏电位并引导介入治疗

到术后最佳的心脏力学和血流动力学矫正治疗效果具有重要的临床意义。

在心律失常和心力衰竭疾病的药物治疗方面，单纯的临床疗效观察和简单的实验室检查结果已经不能够充分证明药物治疗对心脏解剖和功能的影响。心脏疾病药物疗效的评价需要更为深入的、精确可靠的评价技术手段，以揭示药物对心脏疾病解剖和功能不同病理环节作用的机制和结果。随着对心脏电机械兴奋及心脏可视化力学研究的不断深入，尤其是采用可视化的医学影像技术手段对基础疾病病理解剖和病理生理的深入研究，充分认识心脏传导系统、心肌纤维构造、电机械兴奋和心脏功能和血流动力学的作用及其相互间的时空关联关系，能够对上述不同环节心脏疾病药物治疗的疗效进行充分的、精确的量化分析和评价。如何充分利用全新的精确可视化量化心脏解剖和功能观察与评价技术方法对现有的或将来会应用于临床的心脏疾病治疗药物的药理机制和疗效进行更为客观准确的再评价或客观评价，也将是摆在应用心脏电生理学传统药物进行临床治疗医师面前的重大课题。

在心律失常和心力衰竭疾病的基因诊断治疗方面，对基因诊断和治疗过程进行可视化的各种治疗药物和细胞标记及其分布观测、精确解剖定位、引导和监控是确保上述治疗有效和最大限度减少不良反应的关键。任何与致病基因相关联的遗传性疾病的诊断和治疗不仅需要检出致病基因，而且需要对致病基因进行准确的时空定位、敲除克隆、转导和复制。局部精确的诊断和治疗将极大地提高诊断和治疗效率并提升治疗效果，同时最大限度地减少并发症的发生。反之，盲目的广泛或全身性的基因诊断治疗必将导致较低的诊断治疗效率和不确定的诊断治疗效果。除直接注射和通过病毒转导治疗基因进入细胞外，超声波与声学微泡的合并使用已经被证明能够有助于定向和定位释放声学微泡所携带的治疗基因（如裸DNA），并大大提高治疗基因的转导量。在进行基因治疗时，不仅要在细胞水平或离体组织确定基因转导和功能表达，更为重要的是要在在体的组织器官的解剖结构和功能水平上准确评价所转导基因的临床表型。实验室条件下细胞水平的基因功能表达并不等于在体的组织器官解剖结构和功能表达，只有进行基因的在体组织器官解剖结构和功能表达评价才能够确定最终的基因治疗效果。

在心律失常和心力衰竭疾病的组织工程学治疗方面，组织工程学已经能够构建包括窦房结在内的心脏组织和重要解剖结构。有可能通过培养、构建和移植人工心脏组织的手段重建被心脏疾病损伤的心脏重要组织的解剖结构和功能。在培养和构建人工组织和器官解剖结构及功能时，不仅要充分考虑人工培养心脏组织的空间构架和功能表达，也要充分重视接受移植心脏特定的病理和生理状况与接受移植位置及其周围组织的结构和功能表达。两者之间的解剖结构匹配和组织相容及准确到位的功能矫正，是组织工程学能够成功治疗心脏疾病的关键。上述设想的实现依赖于建立具有针对性的客观准确的可视化医学技术和方法。已有的成熟心脏影像技术和方法（尤其是超声医学技术和方法）有可能为实现精确有效的组织工程学治疗提供可靠系统的时空组织解剖结构和功能的引导控制信息，在心脏整体和局部的受损心肌部位更为有效地恢复心肌的纤维结构、电机械兴奋和血流动力学功能。

在心律失常和心力衰竭疾病的干细胞移植治疗方面，尽管存在不同的学术和伦理争议，但是人类干细胞移植作为心脏疾病治疗的前沿方向毋庸置疑。通过对胚胎或骨髓等人类干细胞的培养和定向诱导分化，大量的实验研究结果已经表明未来将有可能产生一种全新的心脏疾病治疗技术和方法，采用被定向诱导分化成为各种心肌细胞的干细胞重建被心脏基础疾病损伤的心脏组织解剖结构和功能。通过将诱导分化的干细胞定位释放达到精确的心脏解剖结构功能重建，其治疗目的的实现同样需要有可视化精确引导和严密监控。没有准确导向和精确严密监控的干细胞治疗过程通常难以达到最佳的治疗目的，同时还会产生难以预料的不良心脏解剖功能重建后果。在精确可靠的可视化医学影像技术的引导监控下实现有目的的特定部位（如心脏传导系统、冠脉供血系统和做功心肌系统等）的诱导分化干细胞组织器官解剖结构和功能重建，是干细胞移植治疗得以成功的关键。

总之，随着医学科学及其相关自然科学的不断进步和发展，心脏电生理学的发展也将面临重大的机遇与挑战。如何充分应用已经发展成熟的现代科学技术解决心脏电生理学所面临的重大基础研究和临床难题关系到心脏电生理学的未来。

第三节 心脏电生理学的主要任务与未来发展方向

心脏电生理学的主要任务就是要最大限度地精确矫正基础心脏疾病导致的心脏异常电机械兴奋状态，最大限度地恢复基础心脏疾病导致的心脏功能和血流动力学异常。

上述主要任务的实现需要对传统心脏电生理学的基础理论和临床技术进行进一步的发展和充实。心脏电生理学应当在以下几个发展方向取得突破。

在基础研究方面，应当重视心律失常和心力衰竭疾病的基因和遗传学研究，揭示心律失常和心力衰竭疾病的内在原因和在此基础上的外感条件。应当进一步重视胚胎心脏发育过程的研究，阐明心脏做功系统解剖结构和传导系统解剖结构的胚胎发生发展过程及其两者间的相互关系。应当将心肌细胞膜离子通道调控、细胞内肌原纤维结构功能与基因和遗传学研究充分结合进行研究，阐明遗传基因和外在调控因素与心肌细胞功能的内在联系。应当充分认识正常心肌纤维构造对实现正常心脏功能的重要性，进一步研究心脏整体和局部的力学改变，尤其是在各种不同类型基础心脏疾病状态下的心脏心肌纤维构造和力学异常变化并向上与遗传基因、胚胎发育和心肌纤维构造等相关联，向下与心脏房室壁位移、腔内压力分布变化和血流动力学改变相关联。应当充分利用全新的可视化心脏疾病诊断与治疗技术，展示和串联并联各种不同类型心脏电机械兴奋病理生理现象间的相互关系，以利于精确的心律失常和心力衰竭疾病诊断和调控治疗。建立心脏数字模型及其干预推衍系统，以立体数字模型模拟正常心脏和心脏疾病的从宏观解剖结构到微观细胞和分子及其在此基础上各个层次的功能表达，构建精确的心脏整体和局部结构与结构、功能与功能和功能与结构间的错综复杂时空关系，并以可视化方式加以显示和操纵；在此基础上通过干预心脏疾病病理生理机制中的不同环节，通过数学算法计算推衍不同环节干预的直接和间接后果等，是可视化心脏疾病诊断和治疗的必由之路。

在应用技术方面，研制各种不同类型的心脏电生理学诊断和治疗仪器设备以建立各种不同类型的心脏电生理学高新技术和方法，为心脏电生理学的基础研究和临床实践进一步向前发展提供必需的支持，是心脏电生理学发展的另一个重要方面。全新的仪器设备研制和尖端的技术方法建立反过来有赖于基础理论和应用基础研究取得的突破性成果。全新的心脏收缩功能调制（cardiac contraction modulation，CCM）技术的发明和应用就是一个有力的例证。在设备研发方面尤其需要重视的是同时改进和完备诊断与治疗两种设备在基础研究和临床实践中各自不同技术方法的匹配和适用，或者将两者功能融为一体。目前已有前沿性的研究工作试图将诊断性的超声成像导管与心脏的起搏或消融功能结合起来，以期同时实现在可视化环境中的精确可靠消融和起搏治疗目的。同时也已经出现将超声成像技术与超声微泡携带基因定向释放技术相结合的新的基因治疗技术和方法等。

在临床研究方面，如何客观评价现有心脏电生理学的诊断和治疗技术方法，从中筛选真正具有可靠心脏疾病诊断和治疗价值的技术及方法，是临床心脏电生理学首先应当面对的问题。与此同时，应当尽快地将心脏电生理学的基础理论和基础应用研究成果转化为临床实际应用的技术方法。现代临床医学已经由"传统经验型"向"高技术应用型"转变。如何在心脏电生理学临床实践中把握好高新技术应用的尺度，在充分应用高新技术造福患者的同时，不会因为高新技术的过度应用导致患者医源性的损伤，是未来心脏电生理学临床研究必须始终面对的重大课题。与此同时，应当重视多种高新技术的融合及综合应用，扬长避短以充分发挥各种不同类型心脏电生理学高新技术的综合优势，解决临床心脏电生理学所面临的亟待解决的重大问题。应当避免孤立地将心脏电生理学技术方法应用于心脏疾病各种表征的诊断和治疗，要将心脏电生理学所能解决的心脏电和机械异常问题与心脏疾病基础病变的诊断和治疗技术方法充分结合起来，从心脏疾病基础病变的诊断和治疗入手，从根本上解决基础心脏病变所导致的各种不同类型心律失常和心力衰竭。

（尹立雪）

参 考 文 献

Abildgaard PC, 1775. Tentamina electrica animalibus instituta. SocietatisMedicaeHavniensisCollectan-ea, 2: 157.

Adams R, 1827. Cases of disesses of the heart, accompanied with pathological observations. Dublin Hosp Rep, 4: 353-453.

Bachmann G, 1916. The inter-auricular time interval. Am J Physiol, 41: 309-320.

Barnard CN, 1967. The operation, a human cardiac transplant: an interim report of the successful operation performed at the Groote Schuur Hospital, Cape Town: S Afr Med J, 41: 1271-1274.

Barold SS, 1975. Therapeutics uses of cardiac pacing in tachyarrhythmias//Narula OS. His bundle electrocardiography and clinical electrophysiology. Philadelphia: FA Davis: 407-433.

Bigger JT Jr, Hoffman BF, 1990. Antiarrhythmic drugs//Good man LS, Gilman A, Rall TW, et al. Goodman and Gilman's the pharmacological basis of therapeutics. 8" edn, New York: Pergamon Press: 840-873.

Borggrefe M, Budde T, Podcaeck A, et al, 1987. High frequency alternating current ablation of an accessory pathway in humans. J Am Coll Cardiol, 10: 576-582.

Cotton RP, 1867. Notes and observations of unusually rapid action of the heart. Br Med J, I: 629.

Einthoven W, 1903. Ein neues galvanometer. Ann Phys, 12: 1059-1071.

Einthoven W, 1906. Le Telecardiogramme. Arch Int Physiol, 4: 132-164.

Elmquist R, Senning A, 1960. An implantable pacemaker 12 1 for the heart, In: Smyth CN (ed). Medical electronics, proceedings of the second international conference on medical electrnics, Pari 1959. Iliffe&Sons.

London Berkovits BV, Castellanos A Jr, 1969, Lemberg L. Bifocal demand pacing. Circulation 40 (Suppl).

Lüderitiz B, 1995. History of the disoders of cardiac rhythm. Futura Publishing Company.

III-44 Burchell HB, Frye RL, Anderson MW, 1967, et al. Atrioventricular and ventriculoatrial excitation in Wolff-Parkinson-White syndrome (Type B). Temporary ablation in surgery. Circulation, 36: 663-672.

第2章　超声医学与心脏电生理学

第一节　超声医学与心脏电生理学的关系简史

与心脏电生理学相比，超声医学是一门新兴的交叉学科。在两次世界大战中，原本应用于探测水下潜艇的声呐（sonar）技术得到了较快发展，并逐步应用于军事目的以外的金属裂纹探测和医学的疾病诊断领域。在那个时代里，透射式和反射式的声呐技术手段同步进展，超声波应用研究方向集合了大量的机械和电子工程师、科学家、临床医师，以期获得医学影像诊断领域的重大突破（图2-1）。

1941年澳大利亚科学家Karl Dussik首次将应用于金属裂纹探测的超声波透射技术应用于人类脑室结构的检测。第二次世界大战结束后，应用超声波进行物体内部结构检测的声学技术开始被应用于医学领域。

在声呐技术应用于医学领域的初始阶段，超声波透射技术作为主要的技术手段被应用于人体内部组织器官结构的粗略观察。1950年德国科学家Keidel开始应用超声波透射技术检测人体心脏，以获取心脏的容量信息。超声波透射技术在检测人体时，发射和接收超声波的换能器必须在人体被观察结构的两侧保持直线对应关系，同时与皮肤表面保持良好的接触或将患者置于水桶中；由于换能器所发射的超声波必须穿过整个被观察躯干或肢体结构才能到达接收超声波的换能器以完成整个检测过程，通常需要较大的超声波发射能量穿透被观察结构，而较大的超声波发射能量可能会对人体组织造成损伤；同时在超声波的透射过程中，超声波束将穿透更多的具有各种不同声学特性和反射折射界面的人体组织结构，换能器所接收到的超声波信号在人体内的传导过程中由于多次的反射和折射及声速变化将发生较大的畸变，不能准确反映人体内部结

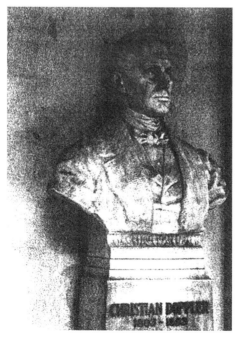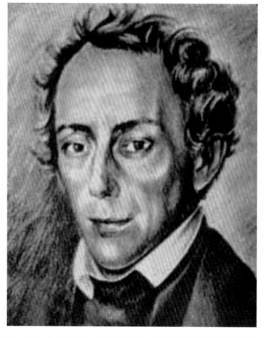

图2-1　奥地利维也纳大学天文学家Christian Doppler（1803～1853年），多普勒效应的创建人

构的真实情况。由于超声波透射技术有上述固有的局限性，超声波反射成像技术开始逐步取代超声波透射成像技术被应用于医学检测。

1953年瑞典工程师Helmut Hertz与医师Inge Edler合作将Firestone发明的脉冲波反射式M型超声波检测技术应用于心脏的解剖结构观察。通过不断的仪器改进，两位医师采用的商品化超声波检测仪首先在人类活体上检测到了心脏左心室壁和二尖瓣的运动情况。他们首先发现了正常二尖瓣与狭窄二尖瓣在超声波回波特征方面的差异，据此可以做出二尖瓣病变的正确诊断。1960年前后中国上海和武汉医学界开始与造船工业合作研制生产A型和M型超声诊断仪并应用于临床疾病的诊断（图2-2）。

1955年美国学者Douglass Howry等开始将二维超声成像技术应用于临床，进行肝脏等静态器官的切面观察。与此同时，1955年日本大阪大学学者Satomura和Yoshida等开始了多普勒超声成像技术的研究工作（图2-3，图2-4）。1967年日本学者Ebina等首次报道了采用机械复合扫描检测人体心脏和大血管的二维超声成像技术。但是直至1979年英国和挪威学者Holen和Hatle等建立基于多普勒超声波频谱成像技术的心脏血流动力学评价方法之后，多普勒超声成像技术才被临床广泛采用。通过不断的技术改进和方法学完善，至1998年多普勒超声诊断技术已经取代介入性心脏导管技术，成为临床最为重要的临床常规心脏血流动力学和功能评价技术，而介入性心脏导管血流动力学评价技术仅在个别特殊临床情况下应用。但这一重大改变在中国的心脏病学界并未得到充分的认识和广泛应用。

在二十世纪五六十年代，二尖瓣病变的M型超声图像特征成为国内外心脏病学临床工作者的主要研究对象和热点。此后，虽然超声诊断技术的临床应用被逐步拓展到心包积液、心腔内肿瘤等诊断领域，同时也进行了左心室容量的量化评价研究，但是缺乏对超声图像心室壁运动特征与心律失常和心力衰竭病理改变的关联性研究。1975年和1976年美国学者DeMaria和Francis等相继报道了显性预激综合征M型超声心动图心脏室壁心肌预激区域的室壁心肌异常运动形式。1978年西班牙学者Gutierrez Palau等总结报道了20世纪70年代中期心脏电活动异常的M型超声心动图心脏结构与运动特征。我国的心脏病和超声医学学者从20世纪80年代初期开始应用M型超声心动图研究显性预激综合征的心脏室壁运动变化特征。至此，超声医学开始逐步应用于心脏电生理学的临床工作中。与此同时，M型超声心动图开始被应用于胎儿心律失常疾病及其基础病变的诊断。通过多年的技术改进和发展，此项技术逐渐成为胎儿心律失常疾病诊断的主要技术手段和治疗选择的重要影像学依据。

尽管M型超声心动图观察一维心脏解剖结构组织运动的时间分辨率较高，但是由于其空间分辨率低，不能提供较为完整的心脏解剖结构空间定位及

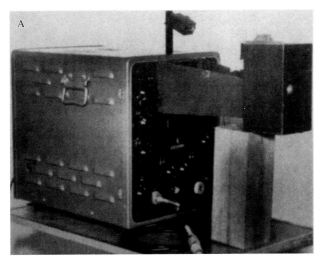
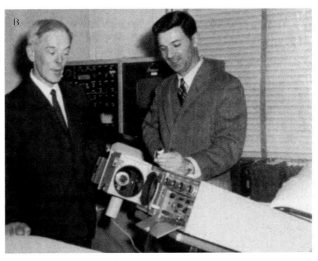

图2-2 瑞典工程师Helmut Hertz与医师Inge Edler使用的第一台M型超声诊断仪（A）及Inge Edler（B图左）和Harvey Feigenbaum（B图右）

Harvey Feigenbaum在20世纪80年代中期将多普勒超声成像技术介绍进入中国

引自Feigenbaum H. Echocardiography. Lippincott Williams&Wilkins，2005

其毗邻关系，其较高的时间分辨率便失去了可供临床诊断和治疗应用的重要解剖基础，不能进行心脏室壁异常运动起始和传导过程的准确定位分析。因此，该项技术在较长的时间里在临床上并未得到广泛应用。2001年前后出现的全方位M型超声成像技术能同时提供心脏室壁不同部位任意角度的心肌运动信息，通过室壁运动状态时间变化特定时相先后顺序的系统性比较，能确定心脏室壁不同部位心室壁整体心肌开始收缩的时间顺序，有助于判断心室壁整体心肌收缩在二维切面上的准确起始位置和收缩起始顺序。

1971年荷兰工程师Nicholas Bom首次将线阵晶片扫描技术应用于心脏解剖结构的观察。作为一种实时的二维切面成像技术，其能够提供在体动态的心脏影像。此项技术在以后的岁月里得到了不断改进，并逐步发展成为超声医学的临床核心技术。

在心脏病学领域，二维超声切面成像技术能够显示心脏和血管的二维解剖结构，从而提供较为准确的实时动态心脏解剖和功能信息。1974年美国学者Fritz Thurstone等将二维超声成像技术与20世纪40年代初建立起来的电子计算机技术和军用相控阵雷达技术相结合，使超声波声束的发射和形成、接收到的声学电信号的转换和处理及成像过程逐步电子化，并最终实现完全数字化超声成像。在此基础上，超声医学成像技术随之发生了深刻的革命性变化，同时对心脏疾病的临床诊断和治疗产生了深远影响。

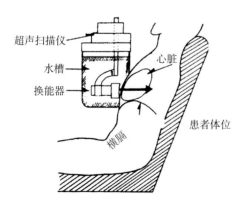

图2-3　日本工程师和医师早期研制的经胸超声诊断仪诊断示意图　换能器被置于水槽内由马达转动扫描

引自Feigenbaum H. Echocardiography. Lippincott Williams& Wilkins, 2005

二维超声成像技术能够清晰显示心脏房室壁、

房室瓣膜及动脉瓣膜解剖结构和运动状态、房室内径和容量在心动周期内不同时相的实时变化情况，同时也能够实时显示心脏房室与相连大血管腔内介入诊断和治疗导管、电极结构和走行方向及其与心脏解剖结构之间的空间位置关系。因此，此项技术有可能作为心脏电生理学诊断和治疗的一种技术手段，用于弥补传统的X线成像和电位标测技术在心脏解剖结构精确空间定位、介入诊断和治疗导管电极导航、实时心脏局部和整体心脏功能及血流动力学评价等方面的不足，用于明确心脏疾病的诊断和术前评价、实时引导监控心脏电生理学介入诊断治疗过程、即时评判治疗效果、提高诊断和治疗效率、减少医师和病患的医源性损伤等。临床实践表明经胸和经食管二维超声灰阶成像技术已经能减少与心脏电生理学介入诊断治疗操作相关的血栓等并发症。但是，由于心脏复杂的解剖结构和其内放置的导管电极走行方向的多向性，在实际临床应用中二维超声成像技术常需要以多个切面、从不同角度进行观察，才能使操作人员理解并确定导管电极与心脏解剖结构的空间位置关系（图2-5，图2-6）。

1984年日本Aloka公司在全球率先生产出商品化的二维彩色多普勒超声成像仪（图2-7）。在此之后，彩色多普勒超声技术得到了迅速发展，成为临床心脏疾病诊断和治疗的主要医学影像技术方法。

1986年美国学者Windle、Armstrong和Feigenbaum等报道将经胸二维超声灰阶成像技术应用于确定心室壁的早期收缩位置以定位显性预激综合征旁路，结果发现该项技术有助于标测显性预激综合征旁路。1991年美国学者George等开始将经胸二维超声灰阶成像技术应用于临床房室结消融术中，以便更好地确定电位标测导管的空间位置和定位显性预激综合征的旁路，同时改进消融导管电极的消融定位。遗憾的是，在此后的相当长时间里，在心脏介入导管室和电生理介入治疗室内，二维超声成像技术并未能够得到广泛的应用。其主要原因为经胸二维超声成像与X线成像在实际操作过程中同时应用可能会相互妨碍、二维超声成像技术不能提供X线成像技术所能够提供的实时整体心脏大血管空间位置及其相邻脏器之间毗邻关系；不能提供介入心脏导管电极在心血管系统中的完整走行方向；当时的心脏血流动力学和功能的超声成像评价方法并未完全建立并得到公认；心脏电生理学专业人员

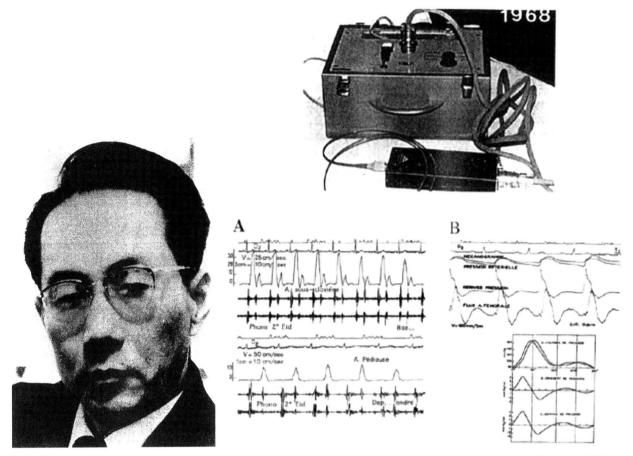

图2-4　多普勒超声心动图先驱日本大阪大学教授Shigeo Satomura（1919—1960年）和他研制的第一台多普勒心脏超声诊断仪

引自 Veyrat C. Cardiovascular applications of the Doppler technique: a long way from birth to scientific acceptance. J Am Soc Echocardiogr, 1999, 12（4）: 278-284

普遍缺乏超声医学知识、理论和临床应用技能的培训等。

1970年美国医师 Lee Frazin 首先将 M 型超声换能器置于经食管探头顶端以获取心脏 M 型超声图像，但是临床心脏病诊断不仅需要 M 型心脏图像，同时也需要二维超声灰阶图像。通过漫长的改进，其间经历了机械式和电子相控阵式两个技术发展阶段，直至1982年日本工程师 Hisanaga 和欧洲工程师 Souquet 等才终于完成了电子式经食管超声探头的研制工作。1990～1991年 Kay 和 Goldman 等报道将经食管二维超声灰阶成像技术与心腔内电标测技术相结合有助于较为准确地标测房性心动过速异位起搏点位置和定位左侧显性预激综合征旁路。1996年美国学者 Kuecherer 等开始将经食管二维超声成像技术与心脏室壁心肌收缩运动的相角分析技术相结合，用于分析心脏室壁心肌的收缩顺序。他们将该项技术应用于显性预激综合征的诊断，成功标测出了 A 型显性预激综合征位于室间隔上份的心

肌预先激动收缩区域。由于该项技术所获取的图像最大帧频仅为16帧/秒，其时间分辨率较低，不能够反映心肌的快速运动过程，因而其所标测到的心肌预激区域通常较大而且可能存在位置偏移。在实际射频消融术操作中，采用经食管二维超声灰阶成像引导和监控介入治疗过程的患者通常需要给予镇静和（或）麻醉，以避免呕吐反射所带来的对射频消融治疗操作过程的干扰；同时早期经食管二维超声导管的管径通常较大，通常不适用于儿科和低体重患者的术中监控。以上原因导致经食管二维超声灰阶成像技术未能在心脏电生理学临床诊断和治疗中得到广泛应用。

在心脏电生理介入治疗的评价方面，单纯的心脏结构及腔内血流观察和评价已经不能完全满足临床实际工作中心脏解剖结构和功能全面评价的需要。临床需要多种多样的参数以全面表述和定量评价各种疾病状态和治疗过程中心脏解剖结构和功能的各个方面的改变。作为心脏实现其功能的发动

机，对心肌机械功能的直接评价成为20世纪整个90年代的超声心脏功能评价主要内容之一。其中以1992～1994年苏格兰学者McDicken和Southerland教授引入临床实际应用的组织多普勒超声成像技术最为引人注目。该技术应用多普勒技术原理检测心脏房室壁心肌组织运动所产生的多普勒频移信号，计算心肌运动产生的时相、速度、方向和分布。1998年日本学者Nakayama、1999年中国学者尹立雪等分别报道将该项技术应用于显性预激综合征心室预激区域的标测，取得可靠的标测结果，能够定位心内膜下或心外膜下心肌预激区域的准确位置。此后，该项技术被广泛应用于检测心脏室壁心肌正

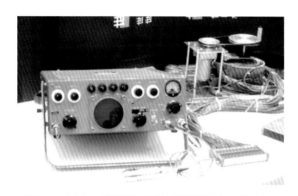

图2-5　日本工程师和医师早期研制的二维超声诊断仪及线阵换能器原型机

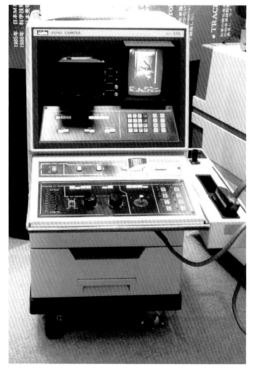

图2-6　日本Aloka公司工程师和医师早期研制成功的二维超声诊断仪

常或异常电机械兴奋的起始点及其传播途径。1998年由组织多普勒超声成像速度技术衍生而来的应力和应变率成像技术为局部心肌运动功能的评价提供了更为可靠的方法。该技术通常被用来显示局部心肌间的相对运动状态，有助于准确判断局部心肌的功能异常。自2002年开始中国学者余卓文、朱天刚和舒先红等开始报道应用此项技术进行心脏再同步化治疗（CRT）的心室壁心肌同步化程度评价。

1960年美国学者Reggie Eggleton、欧洲学者Ciezynski和日本学者Omoto等开始将超声波换能器置于介入性心脏导管的头端，试图进行经由心腔的心脏解剖结构超声波扫描观察。由于当时技术条件的局限性，在此后的近10年中此项技术并未能够得到较大的改进。1972年Bom等首先报道研制出具有32个环阵换能晶片的实时心腔内超声导管，从而开始了心腔内超声临床应用的历史。在此后的时间里，导管超声装置被不断改进并微型化，逐步发展成为可应用于临床的血管内或冠状动脉内超声系统，对冠状动脉疾病的病理生理研究和临床诊断治疗产生了深远的影响。但是，在此后的时间里导管超声技术并未能够很快地应用于心脏电生理领域。20世纪90年代初美国Boston Scientific仪器公司将应用于血管超声检查的高频环形扫描超声导管加以改进后应用于心腔内的超声波扫描。1992年Yeung-Lai-Wah等报道：采用心腔内超声导管能够显示房室结结构。通过不断改进，心腔内超声成像技术已经能够获得清晰的实时心脏及其相连大血管解剖结构图像并能够确定观察结构的空间位置及其毗邻关系；高频超声导管还能够显示局部细微的心腔内膜解剖结构。1992年以后，心腔内超声开始逐步实现心脏的Koch三角和房室结超声二维结构成像、射频消融心腔内膜损伤监控、解剖标志空间定位、电标测及消融导管导向和定位、心导管并发症实时监控等重要心脏电生理诊断和治疗目的。超声成像技术的临床应用有助于解决消融导管电极与重要心腔结构内膜之间的空间定位难题；减少了患者和医师的X线暴露时间；更好地改进了消融导管电极与组织之间的接触；能够确定心腔内膜损伤的形成、部位、范围和程度并及时评价并发症（如心房心室壁穿孔和血栓等）的发生、部位和严重程度；能够精准引导间隔穿刺；有助于理解心律失常机制与心脏解剖结构之间的关系。1994年

美国Mayo医学中心的James B. Seward和James F. Greenleaf等开始与美国Acuson公司合作共同研发可应用于临床的相控阵心腔内超声导管。新的相控阵心腔内超声导管具有较之前心腔内导管技术更大的穿透力、更多的参数成像功能选择，具有现有的几乎所有心脏超声成像技术和功能。在该相控阵心腔内超声导管的研制过程中，1997年在美国Mayo医学中心研修的中国学者尹立雪等采用心腔内组织多普勒超声成像技术和心脏表面超声成像技术，观察到人工定点分层电刺激左心室壁心肌过程中电刺激信号所诱导的室壁不同层次心肌电机械兴奋起始点及其传播过程，并确定电刺激位点局部心肌电机械收缩偶联时间延迟在7ms以内。1999年新型的具有导向和较大穿透能力的多功能相控阵心腔内超声导管通过FDA批准开始临床应用。2000年中国学者尹立雪等采用心腔内组织多普勒超声成像技术建立了实时在体心脏传导系统解剖结构和功能超声标测方法，观察和定量评价包括窦房结、房室交界区和房室束等在内的心脏传导系统重要部位解剖结构和功能。其后澳大利亚学者Kalman和美国华裔学者任建方等开始应用该心腔内超声导管进行不适当窦性心动过速和心房扑动射频消融介入治疗的引导和监控，及时客观评价治疗效果和确定治疗终点。

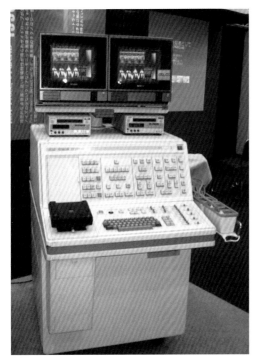

图2-7　日本Aloka公司工程师研制的世界上第一台彩色多普勒超声诊断仪

2002～2003年中国学者尹立雪与美国Medtronic Inc. Tim Laske等合作完成心腔内超声和组织多普勒成像技术引导下的希氏束直接起搏和房室结精确消融技术及方法的建立，实现了心脏靶点起搏和精确消融。

尽管现有的二维超声灰阶成像技术已经能够较为准确地显示心脏解剖结构，但是在心脏电生理介入治疗实际操作过程中，二维超声灰阶成像技术所能够提供的空间分辨和导航能力依然有限。建立三维心脏超声成像技术是解决上述问题的根本出路。1989年Wollschlager等报道应用经食管心脏超声系统所获得的顺序二维超声心脏断层面图像重建心脏解剖结构的三维心脏超声成像方法。此后三维重建超声成像技术不断得到发展。中国学者王新房等超声医学研究人员从20世纪80年代中后期开始进行基于二维超声灰阶图像的三维心腔容积和形态研究，在建立应用经食管超声心脏二维切面图像进行三维重建的技术方法和临床应用方面开展了卓有成效的工作，并取得了突出的成果。所建立的技术和方法通过对时间和空间序列的二维灰阶和血流图像重建，已经能够实现较为精确的动态三维心脏解剖结构和血流显示。

1998年美国Volumetric Inc.与美国杜克大学联合推出了心脏实时三维超声诊断设备。此项技术经过转让改进后，2002年荷兰Philips公司、2004年美国GE公司分别推出了商品化的心脏实时三维超声诊断设备。2003年底心脏实时三维血流成像技术开始进入临床应用。应用该技术能够实时显示心脏的三维解剖结构和腔内血流，从而使心脏实时三维成像技术进入临床实用阶段。实时三维心脏超声技术同时能够被应用于显示心腔内介入治疗导管装置的准确空间位置和走行方向，将有助于实现精确定位的心脏起搏和消融治疗。在心脏解剖和血流三维显示的基础上，2004年中国学者尹立雪等建立了心脏多维多参数融合成像心肌电机械兴奋顺序标测技术，以多种参数（速度、加速度、应力、应变率、旋转角度和速度、旋转率等）用于显示心脏解剖结构基础上的心室壁心内膜和心外膜下心肌电机械兴奋起始点及激动传导顺序。2004年荷兰Philips公司和美国GE公司分别推出的左心室17节段容积分析技术和基于心脏二维超声灰阶图像的斑点追踪成像技术，为心脏室壁心肌电机械兴奋起始点、激动传导顺序和同步性及心脏功能和血流动力学评价提供了新的参数和评价技术手段。

自20世纪90年代以来，心肌血流灌注超声造影技术在经静脉注射能够通过肺循环的左心系统超声造影剂（如Albunex、Levovist、Optison、Definity和Sonovue等）不断问世的情况下，针对显影微泡的超声波检测技术也有了较大的发展。心电触发成像技术、超声造影谐波成像技术、反向脉冲技术和实时超声造影技术及其量化评价技术和方法的出现，为检测缺血性心脏疾病的准确心肌缺血和（或）梗死部位范围及严重程度提供了便利的床旁实时评价技术手段，从而为揭示心肌缺血和（或）梗死、心肌顿抑与心律失常和心力衰竭病理生理改变的时空关系提供了可能。

在超声医学心脏电生理治疗方面，国内外学者均做出了有益的探索。2001年美国学者David Sahn教授等开始研究将心腔内超声成像技术与超声治疗技术相结合进行超声同步成像监测下的心腔内超声波心肌消融治疗；此后于2004年开始试图将高强度聚焦超声（HIFU）技术与前向式扫描导管超声成像技术相结合，以实现精确的超声直视引导下的心腔内超声心肌消融目的。2002年中国学者周晓东等开始应用体外HIFU技术消融心脏特定区域心肌，以探索非介入性治疗手段治疗由预激综合征旁道导致的心律失常疾病，目前已进行了初步实验性研究并取得了有价值的结果。

与此同时，与超声心脏电生理学相关的新的介入治疗技术（如研发适用于超声成像环境的介入导管装置等）、放射影像学和基础分子生物学及组织工程学技术和方法、电子计算机技术和材料技术正在不断出现及发展。开发具有多种解剖和功能成像能力的超声医学技术手段并将其与已有的相关学科最新研究成果相结合，才能充分实现超声心脏电生理学的最终发展目标。

通过上述技术方法的多年积累，目前超声医学已经具备在心脏电生理学诊断方面提供从心脏解剖结构、血流和血流灌注、血流动力学和心脏功能评价到心肌电机械兴奋起始及其传导顺序评价等几乎涵盖所有心脏电生理学诊断和治疗环节的更为精确的评价、监测和随访超声影像技术手段；在心脏电生理学治疗方面，超声医学也正在将其精确标测的优势与聚焦超声的精确治疗功能相结合。同时现已充分认识到超声心脏电生理学的发展必将有赖于与其他相关技术的同步发展，才能够实现真正完全意义上的非介入性或半介入性高效的生理性心律失常和心力衰竭疾病治疗目的。

第二节　与心脏电生理学相关的超声医学技术

随着超声医学技术和方法的不断发展，自20世纪90年代初以来超声医学技术在心脏电生理学中的作用日益突出和重要。综合利用各种已有的和新的超声医学技术及方法，对心脏电生理学的诊断和治疗技术手段的不断向前发展具有特别重要的意义。在不同的心脏电生理学诊断和治疗临床及科学研究环境中，依据不同的诊断和治疗目的选择相适应的超声医学技术和方法，对介入治疗或手术患者能够进行术前患者的选择和全面的心脏解剖结构及功能评价、帮助选择或制订适当的治疗方案；在术中采用恰当的超声影像技术和方法进行实时全面的引导、监控和即时疗效评价并确定相应的治疗终点；在术后可以不受限制地在床旁提供及时简便有效的持续疗效和并发症评估。对非介入性治疗的患者，超声医学技术和方法能够提供各种各样的量化评价，以选择具有药物治疗适应证的患者并在治疗过程中进行疗效评价。

在超声成像方面，如前所述几乎所有的超声成像方法均能够被应用于心脏电生理学的诊断和治疗。现将目前临床应用于心脏电生理学诊断和治疗的超声成像方法简述如下。

首先，心脏超声成像技术可被应用于心律失常和心力衰竭基础疾病解剖结构、血流和血流灌注、功能和机械兴奋异常的诊断。任何类型的心律失常和心力衰竭均只是心脏及其相关系统疾病的外在表现形式。对疾病状态下这一临床表现的基本病理生理异常进行详细的调查和评估，将有助于把握疾病的本质，从而对疾病进行根本性的诊断和治疗。

M型超声心动图是最早应用于正常或异常心脏电生理现象观察的超声诊断技术。M型超声成像技术通过发射一条超声波声束和接收其反射超声波声束，显示该超声波声束通过路径上的心脏解剖结构及其运动特征。其主要被应用于检测心脏一维结构在时间顺序上的空间位置变化情况。该技术的主要特点是，检测心脏解剖结构运动过程的时间分辨率高，能够轻易达到毫秒级的时间分辨率。应用该技术能够获取大量的心脏解剖结构运动时间参数。通过对心脏解剖结构运动时间参数的详细观察和评价能够对心脏解剖结构的运动时间顺序、心脏功能和血流动力学改变进行量化评价。在具体心脏电生理学临床应用方面，该技术可被应用于检出心脏的室壁和房壁异常运动的大致起始位置和范围，其中包括检测预激综合征的心室心肌预先激动收缩的位置和范围。以心电图作为时相确定基础，通过对不同角度对应室壁起始运动时间和峰值位移运动时间的对比分析，能够有助于量化判断对应室壁运动的同步性和协调性。采用二维灰阶超声心动图引导下的全方位M型超声心动图成像技术，能够同时对任意角度上的多个对应室壁运动形式进行多角度对应分析，从而可以获取心脏室壁不同位置及其相关位置的心室壁运动时间信息，将有助于判断心脏整体室壁运动的起始和最大位移出现的时间顺序，整体量化评价室壁运动的同步性和协调性。同时通过对比分析心房和心室壁解剖结构在收缩早期运动起始的时间，有助于判断心脏房室传导状态、鉴别房性心律失常和室性心律失常异位起搏发生位置。该项技术的不足之处是空间分辨率较低，所观察到的一维心脏解剖结构运动信息缺乏准确空间定位；M型超声心动图所检测到的心脏房室壁运动是房室壁整体及其相关的运动，影响因素较多，可能掩盖局部心脏房室壁异常运动形式。

经胸和经食管二维灰阶超声心动图借助电子相控阵技术能够按时间序列刺激探头不同部位的换能晶片在二维空间发射多束超声波声束。超声波声束发射的时间顺序差异可能使多束超声波声束在二维空间形成聚焦，从而提高组织结构的空间分辨率。采用该项技术能够实时动态地显示心脏解剖结构的二维切面图像。现有的二维灰阶超声心动图技术已经具有其他任何心脏成像技术所不具备的较高帧频成像，其理论计算帧频可达到约20 000帧/秒较高

的图像帧频使二维灰阶超声心动图具有极高的时间分辨率，能够较好地显示快速运动的心肌组织结构运动状态和功能情况。由于该项技术是二维成像，所以能够提供较M型超声心动图技术所不能提供的更多的心脏组织解剖结构空间信息，能够较为准确地对心脏基础病变做出诊断。长轴和短轴切面的观察，有助于较为准确地确定特定心脏解剖结构的空间位置及其相关联的心脏解剖结构。在心脏电生理诊断和治疗的实际操作过程中，其有助于协助临床操作医师确定介入心脏导管和电极在心腔内的准确空间位置及其与特定心脏组织结构间的空间位置关系。在心脏电生理学诊断和治疗的临床实践中，介入导管在心腔内的走行和电极的位置在三维空间内并随着心动周期的不同时相发生相应的空间位置变化，二维灰阶超声心动图常不能显示心腔内介入导管和电极的全部结构和走行方向，只能显示心腔内介入导管和电极的局部结构及空间位置，因此常不能正确判断介入导管和电极的空间位置及其走行方向。由于二维灰阶超声心动图能够较好地观察到心脏室壁的运动状态，该项技术有助于协助临床医师初步判断心脏室壁运动的协调性和同步性。对二维灰阶超声心动图图像进行相角（phase angle）分析，能够显示收缩早期心脏室壁心肌开始运动的起始点大致位置。该方法已被应用于标测显性预激综合征左心室壁旁道预激区域。但是，该方法所获超声图像的帧频较低（最大帧频为16帧/秒），在反映快速的心肌运动方面时间分辨率较低，不能很好地完整显示局部心肌运动的全过程，可能会漏过收缩早期心肌收缩运动的真正起始点及收缩过程的一些关键细节，从而导致起始点定位不准和心室壁心肌激动顺序的判断困难。由于上述原因，该技术方法未能在心脏电生理学临床得到广泛应用。

频谱多普勒心脏超声成像技术和方法的建立首次为准确可靠的无创性心脏功能和血流动力学状态评价提供了可能。通过发射和接收一条脉冲或连续超声波声束，能够获取由被观察物体运动反射导致的超声波频率改变，即频移效应或多普勒效应。通过对频移值方向与大小的精确测量和计算能够得到物体运动的速度和方向。其中，脉冲多普勒超声通过发射脉冲超声波和使用单选通门技术能够定点获取物体运动的频移信息；但是由于存在尼奎斯特极限导致的频率混叠效应而不能准确检测到超过2倍

脉冲波发射重复频率的快速频移信号，因此不能测取较高的物体运动速度。连续波多普勒通过发射和接收连续超声波声束获取取样线上的物体最大运动速度；但是由于没有使用选通门技术而无法定位获取物体运动所产生的频移效应，无法确定其测量所获得的最大运动速度的确切位置。两项技术的有机结合能够弥补彼此的技术局限性。在心脏电生理学诊断和治疗领域，频谱多普勒超声成像技术和方法已经开始得到广泛的应用。通过观察舒张期二尖瓣口血流频谱的E峰和A峰速度、速度时间积分和时间参数，能够帮助优化调节心脏房室顺序起搏状态下的房室延迟，以获取最佳的舒张期心室充盈。通过优化调节起搏位点和左右心室起搏时间间隔，以观察左心室流出道的收缩期血流速度频谱，测量和计算速度时间积分为基础，能够有助于评价左心室在心脏多腔起搏状态下由心脏室壁激动顺序优化或恶化所导致的每搏左心室输出血量的增加或减低情况。通过比较主动脉口和肺动脉口收缩早期血流频谱的起始点与心电图Q波起始点的时间间期，能够间接反映左右心室间收缩期射血的同步状态。频谱多普勒超声成像技术和方法还可以应用于观察各种不同类型心脏起搏诱导产生的心腔内血流状态，同时通过检测房室瓣口、动脉口、分流或反流血流频谱，能够全面提供血流方向、状态、容量、压力和房室舒张及收缩功能的所有量化评价信息。与M型灰阶超声心动图技术方法相同，对频谱多普勒超声成像所获得的血流频谱进行评价，同样需要以心电图为基础的严格的时相分析。时间参数是频谱多普勒超声成像技术所能提供的最为重要的评价指标。

彩色多普勒超声血流成像技术的基本原理与脉冲多普勒超声技术原理一致。所不同的是其采用了多条取样线和多选通门技术，能够同时获取分布于二维心脏解剖切面上的多点频移信号，并通过快速傅里叶转换和自相关技术将其转换为每一点上的血流运动速度。将其按速度值和血流运动方向编码后，与同时获取的二维灰阶图像进行复合成像，可显示心脏解剖结构内的血液流动情况。常规使用的超声彩色多普勒血流成像能够提供二维的心脏和血管腔内血流的起源、血流方向、路径和分布、血流状态和平均血流速度等信息。在心律失常和心力衰竭状态下超声彩色多普勒血流成像技术和方法通常被应用于检测与心脏解剖结构或功能异常相关的血

流异常改变并评价其严重程度，如房室瓣反流及反流量的半定量测算。在心力衰竭的心脏电生理诊断和治疗过程中，房室瓣的反流程度常被用作评判心脏电生理学治疗效果的指标。反流长度和面积的减小通常提示治疗的有效性。在介入治疗过程中，医源性的房室瓣或动脉瓣损伤，将会导致瓣膜关闭不全或原有关闭不全程度加重。通过对舒张早期左心室内过二尖瓣口至心尖的M型彩色多普勒血流图进行分析，测量左心室充盈时间，能够提供快速的左心室舒张功能评价。

组织多普勒超声成像原理与多普勒血流超声成像原理大致相同。不同之处在于，该技术采用低通滤波器专门获取心肌组织运动所产生的低频高振幅频移信号，同时滤除血液流动所产生的高频低振幅频移信号。通过对心肌组织运动所产生的低频高振幅频移信号进行分析，能够得到心肌运动的方向和速度。经过计算，可衍生出加速度、应力、应变率等多种心肌运动评价参数。在初始阶段，组织多普勒超声成像技术大量被应用于心室整体和局部心肌收缩及舒张功能的评价。在血流频谱和彩色多普勒成像评价左心室舒张功能存在假性正常化的情况下，组织多普勒超声成像技术有助于鉴别诊断。由于组织多普勒超声成像技术和方法能够获取心脏房室壁内整体或局部心肌的运动速度及其衍生参数，在较高帧频的情况下该项技术有可能被应用于展示局部或整体心肌在心动周期不同时相，心肌收缩或舒张导致的运动速度改变的起始点、加速传导的方向和分布。组织多普勒超声成像的这一技术特点已经被广泛应用于心肌电机械兴奋起始点、传导路径和分布状况的观察和评价。现有的组织多普勒超声成像技术和方法已经能够应用于定位心脏室壁不同层次（如心内膜下心肌、中层心肌和心外膜下心肌）的异位起搏点或旁道预激区域。在起搏状态下对起搏电极所接触的初始局部心肌收缩进行观察，能够判断起搏部位电机械兴奋收缩偶联的有效性及其随后的心肌机械兴奋传导过程。将组织多普勒超声成像技术与心腔内超声成像技术相结合，能够用于确定心脏传导系统重要结构（如窦房结、房室结和房室束等）内心肌电机械兴奋的传导过程。采用脉冲多普勒和M型彩色组织多普勒超声成像，以心电图Q波起始作为时间标志点，通过多点或多角度连续取样并进行时间参数的比较，按时间顺序排

列能够确定心房或心室壁心肌的电机械兴奋激动顺序，这有利于确定心肌电机械兴奋的优势传导路径。众所周知，心脏房室壁的电兴奋顺序和机械兴奋顺序存在一定的差异，电位标测所得到的心肌电兴奋过程不能完全代表心肌机械收缩，即机械兴奋的过程。应用组织多普勒超声成像技术确定和量化评价心肌机械兴奋过程，是研究心肌电兴奋所导致的系列心肌机械功能改变，直至整体和局部心脏功能和血流动力学的不可或缺的重要环节。尽管组织多普勒超声成像技术和方法在评价心脏整体及局部心肌功能方面正在发挥越来越大的作用，但是对该项技术方法局限性的正确和充分认识将有助于临床医师正确认识、使用和判断组织多普勒超声成像技术所揭示的心肌电机械兴奋过程。如同所有多普勒超声成像技术一样，组织多普勒超声成像技术也具有角度依赖性，即声束方向和物体运动方向的夹角将会明显影响超声波换能器所接收到的超声波频移值，过大的夹角将会明显减低所获得的频移值。与此同时，由于心脏房室收缩均存在中心点，在此方向上的运动速度才是心肌收缩所产生运动速度的最大向量，而没有经过中心点矫正的所检测到的心肌运动速度仅仅是超声波声束方向上的心肌运动速度分量。在进行同一位点不同时相心肌运动速度比较或不同位点心肌运动速度比较时，没有对同一位点进行组织追踪的技术和方法就不能进行可靠的速度比较，由此也将影响到由速度参数所衍生的各种参数的可靠性。

超声组织斑点追踪成像是新出现的心肌组织运动评价方法。该技术采用追踪超声二维或三维灰阶图像中由多个像素或体素构成的特征斑点的方法，通过比较同一特征斑点在一定时间和空间内的位置移动情况，计算出该特征点单位时间内移动的距离和方向，进而计算出特征斑点运动的速度和方向。通过对特征点的运动速度和方向参数进行计算衍生，能够获得心肌运动的速度向量、应力、应变率、旋转角度和速度及旋转率等多种心肌力学参数。该技术方法的成像原理与多普勒超声技术不同，因此能够避免多普勒超声技术角度依赖、中心点矫正等的影响，理论上能够提高对心肌运动速度检测的准确性和可靠性。但是，众所周知：心脏心肌结构所产生的超声特征斑点在心动周期中的运动是在三维空间中进行的，仅在二维空间内追踪超声

灰阶图像特征斑点存在追踪过程不完整的局限性。也就是说，超声组织斑点追踪成像只能在一段时间内追踪到显示于二维灰阶超声图像上的特定斑点，而在另一段时间该特征斑点可能已经移出该二维灰阶超声图像平面，其所追踪到的斑点可能已经不是原来所追踪的斑点，由此计算出的心肌组织运动速度则可能失真。初步研究表明，该项技术在评价心肌运动速度、应力和应变率、旋转角度和旋转率等方面与MRI技术所获得的结果比较具有较高的相关性。这一结果可能与该技术方法所获结果具有较高的精密度（即可重复性）有关。目前该技术不仅能够提供心脏整体室壁节段的心肌力学参数，通过改进该项技术已经能够提供局部心肌，如心脏室壁内不同层次心肌的电机械兴奋评价。在心脏电生理学诊断和治疗的应用方面，该项技术有望为心脏电生理的诊断和治疗提供更为丰富和重要的关于心肌力学及电机械激动过程的信息。由于心脏肌带理论的出现，目前人们已经认识到心脏室壁心肌的构造及其电机械兴奋过程与以往的认知有较大差异，不同节段和不同时相内的心肌旋转性收缩运动在实现心脏收缩和舒张功能两个方面均发挥着至关重要的作用。在心脏电生理介入治疗前、治疗中和治疗后充分评价心肌力学状态，量化评价心肌电机械兴奋激动顺序及其与心脏整体及局部的功能和血流动力学相关关系，将有助于真正实现生理性的心脏电生理治疗目的。

目前几乎所有的先进心腔内超声心动图均采用电子相控阵技术，其能够以较高的超声频率（如10MHz）贴近特定心脏解剖结构，获取更为准确的一维（M型）和二维心脏解剖结构信息。该项技术避开了胸壁和胸腔内复杂解剖结构的干扰，因此，该技术所获得的超声图像具有较高的时空分辨能力。新近研制的心腔内超声导管均具有较大的频率选择范围和较大的穿透能力，能够通过右心系统插管观察到左心系统和右心系统的几乎所有重要心脏解剖结构，包括心脏重要传导组织解剖结构。应用心腔内高频超声成像技术，能够观察到心脏电生理治疗前后心脏特定解剖结构的构造和声学特征变化，同时其提供了前所未有的观察心室壁内心肌纤维走行方向和构造的方法，有助于确定特定心脏传导组织的空间位置及其毗邻关系。由于心腔内超声能够同时观察到与心脏传导系统解剖结构相关的起

搏和消融电极空间位置关系，在心脏起搏器置入时，有助于实时监控起搏电极释放至特定的靶点起搏组织的过程，直接观察起搏电极置放的准确空间位置。在精确射频消融时，能够实时同步直接观察射频消融的心肌损伤的准确空间位置及其消融效果。现代的先进心腔内超声导管已经具备了几乎所有的经胸或经食管超声成像功能，能够提供除解剖结构观察以外的其他功能和血流评价。先进的心腔内超声具有血流和组织多普勒成像功能，能够实现脉冲波频谱多普勒定点取样，以获取局部心腔血流或心肌组织的运动速度，同时能够以连续波频谱多普勒获取血流运动的最大速度；采用M型或二维格式可以获取一维和二维切面上的血流或组织运动速度信息。由于心腔内超声采用较经胸和经食管超声成像高的多普勒脉冲频率获取多普勒频移信号，因此能够得到较高的频率频移分辨率，从而具有较高的组织运动分辨能力，这为检测心脏室壁内局部心肌收缩所产生的区域速度改变提供了可能。基础实验和临床研究结果已经证实：采用该项技术能够检测到心脏房室壁不同层次内局部心肌纤维收缩导致的速度和加速度改变，能够在毫米级的范围内准确反映心肌纤维收缩导致的速度和加速度起始空间位置和时间顺序传播过程。在临床实践中，由于心腔内超声成像技术不需要全身麻醉，对心脏电生理诊断和治疗的操作干扰小，因此较经胸和经食管超声心动图技术更适于进行床旁实时心脏解剖结构、功能和血流动力学的精确评价和监控。

实时三维超声心动图采用矩形换能晶片阵列同时发射和接收超声波，以获取被检测组织器官的解剖结构和血流容积信息。该项技术所采用的信号通道数达到32 000个，内置于主机的并行计算机能够同时处理大量的原始数据，并实现实时动态的三维解剖和血流显示。其实时三维解剖和血流成像的功能，使该项技术能够应用于心脏介入治疗术中对介入导管、电极的实时引导、监控和疗效及其并发症的评价。目前，该项技术尚不能进行实时在线测量和量化评价工作，需要将容积原始数据输入专用图像工作站才能够进行相应的测量和量化分析，以获取空间位置、容积等参数。同时，由于图像原始数据处理能力的限制和显示技术的局限性，该项技术采用了较窄的成像扇面角度和成像厚度，其三维立体图像所能包含和显示的解剖结构与结构内的介入

治疗装置的范围及内容仍然有限，需要通过手法调节多方位观察才能够显示完整的解剖结构和结构内的治疗装置走行方向及其空间位置。充分发挥实时三维超声心动图技术在心脏电生理介入治疗术前后的精确测量功能及实时三维超声心动图技术的术中实时引导监测功能是未来心脏三维超声成像技术的发展方向。

在临床实践中，单纯的心脏解剖结构观察已经不能很好地适应和满足心脏电生理学精确治疗的需要。真正生理性的心脏电生理学治疗需要在精确的心脏解剖结构和空间位置基础上，融合显示基础疾病导致的与心脏电生理学和心脏功能表达密切相关的多种病理生理信息，同时揭示并串联结构和功能相关信息间准确的时空关系。通过精确的量化评价，确定准确可靠的干预位点，同时预测该干预位点起搏或者消融可能产生的心脏解剖结构和功能后果。在干预治疗过程中依据多种参数在多维空间的实际干预效果评价再进一步及时调整起搏或消融位点和参数，以达到最佳的真正生理性治疗效果。多参数多维超声融合成像技术就是为了很好地适应这一临床现实需要产生的全新心脏成像技术。通过多年的基础和临床研究，该项技术已经在二维和三维灰阶超声心脏解剖成像基础上逐步形成和完善，已经能够在同一超声图像上实现两种或两种以上功能参数的融合显示，同时揭示心脏功能不同参数间的准确时空关系。在基础疾病评价的基础上，应用该技术手段和方法建立正常及病理状态，实现心脏功能和血流动力学所需的全部心脏功能参数的时空联系和量化评价体系，将有助于即时预测心脏电生理学介入治疗的效果和可能的并发症。

基于超声波的物理学特性，超声波不仅能够应用于心脏解剖结构、功能和血流动力学的检测，通过发射高强度聚焦超声波声束还可能利用超声波的机械效应和热效应消融心脏特定结构的正常或异常心肌组织。实现这一心脏电生理学治疗目的有两条基本途径。其一是将发射高强度聚焦超声波声束的环阵换能晶片与发射成像超声波声束的环阵换能晶片间隔排列，同置于心腔内超声导管的头端，间断交叉前向发射诊断和治疗性超声波声束，以进行超声波实时成像直视下心腔内的消融治疗。美国学者David Sahn在此方面做出了有益的尝试，目前实现这一技术构想的原型心腔内超声导管已经出现并

取得了较为满意的实验效果。其二是将发射高强度聚焦超声波声束的换能晶片与发射成像超声波声束的换能晶片前后分层，同置于体表超声探头前端，通过体表间断交叉前向发射诊断和治疗性超声波声束，以达到超声波实时成像直视下消融治疗的目的。该项技术的关键是两层换能晶片材料、晶片间的超声波匹配层性能问题和超声波能量发射的精确控制问题，日本工程师和学者在此方面已经做了大量工作。以上两个研究思路的完全实现必将为超声医学在心脏电生理学临床实践中的广泛应用开辟新的天地。通过分离的超声波诊断和高强度聚焦超声波治疗两套系统在体外发射超声波声束进行动态心脏解剖结构的观察和消融治疗，需要特殊的能够同时提供超声波心脏解剖结构精确定位和高强度聚焦超声波聚焦区域定位的精确可靠的定位、追踪系统，其技术难度相对较高。

在心律失常和心力衰竭的分子生物学和遗传学研究方面，致病遗传基因的功能表达及其临床表型研究是遗传和分子生物学研究最为重要的内容。遗传基因的功能表达及其临床表型是以特定蛋白质的生成和结构构成来实现的，其最终必将落实到具体的组织结构的形成和功能的实现上。

如前所述，超声医学能够提供评价组织器官解剖结构和功能变化的、在体实时动态变化的精确生理信息。将超声医学的多维多参数量化评价技术和方法应用于心律失常和心力衰竭疾病遗传基因临床表型的解剖结构和功能表达评价研究，建立完整的特定遗传致病基因位点确定、解剖结构功能表达及其临床表型间的时空联系，将有助于协助判断与遗传因素有关的心律失常和心力衰竭疾病的精确有效的基因治疗干预位点、基因表达调控影响因素并预测干预后果。在心律失常和心力衰竭疾病的基因、组织工程和干细胞移植治疗领域，建立精确可靠的时空定位和功能评价技术方法以提供精确治疗前、治疗中和治疗后所必需的可视化标记、导航、监控和量化评价体系，是实现有效可控制的基因、组织工程和干细胞移植治疗的根本技术保障。充分利用超声波的空化效应、机械效应和热效应为基因、组织工程和干细胞移植治疗提供可以控制和定位的有效干预手段，提高治疗基因的转导量、增加基因的功能表达、精确引导组织和干细胞定位移植并进行滴定式的监控治疗和量化评价、改进移植组织和干细胞的功能状态，将有助于进一步完善基因、组织工程和干细胞移植治疗体系，实现最佳的治疗效果，同时降低治疗的风险。

第三节 超声医学在心脏电生理学中的现实地位与未来作用

超声医学应用于临床心脏电生理学诊断和治疗的时间仅有短短的40余年。如前所述，在40年间超声医学发生了翻天覆地的变化，已经成为临床医学的重要组成部分，各种不同类型的全新超声医学诊断和治疗技术层出不穷。

然而，非常遗憾的是，由于多种原因，超声医学技术在较长的时间里仍然没有在心脏电生理学领域被很好地应用。近年来，随着心脏电生理学的不断向前发展，人们已经对传统心脏电生理学诊断和治疗技术及方法的局限性有了充分的认识。以心房颤动射频消融治疗和心力衰竭同步化治疗为代表的先进心脏电生理学治疗技术，对心律失常和心力衰竭的基础疾病诊断和治疗过程中标测、引导、监控和评价技术手段提出了更高的要求，同时也带动了超声医学技术在心脏电生理学领域中的不断应用。

通过心脏靶点起搏和精确消融达到真正完全生理性的心脏电生理介入治疗目的，需要在精确的心脏解剖结构定位观察的基础上在丰富的心脏生理和病理信息的环境中才能得以实现。由此可见，传统的以X线和电位标测技术为基础的心脏电生理学标测、监控、评价和治疗方法已经成为制约现代心脏电生理学进一步向前发展的瓶颈，需要寻找和建立全新的医学影像技术和方法，为现代心脏电生理学的不断发展提供坚实的技术保障。

超声医学教育的不足或缺位也是限制超声医学技术和方法在临床心脏电生理学诊断及治疗中得到广泛应用的另一主要现实因素。我国超声医学教育在整个医学高等教育课程中所占比例极低，仅有几个学时。甚至在研究生教育阶段，除非研究课题与超声医学技术有关，否则不可能对超声医学的技术和方法有深入的了解。由于我国医院内部医疗机构设置的问题，在大部分的医院除非年轻医师在超声医学部门工作，其实质性接触和了解现代超声医学在内的现代医学影像技术和方法的机会极少。超声医学要在临床心脏电生理学的实践中真正发挥作用，使临床医师将其转变为内化的知识和技能并主动采用先进的医学影像技术解决临床疑难问题，是超声医学在心脏电生理学领域中所面临的必须解决的重大继续教育课题。

与此同时，经过多年的发展，先进的超声医学技术和方法已经能够在床旁为各种类型的心脏疾病介入诊断和治疗提供准确的多维多参数实时在体心脏传导系统解剖结构空间定位、整体和局部心肌电机械兴奋起始及其传导路径标测、血流和血流灌注量化分析，以及全面的整体和局部心脏功能和血流动力学信息。通过在先进心脏电生理学诊断和治疗过程中的不断应用，超声医学在临床心脏电生理学诊断和治疗中的地位和作用已经得到普遍的承认。

先进的超声医学技术同时还能够直接提供微创介入或非介入性的心脏电生理学治疗技术手段和方法。在临床应用方面，与经食管超声心动图相结合的心房颤动除颤技术已经开始应用于临床实践。在实验研究方面，同时具有前向式高强度聚焦超声发射和超声成像功能的超声介入治疗导管和体外治疗仪，已经为临床心脏电生理学展示了在实时同步超声成像技术直视引导监控下实现同步超声波心脏消融治疗目的的光明前景。

微创介入技术、基因诊断和治疗技术及组织工程技术是未来医学发展的前沿方向。所有上述医学高新技术均需要在精确的时空定位和丰富的病理生理信息环境中才能够实现其应有的诊断和治疗价值。精确可靠的人体解剖和病理生理信息可视化技术是实现上述技术目的的根本保证。超声医学技术具有在体实时、动态、高分辨率地提供直观的整体和局部组织器官解剖及功能诊断信息的优势。超声多维多参数成像技术、虚拟现实技术、微创介入与人工智能超声诊断和治疗技术，以及超声医学技术与其他医学高新技术的交叉融合已经成为未来超声医学技术发展的前沿方向。在临床医疗模式由"传统经验型"向"高科技应用型"转变的今天，日新月异的超声医学高新技术手段必将在现代心脏电生理学的发展进程中发挥重要的作用。

（尹立雪）

参 考 文 献

Bom N, Lancee Ct, Egmond van FC, 1972. An ultrasonic in-tracardiac scanner. Ultrasonics, 10: 72-76.

Colette Veyrat, Le Kremlin-bicetre, 1999. Cardiovascular applications of the Doppler technique: a long way from the birth to scientific acceptance. J Am Soc Echocardiogr, 12: 278-284.

Frazin L, Talano JV, Stephanides L, et al, 1976. Esophageal echocardiography. Circulation, 54: 102-108.

Griffith JM, Henry WL, 1974. A sector scanner for real-time two-dimensional echocardiography. Circulation, 49: 1147.

Harvey Feigenbaum, 2005. Echocardiography. Lippincott Williams&Wilkins.

Nissen SE, Gurley JC, Grines CL, et al, 1991. Intravascular ultrasound assessment of limen size and wall morphology in normal subjects and patients with coronary artery disease. Circulation, 84: 1087.

第二篇　超声心脏电生理学理论基础

第3章 心脏的胚胎发育与房室解剖构造

第一节 心脏的胚胎发育

了解和掌握心脏解剖结构的胚胎发育过程对理解心脏解剖结构与心脏功能之间的关系具有特别重要的意义。任何心脏功能的实现均有其特定的解剖结构基础。与此同时，心脏解剖结构的形成过程决定着心脏功能最终将以何种方式来实现。因此，作为心脏功能实现的最为重要的始动环节，心脏电和机械功能的正确实现极大地依赖于正常的心脏胚胎发育。

人类的心脏发育始于胚胎的中胚层心源板。在胚胎发育的第19天，位于胚盘神经板侧面及前缘脊索神经管前板前方的中胚层脏层马蹄形心源区内的心源板细胞通过不断分化逐步形成两条心内侧管。在胚胎发育的第3周，上述已经形成的两条心内侧管逐步移入胸腔区域，与此同时两条心内侧管开始通过细胞的程序性死亡逐步融合成为原始心管（图3-1）。在原始心管形成之前，在心内侧管发育的同时已经开始形成将与心脏融合并参与心脏形成

过程的背脊动脉系统。在胚胎发育的第21天，原始心管开始发生一系列的节段性缩窄（如球状心室沟和房室沟）与扩张。在胚胎发育的第21～22天，中胚层脏层细胞进一步移入原始心管壁形成心肌细胞组织和心脏胶质。与此同时，原始心管壁内心肌细胞开始出现单个细胞的无序收缩运动并逐步整合成原始心管壁内心肌细胞整体的有序收缩和舒张。

在此后的5周时间里，上述原始心管的扩张节段将逐步发育成心脏的各个房室。胚胎发育的第23天，原始心管开始折叠，至胚胎发育第28天原始心管的折叠结束（图3-2）。通过原始心管在球状心室沟和房室沟等部位的折叠及位置移动，形成心脏心房和心室的原始心管结构逐步到位并与前期同步发育的心脏流出道和流入道结构（如原始动脉干和静脉窦结构等）融合。此时，心房的第一房间隔和心室的肌性间隔开始形成。在胚胎发育的第33天，房室瓣膜结构开始形成，并将于胚胎发育的3个月

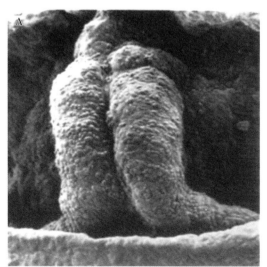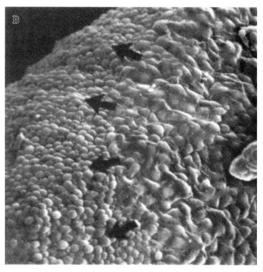

图3-1 心内侧管融合为原始心管（A）及其壁内原始心肌细胞（B）

引自 Larsen WJ. Human Embryology. Churchill Livingstone，2001

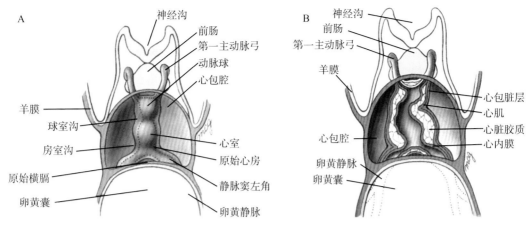

图3-2　原始心管外观及其流入流出道连接（A）和原始心管壁内四层结构（B）
引自 Larsen WJ. Human Embryology. Churchill Livingstone，2001

时完成。胚胎发育的第35天以后，心耳和固有心房结构开始出现。胚胎发育的第42天左右，上下心内膜垫开始融合，逐步形成房室间隔的交界区。胚胎发育的第46天，第一房间隔与心内膜垫形成的房室交界区融合，第二房间隔和卵圆孔开始形成，同时心室间隔的肌性部分停止生长。胚胎发育的第51天左右，冠状静脉窦形成。胚胎发育的第56天左右，与原始心室融合交通的原始动脉干被位于其内的在胚胎发育第35天形成的左右动脉圆锥干嵴通过逐步旋转融合的方式分隔成为主动脉和肺动脉流出道系统。该左右动脉圆锥干嵴向下发育与心内膜垫结构融合最终封闭左右心室。胚胎发育的第63天左右，左右动脉半月瓣发育完成。至此，心脏主要解剖结构的胚胎发育基本完成。

　　与心脏心肌系统发育密切相关的原始心管管壁结构的胚胎发育直接与其后作为心脏电和机械功能实现的基础组织构成及解剖结构密切关联。在原始心管的初始发育阶段已经具有较为完整的心内膜和外膜结构。在胚胎发育的第21天左右，较厚的中胚层脏层细胞团开始移入已经融合的心内侧管壁内并逐步分化为新的两层结构，即心肌组织层和心脏胶质层。原始的心肌组织层细胞迅速分裂增长，成为未来心脏房室壁内心肌组织结构的主要细胞来源。心脏胶质层是由心肌细胞分泌产生的无细胞胶质混合物。心脏胶质层将心肌组织层与心内侧管壁结构区分开，并在血流流体动力的诱导下控制原始心管的折叠过程和位置方向。上述四层结构共同构成原始心管的管壁结构。这个四层的原始心管组织结构是构成未来心脏房室壁基本心肌组织结构的组

织来源和结构基础（图3-3）。

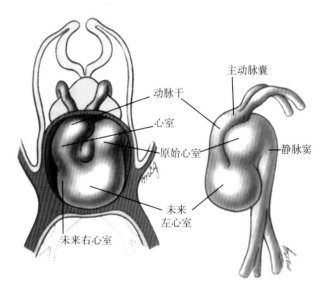

图3-3　原始心管折叠逐步形成原始心脏
引自 Larsen WJ. Human Embryology. Churchill Livingstone，2001

　　心脏的脏层心包是由中胚层脏层内的间皮细胞独立发育生成的，发源于静脉窦和间隔交汇区，在心脏的发育过程中逐步迁移至心脏表面最终形成心包脏层。

　　在原始心管阶段，心室心肌充当了原始心脏的起搏始动功能。甚至有研究发现，在心内侧管融合之前（即胚胎发育第21天以前），先期进入其壁内的心肌细胞就已经开始产生有节律的电兴奋活动。这些单个心肌细胞的细胞膜能够自动发生除极并产生动作电位和收缩动作。当多个心肌细胞间相互产生连接时，心肌细胞的电除极过程（即动作电位）能够由一个细胞传导至与其相连的另一个细胞。最

终，所有相连的心肌细胞和组织形成统一的顺序电除极和收缩过程。发出较快动作电位频率的心肌细胞将控制并整合较低频率动作电位心肌细胞。在原始心管已经形成的胚胎发育第22天，其壁内统一顺序的心肌细胞收缩已经能够担负胚胎和胎盘间血液的泵出功能。但是，此时的心脏传导系统并未真正形成。

心脏最终控制性起搏组织的发生发育位置在窦房交界区域。来源于右侧静脉窦的团状起搏细胞移行至此，通过发育能够产生并发送更快频率的动作电位信号并最终控制整个心脏。这一细胞团通过逐步分化发育成为位于左侧静脉瓣内的卵圆状细胞团，此即窦房结的原型。在窦房结发生发育之后，位于心内膜垫上份的细胞也开始发育成为房室结。

窦房结内细胞所产生的较快频率动作电位通过右心房界嵴内特殊的心肌纤维传导动作电位至房室结。与此同时，房室束及其相连左右束支也开始发育并与心内膜下的浦肯野纤维网相连接，最终控制左右心室所有心肌的电除极过程。

多数研究成果认为心脏传导系统的细胞组织来源是中胚层的心源组织。但是，也有学者认为窦房结的细胞来源于神经嵴。伴生的交感和副交感神经系统能够通过肾上腺素或乙酰胆碱的信号传递调节传导系统心肌细胞的动作电位产生和频率发放。在心脏传导系统的发生和发育过程中，遗传基因和若干细胞趋化因子和生长调控因子，在特殊心肌细胞的迁移、程序性细胞死亡/凋亡及心肌细胞的生长发育等方面发挥了决定性的调控作用。

第二节　心房解剖结构发育

构成心房壁的组织来源较为复杂。原始心管在折叠过程中房室沟以下部分向后向上提升，逐步形成原始的心房。静脉窦的右侧组织结构在心脏的发育过程中逐步与心房的右后壁融合，置换原始心房壁的右侧部分。而心房原有的解剖结构部分则逐步发育成为心耳。上述两者心房解剖结构（即光滑的固有心房和粗糙的心耳）之间有嵴突状组织结构予以分隔。

在右侧静脉窦发育的过程中，上下腔静脉和未来的冠状静脉口与固有心房的后壁融合贯通。与此同时，在上述静脉开口处将发育产生一组左右静脉瓣。位于窦房口上方的左右静脉瓣融合成临时性房间隔，并最终由左侧静脉瓣形成第二房间隔。与来源于心内膜垫组织的第一房间隔共同完全分隔左右心房（图3-4）。与此同时，右侧的静脉瓣相对保持完整。右侧上腔静脉瓣上方存在一个嵴状结构，称为界嵴。该结构是右侧固有心房和心耳的交界标志。其内所包含的纤维细胞结构是传递窦房结电脉冲至房室结的优势传导路径。这一优势传导路径是心脏传导系统的重要组成部分。

在右侧心房发育的同时，在胚胎发育的第4周，左侧原始心房壁开始向后发出一支肺静脉，并逐步反复分支最终形成左右四支肺静脉系统。这些肺静脉将向肺脏组织生长并形成完整的肺静脉系统。因此，肺静脉的开口在肺静脉形成的初始阶段是一个口，然后逐步发育为两个口并最终形成四个肺静脉口。与左心房相连的肺静脉组织发生和发育来源于相同的胚胎组织。这一点与开口于右心房的上下腔静脉不同。最初形成的两支肺静脉壁也将逐步形成光滑的左心房固有房壁结构。而粗糙的原始心房结构将向左位移形成左心耳结构。

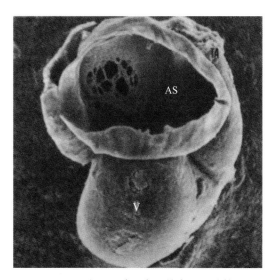

图3-4　胎儿心脏心房及其房间隔结构

引自 Larsen WJ. Human Embryology. Churchill Livingstone，2001

心房壁内心肌主要来源于原始心管壁内的原始心肌细胞。在发育过程中逐步迁移生长，最终形成两层心肌纤维结构。深层的较厚心房心肌纤维细胞主要分布于静脉入口，包绕静脉入口。浅层的较薄心房心肌纤维细胞横行包绕左右心房，并有少部分深入房间隔。

第三节　心室解剖结构发育

对心室致密化不全的研究，能够有助于对胚胎心室壁解剖结构发育的理解。如前所述，心室壁内心肌的组织来源是胚胎原始心管壁内的中胚层脏层细胞。在胚胎心脏发生和发育的初始阶段，心肌细胞纤维结构的排列非常疏松，通常由多个心肌细胞束形成纵横交错的窦管状结构并在量和体积方面逐步增加（图3-5）。在纵横交错的窦管状结构表面是心内膜内皮细胞。这些疏松的心肌纤维结构最终是如何通过重构成为较为致密的心肌纤维薄片，并最终形成不同层次和不同旋转方向的心肌纤维构造的，其过程和调控机制仍然不是十分清楚。目前已知在胚胎发育的第5～6周，心肌致密化由心室基底部向心室心尖部、由心外膜向心内膜逐步发生。在致密化过程中，纵横交错的窦管状结构逐步消失形成正常的致密心肌。正常情况下，左心室的致密化高于右心室。

通过对成人心室致密化不全家系和遗传分子生物学研究，发现成人心室心肌致密化不全与位于人体18号染色体18q12.1—q12.2的*DTNA*基因、位于人体20号染色体20p13的*FKBP1A*基因、*CSX*基因、位于X染色体的*Tafazzin*基因或位于11号染色体11p15的基因等突变或缺失有关。这一发现反过来提示上述遗传基因位点可能在胚胎心室心肌致密化过程中发挥了重要的主导调控作用。

在心室心肌的致密化过程中，通过程序性的细胞死亡和重构，心室心肌纤维逐步形成致密重叠的心肌纤维薄片，进一步整合形成有序分布的多层心肌条带结构，并以不同的发生角度相互交叉缠绕，最终形成心室壁的不同层次心肌。其中深层环行心肌纤维收缩导致心室短轴内径缩短，在心室收缩和舒张功能实现方面发挥了主要作用。而浅层的纵斜行心肌收缩所能产生的心室长轴内径缩短较小，对心室收缩和舒张功能的贡献较小。

有西班牙解剖学家认为，整个心室心肌纤维构造实际上是由一条心肌条带螺旋缠绕折叠所构成的，并据此提出了著名的肌带理论。但是该理论并未较好地解释该肌带是如何形成的、心脏传导系统与肌带发育的关系及其相应的空间位置关系等心脏胚胎发育问题。同时以肌带理论推导的左右心室电机械激动顺序与传统心脏电生理所确定的左右心

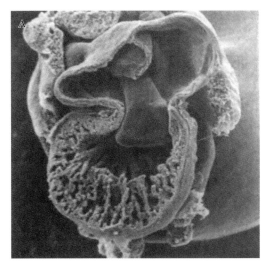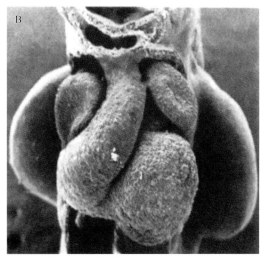

图3-5　胎儿心脏心室壁结构及其心脏外形
A. 显示心室壁窦管状结构和疏松的心肌结构

引自Larsen WJ. Human Embryology. Churchill Livingstone，2001

室心肌激动顺序不同。传统心脏电生理学认为，左心室的心肌电机械兴奋早于右心室的心肌电机械兴奋。肌带理论则认为，左心室的心肌电机械兴奋晚于右心室的心肌电机械兴奋。

（尹立雪）

参 考 文 献

Anderson RH，Becker AE，Tranum-Jensen J，et al，1981．Aantomico-electrophysiological correlations in the conduction system-a review．Br Heart J：45-67．

Harvey RP，Rpsenthal N，1999．Heart Development．Aca-demic Press．

Hirota A，Kamino K，Komuro H，et al，1987．Mapping of early development of electrical activity in the embryonic chick heart using multiple-site optical recording．J Physiol，383：711．

Kirby ML，1988．Role of extracardiac factors in heart development．Experientia，44：944．

O'Rahilly R，1971．The timing and sequence of events in human cardiogenesis．Acta Anat，70-79．

Satin J，Fujis，Dehaan RL，1988．Development of the cardiac beat rate in early chick embryos is regulated by regional cues．Dev Biol，129：103．

第4章　心脏传导系统的胚胎学、解剖学及其功能特征

第一节　心脏传导系统的解剖学发展历史

心脏传导系统包括窦房结（sinoatrial node，SAN）、房内传导束、房室结（atrioventricular node，AVN）、房室束（His bundle or atrioventricular bundle，HB）、左/右束支（left/right branch bundle，LBB/RBB）和浦肯野纤维。心脏传导系统的研究经历了一个多世纪的历史。1845年Purkinje在有蹄类动物的心内膜下发现了浦肯野纤维。1883年Kent和His分别描述了哺乳类动物心脏房室之间存在肌性的连接组织。1906年Tawara描述了房室结，并发现房室结与房室束相连续，传导束分为左、右束支，到达心室的心内膜下与Purkinje发现的心肌纤维相连。1907年Keith和Flack在哺乳类动物心脏的静脉窦与右心耳交接处发现了窦房结。1921年Lewis和Oppenheimer、Wybauw等先后对窦房结予以确认，并明确了窦房结是心脏活动的起搏点。1909年Thorel发现有一条肌纤维经卵圆窝的后方连于窦房结和房室结。1916年Bachmann发现左右心房之间的房间通道。由于没有在心房内找到特殊的传导路径，1925年大多数学者主张心房的收缩冲动从窦房结起始，以放射扩散方式到达左右心房。1965年Truex和Smythe等把哺乳类动物传导系统分为三类：蹄类哺乳动物（如牛、羊、鹿）和鲸鱼的心脏传导系统（其特点是结构清楚，易于辨认）；犬、人和灵长类动物心脏传导系统；猫、鼠和兔的心脏传导系统（在形态学方面与一般心肌细胞差别不大）。1966年James用胆碱酯酶的活性分辨出窦房结内交感神经和副交感神经的分布，同时，James在20世纪60年代通过对人和动物心脏的研究提出了窦房结和房室结之间存在三条结间束，详细描述了窦房结和房室结之间的传导路径。我国对传导系统的研究起步较晚。20世纪70年代主要开展心传导系统血液供应及束支的形态学研究，80年代主要开展传导系统的亚微结构研究，进入90年代后研究传导系统的文章逐渐增多。目前我国已利用组织学、免疫组织化学、细胞学、分子生物学等多种研究手段对传导系统进行全面研究，初步取得了一些研究成果。100多年来，国内外学者对心脏传导系统的形态学做了大量的、卓有成效的工作，但迄今仍有很多问题尚未解决，需继续深入探讨。

第二节　心脏传导系统的胚胎发生

心脏的原基发生于胚的第18～19天的胚盘头端，口咽膜前方两侧围心腔的脏壁中胚层，由于血管细胞增生形成生心区，经过生心索及其管腔化，形成两条纵行并列的内皮性血管，随着胚体侧褶和头褶向腹面卷曲，左右心管靠拢，自头向尾侧发生融合，逐渐合并为单根直形心管。同时，心管随头褶移位于前肠腹面、口咽膜的后方。由于心管各部生长的速度不同而出现心球、心室和心房。此后经过心腔的分隔和细胞的迁移、分化形成出生时心脏的各个部分和各种组织。

一、窦房结的发生

在心脏发育过程中，窦房结发生的确切时间尚不明确。一些学者认为窦房结出现在心脏发育的早期，还有一些学者则认为在心脏发育的晚期才能确认。Anderson（1978）认为，在心襻时期就能观察到窦房结。约在胚胎第6周，上腔静脉和静脉窦的连接处增厚，成为窦房环组织（sinuatrial ring tissue）区。约在第9周（胚胎长40mm），这块日益增厚的组织被限定在腔-房交界（cavo-atrial junction）的前1/4。此时该区的细胞小而密，有一动脉出现，但窦房环细胞并未包绕此动脉。胚胎28mm时，含胆碱酯酶的神经聚集在此区。在这个时期心脏其他部位并不能见到这种神经纤维，可见窦房结区的神经支配是较早的。胚胎发育到第11周时，正在增厚的组织前内侧，已开始包绕动脉，此时窦房结已可确认，但组织结构分化不显著。用连续切片和胆碱酯酶染色方法，根据酶含量和含胆碱酯酶的神经纤维分布，可清楚地辨认出小而密的结细胞。在胚胎第12周时，利用组织学和组织化学技术已能清楚地将其与心房肌加以区别。结细胞是由邻近的心房肌细胞分化而来。在窦房结的前外侧形成一尾，沿界嵴的心外膜下，向下延伸至下腔静脉开口处。在窦房结的周边部为移行细胞区，细胞排列不紧密、细长，逐渐与心房的心肌细胞相混合（图4-1）。

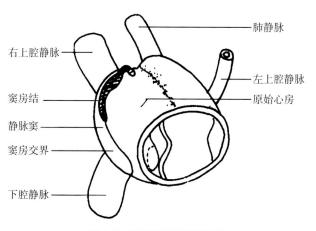

图4-1　窦房结的原始位置

肺静脉

右上腔静脉

左上腔静脉

窦房结

原始心房

静脉窦

窦房交界

下腔静脉

引自Davie MJ，Anderson RH，Becker AE. The Conduction System of the Heart. London：Buttworths，1983

窦房结的纤维组织发育，目前还有争议。James（1977）认为胎儿窦房结内不存在纤维组织，但多数学者认为胚期的窦房结内存在大量的纤维组织。Davies认为，在胎儿时期，结细胞就已经位于纤维组织基质（fibrous tissue matrix）之中。虽然尚未有研究证明纤维组织在心脏发育过程出现的确切时间，但有资料显示，窦房结晚期的胶原纤维比早期多。

在胚第8周时，窦房结内的裂隙性小血管连接成一条窦房结动脉，动脉壁较薄，与周围的界线不清楚。胚胎第10～12周，窦房结区大量的细胞增生并包绕窦房结动脉。

胚胎时期窦房结内有三种细胞：P细胞（起搏细胞，pacemaker cell）、T细胞（移行细胞或过渡细胞，transitional cell）、心肌细胞。约在第3个月初，窦房区已出现胆碱酯酶阳性的神经纤维。4个月时，窦房结内可见椭圆形的结内神经节和较粗大的神经纤维。5个月时出现结外神经节，并随年龄增长而增多。7个月时，在窦房结外侧的心外膜内，结外神经节已可分出浅深两组，以后进一步发育，至出生前已与成人相近。

关于窦房结组织细胞的起源问题，目前主要有两种观点。①混合来源，认为窦房结组织分别来源于神经组织和心肌，即把窦房结等传导组织看作神经和心肌的混合体；②单纯心肌来源，认为窦房结起源于胚胎期窦房环中原始、未分化、幼稚的特化心肌细胞。Maltsev等（1993）观察到鸡胚心肌干细胞在体外分化成窦房结、心房肌和心室肌三种细胞，用膜片钳电生理技术记录到在分化早期阶段，这些细胞均表现出胚胎期心肌细胞的电位特征，待已分化成三种细胞后，各自的动作电位及形态学、药理学特征和激素调节等方面均类似于成人窦房结、心房和心室肌细胞。他们还证实，胚胎早期心肌干细胞出现α、β心肌肌质蛋白的重链表达，且免疫反应和基因表达结果随干细胞逐渐分化成窦房结、心房肌或心室肌细胞的不同而各有差异。以上结果提示窦房结细胞与普通心房肌、心室肌细胞都起源于心肌干细胞。

二、房室结的发生

在胚胎早期，房室结为一团界线清楚的细胞，位于原始心房的后壁，在背侧心内膜垫的后方，它起源于静脉窦左角和房室管的肌纤维。由于静脉窦左角并入右心房，其左壁的细胞移至冠状窦开口的前上方，与房室管处的肌纤维一起分化成房室结。房室结的结构发生与窦房结基本相似，由三种细胞（起搏细胞、移行细胞和浦肯野细胞）、结缔组织、血管和神经组成。有些畸形心脏，传导系统先天性异常可出现房室结与房室束不相连，产生完全性传导阻滞，这种现象支持结和束是两个来源的观点。

关于房室结内的胶原纤维是出现于出生前还是出生后，目前还存在争议。Erickson和黄泽奇（1992）认为在出生前已存在，但也有学者认为仅见于出生后。笔者团队对出生前胎儿的研究证明，全部房室结区内都可见到明显的胶原纤维，可作为房室结内胶原纤维于出生前已出现的证据。

三、房室束及其束支的发生

起初，心房和心室之间的肌束是相互连续的，随着心脏的分隔，房室管周围的心外膜内出现纤维性结缔组织，构成心肌骨骼，把心房和心室肌肉隔开。但房室管还留下一束肌细胞，由此分化成房室束，即房室结来自静脉窦左角，房室束来自房室管的心肌。而房室束发生于肌性室间隔顶。后来，房室束向心房侧扩展至结的下方与之相连。左、右束支则相当于心室与心球交界处的肌纤维特化而成。左右束支再分出许多小支，形成浦肯野纤维网。房室束、左右束支和浦肯野纤维网均由浦肯野细胞构成。

房室束、左右束支和浦肯野纤维皆由原始心室内就地产生。在10mm胚胎时，在心内膜下的小梁中即可分辨出传导组织，这些细胞直接与骑跨肌性室间隔的一些细胞相连，这些细胞即房室束。房室束在羊胚胎7.5mm时即可根据细胞方向确定。左、右束支由原始心室小梁合并而成，沿室间隔上部的左、右侧散向心室侧壁，这些小梁随心室的发育而贴于间隔上。右侧小梁的下部未与间隔结合，即成节制索（即隔缘肉柱）。有学者报道，胚心右束支不止一条，且从房室束及束支上发出纤维与间隔相连。外周浦肯野纤维网在心室壁上沿小梁裂隙生出。浦肯野纤维在羊胚100mm时开始看到。

第三节　心脏传导系统的解剖结构

利用一般大体解剖学方法，很难用肉眼清楚地观察到心脏传导系统的全貌。目前观察传导系统形态结构的方法，仍是采用连续组织切片，然后进行叠加、描述，或利用计算机图像处理技术进行叠加以显示传导系统的立体形态（图4-2）。但由于传导系统隐匿，目前尚不能清楚地描述出传导系统各部分的体表投影和精确的大体解剖学定位。

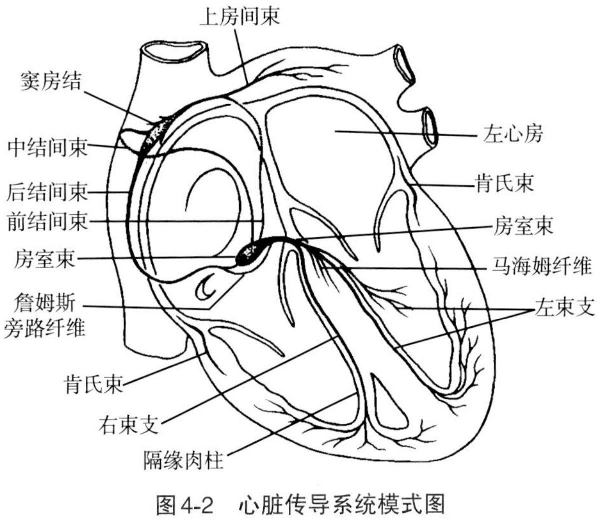

一、窦房结

（一）窦房结的位置和形态

窦房结（sinoatrial node）又称窦结（sinus node），是正常心脏的起搏点。人的窦房结位于上腔静脉和右心耳交界处的界沟上端（图4-3）。结的长轴与界沟平行，其前上方的"头"位置较高，可达界沟与右心耳嵴连接处，后下方的"尾"位置略低。电生理标测表明，从上腔静脉与右心房的交界处到下腔静脉与右心房的交界处存在沿界嵴长轴排列的窦性起搏复合体。窦房结的位置有个体差异。窦房结一般距腔耳角约3.8mm，但有的可骑跨至右心耳嵴连接处的左侧，有的则更偏右下方。窦房结位于心外膜下1mm的心房壁内，表面无心肌覆盖。结的深面（除"尾"的尖端一小区接触心内膜组织外）一

图4-2　心脏传导系统模式图

般不邻接心内膜，与心内膜之间常隔以右心房的心肌。窦房结浅面常可见到神经纤维、神经末梢和神经节。窦房结一般肉眼不易察见，需用组织学切片观察，或在新鲜标本上用含碘的物质涂搽窦房结部位，可看到其轮廓，但由于碘易挥发，标本不易保存，只能临时观察。大动物的窦房结也可用大体解剖法察见，但边界不甚清晰。

窦房结的形态大多呈两端尖、中间粗的梭形或半月形，有的被描述成形如带壳的蜗牛（图4-4）。但其形态多变，或粗短，或细长，或呈分叉形，或中间变窄。结的边缘不整齐，由其边缘向外周发出指状凸起，与普通心房肌之间相互穿插。窦房结下缘较厚，在横切面上，呈三角形。

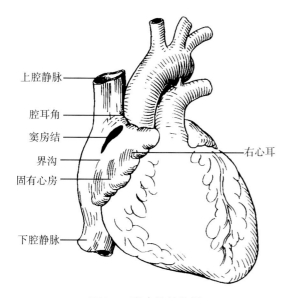

图4-3　窦房结的位置

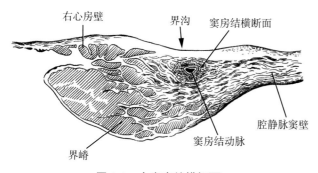

图4-4　人窦房结横切面

国人窦房结长14mm，宽3.6mm，厚1mm，呈扁平状态，结的长为宽的2～3倍。结的大小有一定变异，但与心脏的大小似乎不完全成正比，即与成人相比，婴幼儿的窦房结相对较大。

（二）窦房结的血液供应

窦房结的中央有一条较粗的窦房结动脉，由于一般都穿经结的中央，故又名中央动脉，也有学者称之为上腔静脉口支。此动脉在进入结前的外径约0.13mm，入结后分为一粗一细2支，粗者系主干的延续，即中央动脉。据国人1616例综合资料显示，起自右冠状动脉者占58.7%±1.22%，发自左冠状动脉旋支者占38.5%±1.21%，二者皆发支供应者占2.8%±0.41%。

窦房结动脉周围由结细胞围绕构成窦房结的主体。这些细小的结细胞聚集成簇，散在于由致密的胶原纤维编织成的网状结构的支架中。朱永泽等（1991）认为，窦房结内特化的心肌细胞以窦房结动脉为中心，从内向外大致可分为三层，即动脉周围层、中央层和外膜层。实际上这三层并无明确的界线。成人窦房结动脉的中膜分为内环、外纵两层平滑肌。纵行平滑肌在窦房结的内部，常被来自增厚的外膜胶原纤维分隔成不规则的肌束并将其包裹。有的部分纵肌可缺如，尤其是在结的头部和体部明显。缺少的部位和范围不固定，但穿出结后，动脉壁又变完整。也有学者认为窦房结动脉入结后管壁中膜完全消失。窦房结动脉内弹力膜明显，环形肌在断面上大多似柱状，外层纵行肌不完整，细胞呈椭圆或短柱状，在形态上与一般平滑肌似有不同。窦房结动脉的外膜明显增厚，并有大量的胶原纤维组织，且与窦房结内丰富的致密胶原纤维支架相连。在外膜中弹性纤维也明显增加，并有丰富的神经，可能是压力感受器。

二、结间束

窦房结和房室结之间是否存在完整的传导通路一直存在争议。直到20世纪60年代James系统描述了窦房结与房室结之间存在着三条结间传导路，分别称为前结间束、中结间束和后结间束。尽管到目前为止，对于这三条结间束的形态学基础还存在争议，但大多数书籍仍然沿用James的描述结果（图4-2）。①前结间束。由窦房结头部起始，向左行至房间隔上缘分为两束。一束左行分布于左心房壁称为上房间束，即Bachmann束；另一束下行至卵圆窝前方，下降至房室结上缘。②中结间束。从窦房结的左上缘发出，向后绕过上腔静脉，然后进入房间隔、经卵圆窝后下方下行进入房室结上缘。此束又称文氏束。③后结间束。由窦房结下端发出，在界嵴内下行，然后经下腔静脉瓣到达房室结后缘。此束在行程中分出纤维到右心房壁。后结间束又称Thorel束。

一般认为，三条结间束并非由典型的浦肯野细胞构成，而是有部分浦肯野样细胞、移行细胞和一般心肌纤维排列构成。也有学者认为，右心房肌和房间隔肌被卵圆窝、腔静脉口等一些孔洞分开，形成一些肌纤维平行密集的束或肌带，冲动沿此肌束传导较快，形成优势传导路。总之，结间束的成分尚需进一步研究。

三、房室结

（一）房室结的位置、形态和结构

房室结（atrioventricular node）位于冠状窦口前上方的房间隔内，成人房室结后端距冠状窦口前缘平均约3.7mm，胎儿0.4mm。距三尖瓣隔瓣附着缘上方约4mm，上方距托达罗腱附着点约1mm，向前距室间隔膜部后缘约4mm。位于科赫三角内的心内膜下，结的右表面距心内膜平均不超过1mm。最近有学者利用断层解剖法研究了房室结区的位置，认为男性房室结区平对第7胸椎体下部，女性平对第8胸椎体上部。房室结深面贴附于右纤维三角的右房侧斜面上，浅面朝向心内膜面。在冠状切片上，房室结为半卵圆形，并且向上、下方延伸。有学者将房室结从前向后分为头、体、尾三部分。房室结的右侧面有心房肌纤维覆盖，称为覆盖层。此层纤维上方来源于房间隔右侧的心房肌，下行至三尖瓣隔瓣的基部。覆盖层的性质和作用尚无定论。冠状切面上，房室结分为浅部和深部两部分。浅部位于结的浅层，纤维细长，相互平行，排列松散，一般有4～8层，纤维束间有横向联系，且以结的中部最厚。浅部纤维上方来自房间隔，呈半弧状环绕房室结的右侧面，终止于房室结的下端。深部细胞密集，杂乱无规律，有许多胶原纤维束将结细胞分隔成大小不等的细胞团。房室结内存在P细胞和T细胞，成年人房室结内这些细胞均不典型。胎儿阶段深部主要由两种细胞组成，一种为较大的亮细胞，另一种为较小的暗细胞。根据其特点我们认为前者很可能是一种较幼稚细胞，后者可能是一种分化较成熟的细胞，也许是起搏细胞的不同功能状态。由于胎儿时期房室结在中心纤维体内形成许多结细胞岛，以致很难确切描述出房室结三维空间上的形态特征。

房室结的形态各家报道不一。何标明描述为扁椭圆形，凌凤东描述为矢状位的扁长形，Titus描述位近似扁球拍形。也有学者形容为细烧瓶状或小脾状，朱永泽认为成人房室结有半椭圆形、扁平形和梭形三种形态，胎儿为肾形。这说明房室结的形态有个体差异。但总体看来，房室结的基本形态是中份较膨大，前后端较细，尤其是前端逐渐移行为房室束而明显变细。房室结的形态差异可能与中心纤维体的发育程度不同有关。胎儿房室结的形态变化甚少，以肾形为主，随着心脏的发育和年龄增长，成人房室结的形态逐渐出现差异。

通过不同切面，可以观察到结的细胞构筑特点。在水平切面上，房室结可分为三层：①后上部为移行细胞，交织成网；②中部由较短小的细胞形成更致密的束，组成致密结；③前下部为贴于中心纤维体上的一束纤维，前连房室束，向后延伸至冠状窦口下方，这三层结构可能与生理上分为房结区、结区和结束区基本一致。约有50%的人，房室结的后端呈分叉状。房室结的左上缘朝向二尖瓣的根部，即二尖瓣环；右下缘伸向右下，指向三尖瓣隔瓣的附着缘，房室结的大小各家统计不一，一般为8mm×4mm×1mm。房室结的大小、细胞构筑和年龄变化存在物种差异。

（二）房室结与房室交界区

房室交界（连接）区（atrioventricular junction area）或称房室结区，是指传导系统在心房与心室之间的连接部分。房室结和房室交界区这两个名词的应用有些混乱。传统的房室结是指房室交界区的一小部分，即与房室束相连的膨大部分。本书前面图文所显示的房室结就是指传统的房室结。后来有学者根据形态和功能相结合的原则，将房室结的范围向后方（冠状窦口方向）扩大，而称为功能性房室结。有学者将"房室结"一词用于粗指房室交界区的所有特化传导组织，房室结成为结区的同义词。目前结合光学显微镜、电子显微镜及电生理的研究，大多数学者认为房室交界区应包括以下三部分：①房室结；②结间束进入房室结的终末部，或称为房室结向心房的扩展；③房室束（希氏束）近侧部，指房室束穿过中心纤维体的部分和未分叉前的部分（未分叉部）。房室结与另两部分之间相连接的区域可分别称为房结区和结束区。有学者根据微电极研究将传统的房室结分为三部分，即房结区、结区（相当于本书所示的房室结）和结束区。综合起来整个区域可分五区，即房区、房结区、结区、结束区和束区（图4-5）。

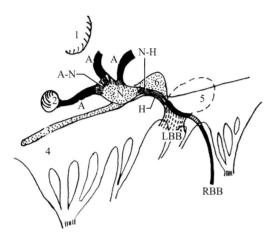

图4-5　房室交界区模式图
　1.卵圆窝；2.冠状窦口；3.三尖瓣环；4.三尖瓣隔瓣；5.膜性室间隔；6.中心纤维体。A：房区；A-N：房结区；N：结区；N-H：结束区；H：束区；LBB：左束支；RBB：右束支

（三）房室结的后扩展部

在房室结的上缘、后缘和右侧面均接受一些从心房来的移行纤维，它们构成房室交界区的房区。前结间束的终末部从卵圆窝前方向下经托达罗腱的浅面和深面止于结的上缘（图4-6）。中结间束的终末止于结的上缘后部。从冠状窦口前上缘来的纤维连于房室结的后缘，其中可能包括来自后结间束的纤维。从冠状窦口深面和下方来的肌纤维连于结的后缘及右侧面。房室结表面的覆盖层肌纤维与房室结的浅层纤维密切相邻，且与其深部的纤维有交通，这些细胞具有移行细胞的特点，可进入房室结的浅部。以上这些移行纤维在房室结的上方和后方相互交织成网。止于房室结侧面的纤维，有学者认为是旁路纤维，结的浅层和右侧的移行细胞均可成为双径路传导的解剖学基础。后扩展分布着丰富的胆碱能神经和肾上腺能神经，而这里的起搏细胞对自主神经的支配敏感。78%的交界心律起源于房室结的后扩展部。后扩展部与房室结的密结相似，二者都表达起搏通道HCN4（超极化激活的环核苷酸门控通道与I_f电流有关）和神经微丝160。房室结后扩展部是心脏起搏和传导系统整体的一部分。

（四）房室交界区的血液供应

房室交界区内有三条相当恒定的动脉供应。

1.房室结动脉（又称中隔纤维支）　在房室交界点处发出，83.3%～97%起自右冠状动脉，3%～7%起自左旋支，极少数右冠状动脉和左旋支皆发支供应房室结。一般说来，房室结动脉起自右冠状动脉还是左冠状动脉取决于哪一条动脉越过房室交界点。房室结动脉起点处的右冠状动脉主干多呈"U"形祥。这在动脉造影中是一个有用的解

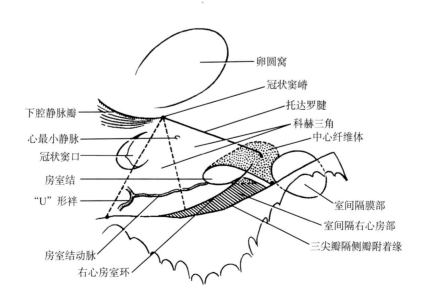

图4-6　房室交界三角（科赫三角）示意图

剖标志。因为此祥正位于房室交界点上方、冠状窦口下方、房室结的后方。

房室结动脉发出后前行进入房室结，它与房室结的关系不如窦房结与动脉的关系密切。房室结动脉不穿经结的全长，多在结的中部以直角转而下行，穿中心纤维体入室间隔上部，发出细支继续走行，并延入房室束。有时主干入结前即转向上或向下行，只发小支入结。

2. 左心房后动脉　多发自左旋支，从冠状窦口前方进入此区，主要供应房室结的心房扩展部，亦可发细支入结。

3. 房间隔前动脉（又称Kugel动脉）　可发自右冠状动脉或左旋支起始部，亦可为窦房结动脉的分支，从房间隔前方进入此区。

三条动脉间有分支相互吻合，并有相互消长的关系。当房室结动脉细小或不进入房室结时，左心房后动脉或房间隔前动脉，可入结供应。因此，房室交界区是多来源的多条动脉分支供应，使此区的侧支循环非常丰富。一支动脉阻塞对心的影响是暂时的，不久即可恢复正常。

在房室结内的动脉分支以背侧1/3最多，中1/3次之，腹侧1/3最少。房室结内亦有丰富的毛细血管。房室交界区的小静脉很多，这些小静脉向下与室间隔和左心室肌肉内的静脉相连，静脉主干向上行，形成1～2支，终于冠状窦或右心房内。

扫描电镜下，房室结内的血管形成一个扁圆形微血管网，其一侧凹陷，另一侧凸出，结的表面形成一个薄层较细密的毛细血管网。透过网眼可见较粗大且彼此吻合的窦状静脉丛；亦可见到结动脉由一侧穿入结内，并以毛细血管前微动脉的形式穿过静脉丛，连于房室结表面的毛细血管网。与窦房结相比，房室结微血管网的主要特点：①入结前房室结动脉较窦房结动脉粗，与左、右冠状动脉的分支有丰富的吻合；②微动脉和毛细血管前微动脉以直角起于结动脉，穿过静脉丛向结表层发出毛细血管；③毛细血管的直径较窦房结粗，也有平滑肌收缩构成的环行缩窄；④房室结内毛细血管内皮有孔，为有孔毛细血管，其通透性大于周围的连续毛血管；⑤房室结静脉呈窦状，腔隙较大，与窦房结者明显不同。这些特点可能与房室结的位置较深、微循环血管易受压迫有关。

四、房室束

房室束（atrioventricular bundle）直接移行于房室结前端，是房室结传向左、右束支的唯一通道。

（一）房室束的位置、形态及结构

房室束又名希氏束，起于房室结的前端，穿中心纤维体进入心室再行一段很短的距离即向左分出扁带状的左束支，先分出的纤维形成左束支后组（左后分支），再分出的形成前组（左前分支），最前端分开的左束支前组与右束支分叉处，成为分叉点。因此，房室束的室内部分可分为未分叉部和分叉部。房室束未分叉部一般归入房室交界区的一部分，而分叉部实为左、右束支的起始部。

房室束在室间隔肌部可居中或偏向一侧（常偏向左侧），偶可穿经室间隔顶的肌层。从左侧看，房室束与主动脉后半月瓣下缘的关系密切，房室束分叉部的前端恰在主动脉右、后半月瓣交界处。从右侧观察，三尖瓣隔瓣的前端斜越房室束。由于房室束与主动脉瓣及三尖瓣的这种紧邻关系，应注意在瓣膜置换时勿损伤房室束或束支，以免引起房室传导阻滞或不同形式的束支传导阻滞。

（二）关于终端束

1985年Kurosawa等从3例新生儿心脏上发现，心室传导轴在室间隔顶部继续延伸，并超出了束支的分叉。其中2例正常新生儿中，其延伸到达室间隔肌部顶点或主动脉根部后消失；另1例法洛四联症患儿，它在室间隔膜的左心室面延伸并到达具有小梁的肌性室间隔后消失。Kurosawa认为它可能是心传导轴更直接的延续，称之为"dead-end tract"；以往成人心脏的研究并未发现该结构，因此推测"dead-end tract"可能是心室传导轴发育过程中的结构。2013年Anderson等将"dead-end tract"描述为房室束远端发出的第3条分支，其向前延伸包绕部分主动脉根部后终止或消失。上述研究结果是根据组织切片染色对"dead-end tract"做出的形态学观察并加以推测的结果，并无直接证据显示其为连续条状结构，仅从几例标本的切片判定该束的形态走向实属证据不足。一些学者认为"dead-end tract"可能参与了特发性室性心律失常（idiopathic ventricular arrhythmia，IVA）的形成。de Vries等（2016）收集多个不同来源的IVA病例报告来探究其与"dead-end tract"之间的联系，其中一条重要线索显示在流出道、心室上部或主动脉二尖瓣连接处（aortomitral continuity，AMC）等部位进行导管射频消融的成功率更高，而这些结构正好都位于"dead-end tract"的路径范围内，因此猜测当"dead-end tract"走行至AMC或流出道等上述结构部位时，它可能作为触发活动的来源导致涉及这些区域的折返或非折返环路形成而引起心律失常。Anderson等（2016）同意此观点，但同时指出并非所有的IVA均起源于"dead-end tract"，必须对特发性室性心律失常起源做出准确定位才能保证消融术的更好疗效。

（三）房室束与中心纤维体的关系

房室束起自房室结前端，穿中心纤维体前行，在中心纤维体内约1mm，分叉前长约10mm（6.5～20mm），直径1～4mm，穿中心纤维体的部分稍变细，在室间隔顶端束的横切面略呈三角形。人们常把穿中心纤维体的一段称为穿部（或穿通部），出中心纤维体后为穿通前部。由于房室结和房室束起始部没有明显界限，通常以穿入中心纤维体处作为房室束的起点。不同的动物房室束与中心纤维体的关系存在差异，鼠的房室束不存在穿部，家猪和兔的穿部有个体差异，有些根本不穿中心纤维体，贴其右侧前行，有些房室束的外周仅有薄层纤维。在穿部不存在或不典型的例子中，很难判断房室结和房室束的界限。

房室束周围有明显的疏松结缔组织鞘，给房室束提供了充分的缓冲余地。在穿部该鞘周围是中心纤维体的致密结缔组织。James曾认为中心纤维体软骨化，或纤维成分改变，可能影响房室传导，甚至成为猝死的原因。笔者小组认为，中心纤维体软骨化甚至骨化，可为房室束提供一条较硬的、具有支架作用的管状通道，加上房室束外周的疏松结缔组织，都对房室束起到一定的保护作用。因此，中心纤维体的变化，一般不影响房室束的正常传导。

五、左右束支

左右束支起于房室束，止于心内膜下的浦肯野细胞，是房室束传向左右心室的正常通道，二者的形态、分支、分布、细胞成分等各有其特点。

（一）左束支

左束支（left branch bundle）呈扁带状分出后，恰位于主动脉右、后半月瓣交界处下方的心内膜下，此处有一小凹，左束支主干宽约5mm，由此沿室间隔左侧面向下渐变宽，行约16mm，在室间隔左侧面中、下1/3交界处分叉散开（图4-7）。在猪和羊的心脏，左束支主干多居于一斜行肌束的深面，在主动脉瓣下缘下方5～10mm处潜至心内膜下，宽约3mm，再行5～10mm，然后分叉散开。因此，猪和羊心脏左束支主干的特点是狭长且其上部盖有薄层心肌。而犬和人相似，较宽短而几乎全程均位于心内膜下。

左束支的分叉型式有以下几种。①两分叉：分为前支和后支；②三分叉：分为前支、间隔支和后支；③呈网状。人心左束支分支型多呈网状（42%）和二分叉（33%），少数呈三分叉。分叉处的角度变动较大（33°～105°），一般为90°左右。

在二分叉型中，一般为后支宽大，前支细小，有的也相反。这取决于发出较多的间隔支。在前、后分支基本等大的例子中，间隔支几乎平均由前、后分支发出。

在三分叉中，中间的一支为间隔支，其大小变异较大，这取决于前、后分支发出间隔支纤维的多少。

在呈网状的例子中，左束支分叉交织成网，不易辨别各分支。

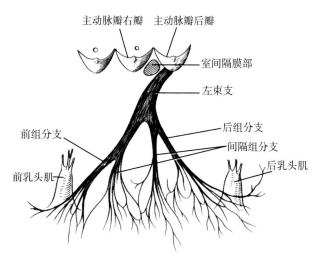

图4-7 左束支分支分布模式图

（二）右束支

右束支（right branch bundle）在室间隔的膜隔

下方从房室束分出后沿室间隔右侧而弓向前下方，在室间隔前上部（动脉）隔侧乳头肌（又称圆锥乳头肌或Lancisi乳头肌）的后上方，转向外下而进入节制索，经节制索达前乳头肌的基部（图4-8）。人和犬的节制索呈肉柱状连至前乳头肌，因此，右束支主干呈弓状在间隔上走行，犬的右束支几乎全程均在心内膜下，向下渐变粗。在人、猪和羊的心脏中，右束支行于间隔的部分多为薄层心肌覆盖，剥出心肌可追踪其全程。右束支在节制索内位于节制索的前外侧心内膜下，猪和羊的节制索发达，呈游离于室内的细索，长约25mm，直径变动较大（1～10mm），右束支主干呈圆柱状，主干全长极少分支。

右束支的分支可分三组。

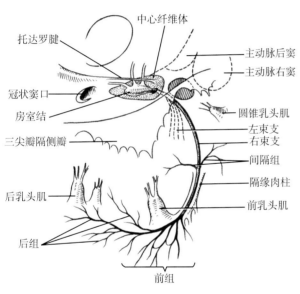

图4-8　右束支分支分布模式图

间隔组：在节制索起点处分出，散向间隔右心室面下部及前隔旁区肉柱。

前组：由右束支主干在前乳头肌前上方及外侧发出，分布到前游离壁散开。

后组：可视为右束支的终止，由前乳头肌基底部散向后乳头肌、室间隔后部及游离壁后部。在间隔面后部与右心室游离壁之间，有时亦存在有极少数富有浦肯野纤维的游离小梁。切断右束支的不同组，在动物可发生心电图改变，但至今尚不能确定侵及右束支分支病灶的心电图标准。

六、浦肯野细胞的形态及分布

浦肯野细胞又称浦肯野纤维和束细胞。其实浦肯野纤维是由一个个短小的浦肯野细胞组成，其细胞并非纤维状。浦肯野细胞大多位于心内膜下，相互呈网状，形成心内膜下网。心内膜下网以直角或钝角进入心室肌内的纤维，向心外膜面呈放射状分布，构成心肌内网，在走行中再与心室肌相连。心内膜下网主要分布于室间隔中下部、心尖、乳头肌的下部和游离室壁的下部。室间隔上部、动脉口和房室口附近分布稀少或没有。不同的动物心室肌内的浦肯野细胞网穿入深度不同，猪和羊可穿至外膜面，犬和猴只穿入约2mm，一般认为人的浦肯野细胞穿入很浅。浦肯野细胞直接或借过渡细胞（即T细胞）与普通心肌细胞相连。浦肯野细胞与心肌细胞的数目相差甚大，如在浦肯野细胞分布较多的乳头肌上，浦肯野细胞与心肌细胞的比例达1:1000，说明一个浦肯野细胞可以兴奋数以千计的普通心肌细胞。兴奋由心内膜传向心外膜。浦肯野细胞的传导速度较快，但一旦到达心肌后，就缓慢地经心肌传导。就心室整体而言，兴奋传导的顺序基本上是从室间隔扩散至前后壁、侧壁，再扩至心尖和下壁，最后到达心底和右心室流出道。

第四节　心脏传导系统的组织学特征

一、窦房结的内部构筑

窦房结主要由特化的心肌细胞和细胞间质构成，结区染色较淡，比较致密，较多的胶原纤维交织成网，结细胞散在其中。一般认为窦房结内主要由P细胞和T细胞组成，也有学者认为还包含浦肯野细胞和少量的心房肌细胞。有学者把P细胞简称为结细胞。有学者认为浦肯野细胞是人工假象所致。宋一璇等（2001）认为，还有介于P细胞和T

细胞之间的中间型细胞，但这种细胞的数量较少。Verheijck（1998）将结细胞分为长纺锤形、纺锤形和蜘蛛形，并发现窦房结中心部位有普通心肌细胞。Rossi（1988）发现窦房结内存在带分支的螈样细胞。可见对窦房结细胞的描述尚无统一意见。一般认为胎儿和成人窦房结细胞在构造上类似，只是幼年窦房结的P细胞较成年典型。

（一）结细胞的形态特征

1. P细胞　又称起搏细胞。因镜下浅淡苍白，故又名苍白细胞（pale cell），两种名词的英文均为P开头，故名为P细胞。P细胞主要位于窦房结的中央部位，以头部更多。P细胞一般呈椭圆形或多边形，常聚集成团或成行，也可单独存在。P细胞核相对较大，呈圆形或椭圆形，位于细胞中央，核仁清楚，一般1～2个。偶见有双核象和中心粒，提示P细胞是一种较幼稚的心肌细胞，很可能有分裂增殖能力。由于细胞器较少，胞质呈空白状，胞质丰富。细胞内常有许多小泡，肌质网不发达，肌原纤维很少且排列比较杂乱，因此，P细胞不具有收缩功能。细胞膜表面有许多小凹，使细胞表面面积增大了许多。细胞间的连接比较简单，有少数桥粒和中间连接，有时在细胞的一侧细胞膜上形成带样致密物质。相邻细胞膜间相互紧靠十分常见。有时相邻P细胞膜相互凹陷形成小管样，P细胞常三五成群，共同被一基膜包裹。相邻细胞膜间有7～15nm的较规则间隙。P细胞群被基膜共同包裹，可使几个细胞共同形成一个功能单位。P细胞的连接方式简单，可能与窦房结的内部传导慢有关。P细胞4相自动除极坡度（斜率）较心脏其他部位自律细胞大，在正常情况下其自律性最高，因而成为正常心脏的起搏点。有学者认为，窦房结的自律性起搏达100次/分，实际上正常人心率仅为60～80次/分，可能由于P细胞的有些冲动未能传到T细胞。P细胞受损，窦房结的自律性降低或激动形成障碍，分别表现为窦性心动过缓和窦性停搏。幼儿期的P细胞较成人相对较多，很可能在窦房结发育过程中有些P细胞出现了凋亡。凋亡与窦房结细胞的结构调整和某些心律失常的发生有一定关系。

电生理学研究证实，P细胞在舒张期自动除极，即具有明显的自律性，且其自动除极速度最快，所以窦房结是支配心脏活动的起搏点。由于每一个或每一组P细胞都具有特定的频率，所以窦性心律变化取决于哪一组或哪一个P细胞群占优势，而不是取决于P细胞本身固有频率的改变。

P细胞的舒张期自动除极，可因交感神经和副交感神经的影响而发生改变，当迷走神经兴奋时，乙酰胆碱能减慢舒张期自动除极速率和使P细胞过度极化，从而使窦房结的自动节律减慢，一旦4相除极不能达到阈电位，则不能产生可扩布的动作电位，在临床即产生窦性漏搏。相反，交感神经兴奋或给予儿茶酚胺类药物，则可使舒张期自动除极速率增加，窦房结自动发放激动的速度加快，窦性心律增加。由于窦房结有丰富的交感和副交感神经（迷走神经）分布，在各种外在因素中，自主神经是影响窦房结功能的最主要因素，特别是迷走神经的兴奋性常随年龄的增长而增加，因此，迷走神经功能亢进可能是导致老年性窦性心律失常的主要病因之一。

2. T细胞　又名过渡细胞和移行细胞。多位于窦房结的周边部，其形态介于P细胞和一般心肌细胞之间。此种细胞一般为细长形、索形、圆柱形或分枝状，长4～10μm。T细胞是P细胞和一般心肌细胞之间的连接细胞，光镜和电镜下均较易识别。由窦房结周边至心房肌之间，T细胞的体积逐渐增大，肌原纤维逐渐增多。T细胞与P细胞相比，肌原纤维较多，常呈束纵向平行排列，线粒体位于肌原纤维之间，肌质网较发达，排列有规律。T细胞与P细胞的连接面比较简单，与心肌细胞的相邻面则较复杂，可形成较发达的闰盘。T细胞主要连接P细胞和普通心房肌细胞，主要功能是把P细胞的冲动传向心房肌。T细胞受损易发生传导阻滞（窦房传导阻滞）。在窦房结的周边可见到一般心肌细胞深入结内，也可见到结内细胞以小束形式伸出结外。

除上述细胞分类之外，有学者将窦房结内不同形态的细胞分四类。①长梭形细胞：细胞内有模糊不清的肌丝条纹，长50～80μm，通常含有1～2个细胞核；②梭形细胞：与长梭形细胞相似，但较短，长30～40μm，末端较圆钝，只有一个细胞核；③蜘蛛样细胞：有两个以上的凸起，多数蜘蛛样细胞只含一个细胞核，少数含两个细胞核；④杆状细胞：含清晰的肌丝条纹，有1～2个细胞核。与前三种不同的是，杆状细胞没有自动节律性，是心房肌样细胞。激光共聚焦显微镜对窦房结单个细胞测量的结果是，从结中心区向周边区细胞逐渐增大，中心区细胞较小（长51.2μm±2.7μm，宽10.0μm±0.3μm，$n=58$），没有横纹；周边区的细胞较大（长约87.8μm±2.7μm，宽11.5μm±0.3μm，$n=60$）。

（二）窦房结的细胞间质

结的细胞间存在大量的胶原纤维和少量的网状纤维、弹性纤维构成窦房结的主要支架。胶原纤维相互连接成网，窦房结细胞位于纤维网眼之中。致密的纤维支架为窦房结提供了一个相对稳定的微环境。窦房结的实质细胞可通过纤维网之间的通道相互连接，可能会使窦房结起搏细胞的节律冲动沿这些特定连接方向传导。新生儿窦房结内胶原纤维含量较少，胶原网架不够稳固，窦房结实质细胞与心房肌细胞分隔不完全，从而导致窦房结内不同节律的冲动沿多途径直接传递给心房肌。这可能是新生儿心率较快且不稳定的原因之一。窦性心律失常的部分原因，可能也是结细胞失去了纤维支架的稳定作用。窦房结内含有大量的纤维细胞和成纤维细胞，这些细胞位于P细胞和T细胞之间。窦房结的成纤维细胞对牵拉等机械性刺激敏感，对电刺激不敏感。

二、房室结的组织结构

房室结的结构致密，与周围心肌有明显区别。其分为浅部和深部，浅部位于房室结右侧的表层，其纤维方向为自上而下走行，由数层移行细胞构成，上方连于心房肌，向下止于房室结下缘，有的可伸向隔侧瓣的附着缘附近。深部的特化心肌纤维排列致密，且相互交织成网。深层细胞可浸入中心纤维体内，形成结细胞岛，幼儿结细胞岛较多，随年龄增长结细胞岛逐渐减少。结细胞岛通常是在切面上显示的细胞团，在体状态可能是前后走行的细胞索。

房室结内也包含P细胞和T细胞，其特点基本与窦房结内的细胞相同。Sherf发现P细胞占5%，T细胞占95%。结周主要是长形的T细胞。胎儿时期房室结的P细胞较为典型，数量较多，随年龄的增长，间质纤维成分逐渐增加，细胞数量减少并失去其典型特征。高倍光镜下，我们把胎儿房室结的P细胞分为两类，一类是大而亮的细胞，这类细胞界限清楚，细胞质空旷，细胞核相对较大，核大多为圆形或椭圆形。它们主要位于结中心部的深层。另一类为暗细胞，这些细胞多呈圆柱形，有些呈条索样排列，细胞边界比较清楚，但细胞质内相对较"实"，它们多位于结深层的浅部（图4-9）。这两种细胞可能是一种细胞的不同功能状态，究竟二者的关系如何有待进一步研究。

电镜下可见到房室结内有三种细胞：P细胞、T细胞和浦肯野细胞。前两类细胞的形态基本与窦房结内的P细胞和T细胞相同，只是P细胞少，主要是T细胞。P细胞位于结的深部，在结细胞岛内也有P细胞和T细胞。浦肯野细胞主要位于结的周围和前下部，此类细胞宽而短，肌原纤维细而少，肌微丝稀疏，且主要分布于细胞质的周缘部分。浦肯野细胞内的细胞器也较少，显得空旷，电子密度低。核长圆形，表面凸凹不平，核周可见高尔基复合体和散在的线粒体。细胞表面不平，可见扇形缩窄。P细胞之间的连接包括闰盘和缝隙连接，但数量较少。这些特化连接有利于冲动的快速传导。T细胞平行排列，细胞间的缝隙连接较多。间隙连接通过其细胞间通道形成电偶联，是细胞间直接通信的结构基础，可能是双径路的组织学基础。梁鸾仙等（1990）观察晚期胎儿房室结亚微结构时发现胎儿与成人相比，其特点是P细胞、T细胞和浦肯野细胞中均有发达的高尔基复合体，可多达5个；其附近可见一些圆形电子致密颗粒，类似心房的心钠素颗粒；三种细胞均可见到中心粒，说明它们正处于发育的良好时期。

三、房室束及其束支系统的组织构造

从房室束到心室内的浦肯野纤维网是逐渐移行的，细胞成分的形态特征逐渐发生改变。总的特点是染色浅淡，细胞横径较大，外包有结缔组织鞘。

（一）房室束的组织结构

房室束与房室结之间没有明显的界限，因此，房室束的起始部与房室结的结构相似，由较细的特化心肌纤维组成，切面上束的染色浅淡。随着房室束向前延伸，肌纤维变粗，相互平行排列，大部分为浦肯野细胞，其间夹杂少量移行细胞。在特化的心肌纤维束之间有结缔组织分隔。

电镜下显示房室束内的浦肯野细胞的特点为直

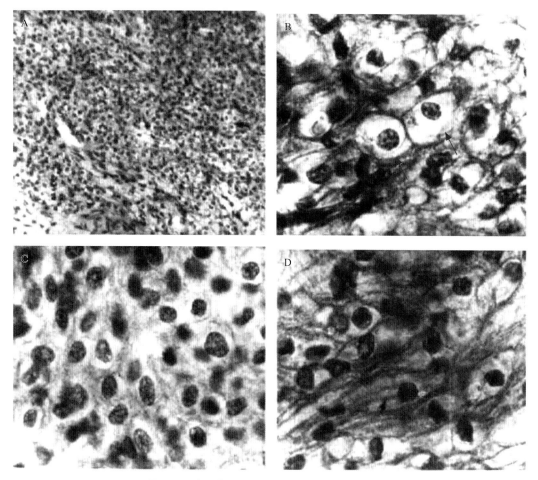

图4-9 胎儿房室结中心区矢状切面（HE染色）
A.×200；B.↑示亮细胞，×1000；C.暗细胞群，×1000；D.↑移行细胞，×1000

径较宽，宽10～30μm，长20～50μm，肌原纤维少主要分布于细胞的周边，肌微丝稀疏，线粒体散在，胞质内存在糖原颗粒，胞质中部透亮。细胞的端-端之间的闰盘不典型，与细胞的长轴不垂直，呈斜形相嵌，缝隙连接较多。房室束的远侧段，纤维束逐渐平行，束间有胶原纤维分隔。

（二）左、右束支及浦肯野网的组织结构

构成左束支全干的及右束支上部的细胞与房室束的细胞相似，比较小，向外周则逐渐变大成为典型的浦肯野细胞，直径可达一般心肌细胞的数倍。构成束支的细胞有三种，即典型的浦肯野细胞、移行细胞和一般心肌细胞。James认为右束支内浦肯野细胞较左束支少，而工作肌细胞较多。心室内其他部位的浦肯野细胞与房室束内所见到的相同。镀银染色显示，心内膜下及传导束中浦肯野细胞有明显的网状纤维鞘包绕。此鞘能在心肌收缩时保护浦肯野细胞，同时起到绝缘作用，使冲动能沿细胞单向快速传导。

第五节 心脏传导系统的功能及其临床意义

心脏传导系统总的功能是产生兴奋、传导冲动，维持心肌的正常节律。但不同部位传导组织还存在各自的功能特点。

一、窦房结的功能

窦房结是心脏组织中自律性最高的组织，窦房结的头部尤为如此，此处产生的频率最高。窦房结控制整个心脏的节律性收缩，正常频率为60～100次/分。一般情况下，窦房结内的优势起搏点只限于结中心极小范围的P细胞（<2mm²），由此向外扩散。其余部分仅有潜在的起搏功能。正常情况下窦房结是在神经系统的调节下发放冲动和频率的，但也受体液因素的调控。局部温度的变化、房壁的牵张和窦房结动脉的搏动等都可能对窦房结产生一定影响。如窦性心律随呼吸而有轻度不齐，称为"窦性心律不齐"。另外，肾上腺素、温度变化可使起搏点从窦房结的头部移向体、尾部形成窦房结内的"游走心律"。

二、结间束的功能

结间束的传导速度比一般心肌快，主要功能是将窦房结的冲动传向房室结。三条结间束中前结间束最短，正常状态下，在传导中起重要作用。窦房结起搏区若在头端，切断前结间束易导致传导延迟，而切断中结间束则很少发生延迟。若窦房结起搏区移向尾部切断中结间束则引起传导延搁或阻滞。这提示随着窦房结内起搏区的移位，各结间束的重要性也随之发生变化。因此，多条结间束的存在可能有"备用"功能。正常生理状态下，多条结间束可同时传导，在传导中或达到同步化，或将延迟到达房室结的冲动消除。有学者认为结间束有抗高钾的功能，高钾时心房肌不再兴奋，窦房结的冲动仍可由结间束下传到房室结，依次保证窦房结和房室结之间的传导路畅通。如某束受到损伤，冲动可由另外的结间束传导。由于前、中结间束分别行于卵圆窝的前后缘，在做心脏手术时应避开这些传导径路，以免引起房室传导阻滞和房性心律失常。

三、房室结的功能

房室结的主要功能如下。①传导作用：房室结的传导是双向的，即可将心房来的冲动向下传入心室，有时也可以从心室传向心房。冲动经过房室交界区时可分离成两条通路，一条快速传导，另一条慢速传导。双路传导的物质基础可能与房室结的分层和具有旁路纤维束有关，这些结构可形成折返环路。快传导路可能位于结区前上部分，慢传导路可能位于结区后下部。②延搁作用：由于房室结内

纤维细小、排列紊乱、间隙连接少、胶原纤维较多等，房室结的传导速度仅有0.05～0.1m/s，而心房的冲动下传至此延搁了0.04s。由于延搁的存在保证了心房和心室以先后顺序分开收缩。③过滤作用：在某些情况下，如心房颤动时，由心房传来的冲动不但频率快，而且强弱不一，但由于此区结纤维相互交织，可使经此区的冲动产生相互碰撞，一些弱小的冲动可以减轻乃至消失，于是进入心室的冲动大为减少，从而保证了心室以基本正常的心率收缩。冲动减少也可能与此区间隙连接有关。④起搏作用：房室交界区为次级起搏点，起搏部位主要在结的两端，而结中央的起搏作用弱或无起搏作用。房室结的起搏作用与其内存在起搏细胞有关，在房室传导正常的情况下，房室结的起搏作用被窦房结下传的冲动所掩盖，呈现为潜在的起搏作用。

除行使正常功能外，房室结是心脏自律传导系统中最易发生隐匿传导、超常传导、文氏现象、裂隙现象、单向阻滞、纵行分离、折返、干扰和脱节的部位，加上自主神经的影响，使房室传导成为心律失常分析中最复杂的部分。

四、房室束的功能

房室束是心房和心室之间唯一的重要通路。房室束的主要作用如下。①传导作用：因为房室束主要由浦肯野细胞组成，其传导速度很快（1.5～5.0m/s），冲动从房室束到达心室肌只需0.03s。心室肌的传导速度很慢，为0.3～0.4m/s，从心内膜面传至心外膜面，也需0.03s。②起搏作用：房室束具有潜在的起搏作用，不过起搏的频率低于窦房结和房室结。房室束的起搏功能与其存在起搏细胞和浦肯野细胞有关。

五、左、右束支的功能

左、右束支接受房室束的冲动下传至心室的浦肯野纤维。左、右束支的传导速度为2～4m/s，束支中的传导亦可有横向联系。由于房室束和左、右束支外周有完整的结缔组织鞘包裹，成为良好的绝缘膜，为束支快速传导奠定了基础。切断束支相当大的部分，对其远端的激动传导可无影响，这与老年时左束支出现50%不连而无心电图改变是一致

的。左、右束支在未分支前其冲动不传向心肌，即左、右束支主干是分离的，但分支后冲动即迅速传向心肌。

临床上束支阻滞比较多见。由于右束支分出较晚，主干细长呈圆索状，容易受局部病灶影响而发生阻滞，故右束支阻滞多于左束支。完全性右束支传导阻滞大部分为心脏器质性病变，如心肌梗死后在短期内出现的右束支阻滞，即可能是右束支缺血坏死造成组织断裂所致。少数"健康人"也可能出现所谓的良性右束支阻滞，预后良好。

完全性左束支阻滞可发生于左束支总干或其左前支、左后支，或同时受累。由于左束支主干短而扁平，起始部又在膜性室间隔下缘与心内膜下区结缔组织所构成的狭窄间隙内，所以一切能影响和损害此处的病变，如紧邻的主动脉瓣硬化（后瓣）、高血压及年龄增长纤维组织变性和钙化，均可导致左束支起始部传导纤维的功能障碍，引起左束支传导阻滞。一旦发生完全性左束支阻滞几乎全部是器质性病变，常有大量传导纤维损伤，病变较广泛，预后较差。另外，左束支阻滞也可因炎性病变、缺血或左心室扩张等引起。但也有极少数可发生于临床上无心脏病的人，约占0.5‰。临床上也有间歇性和反复性的左束支阻滞。

六、浦肯野纤维网的功能

心室内浦肯野纤维的主要作用是把下行的冲动传导给普通心室工作肌，引起心室细胞兴奋。位于心内膜下的浦肯野细胞以直角或钝角进入心室肌内构成心肌内网，直接或通过移行细胞与一般心室肌细胞相连。一个浦肯野细胞可以兴奋数以千计的一般心肌细胞。兴奋先从心内膜开始，逐渐传向心外膜。整个心室兴奋传导的基本顺序：从心室的中下部开始，向心尖和心底扩布。心室各壁的先后顺序：由室间隔向前壁、侧壁扩布，再扩布到心尖、下壁，最后到基底部的心壁和右心室流出道。

（郭志坤）

参考文献

樊宇病，张兴和，王保芝，等，2004. 人窦房结胶原纤维网架的构筑. 解剖学杂志，27（6）：668-670.

高艳景，谭允西，1992. 人窦房结的内部构筑. 解剖学报，23（2）：123-128.

郭志坤，2015. 正常心脏组织学图谱. 3版. 郑州：河南科学技术出版社：107-147.

郭志坤，2016. 现代心脏组织学. 2版. 北京：人民卫生出版社.

郭志坤，郭萍，蔡新华，2002. 人胎儿房室结的细胞分类——图像分析定量研究. 解剖学报，33（4）：438-441.

凌凤东，林奇，赵根然，2005. 心脏解剖与临床. 北京：北京医科大学出版社：89-105.

雒国胜，郭志坤，申彪，等，2009. 家猪心房室结区的血管构筑及其意义. 中国临床解剖学杂志，27（4）：430-432.

邵素霞，张雷，杨敏，等，2000. 人胚胎期心脏蒲肯野细胞结构的光镜和电镜研究. 解剖科学进展，6（1）：56-58.

宋一璇，吴义芳，姚青松，等，2001. 成人窦房结的透射电镜观察. 解剖学杂志，24（1）：6-10.

张朝佑，1998. 人体解剖学（上册）. 2版. 北京：人民卫生出版社：732-733.

Anderson RH，Boyett MR，Dobrzynski H，et al，2013. The anatomy of the conduction system：implications for the clinical cardiologist. J Cardiovasc Transl Res，6（2）：187-196.

Anderson RH，Spicer DE，Mori S，2016. Of tracts，rings，nodes，cusps，sinuses，and arrhythmias-a comment on Szili-Torok et al.'s paper entitled "the 'dead-end tract' and its role in arrhythmogenesis". J Cardiovasc Dev Dis，3（2）：17.

Davie MJ，1978. The conduction system of the heart. London：Buttworths：83-92.

de Vries L，Hendriks A，Szili-Torok T，2016. The "dead-end tract" and its role in arrhythmogenesis. J Cardiovasc Dev Dis，3（2）：11.

Ding WG，Toyoda F，Matsuura H，2002. Blocking action of chromanol 293B on the slow component of delayed rectifier K^+ current in guinea-pig sinoatrial node cells. Br J Pharmacol，137（2）：253-262.

Hucker WJ，Nikolski VP，Efimov IR，2005. Optical mapping of the atrioventricular junction. J Electrocardiol，38（4 Suppl）：121-125.

Kamkin A，Kiseleva I，Wagner KD，et al，2002. A possible role for atrial fibroblasts in postinfarction bradycardia. Am J Physiol Heart Circ Physiol，282（3）：H842-849.

Kurosawa H，Becker AE，1985. Dead-end tract of the conduction axis. Int J Cardiol，7（1）：13-20.

Sherf L，Janes TN，Woods WT，1985. Function of the atrioventricular node considered on the basis of observed histology and fine structure. J Am Coll Cardiol，5（3）：770-780.

第5章　心肌细胞膜离子通道与电兴奋

心肌细胞中各种离子通道和离子泵开放与关闭引起的离子流是心律产生的基础，离子流产生的条件包括细胞内外离子浓度差异、心肌细胞膜多种离子通道及钠钾泵与离子交换体，各种离子通道和离子泵的有序协调活动在细胞膜上形成动作电位，细胞通过间隙连接的电耦合在组织中产生电兴奋。离子通道的本质是镶嵌在细胞膜结构中的特殊蛋白质，分别对不同离子具有选择性的通透能力。

心肌细胞离子通道的研究距今已有60多年的历史，近年来，由于膜片钳技术、光学检测技术和微电极胞外电信号采集技术、放射性配基结合分析技术的应用、分子生物学技术、遗传学及多尺度心脏电生理模型的发展，经过对通道蛋白分子的克隆、组装、突变、重构、异体表达及与天然通道功能的比较等研究，目前对细胞离子通道分子结构、特征、生理、病理、药理和调控等都有了较全面且深入的认识，可以从分子水平更好地解释心脏电生理及病理机制。

第一节　与心肌电兴奋相关的细胞膜离子通道

心肌细胞膜离子通道种类繁多，结构复杂，主要分为三大类：电压门控通道、配体门控通道、机械门控通道。其中与心肌电兴奋密切相关的主要有钠通道、钾通道、钙通道及氯通道。在生物进化中最早出现的通道是钾通道，因此它是通道结构的基本单元，结构最简单，但因不同功能需要，它的亚型最多。生物进化以后才有钙通道和钠通道的形成。由单细胞生物向多细胞过渡，才有钠通道的形成，因为只有钠通道才能实现多细胞间电信号快速传递，因此钠通道结构最完整、最复杂，分布密度最大而且亚型最少。

心肌细胞中，节律细胞能够自动兴奋，不需要外来的刺激而自发地、有节律地产生自动除极；所有工作细胞，在正常情况下都需要由外来的冲动或刺激才能引起兴奋。在一个冲动传来或一个适宜的刺激下，静息细胞出现除极。钠通道是第一个激活的通道，而其所产生的内向钠离子流（I_{Na}）是构成0期除极的主要电流。钠内流引起的除极，导致钙通道的激活，而出现钙离子流（I_{Ca}）。I_{Ca}有两个成分：T型（I_{Ca-T}）与L型（I_{Ca-L}）。前者在$-70mV$左右激活，激活时间快，但电流较小，与I_{Na}重合。由

于I_{Ca-L}的激活与失活过程都较慢，离子内流的时间较长，因而导致一个持续的除极而形成平台期。持续的除极电位水平，激活一个外向钾电流——延迟整流钾电流（I_K），导致电位的复极。在持续的除极时，除了激活I_K外，还激活了瞬时外向钾电流（I_{to}），它包括两个成分：I_{to1}与I_{to2}，前者由除极电位所引起，后者由钙内流导致细胞内钙浓度增高所致。细胞内钙离子浓度增高，还引起钠钙交换电流（I_{Na-Ca}）的发生，在生理条件下为内向电流，起除极作用。在整个除极过程中，特别是在第3相起复极作用的内向整流钾电流（I_{K1}），进一步修饰复极相，最终形成动作电位。心肌细胞电兴奋时，即动作电位发生期间，各主要离子流方向及出现的顺序见图5-1。

一、钠通道

钠通道选择性地允许Na^+跨膜通过，钠通道的离子流直接决定着心房肌、浦肯野纤维和心室肌的兴奋性和传导性。钠通道的开放或Na^+流的发生，是形成动作电位上升支的主要离子流，由它所引起

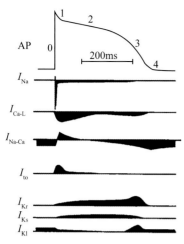

图 5-1　动作电位（AP）发生期间各主要离子流方向及出现的顺序

I_{Kr}：快速延迟整流电流；I_{Ks}：缓慢延迟整流电流

引自王庭槐.生理学（第9版）.北京：人民卫生出版社，2018

的除极是以后各离子通道的开放，或离子流活动的前提条件。也就是说，没有 Na^+ 流的正常活动而形成的除极状态，就不可能出现正常的快反应动作电位。可见钠通道在动作电位的发生及发展中具有重要作用。心肌细胞钠通道在静息电位时，处于不活动状态，即无 Na^+ 流流过该通道。当通道激活时，就出现内向 Na^+ 流，细胞外的 Na^+ 向细胞内流入。心肌细胞膜上钠通道的密度最大，在每个浦肯野纤维细胞上可达 106 个以上。

（一）钠通道的特征

1. 电压依赖性：钠通道在除极达到一定水平时开始被激活，通道开放产生内向钠电流，当达到最大效应后，逐渐失活直至通道完全失活而闸门关闭。

2. 对 Na^+ 的高度选择性。

3. 快速激活与快速和缓慢失活。

4. 有特异性激活剂和阻滞剂：前者如树蛙毒素和木藜芦毒素，后者如河豚毒素和河蚌毒素等。

（二）钠通道的分类

根据钠通道对电压的依赖性和对河豚毒素的敏感性不同，将其分为3类，即快钠通道、慢钠通道和其他钠通道。

1. 快钠通道　激活所需要的电压高，失活速度快，引起动作电位的0期除极，只对高浓度河豚毒素、奎尼丁和利多卡因等敏感。

2. 慢钠通道　激活时所需要的电压较低，失活速度慢，参与维持心肌动作电位的2期平台，对低浓度河豚毒素、奎尼丁和利多卡因敏感。

3. 其他钠通道　有报道河豚毒素敏感的钠通道在细胞除极时开放，在激活大鼠心肌细胞的β肾上腺素能受体或蛋白激酶A时，这种钠通道转换为一种混杂离子的通道，Ca^{2+} 被允许像 Na^+ 一样容易通过，称为"滑动模式电导"。纤克分子浓度（纤克即毫微克）的强心苷如哇巴因和地高辛即可使此钠通道转换模式。河豚毒素能有效抑制该通道活动，所以不管它是由 Na^+ 还是由 Ca^{2+} 介导的离子流，它的通道特性仍属于钠通道。该离子流称为 I_{Ca}（TTX），其的生理学意义目前还不清楚。

二、钙通道

钙通道为细胞外 Ca^{2+}（$[Ca^{2+}]_o$）内流的离子通道，是调节细胞内 Ca^{2+}（$[Ca^{2+}]_i$）浓度的主要途径。钙通道被激活而引发的内向 I_{Ca} 是构成心肌细胞动作电位平台期的离子基础，在心肌兴奋收缩偶联中发挥重要作用，还能引发肌质网储存的 Ca^{2+} 释放和调控细胞内基因的表达等。在慢反应的心肌细胞中，如窦房结及房室结细胞，它们的动作电位主要是由 I_{Ca} 所形成，因此，在这些细胞中，I_{Ca} 起着至关重要的作用。

（一）钙通道的特征

1. 电压依赖性：除极时各类钙通道开放所需电压不同。

2. 对离子的选择性较低：在正常情况下，能选择性让 Ca^{2+} 通过，但在 $[Ca^{2+}]_o$ 浓度下降时，也允许 Na^+ 通过。

3. 缓慢激活与失活：慢内向 Ca^{2+} 流构成心肌动作电位平台期的基础。

4. 具有特异性激活剂和阻滞剂。

（二）钙通道的分类

根据心肌细胞膜上钙通道电生理和药理学特性不同将其分为 L 型钙通道与 T 型钙通道。

1. L型钙通道　普遍存在于各型心肌细胞，是心房肌和心室肌动作电位平台期的主要内向电流。心肌主要以持久开放、失活缓慢的L型通道占优势，其在决定心肌细胞动作电位的幅度、时间和不应期方面起很大作用，也在窦房结、房室结细胞产生电传导兴奋的重要电流，因此对维持正常心肌兴奋性起重要作用。L型钙通道，激活电压较高（-30～30mV），单通道电导较大，激活较慢，通道衰减慢，持续活动时间长。L型钙通道可能具有以下作用：①通过L型钙通道的慢内向Ca^{2+}流构成心房肌和心室肌细胞动作电位平台期的主要内向电流；②Ca^{2+}通过L型钙通道内流，激活Ca^{2+}从肌质网中释放，对工作心肌的兴奋收缩偶联过程起重要作用；③L型钙通道电流与慢传导动作电位及某些心律失常的细胞机制，如早期后除极有关；④L型钙通道是多种神经递质、激素及药物的作用靶点。L型钙通道对二氢吡啶类、地尔硫䓬类及苯烷胺类钙通道阻滞剂敏感，无机离子锰（Mn^{2+}）、镉（Cd^{2+}）、镧（La^{3+}）均可阻断此类通道。

2. T型钙通道　主要分布在窦房结与房室结，I_{Ca-T}是自律细胞的起搏电流。为低电压（-70～-40mV）激活的钙通道，激活较快，失活迅速，单通道电导较小。T型钙通道触发肌质网释放钙的能力比L型钙通道弱得多，这提示它可能具有其他作用，如在调节心肌细胞起搏和张力方面起作用，已证实I_{Ca-T}与心肌细胞活跃的生长状态有关。T型钙通道对二氢吡啶类药物不敏感，特异性阻滞剂有米贝地尔和氟桂利嗪等。

三、钾通道

钾通道是目前发现亚型最多、作用最复杂的一类离子通道。在心肌细胞中，钾通道电流是使心肌细胞动作电位复极的主要电流。除了动作电位开始时的0相除极外，它在其他各相中均有重要作用，对维持静息电位、兴奋性及复极化等方面起着关键性的作用。近年来已确定具有明确功能及动力学特征的钾通道有10余种，心脏主要钾通道见表5-1，下面介绍几种重要的钾通道。

（一）延迟整流钾通道

延迟整流钾通道在除极时被激活而产生外向电流，然后缓慢失活，主要影响心肌细胞动作电位2、3相快速复极，对调节动作电位时程起重要作用。这种通道电流包括快速延迟整流电流（I_{Kr}）和缓慢延迟整流电流（I_{Ks}）。

1. 快速延迟整流电流　在动作电位平台期快速激活，在膜电位除极状态通道可以失活，有内向整流特性，是动作电位3相快速复极的重要电流。细胞外K^+浓度增高，可使该离子流增强，动作电位时程缩短；细胞外K^+浓度降低，可使该离子流减

表5-1　心脏主要钾通道

通道	功能
内向整流钾通道	维持静息电位，在静息电位时开放；除极时，通道关闭；超极化时激活，延长平台期，复极化时K^+外流增加
延迟整流钾通道	调节动作电位时程；平台期开放；激发复极化；除极时激活，与动作电位复极化有关
瞬时外向钾通道	引起快速复极，影响早期复极化
钙激活的钾通道	［Ca^{2+}］$_i$激活钾通道，使膜超极化
钠激活的钾通道	［Na^+］$_i$激活钾通道，促发膜复极化
ATP敏感的钾通道	受ATP抑制，在能量耗竭时开放
乙酰胆碱敏感的钾通道	受乙酰胆碱和腺苷调节；引起细胞膜超极化
花生四烯酸敏感的钾通道	花生四烯酸或其他脂肪酸激活，尤其在酸性环境

弱，动作电位时程延长，即QT间期延长，此电流是Ⅲ类抗心律失常药物作用的位点。

2. 缓慢延迟整流电流　在动作电位平台期缓慢激活，约需数秒才能达到稳态，且在膜电位除极状态不失活。单通道电导非常小，但通道密度很高，是平台期复极化的主要电流之一，与复极储备有关。可被Ca^{2+}阻断，但不被Ⅲ类抗心律失常药如索他洛尔等阻断。

（二）瞬时外向钾通道

瞬时外向钾通道主要分布在心房肌和心室肌的外膜侧。瞬时外向钾通道是一种产生外向电流的电压门控钾通道，在除极较明显时才被激活，且无整流特性，故对动作电位的形态和时程有较大影响。该通道激活迅速，失活快，但活性恢复较慢。主要与动作电位的复极1相有关，但也影响2相平台期和3相。瞬时外向钾通道电流（I_{to}）有两个成分：［Ca^{2+}］$_i$非依赖性（I_{to1}）与［Ca^{2+}］$_i$依赖性（I_{to2}）。

1. I_{to1}　为典型的电压门控钾通道，可被4-氨基吡啶阻断，也可被奎尼丁及其他一些药物阻断。

2. I_{to2}　目前研究认为细胞内Ca^{2+}升高可激活I_{to2}，但它很难与Ca^{2+}激活的钾电流、氯电流及非选择性电流等区分开来。这种电流属于配体门控性电流。

（三）内向整流钾通道

心房肌、心室肌和浦肯野细胞均有内向整流钾通道，但以心室肌细胞最为丰富。当膜电位高于

K^+ 平衡电位时，产生外向电流，加速动作电位复极化，但随着膜电位除极幅度增大，外向电流减小；而当膜电位低于 K^+ 平衡电位时，则产生内向电流。因此，虽然内向整流钾电流（I_{K1}）也参与动作电位的 3 相快速复极，但主要作用是维持 4 相静息电位。

（四）ATP 敏感性钾通道

ATP 敏感性钾通道的电生理特性不同于其他类型的钾通道，是可被细胞内 ATP 和其他腺嘌呤核苷酸抑制的 K^+ 选择性通道。对 K^+ 有高度选择性，具有时间和电压非依赖性，可产生微弱的内向电流，通道的开放和关闭几乎与膜电位无关，而与细胞内 ATP 浓度密切相关。细胞内 ATP 对该通道具有双相调节作用，其作用性质取决于通道的功能状态。当通道处于开放状态时，ATP 与该通道上 ATP 结合位点结合，产生配体作用，从而使通道关闭；当通道处于关闭状态时，ATP 在镁（Mg^{2+}）存在时，可以恢复通道的开放。前者作为 ATP 敏感性钾通道的特征之一，不依赖于 Mg^{2+} 的存在，因而与水解作用无关。在生理状态下，心肌 ATP 敏感性钾通道处于关闭状态，但在缺血、缺氧或代谢中毒时开放，从而介导心肌缺血保护或心肌缺血预适应。

四、氯通道

心肌细胞上的氯通道有多种，主要可分为以下几类。①蛋白激酶 A 激活的氯通道（CFTR）：为电压非依赖性通道，由于跨膜 Cl^- 的非对称性梯度，该通道激活会产生外向整流电流，这种电流可以缩短动作电位及调节自律性，可由蛋白激酶 A（PKA）或细胞外 ATP 激活；②电压门控氯通道（ClC）：为电压依赖性开启，包含 10 种通道亚型，其中 ClC-2 可能与超极化和细胞肿胀激活的内向整流 Cl^- 电流有关，ClC-3 可能与容量调节的外向整流 Cl^- 电流有关；③Ca^{2+} 激活的氯通道：此通道电流为外向整流，主要受瞬间 Ca^{2+} 浓度影响；④容量调节氯通道：此通道激活产生外向整流血流，可以缩短动作电位。在生理状态下，心肌细胞 Cl^- 的平衡电位为 $-65 \sim -45mV$，当膜电位低于平衡电位时，氯通道激活产生内向电流，使静息膜电位除极；而在膜电位高于平衡电位时，氯通道的激活则产生外向电流，有加速复极化的作用。

五、I_f 电流通道

起搏电流 I_f 通道是超极化激活通道，其电流由 Na^+ 和 K^+ 所携带，分布在具有自律性的窦房结、房室结和浦肯野细胞，受交感神经调节。β受体兴奋，可增加 I_f 的幅度，加快 4 相自动除极速率，提高自律性，使心率加快。I_f 的选择性抑制剂为扎替雷定、伊伐布雷定。

六、钠钙交换体

心肌细胞内外 Na^+ 与 Ca^{2+} 的交换主要由心肌细胞膜上的钠钙交换体完成，其对细胞内 Ca^{2+} 浓度稳定起着重要作用。钠钙交换体对维持正常的心肌动作电位和兴奋收缩偶联都起着重要作用。钠钙交换是由电化学力驱动的被动过程，是不耗能的过程，由 3 个 Na^+ 与细胞膜另一侧的 1 个 Ca^{2+} 交换，因此是一个产电的交换过程。电流方向与 Na^+ 流动方向一致，受膜电位和膜两侧 Na^+ 和 Ca^{2+} 浓度的调节。在细胞膜除极过程中，由于 Na^+ 开放，Na^+ 内流，细胞内 Na^+ 浓度升高，通过 Na^+-Ca^{2+} 交换，促进 Na^+ 外流和 Ca^{2+} 内流，这个方向的交换过程称为反向 Na^+-Ca^{2+} 交换，也参与触发肌质网释放 Ca^{2+} 的过程。随着细胞内 Ca^{2+} 浓度经 Na^+-Ca^{2+} 交换和 L 型钙通道流入而逐渐升高，产生前向 Na^+-Ca^{2+} 交换，Na^+ 内流，对维持动作电位平台期起一定的作用。细胞内 PIP、PIP2、cAMP 可调节钠钙交换体活性。

第二节　心肌细胞膜与肌质网膜离子通道的调控

由于离子通道的活动受很多因素影响，迄今为止，通道调控的机制仍未完全清楚。电压门控离子通道因膜电位变化而开启和关闭，配体门控离子通道由递质与通道上蛋白质分子的结合位点相结合而开启，机械门控通道为细胞膜牵张敏感性离子通道。离子通道除了本身的门控机制调节其活性外，还受机体的神经和内分泌系统及环境因素调控。同源反馈和补偿反馈是离子通道稳态调节的主要反馈机制，同源反馈通过影响离子通道本身的基因转录、蛋白质合成、亚基装配、细胞膜表达中某一个或几个环节，产生不同的细胞电生理表型；补偿反馈通过影响其他相关基因、辅助亚单位和膜通道功能修饰等影响细胞电生理表型。心肌细胞膜与肌质网膜离子通道的调控因子主要有受体、G蛋白和第二信使等。最近研究发现，通道之间还可以通过通道-通道相互作用的方式影响通道的活动，锚蛋白在离子通道和跨膜蛋白的锚定及表达上也起着重要作用，这就使通道的调控机制变得更为复杂。

一、受体对离子通道的调节

受体对离子通道的调节有两个特点：①通过受体-腺苷酸环化酶（AC）或鸟苷酸环化酶（GC）系统激活或抑制离子通道，或通道受体-磷脂酶C（PLC）系统增加 $[Ca^{2+}]_i$ 而影响离子通道；②受体的调节作用因离子通道和其组织分布而异，同一激活受体的物质对同一离子通道的影响，在有的组织表现为开放，而在另一组织则表现为关闭。

（一）β肾上腺素受体

迄今研究得最清楚的是β受体在心脏对L型钙通道的调控作用。β受体激动剂异丙肾上腺素等的正性肌力和正性频率作用，是通过激活β受体和其偶联的G蛋白（ G_s ）-AC-cAMP-PKA途径，使钙通道蛋白磷酸化而开放。

（二）M胆碱受体

心脏主要为 M_2 受体，它与 G_k 和 G_i 两种G蛋白偶联。 G_k 激活 K_{ACh} 通道； G_i 抑制AC活性，减少cAMP生成，降低PKA活性，关闭L型钙通道。乙酰胆碱敏感的钾通道（ K_{ACh} ）开放产生复极化电流，从而抑制心肌活性。

（三）其他受体

1.组胺　激动 H_2 受体而激活AC，导致L型钙通道开放。它激动 H_1 受体提高磷酸酰肌醇的更新率，促进肌醇三磷酸（IP3）生成，故提高 $[Ca^{2+}]_i$ 浓度。

2.胰高血糖素　作用于其受体，一是激活AC，使cAMP增加；二是抑制磷酸二酯酶而减少cAMP

的水解，从而促使L型钙通道开放。

3.内皮素-1　具有强收缩血管和正性肌力作用，这是由于内皮素-1与其受体结合，可直接使L型钙通道开放，也可激活PLC和磷脂酶D（PLD）促进IP3和DAG等第二信使的生成。IP3通过增加 Ca^{2+} 的释放激活非选择性阳离子通道和 Ca^{2+} 激活氯通道，使膜除极而L型钙通道开放。

4.降钙素基因相关肽　为一种神经多肽，是存在于中枢和外周的一种非肾上腺素能、非胆碱能神经递质。在心血管系统，对调节循环的稳定起重要作用。在心脏，其正性肌力和频率作用，是由于它有相应的受体与AC偶联，对L型钙通道引起与去甲肾上腺素相似的效应，但持续的时间短，且不为普萘洛尔所阻断。

5.甲状旁腺激素　在心肌细胞，通过激活AC，促进L型钙通道开放、 Ca^{2+} 内流增加而导致正性肌力和频率作用，抑制L型钙通道。

6.5-羟色胺　作用于相应受体，提高cAMP水平，增加L型钙通道活性，其作用可被5-羟色胺受体阻滞剂所阻断。

7.ATP　在交感神经活动时从其末梢与肾上腺素同时释放，它与 P_2 受体结合，导致L型钙通道开放。

8.血管紧张素Ⅱ（angiotensin Ⅱ，AT Ⅱ）对心肌细胞离子通道的作用如下：①通过AT1受体-G蛋白-PKC介导，激活L型钙通道，调节钠钙交换体功能；②通过 AT_2 受体抑制延迟整流钾通道。它还可能通过G蛋白激活PLC，促进IP3和DAG生成，IP3介导 Ca^{2+} 由细胞内钙库释放。

9.加压素　加压素受体有 V_1 和 V_2 两类。加压素激活 V_1 受体，一方面直接激活钙通道，另一方面激活 G_p -PLC-IP3系统，促进储 Ca^{2+} 释放。

10.粉防己碱　抑制心肌细胞的L型钙通道，而且直接与地尔硫䓬竞争结合部位。

二、G蛋白对离子通道的调节

在受体、G蛋白和第二信使等对离子通道的调节中，以G蛋白尤为重要。一是G蛋白可直接调控离子通道的活性，其速度快，称为快速调控。二是G蛋白与受体偶联，接收到受体传来的信号后，结构发生改变而暴露出活性亚单位，再激活AC产生第二信使，将信号从膜外传递到膜内，使靶蛋白磷酸化，调控离子通道的活性，这就是G蛋白对离子通道的间接调控，其速度慢，称为慢速调控。

在心血管系统，G蛋白家族调节两大系统，即G_s/G_i调节受体-AC系统和G_p调节受体-PLC系统。G_s蛋白被β受体激活后，可抑制钠通道，激活钙通道和钾通道，也可激活AC产生cAMP，使PKA催化通道蛋白磷酸化，从而抑制钠通道，激活钙通道和钾通道。G_i蛋白则抑制AC活性，降低胞质中cAMP的浓度。

三、第二信使对离子通道的调节

第二信使对心血管的钙通道，特别是对L型钙通道具有调节作用，目前发现和研究较清楚的第二信使及其作用如下。

（一）cAMP

AC激活可催化ATP使cAMP生成增加，从而激活PKA，最后引起钙通道蛋白磷酸化而开放。该途径中每个环节的变化均可影响钙通道的活性，如咖啡因抑制磷酸二酯酶，降低cAMP的水解，使钙通道开放。ATP耗竭或用磷酸酯酶使钙通道去磷酸化，则通道关闭。该系统主要调节L型钙通道，对T型钙通道几乎无影响。

（二）cGMP

其作用比较复杂，现已知cGMP激活PKC使通道蛋白磷酸化，也可激活磷脂酶A2使通道蛋白去磷酸化。cGMP还可激活磷酸二酯酶Ⅱ而降低cGMP浓度，抑制磷酸二酯酶Ⅲ而增加cGMP浓度，使钙通道的活性发生变化。

（三）IP3和DAG

磷酸肌醇为细胞膜的组成部分，在PLC作用下代谢为IP3和DAG两种第二信使。在细胞内应用IP3可抑制L型钙通道。

（四）脂肪酸及其代谢产物

研究最多的脂肪酸是二十碳四烯酸（AA），它在磷脂酶（PLC和PLA2）作用下，从膜磷脂中释放出来，且被环氧合酶和脂氧合酶等代谢为白三烯、前列腺、血栓素和环氧化物等。AA本身降低L型和T型钙通道的活性，但其某些代谢产物是心肌L型钙通道的强激活剂。

第三节 心肌细胞结构与电兴奋传导

心肌电兴奋的传导涉及心肌细胞产生动作电位和在多种细胞组织中的传导。动作电位的传导是细胞电活动、细胞间电偶联和心肌组织结构间复杂的相互作用的结果。

心肌细胞电兴奋传导是指兴奋沿着心肌细胞膜通过局部电流的形式不断向外扩布，心肌局部电流不仅能在心肌的单一细胞内传导，而且能在细胞与细胞之间传递，使许多相连的心肌细胞在功能上成为一个整体。电兴奋在同一细胞上的传导及细胞间的传导具有异质性，正是这种异质性使心脏能够协调地完成其功能。心肌细胞结构上的差异包括心肌细胞形状和与兴奋传导有关的心肌细胞上的蛋白质，如缝隙连接蛋白和细胞膜离子通道。不同部位的心肌细胞大小差异很大。心肌细胞间的缝隙连接蛋白分子组成、表达水平及分类上的差异使不同心肌细胞具有特殊的传导特性。心脏的有效工作取决于心脏内部互相依存的各种结构在心动周期各时相的精密配合。

一、兴奋在同一心肌细胞的传导

心肌细胞膜在任何一处产生的动作电位，均可沿着细胞膜向周围传播，使整个细胞膜都经历一次快速而可逆的电位波动。最初产生动作电位处膜两侧电位出现暂时性倒转，变为内正外负，但相邻的细胞膜仍处于安静时的内负外正状态，由于细胞膜两侧的溶液都是导电的，于是在已兴奋段和它相邻的未兴奋段之间，将由于电位差的存在而发生电荷移动，并由此产生局部电流。电流的流动方向是，膜外正电荷由未兴奋段流向已兴奋段，膜内正电荷由已兴奋段流向未兴奋段。这样流动的结果，使未兴奋段膜内电位升高而膜外电位降低，引起该处产生动作电位。所以，电兴奋的传导实际是已兴奋的心肌细胞膜部分通过局部电流刺激未兴奋的细胞膜部分，使之产生动作电位，并使这样的过程在细胞膜表面连续进行下去，就表现为兴奋在整个细胞的传导。

（一）不同心肌细胞的结构与电兴奋传导

组成心脏的心肌细胞，根据其组织学特点和功能的不同，可分为两大类：一类是构成心房肌和心室肌的普通心肌细胞，其主要功能是产生收缩，故又称工作细胞。它具有接受刺激产生兴奋和传导兴奋的能力，但不能自动地产生节律性兴奋，故属于非自律细胞。另一类为特殊分化的心肌细胞，组成心脏的特殊传导系统，它们具有自动产生节律性兴奋的能力，称为自律细胞。主要功能是产生兴奋和传导兴奋，但没有收缩功能。自律细胞包括P细胞、移行细胞和浦肯野纤维，前者位于窦房结中，后两者是构成房结区、结希区、房室束、左右束支及浦肯野纤维的主要细胞。

心脏的特殊传导系统和普通心肌都有传导性，正常兴奋传导主要依靠特殊传导系统。正常心脏的兴奋传导顺序为，由窦房结起搏点发出的兴奋先传至两心房，再经心房肌传至房室交界。窦房结和房室交界之间并未证实有传导束存在。但研究发现右心房有一部分心房肌纤维排列方向较整齐一致，传导速度较其他心房肌快，这部分心房组织从功能上构成窦房结和房室交界之间的优势传导通路，窦房

结的兴奋经此通路下传至房室交界，再由房室交界将兴奋传至房室束及左右束支，最后经浦肯野纤维网传至心室肌。

心脏内兴奋传导的特点：心脏各部位心肌细胞的传导性各不相同，故兴奋在不同部位的传导速度也不相同。兴奋从窦房结开始传导到心室外表面为止，整个心内传导时间约为0.22s，其中心房内传导约需0.06s，心室内传导约需0.06s，而房室交界处传导占时较长，约需0.10s。在心脏内，浦肯野纤维传导速度最快，为2～4m/s，可以将兴奋几乎同时传到所有的心室肌细胞，对保证左右心室同时兴奋和收缩很重要。房室交界处的结区传导速度最慢，只有0.02m/s。房室交界处兴奋传导速度较慢，使兴奋通过房室交界时，延搁的时间较长，约为40ms，这一传导延搁，使心房和心室不会同时兴奋，心房兴奋收缩时，心室仍处于舒张状态。房室延搁的生理意义是保证心房和心室按先后顺序收缩和保证心房有足够时间向心室充盈血液。心脏的传导系统见图5-2。

1. 窦房结　呈椭圆形结构，长10～20mm，其特征是有一个较大的中央动脉，结细胞聚集在这个动脉的周围，并进入该动脉的致密胶原纤维外膜内。P细胞在中央最多，体积小，横径最大为5～10μm，伴有位于中央的大细胞核。P细胞内细

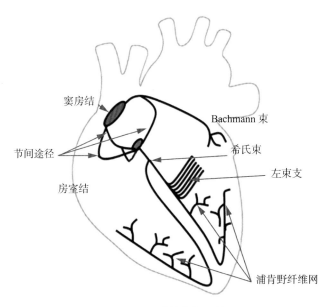

图5-2　心脏的传导系统

引自Kennedy A，Finlay DD，Guldenring D，et al. The cardiac conduction system:
generation and conduction of the cardiac impulse. Crit Care Nurs Clin North Am，2016，
28（3）：269-279

胞器少，肌原纤维很少且排列不规则，没有糖原和完整的肌管系统。P细胞在窦房结周围较少，与纤细呈梭形的移行细胞混杂。移行细胞介于P细胞和工作心肌细胞之间，把P细胞连于其他细胞。

2. **房室结** 结间传导路径会聚到房室结上。房室结的一般结构与窦房结相同，但其胶原成分不太致密，细胞主要为移行细胞，P细胞类似于窦房结内的P细胞，见于纤维成分较多的中央部位。房室结传导延迟可能归因于P细胞的相对不敏感，以延迟传播的方式阻碍电位扩散。移行细胞较细可能是传导延迟的另一个原因。

3. **房室束** 是房室结的直接延续。房室束穿过中心纤维体后在室间隔肌部的嵴处分叉，所分左、右束支在室间隔肌部和膜部之间走行。右束支是窄而独立的纤维束，起初走行于心肌内，然后在心内膜下走向心室尖，进入隔缘肉柱并沿其到达前乳头肌。右束支在室间隔段行程中几乎没有分支进入心室壁，但在前乳头肌起始处，右束支反复分支形成细小的心肌膜下束支，先进入乳头肌，再返回心内膜下进入心室壁的其他部位。左束支由许多细束集合而成，位于室间隔左侧面。这些细束支离开左束支而形成一扁平丛，沿室间隔肌部的嵴下行。扁平丛中的细束继而在室间隔左心室面心内膜下向心尖方向下行，并在心内膜下分成三支，即前支、隔支和后支。各分支均形成心内膜下网，首先包绕乳头肌，再返回心内膜下并分支分布于左心室各部的心肌。

房室束主支由结缔组织鞘包绕，与周围的心肌隔开。在心室传导纤维与心室肌纤维之间的接触仅发生在传导纤维终末分支的部位。因此，在心室肌中，乳头肌先兴奋，接着兴奋波由心室尖传向心室的流出道，同时由于浦肯野纤维位于心内膜下，因此，心室肌兴奋过程是由心肌的心内膜面传向心外膜面。

4. **浦肯野纤维** 在心肌内，浦肯野纤维实际上是单细胞束，是心脏中最粗的细胞。这些细胞比工作心肌细胞粗（直径约70μm）、短（长20～25μm），稀疏的肌原纤维非常细，多为纵行排列。其含有发达的细胞内膜系统，但没有横管。浦肯野纤维是房室束及其分支内的主要细胞类型，是被胶原纤维包绕的纵行束，其周围分支的纤维束散在于工作心肌细胞之间。兴奋在浦肯野纤维内的

传导速度在心内传导系统中是最快的，可达4m/s左右。这是由于浦肯野纤维十分粗大且含肌原纤维很少，而缝隙连接数量又很多，兴奋很容易在细胞间传导，从而加快了动作电位的传布。另外，这些纤维呈网状分布于心室壁，故能将兴奋迅速传到心室肌。兴奋从房室束传到浦肯野纤维末端，历时仅约0.03s。

5. **心纤维支架** 围绕心室底部、房室口和主动脉口周围有一致密结缔组织形成的复合支架，称为心纤维支架。心纤维支架将心房肌和心室肌之间的电生理活动分割开来，仅在传导组织穿过的部位有所联系。

6. **心房肌细胞** 心房的心肌薄，附着于心纤维支架上方。心房肌细胞无分支，心房肌细胞较细（直径6～8μm）、短（长20～30μm），这样可增加胞质电阻而减低传导速度，但因心房肌细胞横管少，甚至全无，减少了总的膜电容而使传导速度加快。此外，心房肌壁较薄，心房肌细胞的这些特点可能与其具有较快的传导速度有关。

7. **心室肌细胞** 左心室的心肌最厚，心室肌细胞附着于心纤维支架下方。心室肌细胞有分支，心室肌细胞较粗（直径10～15μm）、长（长约100μm），兴奋在心室肌的传导速度约为1m/s。心室肌细胞横管系统高度发达，有利于兴奋从细胞表面向细胞内传导。由于心室肌纤维呈双螺旋状环绕心室腔而排列，故兴奋不能直接由心内膜传向心外膜，而是呈一定角度沿螺旋方向传导。兴奋首先出现在室间隔膜部中份，然后从心尖前壁传至心室后壁的基底部，从心内膜传向心外膜，右心室兴奋起始时间稍迟于左心室。由于离子通道分布上的差异，心室肌各层细胞间的兴奋及传导也具有异质性。

（二）决定和影响同一细胞上的兴奋传导的因素

心肌的传导性取决于心肌的结构特点和电生理特性。心肌细胞兴奋传导的速度与细胞直径的粗细有关。直径较粗，横截面积大，电阻较小，兴奋传导较快；反之，直径较细，则兴奋传导较慢。例如，浦肯野纤维细胞直径粗，传导速度快；而房室交界细胞直径细，传导速度慢。

在同一心肌细胞，直径变化不大，影响传导性的主要因素有以下几点。

1. **0期除极的速度与幅度** 细胞兴奋部位0期

除极与邻近未兴奋部位膜之间产生的电位差所引起的局部电流是兴奋传导的基础。0期除极速度越快，幅度越高，局部电流的形成就越快、越强，因而兴奋传导速度也就越快；反之，0期除极速度慢、幅度小，兴奋传导速度就慢。窦房结和房室结的除极由缓慢开放的钙通道引起，所以窦房结和房室结的传导速度比以钠作为除极正离子的心肌慢。

2. 静息电位水平　在一定范围内，兴奋前静息电位绝对值大，兴奋时产生的0期除极速度快、幅度高，兴奋传导速度快；反之，静息电位绝对值小，0期除极速度慢、幅度低，则兴奋传导速度慢。静息电位水平与其所激发的0期除极最大速度之间的关系，称为膜反应性。膜反应性是决定传导速度的重要因素。

3. 阈电位水平　阈电位水平下移（绝对值大），静息电位与阈电位的距离小，兴奋发生得快，传导性增高；反之，阈电位水平上移（绝对值小），传导性降低。

4. 邻近未兴奋部位膜的兴奋性　兴奋在心肌细胞膜上的传导，就是细胞膜依次兴奋的过程。只有未兴奋部位心肌细胞膜的兴奋性是正常的，兴奋才可正常传导。如果未兴奋部位的细胞膜受到额外刺激而处于额外兴奋的有效不应期内，则正常兴奋部位的局部电流到来时就不能引起兴奋，出现传导阻滞。

二、兴奋在细胞间的传导

细胞间电兴奋的传导受心脏结构边界的相互影响，这些边界有细胞水平的，如细胞膜，也包括大体水平的微血管、连接组织和肌小梁等。心肌与非心肌细胞间的连接，如血管内皮细胞及纤维原细胞，这些难以激动的细胞可以产生局部的电流，但并不产生可扩布的电流，于是使局部传导速度明显降低。目前并未发现心肌与非心肌细胞间存在缝隙连接蛋白，它们的病理作用也有待研究。细胞间的缝隙连接已发现60余年，目前，人们对缝隙连接蛋白的构成、分类、功能及调节已有了较为深入的了解，这也促使对心脏电兴奋的传导有了更深的认识。

（一）缝隙连接

心肌细胞间的连接主要由闰盘构成。闰盘由桥粒、黏附膜和缝隙连接三部分组成，其中前两者电阻很高，离子很难从这里通过。缝隙连接由两个镜像对称的部分组成，每个细胞提供缝隙连接的一半，被称为连接子，由跨膜连接蛋白组成的六聚体构成一个连接子。连接子的基本单元是连接子蛋白（connexin，Cx），它们是广义的心脏离子通道（缝隙连接结构见图5-3）。连接子蛋白可以使离子非选择性通过，电阻几乎为0，电流的传导无时间依赖性。这种低电阻的通道可使电兴奋快速从一个细胞传递到下一个细胞，使细胞间存在很高的传导性。连接子蛋白是一个多基因家族，目前已经发现超过20种连接子蛋白，心肌上主要存在3种连接子蛋白：Cx40、Cx43、Cx45，其传导速度分别为200ps、75ps、20ps。Cx40及Cx45主要存在于传导系统，Cx43广泛存在。每个心肌细胞上最多可达具有260万个连接子蛋白。大量研究表明，很多因素及递质都对缝隙连接通道功能具有调节作用，如神经递质（异丙肾上腺素）、钙调蛋白、生长因子、前列腺素E等激素、ATP、蛋白质磷酸化等。此外，第二信使分子或离子包括Ca^{2+}、cAMP、cGMP等也能改变或影响缝隙连接通道的功能状态。

心肌细胞间的离子交换依靠缝隙连接完成，缝隙连接是相邻细胞间电兴奋快速传导的通路。细胞间有缝隙连接存在的部位电阻低，导电性能好；无缝隙连接的部位电阻高，导电性能差或无。缝隙连接对细胞间兴奋的传导起重要作用，在保证组织细胞的反应速度和严格的反应同步化方面有着重要的意义。在某些病理条件下，可见缝隙连接解离，缝隙连接解离是心脏功能严重障碍如心力衰竭的超微结构基础。心肌细胞具有较发达的缝隙连接，心肌细胞的同步活动主要就是靠缝隙连接产生电兴奋偶联进行直接通信的，动作电位的传导通过缝隙连接传向邻近的心肌细胞。在不同类型的心肌细胞和心脏的不同部位，缝隙连接的分布有所不同。

（二）不同类型心肌细胞的缝隙连接分布

1. 窦房结与房室结　在窦房结与房室结内，P细胞之间及P细胞和移行细胞之间的联系，远不如工作心肌细胞之间的闰盘那样联系紧密。缺少缝隙连接和Cx43，兴奋传导慢，这可能是所观察到的刺激邻近细胞很难引起这些细胞产生同步反应的原因。连接子蛋白类型为Cx40及Cx45。

2. 浦肯野细胞　其形态及闰盘与工作心肌细

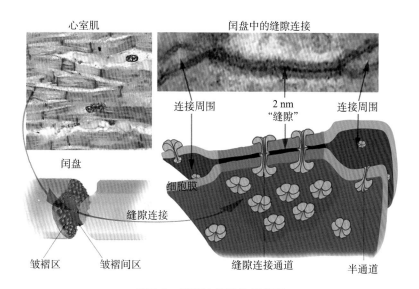

图5-3 缝隙连接结构示意图

引自 Gourdie RG. The cardiac gap junction has discrete functions in electrotonic and
ephaptic coupling. Anat Rec（Hoboken），2019，302（1）：93-100

胞明显不同，细胞呈圆形或椭圆形，没有分支，细胞间由非常发达的闰盘连接，侧面有广泛的缝隙连接。浦肯野细胞的闰盘复杂，为参差不齐的致密凸起，但没有形成台阶，这大大增加了细胞之间的接触面，这些形态特征有利于冲动沿浦肯野细胞单一方向快速传导。连接子蛋白类型为Cx40、Cx43及Cx45。

3. 心房肌细胞 在心房，相邻的心肌纤维侧面，有的细胞膜彼此间可以有连接，构成桥粒及缝隙连接，细胞两端也可有阶梯状的闰盘，心房肌细胞之间联结丰富。基于上述结构，兴奋可以从细胞两端或侧面迅速传入另一细胞。连接子蛋白类型为Cx40及Cx43。

4. 心室肌细胞 心室心内膜下心肌细胞分支多，分支可与多个细胞借闰盘相连。在超微结构中发现在心肌细胞侧面有单独的缝隙连接存在，因此，心内膜下心肌细胞可沿分支向多个细胞传导，在缝隙连接处可有少量横向传导。而心外膜下心肌细胞闰盘主要分布于细胞末端且台阶较多，所以此处细胞主要进行沿细胞长轴方向的传导。连接子蛋白类型主要为Cx43。

（三）决定和影响细胞间的兴奋传导的因素

1. 细胞大小 可以明显影响传导速度。病理状态下细胞大小的改变（如细胞增大）也会影响细胞间缝隙的大小，通过影响缝隙对电流的传导性也会影响传导速度。窦房结和房室结细胞体积小，胞质电阻高，而浦肯野纤维与心室肌细胞的体积大，胞质电阻小，因而浦肯野纤维与心室中兴奋传导的速度快。

2. 缝隙连接蛋白 窦房结和房室结细胞缝隙连接的密度低，而浦肯野纤维与心室肌细胞缝隙连接的密度高，故浦肯野纤维与心室中兴奋传导的速度快。

3. 离子通道分布 据报道钠通道、钾通道紧邻缝隙连接，而L型钙通道则紧邻横管系统。窦房结与房室结传导慢是因为钙通道分布的密度低及动力学过程较慢。窦房结P细胞膜缺乏I_{Na}通道，其动作电位0期的产生主要依赖I_{Ca-L}，因而0期除极速度较慢，兴奋传导持续时间较长。

（肖秋雨 李子卓 邓 燕）

参 考 文 献

顾春英，2013. 心肌细胞离子通道与生物电活动. 心电图杂志（电子版），2（02）：118-121.

贾宏钧，王钟林，杨期东，1999. 离子通道与心脑血管疾病——基础与临床. 北京：人民卫生出版社.

蒋文平，2002. 膜离子通道与心律失常. 中华心血管病杂志，30（4）：9-10.

蒋正尧，2005. 人体生理学. 北京：科学出版社.

李泱，程芮，2010. 离子通道学. 武汉：湖北科技出版社.

刘泰槰，2005. 心肌细胞电生理学——离子通道，离子载体和离子流. 北京：人民卫生出版社.

孙娟，冯艳，毛山，2015. 心肌细胞离子通道电生理学研究. 武汉：华中科技大学出版社.

孙世晓, 2004. 生理学. 北京：清华大学出版社.

王庭槐, 2018. 生理学. 9版. 北京：人民卫生出版社.

威廉斯, 1999. 格氏解剖学. 杨琳, 高英茂, 译. 38版. 沈阳：辽宁教育出版社.

杨琳, 黄诒焯, 2003. 心肌细胞离子通道与心律失常. 中国心脏起搏与心电生理杂志, 17（2）：4-11.

张建保, 王斯刚, 2003. 心肌细胞钠钙交换通道及其功能. 心脏杂志, 15（1）：58-60.

张晶, 李广平, 2001. 心肌细胞离子通道的研究进展. 实用心脑肺血管病杂志, 9（4）：247-249.

朱庆磊, 汪海, 肖文彬, 2001. ATP敏感性钾通道分子结构和功能的组织特异性研究进展. 中国药理学通报, 17（2）：121-127.

Anon, 1991. The Sicilian gambit. A new approach to the classification of antiarrhythmic drugs based on their actions on arrhythmogenic mechanisms. Task Force of the Working Group on Arrhythmias of the European Society of Cardiology. Eur Heart J, 12（10）：1112-1131.

Duan D, 2009. Phenomics of cardiac chloride channels：the systematic study of chloride channel function in the heart. J Physiol, 587（Pt 10）：2163-2177.

Fozzard HA, 2002. Cardiac sodium and calcium channels：a history of excitatory currents. Cardiovasc Res, 55（1）：1-8.

Fuster V, Alexander RW, O'Rourke RA, et al, 2001. Hurst's the heart. 10th ed. New York：McGraw-Hill Education.

Garg P, Garg V, Shrestha R, et al, 2018. Human induced pluripotent stem cell-derived cardiomyocytes as models for cardiac channelopathies：A primer for non-electrophysiologists. Circ Res, 123（2）：224-243.

Gourdie RG, 2019. The cardiac gap junction has discrete functions in electrotonic and ephaptic coupling. Anat Rec（Hoboken）, 302（1）：93-100.

Harvey RD, Hume JR, 1989. Autonomic regulation of a chloride current in heart. Science, 244：983-985.

Heath B, Gingrich K, Kass R, 2002. Ion channels in the heart：cellular and molecular properties of cardiac Na, Ca and K channels// Bethesda MD. The Handbook of Physiology. The Cardiovascular System. The Heart. Maryland：American Physiological Society, 2：548-567.

Hille B, 2001. Ion Channels of Excitable Membranes. 3rd ed. Sunderland：Sinauer Associates：1-7, 25-34.

John S, Cesario D, Weiss JN, 2003. Gap junctional hemichannels in the heart. Acta Physiol Scand, 179（1）：23-31.

Kennedy A, Finlay DD, Guldenring D, et al, 2016. The cardiac conduction system：generation and conduction of the cardiac impulse. Crit Care Nurs Clin North Am, 28（3）：269-279.

Kleber AG, Rudy Y, 2004. Basic mechanisms of cardiac impulse propagation and associated arrhythmias. Physiol Rev, 84（2）：431-488.

Schram G, Porrier M, Melnyk P, et al, 2002. Differential distribution of cardiac ion channel expression as a basis for regional specialization in electrical function. Circ Res, 90：939-950.

Shevchuk AI, Gorelik J, Harding SE, et al, 2001. Simultaneous measurement of Ca^{2+} and cellular dynamics：combined scanning ion conductance and optical microscopy to study contracting cardiac myocytes. Biophys J, 81（3）：1759-1764.

Sperelakis N, Kurachi Y, Terzic A, et al, 2001. Heart Physiology and Pathophysiology. San Diego：Academic.

Van Veen AA, Van Rijen HV, Opthof T, 2001. Cardiac gap junction channels：modulation of expression and channel properties. Cardiovasc Res, 51（2）：217-229.

Vila Petroff MG, Mattiazzi AR, 2001. Angiotensin Ⅱ and cardiac excitation-contraction coupling：questions and controversies. Heart Lung Circ, 10（2）：90-98.

Wetzel GT, Klitzner TS, 1996. Developmental cardiac electrophysiology recent advances in cellular physiology. Cardiovasc Res, 31：E52-E60.

第6章 心肌电兴奋机械收缩偶联

心肌细胞的电兴奋机械收缩偶联（excitation-contraction coupling，ECC）本质上主要是细胞膜上的电压门控L型钙通道和细胞内肌质网膜雷诺丁受体（ryanodine receptor，RyR）之间通过钙致钙释放机制进行沟通进而引发心肌细胞收缩的过程。在钙偶联位点上，L型钙通道因膜除极而随机开放，在局部产生高强度的钙脉冲（即钙星），作用于邻近肌质网膜上的雷诺丁受体以钙火花的形式释放钙，这些钙在全细胞水平上总和即形成钙瞬变，进而引发心肌细胞收缩。

第一节 心肌电兴奋机械收缩偶联的研究进展

心肌细胞的电兴奋机械收缩偶联中，电机械耦合与机械电反馈同时存在，它们通过Ca^{2+}的动态活动相联系，近年人们对细胞内钙信号调控机制的探讨更为深入。目前已经发现存在机械力激活或者灭活的牵张激活通道（stretch-activated channel，SAC），对钾离子具有选择通透性，机械力还会影响ATP敏感性钾通道；心脏细胞机械力的改变会诱发肌钙蛋白C（TnC）增加，这种蛋白质与细胞内Ca^{2+}浓度密切相关，因此会影响细胞内Ca^{2+}的浓度分布，进而影响心肌细胞的电生理情况。

肌丝的激活及由此发生的心脏收缩受胞质内Ca^{2+}调控。因此，严格调节细胞内Ca^{2+}流量对正常心功能至关重要。动作电位期间，心肌细胞膜上L型钙通道开放，形成内向Ca^{2+}流（I_{Ca}）激活连接肌质网（junctional sarcoplasmic reticulum，JSR）Ca^{2+}释放通道（RyR2），即通过钙致钙释放（calcium-induced calcium release，CICR）机制，使JSR内的Ca^{2+}顺浓度差释放到胞质中，胞质内的Ca^{2+}浓度由静息时的0.1μmol/L水平迅速升高百倍以上，进入胞质的Ca^{2+}与肌钙蛋白C结合，引起收缩，完成心肌细胞的ECC，收缩完成后，心肌胞质内的Ca^{2+}大部分经纵行肌质网（LSR）膜中的钙泵活动被回收，尚有10%～20%的Ca^{2+}由肌膜中的Na^+-Ca^{2+}交换体和钙泵排至胞外。有报道动作电位期间肌质网Ca^{2+}的释放不仅受细胞内Ca^{2+}调控，还受细胞内Na^+调节。心肌细胞舒张有赖于胞质内Ca^{2+}的消除，细胞内Ca^{2+}的流动对维持正常的心脏功能非常关键。最近有报道线粒体Ca^{2+}单向转运在细胞内Ca^{2+}平衡的调节中起重要作用。

Ca^{2+}作为一种最广泛而又最重要的细胞内第二信使，参与了各种细胞的病理生理过程。在心肌细胞的收缩、舒张过程中，每一次的兴奋收缩偶联都伴随着细胞内Ca^{2+}浓度改变，这种浓度变化的时间及空间效应形成了心肌细胞内的钙信号。钙信号有多种表现形式，如钙火花、钙瞬变、钙波、钙空穴、钙星。钙火花是钙信号的基本单元，是指心肌细胞肌质网上钙释放通道自发开放或单个L型钙通道开放进一步触发引起的局部钙释放事件，是兴奋收缩偶联的基本单位，其特点为局限在很小（约2μm）的亚细胞区域，可单个散在或成簇状发放，也可由邻近部位所触发，Ca^{2+}是呈量子性释放的，瞬时性钙增高的出现是由钙火花叠加的总和引起的。

几乎所有种类的心肌细胞都能产生钙火花。心肌细胞的除极使Ca^{2+}从细胞膜L型钙通道进入后，触发肌质网钙释放通道释放大量的钙，启动钙致钙释放机制诱发钙火花，这是心肌细胞产生钙火花的主要方式，当然还有其他一些肌质网钙释放的触发模式，如T型钙通道、Na^+-Ca^{2+}交换体。有研究表明，单个L型钙通道开放可引发产生单个钙火花，钙火花产生的另一个机制是"超载引发的钙释放"，即某个肌质网肌质终池钙超载，网腔内Ca^{2+}达到一定阈值时，可从内部触发雷诺丁受体，这可能与钙超载情况下自发性钙火花相关，但目前证据并不充分。

在静息的心肌细胞中，钙火花会突然随机出现在本来十分平静的钙信号背景中，其信号荧光强度可在10ms内陡增1倍，然后在20ms内消失，像这种自发性的钙火花并不通过L型钙通道或通过其他跨膜途径进入细胞内的Ca^{2+}来触发，药物阻断L型钙通道或除去细胞外Ca^{2+}仍可以观察到自发的钙火花。自发钙火花与经L型钙通道激发的钙火花的特征是完全一致的。

心脏的不同部位钙火花是不完全相同的。心房肌细胞中的自发钙火花在12ms内有300 000个Ca^{2+}释放，心室肌中钙火花较心房肌频率相对慢，时程相对较短，为7ms内有100 000个Ca^{2+}释放，且位置多在细胞边缘。窦房结细胞中含有较多的肌质网钙蛋白，存在节律性钙火花，可引起心脏舒张期的除极，后者是通过激活Na^+-Ca^{2+}交换而实现的。有学者认为除传统的电生理钟外，钙火花是另一种调节心脏起搏的Ca^{2+}钟，可诱发心律失常，两种生物钟可以一起调节心脏节律。

钙瞬变首先是在北极鹅的单个颤动性肌纤维中观察到的，后来人们利用显微图片记录到了鲫鱼受精卵中的钙波。Ca^{2+}最初是通过水母发光蛋白来测量的，随着三价金属离子染料和偶氮安替比林Ⅲ（antipyrylazo Ⅲ）的应用，能测量到钙信号的细胞进一步扩展，新型荧光染料fluo-2的应用，极大地推动了钙信号的测量和光学成像观察。共聚焦显微镜的发展和新一代钙指示剂fluo系列的更新，促使了钙信号基本单元钙火花的发现。激光共聚焦显微镜与细胞内荧光染色技术的联合应用，提高了细胞内影像观测及三维重组的能力，极大提高了细胞钙信号研究的精确性、高分辨性、直观性，使人们对细胞内钙信号调控机制的探讨向更深层次跨进了一大步。钙信号检测技术的进展为研究钙信号与心血管疾病的关系提供了极其便利的手段。

除了钙致钙释放机制以外，近年来，人们还发现另一种ECC机制。当心肌细胞除极，在膜电位为-65～-40mV时，收缩或钙瞬变多通过电压敏感释放机制；当膜电位为-40～0mV时，电压敏感释放通道多失活，而L型钙通道仅少许失活，故此时收缩或钙瞬变多通过L型钙通道。最新研究表明，大量L型钙通道的开放可以增加潜在的钙火花形成，而单一L型钙通道的开放引起激发钙火花形成的可能性比较小。由于钙火花是内钙释放的基本单位，这一研究成果对我们进一步深入了解心肌细胞兴奋-收缩偶联具有指导意义。在病理情况下，自发的钙火花可能会释放出大量的钙，以扩散和触发邻近部位，导致钙波释放和钙波升高。钙波可以通过激活Na^+-Ca^{2+}交换引起膜除极和触发异常动作电位。这被认为是产生心律失常的机制之一。

ECC是一个高度协调的过程，受多种信号蛋白精细调控，其中蛋白激酶A和Ca^{2+}/钙调蛋白依赖性蛋白激酶Ⅱ（CaMKⅡ）起关键作用。蛋白激酶A使钙转运蛋白磷酸化，如受磷蛋白（PLB）、RyR2和L型电压门控钙通道（LTCC）。PLB的Ser16位点磷酸化后增强肌质网钙ATP酶（SERCA）2a功能，促进肌质网Ca^{2+}的摄取并增加肌质网钙容量。而RyR2和LTCC磷酸化后致更多的Ca^{2+}释放入胞质。CaMKⅡ是大量存在于心脏中维持Ca^{2+}动态平衡的一种丝氨酸/苏氨酸激酶，可以使LTCC、PLB的Thr17、RyR2的Ser2808/Ser2809、Ser2814/Ser2815及心脏钠通道和钾通道磷酸化，也可磷酸化肌联蛋白而影响肌丝功能。在Ca^{2+}/钙调蛋白（CaM）结合蛋白作用下，增加的Ca^{2+}激活CaMKⅡ发生自身磷酸化。而CaMKⅡ调节域内Met281/282位点的氧化可以使CaMKⅡ进入Ca^{2+}非依赖性活化状态。抑制CaMKⅡ可能为心力衰竭和心律失常的治疗提供新的方向。

目前有研究基于微电极阵列与原子力显微镜联合实现了同步记录心肌细胞的电生理活动与力学活动，检测心肌细胞电机械信号。近年来，先进生物学信息获取技术（如膜片钳技术、基因蛋白质分离分析技术和各种组织成像技术）和信息统计分析处理技术（如数据挖掘、三维重建、数值计算和建模仿真技术）的发展，大大加快了心脏电生理量化研究的步伐。多尺度心脏电生理模型运用计算机技术，综合当前在分子生物学、生物化学、生理学及解剖学方面的最新成果，量化及模式化地处理心血管系统到器官、组织、细胞、生物大分子等各个层次的解剖、生化及生理学信息，从大量电生理实验数据中发现新知识，建立更加详尽的电-力-代谢-细胞信号心肌细胞模型，建立各个层次的生理模型，并实现层次模型间的整合，建立完善的心脏生理模型系统，构筑了从微观分子到宏观器官变化的桥梁，成为认识心脏电机械活动强有力的手段，提供了研究微观变化对于整个复杂心脏系统功能作用的系统方法。

第二节 心肌纤维构造与机械收缩功能

一、心肌纤维构造

（一）心肌纤维的形态

心肌纤维即心肌细胞，是有横纹的短柱状细胞，每个心肌细胞有一个椭圆形的核，位于细胞的中央，偶尔也可见两个核。细胞内肌丝走行与心肌纤维长轴一致。心肌细胞可有分支，彼此连接成网，其连接处称为闰盘。

（二）肌节超微结构

心肌细胞质内含有丰富的肌原纤维，肌原纤维呈细丝状，沿细胞长轴平等排列，每条肌原纤维都有色深的暗带和色浅的亮带，两者交替排列。暗带又称A带，明带又称I带。在I带中间有一条较暗的线称Z线，A带中部有色浅的H带，H带中间还有一条暗线称为M线。相邻两Z线之间的肌原纤维，称为肌节，肌节是收缩和舒张的基本单位。

肌原纤维在电镜下由许多肌丝组成，肌丝可分为粗肌丝和细肌丝两种，分别形成A带和I带。肌丝横断面表明每根粗肌丝由6根细肌丝环绕，粗细肌丝通过自粗肌丝凸起的肌球蛋白横桥相联结。

粗肌丝由肌球蛋白分子组成。肌球蛋白分子是由一根形状为豆芽状的杆部和两个头部组成，杆部即粗肌丝本身，头部及与之相连的一小段杆部形成横桥（cross-bridge），横桥具有ATP酶活性位点和肌动蛋白结合位点。暗带中央约0.2μm的M线由仅含粗肌丝杆部组成。肌球蛋白在肌肉收缩的机械活动中起极重要的作用。

细肌丝由肌动蛋白、原肌球蛋白和肌钙蛋白组成。肌动蛋白单体呈球形，每个单体上都有一个能与肌球蛋白相结合的位点。细肌丝主干由两条肌动蛋白形成双螺旋链，每一螺旋包含13.5个肌动蛋白分子。原肌球蛋白走行于肌动蛋白的螺旋沟内。螺旋上每隔一定距离有一个调节复合体，由三种不同的肌钙蛋白亚型组成，分别称为肌钙蛋白T、肌钙蛋白I和肌钙蛋白C。肌钙蛋白T与原肌球蛋白有较高的亲和力，肌钙蛋白I能抑制肌球蛋白的ATP酶活性，抑制收缩，肌钙蛋白C特异性地与钙离子结合，导致肌肉收缩。心肌纤维肌节超微结构见图6-1。

（三）膜管系统

肌质网是储存和释放Ca^{2+}的细胞器。由于心肌的肌质网不如骨骼肌的发达，它储存Ca^{2+}的能力也较低，若除去细胞外的Ca^{2+}，心肌的收缩能力便很快下降。雷诺丁受体是位于肌质网膜上的钙释放通道，是心肌细胞ECC过程中的关键蛋白。当心肌细胞兴奋时，L型钙通道介导少量细胞外Ca^{2+}内流，诱发肌质网膜上的雷诺丁受体大量开放，从而引起细胞内Ca^{2+}的浓度快速升高，触发心肌细胞收缩。雷诺丁受体结构和功能改变往往会导致心肌细胞电兴奋机械收缩脱偶联。

心肌细胞的肌膜凹陷形成横管（T管），在Z线水平穿入肌质，T管分支并彼此相通，心室肌细胞横管系统高度发达，心房肌细胞横管系统缺乏或不发达。扫描电镜下的T管包裹在整个肌纤维束表面，位于Z线附近，这可以解释为什么肌组织的收缩是同步的，只有这种结构才能使肌纤维束同时收缩。当对心室肌细胞进行电刺激时，钙浓度最早在Z线处升高，在动作电位发生的10ms内均匀分布于胞质。通过免疫荧光和免疫电子显微镜的研究也发现钙释放的雷诺丁受体通道大多存在于肌质网接头处，这部分膜与肌纤维膜上的T管内陷部分靠近，有利于其上的L型电压门控钙通道行使功能，肌质网与T管的位置关系见图6-2，注意T管（粉色）的位置（位于Z线水平）及与其毗邻的肌质网（绿色）形成的二联体。

T管、肌质网所形成的二联体是心肌电兴奋机械收缩过程最重要的细胞器，它们与Ca^{2+}在心肌电兴奋收缩偶联机制中发挥着重要作用。

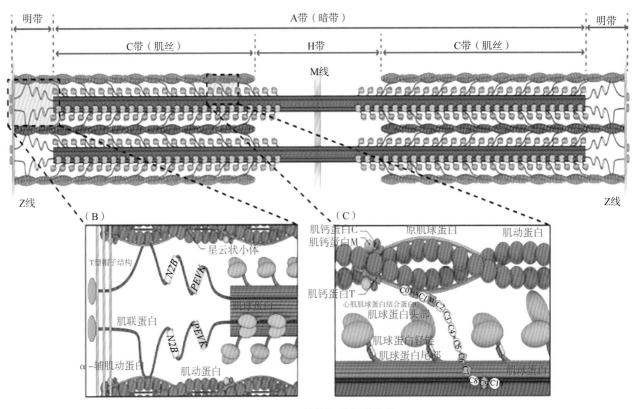

图6-1 心肌纤维肌节超微结构

引自Lin BL，Song T，Sadayappan S. Myofilaments: movers and rulers of the sarcomere. Compr Physiol，2017，7（2）：675-692

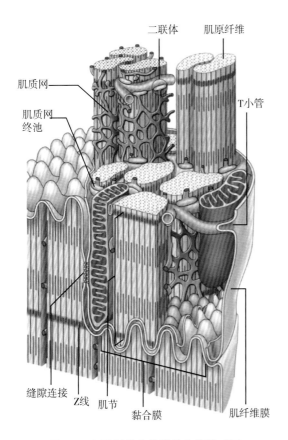

图6-2 心肌纤维立体结构电镜模式图

引自Standring S.格式解剖学.41版.丁自海，刘树伟，译.济南：山东科学技术出版社，2017

心肌纤维的线粒体较多，长且粗，线粒体嵴较密，反映长期持续工作的心肌组织具有旺盛的有氧代谢。线粒体夹在肌丝区之间，它的长度与肌节的长度相等，也有的长达7～8μm，其长轴与肌纤维的长轴一致。线粒体有序排列成行，贯穿心肌细胞全长。

（四）糖原颗粒与脂肪小滴

糖原颗粒储存于线粒体旁和明带及H带的肌丝之间。脂肪小滴存在于线粒体旁、肌膜下及肌丝之间。糖原颗粒与脂肪小滴都是心肌纤维内的能量储备。

（五）闰盘

心肌细胞间的连接主要由闰盘构成，收缩力通过心肌细胞末端的闰盘提供连接传递。闰盘由桥粒、黏附膜和缝隙连接三部分组成。桥粒是紧密贴附在一起的细胞膜，能将各个心肌细胞紧密连接在一起。黏附膜占闰盘结构的大部分，是细肌丝的附着部位，又是相邻细胞间机械力的黏合点，承受很高的应力。桥粒和黏附膜起到细胞间机械偶联的作用。缝隙连接则提供细胞间电和化学的交流。

二、心肌构筑

心脏的运动很复杂，包括被动运动与主动运动，其中主动运动又包括纵向收缩、径向收缩、周向收缩与旋转运动。心肌收缩运动的复杂性由纵横交织的心肌纤维复杂的生物学结构所决定。具有收缩功能的心肌包括心房肌和心室肌，由纤维性基质将其聚集成肌纤维层和肌纤维束。

心房肌纤维排成两层，浅层为左、右心房所共有，深层为左、右心房所固有。在心前壁的浅层肌最明显，形成薄而不完全的一层，横行跨过心底部。上部心房壁向内翻折形成房间隔的周边部。深层心房肌纤维呈袢状或环状。袢状纤维从前、后两面跨过心房，到达房室纤维环；环状纤维则环绕左、右心耳并环绕腔静脉开口和卵圆窝，排列成束的肌纤维在右心房构成了界嵴和梳状肌。

心室肌纤维的排列更为复杂（图6-3），传统解剖理论认为心室肌纤维大致分为三层（浅、中、深），即心外膜下肌纤维、中层肌纤维和心内膜下肌纤维。心外膜下肌纤维大致呈环行围绕右心室，纵行向下到左心室的膈面。有些肌纤维跨过后室间沟，前房室沟处有更复杂的交叉纤维，它们延续为独立的肺动脉瓣下漏斗部肌纤维。在左、右心室的心尖部，浅层心外膜下肌纤维也参与心涡的形成，由此向内翻转变成心内膜下肌纤维。中层肌纤维排列呈环状，仅存在于左心室和室间隔。而右心室壁只含有浅层心外膜下肌纤维和深层心内膜下肌纤

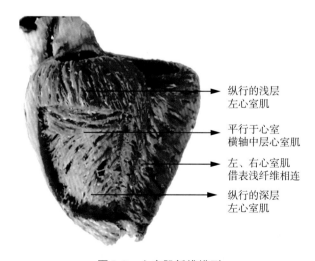

纵行的浅层左心室肌

平行于心室横轴中层心室肌

左、右心室肌借表浅纤维相连

纵行的深层左心室肌

图6-3 心室肌纤维排列
引自王森，王晓晟.心室肌的大体与显微的层次解剖研究.现代生物医学进展，2013，13（19）：3653-3657

维。最厚的环状肌纤维层位于左心室底部，环绕着左心室的流入道与流出道，曾被早期研究者称为螺旋肌。左、右心室的心内膜下肌纤维层是心外膜下肌纤维通过心涡向内的延续。在左心室，深层肌除了形成乳头肌外，大部分仅为一薄层。在肉柱处的深层肌纤维几乎纵行，但在靠近中层处则为斜行。右心室的乳头肌不如左心室者粗大。室间隔大部属于左心室，主要由中层肌纤维的环行纤维组成。由于心尖部缺乏环状纤维，室间隔的心尖部仅由从心室尖翻转入内的心内膜下肌纤维组成。肌纤维的排列有很大的区域性差异。在心脏扩张、肥大，冠状动脉疾病或先天性异常等心脏病变中，可以发现很多心肌构筑方面的异常变化。

螺旋心肌带（helical ventricular myocardial band，HVMB）理论于1957年由Torrent-Guasp通过大量的解剖研究提出，认为心室肌是由一条心肌纤维按螺旋缠绕形成的肌肉带所构成，其轨迹为从肺动脉根到主动脉根，这个理论的出现对心室肌的形态结构、生理功能、心脏机械运动、力学研究、心动周期及能量的活动规律有了新的解释。心室肌的大体与显微的层次解剖研究中研究者通过虚拟切片技术发现心肌传统理论与心肌带理论并未完全冲突，心肌带理论的降段、左心室段、升段与传统理论的浅、中、深三层相对应。螺旋心室肌带解剖示意图与弥散张量磁共振成像见图6-4。

三、心肌电兴奋收缩偶联及心肌收缩的肌丝滑行理论

心肌纤维收缩包括三个系统的有序活动，①细胞膜兴奋系统：传导电兴奋以触发机械收缩；②细胞内电兴奋机械收缩偶联系统：放大并转换电兴奋信号为化学信号以激活收缩系统；③收缩系统：在肌动蛋白与肌球蛋白间形成横桥而产生机械收缩。

心肌电兴奋收缩偶联就是指Ca^{2+}到达肌动蛋白肌丝上的肌钙蛋白分子，并在此产生肌动蛋白－肌球蛋白的相互作用。这一相互作用的基本特征是形成连接粗细肌丝的横桥，它产生剪切力以增加肌丝的重叠。收缩的基本机制是多个横桥呈不同步的、绞链状运动和解离。

粗肌丝与细肌丝间的相互滑行，是通过横桥周期（cross-bridge cycling）完成的。横桥周期是指

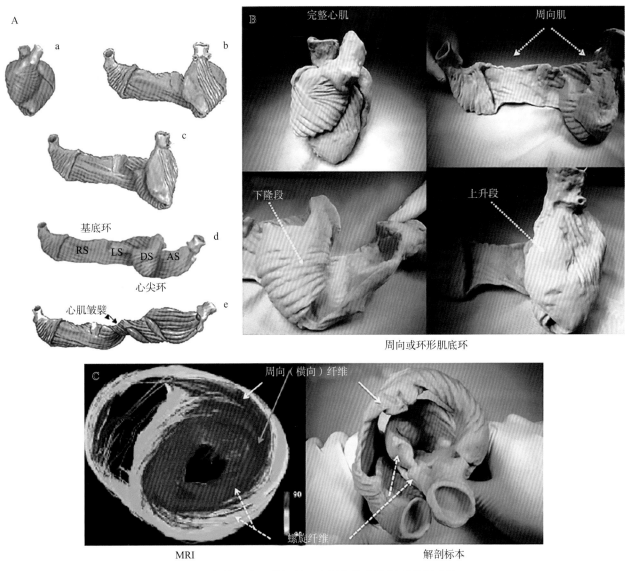

图6-4 螺旋心室肌带解剖示意图与弥散张量磁共振成像

引自 Buckberg GD，Hoffman JI，Coghlan HC，et al. Ventricular structure-function relations in health and disease：part Ⅱ. Clinical considerations. Eur J Cardiothorac Surg，2015，47（5）：778-787.

肌球蛋白的横桥与肌动蛋白结合、扭动、复位的过程：①在舒张状态下，横桥的ATP酶活性分解与之结合的ATP、产生能量，使上次扭动过的横桥复位，横桥同时与ADP和磷酸结合而处于高势能和亲和力状态；②胞质中浓度升高的Ca^{2+}触发横桥与肌动蛋白结合；③横桥构想改变使其头部向桥臂方向扭转45°，产生"棘齿作用"而拖动细肌丝向M线方向滑行，横桥储存的势能转变为克服负荷的张力，肌节长度缩短，同时与横桥结合的ADP和无机磷酸被解离；④横桥再与ATP结合导致亲和力降低而与肌动蛋白分离，重复上述过程。一个横桥周期所需时间为20～200ms，其中横桥与肌动蛋白结合的时间约占50%。若胞质中的Ca^{2+}浓度降低，

则横桥周期停止。这就是心肌收缩与舒张中的肌丝滑行理论。

实验表明，心肌纤维的收缩过程如下：在静息状态下，原肌球蛋白、肌钙蛋白和肌动蛋白相结合，抑制了肌动蛋白和肌球蛋白之间的相互作用，粗、细肌丝之间不发生相对运动；在神经脉冲刺激下，心肌细胞发生除极反应，导致肌肉的收缩，这时粗、细肌丝本身的长度不变，而是表现在I带和H带的缩短。也就是说，当肌肉松弛时，肌球蛋白分子的横桥消耗与之结合的ATP，使得其处于一种高势能及高亲和力的状态；当受刺激时，通过钙致钙释放等机制，细胞内钙浓度升高，肌钙蛋白C与Ca^{2+}结合后，使肌钙蛋白I及肌钙蛋白T的构型变

化，解除了对横桥的抑制，使得处于高势能及高亲和力的横桥与肌动蛋白结合；随之横桥发生构向改变，使横桥头部向肌球蛋白杆部方向扭动45°，产生张力，使肌球蛋白纤维和肌动蛋白之间发生相对滑移，即通过横桥作用使细肌丝向粗肌丝的中央滑移，两种肌丝的长度不变，因而肌节收缩，肌肉也随之收缩；随后横桥与ATP结合导致其与肌动蛋白分离。这就是心肌收缩的肌丝滑行理论。上述肌球蛋白的横桥与肌动蛋白结合、扭动、复位的过程称为横桥周期，横桥周期是肌丝滑行的基本过程。

四、心肌收缩的特性

心肌纤维的收缩受许多不同因素的影响，包括细胞组成的化学环境、物理状态和收缩蛋白肌丝的排列。细胞内和邻近细胞的Ca^{2+}浓度是最重要的化学因素之一，细胞膜的极化是决定性的物理条件之一，收缩蛋白排列上的关键因素是肌动蛋白和肌球蛋白重叠的多少。心肌纤维收缩的主要特性如下。

（一）电机械收缩的异质性

心肌细胞并不是独立收缩的，其收缩是依赖于与邻近及远距离的心肌细胞的机械相互作用。收缩是持续并动态改变的，以使局部收缩与整体的潜在需要相匹配。心肌的异质性是心肌电机械之间复杂、动态的相互作用过程，依赖于收缩方式、肌肉成分的空间排列、相应的电机械激动时间及电激动顺序。

正常心肌电除极后延迟8ms出现局部张力增加，平均14ms后出现最初的机械收缩。但是，心肌张力增加与最初的缩短之间的延迟时间变化明显，延迟时间变化大归因于几个因素，包括局部解剖改变、局部与激动起始处的距离及节段性舒张末期应变。Cordeiro等在分离的猪心室中发现，心内膜电机械延迟时间最长，心外膜最短，心肌中层电机械延迟时间中等，当心内膜缩短时，心外膜往往早于除极发生被动缩短，这样正常心脏中的收缩比除极更为同步。

心肌细胞的电机械功能受心室激动顺序的调节，其可以增强或减弱机械相互作用，使晚激动的细胞进行机械调整。心肌的电机械异质性是正常心脏功能的需要。机械收缩快的心外膜电激动晚，这可以减少电机械激动时的跨室壁离散度。收缩快的

心外膜细胞延迟激动30～40ms（如正常观察到的跨室壁差异），心肌收缩及舒张效果最好。电机械的异质性要求机械的异质性，才能确保最佳的机械性能。心脏的电和机械活动是通过电机械收缩偶联及机械电反馈相互联系起来的。

Usyk等设计出一种心室电机械模型，可用于评价双心室起搏后机械同步性的改善。在心力衰竭伴左束支传导阻滞的实验动物中观察到左右心室起搏延迟15ms可使射血分数从双心室起搏的增加4.4%到左右心室顺序起搏的7.5%，这说明在扩张的左束支传导阻滞的心力衰竭心脏，机械同步性的改善并不需要电的同步性。

（二）不发生强直收缩

心肌发生一次兴奋后，兴奋性周期变化的特点是有效不应期长，相当于整个收缩期加舒张早期，即在此期内，任何刺激都不能使心肌细胞兴奋收缩。因此，心脏不会发生强直收缩，而始终保持着收缩与舒张交替的节律活动，这样有利于心脏的充盈和射血的进行。

（三）对细胞外Ca^{2+}依赖性

Ca^{2+}是心肌电兴奋机械收缩偶联的中介离子，收缩的关键过程在于心肌细胞胞质中Ca^{2+}浓度变化。由于心肌细胞的肌质网不如骨骼肌发达，储存的Ca^{2+}量较少，其兴奋收缩偶联过程高度依赖于细胞外Ca^{2+}的内流。心肌兴奋时，细胞外Ca^{2+}（10%～20%）经肌膜中和横管膜中的L型钙通道流入胞质后，触发肌质网释放大量Ca^{2+}（80%～90%）而使胞质Ca^{2+}浓度升高，引起心肌收缩。当心肌舒张时，肌质网上的钙泵逆浓度差将Ca^{2+}主动泵回肌质网（80%～90%），另外，也通过肌膜中的钙泵和Na^+-Ca^{2+}交换体将Ca^{2+}排出胞外（10%～20%），使胞质Ca^{2+}得以降低。在一定范围内，细胞外液的Ca^{2+}浓度升高，心肌收缩增强。反之，细胞外液Ca^{2+}浓度降低，心肌收缩减弱。当细胞外液中Ca^{2+}浓度降得很低，甚至无Ca^{2+}时，心肌虽然仍能兴奋，产生动作电位，但不能引起细胞收缩，这一现象称为电兴奋机械收缩脱偶联。

（四）同步收缩

参与骨骼肌同步收缩的肌纤维数量取决于支配它的神经纤维和刺激强度的大小。与骨骼肌细胞不同，由于心肌细胞之间有低电阻的闰盘存在，兴奋可通过缝隙连接发生电偶联，在细胞之间迅速传

播，引起所有细胞几乎同步兴奋和收缩。心肌一旦兴奋，心房和心室这两个功能合胞体的所有心肌细胞将先后发生同步收缩，这种同步收缩保证了心脏各部分之间的协同工作和发挥有效的泵血功能。心肌的同步收缩也称"全或无"式收缩。

第三节 心肌电兴奋机械收缩脱偶联的病理生理基础

心肌的兴奋是电活动，而收缩是机械活动，将两者偶联在一起的是Ca^{2+}，Ca^{2+}在把兴奋的电信号转化为收缩的机械活动中发挥了极为重要的中介作用，任何影响Ca^{2+}转运、分布的因素都会干扰心肌的兴奋收缩偶联。

心肌细胞胞质游离Ca^{2+}浓度的舒张阈值是$10^{-7}mol/L$，收缩阈值是$10^{-5}mol/L$，这两个阈值是控制心肌舒张和收缩的关键点。如果心肌要收缩，胞质游离Ca^{2+}浓度必须达到收缩阈值，反之亦然。Ca^{2+}信号异常在心肌电兴奋机械收缩脱偶联的病理生理中发挥着重要的作用，心肌电机械收缩偶联中Ca^{2+}的主要转运机制见图6-5。

心肌电兴奋机械收缩脱偶联的主要机制见下文。

一、钙离子内流障碍

肌质网内的钙离子（Ca^{2+}）可通过肌质网上的雷诺丁受体开放而进入胞质，使胞质游离Ca^{2+}浓度迅速上升。雷诺丁受体结构和功能改变，如雷诺丁受体过度磷酸化、雷诺丁受体密度减少、Ca^{2+}诱导雷诺丁受体开放的敏感性降低及肌质网Ca^{2+}释放能力降低等，往往导致心肌细胞电兴奋机械收缩脱偶联。心力衰竭时，雷诺丁受体功能异常被认为处于中心位置，越来越多的证据表明，钙瞬变交替是心脏雷诺丁受体失活改变的结果，然而，究竟是什么使雷诺丁受体失活，以及雷诺丁受体失活是如何导致钙瞬变交替的，目前仍不清楚。遗传的RyR2突变和（或）应激诱导的蛋白磷酸化和氧化使通道的封闭状态不稳定，导致肌质网的病理性舒张期Ca^{2+}泄漏，这既会引发心律失常，也会损害心肌收缩力。病理条件下，还要考虑到细胞分离及横管系统改变的影响，这会使雷诺丁受体与L型钙通道之间的距离增加，而使雷诺丁受体不能被L型钙通道所介导的局部Ca^{2+}内流有效激活。病理条件下，肌质网钙储存量减少，导致心肌收缩时释放到胞质

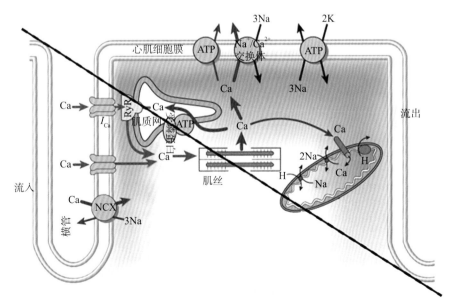

图6-5 心肌电机械收缩偶联中Ca^{2+}主要转运机制
斜线下方为钙离子内流机制，斜线上方为钙离子转运出胞质机制
引自 Korzick DH. From syncitium to regulated pump: a cardiac muscle cellular update. Adv Physiol Educ，2011，35（1）：22-27

的Ca^{2+}减少，难以达到收缩阈值。如果有酸中毒存在，Ca^{2+}与钙储存蛋白结合较紧密，不易解离，也可使Ca^{2+}释放减少。

细胞外Ca^{2+}进入细胞内也是升高胞内游离Ca^{2+}浓度的重要机制，其主要途径是通过L型钙通道及反向钠钙交换内流。病理条件下，L型钙通道密度降低及触发钙释放的能力下降均会使细胞内Ca^{2+}浓度降低，难以达到收缩阈值。动作电位复极的初始速度（瞬时外向钾通道介导）会对钙瞬变有明显影响，降低复极的初始速度会减少钙瞬变，可能是因为正电压时通过L型钙通道的电流比负电压时小，此外，复极初始速度降低会使钙释放失去同步性，这与心力衰竭时类似，因为心力衰竭时常伴有瞬时外向钾电流的降低。心力衰竭时，由于心肌内去甲肾上腺素减少，心肌细胞膜上的β受体密度和（或）亲和力降低，使钙内流减少，难以达到收缩阈值。若有酸中毒存在，H^+可降低β受体对去甲肾上腺素的敏感性，使钙内流受阻。细胞外液的K^+与Ca^{2+}在心肌细胞有竞争作用，因此，在高钾血症时K^+可阻止Ca^{2+}的内流，导致细胞内Ca^{2+}浓度降低，难以达到收缩阈值。

二、钙离子转运出胞质障碍

钙离子（Ca^{2+}）转运出胞质，主要通过以下四条途径来实现：①肌质网钙泵（约占70%）；②心肌细胞膜钠钙交换（约占28%）；③心肌细胞膜钙泵（又称钙ATP酶）；④线粒体Ca^{2+}单向转运。肌质网钙泵可将胞质内的Ca^{2+}摄入其中并加以储存，而心肌细胞膜钙泵可将胞质内的Ca^{2+}排到细胞外，它们对Ca^{2+}的转运均需要能量，病理条件时，ATP不足，不能为Ca^{2+}转运提供足够能量，故在心肌需要舒张时，由于胞内Ca^{2+}浓度未能及时、有效地降至舒张阈值，心肌在收缩后不能充分舒张，也会影响心肌的下一次收缩。

三、肌钙蛋白与钙离子结合障碍

肌钙蛋白与钙离子（Ca^{2+}）结合也是心肌电兴奋机械收缩偶联的重要环节之一。心肌从兴奋的电活动转为收缩的机械活动，这个转变的关键点就在Ca^{2+}与肌钙蛋白的结合，它不但要求胞质内的Ca^{2+}浓度迅速上升到足以启动收缩的阈值，同时还要求肌钙蛋白要有正常活性，迅速与Ca^{2+}结合，如此方能启动心肌收缩。胞质内Ca^{2+}浓度达不到收缩阈值和（或）肌钙蛋白与Ca^{2+}结合的活性下降，均可导致电兴奋收缩偶联中断。在各种原因引起心肌细胞酸中毒时，由于H^+与肌钙蛋白的亲和力比Ca^{2+}大，H^+占据了肌钙蛋白上的Ca^{2+}结合位点，此时，即使胞质Ca^{2+}已上升到收缩阈值，也无法再与肌钙蛋白结合，心肌的电兴奋收缩偶联就此中断。心肌缺血缺氧导致ATP生成不足和酸中毒，ATP不足可使肌质网钙泵转运Ca^{2+}能力下降，酸中毒使肌质网对Ca^{2+}亲和力增大，最终两者都使肌质网在心肌收缩时不能释放足量Ca^{2+}，使胞质Ca^{2+}浓度难以达到收缩阈值，此时即使肌钙蛋白的Ca^{2+}结合活性正常，也难以启动正常的收缩。在酸中毒、磷酸盐及Mg^{2+}浓度增加时（心肌缺血时三者都会发生），肌钙蛋白与Ca^{2+}结合的活性下降，也会导致电兴奋机械收缩偶联中断。

（李子卓 杨 瑞 邓 燕）

参 考 文 献

白杰云，王宽全，张恒贵，2016. 基于心脏电生理模型的心律失常机制研究进展. 生物化学与生物物理进展，43（2）：128-140.

陈诗书，汤雪明，1995. 医学细胞与分子生物学. 上海：上海医科大学出版社.

郭志坤，1995. 心脏组织学图谱. 郑州：河南科学技术出版社.

李青，李菊香，2014. 心肌兴奋-收缩偶联在心力衰竭中的研究进展. 基础医学与临床，34（08）：1129-1132.

柳兆荣，李惜惜，1997. 血液动力学原理和方法. 上海：复旦大学出版社.

陆晓华，夏灵，2005. 基于离子通道的心肌细胞建模与仿真研究进展. 国外医学：生物医学工程分册，28（5）：286-289.

沈建新，韩太真，程和平，2004. 心肌细胞兴奋-收缩偶联的微观机制. 生理科学进展，35（4）：294-298.

孙世晓，2004. 生理学. 北京：清华大学出版社.

王庭槐，2018. 生理学. 9版. 北京：人民卫生出版社.

王新疆，魏经国，2000. 钙火花的研究新进展. 国外医学（生理、病理科学与临床分册），20（3）：172-176.

威廉斯，1999. 格氏解剖学. 杨琳，高英茂，译. 38版. 沈阳：辽宁教育出版社.

吴伟康. 病理生理学. 北京：科学技术文献出版社，2003.

尹立雪，蔡力，李春梅，等，2001. 心内组织多普勒超声显像标测心脏传导系统心肌兴奋——心肌电和机械兴奋多参数显像. 中华超声影像学杂志，10（1）：43-47.

尹立雪，蔡力，李春梅，等，2004. 心腔内超声评价希氏束起搏心脏血流动力学和解剖结构重构. 中国医学影像技术，20（5）：670-672.

Benitah JP, Gomez AM, Virsolvy A, et al, 2003. New perspectives on the key role of calcium in the progression of heart disease. J Muscle Res Cell Motil, 24（4-6）：275-283.

Botker HE, Lassen JF, Hermansen F, et al, 2001. Electromechanical mapping for detection of myocardial viability in patients with ischemic cardiomyopathy. Circulation, 103（12）：1631-1637.

Buckberg GD, Hoffman JI, Coghlan HC, et al, 2015. Ventricular structure-function relations in health and disease: part Ⅱ. Clinical considerations. Eur J Cardiothorac Surg, 47（5）：778-787.

Cordeiro JM, Greene L, Heilmann C, et al, 2004. Transmural heterogeneity of calcium activity and mechanical function in the canine left ventricle. Am J Physiol Heart Circ Physiol, 286（4）：H1471-H1479.

Eisner DA, Isenberg G, Sipido KR, 2003. Normal and pathological excitation-contraction coupling in the heart—an overview. J Physiol, 546（1）：3-4.

Ferrier GR, Howlett SE, 2001. Cardiac excitation-contraction coupling: role of membrane potential in regulation of contraction. Am J Physiol Heart Circ Physiol, 280（5）：H1928-H1944.

Fuster V, Alexander RW, O'Rourke RA, et al, 2001. Hurst's the heart. 10th edition. New York: Mcgraw-Hill Education.

Gomez AM, Valdivia HH, Cheng H, et al, 1997. Defective excitation-contraction coupling in experimental cardiac hypertrophy and heart failure. Science, 276（5313）：800-806.

Guatimosim S, Dilly K, Santana LF, et al, 2002. Local Ca（2+）signaling and EC coupling in heart: Ca（2+）sparks and the regulation of the [Ca（2+）]（i）transient. J Mol Cell Cardiol, 34（8）：941-950.

Hoang-Trong TM, Ullah A, Jafri MS, 2015. Calcium Sparks in the Heart: Dynamics and Regulation. Res Rep Biol, 6：203-214.

Hunter PJ, McCulloch AD, ter Keurs HE, 1998. Modelling the mechanical properties of cardiac muscle. Prog Biophys Mol Biol, 69（2-3）：289-331.

Jafri MS, 2012. Models of excitation-contraction coupling in cardiac ventricular myocytes. Methods Mol Biol, 910：309-335.

Korzick DH, 2003. Regulation of cardiac excitation-contraction coupling: a cellular update. Adv Physiol Educ, 27：192-200.

Korzick DH, 2011. From syncitium to regulated pump: a cardiac muscle cellular update. Adv Physiol Educ, 35（1）：22-27.

Leclercq C, Faris O, Tunin R, et al, 2002. Systolic improvement and mechanical resynchronization does not require electrical synchrony in the dilated failing heart with left bundle-branch block. Circulation, 106（14）：1760-1763.

Markhasina VS, Solovyova O, Katsnelson LB, et al, 2003. Mechano-electric interactions in heterogeneous myocardium: development of fundamental experimental and theoretical models. Prog Biophys Mol Biol, 82（1-3）：207-220.

Marks AR, Marx SO, Reiken S, 2002. Regulation of ryanodine receptors via macromolecular complexes A novel role for leucine/isoleucine zippers. Trends in Cardiovasc Med, 12（4）：166-170.

McCulloch AD, 2004. Functionlly and structurally intrgrated computational modeling of ventricular physiology. Jpn J Physiol, 54（6）：531-539.

Neef S, Maier LS, 2013. Novel aspects of excitation-contraction coupling in heart failure. Basic Res Cardiol, 108（4）：360.

Richard S, Perrier E, Fauconnier J, et al, 2006. 'Ca（2+）-induced Ca（2+）entry' or how the L-type Ca（2+）channel remodels its own signalling pathway in cardiac cells. Prog Biophys Mol Biol, 90（1-3）：118-135.

Seggewiss H, Glerchmann U, Faber L, 1997. The management of hypertrophic cardiomyopathy. N Eng J Med, 337（5）：349-350.

Sirenko S, Maltsev VA, Maltseva LA, et al, 2014. Sarcoplasmic reticulum Ca^{2+} cycling protein phosphorylation in a physiologic Ca^{2+} milieu unleashes a high-power, rhythmic Ca^{2+} clock in ventricular myocytes: relevance to arrhythmias and bio-pacemaker design. J Mol Cell Cardiol, 66：106-115.

Storra C, Cain P, Olstad B, et al, 2004. Tissue motion imaging of left ventricle quantification of myocardial strain, velocity, acceleration and displacement in a single image. Eur J Echocardiography, 5（5）：375-385.

Tanaka H, Kawanishi T, Shigenobu K, 2003. Optical bioimaging: from living tissue to a single molecule: atrio-ventricular difference in myocardial excitation-contraction coupling — sequential versus simultaneous activation of SR Ca^{2+} Release Units. J Pharmacol Sci, 93（3）：248-252.

Usyk TP, McCulloch AD, 2003. Electromechanical model of cardiac resynchronization in the dilated failing heart with left bundle branch block. J Electrocardiol, 36 Suppl:

57-61.

Usyk TP，Mcculloch AD，2003．Relationship between re-gional shortening and asynchronous electrical activation in a three-dimensional model of ventricular electromechanics．J Cardiovasc Electrophysiol，14（10 Suppl）：196-202．

Waddell HMM，Zhang JZ，Hoeksema KJ，et al，2016．Oxidation of RyR2 has a biphasic effect on the threshold for store overload-induced calcium release. Biophys J，110（11）：2386-2396．

第7章 正常心脏电和机械兴奋顺序

第一节 心脏电兴奋传导顺序

心脏泵血功能的维持依赖于具有兴奋性、自律性、传导性和收缩性的心肌组织，心肌细胞则由包括心房肌和心室肌的工作细胞与包括P细胞和浦肯野细胞的自律细胞所组成，自律细胞有兴奋性、自律性和传导性，而收缩功能基本丧失，但其却在心脏心肌电兴奋传导中起着至关重要的作用。窦房结发放冲动沿心房内特殊传导束向左右心房传导，随后传导至房室结，最后通过房室束及其束支、浦肯野纤维网快速传导至左右心室，引起电-机械偶联反应，心室一致性收缩。

一、分子水平电脉冲传导的结构基础及异向性传导

心脏脉冲传导既依赖于心肌细胞膜的特性，也依赖于心脏结构特征如单个心肌细胞大小、形状、数量、空间分布及细胞间连接的生理特性等。传导速度取决于细胞膜的主动特性，可用钠离子幅值 V_{max} 来反映；膜的被动特性通过影响邻近细胞的能力，即对一个已放电达到阈值细胞的反应能力而影响其传导速度和兴奋性阈值；细胞的胞内电阻取决于胞质内游离离子、缝隙连接的电阻及细胞的横截面积。扩布方向的各向异性，在电脉冲传导中起着决定性作用。心肌间缝隙连接具有低电阻、传导速度快、延搁时间短的特点，可保证心脏兴奋冲动的迅速传播和电活动的同步性，是决定细胞间传导和心肌传导特征电阻，在长轴方向上低于短轴方向（与长轴方向相垂直的方向）的重要因素心室肌存在正常异向性传导，心肌细胞长径传导速度较短径方向快4倍多。有趣的是，扩布的安全系数横向较水平方向大，传导延迟或阻滞在长轴方向较横向方向更易发生，此各向异性扩布是不连续的，并且是折返的原因。

心肌闰盘缝隙连接（GJ）连接着相邻细胞质，从而使相邻细胞产生低阻偶联（图7-1），允许离子和小分子物质通过。缝隙连接允许多细胞结构如心脏在电学功能上次序同步，也可能对心肌传导的各向异性起部分作用。组成缝隙连接的蛋白是连接子，由它们包绕成一个水性孔，构成一个跨膜通道。Cx43是最丰富的心脏连接子，而Cx40和Cx45量甚少。免疫荧光显示左心室游离壁心内膜、肌层Cx43含量较心外膜心肌多，而三者的缝隙连接大小相似，Cx45蛋白表达较Cx43少得多；此外，心外膜Cx45/Cx43比值高，而中层和心内膜低。既往报道，Cx45、Cx43混合缝隙连接通道中，如Cx45增多时，缝隙连接的传导性降低，连接蛋白跨壁梯度和细胞偶联，有助于病理情况下（如缺血、高血压、心力衰竭）电生理异质性的重构。有动物实验证实，大鼠心房缝隙连接蛋白Cx40完全缺乏时易于发生心律失常。山羊心房颤动的发生与Cx40分布和表达紧密相关，缝隙连接分布的微观不均

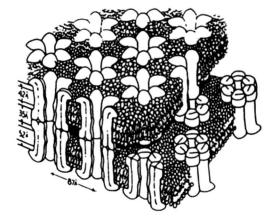

图7-1 缝隙连接通道结构
该通道为横跨每个细胞脂质双层的孔道，连接着相邻细胞质，允许细胞间离子和小分子穿过，使相邻细胞产生低阻偶联

一性，导致微折返增多，从而易引起持续性心房颤动。

二、正常心脏心肌电兴奋传导顺序

窦房结呈纺锤形或马蹄形，位于右心房侧壁上份，大小约16mm±4mm，其P细胞为整个心脏的起搏点，窦房结则为心脏最早激动的区域。

到目前为止，人类心房传导研究在移植和灌注心脏或手术过程中进行，应用电解剖分析显示人类心房窦性传导是近年发展起来的新技术，具有高度重复性。

正常右心房的传导顺序：兴奋自窦房结发出后，沿两个方向传播，其一朝向颅尾（craniocaudal），早期分成两个波阵面，同时激动右心房侧壁和房间隔右侧面，然后沿界嵴侧壁和间隔传播，又在低位右心房和中间部位融合（位于房室结-房室束和冠状静脉窦口前面），它在右心房传播中起主要作用。其二朝向尾头，从窦房结向上朝着上腔静脉口便终止了，它在右心房传播中起较小作用。双侧心房的电活动总是右心房在前、左心房在后，右心房传导的时间为50ms，而右向左心房间传导时间为60～70ms。

房间传导顺序：主要通过双房间Bachmann束，是左右心房间主要传导通路，在窦性心律时具有优势传导特性，始于右心房上腔静脉口的右侧，横行延伸至左心房前壁，直达左心耳。在房间隔右侧面激动沿垂直方向从上向下传播。而左侧面呈斜形，从前上到后下。左右心房隔面几乎同时激动，虽然心房间连接多种，但Bachmann束在窦房结从右心房至左心房的传播中起关键作用，通过它的传导使得兴奋在不连接的心房心内膜得以传播。De等用Carto系统标测正常人的双侧心房，证实左心房间隔后内侧，即卵圆窝的肌性边缘处，在窦性冲动向左房传导时存在一个突破。但这个突破局限于右肺静脉处的心房肌，对左心房电激动的影响较小。冠状窦肌袖在冠状窦近端与左心房肌相连，在窦口与右心房肌相连。研究表明其在冠状窦起搏时房间传导中起关键作用，或与复杂房性心律失常的发生相关，在窦性心律时可能不起作用。

关于左、右心房优势传导路径的研究开始于20世纪。早在1907年，Keith和Flack指出，哺乳

动物尤其人类，电传导开始于右心耳并很快连至上腔静脉终末前方的（在左心耳顶部亦能看见的）显著嵴状肌肉组织，其起着连接两个心房的作用。Bachmann等则在1916年犬的实验中详细阐明了该组织的功能：通过钳夹这些嵴状肌能引起脉冲传导显著延长，但亦非完全阻滞脉冲穿过心房，证明这些组织最适合将兴奋从窦房结传导至左心房；于是将这些利于心房间传导的心肌组织命名为Bachmann束。Bachmann束细胞具有特殊电生理性、超常的可兴奋性，能使激动快速沿长径方向传导。Bachmann束的延迟、阻滞，使激动由右心房传向左心房的时间延长，使房间折返成为可能。实验阻滞这条径路则可引起P波延长或增宽，与心房颤动增加率相一致。通过心房起搏减慢心率，使双房同步，降低不应期离散度，可有效减少心房颤动的发生。而近年，不同动物和人的研究均表明，近右心房插入BB的起搏能明显改善房间延迟传导、房性心动过速。应用杂种犬、3D图系统及心内膜电极标测进行的动物实验中则发现，心房间连结包括Bachmann束、冠状窦（CS）肌袖、前-上房间隔、后-下房间隔刺激心房的部位决定着房间传导模式。

左心房传导顺序：有电解剖研究表明，左心房心内膜最早激动部位约53%位于后间隔邻近右肺静脉入口，其中邻近右上肺静脉口约32%，邻近右下肺静脉约21%，约37%最早激动的部位与Bachmann束位置一致，约10%位于间隔二尖瓣环区或近卵圆孔处。也有研究表明，左心房前壁首先激动，然后分成两个组分，同时向中间和侧向传播，中间组分在激动了前壁中间区域和间隔左心房面后到达后壁，左心房后壁激动晚，中间和侧向传播的两个组分在侧后壁相遇并终止，此时靠近肺静脉口亦同时显示出激动终止。

总之，心房心内膜早期激动部位在上腔静脉右缘的较大区域，并沿中心等时线传导，最晚激动的部位在左心耳和邻近左下肺静脉的左心房侧壁。而最早心房心外膜激动的部位在下腔静脉和房室沟之间的右心房。心外膜较早激动区域则在激动开始25～30ms后靠近主动脉右侧面的左、右心房交界处。研究表明，左心房起搏使右心房收缩延迟，正常右心房向左心房的收缩顺序逆转，结果导致右心房对右心室的充盈降低；双心房起搏血流动力学并

不优于右心耳起搏，左心房起搏甚至是有害的，左心房起搏改变了激动模式，肺静脉回流减少、左心房压增高。

房性心搏不能直接传给心室，因二者之间有结缔组织分隔，电脉冲在房室结延搁。房室结位于右心房的三尖瓣隔瓣上方的科赫三角。心搏脉冲从该房室结发出，沿房室束穿越分隔心房和心室的结缔组织。房室结可分为三个区域：窦房区、结区和结-房室束区。房室束则起源于房室结，并分为左右束支。

房室浦肯野纤维系统有利于电兴奋的快速传导，心脏浦肯野纤维网是左右束支的最后分支，在心内膜下交织成网，并垂直向心外膜下延伸，再与普通心室肌细胞相连。浦肯野纤维正常的结构和功能对兴奋冲动的传导以至心肌的舒缩至关重要；与心内膜纤维相比，其体积较大，Cx43过度表达。浦肯野纤维穿过间隔后很快分成左右束支浦肯野传导系统，迅速传至左右心室心内膜。房室束及其束支（HPS）经间隔顶（crest）走向心尖时与周围工作心肌纤维绝缘。传导束支及浦肯野纤维由纤维外壳包裹。如果这些束支纤维失去绝缘的外壳，传导组织和工作心肌纤维则不能转换，而末梢浦肯野纤维网这种绝缘即终止，能够直接在HPS和工作心肌细胞之间发生电偶联，即所谓的浦肯野-心肌细胞连接。激动传导至可兴奋心肌组织则引起动作电位产生，钠的快速内流导致膜电压改变。钙通道开放使少量钙进入胞质触发钙离子从肌质网释放，心肌收缩，产生有效兴奋收缩偶联。沿心肌纤维长轴传导速度最快，横跨心肌纤维层减慢，垂直于肌纤维层方向传导最慢。研究表明，终末浦肯野纤维连接束支末端，于两侧心室的心内膜面组成相互交织的网，将心脏冲动几乎同时传至全部左右心室的心内膜，且只穿透近心内膜的内1/3。而浦肯野纤维在心室基底部和乳头肌尖分布较稀疏，使兴奋迅速到达心尖和间隔，而经右束支到达右心室心尖和前乳头肌基底。心脏结构的复杂性引起电激动的异向性传导，以保证从心尖-基底激动和收缩的顺序。这种顺序被认为可增加心室泵功能的效率。胚胎鸡心脏研究显示胚胎期心脏传导是由基底至心尖，而成熟心脏传导是由心尖至基底方向。压力超负荷可加速向成熟型心尖-基底的转换，而负荷降低可使心尖首先激动的时间延迟，表明血流动力学负荷状态

影响心脏传导系统HPS发展。

心室传导顺序：激动自房室束快速传向左、右束支，经过末梢浦肯野纤维网与心室肌细胞发生电偶联。兴奋自心肌组织传导时速度显著降低为（46.4±2.7）cm/s，而HPS电脉冲传导速度约300cm/s。心室壁不同深度如心内膜下、中间肌层或心外膜下存在显著不同的电生理特点，如中层肌层或M细胞节段动作电位时程（APD）长于心外膜或心内膜下心肌。当刺激周期缩短，这种不同将会消失。心内膜下区域对缺血更加敏感，这归因于心外膜较心内膜更大的I_{to}。缺血导致静息膜电位丧失，动作电位幅度减小和间期缩短，这种丧失在心外膜细胞较心内膜明显，刺激周期长时得到大大加强。研究发现离体细胞或组织跨壁复极梯度约100ms，在体复极仅30～40ms，离体细胞或组织的复极梯度大可能缘于无细胞偶联和电紧张电流，Peter Taggart等研究表明疾病状态和细胞失偶联的影响使这种不同变得更加明显。心室壁的跨壁复极离散度（TDR）增大时，心室复极的空间不同步性增加。而易发生早期后除极（EAD）及其相关触发激动的壁内折返，导致室性心律失常的发生。

灌注人心脏研究发现，左心室总的激动顺序是从室间隔左心室面向右室面，从心尖朝向心底方向，绕腔室传播远远快于向心外膜传播，最后激动部位为后基底部。从而使电兴奋有序地从心尖朝向心底流出道，血流从心底有效射血。研究表明，心脏激动70ms后，复极波开始于心尖心外膜，并向心内膜表面和基底进展。基底中层最后复极。研究表明，左心室心内膜三个部位同时激动：一是位于二尖瓣装置下的前间隔，朝向心尖延伸2cm进入前乳头肌区域；二是室间隔左心室面中心区域；三是从心尖至基底约1/3处的后间隔。这些激动面积在下一个5～10ms快速增加，并在激动开始15～20ms汇合。除了后基底、中间侧壁、尖前壁未激动外，大部分已节段激动，约30ms后则只剩后基底未激动。此时，激动已到达心内膜最早激动相应的心外膜面。依据中心等时线，激动继续朝向其他心外膜面，最晚激动的心外膜为后基底面，少数人则位于后侧壁区域。而应用单相动作电位（MAP）技术描述左心室激动顺序为：间隔部—心尖—侧壁—基底部。由于左心室间隔和心尖位置正好在左心室心内膜浦肯野纤维系统的出口位置，左心室心尖和左心室间隔

心内膜，尤其下 1/3 部位具有相对生理电激动顺序从而具有最适左心室收缩和舒张功能。计算机建模显示心室电机械传导顺序是从基底向心尖。

右心室激动顺序：在左心室腔动作电位开始后 5～10ms 或稍晚，激动从接近前乳头肌的心内膜处开始，然后快速达到间隔、邻近右心室的游离壁，最终到达肺动脉圆锥（60～70ms）和后基底（60～70ms）区域。但右心室间隔面激动总是晚于左心室间隔面，室间隔从左向右传导速度为 44.9cm/s，从右向左速度为 43.4cm/s。MAP 描述右心室激动顺序：高位室间隔—中间间隔—低位间隔—心尖—流出道—侧壁。

心外膜激动：由于浦肯野纤维很少穿过心肌细胞，到达心外膜表面的时间由纤维方向和心室壁厚度决定。心室心外膜激动模式反映壁内激动波，其最早激动的部位在左心室腔动作电位开始后

20～25ms，从右心室小梁前的区域开始并或多或少呈放射状传导朝向心尖和基底。激动最先到达的部位是右心室前壁心外膜。该部位较薄，直接接受右束支的激动，心外膜三个部位几乎同时开始激动：一是靠近房室沟的侧壁前壁；二是位于心尖与基底中间的侧壁前壁；三是心尖与基底中间的侧壁后壁，少部分人则包括心尖后壁。而心外膜最晚激动的区域则不同，总之，最晚激动的部位为后基底侧壁左心室面。

而心室起搏时，脉冲几乎仅通过正常心肌细胞传导，心室电激动则发生不同步和激动顺序异常。不正常的脉冲传导引起相当程度的节段收缩纤维缩短、机械做功、血流和氧耗的紊乱，早激动节段以上数值均低，晚激动节段高于正常。许多动物实验证实，不正常的电激动如心室起搏可导致左心室收缩功能和舒张功能降低。可见，维持正常电激动顺序对心脏泵血功能的重要性。

第二节　心脏机械兴奋传导顺序

电脉冲到达心肌细胞引起电压诱导下的心肌收缩细胞的钙通道打开，钙离子一系列的细胞内运动，导致心肌顺序而协调收缩和舒张。心肌机械兴奋激动顺序是决定心脏收缩和舒张功能的重要因素。

一、心肌机械兴奋传导顺序

电脉冲自窦房结发出，因房室束浦肯野纤维系统与周围心肌绝缘，电脉冲自间隔顶部向着心尖方向传导。左心室总的电激动顺序是从室间隔左心室面向右心室面，从心尖朝向心底方向，从心内膜向心外膜，最后激动部位为后基底部。那么，心脏机械兴奋顺序是否与电兴奋方向一致呢？

1. 不同节段心肌机械兴奋传导顺序　已有研究显示心内膜机械激动先于心外膜。Prinzen 等以心外膜纤维缩短作为机械运动开始，检测到细胞外电流作为电兴奋开始，发现心尖早于基底缩短，二者机械延迟时间是 20ms±7.3ms。而复极顺序与机械兴奋不同，基底先于心尖复极。因此认为，心尖-基底左心室机械缩短的延迟平行于电激动顺序的心尖至基底方向，表明机械激动的方向与血流方向一

致，并朝向心室流出道。但左心室流入道和流出道均紧密排列于心室基底，激动自房室束开始后，经左、右束支及浦肯野纤维网兴奋心肌细胞，随之收缩从心尖开始并朝向基底大动脉，右心室流出道为最晚缩短节段，使血液流向大动脉出口，而未发生房室瓣血液倒流，主要为收缩期房室瓣关闭以阻止血液的回流。Otto 等认为，心尖先于基底、心内膜先于心外膜激动，除极和机械缩短延迟基底较心尖长。从生理角度讲，基底收缩落后于心尖，使血液容易从心尖方向自大动脉挤出。

此外，研究显示，左心室和右心室收缩期血流与解剖和功能特点相关。左心室大部分血流沿着心脏主轴（principle）进入左心室。相比较而言，右心室血流显示极大不对称，收缩期血流在腹侧朝向右心室流出道，呈涡流状泵血。心脏右侧呈相对低压状态，故该运动消耗能量不多，而可能在血流进入肺中起着重要的动力作用。

2. 不同心肌层纤维机械兴奋传导顺序　Partho 等研究进一步发现了心内膜下和心外膜下纤维缩短与伸长的顺序。心尖和中间段心内膜下长径的缩短显著早于基底的缩短。与长径缩短比较，周径方向心尖心内膜下缩短开始显著延迟（长径方向

47ms±15ms vs.周径方向77ms±34ms）。然而，心尖-基底在心内膜下周径方向的缩短并没有显著差别。心外膜下长径方向缩短时间心尖显著早于基底，中间段心外膜下长径缩短达10%、20%和40%，其时间显著早于基底，而达80%时与基底时间相似。周径方向心外膜纤维缩短无显著差别。长径方向伸长开始于心尖心内膜下且显著早于延迟的基底段。周径方向心外膜伸长开始及伸长达20%时模式呈逆向过程，即从基底至心尖方向的梯度变化。而心尖心外膜下节段周径方向伸长时间的起始最长，并超过主动脉瓣关闭并延迟至等容舒张期和舒张充盈早期（图7-2）。收缩后周径方向心外膜下纤维的缩短在舒张期所占比例与达到舒张期最大左心室压的时间相关。这种心尖心外膜下和基底心内膜的收缩后缩短导致心尖-基底和心内膜-心外膜松弛梯度的变化，可能有利于近心尖处左心室腔快速扩大，从而导致等容舒张期左心室压迅速下降，引起舒张早期

抽吸活动，舒张期左心室腔主动回缩，具有生理性意义。心尖心外膜下纤维收缩后收缩被认为是主动过程，而尚未观察到基底心内膜下区域长径收缩后缩短现象。心外膜下周径方向的伸长开始与等容舒张期和需达到最低左心室舒张压相关，表明收缩期心内膜和心外膜缩短/伸长与电除极/复极方向一致，即除极和纤维缩短为心尖-基底，复极和纤维伸长时为基底-心尖。左心室心尖心外膜下为最后复极部位且周径缩短持续到动脉瓣关闭后。

研究显示，除不同节段及不同心肌层机械兴奋传导顺序不同外，尚存在基底向心尖收缩功能的显著增加。同时左心室后壁收缩力最强，基底间隔运动最低，但从基底至心尖增加幅度最大；而侧壁沿左心室长径并无显著改变，表明正常左心室收缩不是对称或一致的。也有研究认为，下壁中间段运动较心尖早收缩25ms，前壁中间段较心尖早收缩18ms。超声心动图发现等容收缩期时基底和间隔

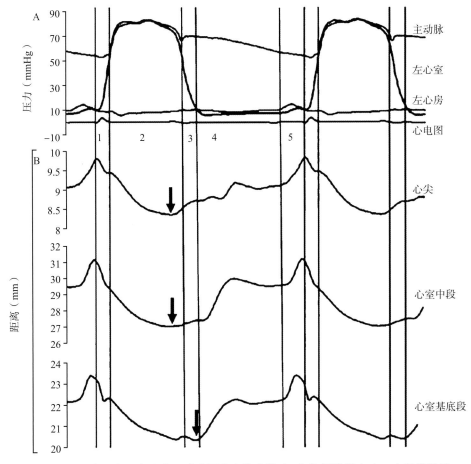

图7-2　左心房、左心室、动脉压力变化曲线（A）和舒张期心尖、中间段及基底的左心室心内膜下纤维长径心尖一基底方向的形变（B）

箭头表示心尖节段伸长开始，等容舒张期基底节段延迟。1、2、3、4、5分别代表等容收缩期、射血期、等容舒张期、舒张早期、舒张晚期

心内膜应变出现早，此时射血期的长径运动尚未开始。心脏在扭转射血时长径缩短，T波复极时长径伸长，结果出现心脏跨壁缩短和伸长运动。这可能与电机械刺激各向异性传导相关。Clayton等通过各个方向M型超声心动图的二尖瓣口水平短轴发现，左心室最先收缩的节段是下壁和前壁中间段，所有节段收缩时间的不同很容易通过超声心动图彩色编码反映出来，收缩开始的空间分布也很容易评价，超声心动图和组织多普勒成像（TDI）具有足够的空间分辨率，可用于评价心肌壁心室收缩的起始。

Zhi等应用闪烁扫描相角图像研究发现，右心室收缩稍早于左心室收缩，但无显著差异。也有研究认为左心室收缩后平均约7ms后右心室开始收缩。左心室最早收缩的节段在邻近间隔处，一些位于基底或尖下壁并环形朝向尖侧壁方向收缩。而左束支传导阻滞（LBBB）组左心室收缩是在右心室收缩后69ms朝着间隔，随后至左心室下后壁，最后激动部位为前侧壁。右束支传导阻滞（RBBB）组是在左心室收缩后54ms右心室收缩，如同时存在RBBB和左前分支阻滞者左右心室收缩均延迟，而右心室延迟更多。

3.心肌机械兴奋传导顺序在临床的应用 研究认为，应测定机械不同步而非电离散度，机械同步而非电同步是改善功能最重要的因素。正常窦性心律时，心尖与基底收缩延迟时间为20ms±7.3ms（也有研究显示二者机械延迟时间为2ms±16ms）。而心力衰竭患者心尖收缩41ms后基底开始收缩，可能与二尖瓣反流的严重性相关。双心室起搏则通过降低左心室心尖-基底的电机械不同步，减少二尖瓣反流，同时使心室内各节段同步性增加，从而改善心脏射血。

研究进一步发现，心室内同步性收缩对左心室功能影响较心室间同步性更大。如基底节段收缩开始前67ms心尖节段收缩，此时左心室压增加可能导致二尖瓣血流反流至左心房。这可能解释了心尖-基底同步化起搏改善左心室功能的原因，如右心室流出道起搏时这种心尖-基底的延迟为50.3ms±7.69ms，左心室心尖起搏时为40.1ms±10.03ms。早激动节段电机械延迟时间短于晚激动节段，而心尖与基底电激动延迟时间（8.8ms±3.31ms）短于机械延迟时间。可见，心脏机械收缩的不同步大于电激动的不同步。心房起搏时缩短顺序及扭转方式与窦性心律

相同，而心室起搏时，早期缩短部位在起搏处而远离起搏部位为晚收缩节段。

另有研究显示，正常尖前壁收缩延迟，心尖延迟激动和室壁薄使心尖很难阻抗较早收缩的基底前壁和下壁的后负荷，且其半径小，心尖节段负荷大，如更易发生室壁瘤。因此，左心室压降低时和其他节段开始往外运动时尖前壁容易发生收缩。

Quintana等应用超声组织速度图评价心房肌机械运动，发现靠近房室环心房节段向上运动，越朝上水平的心房节段运动幅度越低，但左心房壁各段无显著差异，此变化右心房较左心房更明显。除左心房下壁和后壁外，P波至心房收缩峰值间期在低位和中间段基本相同，房间隔、左心房侧壁前壁的低位和中间段间期短。低位左心房较中间段A波持续时间短，总的电机械激动在左心房和右心房是相似的。Wang等应用超声心动图研究表明，正常心房间机械延迟时间为25ms±6ms，心房内机械离散度（从最早运动至最晚运动的时间差表示）左右心房均为6ms±2ms，心房电机械延迟在右心房侧壁为68ms±7ms，中心纤维体为82ms±9ms，左心房侧壁为93ms±11ms。而右心耳起搏导致右心房侧壁心房电机械延迟，心房间机械延迟增加，右心房内机械离散度增加而左心房不变，心房缩短速率无显著改变。因此认为，右心耳起搏打乱了右心房机械激动顺序并导致心房内及心房间传导时间显著延长，虽然左心房收缩时间延迟，但同步性未发生明显改变。

实时三维成像技术或实时三平面超声和彩色多普勒超声成像相结合的方法，都能显示心肌组织运动的多普勒信号，可用于观察心肌活动的先后顺序。速度矢量成像是将二维超声心动图上组织结构的活动方向、速度、距离、时相、应变等参数以向量图矢状线显示，若与三维成像结合可直观显示心脏立体活动状态、激动程序、肌力强弱、速度快慢等情况。

二、心脏心肌机械兴奋传导顺序的肌带理论

1.肌带理论 对于心肌机械兴奋顺序尚存在不同观点，如肌带理论。该理论认为心室由一条心肌带（VMB）组成。该肌带从肺动脉和右心室转向左心室基底，向下至心尖，最后升至心脏基底到达主动脉，形成双螺旋环。一条螺旋环为水平形基底环，呈环形包绕左心室和右心室后斜行走行。另一

条螺旋环为由基底环斜行形成的降段（心内膜）及升段（心外膜）组成的心尖环（图7-3）。二者相互延续组成该肌带并进行顺序收缩、扭转及抽吸（图7-4，图7-5）。观察肌纤维超微结构，发现结缔组织将肌束膜分隔成薄片，心肌收缩时心肌层间滑动引起局部室壁增厚。

肌带理论认为，心动周期中基底环收缩决定等容收缩期，降段收缩决定射血期，升段收缩决定等

容舒张期。MRI速度图显示二尖瓣开放前46ms二尖瓣环开始从心尖至基底环运动。Ballester-Rodes等研究显示基底首先收缩并早于间隔运动。虽电兴奋始于间隔，随后传向心尖、心室体部，最后至心脏基底（心尖至基底的激动）。但根据心脏双螺旋结构，心脏收缩沿肌带始于肺动脉并朝向左心室体部和主动脉（基底-心尖收缩）。基底的运动先于获得最早兴奋的间隔运动，右心室基底首先收缩，

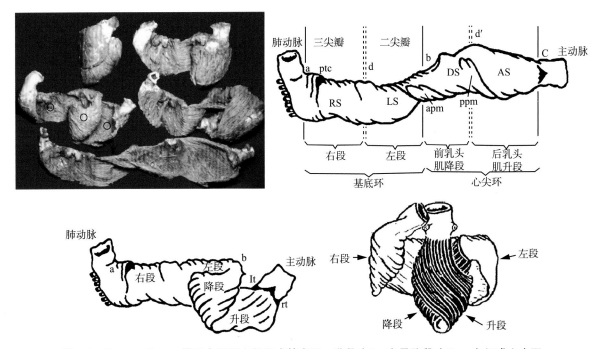

图7-3　Torrent-Guasp描述右段和左段组成基底环，升段（Asc）及降段（Desc）组成心尖环
间隔束支存在于完全未折叠的基底环。RS：右段；LS：左段

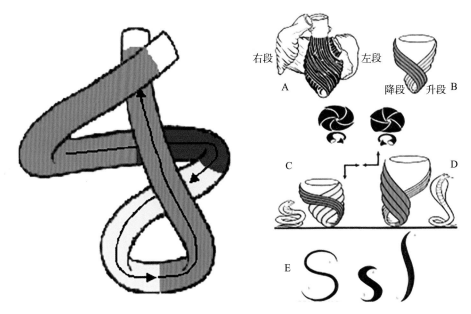

图7-4　肌带顺序收缩导致心室收缩和舒张
引自 Professor Manel Ballester-Rodés，Spain and Jagat Narula，Irvine，USA

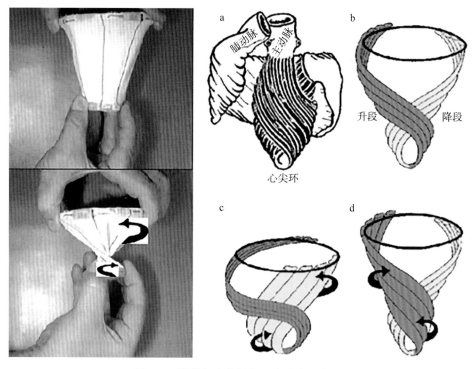

图7-5 肌带顺序收缩与心室腔容积变化

引自 Professor Manel Ballester-Rodés, Spain and Jagat Narula, Irvine, USA

并朝向右心室其余室壁,右心室机械运动开始后,左心室基底部分开始运动,随后基底完全运动,此阶段心室心尖或间隔节段尚未发生机械运动。按照肌带结构应当右心室通过肌带传向左心室。事实上,左右心室基底几乎同时机械兴奋,右心室基底稍早于左心室基底的部分运动(无显著差异),这与MRI三维应变图心室电机械运动是一致的,应当考虑是心脏传导系统左、右束支所引起;稍晚机械运动便延伸至心尖和间隔节段。由此可见,虽然心脏电激动顺序在左心室是间隔—心尖—体部—基底,机械顺序却是基底—心尖。

2.心肌机械兴奋传导顺序与压力的关系 Hideyuki、Oliver等研究发现,正常窦性心律左心室由降段组成的左心室前间隔心内膜侧首先收缩,降段的左心室前壁缩短,对应于心电图Q波和早期左心室压缓慢升高,然后延迟14ms±8ms后左心室后壁缩短,左心室压快速升高(图7-6)。

降段心内膜节段缩短后86ms±14ms升段缩短并对应于心电图S波,此时所有节段同时收缩,左心室压陡升并达正向峰值。降段缩短终止20ms±12ms后壁终止,110ms±2ms后升段收缩

终止。窦性心律时压力-内径(P-D)环显示降段、后壁、升段各节段同步收缩,同时观察到心脏扭转。

3.不同起搏状态对心室机械顺序的影响 左心室起搏时,起搏节段后壁缩短和终止几乎与降段同时发生,随后升段缩短。而右心室心尖起搏时,降段心内膜首先缩短而非左心室压升高初始阶段,升段心外膜的缩短是在心内膜缩短后5ms±10ms开始,但发生于后壁缩短前,左心室后壁延迟至心内膜缩短后80ms±10ms,这些改变导致心室扭转模式改变或消失。右心室流出道起搏时,降段和左心室后壁较早收缩,虽然心内膜缩短同正常收缩模式,但心外膜缩短几乎与降段同时发生,左心室前壁游离壁开始收缩后左心室后壁收缩,扭转消失。正常猪心脏双心室起搏(右心房+右心室心尖+左心室后壁)扰乱正常窦性心律收缩顺序(降段—后壁—升段),使左心室后壁提前与右心室基底同时激动,压力-内径环面积减少,扭转消失,从而导致左心室功能降低。而心房+高位间隔起搏时,因房室束位于高位间隔,使之能产生较为正常的机械收缩顺序,左心室功能亦与窦性心律相似。

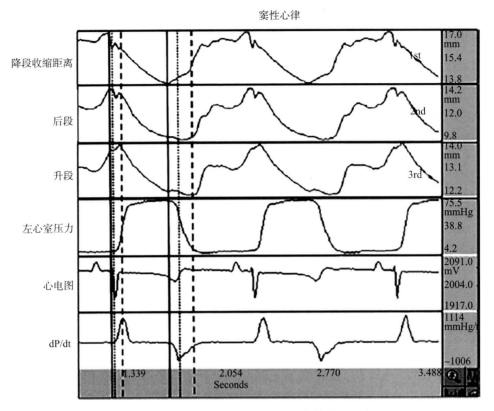

窦性心律

图7-6　同时记录的降段、后壁和升段的缩短顺序

图示降段缩短开始对应于左心室压的缓慢升高，随之14ms±8ms后左心室后壁缩短，最后为降段缩短后86ms±14ms左心室升段缩短，并对应于正向dP/dT峰值。此外，缩短的终止模式相似，仍显示开始缩短的降段先结束收缩，随之20ms±12ms后壁终止，最后110ms±2ms后为升段终止

第三节　心脏电-机械兴奋延迟的时序及其空间分布

心脏脉冲波从窦房结的起搏细胞经房室结向心室细胞的快速传播，主要依赖快速钠通道活性，经电机械偶联引起心肌收缩和舒张。在心肌收缩和舒张的调节过程中，钙起着关键作用。

若以两个肌纤维同时形成横桥界定机械兴奋时间，因其缩短显著依赖于邻近组织力量的产生，则缩短开始时间显著不同。故从应用考虑，机械激动开始时间定义为周径缩短时间，以代替横桥形成的时间。当前，真正的机械激动不能在整个心脏中进行测量，而运用模型有助于获取整个心脏的兴奋和收缩时序。Wyman等以应变图显示左心室中层周径纤维缩短作为机械激动开始，发现机械激动时间（M）与电激动（E）呈线性相关［M（ms）=1.68E±8.4，R=0.95）］。而Tarasp等将跨膜电位达到-40mV定义为电激动时间，以此后8.4ms（即电激动加上8.4ms）作为机械激动时间，其研究认

为虽然这种恒定电机械延迟用于心脏起搏时可重复节段机械的许多特征，但其机械激动的开始不能代表真正的收缩激动，机械激动-收缩延迟时间因不同解剖位置、节段舒张末期的应变和应力等因素从-50ms至＋60ms变化，节段纤维缩短的顺序不能可靠代替节段去极化和电机械激动。

一、心脏电-机械收缩偶联时序与钙离子转运

1.心肌收缩与钙离子转运　心脏动作电位钙离子通过除极激动的钙通道进入细胞成为内向钙电流（I_{Ca}），形成动作电位平台期。其间在早期L型钙通道只短暂开放（约0.2ms）。通过离体心房和心室细胞构建数学模型的电生理研究显示，细胞内游离钙浓度不仅参与收缩过程，而且影响动作电位（AP）的形态和持续时间。从肌质网释放的钙离子是细胞

内需要收缩的钙离子的主要来源。心肌收缩由细胞内游离钙离子浓度所引起。肌膜（SL）内向钙流和细胞内储存钙释放使细胞内游离钙浓度增加。其中大多数激动收缩的钙来自肌质网钙释放，肌膜钙内流触发钙释放，通过膜电位激活L型钙通道，此为电压依赖性（目前临床常用钙通道阻滞剂选择性作用于L型钙通道，抑制钙离子内流）。通过内流的钙致钙释放，导致心肌细胞内钙库即肌质网在短时间内向胞质释放大量钙，造成胞质内钙离子浓度瞬时升高即钙瞬变，此所谓钙致钙释放（CICR）。这样，肌膜钙内流通过CICR提供了充足钙和肌钙蛋白C结合，启动收缩。在最初刺激打开L型钙通道和胞质溶胶中钙增加之间的总时间仅约4ms，其中较少的时间（小于2ms）是钙通道激活时间和钙从肌质网释放之间的时间间隔。心肌细胞每一次收缩，都有一个短暂的时程（在人类平均心率时，时程为600ms）。在此时程内，胞质溶胶内钙离子增长达到峰值（约200ms），随后下降（约为400ms）。当胞质溶胶钙增加时，钙离子越来越多地结合于肌钙蛋白C分子，启动每一肌动蛋白上越来越多地和相邻肌动蛋白相互反应的部位，即发生反复的横桥周期。而且，随着钙浓度的增加，更多的横桥被激活。在整个收缩期，无数的横桥周期附着又分离，在一个周期的脱离期，张力由此时期内其他横桥周期呈附着状态而保持。

通过能同时记录心肌细胞机械收缩偶联过程中钙离子变化和细胞收缩情况从而探讨两者关系的激光扫描共聚焦显微镜（LSCM）成像技术的研究发现，细胞收缩发生于钙瞬变后31ms，收缩持续时间约为468ms，最大收缩约发生在钙瞬变峰值出现后346ms。一般情况下，钙瞬变与心肌细胞的收缩呈正相关关系。也有研究发现电刺激后约4ms，LSCM检测荧光钙指示剂测定心肌细胞内钙电流开始升高，即钙升高，36ms时达到最终值的90%，达峰时间为48ms，34ms时细胞开始收缩，达到最大的90%时间是94ms，峰值为112ms，在达最大值后，138ms时荧光下降一半，104ms时收缩下降一半。钙瞬流上升期间，空间不一致性最大，而钙瞬流下降期这种不一致消失。钙流仅提供很少部分用于正常收缩。

2.心肌舒张与钙离子转运　心肌收缩依赖于瞬间钙离子的升高，正常电-收缩偶联，钙通过L型钙通道进入细胞，通过钙致钙释放机制使肌质网释放大量钙。为了启动舒张，胞质溶胶中的钙被肌质网的钙泵快速摄入，其中少量钙被移到细胞外。从细胞质（cytosol）移出钙的途径，包括肌质网钙泵、钠钙交换、钙泵或线粒体钙单向转运。研究表明，兔心室心肌，肌质网钙泵移出70%，钠钙交换移出28%，剩下仅约1%通过肌膜钙泵和线粒体钙单向转运移出。钙离子通过进入线粒体而移出的钙量相对于兴奋收缩偶联是不合理的。但线粒体内钙离子能刺激关键的脱氢酶，增加NADH和ATP的产生而匹配增加的能量需求。随着胞质溶胶中钙的减少，钙与肌钙蛋白C解离，肌钙蛋白开始再一次抑制肌动蛋白和肌球蛋白，从而引起舒张。然而，为了保持稳态，钙必须相匹配排出，使相同量的钙离子离开细胞（即相当于每一次除极波时进入的量，排出细胞）。排出钙的主要路径是通过钠钙交换，内部钙可以和外部钠离子进行交换。另外，肌纤维膜上消耗ATP的钙泵可抵抗一个浓度梯度把钙向外传送到达细胞间隙，但其仅占不足5%，因此通过钠钙交换是主要的路径。

二、心脏电机械兴奋延迟时序及空间分布

1.不同节段电机械兴奋收缩偶联时序及空间分布　从左心室前壁的研究发现，除极顺序是心尖—基底，心内膜下早于心外膜；复极顺序是基底—心尖，心外膜—心内膜。心肌各层存在不同的电生理特点，如中间层M细胞动作电位0期上升速率更大，动作电位1期有与心外膜心肌细胞相似的"峰和圆顶"形态而心内膜无，动作电位时程较心外膜和心内膜长，且有更为明显的慢频率依赖性，静息膜电位负值大于心内膜和心外膜，有效不应期长。心外膜和中间肌层之间存在复极梯度。左心室心尖心外膜下记录的复极间期显著长于与之相对的心内膜下节段。复极阶段中层心肌纤维动作电位延长保持了很高的腔室压，导致细胞水平主动张力增加，射血期达到峰值压。在整体水平，从亚细胞到整个心脏，正常心肌心内膜下和心外膜下细胞之间激动的时间落后（差）是10ms，所以在心外膜下细胞动作电位时间至少短于心内膜下动作电位时间10ms。不同节段心室壁离体细胞证实，动作电位梯度差异往往大于30～40ms（心外膜下细

更快，具有更短的动作电位）。研究表明，当快肌（fast muscle）较慢肌刺激晚 30～40ms 时，可获得最佳力量，而慢肌延迟激动则对力量呈负性影响，即收缩减少、速度降低。电激动后心脏机械激动的开始随左心室不同节段而变化（如前述机械激动顺序）。等容收缩期早除极心肌纤维缩短而晚除极纤维如心外膜预伸长，结果显示左心室最早形态更趋向球形，此时心内膜节段活跃收缩，之后机械激动穿过室壁向中层周径方向，使心脏趋向长形，同时扭转运动开始。紧接着当心外膜纤维激动时又更加趋向球形，扭转增强。研究认为，心室最早发生机械反应的是电刺激后 15ms 间隔纤维缩短，间隔心内膜主动缩短时邻近中层纤维发生被动伸长；下一个激动点是游离壁心内膜开始收缩并引起相应中层纤维伸长，60ms 时所有节段均已兴奋收缩，并于射血期同步缩短。早除极节段每单位组织容积做功（stroke work density）较小，晚激动节段则逐步增加。研究表明，除极与机械收缩开始之间的延迟时间基底长于心尖段，舒张顺序无明显模式并与复极无明显关系。电机械激动延迟时间在晚激动节段是增加的，从生理角度讲，心尖收缩后基底收缩才有意义，因为逆向模式有利于血液从心尖方向向主动脉瓣射血。

2. 心肌各层电-机械兴奋收缩偶联时序及空间分布　Sengupta 等认为，不仅不同节段存在收缩时间的不同，而且同一节段长径和周向缩短也存在收缩时间的不同。这些不同反映了心内膜下纤维机械激动较早，并且主要在长径方向，早于周径方向的中层和心外膜下纤维。故理论上，心内膜至心外膜激动顺序异常将打乱不同心肌方向正常的、协同一致的缩短和伸长。研究表明，鼠和雪貂心外膜下心肌纤维层舒张期僵硬度小于心内膜下，相对应心外膜下收缩期机械收缩张力低于心内膜下。肌节长度-主动张力关系显示，心内膜下细胞显著大于心外膜下细胞。而心外膜下较心内膜下具有更高无负荷（unloaded）收缩和舒张速度。进一步研究显示，这种不同步活性可以通过肌球蛋白（myosin）的异构体 V1、V3 的节段性不同表达得以解释。异构体 V1 较 V3 的横桥周期短、纤维缩短快，V1 多分布于心外膜下，而心内膜下含有更多的 V3。Ramirez 等发现外向电流（I_{to}）通道的表达在心外膜下层较心内膜下层多。I_{to} 通道在通过增加细胞内钙浓度调节

收缩期钙瞬流中起着主要作用，结果心外膜下层较心内膜下除极和收缩的时间重叠更少。

最近研究显示，电-机械偶联的异质性超过不同心肌层动作电位持续时间，而电机械偶联异质性可能为心肌正常做功所必需。研究表明，这种电-机械偶联异质性在舒张开始更加明显，因心肌细胞伸长受钙离子吸收和排出调节，钙平衡异质性、钙调节蛋白内在不同、肌球蛋白异构体和 T 管分布不同可解释左心室舒张开始所观察到的左心室壁显著异质性。研究显示，不均质器官是正常心脏功能的必要条件，电和机械的不均一性是正常的且相互增效，病理情况下打乱了这种不均一模式有助于心律失常的发生。

三、心脏电-机械兴奋收缩偶联时序及空间分布对收缩力量的影响

钙在心肌兴奋收缩偶联活动中起着重要作用。心脏收缩期中，心肌张力发展速度取决于胞质内钙离子浓度增加的速度，心肌舒张速度则取决于钙离子浓度下降的速度。此外，心肌细胞内 ATP 酶的活化及促使 ATP 酶分解供能同样需要生理浓度的钙来激活。钙瞬变增加，或是收缩蛋白对假定水平的胞质溶胶钙水平发生致敏作用时，可引起心肌收缩增强。某些药物亦通过该机制发挥作用。一般促收缩作用时，随内部钙在生理限度内增加，肌球蛋白 ATP 酶活性也增加，同时产生最大张力。Wood 等采用电压钳技术进行的离体乳头肌组织实验表明，改变动作电位的幅度和时限可增强细胞钙离子进入量，提高收缩力。在离体心肌细胞，肌节长度的增加不影响静息膜电位或动作电位幅度，而是显著减少动作电位时间和细胞内钙瞬流幅度。离体犬心脏中，动作电位幅度和时间易随心室扩大而改变，离体兔左心室容积增大亦显示出动作电位时间减少，复极离散度增大。Lekven 等（1979）的研究显示左心室舒张末期内径增加时心外膜动作电位幅度减少 14.7%，而心内膜动作电位幅度减少 27.8%。这种跨壁的对伸长的不一致反应，可能与舒张横跨纤维（cross-fiber）应变存在显著跨壁梯度有关。

进一步研究发现，改变钙瞬变幅度和时间（duration），改变肌丝对钙离子的敏感性可引起心肌收缩力发生改变。通过伸长肌丝的敏感性得到加

强（如心脏血液充盈时），导致更强有力的收缩。横跨肌丝在伸长时压缩，可增强肌球-肌动蛋白相互作用。这种所谓的横向压缩可对心脏进行调节，改变舒张充盈（经典的frank-starling反应）。肌丝对钙敏感性在酸性环境、磷酸化和Mg^{2+}浓度增加时减弱（这三种情况发生于缺血时），而在β受体激活时降低，但咖啡因和某些离子药物亦可以使之增强。

　　心力衰竭时心肌收缩力的发展与正常心脏显著不同，包括峰值、达峰时间、收缩力-频率反应均明显降低，细胞内钙离子浓度-力量关系等亦发生改变。力量发展主要受钙离子电生理机制调控。研究表明，心力衰竭静息［Ca^{2+}］$_i$升高，［Ca^{2+}］$_i$降低缓慢。除极迟缓上升，反映钙离子较慢地释放至收缩结构（引起缓慢激活）和复极时钙离子下降速度缓慢（引起缓慢舒张，图7-7）。正常和心力衰竭心脏力量发展不同主要归因于细胞电生理的改变，心力衰竭心肌动作电位持续时间延长，钙峰值降低约50%，同时钙瞬流形态也发生变化如呈双峰（第一个峰是在刺激后43ms±7ms的快速峰，另一个是缓慢上升峰，此依赖于除极时间）。这些变化主要由于肌质网钙泵下调、肌纤维膜钠钙交换的上调，从肌质网吸收钙向跨肌膜钙转运的转

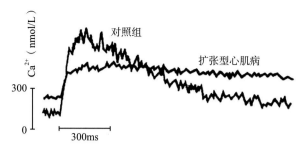

图7-7　应用荧光钙离子指示剂测定显示扩张型心肌病离体心肌细胞内钙流明显异常

　　与正常细胞相比，扩张型心肌病心肌细胞除极升高缓慢，回复至基线明显减慢，这些异常现象反映主要的钙处理蛋白（即钙泵）功能或表达变异，并可能是引起异常动作电位的原因

换，导致肌质网钙浓度显著降低，通过肌质网释放通道的钙离子流减少，峰值钙离子浓度降低。在心力衰竭患者和兔心力衰竭模型中，肌质网钙泵的功能性表达减低（Hasenfuss等报道SERCA2蛋白水平减少30%～40%，与肌质网吸收钙减少相关），钠钙交换增加（一些研究显示钠钙交换蛋白增加36%～160%，表明肌质网功能降低代偿性钠钙交换上调）。这些改变更有助于限制肌质网钙的释放，使［Ca^{2+}］$_i$降低，这可能是心力衰竭心脏收缩、舒张功能降低原因的关键。同时收缩结构如肌球蛋白亚型的变化等亦与心肌收缩力降低有关。

第四节　心脏收缩和舒张的运动类型

　　评价心脏运动在理解心脏动力学和无创诊断心脏疾病中起着非常重要的作用。Matthias Stuber等通过MRI心肌组织标记发现（图7-8），人类心脏射血期心尖逆时针扭转，基底顺时针扭转（等容舒张期心尖快速解扭转，其时相优先于舒张充盈期，舒张功能不良患者，心尖解扭转延迟、时间延长）；而与基底心尖扭转形变相对应的是心内膜与心外膜肌层之间的剪切（心肌梗死患者局部扭转减少，心内外膜间的剪切消失）。局部心脏室壁运动的类型还包括短轴的缩短或扩大、室壁增厚或变薄，以及长径方向的缩短或变长。从三维模式及心脏运动向量分析，在每一点上，其运动被分解为长径（基底-心尖）、放射状（朝向心腔中心线）和周向（扭转）运动。这三种速度成分增强了我们对

节段生理和病理的节段功能的认识。射血前等容收缩期收缩，心尖（心脏下1/3）逆时针扭转，基底（上1/3）顺时针扭转，射血期心脏纵向缩短，然后心尖解扭转（心室压快速下降）、心室变长，等容收缩期稍增宽。

　　心肌由斜行纤维和环形纤维组成，心外膜纤维为斜行排列，中层为环形纤维（图7-9），心内膜与心外膜纤维几乎互相垂直，心内膜下为右手螺旋走行，心外膜下为左手螺旋走行，从基底向心尖方向呈螺旋状绕行；由它们围成的左心室近似圆柱体。收缩使心底向心尖运动，短轴和长轴方向的收缩及心脏扭转运动共同参与心脏泵血，室壁运动同心肌纤维排列方向有关。

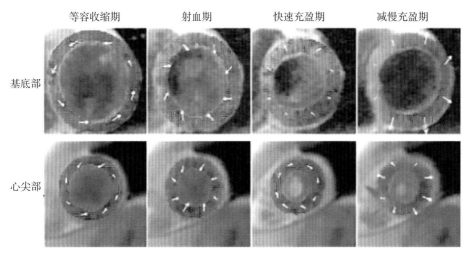

等容收缩期　　　射血期　　　快速充盈期　　　减慢充盈期

基底部

心尖部

图 7-8　MRI 相位对比速度图

显示健康志愿者不同时期心脏收缩舒张运动。箭头向右为顺时针，向左为逆时针

引自 Buckerg G，Hoffman JIE，Mahajan A，et al. Cardiac mechanics revisited：the relationship of cardiac architecture to ventricular function. Circulation，2008，118（24）：2571-2587

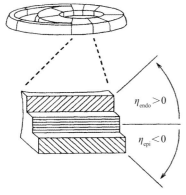

图 7-9　心肌纤维排列示意图

endo 为心内膜，epi 为心外膜，中间环形排列纤维为中间肌层

一、心房的收缩和舒张运动类型

目前对心房的运动研究相对心室少。心房壁由环形和长径方向纤维束组成，前者位于心房基底，后者主要在 partietal 壁。右心房肌纤维束大于左心房，左心房壁厚度较均一，平均厚度大于右心房。右心房壁终末嵴（terminal crest）和梳状肌位于其表面。而卵圆孔边缘是间隔表面最重要的肌肉结构，可提供心房壁运动的机械支持。环形纤维可能使心房收缩时心房前后径减小，长径纤维可能在心房收缩时使房室瓣瓣环向上运动，其中三尖瓣环运动大于二尖瓣环运动。Quintana 等应用超声组织速度图评价心房机械运动，发现靠近房室环心房节段向上运动，越朝

向上水平的心房节段运动幅度越低，但左心房壁各段无显著差异，此变化右心房较左心房更明显。P波至心房收缩峰值间期除左心房下壁和后壁外，低位和中间段基本相同，而低位和中间段房间隔、左心房侧壁前壁的间期短。低位左心房较中间段 A 波持续时间短，左心房和右心房总的电机械激动时间相似。

二、心室的收缩和舒张运动类型

判定心脏运动类型需要确定坐标系，左心室常见坐标系如 RCL 系包括轴向、周向、长径方向，RFCF 系包括周向、纤维方向、垂直纤维方向（图7-10）。收缩期心脏运动涉及心室长径缩短、短轴

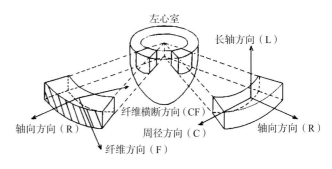

图 7-10　左心室常见坐标系

引自 Petitjean C，Rougon N，Cluzel P. Assessment of myocardial function：a review of quantification methods and results using tagged MRI. J Cardiovasc Magnetic Resonance，2005，7：501-516

内径减小和绕着长轴轻微的扭转运动。舒张期运动包括长径伸长，室壁变薄，心脏发生解扭转。在收缩期，心尖心外膜相对固定，而二尖瓣环朝向心尖运动，而舒张期时，心尖朝向基底及左心房运动。

（一）心室壁的增厚与变薄

心脏轴向运动使收缩期朝向左心室腔中心运动，舒张期产生向外的运动，同时产生室壁的增厚和变薄。收缩末期等容期室壁开始增厚，收缩期短轴缩短，内径减小，室壁增厚。研究发现，短轴缩短率在正常人依次是心内膜＞中间肌层＞心外膜，存在跨壁异质性，心尖最大，其次为中间段，各节段短轴缩短率无显著差异。而有研究显示，轴向运动在中间段水平速度高于基底，是由于基底运动受限于瓣环纤维。但也有研究表明，心内膜心外膜速度梯度间隔小于后壁，侧壁心内膜增厚及短轴缩短率大。轴向收缩左心室相当均质，向内的位移约5mm±1mm。由于心外膜半径大，心内膜、心外膜凹向腔室，心外膜产生的力矩比心内膜大，就使心外膜缩短支配着心内膜，使心内膜垂直纤维（cross-fiber）缩短（心外膜垂直纤维缩短很小），由于肌纤维包埋在迂回的胶原网络中，使纤维收缩力量可在整个室壁中分布，胶原富有弹性，使肌纤维在放射状方向伸展，最终心肌发生重排或变平（图7-11），这是室壁增厚的重要机制。其参与有效射血每搏量的25%～50%，而大多数发生在心内膜侧，静息状态下室壁收缩期增厚主要由心内膜下心肌完成（图7-12）。

I. J. LeGrice等认为，心内膜长径-放射平面的剪切应变（E23）是室壁增厚的机制，其研究发现，室壁增厚（E33为正值）伴随着前壁心内膜下心肌（约占1/3）E23正向增加，而室间隔心内膜下心肌E23为负向增加，由于心肌角度不同（前壁

为-67°±11°，室间隔44°±12°，结果室间隔增厚较前壁低，$\Delta t/T = \cos\alpha$-$\beta/\cos\alpha$-1（α为纤维角度，β为角度变化）。同理，在周径-放射状平面，由于心肌纤维在心内膜处几乎为0，E13小，因此对室壁增厚无明显影响；中间层长径-放射平面因α为0，E23小，对室壁增厚亦无明显影响。急性缺血心肌时，室壁增厚显著变薄，并伴随着E23的降低或呈负向。同时，室壁增厚包括心肌细胞直径的增加。短轴平面，前壁/侧壁、下壁/侧壁轴向收缩最大。

在纤维薄片坐标系，薄片间剪切形变Esn和侧向伸展是室壁增厚的机制，同理舒张期室壁变薄的机制同样如此。采用超声心动图心尖四腔心组织多普勒分析室壁运动，主要的运动方向是长径方向。如果取样容积位于左心室后壁，主要的收缩方向是轴向方向（图7-13）。应用脉冲组织多普勒成像（PW-TDI）研究发现，等容收缩期长径运动显著早于短轴方向运动，平均差异是25ms，这样心室腔变得更趋向半球形。

当给予多巴酚丁胺时，麻醉杂种犬心率、每分输出量增加伴随着平均左心室壁增厚，但节段收缩模式与对照组相比未见明显改变。肥厚型心肌病患者主要是间隔、下壁轴向运动降低。在肥厚型心肌病患者中，心脏舒张末期厚度与心内膜、心外膜短轴缩短率呈负相关。室壁增厚表明该节段具有收缩性，正常心脏收缩期心内膜收缩较心外膜快很多，反映室壁增厚率的增加，因此室壁增厚率可作为反映节段心肌收缩功能的指标（图7-14）。从中间肌层向左心室心内膜下收缩期增厚峰值依次转换，这种跨壁梯度的变化存在于正常人和实验动物中。心室壁平滑而一致的心肌层收缩（生理性跨壁功能的异质性）是保持正常心脏功能的基础。用组织多普勒定性观察心内膜下心肌层速度高于心外膜下心肌层。

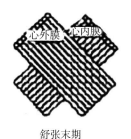
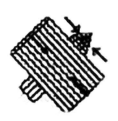
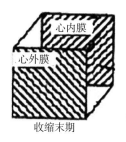
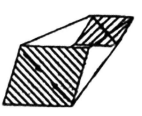

舒张末期　　　　　　　　　　　收缩末期

图7-11　收缩期室壁增厚的可能机制

左二显示心内膜心外膜纤维大致方向，箭头显示心外膜缩导致心内膜垂直纤维方向缩短和发生重排。右二显示立方体心内膜心外膜形变，心内膜垂直纤维方向重排而导致室壁增厚

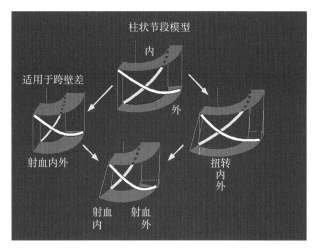

图7-12　心室壁心肌纤维排列方向与心室扭转和射血的关系

引自 Theo Arts. Maastrict University and University of Eindhoven

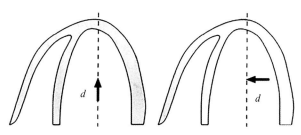

图7-13　心尖四腔心显示心脏主要运动方向为长径方向，如取样容积置于左心室后壁，主要收缩方向为周向方向

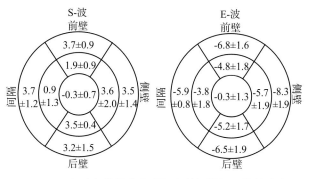

图7-14　心脏各节段（牛眼图）长径缩短及伸长速度

引自：Jcardiorasc Nagnetic Resoname，2004，6（3）：627-636

（二）心室壁长径的缩短及伸长

收缩期长径朝向心尖收缩，舒张期发生从心尖朝着基底的快速长径运动。长径缩短率有同样规律，即心内膜＞中间肌层＞心外膜，心尖至基底运动速度呈梯度变化，基底长径缩短率最大（尤其是下壁），而心尖运动速度小，左心室前壁、后壁、侧壁、间隔的长径缩短速度梯度为基底＞中间段＞心尖段。收缩期基底速度为（3.3±1.2）cm/s，中间段为（2.5±1.7）cm/s，心尖为（-0.3±0.7）cm/s，心尖运动在长径方向几乎为0（朝向心尖的运动定

义为正值）。其在收缩期、充盈早期和心房收缩期均显示长径方向运动梯度变化。舒张期组织多普勒存在向心底的负向波e及a，二者比值总是大于1。当心肌缺血时，其比值小于1，灌注后迅速恢复正常，而非缺血无任何影响。其比值反映的节段缺血往往早于全心收缩和舒张的削弱，可用于更加快速识别缺血节段。

Rogers 等研究发现，长径缩短正常者在基底向心尖运动的位移是12.8mm±3.8mm，中间段为6.9mm±2.6mm，心尖几乎是静止的，位移仅为1.6mm±2.2mm。通常超声评价心脏收缩不同步是在左心室长轴方向测量，因为左心室长轴节段的收缩在左心室泵血功能中起重要作用。缺血性心脏病患者，长径功能的削弱先于短轴运动的异常。肥厚型心肌病长径缩短率均降低，其中侧壁长径缩短率最大，与侧壁相比，下壁、间隔有显著性差异。当结扎猫冠状动脉旋支（CFX）引起邻近运动障碍缺血节段的非缺血游离壁运动减弱时，随着朝向对侧远离节段收缩，室壁增厚逐渐改善，并出现最大的运动亢进。在前壁，即远离节段，长径运动亢进是主要，轴向运动轻微增加。结扎后不同节段显示收缩期室壁增厚和节段缩短模式不同。研究发现，随年龄增长左心室射血分数不变或轻微增加，超声心动图研究40名18～70岁的健康志愿者，发现随年龄增长长径收缩降低而轴向缩短增加。从18至70岁，长径缩短减少20%而轴向缩短增加18%，多因素回归分析显示，长径与轴向收缩与年龄呈显著相关。

（三）心室壁的扭转与解扭转

轴向运动的结果产生扭转，螺旋形心室纤维w的收缩导致左心室绕长轴做旋转运动。兴奋开始时，乳头肌心内膜下纤维首先被激动，扭转形变此时为负值，为右手螺旋缠绕，心外膜下纤维还没有开始相反的扭转力，心内膜下纤维、乳头肌、肌小梁开始收缩，使左心室长径方向僵硬，阻止二尖瓣翻转，中层纤维随后兴奋，压缩腔室而使腔室压增高。很快，心外膜下纤维激动，因为心外膜下纤维半径大，虽然心内膜下纤维产生的力比心外膜下纤维大，但由于心外膜下纤维力臂大，其产生的力矩更大，所以驱动扭转形变朝向正方向扭转。中间肌层和心内膜下为正方向扭转形变。因心外膜/心内膜半径越往心尖，比值越大，心外膜逆转力量则更占优势，导致心尖收缩期逆时针扭转值更大。一

且心内膜心外膜纤维运动平衡受到破坏，则导致扭转模式的改变。扭转对纤维方向、心室几何形状、心肌可压缩性和收缩性敏感，随压缩性、收缩性增加、室壁增厚而收缩扭转增强，随腔室容积增大而扭转降低。当心内外膜心肌纤维排列角度从90°/-90° 变为 60°/-60°，其峰值增加50%。正性肌力药物多巴酚丁胺灌注时，心尖扭转增强，而达峰时间具有减小趋势。最大扭转发生于收缩期末而非射血期，随之发生解扭转。研究发现，心尖扭转（10°±2.3°）大于基底扭转（4.4°±0.4°），心内膜大于心外膜。有研究进一步表明，左心室短轴扭转角度平均为12.6°±1.5°，左心室前壁及侧壁扭转显著高于其他节段，前壁扭转角度17.5°±5.1°，侧壁20.6°±1.7°。

Mtthias 等观察到，健康志愿者收缩期所有节段同步发生逆钟向扭转。而心肌梗死者心肌梗死节段顺时针扭转，此时非梗死节段为逆扭转；同时，梗死区扭转延迟、延长，当室壁瘤存在时，心尖扭转完全消失。急性缺血左心室最大扭转形变延迟。缺血早期，因心内膜下心肌较心外膜下心肌更易受缺血所致代谢的影响，心内膜力矩抵消作用削弱，而心外膜运动未改变，结果导致收缩期心尖逆时针扭转增强。同时，心尖最大扭转延迟发生于等容舒张期，这种扭转延迟必将影响等容舒张期势能和弹性回缩的储存及释放，影响舒张早期血流充盈。如进一步缺血，心外膜纤维缩短削弱，心尖总扭转幅度降低，而基底扭转未见明显改变。扩张型心肌病患者因收缩力降低，左心室舒张扭转动力发生显著改变。其舒张早期解扭转几乎消失（实际上此期继续轻微扭转）。而正常者等容舒张期快速解扭转或扭转回缩，舒张早期扭转回缩可能在左心室抽吸和左心室早期舒张充盈增加中起着重要作用。肥厚型心肌病患者基底扭转与正常组比较无显著差异，心尖扭转轻微减低，而主要发生于中段后壁节段，其扭转幅度明显降低，跨壁扭转梯度如心内膜心肌层扭转程度增大。

心外膜复极早于心内膜，舒张早期心外膜下纤维伸长大于心内膜下纤维，由此改变了心内外膜间的瞬时平衡，发生解扭转；也可能由收缩期纤维结构形变力的恢复所驱使。肌联蛋白存在两种同分异构体 N2BA/N2B 且自心内膜往心外膜其比值降低。而以肌联蛋白为基础的僵硬度心外膜最大，越往心内膜其僵硬度越小，从而使心外膜产生力的恢复更大。此外，肌球蛋白轻链（MLC）磷酸化使心外膜收缩力更大、张力更强，由此可能产生更强的回缩力。另一潜在舒张解扭转是薄片结构内收缩期形变的结果，纤维薄片剪切使细胞外基质能量聚集，舒张期这些能量释放有利于纤维形变的恢复。

研究发现，二尖瓣开放之前，心尖心外膜迅速从 7°±5.8° 解扭转至 3.2°±5.4°，发生解扭转的54%，心内膜从 12.0°±8.5° 解扭转至 6.9°±7.8°，中间段水平心外膜从 3.1°±2.9° 解扭转至 1.5°±3.3°，发生解扭转的52%，心内膜从 5.8°±5.0° 解扭转至 4.2°±5.6°，发生解扭转的31%。因收缩期心肌细胞及弹性成分被压缩、能量储存及扭转的发生，二尖瓣开放时房室压差产生。解扭转幅度越大，能量释放越快。

目前定量研究右心室运动甚少，大多因其室壁薄、结构复杂，且右心室游离壁运动不仅源于左心室壁运动，还来自右心室本身。研究表明，右心室心肌纤维主要为长径方向排列，其运动总的方向与纤维方向一致，主要为长径运动，很少发生轴向运动，其长径缩短大于轴向缩短，心尖和基底的缩短大于中间段。

既往研究心脏三维运动局限于动物实验和外科治疗患者时于心外膜置入标记物的心室电影造影（cineventriculography）。目前，不同的无创和有创性影像学如超声组织多普勒（TDI）、心血管核磁（CMR）或置入超声水晶检查可用于评价全心和局部心脏运动。临床常用无创性超声心动图测量心室射血期腔室大小及容积变化数据，反映心肌轴向、长径运动速率。心脏扭转的研究中，加标记磁共振成像（tagged MRI）能够揭示相对无负荷依赖性的收缩及舒张指数，这些重要的生理和病理生理改变是无创性研究心脏生物力学的重要参考。磁化补偿空间调制（complementary spatial modulation of magnetization，CSPAMM）能提供三维图像，评价心室扭转形变及舒张期解扭转运动。由于常规超声心尖运动在近探头的运动几乎丧失，仅加标记（tagging）或相位比较 MRI 能无创评价心尖运动。应变是收缩力的指标，能识别运动减退节段，而不受邻近心肌运动或心脏运动影响。斑点追踪成像（STI）是能够直接追踪血流和组织产生的超声背向散射回波空间运动，通过运算重建心肌组织实时运动和形变，定性、定量显示心肌运动速率、应变/应变率、位移、旋转角度及旋转率的超声新技术。它克服了tagged MRI低分辨率的缺点，且不受心脏整体运动及邻近节段剪切力的影响，无角度依赖性，可望全面评价心肌力学体系，在预测指导心脏同步化治疗中将起重要作用。

第五节　心脏收缩的中心点与向量参数分析

Gibson等研究显示，收缩期心脏所有节段均朝向心脏中心，而舒张期心脏所有节段则远离心脏中心。

一、心脏收缩的中心点

Nell等以心肌中层标记物运动作为标准，判断测量左心室壁运动各种方法的准确性。每个中层标记物在心动周期的运动呈单一运动曲线（single line），每个标记物运动曲线方向彼此不同，但收缩期标记物大致朝向中心点。例如，基底前壁和后壁节段向内并朝向心尖运动，心尖节段直接向内朝向基底，而中间段向内且朝向心室长轴，并以主动脉瓣前侧方边缘至左心室心尖69%的位点作为这些曲线的交点，代表所有心室节段收缩期朝向该点而舒张期远离该点，同时显示该点更靠近前壁、呈非对称性（因后壁运动显著大于前壁）。该方法无论室壁节段位置及室壁运动异常程度如何，评价室壁运动简便、误差最小、相关性最好（图7-15）。而进一步研究显示心肌梗死时计算机确定的左心室腔几何中心点稍偏向梗死节段。选择其他点如主动脉瓣与心尖50%（即心室长轴中点）位点作为中心点其误差则较大。

心脏运动按运动向量可分解为收缩时心脏基底朝向心尖的长径运动、轴向运动、扭转运动。心尖长径运动速度远小于基底和中间段，为（-0.3±0.7）cm/s（此时定义朝向心尖的运动为正值）。心脏轴向运动的结果使收缩期朝向左心室腔中心运动，舒张期产生向外的运动。左心室绕长轴的扭转运动，基底和心尖及收缩早期晚期扭转方向是不同的。收缩早期左心室基底和中段呈逆时针旋转，晚期为顺时针旋转，而心尖扭转正好相反，即收缩早期为顺时针，晚期为逆时针，这种不同导致心脏扭转运动。同样，这种轴向运动和扭转是否存在心脏中心轴？Phlips公司确定心脏中心轴线的上端为心尖，下端为两腔心左右瓣环根部连线和四腔

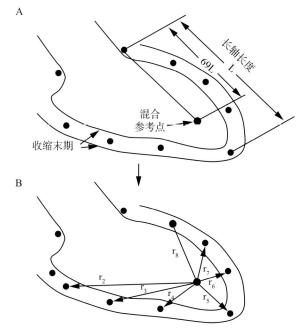

图7-15　心脏中心点确定

A.收缩末期主动脉瓣前侧方边缘至左心室心尖的69%为固定的参照原点，即中心点，此时所有节段均朝向该点；B.显示以该点确定左心室壁节段运动

心左右瓣环根部连线的交点，每一个节段对应着中心轴线上的一段距离，而不是一个点。随着心室的收缩舒张，中心轴线的位置是变化的、漂移的，所以称为"移动的中心轴线"（floating center line）。

二、心脏收缩的中心点与向量参数分析

定量室壁运动中发现，节段综合向量运动除心肌本身运动外，尚受心外运动如呼吸、相邻心肌及对侧心肌节段，以及心房和右心室的形变、位移、左心室旋转、邻近胸腔结构、心脏射血和充盈等影响。因此，通常组织多普勒成像（TDI）测量的心肌速度不仅代表局部心肌组织自身的收缩和舒张运动，还代表心动周期整个心脏的运动，相反向量互相抵消。例如，收缩期心脏旋转并朝向胸壁即探头方向，而舒张期远离胸壁运动，此时，收缩期心尖远离胸壁朝向心脏中心运动，因此TDI测定的速度

代表的是心肌自身向中心的运动速度减去整个心脏朝向胸壁的收缩运动速度，二者方向相反。同理，舒张期运动相反，将朝向胸壁远离心脏中心点。舒张期心脏像收缩运动的弹性回缩，测定的速度代表舒张时局部心肌自身运动速度减去心脏整体运动速度。二维TDI可以转换速度成不同的颜色。结果，从心尖看，收缩期心尖朝向胸壁，为红色，舒张期为远离胸壁的蓝色（图7-16）。

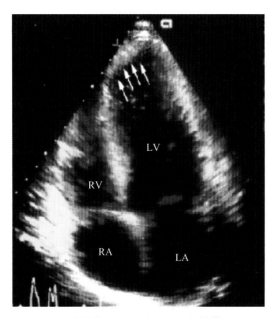

图7-16　胸骨旁心尖四腔心组织多普勒速度图
舒张期所示仅心尖显示编码为蓝色，其余节段均为红色。LV：左心室；LA：左心房；RV：右心室；RA：右心房

再如，胸骨旁长轴切面观，收缩期间隔和后壁朝向心脏运动中心，二维多普勒显示间隔运动为蓝色，后壁为红色；舒张期远离心脏中心点运动，间隔为红色，后壁为蓝色。而等容期因心肌自身无室壁运动或速度很小，等容期运动仅来源于心脏整体运动，且速度很低，表现为等容期各个节段同一方向，即等容收缩期为朝向胸壁的低速运动，等容舒张期为远离胸壁的运动，表现为低速的蓝色。M型曲线分析，后壁运动分为四个期，初始为等容舒张期，表现为低速的蓝色，其次为高速的快速充盈期（蓝色），第三个时相为舒张期（编码为蓝色），最后为舒张晚期的左心房收缩期，表现为低速的蓝色（图7-17）。

胸骨旁短轴切面观，收缩期间隔和前壁朝向心脏中心点运动，远离胸壁编码为蓝色，而下后壁朝向心脏中心，迎向探头编码为红色。舒张期则

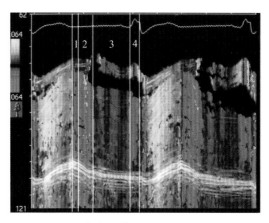

图7-17　M型彩色多普勒组织速度图显示左心室后壁
舒张期包括四个时相：1显示为等容舒张期，2为舒张早期快速充盈期，3为舒张期，4为心房收缩的舒张晚期

相反。同理，等容收缩期为红色，等容舒张期为蓝色。

心尖四腔心切面观，间隔和侧壁在射血期朝向心脏运动中心，整个心脏也是朝向胸壁运动，因此显示为红色。而仅自身心尖运动为远离胸壁朝向运动中心，但整个心脏朝向胸壁，这样，由于心尖本身的运动高于心脏整体的运动速度，因此为蓝色。舒张期反之，心尖为红色而侧壁和间隔为蓝色。等容收缩期各个节段均为红色，等容舒张期仅能检测到整个心脏的运动速度，各个节段均为蓝色。

正常心脏收缩期，心内膜运动快于心外膜，反映室壁增厚率大。TDI定性分析编码左心室后壁心肌各层发现，心内膜层编码为橘红色，速度高于心外膜。并且研究显示，这种心肌速度梯度间隔小于后壁，同时二维超声心动图及心血管荧光电影照相术一致发现下壁心内膜增厚及缩短分数更大。

保持心脏泵血功能依赖于左心室长径、轴向运动及扭转运动。节段室壁运动速度显示心脏长径方向伸长有助于舒张期充盈。而缺血性心脏病患者表现为长径方向缩短功能首先削弱而轴向运动尚正常，因心内膜下心肌纤维血流灌注异常早于其他心肌层。当心尖四腔心TDI分析不同节段心内膜运动向量时，由于轴向运动占主导作用，与声束角度几乎成90°，根据多普勒公式，该轴向运动矢量可忽略不计。同样，短轴切面观，如取样容积置于左心室后壁，主要的收缩矢量为轴向运动，长径方向与声束角度几乎为90°，因此，该长径方向速度亦可忽略不计。

第六节　心脏电-机械兴奋传导顺序与心脏功能和血流动力学

心脏电-机械兴奋传导顺序是决定心脏收缩和舒张功能的重要因素，而心肌电和机械之间存在密切解剖学联系，如尖间隔电激动从左心室面开始，随后从心内膜下朝向心外膜下，从心尖朝向基底。而左心室机械缩短顺序与电激动顺序几乎完全相同，收缩亦从左心室面开始，心内膜下机械兴奋先于心外膜下，从心尖至基底，存在心尖和基底的机械延迟，并出现基底心内膜下和心尖心外膜下节段收缩后缩短（PSS）。而舒张期伸长顺序是从心尖至基底，心内膜下至心外膜下的松弛梯度，有利于舒张期左心室腔主动回缩。左心室收缩期血流沿心脏轴向流动，无涡流出现，相较而言，右心室流出道出现漩涡状血流，心室血流模式与左心室壁运动有关。

一、心房电-机械兴奋传导顺序与心脏功能和血流动力学

心房主要功能是调节心室充盈和通过储存、后推等功能参与心血管作用，尽管研究很多，但心房对心室充盈和每分输出量的影响及相对重要性还有争议。几乎左心室每搏量一半和所关联的能量在心室收缩时都储存在左心房内，以保证心室舒张时充当心室回缩的力量。在人体，房室间期从0到100～130ms增加，每分输出量则增加4%～20%（超声心动图通过二尖瓣血流频谱调节最适房室延迟）。左心房的储存功能由心房顺应性决定。通过多普勒研究肺静脉血流如收缩期/舒张期速度比值评估其相对储存功能。心房顺应性降低是与更大相位心房压但心室充盈期间更低压力水平相联系。相较而言，心房顺应性增高，左心室充盈早期左心室充盈增加，心房收缩增强。当心房传导延迟如右心房起搏时，左心房收缩延迟，从而减少了对心室的充盈。此外，心房间传导阻滞直接使左心房收缩功能丧失，电-机械延迟与左心房功能丧失程度呈线性相关。除了心房对心脏充盈作用减少以外，左心房收缩延迟将通过心房张力和压力的增加诱导利钠缩氨酸的增加，这些血流动力学的紊乱在心房间延迟长时尤其重要，使心室收缩和二尖瓣关闭开始后

开始心房收缩。此时，心房收缩引起心房伸长而使房室瓣反流，从而使某些患者出现搏动性头痛等。

研究表明，从单一部位起搏右心房至左心房电机械延迟可能不能产生左心房室的最佳机械延迟，这样常规右心房起搏就产生左心房太接近或在心室收缩期进行收缩，从而影响心房对心室的充盈、导致房室瓣关闭不全等。Daubert等同时起搏右心耳和左心房（通过冠状静脉），发现双心房起搏能改善血流动力学，同时减少或阻止房性心动过速。Delfaut等通过右心耳和房间隔靠近冠状窦口的再同步化可阻止阵发性心房颤动的发生。心房再同步化改变了房性心动过速的电生理基础，使心房传导延迟。心房多部位起搏主要通过使心房间、心房内传导延迟（P波延长＞120ms）而使患者受益。心房内及心房间传导紊乱，导致心房收缩延迟、左心房室不同步，从而造成严重的血流动力学影响。这些不利的结果可以通过调节房室间期，起搏房间隔使心房一致激动而改善。调节房室间隔的目的是使其接近窦性心律自然房室间期，使血流动力学改善。

二、心室的电-机械兴奋传导顺序与心脏功能和血流动力学

研究表明，心内膜下先于心外膜下机械激动，心尖先于基底收缩，机械激动的方向与血流方向一致，并朝向心室流出道。

（一）非生理电兴奋对左心室收缩类型的影响

Owen等观察到，远离心脏起搏位点收缩节段的缩短幅度较靠近起搏位点大很多。Badke等首先发现早激动节段产生的负向应变早而快，早激动纤维等容收缩期缩短10%，接着收缩期发生最小程度缩短，有时候甚至发生全收缩期伸长，出现过早松弛。相比较，晚激动节段纤维在收缩早期伸长15%，接着收缩期出现明显缩短，同时松弛延迟，收缩和舒张失同步。Tyberg等研究发现乳头肌早激动的力量弱而晚激动的力量强；心室起搏时晚激动节段功能亢进以代偿早激动节段收缩。所以，心室起搏时，局部收缩模式不仅在收缩开始不同，而且

重要的是，其收缩类型不同，出现心腔内分流，节段心肌额外做功。心外膜形变图进一步显示随着起搏位置的距离增大，形变类型逐渐改变。而研究表明，引起复杂节段收缩类型不同的原因最可能是有效前负荷的节段不同。Oliver等发现，心室起搏时同步性扭转运动削弱，室壁张力异质性显著增加，早激动节段室壁张力不变，工作负荷低于晚激动节段，晚激动节段的张力最高，因为需要克服早期先收缩节段的张力而导致前负荷增大，同时后收缩节段需要克服后负荷的左心室腔高压。早激动节段的早期收缩缩短快，收缩晚期缩短显著减少；相比较，晚激动节段在收缩早期发生相当程度的预伸长，而后收缩期显著缩短。早激动节段纤维缩短、收缩做功、心肌血流、氧耗均降低，而晚激动节段以上指标均增加。

如图7-18所示，左心室游离壁收缩延迟导致间隔和左心室游离壁应变（长度变化）模式变化；间隔收缩缩短几乎为0，而左心室游离壁收缩缩短增强。同时，心肌氧耗转化为机械做功较正常激动降低30%。

由此可见，心脏收缩类型改变导致心室不同步收缩，引起舒张缩短或收缩期/舒张期的重叠，加重二尖瓣反流，导致不利的血流动力学改变。一些研究表明，心室泵功能的部分丧失是由于前负荷的

降低，但一些研究认为前负荷的改变所起作用很小，二尖瓣功能不良直接减少射入主动脉的容量。同时左心室腔容量减少，泵功能明显恶化。Little等研究表明，右心室心尖起搏右心室激动早于左心室激动则导致右心室压增高过早，间隔发生矛盾运动，其与左心室功能差相关。间隔向左室面运动同时乳头肌仍处于松弛状态，因跨间隔传导慢而导致二尖瓣反流，均加重左心室功能恶化。非生理的电激动可能导致不同部位心室肌产生不同步收缩，当不同步增加超过100ms时，整个左心室收缩力明显降低。左心室侧壁起搏电机械延迟的收缩不同步指数显著低于双心室起搏，双心室延迟长径收缩（DLC）程度显著低于左心室起搏。而心室内同步对左心室功能影响较心室间同步更大。研究表明，心室间同步可能在心室间机械收缩中是重要的。一些实验研究报道了QRS宽度与左心室收缩功能之间的相关性，但在一些研究中表明没有相关性。一个可能的解释是进行了左心室右心室激动持续时间的测量，左心室功能测量与左心室心内膜激动（较QRS持续时间）相关性更好。

（二）电激动传导路径对心脏血流动力学的影响

机械激动不同步可使心脏泵血功能下降。而评价左心室功能的金标准是压力-容积环，在不同步即刻，P-V环右移，表明左心室需要更多容量以产

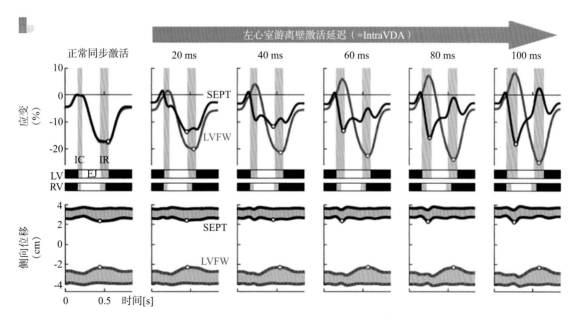

图7-18 CirAdapt模型显示左心室游离壁延迟程度增加，左心室间隔和侧壁应变曲线和位移变化

IC.等容收缩期；IR.等容舒张期；EJ.射血期。引自 van Deursen CJM，Blaauw Y，Witjens MI. et al. The value of the 12-lead ECG for evaluation and optimization of cardiac resynchronization therapy in daily clinical practice. J Electrocardiol，2014，47（2）：202-211

生同样的压力；主要由于早激动节段收缩期缩短减少，而晚激动节段缩短增强（至少在射血期）。

心尖至基底的激动顺序也很重要。在所有左心室起搏位点中，左心室心尖起搏可维持左心室泵功能并接近于心房起搏，而其他部位起搏并不能改善甚至会降低左心室功能。如果心尖节段在基底节段收缩开始之前67ms收缩，左心室压增加，则可能导致二尖瓣血液反流至左心房，影响血流动力学，而正常人心尖-基底的延迟是2ms±16ms。因此可能解释心尖-基底同步化起搏导致左心室功能的改善，表明心室激动从心尖至基底顺序的重要性。在正常窦性心律中，心室肌激动是从心尖至基底。研究表明，电机械激动顺序较机械激动同步性更加重要。Wiggers研究表明，邻近起搏位置的心肌细胞传导肌纤维和通过浦肯野纤维系统传导的远离起搏位置心肌纤维中，早激动心肌纤维预先收缩，因其发生在左心室压升高之前，故产生无效做功。因此，左心室功能依赖于余下的晚激动心肌纤维数量。Lister等报道肌肉收缩面积的大小与泵功能减少之间存在密切关系。Burkhoff等发现，心室起搏减少了收缩末期压力-容积（P-V）关系斜度，同时心肌氧耗量减少与左心室收缩压的降低一致。这些结果都能通过有效心肌量的丧失得到解释。右心室心尖起搏由于右心室激动与右束支融合，大部分间隔同时激动，随后左心室游离壁激动显著延迟，最可能是经心肌间闰盘传导而跨间隔传导时间长，导致机械激动类型不同。而起搏左心室游离壁正好与右心室心尖起搏机械激动顺序完全相反。左束支传导阻滞时室间隔为左心室最先激动部位，通过心肌细胞间闰盘缓慢激动左心室下后壁、前侧壁，导致左心室有效收缩的心肌数量减少，心脏泵血减少。同时，室间隔松弛期间左心室侧壁收缩，这种机械失功导致左心室容量增加，二尖瓣反流加重。虽然左心室基底起搏不同步更加显著，但其能维持正常左心室功能，由此推测早激动节段量少。而早激动心肌节段多，则晚激动功能亢进节段少。

由此表明，左心室功能由同步性和激动顺序决定。虽心室的正常电激动顺序对泵功能是重要的，但一些研究者发现不正常的电激动显得并非那么重要，机械而不是电的再同步很可能使起搏获益。左心室心肌延迟激动的数量和机械失功（而不是左心室最大电传导延迟）影响急性血流动力学。

（三）电机械激动顺序与心脏电、结构及功能重构

不同步电激动如通过单一部位右心室起搏或左心室起搏使机械同步性丧失快速发生，可导致收缩功能降低、心脏功效降低；文献报道左心室射血分数（LVEF）正常的右心室起搏即刻，LVEF减少6%，随后数周进一步下降达8%；终止起搏2周，LVEF完全恢复。急性血流动力学影响可解释为机械同步性改变，而长期不同步电激动可导致局部心脏不同的生长反应，发生亚细胞和分子水平的改变。

研究显示（图7-19），不同步电激动影响Cx43的分布、表达，晚激动节段L型钙通道表达、钙离子流量低于早激动节段；各种钾通道均匀减少但程度严重，可能改变对复极化节段各种离子通道的影响。此外，参与钙处理的其他蛋白质可能存在收缩重构，如肌质网钙泵（SERCA）活性降低，钙摄取减少；而这种减少主要发生于晚激动节段心内膜下心肌。

激动早期和晚期节段腔室重构，室壁张力增加，导致该节段动力性改变、营养耗竭和肥大，左心室腔室容积增加和室壁不对称增厚，早激动节段变薄、晚激动节段增厚。心内膜尤其易受压力改变的影响，因肌纤维方向直接受腔室压力负荷影响。这说明心脏负荷是调节局部心脏生长的重要因素。同时，David等发现晚激动的左心室心内膜SERCA2a蛋白表达在不同步心力衰竭中显著降低，侧壁心内膜SERCA2a增加可能反映了需要克服更大的压力。总之，在最大负荷位置左心室同步加强，蛋白表达节段不同。心脏再同步化治疗不仅可能改善心室机械，还可调节节段心肌蛋白的表达。

越来越多的研究证明，由心室起搏和传导的紊乱导致的心室电激动不正常可导致血流动力学改变，亦引起心肌血供重新分布。心室正常的生理激动很少不同步，左心室早于右心室激动，心尖激动早于基底激动。由于收缩力和舒张参数紧密联系，每个节段收缩同步性越好，松弛同步性越好。因此，节段不同步收缩时存在松弛不同步性增加。在LBBB和右心室心尖起搏时，激动顺序显著不同于正常激动并很大程度降低了左心室功能。右心室心尖起搏降低心脏泵功能，同时长期心室起搏导致适应不良性改变，包括不对称肥大，心室扩张，纤维排列紊乱，儿茶酚胺浓度增加，泵功能降低，心力衰竭和心房颤动的风险增高，发病率和病死率更高。LBBB减少泵功能一定程度上与右心室心尖起

搏类似。其原因包括血液供应受阻或医源性因素如主动脉瓣置换术后，后者阻滞位置常见于左束支近端，而LBBB常是影响心肌的慢性病变导致传导系统缓慢退变的结果。

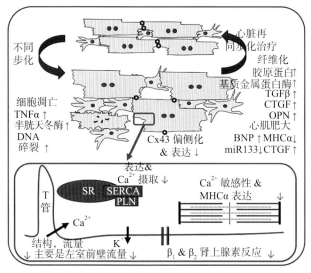

图 7-19　电激动不同步在细胞和分子水平对心脏结构、电和收缩重构的影响

不同步引起不对称肥厚等，而心脏再同步化后部分逆转

如图7-20所示，电兴奋不同步导致从分子水平到心肌的重构，前者主要是由神经激素因素驱动，如肾上腺刺激，肾素-血管紧张素-醛固酮系统（RAAS）激活；晚兴奋节段慢性肥厚（超声心动图和尸检组织学证实），伴随局部分子改变如miR133a表达降低，结缔组织生长因子（CTGF）在左心室侧壁过度表达。后者包括心脏做功减弱如应变降低，

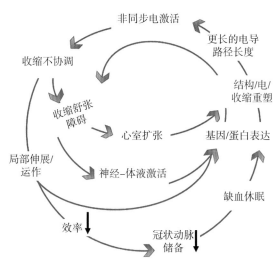

图 7-20　不同步电激动顺序不良适应过程示意图

舒张期充盈时间减少，心室（舒张末期容积）扩大，左心室进一步扩大可能受细胞外基质（ECM）和基质金属蛋白酶（MMP）介导，如右心室起搏，晚激动的左心室游离壁ECM（纤维化）聚集。

三、寻找最佳起搏位点

为避免不正常电-机械激动所致电、机械不同步，人们正寻找起搏快速传导系统或接近传导系统如高位心室间隔起搏及房室束起搏。高位室间隔起搏较右心室心尖起搏QRS间期缩短，而起搏房室束QRS间期及形态正常，房室束起搏与窦性心律和心房起搏比较QRS宽度、心腔压力变化相似，为正常双心室电激动顺序。但房室束技术上不容易达到，包括较难识别房室束精确位置，大小仅1～2mm，5%～10%患者阈值高且起搏不稳定，置入时损伤房室束。

右心室间隔或流出道起搏，并不优于右心室心尖起搏。室间隔上份左束支起搏，心室同步性与房室束起搏相似，其起搏阈值低且稳定，起搏QRS间期窄（＜130ms），其益处在于起搏位点远离传导系统容易出现病变处如房室结、房室束、近端左束支。而同时起搏2或3个部位，较单部位起搏QRS间期减少仅20%，这个有限的减少可能在于通过慢心肌纤维传导而不是通过心内膜或浦肯野纤维的快速传导。在正常动物心脏左心室起搏中，左心室心尖起搏能产生更佳维持泵功能，其与QRS宽度无关。与心房起搏、窦性心律比较，起搏左心室心尖、右心室流出道、房室束能够阻止泵功能的降低，为最佳起搏位点。在非心力衰竭犬的心脏，左心室起搏较右心室心尖起搏改善了左心室泵功能（dP/dT大），与心房起搏比较，左心室起搏引起泵功能降低的程度小，而同时起搏左、右心室与左心室起搏或窦性心律比较并不能显著改善左心室功能。然而，当右心室起搏之前20ms起搏左心室，左心室功能则显著改善，表明心室间同步性影响血流动力学。在LBBB心脏，左心室起搏显著改善了左心室泵功能，每搏量和心脏做功前负荷不变，尤其在左心室心尖起搏，表明血流动力学的改善程度并不与QRS宽度相关，左心室起搏改善LBBB犬泵功能是通过矫正激动顺序而不是激动的同步性。左心室起搏LBBB犬与临床充血性心力衰竭患者伴有不正常的长QRS间期具有可比性。这些患者心内膜或心外膜左心室游离壁起搏优于右心室心尖起搏或基础窦性心律。此外，左心室起搏和双心室起搏左心室功能是相似的，在左心室起搏中即使QRS宽度增加，也同时发现血流动力学得到改善，说明左心室起搏能矫正LBBB导致的收缩不一致性。

研究表明，心力衰竭患者存在机械不同步，90%心力衰竭心脏QRS宽度大于150ms，存在显著左心室内不同步，即使QRS正常也存在机械不同步，游离壁电激动延迟，电机械偶联紊乱。心室同步化使电激动顺序改善而更加协同有效收缩，同时功能性二尖瓣反流减少，且不增加氧耗。研究表明，心脏再同步化治疗（CRT）可改善心力衰竭患者血流动力学参数、运动能力、症状、生活质量及减少住院率等，其机制可能包括改善了左右心室收缩同步化（心室间），改善了左心室不同节段同步化（心室内），获得最佳房室延迟（AVD）并使二尖瓣反流减少。

超声技术如组织多普勒能精确定量心室节段和全心不同步；心室间同步性可以用右心室和左心室长径6个节段之间机械激动的时间差表示，也可通过测定心室电激动和主动脉与肺动脉瓣射血开始（射血前期）之间的延迟时间确定。心室内同步性可用左心室6个节段QRS起点至收缩速度峰值的时间差表示。Yu等研究定义收缩不同步为左心室壁12个节段的收缩达峰时间（T_s）的最大差异大于100ms，舒张不同步定义为舒张达峰时间（T_e）的最大差异大于100ms，表明一些节段处于收缩期，而其他节段已处于松弛状态。常见于缺血性心肌病，当心室激动传导至瘢痕或缺血组织时传导便中断。调节心室内同步对左心室功能影响较心室间同步性更大，如果心尖节段在基底节段收缩开始之前67ms收缩，左心室压增加可能就利于二尖瓣血流反流至左心房，因此可能解释心尖-基底同步化起搏可改善左心室功能。Sogaard等进行双心室同时和顺序起搏区别研究，在以侧壁和后壁收缩延迟为主的心力衰竭患者中，调节左右心室间期（V-V间期）为左心室提前激动20ms，观察到长径收缩延迟（DLC）获得了最大程度的减轻，在以室间隔和前壁收缩延迟为主的心力衰竭患者中，调节V-V间期为右心室起搏提前激动12ms，获得了最大血流动力学效应，所以心室顺序起搏优于同时起搏。通

过主动脉速度时间积分（VTI）找寻双心室起搏最适间期较同时CRT可使左心室同步化和左心室功能改善。房室失同步表明了心房收缩末和心室收缩开始之间的不匹配，可缩短心室充盈时间。房室同步性可通过多普勒超声心动图引导设置最佳房室间期。若房室延迟太短，E峰早，心室充盈时间延长，因心室收缩二尖瓣关闭而使A峰提前中断；若房室间期太长，E峰、A峰分层，充盈时间缩短，虽然距离二尖瓣关闭存在一段长间期，但可能导致舒张期二尖瓣反流。适当的房室间期不影响A峰终末，即A峰结束后心室收缩。

然而，常规CRT起搏两个非生理位点，引起心室不同步；各种研究证实，房室束或左束支心脏传导系统的双心室再同步化起搏，心室激动再同步，已成为CRT的首选位点，或植入左心室心外膜的冠状静脉解剖异常的替代手段。

综上所述，左束支起搏或房室束起搏可能是最好的起搏位点，利用自身的传导系统获得更好的心室同步性，且由于左束支起搏位点在间隔组织，左束支起搏较房室束起搏阈值更低且稳定，植入装置寿命延长，植入简单快捷（由于左束支广泛分布于室间隔左侧的心内膜下）。

（左明良　陈秋佚）

参 考 文 献

Aiba T，Hesketh GG，Barth AS，et al，2009. Electrophysiological consequences of dyssynchronous heart failure and its restoration by resynchronization therapy. Circulation，119（9）：1220-1230.

Ajijola OA，Upadhyay GA，Macias C，et al，2017. Permanent His-bundle pacing for cardiac resynchronization therapy: initial feasibility study in lieu of left ventricular lead. Heart Rhythm，14（9）：1353-1361.

Ballester-Rodés M，Flotats A，Torrent-Guasp F，2006. The sequence of regional ventricular motion. Eur J Cardiothorac Surg，29 Suppl 1：S139-S144.

Buckberg G，Hoffman JIE，Mahajan A，et al，2008. Cardiac mechanics revisited: the relationship of cardiac architecture to ventricular function. Circulation，118（24）：2571-2587.

Clayton PD，Bulawa WF，Klausner SC，1979. The characteristic sequence for the onset of contraction in the normal human left ventricle. Circulation，59（4）：671-679.

De PR，Ho SY，Salerno-Uriarte JA，2002. Electroanatomic

analysis of sinus impulse propagation in normal human atria. J Cardiovasc Electrophysiol, 13（1）: 1-10.

Franz MR, Burgheer K, Rafflenbeul W, et al, 1987. Monophasic action potential mapping in human subjects with normal electrocardiograms: direct evidence for the genesis of the T wave. Circulation, 75（2）: 379-386.

Liakopoulos OJ, Tomioka H, Buckberg GD, 2006. Sequential deformation and physiological considerations in unipolar right or left ventricular pacing. Eur J Cardiothorac Surg, 29 Suppl 1: s188-s197.

Lin JM, Lai LP, Chou NK, et al, 2010. Spatial heterogeneity of protein expression induced by dyssynchronous right ventricular pacing in the left ventricle of dogs with preserved systolic function. J Card Fail, 16（8）: 700-706.

Mills RW, Cornelussen RN, Mulligan LJ, et al, 2009. Left ventricular septal and left ventricular apical pacing chronically maintain cardiac contractile coordination, pump function and efficiency. Circ Arrhythm Electrophysiol, 2（5）: 571-579.

Ono N, Yamaguchi T, Ishikawa H, et al, 2009. Morphological varieties of the Purkinje fiber network in mammalian hearts, as revealed by light and electron microscopy. Arch Histol Cytol, 72（3）: 139-149.

Quintana M, Lindell P, Saha SK, 2005. Assessment of atrial regional and global electromechanical function by tissue velocity echocardiography: a feasibility study on healthy individuals. Cardiovasc Ultrasound, 3: 4.

Sedmera D, Reckova M, Bigelow MR, 2004. Developmental transitions in electrical activation patterns in chick embryonic heart. Anat Rec A Discov Mol Cell Evol Biol, 280（2）: 1001-1009.

Sengupta PP, Khandheria BK, Korinek J, 2006. Apex-to-base dispersion in regional timing of left ventricular shortening and lengthening. J Am Coll Cardio, 47（1）: 163-172.

Smiseth OA, Remme EW, 2006. Regional left ventricular electric and mechanical activation and relaxation. J Am Coll Cardiol, 47（1）: 173-174.

Strik M, Rademakers LM, van Deursen CJ, et al, 2012. Endocardial left ventricular pacing improves cardiac resynchronization therapy in chronic asynchronous infarction and heart failure models. Circ Arrhythm Electrophysiol, 5（1）: 191-200.

Tomioka H, Liakopoulos OJ, Buckberg GD, 2006. The effect of ventricular sequential contraction on helical heart during pacing: high septal pacing versus biventricular pacing. Eur J Cardiothorac Surg, 29 Suppl 1: S198-S206.

Underwood SR, Walton S, Laming PJ, 1984. Patterns of ventricular contraction in patients with conduction abnormality studied by radionuclide angiocardiography. Br Heart J, 51（5）: 568-574.

van Deursen CJ, Blaauw Y, Witjens MI, et al, 2014. The value of the 12-lead ECG for evaluation and optimization of cardiac resynchronization therapy in daily clinical practice. J Electrocardiol, 47: 202-211.

van Middendorp LB, Kuiper M, Munts C, et al, 2017. Local microRNA-133a downregulation is associated with hypertrophy in the dyssynchronous heart. ESC Heart Failure, 4（3）: 241-251.

Vijayaraman P, Ponnusamy SS, Cano O, et al, 2021. Left bundle branch pacing for cardiac resynchronization therapy: results from International LBBP Collaborative Study Group. JACC Clin Electrophysiol, 7（2）: 135-147.

Wang K, Ho SY, Gibson DG, 1995. Architecture of atrial musculature in humans. Br Heart J, 73（6）: 559-565.

Zhang S, Zhou X, Gold MR, 2019. Left bundle branch pacing: JACC review topic of the week. J Am Coll Cardiol, 74（24）: 3039-3049.

Zografos TA, Siontis KC, Jastrzebski M, et al, 2015. Apical vs. non-apical right ventricular pacing in cardiac resynchronization therapy: a meta-analysis. Europace, 17（8）: 1259-1266.

第8章　心肌病理改变与心脏电-机械兴奋异常

第一节　心肌缺血与电-机械兴奋及其顺序异常

心肌缺血后，立即产生心肌电、机械和生化异常，心肌的兴奋性、自律性和传导性发生改变导致心肌电活动异常，从而引起各种心律失常，如心室颤动、房室传导阻滞甚至停搏。引起心肌电活动异常的有关因素：酸中毒使细胞内钾外逸，破坏细胞内外正常离子分布，缺血心肌ATP不足，钠钾ATP酶活性下降，使细胞内外钠和钾离子正常分布被破坏，钙离子超载。心肌缺血时，脂代谢紊乱产生过多游离脂肪酸、脂酰CoA、溶血磷酸甘油酯、心肌糖酵解受损等，都被认为对心肌起不稳定作用，引起心肌电活动异常。

一、心肌缺血电生理改变

心肌缺血时，在肌细胞水平细胞膜完整性丧失伴钾离子外流、钙离子内流、酸中毒、静息膜电位显著降低、某些组织自律性增高，以及细胞缝隙连接分布模式改变等，共同构成心肌电生理改变。

1.离子电流改变与兴奋性、传导性异常　心肌缺血时细胞外钾离子浓度升高，静息膜电位显著降低，引起钠通道的失活和可利用钠水平降低，结果导致膜的兴奋性降低（dV_{max}/dT_{max}），动作电位幅度减小，0相上升幅度降低，动作电位时程（APD）缩短，传导速度减慢甚至发生传导阻滞。当单纯高钾（钾浓度大于14.4mmol/L）时传导则停止。研究表明，缺血节段心肌细胞外钾离子聚集、发生代谢性酸中毒（细胞内外pH降低）及与低氧相关的细胞内ATP减少、离子分布异常，在缺血中心区较非缺血边缘区明显，从缺血区中心至外围呈非均一改变，从而产生心肌电活动不一致，导致局部显著异质性改变，形成功能性单向传导阻滞，从而在邻近非缺血组织的局部缺血心肌产生功能性折返

性心律失常。钾离子的这种梯度改变和膜静息电位的改变使钠通道从失活状态恢复后便产生显著异质性，由此决定了易损窗。急性缺血时心室传导性显著降低，易发生折返，既有脉冲形成的异常，又有脉冲传导或折返的异常，急性心肌缺血是室性心动过速和心室颤动的主要原因，实验中非折返性室性心动过速占急性缺血引起室性心动过速的25%、占再灌注引起室性心动过速的75%。而急性缺血期前10～15min并不涉及缝隙连接的失偶联，主要是由于改变了膜的兴奋性（由dV_m/dT_{max}反映）。所以，传导的改变和所导致的折返、心律失常可以作为典型的兴奋性相关的机制（excitation-related mechanism）。这个期间主要的决定因素是膜兴奋性降低。传导主要依赖钠离子电流，即使钾离子浓度大大升高，兴奋性也会大大降低。急性心肌缺血时，钾离子外流加速心肌复极速率，使不应期离散度增加，由此提供折返性心动过速与心室颤动的基质，这种离散可因缺血损伤愈合而增加，因缺血损伤愈合后复极过程延长，急性缺血时复极过程缩短，在某些实验模型中如二者同时存在，则使心室更易发生持久心律失常。

2.心肌缝隙连接改变与兴奋性、传导性异常　严重缺血时虽然膜离子通道改变有助于传导减慢，容易发生功能性折返，但缝隙连接是急性心肌缺血传导减慢的中心。缺血缺氧时，因代谢产物脱脂磷脂酰胆碱（LPC）早期聚集在缝隙连接处，使缝隙连接阻力增加，缺血15～30min后缝隙连接阻力即显著增高。慢性缺血时，细胞间偶联和各向异性发生改变，虽然每个心肌细胞闰盘的量及连接子密度正常，但Cx43的缝隙连接膜减少47%，Cx43明显减少可能是传导减慢和不一致传导的结构因素。细胞间传导延迟变长，偶联降低，传导也就减慢甚

至终止。缝隙连接偶联的降低是与从连续到不连续的传导类型改变，与动作电位上升段的形状改变，以及钠电流和L型钙电流对传导影响的改变相联系的。总之，缝隙连接通道的重新分布和密度改变会增加心室肌细胞的电不均一性，从而产生触发活动和折返激动，导致心律失常的发生。以往研究表明，缺血预处理能通过多种机制减少缺血性心律失常的发生率。Daleau等研究表明，缺血预处理能使心肌Cx43表达量增加、分布模式改变，因此推测缺血预处理可能通过增加Cx43表达量及改变缝隙连接通道的分布而使心律失常发生率降低。

3.不同心肌层与兴奋性、传导性异常　正常情况下，心内膜下心肌的增厚和缩短幅度都较大，静息状态下室壁的收缩期增厚主要是由心内膜下心肌完成的，室壁应力和能量的需求也较大，与此相符的是心内膜下心肌代谢活性较高，血管紧张度低使该处血管扩张储备能力较低，氧耗量较大，表明正常心肌存在跨壁异质性，结果心内膜下心肌缺血更易发生。有研究发现在体三层心肌的单向动作电位时程，缺血时中层心肌缩短最明显，与心内、外层心肌比较具有显著差异。有效不应期（ERP）是心肌电稳定的另一重要指标，正常情况下APD和ERP呈线性关系，即APD长则ERP亦长，而缺血时它们之间的正常关系则发生改变，可形成壁内折返、发生心律失常。急性心肌缺血首先削弱心内膜下层心肌的收缩性。心室传导减慢在急性心肌缺血引起的快速性心律失常病理中起主要作用，心外膜缺血激动延迟较心内膜激动传导延迟长，尽管有研究表明，犬冠状动脉结扎时心外膜血流储备较心内膜好得多。房室结浦肯野系统对缺血有较普通心肌纤维更大的耐受性，原因可能在于其较好的内在耐受缺血性和邻近左心室腔存在充足氧。由于传导系统首先激动心内膜，其激动受房室结浦肯野系统而非本身心肌细胞所决定，虽然缺血犬心脏心外膜相对心内膜和中间肌层血流量大，ATP调节的钾或钙离子流敏感性增加等。急性缺血时心内膜与心外膜激动的不同并非因内在对缺血敏感性不同，而是脉冲必须跨壁经过缺血带而最后激动心外膜。以往急性心室缺血通过降低动作电位而增加ERP，通过诱导复极后不应期而使ERP延长，其依赖相反方向激动的平衡。

4.心房缺血与心房颤动　冠心病是心房颤动（简称房颤）发生的显著高危因素，房颤是急性心肌梗死常见并发症，但心房缺血可能导致的房颤却很少受到关注。在结扎右冠状动脉中间心房动脉（RIAA）后心房缺血，虽然不应期所受影响小，但却引起缺血带传导显著减慢，利于心房稳定折返，导致房颤持续发生。该研究表明，急性心房缺血局部心房传导减慢，有效不应期不变，而这种心房缺血是产生心房折返和房颤的基础，折返机制最可能是房性心动过速的主要来源。同时有实验研究发现，心房梗死虽然常见，但下后壁梗死患者当血运重建（angioplastic）再灌注心房冠状动脉支时，房颤可自行终止。持续房颤模型犬的心房肌Cx43表达明显增加，心房肌细胞间传导性亦明显增强。通过射频消融房颤7天后发现在消融区所邻近的心房肌Cx43显著减少，在消融后纤维化区域幸存的簇状心房肌细胞Cx43数量则明显上升，且伴有明显的分布异常。

二、缺血性左心室功能障碍的生理学改变

1.冠状动脉血流量和心脏功能障碍　冠状动脉血流储备（CFR，冠状动脉最大血流量与基础血流量的比值）削弱是缺血和内皮细胞失功的敏感指标。CFR减少的原因包括基础冠状动脉血流增高的条件或最大充血血流的减少。基础血流的增加可能发生在贫血、甲状腺功能亢进（简称甲亢）时，心动过速、高血压或瓣膜疾病引起充血时血流减少。心外膜冠状动脉狭窄则导致血流阻力增加，此时微血管阻力血管扩张以获取基本血流，因远段血管已最大程度扩张，故充血时产生狭窄后仅有少量血流增加、CFR降低。服用扩血管药物将增加正常冠状动脉血流，如心外膜狭窄，则对该药反应的血流仅少量增加；相似的，如微血管疾病影响远段循环，这种增加也将少得多。由于超声心动图能识别运动障碍的心肌节段，目前应用于冠心病确定心肌缺血部位及性质以提示相应冠状动脉病变部位的超声检查已从单纯观察室壁形态和活动发展到更为深入、细致和准确的新技术。这些方法通常是在运动时或用药物扩张血管时采用。经胸多普勒评价冠状动脉血流和储备是可行的，可用于识别左前降支近段狭窄和经皮冠状动脉成形术后再狭窄，检测非典型胸痛患者的微血管疾病及内皮功能。目前的超声检查

技术如超声声学造影定量估计心肌血流储备与核素图像评价心肌灌注是一致的。可以通过负荷超声心动图检测心肌梗死或冠状动脉狭窄导致的不可逆或可逆的室壁运动异常。CFR有创性检查包括选择性冠状动脉内多普勒血流导管连续测定各时相或平均冠状动脉血流速度等。数字减影血管造影可用于评估局部冠状动脉血流量，放射性核素、心肌灌注运动显像也广泛应用于CFR的定量测定。负荷状态与静息舒张流速时间积分的比率与负荷诱导的室壁增厚不正常的相关性最好。

心肌缺血最早表现为舒张功能异常、心肌松弛性障碍和心室膨胀性降低、舒张压增高。当心肌缺血持续存在时，会出现收缩功能异常。Leather等用兔的心肌缺血模型进行研究，结果显示心肌缺血30min后再灌注，收缩功能无明显改变。相反，在心肌缺血前后及再灌注后30min，舒张功能均发生显著改变。同时研究还发现，心肌缺血改善后最早恢复的也是舒张功能。持续心肌缺血后心肌收缩力下降、舒张功能障碍及电活动异常等，可能导致心脏各节段舒缩在时间和空间上出现不协调，心脏泵功能减弱，心排血量降低。例如，缺血区域的心肌收缩减弱甚至停止，或非缺血区心肌收缩时缺血区心壁向外膨出，或心室各节段心肌收缩不能同时进行，心脏射血效率下降。当左心室心肌中20%～25%停止收缩时，出现左心衰竭，如大于40%左心室心肌停止收缩，则出现重度泵衰竭，如急性发生则出现心源性休克。同时缺血区域与非缺血区域在心肌舒张功能方面的差异也可使心脏的舒张失去协调性，影响心脏的充盈。由于心内膜下心肌纤维为长径方向排列，易受缺血影响，因此长径应变改变较短径改变早。研究发现，通过负荷超声心动图能直接诱导心肌缺血导致室壁运动异常，而间接推测心肌缺血节段，超声造影评价冬眠心肌的作用亦很有前景。心室运动包括左心室扭转是收缩功能的指标，也是舒张功能不良的敏感指标。研究表明，心尖扭转对缺血高度敏感，结扎冠状动脉后数秒钟内即出现收缩中期逆扭转，射血期即发生解扭转，等容舒张期扭转。而正常者典型的扭转为射血期扭转而等容舒张期解扭转。可能是心室压下降时缺血节段收缩晚导致这种扭转模式改变。

2.心肌顿抑和冬眠心肌 研究表明，慢性供血不足的心肌细胞并不一定演变为坏死性病变，心肌梗死或严重缺血后，随缺血发生的速度、范围、程度及其侧支循环建立的不同，其心肌细胞的损害可能出现3种不同的结局：①坏死心肌，即真正不可逆的心肌损害，即使冠状动脉血流得到恢复，心脏功能也不会得到改善。②冬眠心肌，在长期低血流灌注状态下，心肌通过自身调节反应减低收缩功能，减少能量消耗，以保持心肌细胞存活。当冠状动脉血流恢复正常后，心脏功能可以完全或部分恢复正常。③顿抑心肌，心肌短暂急性缺血后，心肌细胞虽未发生坏死，但已经发生了结构、功能及代谢的变化，处于晕厥状态，当心肌获得有效血流灌注后，心功能的恢复需要较长时间。研究显示，心肌顿抑并非心肌保护，其下调心肌收缩功能，是心肌损伤的反应。

最初提出心肌顿抑（stunned myocardium）是在1975年，认为瞬间缺血后尽管血流恢复正常，但该节段收缩功能仍降低，顿抑可持续数天，使左心室收缩不良；并认为其仅指缺血后心肌收缩功能障碍；但实际存在交感神经的顿抑。其机制包括活性氧（reactive oxygen species，ROS）形成、兴奋收缩偶联两个病理机制的相互作用；而ROS通过肌质网损伤、钙超载及肌原纤维蛋白氧化修饰降低钙反应。心脏失功可持续1h或数天，但如血流灌注持续存在，则功能最终会恢复正常。可见，收缩性不能作为缺血后心肌存活的标准，静息状态下左心室功能障碍不一定代表心肌存活性丧失，是否进行血运重建不能单纯依赖是否存在运动功能障碍。

"冬眠心肌"收缩力、代谢和心室功能都降低以匹配血供的减少。顿抑被认为是缺血损伤的不利结果，而冬眠暗含着对有限血流或缺血阶段的适应性保护以维持心肌活性。心肌顿抑也周期性发生在冬眠心肌组织，然而却反映精确的血流－功能平衡关系。1987年研究已证实，多次心肌顿抑可导致冬眠。虽然在可逆的、收缩功能降低的心肌静息血流减少，冬眠心肌的发展涉及预缺血和复杂基因上调，动脉微血管的肥厚重构却可能是另一个重要的原因。其病理机制根据短期、慢性冬眠而不同，如慢性冬眠机制包括肌质网钙处理蛋白表达下调、应激蛋白表达上调等，亦存在神经和血管冬眠；而短期冬眠并非涉及预缺血的保护机制。

Joseph等利用定量心血管磁共振（CMR）灌注图像发现：严重狭窄冠状动脉支配心肌失功节段的

休息/静息心肌血流（MBF）减少。利用定量CMR发现，尽管同为存活心肌，但失功节段与远离冬眠心肌节段相比，静息MBF显著减少。存在冬眠心肌患者，即使临床无心肌梗死病史，也可能存在某种程度不可逆心肌损伤（如梗死）。虽心肌瘢痕节段平均MBF少，但是甚至在梗死面积大于50%时仍显示有正常MBF的30%（与正常收缩没有瘢痕节段比较），这些面积血流的减少主要由瘢痕量决定，而并非由是否存在心外膜狭窄决定。CMR既能估计心肌瘢痕，又能估计心肌血流灌注。

3.收缩后缩短（PSS） 1987年Brown等报道冠状动脉结扎实验动物出现等容舒张期的收缩后缩短，缩短幅度可预示再灌注收缩功能的即刻恢复。1988年进一步发现收缩后缩短还可预示再灌注后2～3周收缩功能的恢复，且再灌注前PSS的幅度与心肌梗死节段室壁运动的恢复呈显著相关。心肌梗死患者梗死节段舒张期内向运动，等容舒张期显著延长，以及其PSS的内向运动常是急性心肌梗死不同步收缩的表现，均可在急性心肌梗死和缺血患者中观察到。正常心脏也存在舒张期轻微内向运动。Helge等研究发现，杂种犬心脏左前降支中等缺血时，心肌运动功能减低或运动不能，当心肌严重缺血时，发生严重运动障碍，出现PSS。当左心室压力增高时，运动障碍节段伸长；当左心室压力

降低时，该节段则缩短，形成被动过程，短暂缺血引起运动障碍。PSS归因于主动纤维缩短和被动回缩，而晚收缩心肌伸长表明PSS节段部分归因于被动回缩。因为在等容收缩期，左心室压显著增高，节段没有形变，而在等容舒张期压力降低时节段显著缩短，很可能不是被动的，被动的心肌节段应当是在等容收缩期压力增高时伸长，所以具有收缩期运动不能和PSS节段可能是主动收缩，从而表明具有活性。总之，PSS是缺血心肌的重要特征，被认为是心肌缺血的重要诊断指标；尽管存在运动障碍，似乎为严重缺血，但运动功能降低或运动不能却表明其呈主动收缩，所以为潜在活性心肌。Jong等认为，心肌缺血收缩后增厚的出现可能受周围缺血程度影响，收缩后增厚本身并不代表心肌损伤量，似乎是运动不能节段再灌注成功的指标，再灌注后持续收缩后增厚表明存在更大程度的心肌透壁坏死。Yamada等研究发现通过脉冲组织多普勒测定收缩期二尖瓣环运动速度（S_m）与压力最大上升率（dP/dT）密切相关。临床识别失功梗死节段有无活性是决定是否受益于血管重建及预测成功血管重建、左心室收缩功能恢复的关键。Hiroaki等也发现PSS不仅是心肌具有活性和具有活性微循环的信号，而且再灌注前梗死节段PSS的幅度显著与节段功能的恢复密切相关。

第二节 心肌病变与电－机械兴奋及其顺序异常

心肌病变种类较多，包括已知病因的特异性心肌病如缺血性心肌病、瓣膜性心肌病、高血压性心肌病、炎症性心肌病、代谢性心肌病、全身系统疾病等；以及原因不明心肌病如扩张型心肌病（简称扩心病）、肥厚型心肌病、限制型心肌病、不定型心肌病等。本文介绍如下常见心肌病变的电－机械兴奋改变及其异常。

一、特发性扩心病的电机械兴奋异常

特发性扩心病（IDCM）作为引起心力衰竭（CHF）的最常见原因，其主要特征为心室腔径增大，心脏泵血功能减低（即收缩力降低）而无显著冠状动脉疾病、瓣膜及心包疾病，且心律

失常常见，30%～40%扩心病患者具有家族倾向（FDCM），11种基因与扩心病和室性心律失常有关。研究表明，虽然扩心病原因未明，但很可能受毒素、代谢、感染或血流动力学的影响而最终使心肌受损所致。特发性扩心病临床通常表现为心力衰竭症状，是心脏移植的主要适应证，且常伴室性心律失常，猝死率高。诊断后5年内如未进行心脏移植者死亡率约50%，引起死亡的原因常为猝死和泵衰竭。约50%患者以心律失常为早期表现，可出现各种类型心律失常，因心肌纤维增粗、变性、坏死及纤维化广泛，并常累及起搏点及传导系统，加上心力衰竭时神经体液调节紊乱，而导致各种心律失常发生。其中室性期前收缩最为常见（60%～87%，因心肌病变广泛，多源性室性期前

收缩多见），房性、交界性期前收缩和各种传导阻滞、心动过速（20%～60%发生非持续室性心动过速，仅1%～2%单形室性心动过速，可能与扩心病死亡率增加有关）均可发生，20%的患者有心房颤动（主要与心力衰竭时心房压增高，心房壁张力增加，以及心房肌变性及纤维化、心房肌排列紊乱等因素有关，持续性心房颤动前多频发房性期前收缩及短暂的房性心动过速）。然而，这种自发性室性心律失常在识别预测存在猝死或持续室性心律失常方面的作用仍存在争议。研究表明，严重收缩功能不良并不一定存在传导的改变，而多数扩心病患者存在不一致的各向异性传导。研究报道，扩心病心动过缓并不少见，如窦性心动过缓和慢心室反应（slow ventricular responses）、病态窦房结综合征（SSS）并可伴房室传导阻滞。扩心病伴发传导系统疾病者20多岁即出现不完全性传导系统表现，往往10年内进展至完全性传导阻滞，而晚期与传导紊乱的程度不成比例。许多患者不完全性传导系统病变后即发生严重扩心病。

既往对冠心病和心肌梗死动物模型的研究表明，持续室性心动过速的病理基础是瘢痕，折返室性心律失常起源于心内膜下邻近梗死心肌的边界带，存活心内膜表面心肌纤维深入至大量纤维组织中而导致不正常的波阵传导，以及排列紊乱心内膜层产生缓慢而不均一传导，这就形成潜在的折返机制。研究表明特发性扩心病心外膜传导改变，尤其对程控电刺激起反应，表明折返性心律失常是其机制，其中37%～41%可诱导出持续单形或多形室性心动过速和心室颤动。与冠心病患者相似，程控刺激的总敏感性在自发持续单形室性心动过速患者中为75%～100%。然而，在心脏停搏或非持续室性心动过速的心肌病患者中较缺血性心脏病患者可诱导性低得多。同时，尽管通过标准程控刺激方案不能诱导，但随访中再发室性心律失常而需安装适当除颤器者仍占相当比例（33%～50%）。表明不能通过对程控刺激的反应预测是否容易发生室性心动过速。据报道，扩心病是常见临床束支折返（BBR）的室性心动过速，但这种心律失常可发生在任何病因的心脏病，并常与心肌内折返（intra-myocardial）心室颤动并存。

研究显示，扩心病患者和非缺血心力衰竭动物模型心肌纤维排列紊乱、程度不等的心肌细胞肥

大或萎缩，心内膜斑块（plaque）和心肌瘢痕、缝隙纤维化替代（多见于心内膜下区域，而心外膜下几乎没有）及显著传导紊乱。事实上，心肌纤维化和排列紊乱的量与非均一各向异性及折返波产生的严重性存在显著相关。当出现轻至中度激动异常时，常显示缝隙纤维化，而显著心内膜下纤维化、心肌瘢痕密集等时则出现重度激动异常，超微结构中至严重不正常与可诱导持续单形室性心动过速相联系。但扩心病患者及动物研究发现了非折返机制如自发或触发激动所致室性心律失常，并显示局灶性机制很可能较折返性室性心律失常所起作用更大。局灶激动主要位于心内膜下区域或有时位于中层，而该处无显著大折返证据。研究表明，终末期扩心病心力衰竭动作电位时程延长（可能因瞬间外向电流减少，整流电流延迟），有助于早期后除极（EAD）。此外，肌质网钙吸收不正常，肌质网ATP酶表达下降，钠钙交换增加等钙电流改变导致舒张期细胞内钙增加，激活瞬间内向电流改变，导致延迟后除极（DAD）的发展而触发室性心动过速。同时，传导减慢和阻滞最终有助于持续室性心动过速或心室颤动发生。

总之，扩心病电生理诊断利用是有限的，且可诱导的心律失常并不与临床或血流动力学改变或猝死有关。通过程控刺激重复诱导的心律失常通常对药物治疗无效。此外，对于自发持续单形室性心动过速的扩心病患者，虽然药物控制或减少可诱导心律失常，但室性心动过速再发和猝死发生率很高，需置入除颤器或使用一些危险性大的抗心律失常药物。据报道，扩心病患者持续单形室性心动过速的潜在机制是不同的，部分持续室性心动过速由与心肌瘢痕相关的折返机制引起，根据图像和消融数据，大多数（87%）瘢痕相关的折返室性心动过速环位于心室基底附近，对应于基底不正常的心内膜低电压区域，与以前有过心肌梗死者相似；约19%的患者因束支折返（BBR）发生持续室性心动过速，通过导管消融右或左束支，打断折返有效而特异。同时，非折返机制如focal automaticity在室性心律失常中起着重要作用。当病因不明的扩心病患者尤其存在显著节段性运动异常和单形室性心动过速时，应考虑诊断肉瘤心肌病和Chagas心肌病。导管消融方法和有效性随着扩心病室性心动过速的类型不同而不同，在治疗focal automaticity或束支

折返导致的扩心病时高度有效，所以应当考虑作为首要治疗方法。对于瘢痕相关的折返性室性心动过速，导管消融是可行的，但用心内膜途径其成功率只中等有效。这可能是由于关键一部分折返环位于心肌内或心外膜层，导管消融应当考虑作为辅助治疗方法。同时，研究表明基因型–表型相关性扩心病心律失常发生频繁，并很快进展为心力衰竭。而早期通过基因筛查有助于其临床管理，为这类患者置入除颤器或确定心脏移植时间。

二、肥厚型心肌病的电-机械兴奋异常

肥厚型心肌病（HCM）是编码肌小节蛋白的基因突变所致心肌纤维紊乱的一类遗传性疾病，家族性HCM（FHC）属常染色体显性遗传。流行病学研究HCM少见，以散发为多，表现为心脏增厚，尤其室间隔和左心室后壁（通常为不对称间隔肥厚）增厚，泵功能恶化（即收缩功能高而舒张功能降低即舒张失功），也可发生左心室流出道梗阻。HCM是引起50岁以下心源性猝死（SCD）的主要原因，尤其是年轻运动员。据估计每年猝死率为0.7%～1.5%，而许多HCM患者终身未确诊。根据危险因素如非持续室性心动过速（简称室速）、家族史、运动时不正常的血压反应、反复晕厥、左心室肥厚大于30mm等进行危险分层，以识别猝死的危险性。其中，猝死危险性与左心室壁厚度密切相关，单纯最大室壁厚度大于30mm即为除颤器安装指征。Spirito等报道左心室肥厚大于30mm是心源性猝死（每年死亡率约2%）的高危因素。HCM虽然有猝死风险但其肥厚的自然病程相对良性。此外，其有相当比例发展成为心力衰竭，即由舒张失功或左心室扩张和收缩失功的进一步恶化所致。

HCM组织病理特点包括心肌肥大、心肌纤维化和心肌细胞排列紊乱、小血管病变等导致各节段心肌动作电位时程（APD）不等。Burghard等发现肥厚节段心肌心电图电压幅度低，肥厚间隔心内膜激动晚于侧壁，且肥厚间隔电位时程（APD）长，心室肌细胞复极非均一程度增大。Kon-No等在两组左心室肥厚患者HCM和高血压心脏病研究中发现，尽管左心室质量指数相同，但T波或复极改变（T波形状和幅度的改变）在HCM中显著（61%），而高血压心脏病仅31%。进一步研究发现T波改变

与可诱导单形室速及置入除颤器发生自发室速相关。Pastore等应用可视动作电位图证实复极改变常为功能阻滞和折返室速的解剖基础。相较而言，即使结构正常的心脏病，如长QT间期综合征，其复极也显著不正常，表明复极改变与多形室速或心室颤动的发生相联系。同时，肥厚肌束排列明显紊乱可能导致异常电除极，而可能是提供稳定折返的结构基础。间质结缔组织成分增多，使心肌细胞相互分离，降低闰盘联结，使细胞间传导阻力增加，传导各向异性增大，也容易引起折返。而折返又是严重心律失常、室速、心室扑动、心室颤动加剧而致猝死的主要原因。程控刺激研究表明，可诱导室速与未来猝死发生率高有关。另外，至少1/3 HCM患者以前曾发生心搏骤停但程控刺激不能诱导。除室性心律失常外，部分患者还可以出现室上性心律失常，有50%可出现房性心动过速与心房组织病变，致细胞电生理特性发生改变，而持续单形室速少见。CMR是检测心肌瘢痕的金标准，超声心动图形变亦在临床心肌瘢痕的评估中起着重要作用。

梗阻性肥厚型心肌病是引起SCD最常见的原因。最近，无创影像钆–增强MR断层证实过度增强区（表明该处存在微小梗死）与SCD的发生密切相关。该发现与尸检数据显示瘢痕、缝隙纤维化、心肌排列紊乱相一致。据报道，假定严重心律失常的解剖基础是左心室肥厚程度、瘢痕替代、心肌排列紊乱和心肌–冠脉血流不匹配的微血管病变，表明电不稳定和发生生命威胁的室速是通过心肌缺血、左心室舒张功能降低、流出道梗阻等恶性循环所触发。不同危险因素和临床积分有助于预测HCM患者可能存在SCD。

单纯室间隔切除和经皮腔内室间隔消融术（PTSMA）减少室间隔厚度、减少二尖瓣前叶前向运动，从而降低左心室流出道压差及减少二尖瓣反流，虽然左心室流出道压力梯度显著降低，但因房室束穿过膜部间隔下的肌部间隔上份边缘，切除或该处梗死则导致右束支传导阻滞（RBBB）、左束支传导阻滞（LBBB）、完全性房室传导阻滞发生。室间隔切除时常因过多切除位于膜部间隔下、肌部间隔左心室面的心肌而发生LBBB，PTSMA可由酒精水肿、缺血或坏死导致RBBB，术前存在束支阻滞者术后常需置入永久起搏器。

三、先天性心脏病的电机械兴奋异常

随着数十年外科技术进展，先天性心脏病（先心病）（CHD）患儿生存率大大提高，但目前心脏病学者面临更多的挑战在于其合并症发生机制的研究和处理，如埃布斯坦综合征及Mustard术后、Senning术后、Fontan术后等发生的预激综合征、房内折返导致心动过速或窦房结功能不良；单心室、法洛四联症等发生心房颤动和室性心动过速；室间隔缺损、法洛四联症等出现先天性或获得性房室传导阻滞，这是由于室缺修补术中结扎损伤传导束、长-standing cyanosis和压力/容积不正常等引起。此外，埃布斯坦综合征、矫正型大动脉转位与房室旁道发生率增加有关，其所致心动过速发生较早，并随右心房扩大而进一步恶化。同时，外科瘢痕的形成亦可增加心房扑动或心房颤动的发生。房性心动过速为成人先心病最常见并发症，且其死亡风险增加50%以上。因此，建议手术矫正前应当精确心导管射频消融（RFCA）治疗。但畸形的存在与多个旁路的共存，增加了标测和消融的难度。

心动过速常发生于先心病患者术后，Mustard或Senning手术治疗大动脉转位，Fontan手术治疗单心室、法洛四联症矫形术后患者，在早晚期随访过程中易出现多发性折返性心动过速，其与缝线或补片的瘢痕面积相对增大、心腔扩大或增厚有关。手术后心动过速发生率取决于修补方式，从而促使外科改进技术治疗先心病，若采用离断动脉而不是隔离大动脉可导致心律失常显著减少，而若仍采用过去的术式进行修补将再发房性和室性心动过速。CHD最常见的心动过速是房内折返性心动过速（IART），据报道在Mustard或Senning手术后发生率大于30%。腔静脉折返是Fontan术后发生IART的相当常见的原因，绕下腔静脉并环绕外科瘢痕和补片的折返环产生P波增宽的IART。当IART折返环较长时，可出现血流动力学不稳定；持续IART易引起血栓并发症的发生，尤其是Fontan术后右心房扩大的患者。随访研究表明IART再发，可导致猝死发生率高达6%～10%。虽然IART通过电复律、超速起搏、应用ibutalide等可快速中止，但阻止其再发相当困难。IART常伴随窦房结功能不良、异位心律、心脏功能降低，此时药物治疗效果

差，即使Ⅲ型抗心律失常药物阻止IART也常无效。药物主要是通过抑制房室结而控制心室率，而最有前景治疗IART的方法是导管消融，其目的在于阻断位于瘢痕或其他解剖阻滞区构成环路之间的狭部，但需要确定环路位置，目前3D技术可精确而有效定位。单心室患者行Fontan术后IART再发率较高并倾向于多个IART环，而Mustard或Senning术后再发率低。心房颤动在先心病术后较IART少见，既往认为心房扑动来源于右心而心房颤动来自左心，心房颤动在先天性大动脉狭窄、二尖瓣畸形等患者中更多见。其主要通过电复律治疗，随后进行抗凝和控制心室率治疗。Ⅲ型抗心律失常药物用于预防再发但效果不佳，有报道完全左心房或右心房迷宫术成功治疗心房颤动，但尚未见导管消融术治疗。室性心动过速作为青少年或成人先心病术后致命性心律失常，常伴随房性心动过速的发生，幸运的是总体来说CHD发生室性心动过速相对较少，大多为法洛四联症或先天大动脉狭窄的晚期并发症，可发生晕厥或心脏停搏而出现典型症状。其电生理图显示存在沿着右心室流出道瘢痕或conal间隔的大折返环。年长和右心室扩大是发生室性心动过速的独立危险因素。有研究表明室性心动过速最可能发生在QRS间期大于180ms者中；单一药物治疗先心病术后室性心动过速已淘汰，现更倾向于除颤器植入或消融治疗。

多种先心病可发生窦房结失功及房室传导异常，与原发病变、直接手术损伤如窦房结或窦房动脉及心肌进行性纤维化相关。最新ACC/AHA起搏器治疗指南包括儿童和青少年，但置入起搏器时存在许多技术挑战，如经静脉导管通常要随着外科修补的位置而进行适当调整，术前静脉造影有利于找到更佳的腔室路径而排除不穿过狭窄和梗阻的心房，Fontan手术则可能需要心外膜电极固定。先心病外科修补时不可完全避免损伤房室传导组织，如在手术治疗室间隔缺陷（包括法洛四联症）和左心室流出道梗阻时。2/3以上病例由于牵拉、关键部位周围的水肿而发生暂时性房室传导阻滞，约10天内恢复。如果完全性房室传导阻滞超过10天，则需安装永久起搏器。而某些先心病包括矫正型心室转位、心内膜垫缺损则可能存在房室传导组织的先天解剖和功能异常。

此外，20%～25%先心病死亡患者是室性心

动过速所致，而心源性猝死达到7% ～ 19%。尽管三维标测技术和消融手段已扩大至复杂先心病，但由于不同患者个体化差异及心律失常复杂的病理生理机制，危险分层仍面临巨大挑战。

四、致心律失常性右心室心肌病的电－机械兴奋异常

致心律失常性右心室心肌病（ARVC）是引起严重心律失常，甚至心源性猝死的右心室心肌病，是年轻人发生室性心动过速和心源性猝死的常见原因，多为家族性，属常染色体显性遗传，多涉及闰盘桥粒复合体突变。其由Fontaine等首次提出，Marcus等则进一步说明其为"心室发育不良"性心肌疾病，特点是起源于右心室的室性心动过速及右心室心肌渐进、局灶被传导性差的纤维脂肪组织替代，邻近和透壁电激动受损。1995年WHO定义ARVC为一种独立的临床心肌病，是以右心室心肌组织被脂肪或纤维脂肪组织替代而产生以右心室结构和功能异常为特征的右心室心肌病。2010年修订的诊断标准仍缺乏特异性，尤其早期阶段。其右心室肥厚伴局限性扩张，多呈球形增大，心腔扩张部分心肌变薄；这是由于心肌细胞进行性丢失，从心外膜下心肌延伸至心内膜，从而引起透壁变薄。病变常局限于右心室心尖、漏斗部及后基底部，即所谓发育不良三角。而右心室弥漫性病变及左心室累及常见于晚期病例。左心室受累最常见于尖侧壁心外膜下局灶性脂肪浸润。电压引导的心内膜心肌活检可能会增加诊断率，其心电图诊断标准包括 $V_1 \sim V_3$ T波倒置、右胸导联QRS波延长/右胸导联S波升支≥55ms及Epsilon波。

室性心律失常是ARVC最常见表现，以反复发生持续或非持续单形室性心动过速为特征，可从室性期前收缩到室性心动过速甚至心室颤动。室性心动过速为左束支阻滞型，折返部位主要位于右心室流出道和右心室前侧壁，这些部位是ARVC脂肪组织常见取代区域，其间散在残留心肌组织与纤维组织。情绪激动或劳累时较易诱发室性心动过速。最近研究显示，桥粒完整性丧失导致缝隙连接蛋白Cx43水平减少，钠通道功能障碍，导致脉冲传导异常。此外，桥粒突变导致钙处理失调，一些患者中发现钙处理蛋白基因变异。

五、特发性右心室流出道心动过速的电－机械兴奋异常

特发性右心室流出道室性心动过速（RVO-VT）是结构正常心脏最常见的一种原因未明的急性特发性室性心动过速。1922年Gallaverdin首次报道正常心脏结构者多次出现起源于右心室且抗肾上腺素可阻断的室性心动过速，同时证明心脏交感神经系统参与RVO-VT形成（图8-1）。

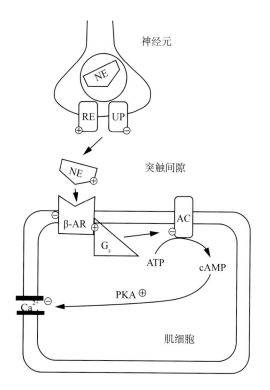

图8-1　特发性RVO-VT病理生理机制

NE：去甲肾上腺素；UP：再吸收；RE：释放；G_s：兴奋性G蛋白；AC：腺苷酸环化酶；PKA：蛋白激酶A；β-AR：β肾上腺素能受体

Michael等研究则发现，特发性RVO-VT很可能是环腺苷酸（cAMP）的依赖性增加了细胞内钙离子，随后发生延迟后除极，最终触发室性心动过速。既往研究认为突触前、突触后交感神经分布的改变是心脏结构和功能异常的结果；相比较，特发性RVO-VT却未发现结构和功能的异常：无心力衰竭表现，血浆去甲肾上腺素水平正常。正电子发射断层成像（PET）发现心肌β肾上腺能受体密度降低，而突触间隙去甲肾上腺素增加。RVO-VT患者室性心动过速对儿茶酚胺敏感或可通过运动诱发，射频治疗常为有效方法。研究报道虽然大部分室性心动过速

起源于右心室流出道，但一些室性心动过速形态接近于肺动脉或动脉窦，因该处接近冠状动脉、位置较深或表面被覆脂肪组织的心外膜，因此导管消融受到挑战。许多患者对药物如β受体阻滞剂和腺苷治疗有效，表明虽然β受体下调，但去甲肾上腺仍能显著增加细胞内cAMP浓度，其机制可能在于β受体-G蛋白-腺苷酸环化酶途径的改变，既有突触前儿茶酚胺重吸收减少，又有突触后β受体密度降低。

六、糖尿病心肌病的电-机械兴奋异常

糖尿病心肌病由Hamby等在1974年首次提出，作为糖尿病最常见慢性并发症之一，其临床表现为心力衰竭、心律失常及心源性猝死，心脏结构和功能异常，并排除动脉高压、瓣膜或先天性心肌病或冠心病。越来越多的证据证明糖尿病心肌病发病率高，是糖尿病主要死亡原因之一。

Braunward等认为糖尿病心肌病可能病理生理改变是包括胶原和终末糖基化产物修饰的细胞外基质蛋白积聚，其导致心肌顺应性和舒张功能受损；或线粒体功能障碍，钙处理能力减弱，其心律失常发生率增加。早期研究认为，心肌电学及机械特性的改变是其主要病理特征，肌质网钙储存、释放及再摄入肌质网的速率均降低，肌纤维膜钠钙交换的钙离子外流亦减少；其主要的心肌电学改变则为QT间期延长。其机制可能在于钾通道数量减少，心肌细胞外向的钾离子电流降低，动作电位时程延长。复极化电流降低则可能是糖尿病大鼠心肌细胞复极时间延长、动作电位时程延长及心电图上QT间期延长的主要原因。心肌缝隙连接Cx43改变导致心脏节律传播改变。

随着病程进展，糖尿病心肌病患者心律失常和心源性猝死的发生率亦逐渐增高。此外，动作电位时程的过度延长可降低心内膜至心外膜正常的动作电位时程梯度，扰乱心室复极化形式，增加心肌复极离散度，容易导致兴奋在心肌内折返和触发活动。

第三节　心肌梗死与电-机械兴奋异常

心肌梗死后心脏结构和电重构（electrical remodeling）发生，梗死区残存心肌细胞与非梗死区心肌细胞之间的电信号传导异常引发各种心律失常，尤以室性心律失常最常见。心源性猝死是心肌梗死后晚期常见并发症，置入式心律转复除颤器（ICD）已被证明可降低心肌梗死后猝死的风险。研究表明，心肌梗死后室性心动过速（简称室速）的机制多为折返，典型的折返性室速存在一个"8"字形折返环路，其特征为激动在同一中心狭部或传导路径出口后，沿顺钟向和逆钟向两个方向环形传导，完成"8"字折返。折返的关键部位多与瘢痕组织有关。同时，心肌机械收缩发生改变，从而影响心脏血流动力学。

一、心肌梗死后重构

（一）心脏结构重构

心室进行性扩大、肥大，腔室形状改变，收缩功能的恶化，称梗死后心室重构，包括梗死区和非梗死区心室大小、形态、室壁厚度、心肌结构和超微结构等方面发生改变。尤其成纤维细胞衍生的Ⅰ型胶原束替代瘢痕组织，非梗死区代偿性肥厚。左心室进行性扩大是由于扩大的力量和细胞外基质维持梗死带可拉长力量之间的失衡，是左心室扩张和残余的非梗死心肌肥厚等因素的综合结果。除了梗死范围以外，另两个影响左心室扩张的重要因素是心室负荷状态和梗死相关动脉的通畅程度。心室压力升高可导致室壁张力增加和梗死扩展，而通畅的梗死相关动脉可加快瘢痕形成，增加梗死区组织血流充盈，减少梗死的扩展和心室扩张的危险（心肌梗死后心肌胶原组织的合成可能防止心室进一步扩大，乃至室壁瘤的出现）。保持正常心肌与梗死区域之间的边界区域即边缘带是室壁承受张力最大的地方，保持与梗死有关部分的冠状动脉通畅，可使该部位心肌得到充分的血液供应，能使其扩张和变性减少，虽无助于缩小梗死面积，但有利于对抗重构。心肌会快速生长以代偿心肌梗死后的心肌负荷增加，胶原沉积引起弥漫性心肌纤维化，致心肌顺应性降低，并出现舒张功能障碍，血管周围的纤维化还影响到冠状动脉顺应性，可降低冠状动脉储

备，造成心肌细胞缺血的加重。心肌重构另一重要特征性改变是心肌细胞死亡，包括坏死和凋亡，心室重构的病理学特点包括心肌细胞表型改变，心肌细胞死亡、纤维化、血管缺血、心肌细胞肥大、线粒体肿胀，钙转运障碍，肌球蛋白运动迟缓等。心室壁应力不均一性即异质性增加，为尽可能维持心脏功能接近正常，未梗死心肌组织必须代偿无收缩区心肌的功能而致远离梗死区心肌代偿性肥厚，肥厚的心肌有助于代偿梗死产生的功能损害，对某些患者来说，梗死后数月所见到的血流动力学改善就与此有关。重构的发生不仅与室壁张力的增加有关，还与未梗死的心肌组织发生容量超载性肥厚有关。左心室重构易发生由心律失常引起的猝死，室速被认为是经过传导减慢的纤维化组织而导致各向异性的折返。此外，心肌梗死后血浆神经激素的激活提供触发室性心律失常的电生理基础。Martin等认为心肌梗死后左心室重构改变的左心室结构和功能提供了一个触发性室速的重要病理解剖和病理生理基础。

（二）心肌梗死后电重构 - 离子通道改变与室速

心肌梗死后心室重构导致各种电活动不一致的细胞相互混杂，非梗死区心肌细胞与梗死区尚存活心肌细胞会发生各种离子通道数量与功能的改变。有研究发现，犬心肌梗死5天心外膜边缘带（EBZ）结构和电的异质性是折返激动和室速的基础。心肌梗死后心室重构所导致的左心室扩大与心电不稳定有密切关系。

与正常非梗死心外膜相比，梗死心肌心外膜边缘带高度重构，如钠、钙、钾电流幅度及关键的动态改变。此外研究显示，梗死中心和外围心肌组织有不同药理反应，再次表明中心和外围之间电的异质性改变。L型钙离子电流峰值在梗死中心和外围的降低相似，但都不同于正常非梗死区域。梗死中心细胞钙离子电流动态改变，电流下降加速，而从失活状态恢复慢。梗死中心趋向于更快地从关闭状态进入失活状态。梗死中心和外围钠离子密度都降低，梗死区蛋白也存在显著结构重构，但不同于其他蛋白的结构重构。Nav1.5是心肌钠通道的异构体，主要位于缝隙连接区域，笔者团队发现在梗死中心和外围的细胞表面Nav1.5蛋白减少，与钠离子的峰值降低相一致。尽管钠离子电流、L型钙通道特性在梗死中心和外围是不相同的，不应期改变的

结果倾向于心外膜梗死边缘带稳定折返，其折返环的稳定不是单一电流（如钠离子、L型钙离子）重构所导致的，而是由多个联合重构电流影响不应期来决定的。因此，药物治疗梗死中心和外围心肌不应期尽可能不同，这样有效不应期的不同就使折返波漂移，最后终止。形成梯度离子通道的重构是个动态过程，离子通道在不同区域的动态改变可影响折返环的稳定，仅仅当所有离子电流重构和梗死中心、外围区域的有效不应期相似时，持续的室速才会发生。

（三）心肌梗死与缝隙连接重构

心肌梗死时除了心肌主动膜特性改变外，心肌细胞被动特性在心肌心律失常中也起重要作用，如邻近心肌梗死存活心肌存在一定厚度的纤维化瘢痕，可能引起异质性传导的不一致，也导致折返激动。在早期心肌纤维化瘢痕尚未形成，存活心肌细胞主动膜特性已经从急性结扎期显著减低中部分恢复，心肌传导性的改变引起心肌梗死后4天的折返性心律失常，然而却并未完全依赖动作电位的产生或纤维化形成。其中心室缝隙连接（GJ）在心肌细胞电偶联和细胞间传导中起作用，是介导心肌细胞间电化学信息交流，保证心脏整体活动协调性和同步性的特殊通道。缝隙连接分布影响电脉冲在心肌细胞中的传导，也是异质性特性的基础。电重构的发生并不局限于膜离子通道的改变。在致心律失常发生上，缝隙连接通道介导的细胞间电偶联障碍甚至比膜离子通道功能紊乱起着更重要作用。连接蛋白Cx43磷酸化对于缺血预处理的心脏保护至关重要；而Peter等研究显示，犬心肌梗死后EBZ存活心肌细胞缝隙连接Cx43紊乱分布于细胞的侧面，与正常心室肌细胞相比不正常；而正常心肌Cx43主要分布在细胞首尾相接区域，表明正常细胞间偶联类型受到破坏。犬的折返环峡部（通常的消融部位）存在缝隙连接结构的重构，Cx43重新分布，缝隙连接传导性降低。在未诱发持续室速的犬心上，这种紊乱分布从梗死瘢痕区往心外膜延伸，但心外膜下最表层心肌的Cx43分布尚基本正常；而在能诱发持续室速的犬心上，可发现心外膜下梗死边缘区存在全层心肌Cx43均分布紊乱的部位，通过标测发现该部位正是折返环路的共同通道所在的位置，该研究直接证明了Cx43的分布紊乱为折返的重要原因，从分子水平阐明心律失常的解剖学基

础。应用免疫组织化学标记技术研究人的正常心室肌，发现Cx43呈簇状分布于闰盘中；而心肌梗死后，正常心室肌与梗死瘢痕灶交界的边缘区Cx43的分布模式发生明显改变，紊乱散在分布于细胞的侧对侧连接处；而闰盘处的Cx43则明显减少，在距离梗死瘢痕区稍远心肌Cx43的分布模式虽未发生明显改变，但表面面积/每单位细胞体积的Cx43缝隙连接减少了47%，平均每个细胞Cx43减少了30%。细胞偶联和异质性的改变有助于EBZ的进一步折返稳定。

（四）心肌梗死后与交感神经重构

心肌梗死时神经发生损伤而造成周围心肌失神经支配，急性心肌梗死后的慢性期存在着神经修复反应，表现为神经鞘细胞和轴突再生或过度再生。相对而言，新生神经纤维更粗更多，空间分布更乱。Nori等进一步证实新生纤维以交感神经纤维为主。交感神经重构在室性心律失常和猝死的发生中占重要地位。心肌梗死后室性心律失常需要机制和触发因素。心肌梗死和传导阻滞造成结构和功能上的异质性为基质，而交感神经过度再生则两方面的作用兼有。"传导阻滞"可是结构性的（纤维瘢痕形成），也可是功能性的（有效不应期的不一致）的。交感神经过度再生带来的交感神经活性亢进必然会对梗死区及其周边存活的心肌细胞的自律性、不应期和传导速度产生影响，从而增加区域间电生理的异质性。

（五）心肌梗死瘢痕与折返室速

瘢痕相关性室速与慢性梗死心肌边缘区（border zone，BZ）动作电位延迟而导致传导阻滞、电折返有关。透壁心肌梗死的心内膜下具有存活的浦肯野网状结构，但其电生理特性已发生明显变化。沿梗死瘢痕、周边边缘带分布的浦肯野分支纤维在梗死后多形性室速和心室颤动的发生机制中起着重要作用。既往研究结果表明，心肌梗死后室速主要与梗死区边缘受累的浦肯野纤维有关。心肌梗死后期发生周期性或持续性室性心律失常通常主要由局部区域所形成的折返环所致。心肌梗死区周边2～3mm存活的心肌细胞与纤维结缔组织呈指状交错分布，这个区域被称为"梗死边缘带"，"梗死边缘带"在心肌梗死后心律失常猝死发生中起重要作用（图8-2）。慢性心肌梗死动物实验的研究中发现，边缘带因长期存在缺血损伤而逐渐发生具有特征性的组织重塑，进而发生电重塑，包括静息电位水平、0期除极速度和幅度、动作电位和不应

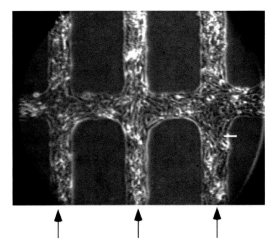

图8-2　具有活性的心肌细胞呈复杂树枝状曲折分布于心肌梗死瘢痕区，形成传导减慢的组织结构的显著不连续性，类似于失偶联

期、复极离散度及对儿茶酚胺的反应性都与正常区和梗死区有明显不同。同时因边缘带具有活性心肌，其如岛屿般散布在瘢痕组织内，即瘢痕组织结构中包含有结缔组织，存活的心肌组织、浦肯野纤维这种不均一结构引起各向异性折返（anisotropic reentry），而易于发生解剖和功能性折返性心律失常。同时交感神经活性亢进可引起心肌细胞自律性提高及早期后除极和延迟后除极的发生。因此，心肌梗死后期心律失常发生机制除折返外，还可能存在自律性异常和触发活动。在离体灌注心脏模型中发现，薄的如线状的存活心肌可蜿蜒曲折通过厚的瘢痕心肌区，是潜在心律失常的位置。厚层存活心肌也可能存在于厚的心内膜瘢痕下，在折返环路返回路径中起关键作用。成为慢性心肌梗死后恶性心律失常的重要起因。识别心肌梗死后室速的心室瘢痕是重要的，缺血性室速并不起源心内膜，大部分可能涉及环路，位于心外膜或心内膜下，主要位于瘢痕心肌边缘带。成功治疗室速依赖于精确的瘢痕位置。恶性室速通常是引起心肌梗死后患者并发症和死亡的原因，可通过导管消融治疗，关键是识别瘢痕和正常心肌的边缘带，明确心肌瘢痕、低电压区和正常心肌组织。可通过窦性心律时三维标测系统如Carto标测心动过速的机制，或通过诱导室速发作，采用三维标测系统和常规电生理检查手段阐明心动过速折返路径，对关键的狭部进行消融。通过心室内膜修补、瘢痕切除、心腔减小等外科心室重建术（SVR），使可诱导室速显著减少（从术前

41%至术后8%发生率），降低5年死亡率。心室内径和射血分数减低二者直接相关，术后射血分数改善、左心室容量减少，表明外科治疗矫正低运动或运动障碍的瘢痕而改善泵功能，使室性心律失常发生减少。当然外科治疗包括非引导心内膜切除加上冷消融损伤边界，以阻断功能性折返环。

（六）折返室速的终止

持续室速虽然经常持续数分钟或偶尔转变成更加快速的多形性节律，但在获得相对稳定心率和QRS形态后持续心动过速可能突然终止而无明显原因。Heiko等认为可能突然中断折返的机制：与折返兴奋波前（wavefront）的曲率有关，已知旋转波折返是功能性折返的最重要机制。兴奋波前的凸面越大，传导性越慢，如果曲面超过某一关键值，阻滞就会突然发生。另一机制可能是传导方向的安全因素不同，纤维纵向传导安全因素低于横向，并显示出更易于阻滞；当功能阻滞线方向平行于心肌长轴时，预测最容易阻滞的区域是在中心公共路径，不是在横向传导的最大曲面中心点。但阻滞发生在横向。研究中显示心外膜边缘带环路的传导减慢区域并不总是最容易阻滞的。还有一个可能的机制是快速心率时细胞内和细胞外离子的改变。例如，心率快时细胞内钙离子增加可能导致缝隙连接偶联和阻滞的减少，因为肌质网心外膜边缘带的细胞如正常心肌细胞不能有效泵出钙，快速激活期间细胞内钠离子聚集或细胞外钾离子聚集，因为钠钾泵缺陷，可能降低膜电位或上升速度，从而导致阻滞的发生。所以，虽然以上讨论的每个因素有时可能导致突然传导阻滞发生，但仍然没有对突然阻滞完整而充分的解释，可能是多因素和随心脏疾病的不同而改变。

（七）心肌梗死与心房颤动

心肌梗死与心房颤动发生率的增高是相关的，独立于心力衰竭和高血压。Benjiam等研究发现，冠心病合并心肌梗死后心房颤动的发生率明显增加，证明心肌梗死是心房颤动的独立危险因素。在慢性恢复期心肌梗死，心房颤动容易发生的基质（substrate）增加，心肌缺血导致心房心肌细胞复极时间不一致可能触发心房颤动的发生。

二、心肌梗死后心肌结构与功能改变

残余左心室功能是影响急性心肌梗死后治疗决策的关键因素，且对最短期、长期预后具有很大影响。当心外膜冠状动脉发生前向性血流中断，接受阻塞部位以下血管供血的心肌即丧失收缩功能，无法完成收缩。心肌依次发生四种异常收缩形式：运动同步失调，即相邻心肌节段收缩时间不一致；收缩减弱，即心肌缩短范围减少；无收缩，即心肌收缩终止；反常收缩，出现反常扩张，收缩期膨出。梗死部位发生功能异常的同时，残余正常心肌在早期出现过度运动，这种非梗死区早期收缩过度是急性代偿结果。非梗死节段心肌收缩使梗死区发生反常收缩，所以部分代偿性过度运动为无效做功。梗死发生后2周时间里，非梗死区的过度运动消退，同样在梗死部位出现某种程度的收缩恢复，尤其是梗死部位有再灌注、心肌顿抑减轻时。

如果有足够数量心肌遭受缺血损伤，左心室泵功能受到抑制，心排血量、每搏量、血压和dP/dT峰值降低，收缩末期容积增加。事实上，收缩末期容积增加的程度或许是急性心肌梗死后病死率高低的最有价值的预测指标。心室肌某一部位的收缩期反常扩展，进一步减少左心室每搏量。当坏死的心肌细胞相互滑动时，梗死区被牵拉而变薄变长，尤其是在广泛前壁梗死患者，导致梗死区心肌伸展。梗死后的最初数小时至数天，局部及整个心肌壁张力增加。某些患者可能开始发生心室扩张，引起进一步扩张的恶性循环。心室扩张的程度与梗死范围、梗死相关动脉的开放迟早和心室非梗死区的局部肾素－血管紧张素系统的激活程度有关。使用血管紧张素转换酶抑制剂（ACEI）治疗可以有效缓解心室扩张，甚至在缺乏左心室功能不全症状时也有效。

随着时间的推移，水肿、细胞浸润恢复到初始状态，最终的纤维化更加重梗死心肌的僵硬度，最后超过了正常限度。心肌梗死区僵度增加可防止收缩期室壁矛盾运动，因此有助于改善左心室功能。最早期的左心室功能异常是舒张期顺应性减退，在血管造影检查证实梗死仅累及整个左心室的8%节段时即可发生。当异常收缩节段超过15%时，射血分数可以减少，而左心室舒张末期压力和容积却增加，出现左心衰竭的体征和症状的危险与左心室壁异常运动部位的范围呈正相关关系。发生临床心力衰竭者的异常收缩部位超过左心室的25%，左心室心肌坏死超过40%常发生致命性休克者。

除非发生极其严重的心肌梗死，在愈合期里，由于初始心肌的可恢复性损伤（顿抑心肌）产生功能恢复，室壁运动能够得到改善。不管梗死已经发生多长时间，左心室20%～25%节段有室壁运动异常的患者，可能表现出左室衰竭的血流动力学征象。

Ashikaga等应用高帧频MRI电机械图技术发现，虽然梗死带较边缘带电激动时间显著延长，但边缘带与远离梗死区电激动时间无显著差异。同时，梗死带和边缘带心肌伸长、轴向、长径运动显著小于远离梗死区，且二者无显著差异；边缘带异质性较梗死带更加明显如呈现矛盾运动，收缩时伸长，远离梗死节段心内外膜存在应变的梯度变化，即心内膜应变大于心外膜；而梗死带和边界带应变的跨壁梯度消失，节段的扩展远远超过梗死带，说明梗死边界带功能的削弱不是因为电的因素而是缺血与正常心肌间相互的机械作用所引起。可能由于边界带室壁应力增加，舒张期预伸长小，结果使缩短幅度降低和缩短延迟。同时，收缩期伸长可触发缺血性心脏病折返，发生室性心律失常。鼠心肌梗死死后24h室壁增厚率较正常组显著降低，不仅梗死节段，远离梗死区室壁增厚率也是降低的。急性心肌梗死患者非梗死区也常有心肌收缩功能减退，其原因可能与本来已经存在的供应心室的非梗死区冠状动脉狭窄，以及新发生的梗死相关动脉闭塞使非梗死区的侧支血供丧失有关，后者又称为远距离部位缺血。相反，在心肌梗死发生前存在侧支循环能够更好地防止闭塞动脉供血区局部收缩功能减退，在梗死后早期改善左心室射血分数。

心肌梗死后右心室功能不良，可能受左心室衰竭影响，由于肺动脉压增高，右心室后负荷加大。可能由于左心室舒张功能不正常，其跨肺压增加，二尖瓣反流也可能在右心室功能不良中起重要作用。心肌梗死后因梗死位置/程度/持续缺血，以前曾有缺血经历等使左右心室功能削弱，心肌顿抑可能是心室功能削弱的瞬间反应。舒张期松弛（relaxation）对能量供应敏感，邻近梗死和心内膜下损伤表现出舒张期室壁运动不正常，但收缩功能正常。这可能是由于急性心肌细胞减少放大了非梗死心肌的负荷，使室壁应力导致心肌需氧增加。当存在冠状动脉狭窄时，可能就导致节段松弛紊乱。可能的机制还有微血管阻塞。全心舒张功能，具有被动特性，受细胞外基质胶原组成/心包限制/前后负荷等影响全心舒张功能而非节段舒张功能。检测急性心肌梗死早期舒张节段不正常与神经激素活性和冠状动脉造影严重性相关，能提供独立的诊断信息。松弛是耗能过程，当缺血时，提供能量减少或消除，左心室松弛期延长，就导致节段舒张室壁不正常。

临床识别左心室收缩力削弱的冠心病患者是否存在瘢痕或活性心肌具有重要临床意义，有助于选择合适的患者进行血管重建。BOLD MRI（血氧水平依赖的MRI）根据室壁增厚可以区别瘢痕或活性心肌。目前，检测心肌存活性的"金标准"是 ^{18}F-脱氧葡萄糖（FDG）PET心肌代谢显象，局部心肌血流灌注低，FDG摄取正常或相对增高（灌注-血流不匹配）标志心肌存活，预示冠状动脉血管重建术后局部室壁运动会改善。局部心肌血流灌注低，FDG摄取亦减低（灌注-代谢匹配），标志心肌不再存活，预示血管重建术后局部室壁运动不会改善。再注射 ^{201}Tl心肌显像也可用来估测心肌存活性。多巴酚丁胺超声心动图（UCG）试验也是应用较广的检测心肌存活性的方法，据报道有较好的阳性预测准确性和特异度（90%～100%），且价格低廉。但其敏感性低，当显示有较多存活心肌者应考虑血管重建术，对室壁运动受损节段显示无存活心肌的左心功能不全的冠心病患者则不宜手术。超声背向散射积分（IBS）技术可对慢性缺血性功能异常心肌跨壁异质性及全层心肌进行分析，可以在术前识别存活心肌，具有很高的临床应用价值，发展前景广阔。Shimon等发现二维应变（2D strain）测定整体长径应变（GLS）峰值为-21%，长径应变率（GLSR）为-0.9/s时检测心肌梗死的敏感度为92%，特异度分别为89%、96%。同时，超声心动图应变显示力学分散度可独立预测心肌梗死后心律失常事件，力学分散度和整体应变二者可改善心肌梗死后心律失常危险分层，从而选择置入ICD。

第四节　心肌病变电–机械兴奋与心脏功能和血流动力学异常

一、心力衰竭的电–机械兴奋与心脏功能和血流动力学异常

慢性心力衰竭（CHF，简称心衰）是多种心肌病变自然发展的终末阶段，也是极为常见而严重的临床综合征。长期认为，最有力的预测突然死亡的指标是左心室失功，其与心衰呈显著相关。但也存在争议，Kjekshus等报道美国纽约心脏病协会（NYHA）心功能分级为Ⅰ和Ⅱ级者50%～60%为突然死亡，而心功能Ⅲ和Ⅳ级者突然死亡仅20%～30%。据统计，心衰患者猝死多因室速和心室颤动（简称室颤）所致。而各种心动过速和缓慢性心律失常均可见于心衰患者，50%以上晚期心衰合并心房颤动（简称房颤），室性心律失常包括室速和室颤亦常见于晚期心衰，心源性猝死发生率远高于普通人群6～9倍。

（一）心衰时电机械兴奋的发生

几乎所有心衰患者都伴有复杂室性心律失常包括非持续室速，突然死亡常见。心衰时心室扩大及传导系统疾病均可引起室内传导阻滞，使心室收缩不协调，若同时合并二尖瓣反流，可使心排血量减

少。室性心律失常的发生与心衰的病因有关，缺血性心肌病变者多有心肌梗死史，这类患者梗死心肌区的瘢痕中常含有具缓慢传导特性的存活心肌，因而易形成折返而发生持续性室速。对于非缺血性心肌病变者，累及房室束浦肯野系统的传导系统病变可引起束支折返性室速。研究表明，非缺血性心衰心肌细胞可兴奋性降低，心室肌细胞纤维化很可能是导致传导减慢甚至阻滞的主要因素，同时心肌细胞间缝隙连接Cx43表达减少，Cx45上调及其分布异常（心衰时沿细胞长轴分布而正常心脏大多位于相邻心肌细胞终末或闰盘），其磷酸化改变降低缝隙连接功能，使心肌电传导缓慢甚至阻滞而易形成折返（图8-3）。同时，衰弱心肌快钾外向电流（I_{Ki}）和短暂外向电流（I_{to}）时相延长，交感自主神经系统的活化，利尿剂应用后的钾、钙、镁等电解质的紊乱，心律失常药物的致心律失常作用，正性肌力药物的作用及洋地黄类药物的毒性作用等都可导致和促进心衰时室性心律失常的发生。

心力衰竭不仅引起心室电重构而且影响窦房结功能。心室肌电重构涉及复极化的膜电流，

正常　　　　　　　　　　　心力衰竭

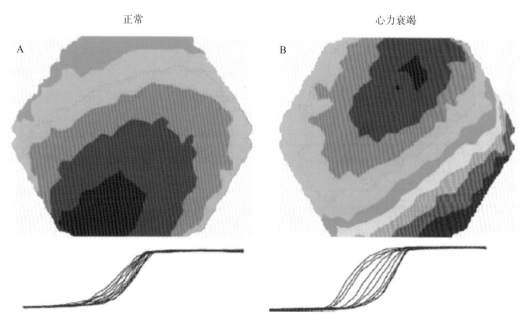

图8-3　正常心脏心外膜除极等时线图（A）和等时线集中（B），动作电位上升（uptrokes）之间显著延迟（表明传导速度显著减慢）

引自Treads cardiovasc. med. 2005，15：259-264

钠-钙、钠-氢离子交换上调，调节细胞内钙的酶下调，肌质网钙浓度降低，钙自发从肌质网泄漏。延迟后除极可以触发折返性心律失常，同时心肌组织的机械扩张可导致动作电位时程缩短、复极离散度增加，共同形成心力衰竭心律失常发生机制。其主要机制如下。

异常自律性：可能源于肥厚和衰竭心肌静息膜电位的下降或4期舒张期除极加速，可使钠电流迅速达到激活阈值，引发一次冲动，自律性改变与心室肌钠钙交换体上调，肌质网钙泵下调等有关。

触发活动：室速是室颤前兆和引起心力衰竭猝死的主要原因。研究表明，大多数心力衰竭室速尤其非缺血性心力衰竭为非折返机制触发，而主要起源为延迟后除极（DAD）和早期后除极（EAD）。因此，触发活动是室速的始动因素。凡能增加细胞复极化过程中钙、钠和钾电流的因素均可引起复极化速率减慢，膜电位不稳定，心室壁跨壁及心室间复极化不均一，引起EAD和触发活动。与正常心肌相比，衰竭动物和人心肌细胞动作电位时程显著延长，且与心力衰竭病因无关。动作电位时程越长，复极化过程越不稳定。EAD所致触发激动可形成异位激动并向周围细胞传播，同时也是产生折返性心律失常的部位，诱发尖端扭转型室速和频发的单形性室性心律失常。任何原因造成细胞内钙浓度上升并促使肌质网对钙的过度摄取，导致静息膜电位时肌质网钙继发性释放，而引起振荡性内向电流，称瞬时内向电流导致DAD。

折返激动：室性心律失常常见机制是由异常冲动传导所致的折返，形成折返激动的基本条件包括环形通路、单向传导阻滞、传导速度减慢。由冠状动脉病变所致心力衰竭患者多数发生过心肌梗死，其室速由梗死区存活心肌引起折返所致。梗死后的瘢痕及其周围组织中存活的心肌纤维束传导减慢，并存在大折返环路，而发生折返性心律失常。同时，心肌传导性改变及复极离散度增加可能导致传导阻滞及功能性折返。研究表明，动作电位时程延长是衰竭心肌的显著特征，与致命性室性心律失常发生相关。

（二）心力衰竭机械收缩舒张基础

心力衰竭同时存在电生理和机械收缩偶联水平的改变，包括心力衰竭心脏信号转换系统不正常，以及钠泵、肌质网钙的吸收和释放增加，激素受体、钠钙上调等改变。而心力衰竭时肌质网钙泵活

性降低，钙瞬流幅度改变使其不能迅速达到引起心肌收缩的阈值，引起兴奋收缩偶联障碍。酸中毒情况下，因钙离子与肌质网结合更牢固，更降低钙从肌质网的释放速度，存在舒张功能不良。因肌质网钙吸收、储存和释放障碍而导致心肌力量-频率关系迟缓。最终结果导致心肌收缩力降低，每分输出量降低，组织氧化减低，舒张功能障碍。

Brutsaert等进而将心力衰竭分为三个阶段，第一阶段为收缩代偿阶段，第二阶段为舒张失功阶段，独立发生在收缩失功之前，最后阶段是收缩和舒张失功，二者紧密相连。Esther Fuchs等研究表明，心力衰竭收缩功能降低表现在收缩期缩短率降低如基底降低为9%±3%，心尖降低为9%±4%；同时节段性射血分数显著降低。充血性心力衰竭患者虽然扭转类型不变，但收缩扭转角度显著降低，如基底等容收缩期时为2.9°±2°，收缩期射血为-3.4°±2°；心尖等容收缩期时为3.5°±2°（图8-4），收缩期射血为0.9°±3°。同时，研究表明，三联治疗导致基底收缩扭转改善，而心尖仅缩短得到改善。左心室收缩失功常存在心肌收缩力降低，前后负荷增加；神经激素的调节导致心率增加，氧耗增多，从而导致心内膜下缺血性心律失常的危险性增加。左心室舒张失功主要见于老年性高血压心脏病患者而保持左心室泵血功能。

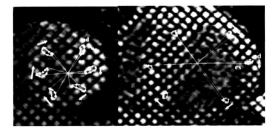

正常对照组　　　　心力衰竭组

图8-4　左图为正常者对应的收缩-舒张轨道线［收缩-舒张环，箭头开始为收缩期（es）起始，并指向舒张期（ed）末］，右图心力衰竭对应的收缩-舒张轨道线，显示心力衰竭收缩-舒张均降低

（三）血流动力学改变

心力衰竭者25%～30%同时合并完全型左束支传导阻滞及异常室壁运动。经Carto系统标测LBBB心力衰竭患者，发现右心室心内膜最早激动开始于右心室前壁，常结束于基底后壁或下壁；而左心室心内膜激动开始于间隔，从右心室跨间隔传

向心尖或通过减慢的左束支，如左后支，向高位间隔和心尖传导，左心室最晚激动在基底后壁或后侧壁，解剖结构靠近冠状窦后侧支。这两种传导类型，尤其第一种房室间隔的左心室和右心室面激动顺序相反，则可影响两个心室的血流动力学状态，左心室间隔开始激动位置可影响乳头肌收缩功能，从而导致严重二尖瓣反流发生。特发性扩心病者全心传导速度普遍减慢，如正常左心室前壁传导速度（2.0±0.57）m/s，而扩心病为（1.03±0.25）m/s，并且发现合并LBBB的心力衰竭患者HV间期延长，房室不同步而影响心房对心室的充盈。LBBB的这种心室不同步收缩导致全心和心室节段功能削弱，即使正常心脏者泵血亦受影响。同时，这种心室不同部位心肌复极离散度增大，增加恶性心律失常的发生，而使心功能进一步恶化。最近证实，心脏再同步化治疗（CRT）或单腔左心室起搏可改善心脏功能，通过增加左心室收缩压升高最大速率［LV＋dP/dT（max）］，左心室收缩更加协调一致，有效反流口面积减少50%，直接增加左心室收缩力，二尖瓣关闭力量增加，利于二尖瓣关闭，功能性二尖瓣反流减少。对于慢性心力衰竭有窄QRS和超声存在心室失同步证据的患者，双室起搏有利于二尖瓣反流改善，这表明是机械的失同步而非电失同步起着首要作用。单腔左心室起搏相对双心室起搏有助于减少功能性二尖瓣反流需要进一步证实。CRT治疗心肌缺血而未进行冠脉重建的一组资料表明，其术后随访13个月未发现心绞痛发作增加。有研究表明，采用双心室顺序起搏治疗存在心室内传导阻滞的心力衰竭患者，发现心力衰竭患者34人中30人（88%）最适的V-V间期为±20ms。32人（94%）最适V-V间期是±40ms，SV和VTI得到改善，通过超声引导调节V-V间期可获得更佳血流状态。而多数双心室顺序起搏间期优化后为左心室优先起搏，少数则需要设置为右心室优先，使心室最大程度同步化，从而提高CRT的血流动力学效应。

二、原发性心肌病的电机械兴奋与心脏功能和血流动力学异常

（一）扩张型心肌病

扩张型心肌病（简称扩心病）患者因收缩力降低，左心室舒张扭转动力发生显著改变，其舒张早期解扭转几乎消失（实际上此期继续轻微扭转）。扩心病常合并多瓣膜反流，功能性二尖瓣反流是扩心病和慢性心力衰竭重要的病理生理组成部分，而二尖瓣叶和乳头肌无结构异常。其原因为，心腔普遍扩大，房室瓣环扩张，心室几何形态改变导致乳头肌移位，心肌弥漫性广泛受损，各瓣膜肌及瓣膜支架等结构常受累，左心室机械失同步。此外，若合并LBBB或进行右心室起搏，使扩心病患者（无论有无心力衰竭）功能性二尖瓣反流程度加剧。因导致乳头肌功能改变，二尖瓣器激动时间顺序异常，二尖瓣环运动和扩大必然影响二尖瓣功能。同时，心律失常是心肌病常见表现，心律失常又使心功能进一步恶化。

评价心室功能的最重要参数是左心室射血分数。尽管M型超声心动图有很高的分辨率，却不适用于球形心室和局部功能不良的患者，心尖双平面面积叠加法的准确性较高，但其准确性取决于心室内膜的清晰度；而且不同观察者间测得的射血分数的重复性也较差。Alexander等研究显示：限制型充盈障碍的非缺血性扩心病（NIDC）患者IL-6、TNF-α，血浆Nt-BNP（N端脑钠肽），血浆Nt-ANP（N端心房钠尿肽）水平增高，而运动耐力降低，最大运动时氧耗（PVO$_2$）降低。限制型充盈障碍与心肺运动功能降低有关，并独立于左心室射血分数，腿血流峰值与血浆TNF-α浓度（心力衰竭时外周血流峰值降低）呈显著负相关。脑钠肽（BNP）与运动耐受和PVO$_2$相关，其识别左心室收缩失功优于心房钠尿肽（ANP）。Kruger等有相似报道，即BNP在心力衰竭患者与PVO$_2$显著相关。Nt-BNP与左心室舒张期末压相关，与健康者比较，运动时肺楔压显著升高，加剧肺充血，引起呼吸困难和运动耐力受限。静息时左心室舒张压增高的患者运动时肺毛细血管楔压易显著增高，这也是ANP和运动耐力相关的原因。ANP分泌主要是心房对容量增大、心房牵拉增加的反应，故有学者主张利用血浆ANP水平在疾病早期即升高的原理作为无症状左心室失功的诊断依据。慢性心力衰竭心室细胞也分泌ANP和BNP，这是对心室充盈压高所做出的反应，尤其在限制型充盈受限患者中。也有研究显示，BNP是独立预测左心室舒张期末压高的指标，有助于无症状性心力衰竭患者的检出。BNP主要来源是心室，其血浆含量与左心室功能障碍的程度呈正相

关，因其测定方法简便、快速，并可在床旁进行，已被用于心力衰竭的早期诊断。确诊心力衰竭的患者，血浆BNP水平升高具有重要的预后判断价值。

（二）肥厚型心肌病

不对称肥厚是肥厚型心肌病（HCM）最具代表性的特征，心腔正常或变小，射血分数正常或增大，但某些节段收缩力降低。研究发现，肥厚型心肌病患者主要是心肌各层间隔、下壁轴向运动降低，而后壁仅心外膜和肌层轴向位移小，其心内膜层则显示正常收缩。因肥厚心肌获取同样射血分数仅需每一心肌纤维缩短更少及更小的室壁增厚；间隔周向缩短。大多数节段长径缩短率均降低（肥厚型心肌病及正常者心尖几乎是静止的），而侧壁长径缩短率最大，与下壁、间隔相比具有显著性差异。肥厚型心肌病患者基底扭转与正常组比较无显著差异，心尖扭转轻微减低，而主要发生于中段后壁节段，其扭转幅度明显降低。但有研究显示，肥厚型心肌病患者扭转角度增加。肥厚型心肌病诊断依赖于不同影像学手段包括超声心动图、心脏磁共振、CT，以及详细的家族史、心电图、实验室检查；亦鼓励符合肥厚型心肌病诊断标准的患者亲属进行基因检测。

研究表明，非梗阻性肥厚型心肌病运动能力降低可能归因于心肌松弛性改变，从而阻碍左心室充分充盈，随后每分输出量和氧耗量降低。左心室肥厚变量与左心室舒张功能指数相关，表明了肥厚与松弛改变之间的关系，而运动能力和左心室肥厚之间无相关性。

肥厚心肌冠状动脉循环血流改变导致需求性心肌缺血。最近研究显示，梗阻性肥厚型心肌病存在不正常的冠脉阻力，静息状态下冠脉血流速度增高、跨壁血流储备降低，可能导致代谢削弱。收缩期壁内小动脉血流呈反向，但很少发生于左前降支，可能由于收缩有力挤压引起回弹增加。这些改变可能仅与心肌肥厚程度呈弱相关。而舒张期左冠状动脉、壁内细动脉血流速度都高，一些小分支的舒张期血流持续时间短，但没有发现达峰时间的延迟及快速的舒张期斜面，仅与左心室肥厚程度呈弱相关。有趣的是，有症状患者其壁内舒张速度和左心室流出道梯度较那些无症状或症状少的患者更高。同时，随年龄增长，胶原基质合成增加，进行性纤维化，使心肌微循环更加微弱，左前降支血流量减少。这样，年龄大者存在间隔厚度/左前降支

血流速度之间的不同。

左心室质量和组织多普勒测定的心肌运动速度呈负相关，肥厚型心肌病肥大程度和通过组织多普勒测定心肌组织运动速度的降低程度呈负相关。组织多普勒速度图可能较早识别肥厚型心肌病，即便此时尚无心肌肥厚。此外，尚有左心室肥厚、心肌松弛性进一步恶化（Ea降低），同时充盈压增高（心房容量增加，肺静脉A峰速度和时间、E/Ea增加，Aa降低）。Sherif等结合以往的研究支持利用组织多普勒测量家族成员，并进行早期危险分层和药物治疗以阻止心脏重构。

此外，钙处理异常、钙离子流下调，钙处理基因包括心肌肌钙蛋白C、受磷蛋白（PLN）和亲联蛋白2（JPH2）。

（三）致心律失常性右心室心肌病

超声心动图可评价右心室壁运动异常或障碍和右心室扩张，舒张期呈袋状膨突或呈室壁瘤样改变，右心室射血分数降低。然而常因为其图像质量差而较少做出诊断。时间分辨率和帧频高的多平面心血管磁共振（CMR）优于超声心动图，尤其需要详细评价、进行右心室壁运动不正常的分类及需要识别小的、异常局限的情况时。但正常人亦可出现右心室壁运动异常（CMR可识别正常者中约93.1%的这类异常）。其中横向平面检测的室壁运动不正常数量多于短轴及水平长径切面，运动幅度减低最常见（图8-5）。业已证实，超声心动图和CMR可客观评价心肌形变（应变），用以早期识别微小的运动异常。尚无单一某项检查有足够的敏感性和特异性作为ARVC的诊断金标准。

三、继发性心肌病变电-机械兴奋与心脏功能和血流动力学异常

大量临床数据显示，糖尿病心肌病是一种独立的糖尿病并发症。目前认为，糖尿病心肌病系由血糖代谢紊乱引起心肌功能障碍及心肌细胞学改变，从而出现亚临床的心功能异常，以后渐进为心脏小血管病变、微循环障碍及自主神经病变，最后导致心功能不全。其临床特征主要以左心室向心性肥厚（可能与心肌能量受损、收缩应变减小相关）和舒张功能缺损为主，随着病程的进展也会出现收缩功能不全。其中，糖尿病心肌肥厚是由于心肌三酰

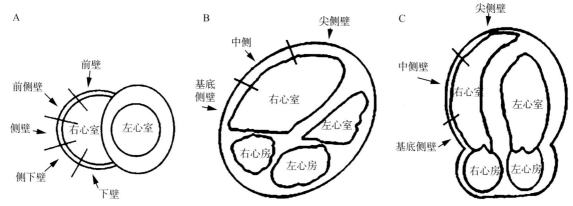

图8-5 右心室短轴平面、横向平面、水平长轴切面，显示右心室节段法

引自：J Cardiovascular Magnetic Resonance. 2004, 6（3）: 601-608

甘油沉积和（或）作为胶原沉积和纤维化指标的细胞外容积增加；胰岛素抵抗引起的高胰岛素血症也被认为是直接促进心肌肥厚的原因。对于影响糖尿病心肌病患者心功能的因素，临床开展了广泛的研究，发现糖尿病患者病程早期已有心肌收缩功能受累，但在静息状态下尚能维持正常水平，仅心肌收缩储备下降。糖尿病改变心室肌特性，引起心功能异常，临床和动物实验均已证实，舒张功能减退发生在收缩功能减退之前。

近年来，关于糖尿病心肌病的发病机制研究主要集中于心肌糖尿病患者舒张期充盈异常，可分为弛张功能异常和限制性舒张功能减退。几乎所有的糖尿病心肌病患者舒张期最初充盈异常都是心肌弛张变慢和受损所致，这种改变超过了年龄对心室功能的影响。在舒张末期和收缩峰时Ca^{2+}瞬变能力下降，Ca^{2+}瞬变能力的下降与糖尿病心肌收缩功能减退有关，可能与糖尿病状态下的高血糖和高血脂能够直接引起心肌细胞功能的降低有关。

（左明良 伍 丹 石 岚）

参 考 文 献

Alexander P, Patrianakos, Frangiskos I, 2004. Restrictive filling pattern is associated with increased humoral activation and impaired exercise capacity in dilated cardiomyopathy. Eur J Heart Fail, 6（6）: 735-743.

Ashikaga H, Mickelsen SR, Ennis DB, 2005. Electromechanical analysis of infarct border zone in chronic myocardial infarction. Am J Physiol Heart Circ Physiol, 289（3）: H1099-H1105.

Austin KM, Trembley MA, Chandler SF, et al, 2019. Molecular mechanisms of arrhythmogenic cardiomyopathy. Nat Rev Cardiol, 16（9）: 519-537.

Bers DM, 2002. Calcium and cardiac rhythms: physiological and pathophysiological. Circ Res, 90（1）: 14-17.

Brutsaert DL, Sys SU, Gillebert TC, 1993. Diastolic failure: pathophysiology and therapeutic implications. J Am Coll Cardiol, 22（1）: 318-325.

Cerrone M, Montnach J, Lin X, et al, 2017. Plakophilin-2 is required for transcription of genes that control calcium cycling and cardiac rhythm. Nat Commun, 8（1）: 106.

Corrado D, Wichter T, Link MS, et al, 2015. Treatment of arrhythmogenic right ventricular cardiomyopathy/dysplasia: an international task force consensus statement. Circulation, 132（5）: 441-453.

Correa A, Rochlani Y, Aronow WS, 2020. Current pharmacotherapeutic strategies for cardiac arrhythmias in heart failure. Expert Opin Pharmacother, 21（3）: 339-352.

Cutler MJ, Rosenbaum DS, Dunlap ME, 2007. Structural and electrical remodeling as 561 therapeutic targets in heart failure. J Electrocardiol, 40（6）: S1-S7.

Daleau P, Boudriau S, Michaud M, 2001. Preconditioning in the absence or presence of sustained ischemia modulates myocardial Cx43 protein levels and gap junction distribution. Can J Physiol Pharmacol, 79（5）: 371-378.

El Hadi H, Vettor R, Rossato M, 2019. Cardiomyocyte mitochondrial dysfunction in diabetes and its contribution in cardiac arrhythmogenesis. Mitochondrion, 46: 6-14.

Fuchs E, Muller MF, Oswald H, et al, 2004. Cardiac rotation and relaxation in patients with chronic heart failure. Eur J Heart Fail, 6（6）: 715-722.

Gandjbakhch E, Redheuil A, Pousset F, et al, 2018. Clinical diagnosis, imaging, and genetics of arrhythmogenic right ventricular cardiomyopathy/dysplasia: JACC state-of-the-art review. J Am Coll Cardiol, 72（7）: 784-804.

Gigli M, Merlo M, Graw SL, et al, 2019. Geneticrisk of arrhythmic phenotypes in patients with dilated cardiomyopathy. J Am Coll Cardiol, 74（11）：1480-1490.

Goldberger JJ, Cain ME, Hohnloser SH, et al, 2008. American Heart Association/ American College of Cardiology Foundation/Heart Rhythm Society scientific statement on noninvasive risk stratification techniques for identifying patients at risk for sudden cardiac death: a scientific statement from the American Heart Association Council on Clinical Cardiology Committee on Electrocardiography and Arrhythmias and Council on Epidemiology and Prevention. Circulation, 118（14）：1497-1518.

Haqqani HM, Marchlinski FE, 2009. Electrophysiologic substrate underlying postinfarction ventricular tachycardia: characterization and role in catheter ablationeters. Heart Rhythm, 6（8）：S70-S76.

Haqqani HM, Tschabrunn CM, Betensky BP, et al, 2012. Layered activation of epicardial scar in arrhythmogenic right ventricular dysplasia: possible substrate for confined epicardial circuits. Circ Arrhythm Electrophysiol, 5（4）：796-803.

Haugaa KH, Grenne BL, Eek CH, 2013. Strain echocardiography improves risk prediction of ventricular arrhythmias after myocardial infarction. JACC Cardiovasc Imaging, 6（8）：841-850.

Heusch G, 2021. Myocardial stunning and hibernation revisited. Nat Rev Cardiol, 18（7）：522-536.

Hirschhäuser C, Lissoni A, Görge PM, et al, 2021. Connexin 43 phosphorylation by casein kinase 1 is essential for the cardioprotection by ischemic preconditioning. Basic Res Cardiol, 116（1）：21.

Holzknecht M, Reindl M, Tiller C, 2021. Global longitudinal strain improves risk assessment after ST-segment elevation myocardial infarction: a comparative prognostic evaluation of left ventricular functional parameters. Clin Res Cardiol, doi: 10. 1007/s00392-021-01855-6.

Ibanez B, James S, Agewall S, et al, 2018. 2017 Esc guidelines for the management of acute myocardial infarction in patients presenting with st-segment elevation: the task force for the management of acute myocardial infarction in patients presenting with ST-segment elevation of the European Society of Cardiology（Esc）. Eur Heart J, 39（2）：119-177.

Janse MJ, 2004. Electrophysiological changes in heart failure and their relationship to arrhythmogenesis. Cardiovascular Res, 61（2）：208-217.

Kanzaki Y, Yamauchi Y, Morita H, et al, 2015. Presence of postsystolic shortening increases the likelihood of coronary artery disease: a rest electrocardiography-gated myocardial perfusion SPECT study. J Nucl Med, 56（12）：1889-1894.

Klopotowski M, Kukula K, Malek LA, 2016. The value of cardiac magnetic resonance and distribution of late gadolinium enhancement for risk stratifcation of sudden cardiac death in patients with hypertrophic cardiomyopathy. J Cardiol, 68（1）：49-56.

Köbe J, Willy K, Eckardt L. Narrative review of: risk stratification and implantable cardioverter-defibrillator therapy in adults with congenital heart disease. Cardiovasc Diagn Ther, 11（2）：538-549.

Leon BM, Maddox TM, 2015. Diabetes and cardiovascular disease: epidemiology, biological mechanisms, treatment recommendations and future research. World J Diabetes, 6（13）：1246-1258.

Levelt E, Mahmod M, Piechnik SK, et al, 2016. Relationship between left ventricular structural and metabolic remodeling in type 2 diabetes. Diabetes, 65（1）：44-52.

Lin FC, Chang SH, Hsieh IC, 2004. Time to peak velocity measurements by pulsed wave Doppler tissue imaging to quantify ischemia-related regional myocardial asynchrony. J Am Soc Echocardiogr, 17（4）：299-306.

Liu Y, Yu J, Liu J, et al, 2021. Prognostic value of late gadolinium enhancement in arrhythmogenic right ventricular cardiomyopathy: a meta-analysis. Clin Radiol, 76（8）：9-628.

Marcus FI, McKenna WJ, Sherrill D, et al, 2010. Diagnosis of arrhythmogenic right ventricular cardiomyopathy/dysplasia: proposed modification of the Task Force Criteria. Eur Heart J, 31（7）：806-814.

Maron MS, Hellawell JL, Lucove JC, et al, 2016. Occurrence of clinically diagnosed hypertrophic cardiomyopathy in the United States. Am J Cardiol, 117（10）：1651-1654.

Maron, BJ, Haas, TS, Ahluwalia, A, et al, 2016. Demographics and epidemiology of sudden deaths in young competitive athletes: from the United States National Registry. Am J Med, 129（11）：1170-1177.

Page B, Young R, Iyer V, et al, 2008. Persistent regional downregulation in mitochondrial enzymes and upregulation of stress proteins in swine with chronic hibernating myocardium. Circ Res, 102（1）：103-112.

Pagourelias ED, Alexandridis GM, Vassilikos VP, 2021. Fibrosis in hypertrophic cardiomyopathy: role of novel echo techniques and multi-modality imaging assessment. Heart Fail Rev, doi: 10. 1007/s10741-020-10058-6.

Peters NS, Wit AL, 1998. Myocardial architecture and ventricular arrhythmogenesis. Circulation, 97（17）：1746-1754.

Peters S, Kumar S, Elliott P, et al, 2019. Arrhythmic genotypes in familial dilated cardiomyopathy: implications for genetic testing and clinical management. Heart Lung Circ,

28（1）：31-38.

Sinno H，Derakhchan K，Libersan D，2003．Atria ischemia promotes atrial fibrillation in dogs．Circulation，107（14）：1930-1936.

Skulstad H，Edvardsen T，Urheim S，2002．Postsystolic shortening in ischemic myocardium active contraction or passive recoil．Circulation，106（6）：718-724.

Task Force M，Elliott PM，Anastasakis A，et al，2014．2014 ESC Guidelines on diagnosis and management of hypertrophic cardiomyopathy：the Task Force for the Diagnosis and Management of Hypertrophic Cardiomyopathy of the European Society of Cardiology（ESC）．Eur Heart J，35（39）：2733-2779.

Yap SC，Harris L，Chauhan VS，et al，2011．Identifying high risk in adults with congenital heart disease and atrial arrhythmias．Am J Cardiol，108：723-728.

Zghaib T，Te Riele ASJM，James CA，et al，2021．Left ventricular fibro-fatty replacement in arrhythmogenic right ventricular dysplasia /cardiomyopathy：prevalence，patterns，and association with arrhythmias．J Cardiovasc Magn Reson，23（1）：58.

第三篇　超声心脏电生理学技术

第9章　M型灰阶超声心动图心脏电生理评价技术

M型灰阶超声心动图（M-mode echocardiography）是在A型超声基础上发展起来的检查方法，与A型超声同样属于在一条超声波束（一维）上成像的超声检查技术。利用单探头发出一条声束，通过心脏各层组织反射回波构成距离时间曲线图，即一种能显示心脏结构的厚度、距离、活动方向和速度与心动周期关系的曲线，称之为M型超声心动图。1954年Edler等利用A型超声诊断仪将其图像成像于匀速移动的显示器材上，显示出超声波束投照部位心脏结构的曲线型动态变化图像，即M型超声心动图，也就是一条线上心脏各个结构随着时间的变化曲线。M型超声心动图在超声心动图学的发展过程中有极为重要的作用，在发展初期的将近20年里，M型超声心动图一直是临床上最主要的心脏超声检查方法，其他心脏超声检查方法都是在M型超声心动图的基础上逐步发展起来的。自1962年开始，我国学者开始了M型超声心动图的研究，并做出了较大的贡献。近20年来超声心动图迅速发展，新方法不断开发应用，目前除二维超声、彩色和频谱多普勒及声学造影已广泛应用外，组织多普勒成像、经食管超声、血管内超声与三维超声等也趋于普及。尽管与二维超声心动图相比较，M型超声心动图不能直观显示心血管结构及其空间位置关系，但M型超声心动图有其独特的优点，尤其是具有敏锐的时相分辨力，能记录心脏结构的细微运动，在这方面有着不可替代的作用。

第一节　M型超声心动图的技术原理

M型超声心动图是由辉度调制型脉冲反射式超声检查仪附加慢扫描装置生成。探头为压电晶片，取声束通道上反射回声信号经放大后按时间展开，显示为一维波形与灰阶图像。其成像原理为触发电路产生信号同时激励高频发射电路和时基扫描电路。高频发射电路的高频信号通过探头压电晶片的逆压电效应转变为高频超声的机械能，产生振动。高频振动产生的声波在介质中传播时，遇到声阻抗不同的界面即发生反射。反射回来的声波被探头接受，通过压电晶片的正压电效应转变为高频的电信号。这些高频的电信号经过接收电路多次放大、检波，在荧光屏上形成光点。时基扫描电路产生的电压施加在垂直偏转Y_1、Y_2轴，形成一条自上而下的时基扫描线，代表距离和深度。接收的回波信号在荧光屏上沿垂直线排列，介质界面声阻大，光点强，反之光点弱；反射面离探头近，反射光点距始脉冲近，反之距始脉冲远。慢扫描电路产生的电压施加在水平偏转板X_1、X_2轴上，驱动时基扫描线，使在荧光屏上沿垂直线排列的回声光点随时间展开，其轨迹在波屏上形成曲线。

任取一声束取样线，以垂直方向移动的回声光点为深度扫描，沿水平方向展开的光点回声表示时间扫描。即当声束穿越心脏各层组织时，随着心脏有规律的收缩舒张得到有规律的反射光点，随着水平扫描而展开构成相应的动态曲线。当探头接触人体心前区胸壁时，超声波顺序进入心脏各层，因不同组织声阻不同，使产生不同强度回波反射，以不同强弱的光点及距体表不同的距离在荧光屏上显示出来。由于心脏不停跳动，这些光点随心动周期上下（左右）摆动，即沿纵轴——距离坐标上下移动。若将此反射光点以时间做横向慢扫描（横轴——时间坐标），则可描画出不同的搏动曲线，反映心脏各界面，包括心房壁、心室壁、心瓣膜运动规律的曲线，即M型超声心动图。从空间角度看，M型超声图像是一维的，但由于其超声信号依时间而展开，故事实上是二维的。

M型超声心动图取样频率等于脉冲重复频率，每秒可达2000～4000次以上，对感兴趣区的时相分辨力极高，能清晰显示心脏局部组织结构在心动周期中细微的变化，包括心脏大血管的径线、活动幅度、速度、时间等参数。M型超声心动图超越其他方法的无与伦比的时相分辨率，决定了M型超声在某些领域的应用优势，尤其是在心脏电生理方面的研究中具有独特的优越性，是临床上无创性评价心脏电生理变化的重要技术手段。

最初的M型超声心动图探头仅有单一晶片，M型曲线检查时，是将探头置于某一特定的部位，声束指向一定方向而获取声束方向上心脏结构的运动曲线。获取其他部位的M型曲线时需改变探头位置和（或）方向。目前广泛使用的M型超声心动图是在二维超声心动图的基础上直接将取样线通过二维图像上的某一特定部位而获取该取样线上心脏结构的时间活动曲线。在二维超声心动图某一切面上，M型取样线可改变方向。取样线以切面的扇尖为中心可做扇形扫描，但取样线不能偏离切面的扇尖，即取样线须保持与声束平行的状态。

一般情况下一个切面仅有一个M型取样线，有些仪器有两条M型取样线，在一个切面上可以做两个M型扫描，同时在一个荧光屏上实时同步地观察

两条取样线上心脏结构的时间活动曲线，此为双通道M型。双通道M型能观察同一时相两个不同部位的心脏结构的活动曲线，更有利于评价心脏电生理的变化。新近有些仪器推出了解剖M型（直线解剖M型，也称全方位M型），发展了传统M型超声心动图技术。这项技术是在高重复频率和高二维图像帧频的基础上发展起来的，该项技术的M型取样线不必与声束平行，可按照解剖的要求，随意放置于心脏结构中感兴趣区域，360°任意取样，对心脏的解剖结构进行精确的观察分析，对心脏电生理的研究具有重要价值（图9-1）。

M型超声心动图还能同步显示其他生理参数，如心电图、心音图、心尖及颈动脉搏动等，便于时相测定和进行心功能分析。

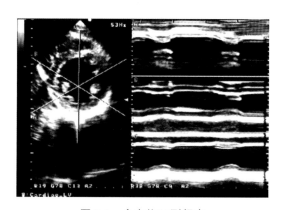

图9-1　全方位M型超声

在左心室短轴切面三条M型取样线同时获取左心室不同部位室壁心内膜位移曲线，显示左心室壁不同部位心肌机械兴奋顺序

第二节　M型超声心动图的心脏电生理学观测内容

超声心动图研究心脏电生理是超声应用的一个领域，M型超声在其中发挥着重要作用。普通M型主要通过瓣膜运动和心肌机械运动观察心律失常。M型超声心动图虽然不能反映心电除极复极的电位变化，但可记录出心肌机械运动所产生一系列界面的位移等，而电激动与机械收缩是互相关联的，由后者反转推论心脏电生理的变化，即M型超声心动图评价心脏电生理的原理。一方面，电激动产生心房、心室的收缩和舒张，通过M型超声可记录心房、心室的收缩和舒张产生的心房、心室壁的运动情况，反映心脏电生理的变化。另一方面，心房、

心室的收缩和舒张可产生心腔压力的变化，这些压力的变化导致房室瓣、半月瓣的开放和关闭，因此，通过M型超声记录房室瓣、半月瓣的运动曲线也能反映心脏电生理的实际状态。

一、正常M型超声表现

在二维超声左心室长轴切面的基础上，将M型超声的取样线分别通过主动脉根部、二尖瓣和左心室腱索水平，可获得一系列的M型曲线。

（一）心底波群

心底波群可显示主动脉前后壁的波动曲线、主动脉瓣的运动轨迹和左心房后壁的运动曲线（图9-2）。主要观察以下内容。

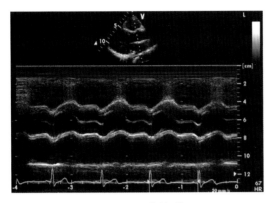

图9-2 心底波群

1.主动脉根部曲线 心底波群中有两条同步活动的曲线，前者为右心室流出道后壁和主动脉前壁，后者为主动脉后壁和左心房前壁。心脏收缩时，主动脉曲线向前，形成上升的主波（V峰）；舒张期向后，曲线逐渐下降形成W点；P波前曲线又稍向上活动形成重搏波（V1峰），曲线上各点分别标记为U、V、W、V1点。

2.主动脉瓣曲线 主动脉腔内有一条六边形盒样的主动脉瓣活动曲线，收缩期两线分开呈六边形盒样曲线（开放点为K点），方盒的宽度相当于左心室射血时间，方盒的高度代表瓣的开放幅度。舒张期合拢为一单线（闭合点为G点）。开处K点位于R波和第一心音之后，闭合的G点与第二心音同步，K-G段时间代表左室射血期，主动脉瓣关闭点至下一次主动脉瓣开放相当于心室舒张期和等容收缩期。

3.左心房后壁曲线 位于该波群的后方，呈一较平直的曲线，分别有a、b、c、d峰。

（二）二尖瓣波群

二尖瓣波群有两个，一是仅显示二尖瓣前叶，另一个是同时显示二尖瓣前后叶。二尖瓣前叶波群可显示右心室、室间隔、左心室流出道、二尖瓣前叶、左心房及左心房后壁；二尖瓣前后叶波群可显示右心室、室间隔、左心室流出道、二尖瓣前后叶及左心室后壁（图9-3）。

二尖瓣活动曲线呈双峰，舒张期前叶向前运动，后叶向后运动，收缩期二者合为一条略向前倾

斜的直线。曲线各点分别称为A、B、C、D、E、F、G。与心电图相结合，可分析二尖瓣活动曲线形成的机制，与心房、心室的收缩和舒张，心房、心室的压力变化密切相关。

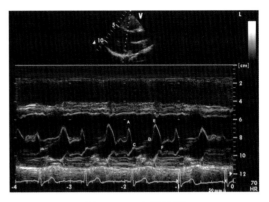

图9-3 二尖瓣波群

正常人二尖瓣前叶曲线舒张期上升形成E、A两峰，分别位于心电图T波及P波之后；收缩期形成缓慢上升的CD段，位于心电图R波之后。

A峰：位于心电图P波后0.08～0.12s，与左心房压力曲线上a波及超声心动图左心房后壁曲线a峰同时出现，A峰是由于心房收缩所致。

B点：心房收缩后，左心房内压力下降，开放的二尖瓣前叶恢复原位，再处于半闭合状态，故曲线下降至B点，标志瓣叶此时处于收缩期开始。多数人B点不明显。

C点：位于心电图R波之后。心室收缩，左心室压力迅速升高，当超过左心房压力时，二尖瓣前叶向后移位，前后两叶对合关闭。

CD段：为一缓慢上升平段，关闭的二尖瓣前叶随左心室后壁收缩运动也一起向前运动。

D点：出现于T波之后，标志心室舒张期开始，二尖瓣即将开放。

DE段：为一条急速上升的直线，心脏舒张，左心室压力低于左心房，二尖瓣叶在左心房血流冲击下迅速开放，二尖瓣前叶迅速向室间隔前移。

E峰：二尖瓣前叶曲线上升至顶峰，此时前叶距胸壁最近。

EF段：曲线达E峰后，随后迅速下降，下降速度80～120 cm/s，为心室快速充盈后房室间压力差减小，二尖瓣前叶向后移位所致。

F点：标志快速充盈期末，此时房室间压力差减小，二尖瓣处于半关闭状态。

后叶活动曲线与前叶相反，互为镜像，舒张期向下两峰分别为E′、A′峰。由于二尖瓣后叶较短，曲线运动幅度较前叶低。

（三）心室波群（腱索水平）

声束通过右心室、室间隔、左心室（腱索水平）及左心室后壁。此波群可用于观察右心室壁厚度和运动、右心室的大小、室间隔和左心室后壁的厚度及活动、左心室腔的大小等，左心室心功能的计算即在该部位进行（图9-4）。收缩期室间隔增厚，活动曲线明显后移；舒张期室间隔变薄，曲线前移。正常情况下，同一心动周期任一时刻室间隔与左心室后壁均呈逆向运动。右心室前壁心内膜活动曲线与室间隔右心室面活动曲线方向一致，由于室间隔右心室面活动幅度较小，右心室前后径收缩期与舒张期无明显变化。

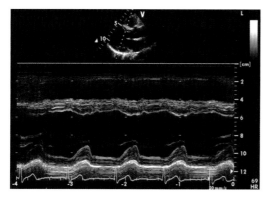

图9-4　心室波群（腱索水平）

（四）三尖瓣波群

于胸骨旁四腔心切面和心尖四腔心切面获取的三尖瓣曲线略有差异，主要观察三尖瓣的活动，其曲线的形态与二尖瓣相似，曲线上各点的命名与二尖瓣曲线相同。通常三尖瓣在二尖瓣关闭后40ms内闭合。

（五）肺动脉瓣波群

在二维心底短轴切面上，将M型取样线通过肺动脉瓣即可获得肺动脉瓣波群。收缩期肺动脉瓣开放，向后运动；舒张期瓣叶关闭，向前运动。曲线上各点分别以a、b、c、d、e、f命名。

二、M型超声的心脏电生理学观测内容

主动脉瓣M型曲线可反映左心室的收缩和舒张。二尖瓣M型曲线反映左心房与左心室间压力差的变化，与心房、心室的收缩和舒张密切相关，二尖瓣波群对心脏电生理学的观测具有重要价值。心房的收缩也可通过左心房后壁的运动曲线反映，心室的收缩和舒张可通过室间隔和左心室后壁的运动曲线反映。

心跳的快慢和节律可通过M型超声的二尖瓣波群和主动脉瓣波群直观显示。期前收缩时观察二尖瓣曲线是否有A波提前出现，还是心室收缩波提前出现，其后有无代偿间隙，以区别房性期前收缩还是室性期前收缩。心房扑动和心房颤动时注意观察二尖瓣运动曲线E峰的高低和间隔，A峰是否消失，并分析室间隔与左心房后壁运动的时相关系。心动过速时仔细分析室间隔和左心房后壁的运动曲线，观察二者是否同步，区分室上性心动过速和室性心动过速。预激综合征左侧旁道可在相应的室壁观察到正常收缩的心肌运动曲线之前出现一个小的室壁运动波（δ波）。房室传导阻滞时观察二尖瓣曲线的形态，E峰和A峰的比例等。

第三节　M型超声心动图的心脏电生理学临床应用

正常情况下，心脏的激动起源于窦房结，按一定顺序，及时依次下传至心房、房室结、房室束、左右束支及浦肯野纤维和心室肌，使全心肌激动。当激动的产生或传导发生异常时，就使心脏活动的频率和节律发生紊乱，称为心律失常。如果心脏激动的起源、自律性、传导顺序或传导速度的任何一个环节发生异常，也都可以引起心脏正常节律的改变，形成心律失常。通过M型超声曲线波形的改变可以对心律失常做出判断。

一、心率和心律的观察

通过M型超声的二尖瓣波群和主动脉瓣波群可以非常直观地显示心跳的快慢和节律。正常心率为60～100次/分，节律整齐。测量二尖瓣波群相邻两个心动周期E峰或A峰的间距即心动周期即可计算心率，也可测量相邻几个心动周期，比较各个心动周期的长短。同样，通过主动脉瓣波群也可

测量心动周期。心动过缓时，心动周期延长（大于100ms）；心动过速时，心动周期缩短（小于60ms）。心律失常时，心动周期长短不一，节律不规整。

二、期前收缩

期前收缩是最常见的心律失常，可由器质性心脏病和全身性疾病引起，部分期前收缩患者无心脏或其他疾病及明显诱因，可能是神经功能紊乱所引起。期前收缩多由心房、心室或房室交接处的单个或多个潜在异位起搏点的兴奋性增高所引起，也可由折返激动所引起。通过M型超声心动图二尖瓣前叶波群，可分析室间隔、二尖瓣前叶和左心房后壁的运动曲线，从而对期前收缩进行评估。

房性期前收缩（房性早搏）时，可观察到提前出现的心房收缩波，二尖瓣曲线可见提前出现的A波（图9-5A）。室性期前收缩（室性早搏）时，心室收缩波提前出现（图9-5B），心房壁无收缩；二尖瓣曲线A波消失，CD段提前出现，其后有较长的代偿间隙。

三、心房扑动和心房颤动

大多数心房扑动和心房颤动主要发生于器质性心脏病患者，多见于风湿性心脏病二尖瓣狭窄、冠心病、心包炎、心肌病、预激综合征及洋地黄中毒等。有时见于甲状腺功能亢进。很少数心房颤动找不到任何原因，称为孤立性心房颤动。心房扑动远较心房颤动少见，大部分为阵发性。通过M型超声心动图心底波群可同步分析左心房后壁与主动脉瓣活动曲线的关系，通过二尖瓣前叶波群，可同步分析室间隔与左心房后壁的运动关系，并可通过二尖瓣曲线对心房扑动和心房颤动进行评估。

心房扑动时左心房后壁活动曲线呈锯齿样，与室间隔及主动脉瓣活动曲线不同步，心房率＞心室率。二尖瓣运动曲线在E峰后出现幅度较高的多个波动（图9-6）。在心房扑动呈4∶1房室传导的心动周期中，呈三峰形态，第一个峰为E峰，由心室舒张早期快速充盈时相二尖瓣开放形成，第二、三个峰与舒张中晚期的心电图F波相对应，与左心房收缩及舒张相关。心房颤动时左心房后壁活动曲线呈不规则波动，心房率＞心室率；室间隔收缩无规律；心底波群主动脉瓣曲线显示瓣膜开放间隔和开口大小不等；二尖瓣运动曲线失去正常的双峰形态（图9-7），舒张早期可见E峰，E峰的间距与幅度各不相同，E峰后的波动数目与幅度宽窄均无规律；舒张晚期A波消失，二尖瓣前后叶伴随心电图F波呈不规则开启状态。

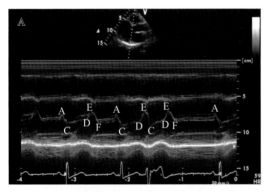

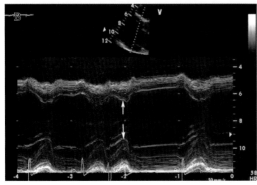

图9-5　期前收缩

A.二尖瓣曲线显示A波消失，CD段提前出现，其后有较长的代偿间隙；B.心室波群显示提前出现的心室收缩（箭头所示）

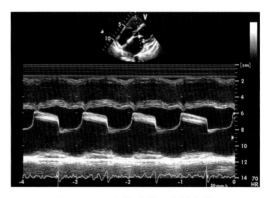

图9-6　心房扑动的二尖瓣曲线

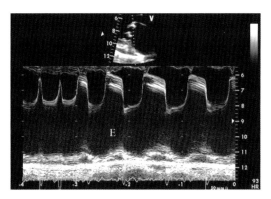

图9-7　心房颤动的二尖瓣曲线

四、室性心动过速

　　室性心动过速是临床上常见的一种严重心律失常。阵发性室性心动过速常发生于器质性心脏病的患者。多见于冠心病，尤其是急性心肌梗死、心肌病等，亦见于洋地黄或奎尼丁中毒、低血钾或高血钾、麻醉、心导管检查及心脏手术等。多数情况下依靠心电图诊断比较容易，但有时需要与QRS波增宽的室上性心动过速相鉴别。由于两者的治疗和预后截然不同，其鉴别有重要临床意义。心电图的鉴别诊断最重要的是在心电图中找出P波，分析P波与QRS波群的关系，但在室性心动过速时常规12导联心电图上P波往往不易甚至于无法辨认，造成诊断的困难。用M型超声心动图获取二尖瓣前叶波群，可记录室间隔和左心房后壁的运动曲线。室间隔的运动曲线主要反映心室壁的运动，左心房后壁运动曲线主要反映心房的运动。仔细分析室间隔和左心房后壁的运动曲线，多数情况下，室性心动过速时左心房后壁与室间隔活动曲线不同步，心室率＞心房率。室上性心动过速时心房率和心室率均增快，心室率＝心房率（图9-8）。

五、预激综合征预激部位的研究

　　预激综合征（Wolff-Parkinson-White syndrome，WPW）是房室间传导途径异常所致，其解剖学基础是房室之间存在异常的传导束，即旁道。窦房结发出的激动不仅通过正常的房室传导系统下传到心室，也通过一条异常的附加旁路，绕过正常房室传导通道以短路方式较早地传到一部分心室，造成该

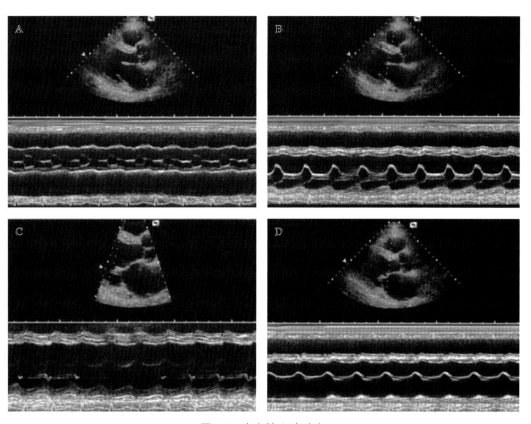

图9-8　室上性心动过速

A.心底波群显示主动脉壁和主动脉瓣的快速运动；B.二尖瓣波群显示二尖瓣叶的快速运动；C.心室波群显示心室的快速运动；D.二尖瓣前叶波群显示二尖瓣叶的快速运动和心房与心室的节律

综合征。预激综合征在临床比较常见，本身常可无任何临床征象，但40%～80%的预激综合征可引起多种快速心律失常，甚至导致死亡。

M型超声技术可直观、准确、无创地显示预激部位，在指导预激综合征射频消融治疗及疗效评估方面有较高的临床价值。早在20世纪70年代已有报道通过M型超声观察到预激综合征患者的室间隔或左心室后壁有提前收缩的现象，这对预激综合征射频消融术中如何提高旁道定位的准确性，缩短标测时间，有重要的临床意义。目前主要通过心内电生理检查标测预激部位。虽然体表心电图也能间接推测预激部位，但准确性不高。M型超声能较为准确地对左侧显性旁道进行定位分析（图9-9）。

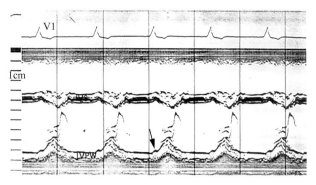

图9-9　M型超声心动图2区图像

显示左心室后壁提前出现的收缩（箭头），提示A型预激综合征旁道预激心肌位置

引自 DeMaria AN，Vera Z，Neumann A，et al. Alterations in ventricular contraction pattern in the Wolff-Parkinson-White syndrome. Detection by echocardiography. Circulation，1976，53（2）：249-257

心内电生理标测将左侧旁道分为左心室前壁、左心室前侧壁、左心室后侧壁、左心室后壁、左后间隔和左前间隔，右侧旁道分为右心室前壁、右前侧壁、右后侧壁、右后壁、右后间隔和右前间隔。

二维超声左心室短轴切面可显示以上各个室壁节段。M型超声观察预激综合征时，首先利用二维超声显示二尖瓣环稍下方的左心室短轴切面，将M型超声取样线同时通过前间隔和左心室后壁，改变M型超声取样线的方向将取样线同时通过前间隔和左心室后侧壁，分别观察前间隔、左心室后壁和左心室后侧壁的运动曲线。M型超声定位旁道的标准：紧接心电图δ波之后，M型超声显示相应的室壁于正常收缩的心肌运动曲线之前出现一个小的室壁运动波（δ波），连续10个心动周期均可重复。旁道

主干自心房经瓣环连至心室肌，主干长4～10mm，再分出细支传导兴奋到局部心肌，所以M型超声观察到的提前收缩的心肌位于瓣环稍下水平，与心内电生理检查所标测的旁道位置相对应。由于电机械偶联时间的存在，心室壁的收缩略落后于电激动。M型超声所显示室壁运动的δ波紧接在心电图δ波之后出现。

六、传导阻滞的研究

房室传导阻滞是由房室交界区不应期延长所引起的房室间传导迟延或阻断。一度房室传导阻滞是由于交界区的相对不应期延长，引起房室传导时间延长，但每次心房激动均能传入心室。第一度房室传导阻滞时AC间期延长，并可见明显停滞的B点。二度房室传导阻滞是由于交界区的绝对不应期延长，但未占据整个心脏激动周期。此时落在交界区生理的绝对不应期之内（T波波峰之后）的心房激动仍不能传到心室，心电图表现为间歇地出现心室漏搏，即仅有P波而无QRS波群。二尖瓣曲线A峰、E峰关系失常。M型超声观察心室壁的运动，在心室漏搏时心室壁无收缩。如同时观察心房壁和心室壁的运动，可发现心房壁有收缩运动，而心室壁无收缩。二度Ⅰ型房室传导阻滞二尖瓣曲线可见AC间距逐渐延长直至脱落一个心室收缩（图9-10）。

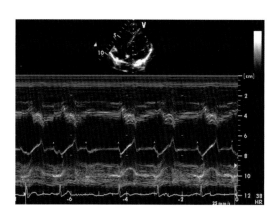

图9-10　二度Ⅰ型房室传导阻滞的二尖瓣曲线

三度（完全性）房室传导阻滞绝大多数都是器质性心脏病所致，如先天性心脏病、急性心肌梗死、心肌病、心肌炎、洋地黄中毒等。由于交界区的绝对不应期极度延长，占据了整个心脏激动周

期，使所有的心房激动都落到绝对不应期内，房室传导完全被阻断。此时，心房与心室的活动分别由两个起搏点控制，通常窦房结控制心房，而交界区或心室起搏点控制心室，形成完全性房室脱节。M型超声观察时采用胸骨旁四心腔切面，将M型取样线通过室间隔和左心房后壁，观察室间隔和左心房后壁的运动曲线。完全性房室传导阻滞时心房壁的收缩与室间隔的收缩不一致，二者无一定比例关系。二尖瓣曲线A峰、E峰顺序错乱，分别出现于心电图P波与T波之后。

束支传导阻滞是临床常见的心律失常，心室内传导阻滞包括右束支传导阻滞和左束支传导阻滞。右束支传导阻滞可见于少数健康人和导致右心室增大的病变，M型超声显示右侧房室环起始活动延迟。左束支传导阻滞多见于冠心病、心肌病、高血压病、主动脉瓣病等。Fujii等曾观察到完全性左束支传导阻滞患者的室间隔紧接在心电图R波之后会出现一小的收缩波。有学者发现完全性左束支传导阻滞患者的室间隔运动有特征性的改变，可能是心肌激动与收缩顺序改变所致。国内有学者研究也观察到完全性左束支传导阻滞的室间隔运动异常。完全性左束支传导阻滞的患者用M型超声显示室间隔与左心室后壁的运动曲线，同步记录心电图，分别测量室间隔与左心室后壁收缩起点距QRS波起点的时距。结果完全性左束支传导阻滞的患者中有90%出现室间隔运动异常，表现为收缩早期室间隔出现短促的向后运动，紧接其后的室间隔前向运动或后向运动；或整个收缩期不出现早期异常运动，表现为运动低下（运动幅度＜2mm）或无运动。也可将M型取样线通过左侧房室环观察，显示左侧房室环起始活动延迟。了解完全性左束支传导阻滞的M型超声表现对于评价、分析室壁运动有重要的临床价值。

七、心脏起搏方面的研究

近年来，双腔起搏因符合生理性并能减少单腔心室起搏（VVI起搏）引起的起搏综合征等优点而在临床上广泛应用，另外，双腔全自动型起搏器（DDD起搏）因个体化的房室间期选择对心功能的影响亦受到人们一定程度的关注。心房电机械延迟（atrial electromechanical delay，AEMD）是研究心房功能的一种新方法，它可以指导起搏器参数的合理设置。通过M型超声技术可观察不同起搏方式对AMED的影响，为DDD起搏选择最适房室（AV）间期提供理论依据。用M型超声记录心动周期中左侧房室环的运动，并同步记录心电图清楚显示心房起搏的P波，以左侧房室环的运动代表左心房侧壁的机械运动，测量心电图P波起始点至左侧房室环运动起始间的时间，即AMED。DDD与心房感知心室起搏（VDD）方式相比，右心房起搏的AEMD明显增加，提示DDD起搏患者右心耳起搏能明显增加AEMD。因此，为保证心房和心室的同步，需要左心室收缩推迟，选择适当的AV间期。

八、心脏再同步化治疗方面的应用

充血性心力衰竭常为器质性心脏病的终末阶段，多存在一定程度的心房内、房室间、心室间或心室内传导障碍和电机械运动失同步。心脏再同步化治疗使起搏的适应证不再局限于传统的缓慢性心律失常和传导系统疾病的狭小范围。心脏再同步化治疗的适应证中，左心室明显扩大（舒张期末内径≥65mm），左心室收缩功能明显减低（射血分数≤35%），这些需要M型超声进行评估。通过M型超声可以测量心电图QRS波起点至室间隔收缩和左心室后壁收缩开始的时间，评估室间隔与左心室后壁运动是否协调，从而分析二者的同步性。由于受扫描角度的影响，M型超声仅能评价室间隔与左心室后壁同步性，对左心室其他室壁同步性的分析受到限制。解剖M型超声可克服上述缺陷。

九、胎儿心律失常的M型超声心动图诊断

据报道，胎儿心律失常的发病率为1%，但一过性者占10%。胎儿心律失常可导致宫内死亡率和新生儿死亡率增加。胎儿心律失常往往由听诊首先发现，胎心听诊及胎儿心电监护虽然能显示胎儿心率的改变，但不能进行胎儿心律失常分类，无法确定其性质和对胎儿的影响。胎儿心电图能够对胎儿心动过速、心动过缓、胎儿期前收缩、传导阻滞等较为常见的胎儿心律失常做出诊断。但从母体腹部体表引出的胎儿心电信号较弱，特别是胎儿心电图心房激动的P波信号难以记录到。胎儿心电图记录

QRS波群的成功率与胎儿在母体中的位置和胎龄有关。妊娠28～34周，由于宫颈绝缘效应使胎儿心电信号不易记录，其在胎儿心律失常诊断上的价值有所降低。另外，胎儿心电图不能反映胎儿心血管形态结构及血流动力学方面的信息，其临床应用受到局限。

胎儿超声心动图研究由电变化引起的机械变化，是检查胎儿心脏及诊断胎儿心律失常的唯一无创性方法。二维实时超声提供心肌的结构信息及畸形的性质，提示心律失常的存在；M型超声心动图具有良好的时间分辨率，能精确描绘心脏各心壁和瓣膜的运动形态及在时间上的相互关系。通过心房壁、心室壁和瓣膜运动的节律，测量各波时距，分析各波的相互关系，可明确心房激动与心室激动之间的关系，从而明确诊断心律失常的类型。

进行胎儿超声心动图检查时，孕母取平卧位或侧卧位。首先利用二维超声判断胎位和心脏的方位，观察胎心的节律。当发现有心律失常时，再利用M型超声进行分析判断。当其M型取样线通过心房壁时，反映的是心房的机械活动；取样线通过心室壁时，可记录心室的机械运动；通过心脏各个瓣膜时，提供了瓣膜及相关房室的活动信息；取样线同时通过心房壁及心室壁，不仅能够同时反映心房和心室的活动节律，而且可观察每一心动周期心房壁与心室壁间运动曲线的节律关系。观察二尖瓣与主动脉瓣开放曲线的形态改变及相互关系，可判断胎儿心律失常的性质。超声心动图不仅可以确定心律失常的存在，而且可以辨认心律失常的类型，并进一步结合二维和多普勒超声评价心功能和心脏形态结构、血流动力学的变化，评价心律失常对胎儿健康状态的影响。

正常胎儿心率为120～160次/分，节律规整。胎儿心律失常可分为快速性、缓慢性和不规则性心律失常。如胎儿心律规整，心率＞180次/分则为胎儿心动过速，心率＜110次/分则为胎儿心动过缓，两者持续时间均在10s以上即可诊断。快速性心律失常包括窦性心动过速、房性心动过速、心房扑动与心房颤动等。缓慢性心律失常包括窦性心动过缓及完全性房室传导阻滞等。不规则性心律失常包括房性期前收缩、室性期前收缩及伴有房室传导阻滞的快速性心律失常。通过综合分析房室壁及心脏瓣膜的活动规律，能够准确可靠地检出胎儿心律失常，并对心律失常进行分类。

胎儿房性期前收缩是最常见的心律失常。其发生多与房间隔卵圆孔发育异常有关，孕妇饮用含兴奋剂类的各种饮料及吸烟也可诱发胎儿房性期前收缩。当M型取样线通过心房壁或二尖瓣（或三尖瓣）时，可观察到提前出现的心房收缩波形，二尖瓣（或三尖瓣）曲线可见提前出现的开放波形。在二维超声显示胎儿四腔心切面的基础上，将M型取样线同时通过心房壁、室间隔及心室游离壁进行比较观察。通过观察心房和心室波群的变化规律，从而确定房性期前收缩是否下传心室。房性期前收缩下传时则引起心室壁的提前收缩，房性期前收缩未下传时期前收缩周期无心室壁的收缩。室性期前收缩时心室壁出现提前收缩，而同一心动周期心房壁没有收缩。胎儿心律失常的临床意义可以很不相同，房性期前收缩及室性期前收缩预后良好。母亲的精神、身体状态及妊娠晚期的不规律宫缩是期前收缩的主要原因。胎儿房性期前收缩在产前可间断出现，可在生产过程中或产后几天内消失，对于胎儿无不良影响可不做任何处理。部分房性期前收缩可能同时合并先天性心脏畸形。Respondek等对50例胎儿进行超声心动图检查时发现48例（96%）胎儿存在房性期前收缩，其中4例有先天性心脏畸形，其余胎儿心脏均正常。多数房性期前收缩只是独立的异常表现，与心脏其他异常并无明显关系。但频发的未下传的房性期前收缩可引起胎儿心动过缓及心律失常，影响胎儿循环功能，重者损害心功能。

快速性心律失常＞180次/分，室上性心动过速心室率≥200次/分，房室间呈1:1传导，每次心搏间变化小。室性心动过速表现为房、室节律分离，心房率慢于心室率。心房扑动表现为心房率400～500次，伴固定或不固定的房室传导阻滞，而心室率慢于心房率。心房颤动表现为二尖瓣波形呈单峰，振幅、时距不等，频率＞360次/分，超声心动图检查时将M型扫描线同时穿过心房壁和心室壁，可发现快速的心房壁和心室壁运动。持续顽固的室上性心动过速可危及胎儿生命。因持续的室上性心动过速可使胎儿的心排血量减低，导致器官血供不足，如不进行治疗，胎儿可因心力衰竭迅速加重而出现全身水肿甚至死亡。对胎儿出生后随访发现，凡宫内及出生后复律困难的较顽固的室上性心动过速多是预激综合征。持续性室上速也有

5%～10%同时合并先天性心脏畸形。

胎儿心动过缓时心率＜110次/分。单纯的心动过缓心房壁与心室壁的收缩是一致的。房室传导阻滞时，心房壁的收缩与心室壁的收缩不一致，可呈一定比例关系或完全不相关。完全性房室传导阻滞时，心房壁的收缩与心室壁的收缩完全无联系。严重心动过缓的主要原因是完全性房室传导阻滞，发病与母体自身免疫性疾病有关，常见的病因有母亲患系统性红斑狼疮，还可伴发于法洛四联症、完全房室共同通道等复杂先天性心血管畸形。超声心动图检查时将M型扫描线同时穿过心房壁和心室壁，仔细观察心房壁和心室壁的运动及两者间的关系。如胎儿心动过缓为一过性，通过母亲调整精神状态，注意休息睡眠及适当吸氧治疗后通常可转为正常心律。但多数缓慢型的胎儿心律失常预后较差，需要严密监护。持续的心动过缓也可导致心排血量减低，器官血供不足发生胎儿水肿。其宫内治疗效果欠佳，如未能及时处理，胎儿可能将很快死亡。

第四节　M型超声心动图心脏电生理学检测的局限性

由于M型超声取样角度的限制，只包含特定角度内一条扫描线上的信息，且右心贴近胸壁，经胸扫查时处于近场，空间分辨率较差，如M型超声仅准确定位了预激综合征大部分左侧旁道，而对右侧旁道难以定位。传统的M型取样线只能起于图像顶端，通常只能检测前间隔、左心室后壁及后侧壁的活动，这也是部分左侧旁道未能定位的原因。预激范围小时，连续移动取样线有可能导致预激部位被忽略。另外，如果两条或多条旁道位于相邻的区域，M型超声可能只会显示较大范围的室壁提前收缩，而不能确定其具体数目。新的M型超声技术-解剖M型即任意角度M型超声技术，弥补了传统M型超声只包含特定角度内一条扫描线的不足，使任意角度、任意点的M型分析成为现实，为M型超声定位预激旁道提供了更广阔的前景。

普通M型超声主要通过瓣膜运动观察心律失常，如二尖瓣M型曲线仅能显示引起舒张晚期左心房射血的左心房收缩，对于不能引起左心房射血（无效收缩）或与E峰及CD段重叠的左心房收缩则无法辨识。M型组织多普勒由于可直接观察心壁的运动，又兼具M型高时间分辨率的优势，对心律失常更敏感，机制探讨更深入，应用前景更广阔。

（杨　娅　苏瑞娟）

参考文献

黄抒伟，沈法荣，叶萌，等，2001. 不同起搏方式对心房电机械延迟影响的对比研究. 中国心脏起搏与心电生理杂志，15（3）：27-28.

赖宝春，郭薇，王新康，等，2019. 全方向M型超声心动图评价右心室流出道起源室性早搏患者左心室收缩功能的价值. 中国医药导报，16（22）：150-154.

刘海霞，宣之东，石伟，等，2015. 应用时间空间相关成像技术与二维、M型超声心动图评价胎儿左心功能的对比研究. 中西医结合心血管病电子杂志，3（31）：70-71.

章鸣，周启昌，范平，等，2000. M型超声心动图对显性预激综合征旁道的定位. 中国超声医学杂志，16（2）：25-27.

Albertsen A E, Nielsen J C, Poulsen S H, et al, 2008. DDD（R）-pacing, but not AAI（R）-pacing induces left ventricular desynchronization in patients with sick sinus syndrome: tissue-Doppler and 3D echocardiographic evaluation in a randomized controlled comparison. Europace，10（2）：127-133.

Cakmak N, Akyol A, Sayar N, et al, 2008. Comparison of Doppler echocardiographic parameters before and after ablation in Wolff-Parkinson-White syndrome patients with and without atrial fibrillation. Turk Kardiyol Dern Ars，36（5）：318-324.

Demaria A N, Lies J E, King J F, et al, 1975. Echographic assessment of atrial transport, mitral movement, and ventricular performance following electroversion of supraventricular arrhythmias. Circulation，51（2）：273-282.

Emerek K, Friedman DJ, Sorensen PL, et al, 2019. The association of a classical left bundle branch block contraction pattern by vendor-independent strain echocardiography and outcome after cardiac resynchronization therapy. Cardiovasc Ultrasound，17（1）：10.

Hamela-Olkowska A, Szymkiewicz-Dangel J, Romejko-Wolniewicz E, et al, 2010. Cardiotocography in fetal heart arrhythmia--analysis of cases. Ginekol Pol，81（8）：

622-628.

Klaeboe LG, Edvardsen T, 2019. Echocardiographic assessment of left ventricular systolic function. J Echocardiogr, 17（1）: 10-16.

Oneglia C, Rusconi C, 2002. Transesophageal echocardiographic evidence of atrial fibrillation with systolic flow in the right atrial appendage and systolic reversal pulmonary flow in a patient with DDD permanent pacing. Echocardiography, 19（2）: 145-147.

Risum N, Strauss D, Sogaard P, et al, 2013. Left bundle-branch block: the relationship between electrocardiogram electrical activation and echocardiography mechanical contraction. Am Heart J, 166（2）: 340-348.

Sakamaki F, Seo Y, Atsumi A, et al, 2014. Novel dyssynchrony evaluation by M-mode imaging in left bundle branch block and the application to predict responses for cardiac resynchronization therapy. J Cardiol, 64（3）: 199-206.

Seo Y, Ishizu T, Sakamaki F, et al, 2015. Left bundle branch block and echocardiography in the era of CRT. J Echocardiogr, 13（1）: 6-14.

Yu D, Sui L, Zhang N, 2020. Performance of first-trimester fetal echocardiography in diagnosing fetal heart defects: meta-analysis and systematic review. J Ultrasound Med, 39（3）: 471-480.

Zou Q, Zhou QC, Peng QH, et al, 2004. Echocardiography in the prediction of prognosis of irregular fetal heart rhythm. Zhonghua Fu Chan Ke Za Zhi, 39（7）: 489-490.

第10章 二维灰阶超声心动图心脏电生理评价技术

超声心动图是观察心脏血管形态结构、血流动力学、心脏功能及心脏活动节律最重要及最常用的无创性医学影像技术。二维超声心动图是目前心脏超声诊断方法中临床应用最广泛、最重要的一种，它可以实时观察心脏不同断面的解剖轮廓、结构形态、空间方位、房室大小、连续关系与活动情况等，对心血管疾病的诊断有重要意义。本章主要探讨二维超声心动图技术在心脏电生理检查及治疗方面的应用。

第一节 二维超声心动图的技术原理

二维超声心动图（two-dimensional echocardiography）又称切面超声心动图（cross-sectional echocardography）。自1973年荷兰的Bom与Kloster等报道研制成功世界上第一台实时心脏超声切面仪以来，二维超声心动图得到了迅速的发展。特别是近年来随着计算机技术的不断进步，全数字化声束形成及处理技术、探头技术等多项新技术的发展，二维超声心动图的图像质量及诊断能力均有了极大的提高。下面简要介绍二维超声心动图的基本技术原理。

二维超声心动图是利用回声原理进行诊断，即发射脉冲超声进入心脏，然后接受各层组织界面回声进行成像。二维超声心动图采用辉度调制法（brightness modulation）显示回波信号，即将介质中由声阻不同所形成的界面反射，以灰阶回声点形式显示在时基扫描线上，显示的灰阶回声点分布代表声束通过的一条线（one demension）的组织结构，显示的灰阶回声点亮度反映回声信号的大小或强弱。此时如将探头所发出的声束的指向及位置加以改变，并使荧光屏上时基扫描线进行相应的同步移动（包括位置与方向），则声束所扫描通过的组织结构的平面（two demension），在荧光屏上即形成由灰阶回声点组成的切面声像图。由于心脏组织结构复杂且活动迅速，故需要声束在体内快速连续重复扫查，荧光屏上出现快速连续重复的图像。当每秒有16帧以上的画面时，心脏平面结构的活动情况即可实时显示而被清晰观察到。

二维超声心动图仪由主控电路、发射电路、接收电路（高频信号放大器、视频信号放大器）、换能器、扫描发生器和图像显示器构成。主控电路又称同步触发信号发生器，它周期性地产生同步触发脉冲信号，分别触发发射电路和扫描发生器中的时基扫描电路。超声脉冲发射的重复频率是由它控制的，通常同步触发信号的重复频率就是超声脉冲发射的重复频率。发射电路在受同步信号触发时，产生高频电脉冲激励换能器。接收电路接收由人体受检组织反射的超声信息，有以下几个主要过程：①对高频超声信号放大和对数压缩；②对高频超声信号检波，转变为视频信号；③对视频信号进行放大；④把放大了的视频信号显示在显示器上。换能器将回波信号转换成高频电信号后，被检波器检出的视频包络信号要经过视频信号放大器放大和处理，然后加到显示器的栅极进行亮度调制。扫描发生器产生扫描电压，使电子束按一定的规律扫描，在显示器上显示出切面图像。

20世纪90年代以来，二维超声心动图领域的新技术主要包括以下几个方面：①全数字式声束形成技术；②相干图像形成技术；③信息强化技术；④自然组织谐波成像技术；⑤融合成像技术等。

第二节　二维超声心动图的心脏电生理学观测内容

在心脏电生理学中，二维超声心动图不仅可以观测心脏在电生理正常（生理）和异常（病理）状态下的基本情况（包括观察心脏的内部结构，测量心脏各腔室及大血管的径线，了解瓣膜的形态及功能，结合多普勒技术定量评估心室的功能及心腔内压力和血流动力学变化等），还可以对某些心律失常的发生机制、治疗手段、治疗效果等进行一系列直接或间接的监测和评估。尤其对心脏传导系统解剖结构的定位及各种心内电生理介入过程的监控，是近年来二维超声心动图，包括经胸超声心动图（TTE）、经食管超声心动图（TEE）、经心外膜超声心动图（IEE）及心腔内超声心动图（ICE）在心脏电生理学中应用的重点。下面以心内电生理检查及治疗为例，说明二维超声心动图在心脏电生理学中的观测内容。

心内电生理检查、心脏起搏、导管消融术时，将各种电极插入心脏各部位，分别起记录心腔内电活动、起搏和射频消融等作用，以达到诊断和（或）治疗的目的。以上介入性检查和治疗过程通常需要在X线监测引导下进行。术中X线透视和造影检查的优点突出，对心脏电生理学的发展有极为重要的贡献，但X线也有明显的局限性，其难以清晰显示心血管系统内部结构及客观评价血流动力学状态，同时患者和术者还有受到放射线损伤的潜在危险，尤其是危及长期从事此项工作的医务人员。而超声心动图具有无创、简便、没有放射性损伤，可实时清晰显示心脏大血管内部结构与血流动力学动态变化等优点。在二维超声心动图引导下实施心内电生理检查及治疗，是一项高效、安全、简便、实用和经济的心脏治疗监控评估介入技术，可作为X线透视介入操作的有效替代和补充。

一、心内电生理介入治疗的二维超声心动图表现

电生理检查和心脏起搏的电极及消融电极等，尽管直径、材料、结构和形状等有所不同，但超声表现基本相似。起搏电极导管为金属强回声，由合金丝绕制的内芯和表面光滑的绝缘硅胶密封套组成，超声影像上表现为线状双层强回声，其间为中空无回声区，系导线内螺旋状金属丝所致。起搏电极为金属强回声，无中空，直径约2mm。射频消融导管尖端大头电极由铂金制成，在超声切面上回声较强，呈特征性"彗尾征"声像，易于探及。房间隔穿刺针呈点状及带状回声，稍粗。由于其硬度较高，在心腔内不易盘曲，一般在切面上只有一处反射。Volker等在导管尖端安置一种脉冲转换器（transponder），在二维超声心动图上可精确显示该导管尖端在心腔内的确切位置，确保导管消融治疗更加准确有效。

电极进入腔静脉和心腔之前，超声通常也难以观察到它们的回声图像。利用金属导管与心腔及大血管内暗区的超声反差比，进入超声观察范围的电极导管显示为双线状或带状回声图像，回声一般较强，随心脏搏动或术者操作而移动，尤其是金属材料的电极部位往往表现为多层强回声团图像，甚至在电极导管后方出现声影，有比较特殊的表现，超声显像易于将其与其他心内结构区分开，能较好地显示导管的空间位置及走向。使用双极或多极导管者，可能在距顶端金属电极约1cm或更远处见第二个或数个强反射点同时伴有声尾。电极其他部分的回声可较弱，但一般仍较清晰，少数中空的电极导管还可以通过注入声学造影剂进行声学造影检查。加之心腔内心电图波形和起搏阈值测定等辅助定位指标，超声引导完成电生理介入具有理论上的可行性。

超声还可清晰观察到电极尖端与心壁解剖结构的相互空间位置关系，包括电极尖端与心壁的接触紧密程度、电极尖端嵌顿于心室壁肌小梁的状况等，可确定电极尖端的位置，是否与心壁接触、深入心肌内程度或穿透心肌层等。超声表现通常十分明显，具有独特的诊断意义，为任何其他检查方法所不能相比。

二、超声检查中确定导管尖端位置的方法

确认导管尖端的位置在心内电生理介入中有重要意义，超声检查中以下方法对导管定位有一定帮

助：①心腔内有较强的反射回声点而不能确定是否位为导管尖端时，检查者可将导管推进或拉退，视反射的位置与强度有无改变，从而确定此回声代表导管体部还是尖端。②适当改变探头放置的部位，尽量寻找声束与导管走向垂直而扫描平面与导管平行的探查点。如探查下腔静脉的导管时，取剑下矢状切面；探查主动脉根部、左心室流出道的导管取左心长轴切面；而探查右心房、右心室的导管，则取胸骨旁或剑下四腔图较为恰当。③如经导管注入少量微气泡，则在相应心腔内立即显影，由微泡初始出现所在的位置，即可推知导管尖端位于何处。④为确保电极尖端位置正确，应坚持多切面观察和运动中观察两个重要原则。在操作过程中要仔细辨认超声下电极尖端的位置、毗邻和走向，识别电极远段转折、成环、弯曲等形成的"假尖端"。采用不同切面观察导管的不同节段，获得心内导管走行全貌的客观信息。

三、二维超声心动图引导心内电生理介入诊断和治疗过程

20世纪80年代起，国内外均成功开展应用二维超声心动图引导心内电生理检查、起搏器置入、导管消融等电生理介入，下面分别介绍其引导过程。

1.超声心动图引导心内电生理检查

（1）冠状静脉窦电极置放：常规穿刺左锁骨下静脉，冠状静脉窦电极导管送入约30cm时可在上腔静脉或右心房内探及一条索状强回声影。随后将电极导管在超声心动图引导下送至三尖瓣环的右心室侧，此时可采用心尖四腔、胸骨旁四腔或左心室短轴切面，以充分证实电极导管头端已进入右心室侧。取不典型心尖（或胸骨旁）四腔心切面，以充分显示冠状静脉窦开口于右心房的位置。然后，以此切面操作引导电极导管轻轻回撤至冠状静脉窦开口时即停止操作。此时，超声检查者反复调整切面位置，以充分证实电极导管的头端位置位于冠状静脉窦开口后，再于不典型心尖（或胸骨旁）四腔心切面充分显示冠状静脉窦，将导管再向冠状静脉窦内推送3～4cm，此时可见右心房内一条索状强回声影似穿过房间隔进入左心房，为冠状静脉窦电极进入冠状静脉环绕至左心房室间沟所致，结合

多导生理记录仪显示特征性大A小V波说明电极到位，但注意一旦遇到阻力即停止操作，避免送入过深或进入冠状静脉分支。二维超声心动图引导冠状静脉窦电极置放时，可以清晰显示锁骨下静脉及扩张管的位置，可以清晰显示三尖瓣环和冠状静脉窦及其开口于右心房的位置，这是X线透视所无法比拟的。

（2）右心房、右心室、房室束电极置放：常规穿刺右股静脉，送入电极导管40～50cm（视患者身高不同）时即可大致进入心腔内，剑下下腔静脉长轴切面、剑下四腔切面及胸骨旁四腔切面可观察到导管由下腔静脉进入右心房内的条索状回声。多切面显示电极导管位置，导管贴靠右心房壁到位时多导生理记录仪上显示清晰稳定的A波。超声能清晰显示三尖瓣环，调整导管位于三尖瓣瓣叶之间推送至右心室，超声多切面显示电极导管在右心室腔的位置，导管张力不大（超声可清楚显示电极导管与右心室壁接触的紧密程度，接触紧者导管承受压力大，随心室跳动幅度也较大），多导生理记录仪上显示清晰的V波时证实右心室电极导管顺利置入到位。而后超声引导缓慢回撤导管尖端至三尖瓣部位，回撤过程中同时轻轻将导管顺钟向转位，使其贴靠于房、室间隔与房室瓣构成的十字交叉部三尖瓣环隔瓣附着缘下方的室间隔膜部，多导生理记录仪上可清晰显示A-H-V波，表明房室束电极导管已到位。此时胸骨旁四腔观三尖瓣环隔瓣侧附近可见一短杆状强回声影。

2.超声心动图引导起搏器置入 以置入VVI起搏电极为例，介绍超声心动图引导过程：常规穿刺左锁骨下静脉，在超声心动图引导下放入导引钢丝，确认导引钢丝走向正确的标志是，剑下上腔静脉长轴切面内出现的"J"形钢丝强回声影并随导丝进退移动，注意钢丝深度有助于判断电极导管深度；通过钢丝入皮点切开，制作起搏器囊袋；沿导引钢丝插入扩张管，将永久起搏导管经外鞘送入锁骨下静脉30～35cm或从剑下上腔静脉长轴切面内看到导管尖段为止，然后退出扩张鞘；在剑下四腔切面观察导管尖端由右心房通过三尖瓣口进入右心室腔，左侧卧位心尖四腔和胸骨旁四腔切面反复确认导管尖端抵达右心室心尖部。部分患者送起搏电极时容易顶在三尖瓣的隔瓣根部，此时可将起搏电极退至右心房中部，抽出导引钢丝，将其前端塑成

120°～150°弯头，即可顺利地将起搏电极送到右心室心尖部；取剑下右心室流出道长轴切面观察，排除导管远段误入该区或肺动脉；再次取剑下上腔静脉长轴切面，观察导管右心房段是否贴近右心房中下部游离壁，同时确保患者深呼吸、咳嗽或摇动身体状态下电极导管在右心室心尖部无移位及在右心房段仍有足够弧度，为日后体位变化、呼吸运动和心脏搏动预留导管伸屈的余地；按常规测定起搏电极导管各参数，参数不满意则调整电极位置重新定位；嘱患者深吸气、大声咳嗽和由平卧向两侧翻身数次，重新检测各参数，满意后结扎固定导管，于同侧胸壁做一囊袋埋置永久起搏器并逐层缝合加压包扎。

3.超声心动图引导射频大头电极导管放置

（1）左心大头电极导管操作：分离左侧股动脉，将大头电极导管送至主动脉根部，在超声引导下，大头导管略打弯，进一步推送到主动脉根部，松开大头导管弯度并顺钟向旋转导管，同时顶推到主动脉瓣环处，此时可很容易地将导管送入左心室。如发现导管顶端顶至主动脉瓣叶上，则需轻轻后撤导管，在超声引导下重新调整导管位置，直至进入左心室。再由超声引导显示左心室流入道和二尖瓣环，将导管送到左心室流入道部位，于此处将大头电极导管打弯即可勾挂到左侧旁路消融时的二尖瓣环左心室侧。超声可清晰显示左心室中间隔部位，并引导大头电极导管置于此处，是左心室特发性室性心动过速标测和消融通常所在的部位（图10-1）。大头导管进入左心的另一途径是穿刺房间隔进入左心房。超声心动图主要采用四腔切面、短轴切面及矢状上下腔静脉切面进行房间隔穿刺引导。超声可引导穿刺针贴住卵圆孔，适当对穿刺针加压使房间隔膜凸向左心房形成"帐篷"征。然后把针穿过间隔，在超声观察下，呈帐篷样突出的间隔突然回缩到原来的位置，说明穿刺成功。另外，通过导管注射生理盐水，超声心动图在左心房内观察到云雾状显影剂显影，证实穿刺成功。同时应及

时观察有无任何并发症出现。

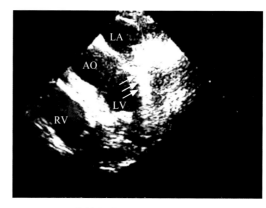

图10-1　经食管超声心动图显示大头电极经房间隔径路消融左前旁路

可见大头电极紧贴二尖瓣前瓣（箭头所示）。LA：左心房；LV：左心室；RV：右心室；AO：主动脉

引自王建安，张湘兰.经食管超声心动描记术在旁路射频消融术中的价值.中华超声影像学杂志，2000，9（5）：272-273

（2）右心大头电极导管操作：穿刺右股静脉，将大头电极导管送入右心房，在超声引导下将大头电极导管送至三尖瓣环右心室侧。与左心室大头电极导管跨越主动脉瓣操作相同，跨过三尖瓣时如大头电极导管顶在三尖瓣叶上，也须重新调整导管位置。在超声引导下，可清晰显示右心室流出道部位，并引导大头电极导管置于此处，是右心室特发性室性心动过速标测和消融通常所在的部位。

四、二维超声心动图引导心内电生理介入诊断和治疗的技术要点

二维超声心动图引导心内电生理介入诊断和治疗的技术要点：①借助超声探查技术观察电极导管，确认电极尖端的位置和导管走向符合要求。采用多切面，动态观察电极导管尖端走向是定位成功的关键。②确保导管的电生理定位指标满意。③未能在超声下完成导管定位或术后电极脱位的病例，应改行X线下重定位。

第三节 二维超声心动图的心脏电生理学临床应用

一、二维超声心动图在心律失常中的应用

正常心脏的激动起源于窦房结，并按一定顺序经心房、房室结、房室束、浦肯野纤维而到达心肌，使心脏全部心肌除极，从而引起心脏一系列机械活动。如果起搏点异常，或传导出现障碍，则导致心律失常。超声心动图虽然不能直接反映心电除极复极的电位变化，但M型超声心动图可记录出心肌机械运动所产生的一系列结构界面的位移，由此反推心律的状态；脉冲多普勒超声心动图可通过观察心内各波频谱形态，测量各波时距，分析其相互关系，由此明确心房激动和心室激动之间的关系；组织多普勒超声心动图可反映心肌运动速度变化，由此发现异位起搏点或异常传导途径；有学者采用血流向量成像技术分析正常窦性心律状态下心腔流场分布规律，提出正常窦性状态下等容收缩期、射血期、等容舒张期及舒张早、中、晚期左心室腔内涡流分布规律。这些信息对于了解心脏结构的活动规律、识别心律失常的类型与判断异常起搏或传导部位具有重要意义。二维超声心动图能够对心律失常患者各个阶段的心脏基本状况进行观察分析，包括心脏的解剖结构、腔室大小、功能状态、瓣膜评价等。但独立的二维超声心动图在心律失常诊断和治疗应用中特别是在心律失常的直接诊断和全面评价中的应用价值有限，常需要结合M型、脉冲多普勒、组织多普勒等超声心动图技术来获取心律失常的相关信息。其具体应用参阅相关章节。

二、二维超声心动图在心脏起搏中的应用

自从40多年前置入第一台人工心脏起搏器以来，心脏起搏工程技术得到了长足的进步，同时人们对某些心血管疾病的发病机制也有了新的认识，使人工心脏起搏在临床上的应用有了很大的发展。人工心脏起搏器已广泛应用于严重或顽固性的缓慢性心律失常、快速性心律失常、慢快综合征、梗阻性肥厚型心肌病和充血性心力衰竭等患者。其主要应用目的是最大程度地改善心脏功能和血流动力学状态。

现代超声心动图技术对于心脏起搏的发展具有重要的指导和推动作用。应用多普勒超声心动图技术，能够对起搏状态下的心脏血流动力学进行评估。应用组织多普勒技术，能观察到心肌电机械兴奋起始点和传播过程。同样，二维超声心动图在心脏起搏应用中也具有重要价值。

1. 在起搏器置入术前，可应用超声心动图进行心腔大小的测量和分析，观察心脏的解剖结构，了解瓣膜的形态及其功能变化，同时评价心室的收缩和舒张功能，以及确定心内有无血栓及赘生物。

2. 二维超声心动图可以引导及评价复杂及危重患者起搏电极的置入，确定起搏电极的位置，多切面追踪显示电极、导线的位置和走行过程，判断起搏电极对瓣膜功能的影响。1978年，Reeves等首先应用二维及M型超声心动图对右心起搏导管进行评价。1981年，Drinkovic首次应用二维超声心动图引导起搏电极置入获得成功。由于M型超声心动图技术对于心尖部不能很好地显像，二维超声心动图较之在导管空间定位上更加优越，而且具有更佳的空间分辨率，能提供对导管空间构型及活动度的良好评价（图10-2）。

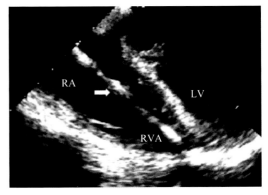

图10-2　经食管超声心动图显示起搏电极置于右心室心尖

RVA：右心室心尖；RA：右心房；LV：左心室

引自 Abello M，Peinado R，Merino JL，et al. Cardioverter defibrillator implantation in a pregnant woman guided with transesophageal echocardiography. Pacing Clin Electrophysiol，2003，26（9）：1913-1914

在二维超声心动图检查过程中，起搏导管表现为偶伴后方混响反射的线状强回声。但导管并不总是能够很容易地显像，由于呈高回声反射，并且可能和心内结构混淆，需要调节增益以更好地显示它的特征及行程。仅用一个单独的超声切面就能对导管全程完全显像是非常罕见的，因此，运用多个超声平面对导管进行探查以更好地显像尤为重要。研究发现，剑下二维超声心动图较之心前区扫查在右心室起搏电极的定位上更具优势，并且能对整个右心导管的确切解剖位置完全呈现，所以比X线透视更加优越（图10-3）。

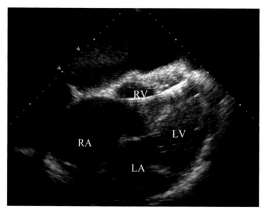

图10-3　经胸剑下超声心动图显示右心室起搏电极导管回声（箭头所示）

RV：右心室；RA：右心房；LV：左心室；LA：左心房

同样，剑下二维超声心动图还能对右心室电生理检查导管电极走行控制提供有用的帮助，其对解剖区域主要结构的显像缩短了电极定位需要的时间，特别是在房室束位点。较之X线透视，超声心动图不会让患者或医务人员暴露于X线电离辐射之下，尤其适合于不能接受或不能耐受X线辐射的患者（如孕妇）。Jordaens等报道了一例妊娠10周伴有二度房室传导阻滞和晕厥的妇女双腔起搏器的置入，剑下TTE引导放置右心室电极，心电图引导心房电极位于右心耳，随后TEE证实。超声心动图还能直观地明确起搏电极导管位于右心室腔内，能清楚判断电极与心内其他结构的解剖关系。一项研究显示，用二维超声观察三尖瓣水平起搏电极与瓣膜的关系，电极靠近三尖瓣前叶的比例较高，为42%，前间隔处占25%，后瓣与隔瓣处各占8.3%，位于瓣口中央占16.7%。电极走行方面，在心室水平观察，沿室间隔右心室面走行占大部分，为

42%，沿右心室前壁下行占17%，沿右心室中央下行占42%。观察电极附着位置，发现83%起搏电极位于右心室心尖，17%位于右心室前壁或室间隔上。另外，二维超声心动图引导为床旁置入临时起搏器困难者提供了一种更有效的定位方法。二维超声引导下床旁静脉插管临时心脏起搏，设备简单，操作安全及时，成功率高，并发症少，避免了来回搬动患者及可能由此导致的危险。

3.二维超声心动图可对起搏器安置术并发症进行监测和评价。

（1）电极脱位：是心内膜电极早期最多见的并发症。由于电极未能很好地固定在心内膜下，超声检查可见电极松动现象，或游离于心室壁，甚至可回至右心房或上腔静脉。

（2）心肌穿孔：较常见的严重并发症之一，多见于导管较硬、电极较细时，或心肌梗死安装心内膜起搏电极时。超声检查可见电极尖端进入心包腔内，并有少量心包积血。起搏导线心肌穿孔可以是无症状的，或者伴随起搏阈值的增强、感知的丧失、膈肌及肋间肌的刺激、心包炎或心包积血的发生。心脏压塞是心肌穿孔最严重的并发症，需要进行紧急心包穿刺放液或心包切开术。胸部X线检查或透视对心肌穿孔的诊断有一定帮助，但其特异性及敏感性较低。尽管胸部侧位X线检查对起搏电极头的定位有帮助，但在重症监护室的应用常较困难。而且，它不能探测心肌壁的穿孔，不能对右心室壁及心尖进行直接显影，只能显示心脏的轮廓。应用二维超声心动图见起搏导管呈平行线样强回声，其间有无回声区，并有强反射或声影，有助于与心内结构相鉴别。电极头呈强回声，回撤时可提供显影直接证据。可以直接观察有无心包积液。起搏器置入术前检查还可以判断有无心包渗出及能描绘出前方心外膜脂肪产生的无回声区的范围，以帮助鉴别。

（3）血栓形成：为心内导管电极起搏早期并发症，较少见。较大的右心血栓可引起肺梗死或三尖瓣口部分阻塞。对于可疑右心起搏导管上的团块，应行TEE检查，因其具有较好的分辨率，能对上腔静脉及右心房完全显影。这种方法避免了声窗较差及电极导管产生的反射干扰的局限，能提供高质量的诊断信息（图10-4，图10-5）。

Wierzbowska等报道了一例69岁女性因不断加

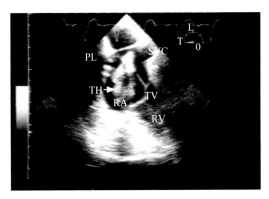

图10-4　经食管超声心动图显示右心房内紧邻起搏导管的血栓（TH）

PL：起搏导管；RA：右心房；RV：右心室；TV：三尖瓣；SVC：上腔静脉

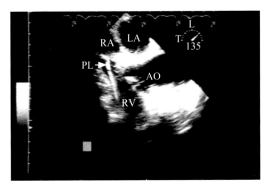

图10-5　系统性抗凝治疗20天后经食管超声心动图显示血栓完全溶解消失

PL：起搏导管；RA：右心房；RV：右心室；TV：三尖瓣；SVC：上腔静脉；LA：左心房；AO：主动脉

引自Karavidas A，Lazaros G，Matsakas E. Early pacemaker lead thrombosis leading to massive pulmonary embolism. Echocardiography，2004，21（5）：429-432

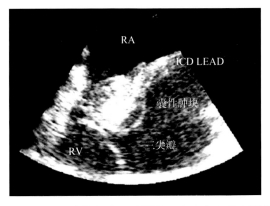

图10-6　经食管超声心动图显示右心房内植入型心律转复除颤器导线上的活动性强回声团

RA：右心房；RV：右心室；ICD LEAD：除颤器导线

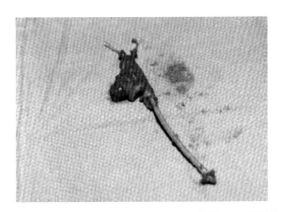

图10-7　外科移除附着于植入型心律转复除颤器导线上的炎性团块

引自Wasson S，Aggarwal K，Flaker G，et al. Role of trans-esophageal echocardiography in detecting implantable cardioverter defibrillator lead infection. Echocardiography，2003，20（3）：289-290

重的充血性心力衰竭症状入院，TEE发现右心房内源于起搏导线上的血栓，可活动，并在舒张期部分脱入右心室。随后急诊外科手术成功移除心腔内电极及血栓。

（4）起搏器感染：心脏起搏器置入引起感染性心内膜炎比较少见，但是随着心脏起搏器临床应用的日益广泛，对这种并发症的诊断应有充分认识。感染主要来源于起搏器置入过程污染或起搏器囊袋感染，可以发生于起搏器系统的任何部位，最常见病原菌是金黄色葡萄球菌和表皮葡萄球菌。超声心动图检查能清楚显示起搏电极附着部位、异常回声等情况，并能评价血流动力学状态，对诊断起搏器置入术后合并感染性心内膜炎及选择治疗方案具有重要价值。TEE较TTE在左心心内膜炎及导线赘生物的辨识上更具敏感性（图10-6，图10-7）。

但是San等认为在对静脉注射吸毒者右心心内膜炎的观察上，TEE并不比TTE优越。当起搏器系统感染出现时，无论是心内膜炎还是明显的囊袋感染，心内的异物均需要完全移除。移除方式有两种：开胸外科移除或经皮血管内牵引抽取技术。移除方式的选择取决于经超声心动图观察到的赘生物的大小、三尖瓣的变化，以及患者的一般状况。一般建议赘生物大小超过10mm时采用开胸方式。有报道证实TEE在经皮感染导线抽取术中同样具有重要的引导作用。

4.起搏器安置术后，超声心动图可以评价及帮助设置各起搏参数，观察各参数起搏对室壁运动的影响。超声心动图可实时显示心脏的解剖结构、室壁动度和血流信息，能够客观地反映不同起搏方式对心脏功能的影响。心脏再同步化治疗（cardiac resynchronization therapy，CRT）是近年来备受关注的治疗充血性心力衰竭的新方法，它是借助起搏技术使严重的房室传导阻滞和（或）心室内传导功能障碍患者固有的心脏循环同步状态得以恢复的方法。目前国际上正在进行的多项 CRT 临床研究发现 CRT 可通过双心室起搏（biventricular pacing，BVP）来实现心室运动再同步化，为顽固性心力衰竭提供了一个新的有效治疗手段。新的显像技术，尤其是超声心动图的广泛应用，能更好地筛选对CRT 有效的患者，可作为 CRT 适应证理想的识别技术。研究表明，机械失同步并不一定与电失同步相关，机械失同步才是筛选 CRT 患者的主要指标。机械失同步（电机械延迟）包括房室失同步、心房心室间和心室内失同步。目前有几种新的二维超声心动图技术方法用于评估心室内失同步。Breithardt 等用二维超声心动图在心尖四腔切面上用半自动的方法描绘了 34 例 CRT 术后患者的心内膜，强调室间隔与侧壁的关系，以傅里叶（Fourier）变换为基础，通过数字时相分析比较，计算生成局部室壁运动曲线。室间隔与侧壁时相角度的差异就是心室内失同步的定量值。Kawaguchi 等运用超声心动图研究了 10 例经过或未经过 CRT 的患者，通过应用心脏可变显像技术实现对比加强显像，来加强对

心内膜的识别。在四腔显像图中，人工描记心内缘，在相对应的时间内记录局部室壁变化而产生的位移图，应用位移图可以分析室间隔和侧壁的失同步。速度矢量显像（velocity vector imaging）技术是运用序列超声心动图左室短轴轮廓跟踪运算法则对二维图像上心肌运动速率进行分析的新方法，相对于组织多普勒成像，此技术没有角度依赖性，不仅能评价心肌纵向运动的同步性，还能对左心室心肌在短轴上圆周及径向运动的同步性进行定量评价（图 10-8）。

Vannan 等应用速度矢量显像对一例经过 CRT 的患者进行评估，发现 BVP 后左心室心肌纵向运动的同步得到明显改善，而心肌圆周运动功能并没有得到优化。研究者认为这也许可以解释某些患者CRT 后临床症状局部或（和）短暂缓解的原因。上述方法都因单平面显像而受到了限制。实时三维超声心动图能够实时立体地评价室壁运动，可望克服这一缺点。二维超声心动图还能对 CRT 的短期和长期效果进行客观评价。Yu 等发现 CRT 术后左心室射血分数（LVEF）直接从（28±10）% 增加到（34±10）%，术后 3 个月增加到（40±15）%；而当起搏器关闭后，LVEF 立即减少到（34±13）%，关闭 4 周后减少到（30±12）%，证实 CRT 能够改

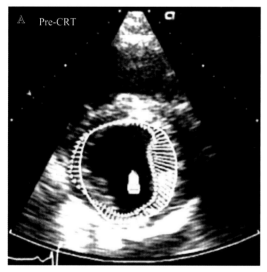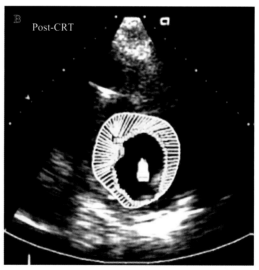

图 10-8　左束支传导阻滞患者左心室短轴速度矢量显像示 CRT 治疗后室间隔与侧壁径向运动速率同步，CRT 改善了心肌径向运动的收缩同步性

Pre-CRT：CRT 治疗前；Post-CRT：CRT 治疗后

引自 Vannan Pedrizzetti G，Gurudevan S，et al. Effect of cardiac resynchronization therapy on longitudinal and circumferential left ventricular mechanics by velocity vector imaging：description and initial clinical application of a novel method using high-frame rate B-mode echocardiographic images. Echocardiography，2005，22（10）：826-830

善左心室功能。MIRACLE研究（The Multi-center InSync Randomized Clinical Evaluation study）的数据表明，CRT后6个月左心室舒张末期容积和收缩末期容积减小30％，证实CRT后有明显的心室重构逆转。

新型ICE具有较高帧频，能够以较高的时间分辨率标测高速变化的心脏电－机械兴奋过程并显示心室非同步性收缩心肌顺序，从而有利于了解心室收缩同步性恢复情况，避免非正常电生理传导起搏顺序而致心脏解剖和血流动力学重构。一项用ICE指导CRT安装的研究显示：在ICE引导下可以快速提供实时评价左心室电极是否放置于最佳位置、心室的不同步改善情况和LVEF，不仅有助于降低CRT不良反应的发生率，更重要的是使患者在CRT中获得最佳效果，提高手术成功率。尹立雪等利用ICE实时在体内观察并精确定位窦房结、房室结和房室束等部位的解剖结构。他们在ICE指导下行消融窦房结后房室束起搏，手术不但精确度高，也减少X线暴露时间。这种方法更大的优点在于可取得更好的生理性起搏，为改进当前传统的起搏方式提供了新的方法。

5.近年来随着心脏起搏对心肌力学及血流动力学影响日益受到关注，激动位点及传导时序，即电极位置、间期设置成为起搏电生理领域研究的热点，如何选择最佳起搏位点，如何设置位点间激动时序已成为心脏电生理治疗领域亟待解决的关键问题，为此以二维超声心动图为基础的各项超声成像新技术开展了一系列研究。李相权等应用血流向量成像技术对右心室心尖部起搏的患者左心室腔内涡流分布的一般规律进行了阐述，发现右心室心尖部起搏状态下，等容收缩期左心室腔内形成多个涡流，主涡流直径变小且形状不规则，涡流更加靠近心尖部，持续时间延长，提示血流较为分散，不能有效形成整体涡流，造成血流能量的消耗与浪费；涡流圈数减少，最大向量速度减小，提示血流流量减少，有效射血量随之减低。贺军等应用组织速度成像技术评价右心室心尖部及间隔部起搏对室壁运动的影响，结果显示右心室心尖起搏组较间隔起搏组QRS波增宽，左心室内机械收缩同步性及左、右心室间机械收缩同步性降低（图10-9）。Ji等对行电生理治疗患者进行了右心室不同激动位点设置下心脏运动结构力学特征分析，研究中设置的激动位点包括右心室心尖部、右心室流出道、房室束，结果显示房室束起搏时左心室扭转角度、环周应变、径向应变最接近正常窦性心律状态，而右心室心尖部起搏和流出道起搏时上述参数与窦性心律时差异最大。

综上所述，二维超声心动图在CRT术前病例选择、预测疗效、起搏位点选择、指导BVP电极放置、程序调控及术后疗效评价等方面具有一定的作用。

三、二维超声心动图在导管射频消融术中的应用

快速性心律失常是心源性猝死的重要原因之

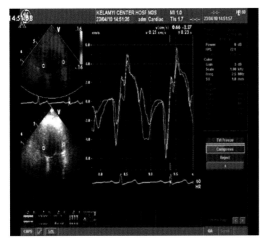
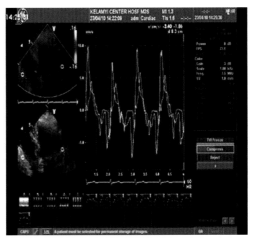

图10-9　A.右心室间隔部起搏时组织速度成像曲线走势与正常时基本一致；B.右心室心尖部起搏时组织速度成像曲线杂乱，各波达峰时间不一致

引自贺军，苟志平，秦川，等.右心室心尖部与间隔部起搏对室壁同步性的影响.临床心血管病杂志，2010，26（12）：935-937

一。为预防疾病发作，患者需长年服用抗心律失常药物或安装抗心律失常起搏器，给患者带来不便。随着经导管射频消融（radio frequency catheter ablation，RFCA）技术的出现，快速性心律失常的治疗取得了划时代的进步，许多以往只能靠药物或外科开胸手术治疗的心律失常患者，通过 RFCA 就可达到根治。1985 年 Huang 报道了经皮穿刺心腔内电极导管射频消融术治疗快速性心律失常的实验研究，1987 年 Borggrefe 等首次将此技术应用于临床，成功消融一名房室折返性心动过速患者的旁道。此后，RFCA 不断发展，已经成为快速性心律失常的常用治疗手段。

　　常规 RFCA 是在 X 线透视下进行的，具有如下缺陷：通常射频消融手术时间较长，平均约 110min，医患双方都要长时间受到 X 线辐射；X 线透视显示心脏结构重叠影，不能直接清楚显示心脏结构，判断导管位置易失误，不能显示电极贴靠的紧密度，不能监测放电效率、及时发现并发症如心脏压塞；需配备昂贵复杂的 C 型臂 X 线透视造影装置等。这些缺陷都对该技术的临床应用造成一定的限制。

　　基于 X 线对人体尤其对孕妇、儿童的损害及其固有的影像学局限性，使其他的 RFCA 影像学显像技术尤其是超声心动图技术得到进一步的研究和发展。二维超声心动图在 RFCA 术中的作用如下。

　　1. 指导电极导管的送入、定位。超声心动图能判断心腔内各结构与导管之间的空间方位，协助右心房、右心室，尤其是冠状静脉窦内电极导管的安放。X 线透视下有时不易将心导管送入冠状静脉窦内，偶可费时达 0.5h 之久。而超声心动图可以多切面清楚显示冠状静脉窦，有助于引导右房内导管进入（图 10-10，图 10-11）。

　　另外，应用目前的组织多普勒显像技术还可以协助房室传导旁路的定位。1991 年 Goldman 等首次报道应用单平面 TEE 辅助 X 线和心内电生理标测共同定位进行左侧旁路射频消融术治疗预激综合征的研究。他们在常规 X 线透视下依靠冠状静脉窦电极作为标志，心内电生理标测辅助导管定位，由于 X 线透视下不能显示详细的心内膜解剖，电极导管在心室内的确切位置难以判定，导管位置欠精确，手术均告失败。此后，改由 TEE 指导射频导管定

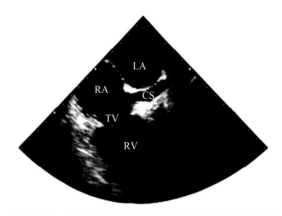

图 10-10　经食管超声心动图显示冠状静脉窦（CS）
LA：左心房；RA：右心房；RV：右心室；TV：三尖瓣

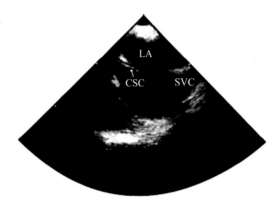

图 10-11　经食管超声心动图显示冠状静脉窦电极导管（coronary sinus catheter，CSC）置放到位
LA：左心房；SVC：上腔静脉
引自 Plotkin IM，Collard CD，Aranki SF，et al. Percutaneous coronary sinus cannulation guided by transesophageal echocardiography. Ann Thorac Surg，1998，66（6）：2085-2089

位后消融手术均获成功。Matsumoto 等应用双平面 TEE 连续监测了 2 例预激综合征进行射频导管消融术的患者。1 例患者左心室侧壁存在房室旁路，在 TEE 的横向切面指导下很容易确定射频导管尖端位置，由于在第 39 次发放射频电流过程中观察到二尖瓣后叶穿孔而终止了消融手术；另 1 例患者左心室后间隔存在房室旁路，TEE 的矢状切面成功指导电极导管定位，第 4 次发放射频电流后消融手术获得成功，但在第 4 次发放射频电流期间可见来自电极导管尖端处的特殊回声，当射频电流终止释放后这种特殊回声随之消失，电极导管撤除后发现导管尖端处存在血栓。研究者认为 TEE 在 RFCA 中有助于确定消融导管尖端的位置及早期发现并发症。国内王建安等应用 TEE 技术对 31 例单发旁路（左侧旁路 27 例，右侧旁路 4 例）的室上性心动过速患者行 RFCA 术中监测。TEE 引导了全部患者消融电

极的放置和位置调整，引导房间隔穿刺术和穿隔后的电极放置3例，发现2例患者在消融过程中出现中度二尖瓣反流，及时调整消融电极位置后反流消失。研究者认为在RFCA术中行TEE监测有助于电极的定位和防止电极脱位，及时发现并发症，引导冠状窦电极放置和穿房间隔消融。钟敬泉等进行了以TEE技术作为影像学引导射频导管消融术时大头电极导管到位的实验性研究。他们随机选择5只健康杂种犬，在TEE引导下分别成功将大头电极导管送至左侧旁路消融的二尖瓣环心室侧和左心室特发性室性心动过速消融的左心室中间隔部位及右侧旁路消融的三尖瓣环右心室侧和特发性右心室室性心动过速通常消融的右室流出道部位，置放成功率为100%。研究者认为TEE可引导射频导管消融术治疗预激综合征和特发性室性心动过速时大头电极导管的顺利到位。同年，他们将60例顺序行心内电生理检查的患者，随机分为二维TTE引导组和X线引导组进行冠状窦电极导管放置，比较置入效果。结果发现两组放置冠状静脉窦电极导管的成功率分别为96.7%和100%（$P > 0.05$），放置时间分别为（6.1 ± 5.9）min和（5.8 ± 3.2）min（$P > 0.05$），二组患者均无并发症。

2.指导射频消融电极的正确安放，持续监测消融电极与靶点的贴靠程度及射频电流的能量释放。射频消融电极的顶端为铂金制成，超声心动图能准确定位消融电极导管尖端，易与管体及其他电极区别开来，指导在最佳位置的安放。超声心动图在整个消融过程中能对射频导管进行连续、动态监测和定位，它能清晰显示消融大头导管贴靠的紧密程度，增加大头电极导管接触的稳定性，提高消融效率，缩短放电时间，避免不必要的心肌损害。超声心动图还可持续性监测放电时的能量释放征——酷似声学造影的烟雾状气泡回声从大头尖端靶点区涌出，借此判断消融电能的"电干燥"效应强弱。George等应用二维超声心动图对1例药物治疗无效的室上性心动过速老年女性患者的房室结射频导管消融进行监测，试图了解消融过程中心肌损害并发症的发生过程。他们观察到在较狭窄的空间如冠状静脉窦，能量导致的膨胀爆发产生微气泡。研究者认为这也许可以解释以前观察到的对心肌的机械性损害。Saxon等应用TEE技术进行了RFCA的实验性研究并对11例室性心动过速患者进行射频

导管消融的临床研究。射频电流损伤需要电极导管和心内膜组织的密切固定接触，当温度超过100℃时，可在导管尖端发生凝血而限制射频电流量的释放。他们记录了在一块牛心肌样本中22次射频电流损伤的TEE图像，研究了损伤大小、组织温度和超声回声的关系，结果表明当出现明显回声时电极导管尖端处也可见声学气泡，温度超过60℃时组织损伤增加。他们的临床研究结果表明，TEE易于识别双侧心室内的电极导管尖端，能够连续观察射频消融手术过程中电极与心内膜组织接触情况，在217次射频电流发放中有59次（27%）可见TEE超声回声或气泡，在气泡出现后继续释放射频电流可导致阻抗增加并易于凝血。TEE技术除引起轻度咽喉痛外，无其他并发症发生。研究者认为TEE技术能够连续监测射频电流释放过程中的导管位置，声学气泡的突然出现提示导管尖端消融作用和凝血形成。Ohad等报道了应用TTE连续监测猪室性心动过速的多电极篮状导管（multi-electrode mapping catheter，MMC）标测及消融过程的实验性研究。他们发现二维超声心动图能够在舒张期分辨出左心室内MMC的构造，能观察到MMC与室壁间的接触，以及MMC导致的左心室流出道梗阻、主动脉或二尖瓣的功能障碍，能发现MMC对左心室壁、二尖瓣或主动脉瓣的损害。上述表现均在后来的血流动力学检查及动物尸体解剖中被证实，并且发现心内膜下只有少许的出血。在MMC和射频消融导管放置前和放置过程中，超声心动图有利于选择合适的导管尺寸，并能判断MMC与射频消融导管之间的关系及相互影响，能提供对左心室结构、心肌机械作用及瓣膜功能的可靠评价。在射频消融过程中，超声心动图还能观察到腔内气泡的产生，从而能够进行大体消融位点的解剖定位。ICE可实时观察消融电极和心壁的接触及消融线的连接情况，提高消融效果。射频消融手术中温度应控制在适当范围，以防止组织过热引起血浆蛋白凝结、心肌组织烧焦炭化、局部电阻抗增高等改变。消融开始至过高热量的产生过程中ICE可以观察到两种微气泡：第一种微气泡代表导管刚刚接触消融组织开始放电时产生的热量传导，提示接触良好，消融有效，这时可继续消融并适当调节射频能量的发放；若温度继续增加后在左心房腔内观察到了第二次较致密微气泡的产生，则代表热量过高，已经开始接近炭化

和血栓形成，应马上停止消融，若进一步消融，则几秒后阻抗升高，产生炭化和血栓形成。也就是说，监测第二次微气泡的发生可提前预知阻抗升高，从而更早地避免肺静脉狭窄、穿孔、心包渗出、脑栓塞等并发症的发生。Cooper等在对活体猪行消融过程的实验中发现，ICE不但可清楚监测手术过程，还可显示射频中温度过高所引起的组织中水分沸腾和微气泡或大气泡形成。Ren等在对心律失常消融术中发现ICE能显示消融损伤处动态形态学改变，监测消融导管位置，并根据损伤处组织形态情况调整消融能量、范围、深度，从而大大方便了手术进程。此后他们又用ICE指导对猪进行心脏消融时发现，用冷盐水灌注消融比常规消融组织损伤更深，面积也更大，为用冷盐水灌注消融法提供了依据。

3.指导房间隔穿刺，对左侧旁路，导管常需要经房间隔穿刺途径进入左心室流出道等部位进行消融。二维超声心动图尤其是TEE能够良好显示房间隔、跨隔穿刺针和针尖与其他心内结构之间的关系。在患者心房扩大特别是右心房扩大、主动脉根部扩张或心脏胸廓畸形时，X线透视下识别房间隔穿刺区域常较困难。TEE图像中，当穿刺针接触到房间隔，将要进行穿刺之前，房间隔常凸向左心房或呈帐篷样形态，提示穿刺针头与房间隔接触的确切部位。Tucker等应用TEE联合X线透视对15例左侧旁路射频消融术患者及15例二尖瓣球囊扩张术患者术中的房间隔穿刺过程进行引导，其中29例患者的房间隔穿刺顺利进行，1例患者由于TEE对卵圆孔位置定位的不充分而导致心脏穿孔。研究者认为TEE能够安全地对左侧旁路射频消融患者进行房间隔穿刺引导，TEE对卵圆孔位置的确定能够促进穿刺的顺利进行，并且可以降低患者尤其是左心房大小正常的患者心脏穿孔的风险。Fitchet等应用TEE对51例经间隔穿刺射频消融术后的患者进行检查（包括彩色多普勒及微泡造影显像），发现穿刺术后的房间分流不会持续超过3周。Kantoch等在13例少儿患者左心旁路射频导管消融过程中应用TEE监测，发现TEE能容易地对经间隔穿刺卵圆窝部位特征性的幕状结构进行显像，能对消融电极在二尖瓣环上的位置进行精确定位。他们认为，TEE是对全身麻醉状态下少儿左心旁路射频导管消融过程的有力补充显像。TEE使经间隔穿刺更为安全，并且可以减少X线照射时间。TEE可确认冠状窦与

二尖瓣环之间消融电极头的放置角度，从而可以限制对二尖瓣不必要的射频损伤。通过TEE他们还发现3例患者右心房血栓形成，2例患者左心房血栓形成，从而建议在经间隔穿刺后迅速完全地进行肝素化抗凝治疗，以防止早期心内血栓形成。ICE能清晰直观地辨别房间隔和卵圆窝，应用多普勒排除潜在的房间隔缺失。另外，由于卵圆窝旁的针头能显影，针头穿过膜的过程能清晰地被监测。这样进针入左心房后便可操作使针头收入护套内，从而避免继续穿破左心房，同时也避免了穿破主动脉根部。ICE还能显示边缘操作的针头位置，大大减少了操作的困难和并发症的发生。有研究通过ICE指导穿刺房间隔行室性心动过速消融，所有患者手术成功，无并发症发生。

4.及时准确发现心脏穿孔等严重并发症，为抢救成功争取了时间。X线有时不易判断电极在心腔内外的确切位置，对早期心脏压塞或少量心包积血不易做出诊断，需行心包腔内造影确诊，而超声心动图能清晰显示电极导管金属强回声，一旦导管穿出心包腔外甚至在心脏压塞症状出现之前即可用超声清晰显示，利于心脏压塞的早期诊断和抢救处理。超声心动图还能及时发现电极导管的术中移位、导管操作过程中对瓣膜的影响如瓣膜反流，以及心腔内血栓的形成。Goli等应用TTE和TEE对95例预激综合征旁路射频消融术后的患者进行了检查，在消融部位及其附近未发现血栓，TEE仅在2例患者中发现消融处以远附壁血栓，而TTE未发现血栓的存在。并且在所有病例中未发现室壁运动异常及明显的反流性瓣膜损害。研究者认为由射频消融造成的心内膜损害较小及此处较快的血液流动，不易在消融位点形成血栓。然而，心内导管放置时间的延长也许会给患者带来在消融处以远形成附壁血栓的风险。Lai等应用TEE联合X线透视对6例伴有预激综合征的儿童患者进行射频消融导管的导向和监测。5例患者（3例右侧旁路、2例左侧旁路）的消融手术在TEE的帮助下获得成功，其中2例左侧旁路的消融是在TEE指导下经间隔穿刺途径进行的。另外1例复合旁路患者由于对确切的旁路靶点定位困难而被迫延期手术。研究者认为TEE在儿童射频消融中的导向和监测是一种安全的技术，能提供有关导管大头电极定位及稳定性的重要信息。超声心动图能很容易地判定导管大头电极与房室瓣装

置接触稳定性的缺乏，可被认为是消融失败的一个预测因子。而导管大头电极处微泡的沸腾则可能成为阻抗即将升高的预测因子。ICE可以直接发现射频消融期间的即发并发症，如心房颤动消融过程中的血栓形成。ICE监测下，如果发现血栓形成，则马上停止消融并将导管移出目标消融组织区，减少脑栓塞的发生。ICE可在心包发生少量渗出液时予以提示并提供连续的监测，以便在血流动力学改变之前得到控制。ICE能结合二维成像和多普勒成像发现血管的收缩舒张情况，因此可以用于肺静脉消融时肺静脉狭窄的评估和预防。

四、二维超声心动图在心房颤动中的应用

心房颤动（简称房颤）是临床上最常见的心律失常。超声心动图技术在评价房颤患者心脏结构及功能、危险因素分层、指导治疗方面具有独特而重要的作用。超声心动图在治疗房颤中的指导意义被确立，其应用已被列入美国心脏病学会（ACC）/美国心脏协会（AHA）/欧洲心脏病协会（ESC）房颤治疗指南中。近年来，二维超声心动图技术在房颤中的应用，尤其是TEE指导下的直流电复律、检测房颤栓塞危险因素及危险分层、引导和监测房颤患者的射频消融术及左心耳封堵术取得了令人瞩目的进展，特予以介绍。

1.二维超声心动图模式　TTE包括二维显像和彩色多普勒评价，建议应用于所有的房颤患者。TTE允许快速、安全、相对广泛的心脏结构和功能评价，能帮助解释说明房颤的潜在病因及并发症的风险率。新近的发展，如谐波成像，或联合微泡造影剂，能够增强心内膜边缘显示的清晰度，以评价左心室容积和功能。而彩色M型及组织多普勒显像模式允许更精确地评价左心室舒张功能及充盈压。通常TTE对左心耳显示不够充分，从而对左心耳血栓的诊断敏感性及特异性较差，而联合微泡造影显像可以克服这个问题。

TEE利用3～7MHz多平面探头，可以清晰显示其后的心脏结构，包括心房、房间隔及肺静脉。尤为重要的是，能充分显示左心耳血栓。此外，还能对瓣膜损伤（特别是人工瓣功能障碍）进行准确评价，并且易于鉴别血栓栓子的来源，如升主动脉和主动脉弓部的粥样斑块。TEE非常安全，操作中

并发症的发生率低于0.02%，在需要早期电复律，且伴随瓣膜疾病的高栓塞风险的房颤患者中得到广泛应用。

2.房颤病因的超声心动图评价　房颤的病因很复杂，具有多种因素作用，如自律性、房壁压力、炎症及缺血。房颤的发展导致心房电和结构的重构，从而显示出心律失常的特征。一旦心房的结构和机械性能改变比较明显时，就能被超声心动图所观察到。TTE能很容易地评价诱发房颤的根本因素，包括缺血性或扩张型心肌病所致的左心室收缩功能的降低、高血压所致左心室肥厚、瓣膜性心脏病（尤其是风湿性二尖瓣狭窄）或心包疾病。

3.超声心动图对房颤患者心脏结构及功能的判定　一次彻底的TTE检查包括对心脏腔室大小、室壁厚度、左心室收缩及舒张功能，以及瓣膜功能的评价。左心房大小、左心室壁厚度、左心室功能这些指标的改变能够独立地对房颤的发展做出预测。左心房的前后径可在胸骨旁长轴或短轴上进行测量，同时左心房面积或容积（改良辛普森法）可在心尖耳二腔或四腔心上进行测量。持续性房颤患者的左心房通常扩大并持续膨胀，恢复窦性心律后，左心房径可减小。左心房容积的增加较内径的增加对偶发房颤的预后更有作用。对慢性房颤来说，严重的左心房扩大往往预示心脏复律的成功率较低。在房颤中，单纯的二维超声心动图对左房机械性能评价比较困难，但当窦性心律恢复后，可通过组织多普勒技术予以评价。

TEE是观察左心耳及探测左心房、左心耳血栓的一种常用方法。现代多平面TEE运用熟练的操作手法探测血栓的敏感度和特异度高达95%～100%。TEE可证实抗凝治疗后左心耳血栓的溶解。TEE还可以显示左心耳的高凝状态，可以鉴别心腔内云雾状的自发性声学显影（SEC）和淤泥状物质，此两者均可预示迟发的血栓形成，但后者较前者更能反映出与血栓结构的延续性，有更大的预示意义（图10-12）。

左心耳的机械性能，包括左心耳排空速率，能通过TEE运用多普勒技术进行评价。某些房颤患者电复律后，TEE可立即检测到左心房及左心耳功能的降低及云雾状回声的增加，从而反映左心耳抑顿状态。TEE也能对肺静脉隔离术后患者的肺静脉收缩、舒张状态及左心房逆向血流速率（窦性心律

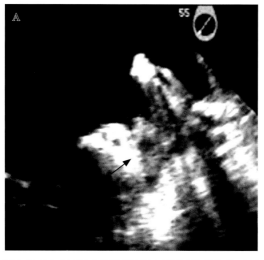

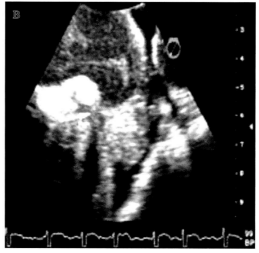

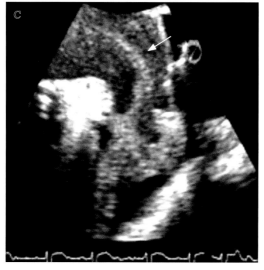

图10-12 经食管超声心动图显示房颤患者左心耳血栓

A.左心耳血栓；B.淤泥状回声；C.云雾状的自发性声学显影

引自 Troughton RW, Asher CR, Klein AL. The role of echocardiography in atrial fibrillation and cardioversion. Heart, 2003, 89（12）：1447-1454

下）进行准确评估。TEE还可对导致血栓栓塞的其他部位损害进行正确诊断，特别是升主动脉及主动脉弓。也有研究表明，ICE能够较TEE发现更多的左心耳云雾状回声，有助于明确TEE所不能确定的心腔内血栓征象。

4.超声心动图对房颤合并症及死亡率的评估 在房颤研究目标中，若干超声心动图指标预示着死亡率的增高，包括血栓的存在，左心室收缩功能的损害。临床因素如年龄、既往血栓栓塞史、高血压、糖尿病或心力衰竭是房颤患者猝死强有力的独立预测因子。少数超声心动图指标也可预测血栓栓塞性猝死，包括TTE观察到风湿性二尖瓣疾病、左心室收缩功能降低或左心室肥大，以及TEE发现左心房或左心耳功能障碍或血流淤滞。SPAF Ⅲ试验（stroke prevention in atrial fibrillation Ⅲ study），即心房颤动卒中预防试验Ⅲ，对入选的1044例高危非瓣膜性房颤中的382例（37%）进行了TEE检查。

结果显示，左心房危险因素（重度SEC、左心耳血栓或左心耳速率低于20cm/s）和复合主动脉粥样硬化斑块是血栓栓塞事件的高危因素。TTE及TEE的发现可为传统的临床因素添加预测信息。

此外，有研究通过M型超声心动图测量房颤患者左心房前后径，发现男性人群中左心房前后径每增加10 mm，相关的卒中风险将增加2.4倍，女性增加1.4倍，这与CT检查结果相一致。这揭示了左心房前后径与卒中及死亡风险具有相关性。有研究认为，左心房扩大伴左室射血分数（LVEF）降低的房颤患者，其左心房容积指数（LAVI）对预测左心耳血栓形成价值更高。但Doukky等却发现，左心室舒张功能障碍是左心耳血栓形成的独立危险因素，当左心室舒张功能控制在正常范围时，LAVI与血栓栓塞所致死亡率间的关系将不再维持。因此，尽管目前已有许多关于房颤患者左心房大小与血栓形成间关系的研究报道，但左心房扩大是否对血栓栓塞事件具有预测作用尚无定论，需要更多的心脏解剖结构及功能参数来评估两者间的关系。

研究发现通过TDI技术测量心室舒张功能参数对左心耳血栓形成具有预测价值。有研究纳入563例房颤患者，发现室间隔 E/e > 12 及左心室侧壁 E/e > 9.4 预测左心耳血栓形成的敏感度接近100%，特异度为 38% ~ 55%。另有研究发现室间隔 E/e > 15 是心源性卒中发生的独立预测因子。此外，最近一项研究观察了 171 例无神经症状的房颤患者，发现室间隔 E/e > 12.4 与无症状性脑梗死间具有独立相关性。有研究认为通过TDI技术测得E/e在预测左心耳血栓形成、心脑血管意外事件中的价值甚至优于CHA2DS2-VASC评分，未来有望将E/e用于临床对左心耳血栓形成的初步筛查，但该项研究结果仍需大量研究加以证实。与TDI相比，STE技术克服了角度依赖性且受心脏节律影响较小，重复性高，能够早期发现心肌隐匿性病变。Shang 等发现二维斑点追踪超声心动图（two-dimensional speckle tracking echocardiography，2D-STE）能在左心房增大之前观察到阵发性房颤（paroxysmal atrial fibrillation，PAF）患者左心房功能及同步性障碍。血流向量成像技术（vector flow mapping，VFM）技术结合斑点追踪及彩色多普勒技术，直观观察心腔内血液流场状态并提供可量化信息，从而有效评估心脏功能。林明杰等研究发现房颤患者左心室舒张功能降低可影响心腔内血流动力学状态，且舒张期能量损耗（energy loss，EL）可能是早期评估左心室舒张功能受损的敏感指标。此外，Lin 等还发现房颤患者左心房各时相EL均降低，这种降低在RFCA术后短期内能得到一定改善但并不能恢复正常，提示房颤患者具有较高的血栓栓塞风险。

5.超声心动图指导房颤电复律 房颤处理指南中建议，房颤病程不明或持续超过48h的患者需要接受至少7周的抗凝治疗，复律前口服华法林3周，复律后继续服用4周。TEE可筛选出低危因素患者，直接进行电复律。低危因素主要包括左心房和左心耳无血栓、无重度SEC、左心耳血流速率大于25cm/s、既往无栓塞史。

TEE在临床上已用于复律前房颤持续超过48h的患者检查。对于伴紧急复律的低风险患者或抗凝治疗风险高的患者来说，TEE对不需要长时抗凝的早期复律具有潜在的促进作用。同时，TEE还能对伴有血栓的高风险患者电复律的延期进行具有指导作用。对于经过短期抗凝的房颤患者，TEE指导电复律的常规应用较传统的抗凝途径具有潜在的优势，包括因左心耳血栓的识别而降低了栓塞事件的概率；更短的抗凝时间从而避免更多出血并发症的发生；快速复律后更高的窦律转复率和维持率；以及左心房重构及抑顿可能性的降低。

ACUTE研究（assessment of cardioversion using transesophageal echocardiography study），即TEE指导心脏复律试验，由 Klein 等于2001年完成。研究为多中心、随机、前瞻性设计。试验目的是评估经TEE未发现心房血栓患者，短时间抗凝后行电复律是否也是一种安全的方法。将1222例病程超过2天的房颤患者，随机分为据TEE结果治疗和传统治疗两组。复合一级终点为栓塞事件。次级终点为功能状态、窦性心律、出血和死亡。结果发现两组间栓塞事件无显著差异。但TEE组出血率显著低于传统治疗组；TEE组电复律前准备时间也显著短于传统治疗组，并且复律成功率更高。其他的次级终点无显著差异。研究结果证实了TEE指导复律方法的安全性和有效性。因此研究者认为择期行房颤电复律的患者经TEE指导抗凝治疗可能是传统复律时抗凝治疗的有效替代方法。

有学者建议TEE指导病程超过48h房颤患者电复律适用于以下三种主要情况：①由于明显的症状、心力衰竭、心绞痛或血流动力学不稳定而需尽快（不是紧急）电复律的患者。②最适度以下抗凝治疗或因为高出血风险而不能采取抗凝措施的患者。③有左心房（左心耳）血栓或卒中高风险率的患者。

6.超声心动图指导房颤射频消融术 射频消融电隔离肺静脉是房颤射频消融的重要技术，超声心动图在房颤射频消融中具有重要的作用。在缺乏心腔内超声设备时，TEE技术在房颤射频消融治疗中也扮演了重要的角色。消融术前，TEE可以检测左心房及左心耳血栓、SEC和评价左心耳功能，检测主动脉弓斑块，测量肺静脉的开口和直径；消融术中，TEE可以定位房间隔最薄处以指导经间隔穿刺，可以指导导管定位，确保导管在肺静脉口的适当位置，允许导管尖端至肺静脉口间距离的测量及进行主要肺静脉的区分，可以在X线透视下插管困难时帮助引导导管插入并予以确定。在射频能量发放过程中，TEE还可以确保导管尖端与消融部位的正确对合，特别是确保肺静脉的整个周围都被消融，同时，实时监测消融导管尖端是否移动及心腔内组织微气泡的产生以决定是否提醒消融停止。TEE 还可以确定或提示心肌穿孔、心包积液及急性血栓形成等并发症的发生；消融术后，TEE 可重复进行肺静脉直径测量，彩色血流及脉冲多普勒对肺静脉高速血流的显示可以证明肺静脉狭窄并发症的存在（图 10-13，图 10-14）。

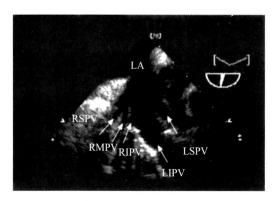

图 10-13 经食管超声心动图显示左心房（LA）内五支肺静脉（RSPV：右上肺静脉、RMPV：右中肺静脉、RIPV：右下肺静脉、LSPV：左上肺静脉）的开口

引自 Kinnaird TD, Uzun O, Munt BI, et al. Transesophageal echocardiography to guide pulmonary vein mapping and ablation for atrial fibrillation. J Am Soc Echocardiogr, 2004, 17（7）: 769-774

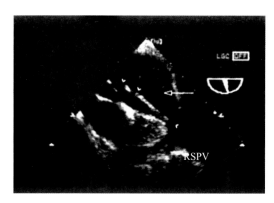

图 10-14 经食管超声心动图显示右上肺静脉（right superior pulmonary vein，RSPV）消融过程

小箭头示消融导管；长箭头示消融导管尖端产生的微泡在左心房内浮动

引自 Kinnaird TD, Uzun O, Munt BI, et al. Transesophageal echocardiography to guide pulmonary vein mapping and ablation for atrial fibrillation. J Am Soc Echocardiogr, 2004, 17（7）: 769-774

Kinnaird 等应用多平面 TEE 联合 X 线透视对 25 例房颤患者的心内导管放置进行引导并对肺静脉消融过程进行监测。操作过程中发现肺静脉中存在普遍的解剖变异。肺静脉口之间的最短距离

为 2～11mm。个别的肺静脉直径不能预测异位病灶的存在。射频脉冲对每支肺静脉的发放数目为 2.6±2.3（范围：0～10）。操作过程中平均 X 线照射时间为（31±13）min，平均手术操作时间为（110±31）min。随访发现 68% 的患者房颤消失。研究者认为 TEE 在房颤患者肺静脉消融过程中能够识别肺静脉的邻近分支并能对肺静脉口的导管插入进行确认。超声心动图和 X 线透视的联合应用能避免对血管造影的需求。

近年来，ICE 指导房颤射频消融得到了很大的发展和肯定。Aldhoon 等通过 ICE 引导 1192 例房颤患者进行射频消融术，在术中及术后 3 个月的随访观察中发现主要并发症发生率为 3.3%，其中心脏压塞发生率为 0.25%，脑血管栓塞事件发生率为 0.42%，无心房食管瘘或死亡的发生，证实了应用 ICE 能够降低房颤患者围术期并发症的发生率。Cummings 在用 ICE 指导房颤消融研究中发现，产生气泡时食管的温度明显比不产生气泡时要高，并认为明确食管与心房的位置关系是减少食管 - 心房瘘并发症最重要的方法，用 ICE 指导消融房颤有利于防止这种并发症的发生。Ren 等对 232 例房颤消融患者用 ICE 指导，术中发现了 24 例有左心房血栓，并将血栓吸入右心房后进行处理，无并发症的发生。ICE 还可以通过观察血液回声情况而确定血液是否处于高凝状态，帮助调整肝素的用量，从而防止血栓事件。

7. 超声心动图与左心耳封堵术　左心耳是血栓形成的关键部位，非瓣膜性房颤左心房内的血栓 90% 位于左心耳。通过外科的方法（迷宫 Ⅲ 术）或介入的方法关闭左心耳，能够潜在降低房颤的栓塞并发症。在外科操作中，TEE 对于左心房或左心耳血栓的评价具有重要作用，还可即时观察左心耳与左心房腔之间的联系，比较手术前后心房功能的变化，直接评价手术效果。超声指导下的经皮左心耳封堵术目前应用于临床，TEE 可以检测左心耳的形态、功能，测量开口直径，帮助选择合适的封堵器并引导其放置，以及评价术后并发症，如封堵器周围血栓的形成。有研究表明，ICE 能够较 TEE 发现更多的左心耳云雾状回声，有助于明确 TEE 所不能确定的心腔内血栓征象。此外，对于不适宜使用 TEE 检查的左心耳封堵术患者，可使用 ICE 进行心耳解剖结构的详细观测，术中封堵器的到位、释放

监测和术中评价。Korsholm 等纳入 216 例行左心耳封堵手术的房颤患者，其中 107 例用 TEE 指导，另外 109 例使用右心房内 ICE 引导。结果显示 TEE 和 ICE 指导下的左心耳封堵术成功率基本相当。虽然 TEE 指导组与 ICE 引导组围术期的主要并发症如栓塞、心脏压塞和卒中等发生率无明显统计学差异，但两组的增高趋势分别为 4.7% 和 1.8%，由此可见用 ICE 进行术中引导可能会进一步减少手术并发症，从而保障患者安全。

综上所述，超声有助于指导房颤直接复律，避免不必要的抗凝治疗；超声可用于确定房颤栓塞的危险因素和进行危险分层；超声可指导房颤的射频消融术和左心耳封堵术；近年来，超声心动图二维斑点追踪技术及血流向量成像技术等被应用于房颤电生理机制的研究，为房颤电生理机制研究提供了新方法。

五、二维超声心动图在预激综合征旁路定位中的应用

预激综合征（Wolff-Parkinson-White syndrome，pre-excitation syndrome）是指患者出现预激的心电图表现，并且临床上有心动过速发作的一种心律失常。发生预激的解剖学基础是，在房室特殊传导组织以外还存在一些由普通工作心肌组成的肌束。连于心房与心室之间者，称为房室旁路或肯氏束。旁路的标测是手术或射频导管消融治疗的关键步骤。心内电生理检查是常用的旁路定位方法，但该方法技术要求高，且有一定的创伤性。此外，体表 12 导联心电图标测也被用来区别前和后及左和右的旁路，但更多的旁路定位，尤其是最适用于导管消融的室间隔旁路定位仍然受到限制。既往超声心动图主要用于预激综合征患者心脏基础情况，包括合并的三尖瓣下移畸形、二尖瓣脱垂等疾病及旁路术后的评价。近年来，以二维超声心动图为基础的无创性预激综合征旁路定位技术得到了迅速的发展，下面予以简单介绍。

20 世纪 70 年代已有报道通过 M 型超声心动图观察到预激综合征患者的室间隔或左心室后壁有提前收缩的现象，但当时在解剖学上还未将旁道进行具体分区，所以 M 型超声未能被用于旁道的定位。80 年代随着计算机技术的发展，Windle 等进行

了应用二维超声心动图数字图像循环回放技术来确定预激综合征患者心室最早激动位点的研究。通过对心室运动多切面二维超声心动图显像的循环回放观察，分析限定的 8 个室壁节段收缩前心肌增厚及心内膜内向运动，他们报道了对 22 例预激综合征患者的评价，对其中 18 例患者的心室最早激动位点予以了准确定位，但此技术主观性较强，且较耗时。进入 90 年代，在二维超声心动图数字图像循环回放技术的基础上，Kuecherer 等开展了应用二维超声心动图相角显像（phased angle imaging）技术进行预激综合征旁路定位的新方法。其原理是将二维超声心动图数字化回放格式的断面图像通过初次谐波傅里叶法则进行算术变换得到相应的相位图像，然后相角直方图被衍生成 8 个室壁节段，同时初期的相角的均值通过计算机分析衍生定量室壁的收缩顺序。应用于心内膜表面时，相角顺序反映出室壁增厚及运动的顺序。由于假定收缩是紧随激动发生的，因此相角顺序亦反映出激动的顺序。相位图像的判读基于以下的考虑和规定：彩色相位图像中像素亮度的变化反映出相对的时限。初次谐波傅里叶分析运算法则使最大振幅 R 波时像素的时间－亮度曲线（心动周期中期为最小振幅）为正余弦曲线，此时相角为 $0°$（绿色区）；而最小振幅 R 波时像素的时间－亮度曲线（心动周期中期为最大振幅）为倒置余弦曲线，此时相角为 $180°$（紫色区）。由于最大的心内膜内向运动出现接近心动周期的中期，特别是在心率较快时，规定正常的室壁运动产生的相角接近 $180°$。1992 年，他们报道应用经胸二维超声心动图相角显像分析客观地对预激旁路的心室异位激动点进行定位。研究发现，在正常对照组，相角最早出现在前间隔、左前壁及右前壁，以及左侧壁，并向后间隔及右后壁进展。最早和最末收缩节段的平均相角延迟为 $38°$（范围：$18° \sim 48°$），而最小相角延迟为 $55°$（范围：$32° \sim 83°$）。在预激综合征患者组，正常窦性心律过程中，相角与正常对照组比较接近；而在右心房起搏过程中，病灶区的相角显著偏离正常，相角均值为 $33° \sim 164°$（$P < 0.001$），最小相角延迟显著（$P < 0.001$），为 $50° \sim 180°$（图 10-15，图 10-16）。

应用体表 12 导联心电图能对 53% 的患者的旁路精确定位，数字图像回放技术的定位率是 59%，

而相角显像的定位率是82%，并且能对所有的室间隔旁路进行准确定位，联合应用三种方法的定位率是94%。因此研究者建议超声心动图相角显像技术，特别是与体表12导联心电图及数字图像回放技术联合应用时，能对旁路心室异常插入位点进行有效定位，从而能成为临床预激综合征患者无创心内膜标测的又一有效手段。1996年，基于同样的原理，Kuecherer等又报道了应用TEE相角显像定位预激旁路的临床研究。结果证实TEE相角显像

能够客观准确地对腺苷诱导的预激综合征旁路进行定位，特别是对室间隔旁路的定位具有很大的临床意义。同时，二维超声心动图引导下的M型超声心动图、多普勒组织成像技术标测预激综合征房室旁路，尤其是后者，在临床上起着越来越重要的作用。但是，二维超声心动图相角显像的帧频较低，最高帧频仅为16帧/秒。其观察解剖结构运动的时间分辨率有限，不能确切定位心室壁心肌较早机械兴奋的壁内位置（图10-16）。

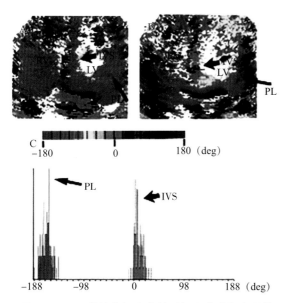

图 10-15　预激综合征患者的后间隔旁路相角显像

A.正常窦性心律过程中，室间隔（IVS）与后外侧壁（PL）的相角较一致；B.右心房起搏诱导预激过程中，病灶区（室间隔）相角显像偏离后外侧壁，编码呈绿色；C.通过相角直方图衍生对室间隔与后外侧壁相角差异进行定量分析。RV：右心室；LV：左心室

引自Kuecherer HF，Abbott JA，Botvinick EH，et al. Two-dimensional echocardiographic phase analysis：its potential for noninvasive localization of accessory pathways in patients with Wolff-Parkinson-White syndrome. Circulation，1992，85（1）：130-142

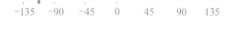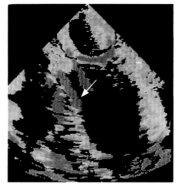

图 10-16　A型预激综合征心尖四腔心切面相角显像

可见室间隔上份较早出现的相角变化（箭头），提示旁道预激左心室心肌位置

引自Kuecherer HF，Kleber Gda S，Melichercik J，et al. Transesophageal echo phase imaging for localizing accessory pathways during adenosine-induced preexcitation in patients with the Wolff-Parkinson-White syndrome. Am J Cardiol，1996，77（1）：64-71

第四节　二维超声心动图心脏电生理学检测的局限性

尽管二维超声心动图电生理评价技术在临床上越来越受到重视，但基于超声物理特性和目前的成像方法及操作技术水平，其临床应用还受到一定的局限。目前二维超声心动图心脏电生理学监测的局限性主要表现在以下几个方面：①二维超声心动图的时间分辨率较差，目前高档的超声心动图仪帧

频每秒仅在130帧左右，不能直接反映室壁以毫秒为单位的电机械运动，因此不能直接评价室壁的电生理活动。②当患者有肺气肿或肥胖时，TTE观察电极导管不甚清晰，可能影响手术成功率。TEE弥补了TTE分辨率差的缺点，然而必需的长时间经食管插管有增加患者痛苦和并发症的潜在危险，限

制了它在电生理室内的广泛应用。③超声切面深度和方向各异，且导管在心腔内走行弯曲，二维超声心动图不能同时观察到心腔结构和心内电极导管的整体形态，有时对于电极导管头的精确定位比较困难，需依靠术者对心腔解剖的熟悉和操作经验反复探查，欠缺直观性。而X线可显示整根导管与心腔位置的关系，故目前术中超声还不能完全取代X线透视观察。④由于右心耳在超声图像上缺乏特异的解剖标识，又处在声像图的中远场，且右心房内电极导线行程较短，因此右心房内电极导线的显示成功率低于右心室内电极导线，特别是二维超声，对于显示右心房内电极导线存在一定的难度。⑤虽然ICE在心脏电生理研究及应用中有较多优势，但存在的一些问题，如现有ICE探头控制成像及操作不便、导管头端在心腔内位置易出现漂移、价格较高昂等限制了其应用。随着计算机技术的发展，超声显像技术的提高，成像质量的优化及新型超声引导导管的设计，大大降低了二维超声心动图在心脏电生理临床应用中的局限性，也预示着二维超声心动图在心脏电生理学检测中的广阔前景。

（王正阳）

参 考 文 献

郭涛，赵淮，顾云，等，1999. 切面超声下起搏器植入初探. 中国超声医学杂志，15（12）：25-26.

贺军，苟志平，秦川，等，2010. 右心室心尖部与间隔部起搏对室壁同步性的影响. 临床心血管病杂志，26（12）：935-938.

李相权，许迪，姚静，等，2011. 血流向量成像技术评价右心室心尖起搏对左心室流场分布的影响. 中华医学超声杂志（电子版），8（2）：268-274.

林明杰，郝丽，曹媛，等，2018. 血流向量成像技术评估心房颤动患者窦性心律下左心室能量损耗. 中国医学影像技术，（8）：1192-1196.

王建安，张湘兰，杨倩，等，2000. 经食管超声心动描记术在旁路射频消融术中的价值. 中华超声影像学杂志，9（5）：17-18.

王新房，1999. 超声心动图学. 3版. 北京：人民卫生出版社：70-80，863-876.

徐芸，尹立雪，王胰，等，2018. 超声血流向量成像技术评价原发性高血压患者左心房早期功能不全. 中国医学影像技术，34（8）：1187-1191.

张运，2000. 介入性超声心动图学. 济南：山东科学技术出版社：653-655.

钟敬泉，郑兆通，张薇，等，2001. 射频导管消融术时经食管超声心动图引导大头电极导管到位的实验研究. 中华超声影像学杂志，10（2）：50-52.

Aldhoon B，Wichterle D，Peichl P，et al，2013. Complications of catheter ablation for atrial fibrillation in a high-volume centre with the use of intracardiac echocardiography. Europace，15（1）：24-32.

Asirvatham SJ，Bruce CJ，Friedman PA，2003. Advances in imaging for cardiac electrophysiology. Coron Artery Dis，14（1）：3-13.

Baran J，Stec S，Pilichowska-Paszkiet E，et al，2013. Intracardiac echocar-diography for detection of thrombus in the left atrial appendage：comparison with transesophageal echocardiography in patients under-going ablation for atrial fibrillation：the Action-Ice Ⅰ Study. Circulation. Arrhythmia and Electrophysiology，6（6）：1074-1081.

Chandra MS，Kerber RE，Brown DD，et al，1976. Echocardiography in Wolff-Parkinson-White syndrome. Circulation，53：943-946.

Cooper JM，Sapp JL，Tedrow U，et al，2004. Ablation with an internally irrigated radiofrequency catheter：learning how to avoid steam pops. Heart Rhythm，1（3）：329-333.

Drinkovic N，1981. Subcostal echocardiography to determine right ventricular pacing catheter position and control advancement of electrode catheters in intracardiac electrophysiologic studies. M mode and two dimensional studies. Am J Cardiol，47（6）：1260-1265.

Fitchet A，Turkie W，Fitzpatrick AP，1998. Transeptal approach to ablation of left-sided arrhythmias does not lead to persisting interatrial shunt：a transesophageal echocardiographic study. Pacing Clin Electrophysiol，21（11 Pt 1）：2070-2072.

Goldman AP，Irwin JM，Golver MU，et al，1991. Transesophageal echocardiography to improve positioning of radiofrequency ablation catheters in left-sided Wolff-Parkinson-White syndrome. Pacing Clin Electrophysiol，14（8）：1245-1250.

Goli VD，Prasad R，Hamilton K，et al，1991. Transesophageal echocardiographic evaluation for mural thrombus following radiofrequency catheter ablation of accessory pathways. Pacing Clin Electrophysiol，14（11 Pt 2）：1992-1997.

Gottdiener JS，Bednarz J，Devereux R，et al，2004. American Society of Echocardiography recommendations for use of echocardiography in clinical trials. J Am Soc Echocardiogr，17（10）：1086-1119.

Hillis GS，Bloomfield P，2005. Basic transthoracic echocardiography. BMJ，330（7505）：1432-1436.

Ji L，Hu W，Xu D，et al，2010. Acute mechanical effect of right ventricular pacing at different sites using velocity vector imaging. Echocardiography，27（10）：1219-1227.

Jongbloed MR，Bax JJ，van der Burg AE，et al，2004. Radiofrequency catheter ablation of ventricular tachycardia guided by intracardiac echocardiography. Eur J Echocardiogr，5（1）：34-40.

Jordaens LJ，Vandenbogaerde JF，Bruaene P Van de，et al，1990. Transesophageal echocardiography for insertion of a physiological pacemaker in early pregnancy. Pacing Clin Electrophysiol，13（8）：955-957.

Kantoch MJ，Frost GF，Robertson MA，1998. Use of transesophageal echocardiography in radiofrequency catheter ablation in children and adolescents. Can J Cardiol，14（4）：519-523.

Kinnaird TD，Uzun O，Munt BI，et al，2004. Transesophageal echocardiography to guide pulmonary vein mapping and ablation for atrial fibrillation. J Am Soc Echocardiogr，17（7）：769-774.

Korsholm K，Jensen JM，Nielsen-Kudsk JE，2017. Intracardiac echocardiography from the left atrium for procedural guidance of transcatheter left atrial appendage occlusion. JACC Cardiovasc Interv，10（21）：2198-2206.

Kuecherer HF，Abbott JA，Botvinick EH，et al，1992. Two-dimensional echocardiographic phase analysis. Its potential for noninvasive localization of accessory pathways in patients with Wolff-Parkinson-White syndrome. Circulation，85（1）：130-142.

Kuecherer HF，Kleber Gda S，Melichercik J，et al，1996. Transesophageal echo phase imaging for localizing accessory pathways during adenosine-induced preexcitation in patients with the Wolff-Parkinson-White syndrome. Am J Cardiol，77（1）：64-71.

Lai WW，al-Khatib Y，Klitzner TS，et al，1993. Biplanar transesophageal echocardiographic direction of radiofrequency catheter ablation in children and adolescents with the Wolff-Parkinson-White syndrome. Am J Cardiol，71（10）：872-874.

Lin MJ，Hao L，Cao Y，et al，2019. Successful catheter ablation ofatrial fibrillation improves but not reverses the abnormalities of left atrial mechanics and energy loss. Echocardiography，36（4）：752-760.

Martin G，St John Sutton，Ted Plappert，et al，2003. Effect of cardiac resynchronization therapy on left ventricular size and function in chronic heart failure. Circulation，107（15）：1985-1990.

Matsumoto K，Yamamoto T，Saitou J，et al，1993. Use of biplane transesophageal echocardiographic guide in radiofrequency catheter ablation of Wolff-Parkinson-White syndrome

with left side Kent bundle. Jpn Circ J，57（8）：832-836.

Ohad DG，Vered Z，Caminker R，et al，1997. Echocardiographic imaging of a basket catheter for mapping and ablation of ventricular tachycardia in pigs. J Am Soc Echocardiogr，10（5）：505-510.

Packer DL，2004. Evolution of mapping and anatomic imaging of cardiac arrhythmias. Pacing Clin Electrophysiol，27（7）：1026-1049.

Peterson GE，Brickner ME，Reimold SC，2003. Transesophageal echocardiography：clinical indications and applications. Circulation，107（19）：2398-2402.

Ren JF，Callans DJ，Michele JJ，et al，2001. Intracardiac echocardiographic evaluation of ventricular mural swelling from radiofrequency ablation in chronic myocardial infarction：irrigated-tip versus standard catheter. J Interv Card Electrophysiol，5（1）：27-32.

Rosenhek R，2002. Monitoring of invasive procedures-The role of echocardiography in cathlab and operating room. J Clin Basic Cardiol，5：139-143.

Saxon LA，Stevenson WG，Fonarow GC，et al，1993. Transesophageal echocardiography during radiofrequency catheter ablation of ventricular tachycardia. Am J Cardiol，72（9）：658-661.

Silverman DI，Manning WJ，1998. Role of Echocardiography in patients undergoing elective cardioversion of atrial fibrillation. Circulation，98（5）：479-486.

Troughton RW，Asher CR，Klein AL，2003. The role of echocardiography in atrial fibrillation and cardioversion. Heart，89（12）：1447-1454.

Tucker KJ，Curtis AB，Murphy J，et al，1996. Transesophageal echocardiographic guidance of transseptal left heart catheterization during radiofrequency ablation of left-sided accessory pathways in humans. Pacing Clin Electrophysiol，19（3）：272-281.

Vannan MA，Pedrizzetti G，Li P，et al，2005. Effect of cardiac resynchronization therapy on longitudinal and circumferential left ventricular mechanics by velocity vector imaging：description and initial clinical application of a novel method using high-frame rate B-mode echocardiographic images. Echocardiography，22（10）：826-830.

Volker M，David V，Ren JF，et al，2001. Echocardiographic transponder-guided catheter ablation feasibility and accuracy. J Interv Card Electrophysiol，5（2）：203-209.

Windle JR，Armstrong WF，Feigenbaum H，et al，1976. Determination of the earliest site of ventricular activation in Wolff-Parkinson-White syndrome：application of digital continuous loop two-dimensional echocardiography. J Am Coll Cardiol，7（6）：1286-1294.

Yin L，Laske TG，Rakow N，et al，2008. Intracardiac

echocardiography-guided his bundle pacing and atrioven-
tricular nodal ablation. Pacing Clin Electrophysiol, 31 (5):
536-542.

Yu CM, Chau E, Sanderson JE, et al, 2002. Tissue Dop-
pler echocardiographic evidence of reverse remodeling and
improved synchronicity by simultaneously delaying regional
contraction after biventricular pacing therapy in heart failure.
Circulation, 105 (4): 438-445.

第11章 血流多普勒超声心动图心脏电生理评价技术

第一节 血流多普勒超声心动图的技术原理

一、多普勒的原理

多普勒效应是由奥地利物理学家多普勒（Christian Johann Doppler）在1842年首先发现的，故物理学上称为多普勒效应。多普勒效应指物理波源与物理波接收器之间出现相对运动时，物理波的发射频率与接收频率之间出现差别的物理学效应。两频率之间的差别称为多普勒频移。现简述多普勒的原理如下：假定声接收器和声源发生相对运动，速度为v，声源的发射频率为f_0，波长为λ_0，声速为c，接收器频谱为f，接收波长为λ，当声源和声接收器相对静止时，声接收器接收到的频率（f）就是声源发射频率（f_0）。当声源不动，声接收器以速度v朝向（或远离）声源运动时，声源发射波以速度c朝向接收器运动，所以接收频率应为$f=(c\pm v)/\lambda_0=f_0\pm vf_0/c$，多普勒频移（$f_d$）为$f_d=f-f_0=\pm vf_0/c$，"＋"表示声接收器朝向声源，"−"表示声接收器远离声源。当接收器的运动方向和声波传播方向成夹角θ时，多普勒频移的速度就不是v，而是v在声束轴线上的投影$v\cos\theta$，故$f_d=\pm v\cos\theta f_0/c$。当声源接收器不动，声源以速度$v$朝向（或远离）接收器运动，接收频率为$f=c/\lambda=cf_0/(c\pm v)=(1\pm v/c)f_0$，多普勒频移为$f_d=\pm vf_0/c$，当声源的运动方向和接收器平面方向成夹角$\theta$时，多普勒频移$f_d=\pm v\cos\theta f_0/c$。由上不难发现不管是声源运动接收器不动还是声源不动接收器运动，只要相对运动的速度为v，所产生的多普勒频移就是相同的。$f_d=\pm v\cos\theta f_0/c$称为多普勒方程。利用以上原理，超声从静止的探头发射，由流动血流中的红细胞接收和发射，再返回静止的探头，在探头发射和接收的超声之间出现频移，发生的多普勒频移是单程情况时的2倍，故$f_d=\pm 2v\cos\theta f_0/c$，红细胞的速度即血流速度$v=f_d c/(2f_0\cos\theta)$，由此公式可看出血流速度$v$与夹角$\theta$密切相关，当$\theta=0°$时，$\cos\theta=1$，$f_d$最大；当$\theta=90°$时，$\cos\theta=0$，$f_d=0$，角度$\theta$越大，$f_d$越小，因此，在测量血流速度时，必须使声束与血流方向的夹角θ尽可能小。

二、多普勒技术的分类

多普勒检查主要分为彩色多普勒血流成像和频谱多普勒技术两大类。频谱多普勒又包括脉冲多普勒和连续多普勒两种。

（一）脉冲多普勒

脉冲多普勒发射的是脉冲波，发射和接收超声信号是由同一块晶体完成的。脉冲多普勒血流仪每秒发射的超声脉冲个数称脉冲重复频率（PRF）。脉冲多普勒血流仪的最大取样深度R是由脉冲重复频率决定的。二者有如下关系：$R=C/2PRF$。脉冲重复频率的1/2称为奈奎斯特频率。由于受到奈奎斯特频率的限制，脉冲多普勒不能测量高速血流的速度。

（二）连续多普勒

连续多普勒接收到的是整个声束通道上所有血流信号的总和。如果超声波透射部分存在2个或2个以上的运动目标，则探头接收到的是两个或多个运动目标产生的多普勒信号的混合信号。所以，连续多普勒对检测部位没有选择能力，也就是说没有距离分辨能力。连续多普勒的脉冲重复频率等于超声发射频率，故奈奎斯特频谱在百万赫兹以上，因此，连续多普勒可检测高速血流信号。脉冲多普勒不能测量高速血流的速度但能准确定位，而连续多普勒虽能测量高速血流的速度但不能准确定位。在临床检查时应根据具体的需要选择不同的多普勒种类。

第二节　血流多普勒超声心动图的心脏电生理学观测内容

一、二尖瓣血流频谱

在心尖四腔或二腔心切面将取样容积置于二尖瓣口左心室侧，可得到窄带双峰正向频谱。第一个峰称为E峰，速度较高，为左心室舒张使左心室压低于左心房压，形成左心室舒张早期快速充盈所致。E峰上升支频谱较窄，下降支频谱较宽。第二个峰称为A峰，速度较低，为左心房收缩使左心房压高于左心室压，心房主动射血再次加速所致。其上升支频谱较窄，下降支频谱较宽（图11-1）。

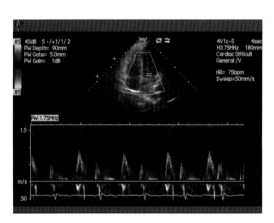

图11-1　四腔心切面二尖瓣过瓣血流频谱

二、三尖瓣血流频谱

取样容积置于三尖瓣口右心室侧，即可得到与二尖瓣口相似的多普勒血流频谱。E峰：出现于舒张早期，右心室压低于右心房压，右心室充盈，右心房内血流加速。A峰：出现于心房收缩期，右心房压超过右心室压，血流再次加速（图11-2）。

三、主动脉瓣血流频谱

将取样容积置于主动脉瓣口，在收缩期可得到一向下的空心三角形频谱，带窄。血流的加速支较陡峭，减速支较圆钝，形成不对称三角形（图11-3）。

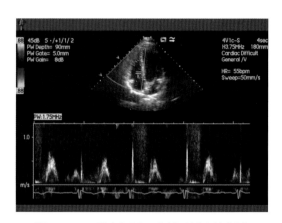

图11-2　四腔心切面三尖瓣过瓣血流频谱

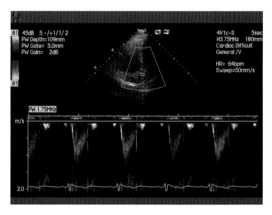

图11-3　五腔心切面主动脉过瓣血流频谱

四、肺动脉瓣血流频谱

将取样容积置于肺动脉瓣口，在收缩期可得到一向下的窄带频谱，血流的加速和减速均较缓慢，形成对称的圆钝形曲线（图11-4）。

五、大动脉短轴切面肺动脉瓣血流频谱图

可测量右心室射血前时间（QRS波起点至肺动

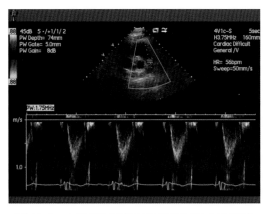

图11-4　大动脉短轴切面肺动脉过瓣血流频谱

脉瓣开放时间）、右心室射血时间（肺动脉瓣开放至肺动脉瓣关闭时间）。

六、心尖五腔心切面左心室流出道血流频谱图

可测量左心室射血前时间（QRS波起点至主动脉瓣开放时间）、左心室射血时间（主动脉瓣开放至主动脉瓣关闭时间）。

第三节　血流多普勒超声心动图的心脏电生理学临床应用

一、在心律失常中的应用

正常心脏的激动起源于窦房结，按顺序经心房、房室结、房室束、浦肯野纤维而到达心室肌，使心肌除极，从而引起心脏的一系列机械活动。如果起搏点异常或传导出现障碍则引起心律失常。M型超声心动图可记录出心肌机械运动所产生的一系列结构界面的位移，从而推论心律的改变；组织多普勒超声心动图可反映心肌运动速度变化，由此发现异位起搏点或异常传导途径。脉冲多普勒超声可通过分析房室激动顺序、频谱特征与时相关系，分类诊断心律失常。各种心律失常均有特异而复杂的M型瓣膜形态和多普勒血流频谱形态及血流动力学形式改变，M型与脉冲多普勒相结合可准确诊断心律失常的性质，本节主要介绍多普勒在心律失常诊断中的应用。

将脉冲多普勒取样容置于二尖瓣与主动脉瓣之间，记录二尖瓣血流频谱及左心室流出道血流频谱。正常情况下二尖瓣血流频谱与左心室流出道血流频谱方向相反，时相相间，规律出现。二尖瓣频谱中A波表示舒张晚期频谱，E波表示舒张早期频谱，S波表示流出道频谱。E波与A波顶点时距为E-A间期，E波与E波顶点时距为E-E间期，两个S波顶点时距为S-S间期，三个S波顶点时距为S-S-S间期。S′波表示期前收缩所致流出道血频谱。S′波与前一正常S波顶点时距为S-S′间期，S′波与后一正常S波顶点时距为S′-S间期，与前后S波顶点时

距称S-S′-S间期。

（一）窦性心动过速

E-E、E-A、S-S间期规则，E-E间期＜0.6s。

（二）窦性心动过缓

E-E、E-A、S-S间期规则，E-E间期＞1s。见图11-5。

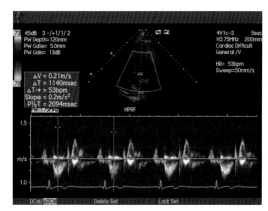

图11-5　心尖五腔心切面血流频谱
E-E、E-A、S-S间期规则，S-S间期＝1.14s，心率为53次/分

（三）期前收缩

期前收缩是常见的心律失常，是由窦房结以外的异位起搏点过早发生激动所引起。室性期前收缩的起搏点可位于心室的任何部位。房性期前收缩下传时则引起心室壁的提前收缩及主动脉瓣提前开放，房性期前收缩未下传时期前收缩周期无心室壁收缩、主动脉瓣开放及主动脉血流流速曲线的出现。室性期前收缩于心室壁出现提前收缩的心动周期前没有心房壁的收缩。房室传导阻滞时，心房壁

的收缩与心室壁的收缩不一致，可呈一定比例关系或完全无相关。

1.房性期前收缩　A波提前出现，E-A间期缩短，A波甚至可重叠于E波上，之后出现一个振幅低、频谱小的S′波，S-S′间期缩短，S′-S间期延长，但S-S′-S间期小于正常的S-S-S，S′波后E-A间期延长。S′波后第一个S波频谱高大。若正常波与期前收缩波成对出现，如1正常波＋1期前收缩波为二联律，如2正常波＋1期前收缩波则为三联律。

2.房性期前收缩伴部分未下传　除具有房性期前收缩的特征外，有时可见在提前出现的A波之后，无相应提前的S′波，此时两个正常S-S′间期延长，其时距与房性期前收缩能下传时的S-S′-S恰好相等。

3.室性期前收缩　仅有E波出现，其后无A波，之后出现一个振幅低、频谱小的S′波，S-S′间期缩短，S′-S间期延长，但S-S′-S间期等于正常的S-S-S间期，S′波后E-A间期延长。S′波后第一个S波频谱高大。若正常波与期前收缩波成对出现，如1正常波＋1期前收缩波为二联律，如2正常波＋1期前收缩波则为三联律（图11-6，图11-7）。

（四）心房颤动

二尖瓣血流频谱为单峰，其振幅、大小、时距绝对不一，与S波无固定关系，S波振幅、大小、时距亦绝对不一（图11-8）。

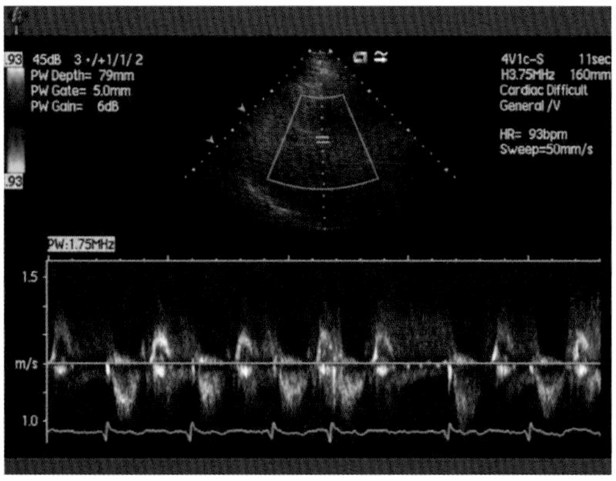

（五）房室传导阻滞

1.二度房室传导阻滞　在有的流入道血流频谱之后无S波出现，A波次数多于S波，若A波次数为S波的2倍则为2∶1二度房室传导阻滞，若A波次数为S波的3倍则为3∶1二度房室传导阻滞，以此类推。

2.三度房室传导阻滞　若A波次数与S波次数毫无相关性，保持各自的节律，且A波次数多于S波次数，则为三度房室传导阻滞即完全性房室传导阻滞。

二、在心脏起搏中的应用

超声心动图在心脏起搏中起着重要的作用，如可很好地应用于起搏电极位置的判断，对于电极移位、脱位等并发症也能做出准确的判断。本部分主要介绍多普勒在心脏起搏中优化房室间期的应用。

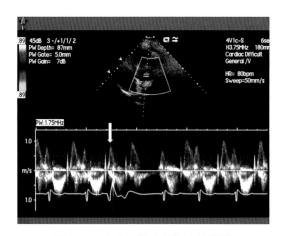

图11-6　心尖五腔心切面血流频谱

S-S′间期缩短，S′-S间期延长，但S-S′-S间期等于正常的S-S-S间期，箭头所指处为室性期前收缩

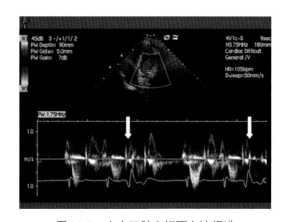

图11-7　心尖五腔心切面血流频谱

正常波与期前收缩波成对出现，2正常波＋1期前收缩波为室性期前收缩三联律，箭头所指处为室性期前收缩

图11-8　心尖五腔心切面血流频谱

E波、S波振幅、大小、时距绝对不一，E波与S波无固定关系

双腔心脏起搏比单心室起搏有明显的血流动力学益处，但双腔起搏时房室收缩顺序的不匹配同样可产生不良的血流动力学效应，最佳的房室间期和适时的房室顺序收缩才是获得最佳血流动力学的关键，

最佳房室间期的设置方法成为重点。超声心动图可使用二尖瓣血流频谱法、主动脉血流速度时间积分来指导设置房室间期。当二尖瓣过瓣E、A峰完整、峰值最大，左心室充盈时间最长同时主动脉过瓣时间速度积分值最大时，对应的房室间期为最佳房室间期。最佳房室间期延迟存在明显个体差异，而且对同一名患者而言也并非一个固定不变的值，需要随着心功能的变化进行调整，使用超声心动图指导房室间期的优化可作为一种简单、有效的方法运用于临床。

三、在心脏再同步化治疗中的应用

慢性心力衰竭是心血管病死亡的主要原因之一。慢性心力衰竭的治疗仍旧是心内科治疗的一个难题。自20世纪90年代初期，心脏再同步化治疗得到较广泛的应用，大量的临床研究证实心脏再同步化治疗可以改善患者心功能，减轻症状，改善生活质量，降低死亡率，长期应用可以逆转左心室重构。国内外指南都将伴有心脏不同步的心力衰竭列入心脏再同步化治疗的Ⅰ类适应证。超声心动图的各种方法如二维超声、M型超声、血流多普勒、组织多普勒技术、斑点追踪成像技术、三维超声在心脏再同步化治疗术前病例的选择、预测疗效，心脏再同步化治疗术中指导电极的放置、起搏参数的调制，心脏再同步化治疗术后短期、长期疗效的评价中起着重要的作用。本部分着重介绍血流多普勒在心脏再同步化治疗中的应用。

（一）在心脏再同步化治疗术前的应用

目前，较为公认的心脏再同步化治疗机制为纠正心肌收缩同步性，从而改善整体心功能。术前可使用超声心动图评价心脏结构（如左心室内径等）及评价心脏功能（如左心室射血分数及左心室舒张功能）。同时超声心动图还可以评价心脏运动不同步性。心脏运动不同步包括房室不同步、心室间不同步、心室内不同步。房室不同步常表现为PR间期延长，左心房收缩结束与左心室收缩开始不匹配，左心房收缩相对提前到心室快速充盈期，使左心室充盈减少。PR间期延长及左心室充盈减少引起二尖瓣功能障碍，导致二尖瓣反流，使心排血量下降。可以在二尖瓣血流频谱上测量左心室充盈时间（E峰开始到A峰结束的时间）。以左心室充盈

时间/整个心动周期作为房室同步性指标，其值≤40%反映明显的房室不同步。室间不同步是指一个心室相对于另一心室收缩的延迟。主动脉和肺动脉收缩期血流是左右心室机械收缩做功的结果，应用脉冲波血流频谱可定量评价左右心室射血前时间、达峰时间和射血结束时间，以主、肺动脉射血前期时间（QRS起始分别至主、肺动脉血流频谱起始的时间）之差作为心室间机械延迟时间，其差值＞40 ms认为室间不同步。对于室内不同步运动一般采用M型超声、组织多普勒、斑点追踪成像技术、三维超声进行评价。目前国内外指南对于评价心脏运动不同步仍然是用心电图QRS时限来判断，然而遵循现有的临床指南仍有高达30%的患者心脏再同步化治疗后效果不佳。那么制定更为可靠的心脏同步性评价指标尤为重要。虽然国外有研究表明目前尚无确切的超声心动图机械不同步指标可用于指导选择心脏再同步化治疗适应人群，评价机械不同步的方法学有待进一步论证，但是相信随着研究的深入及超声技术的进步，在不远的将来能找到可靠的评价指标。

（二）在心脏再同步化治疗术中的应用

在心脏再同步化治疗术中超声可指导起搏电极的放置。除右心房、右心室导线外，心脏再同步化治疗还需要置入左心室起搏导线。已有国内外研究证实，在左心室最晚激动位点处的起搏可提高心脏再同步化治疗疗效。超声心动图可用组织多普勒、斑点追踪成像技术、三维超声等技术确定室壁运动最延迟的壁节段，并依此指导起搏电极的放置位置。

（三）在心脏再同步化治疗术后的应用

1.起搏参数的优化　房室和（或）室室间期不恰当将削弱心脏再同步化治疗疗效，而这些参数的优化可使心脏再同步化治疗发挥最大疗效。

（1）房室间期的优化：最佳房室延迟是指在最可能短的房室间期内实现最充分的心室充盈，从而最大化每搏量，最小化二尖瓣反流，最大程度改善心脏功能。房室间期的优化常用的有二尖瓣血流频谱法、主动脉血流速度时间积分。在心尖四腔心切面记录二尖瓣过瓣E、A频谱及二尖瓣反流情况。房室间期过短时，充盈不足将出现A峰切尾现象。过长的房室间期又将导致二尖瓣反流增加。当二尖瓣过瓣E、A峰完整，峰值最大，左心室充盈时间

最长且二尖瓣反流程度最小时，对应的房室间期为最佳。在心尖五腔心切面测量主动脉瓣前向血流频谱，在不同的房室间期测量主动脉过瓣时间速度积分值，当时间速度积分值达到最高时，对应的房室间期为最佳。

（2）室室间期的优化：可使用主动脉血流速度时间积分法进行优化，方法与房室间期优化一致。主动脉血流速度时间积分最大时的室室间期为最优

的室室间期。

2.心脏再同步化治疗术后疗效的评价　超声心动图在心脏再同步化治疗术后可立即评价疗效，也可远期随访评价疗效，并且超声心动图具有无创性、可重复性等优点使其在心脏再同步化治疗术后疗效的评价中起着重要的作用。心脏再同步化治疗的疗效评价主要包含两个方面，一为患者心功能的改善情况，二是患者心脏同步性运动的评价。

第四节　血流多普勒超声心动图心脏电生理学检测的局限性

血流多普勒超声心动图在心脏电生理学中发挥着重要的作用，但它同时也受一些条件的限制，使其应用具有一定的局限性，包括两个方面：一是超声检查作为一种影像学检查的手段，它的诊断首先依赖于图像的清晰度。受检者肥胖、肺气多均会导致二维图像清晰度下降，从而不能获得满意的血流频谱，同时呼吸、心率均会对血流频谱产生一定的影响。血流多普勒对于角度的依赖性很大，血流方向要求与超声束尽量平行，这就在很大程度上限制了血流多普勒的应用。二是不同的检查者使用超声检查得到的结果也有一定的差异。随着技术的日新月异，我们相信技术上的限制会得到改善。对于人为造成的局限可以用测量标准化的方法来完善。

（王　珊）

参 考 文 献

邓龙，李健，陈福坤，等，2016. 超声心动图对优化双腔起搏器房室间期的指导作用. 解放军医学院学报，37（3）：222-225，245.

黄晓凤，熊峰，2019. 超声心动图技术在优化心脏再同步化治疗效果中的应用. 心血管病学进展，40（7）：1043-1046.

刘延玲，熊鉴然，2001. 临床超声心动图学. 北京：科学出版社.

王新房，2009. 超声心动图学. 4版. 北京：人民卫生出版社.

魏常华，王一洒，朱好辉，等，2015. 实时三平面组织同步显像技术在心脏再同步化治疗中的应用价值. 中华超声影像学杂志，24（7）：553-557.

谢谨捷，张俊蒙，王月丽，等，2020. 超声心动图定位评价左束支区域起搏电极的可行性研究. 中华医学超声杂志（电子版），17（8）：765-769.

张澍，黄德嘉，华伟，等，2013. 心脏再同步治疗慢性心力衰竭的建议（2013年修订版）. 中华心律失常学杂志，17（4）：247-261.

Abraham WT，León AR，St John Sutton MG，et al，2012. Randomized controlled trial comparing simultaneous versus optimized sequential interventricular stimulation during cardiac resynchronization therapy. Am Heart J，164：735-741.

Bakos Z，Markstad H，Ostenfeld E，et al，2014. Combined preoperative information using a bullseye plot from speckle tracking echocardiography，cardiac CT scan，and MRI scan：targeted left ventricular lead implantation in patients receiving cardiac resynchronization therapy. Eur Heart J Cardiovasc Imaging，15（5）：523-531.

Brignole M，Auricchio A，Baron-Esquivias G，et al，2013. Cardiac resynchronization therapy：state of the art 2013. Eur Heart J，34（19）：1396.

Chung ES，Leon AR，Tavazzi L，et al，2008. Results of the predictors of response to CRT（PROSPECT）trial. Circulation，117：2608-2616.

Cobb DB，Gold MR，2017. The role of atrioventricular and interventricular optimization for cardiac resynchronization therapy. Heart Fail Clin，13（1）：209-223.

Ishikawa T，Sumita S，Kimura K，et al，1999. Prediction of optimal atrioventricular delay in patients with implanted DDD pacemakers. Pacing Clin Electrophysiol，22（9）：1365-1371.

Jones S，Lumens J，Sohaib SMA，et al，2017. Cardiac resynchronization therapy：mechanisms of action and scope for further improvement in cardiac function. Europace，19（7）：1178-1186.

Kuznetsov VA，Soldatora AM，Kasprzak JD，et al，2018. Echocardiographic markers of dyssynchrony as predictors of super-response to cardiac resynchronisation therapy-a pilot study. Cardiovasc Ultrasound，16（1）：24.

Liang Y，Yu H，Zhou W，et al，2015. Left ventricular lead placement targeted at the latest activated site guided by electrophysiological mapping in coronary sinus branches improves response to cardiac resynchronization therapy. J Cardiovasc Electrophysiol，26（12）：1333-1339.

Meluzin J，Novak M，Mullerova J，et al，2004. A fast and simple echocardiographic method of determination of the optimal atrioventricular delay in patients after biventricular stimulation. Pacing Clin Electrophysiol，27：58-64.

Ovsyshcher IE，1997. Toward physiological pacing：optimization of cardiac hemodynamics by AV delay adjustment. Pacing Clin Electrophysiol，20（4 Pt 1）：861-865.

Ponikowski P，Voors AA，Anker SD，et al，2016. 2016 ESC guidelines for the diagnosis and treatment of acute and chronic heart failure. Rev Esp Cardiol（Engl Ed），69（12）：1167.

Ruschitzka F，Abraham WT，Singh JP，et al，2013. Cardiac-resynchronization therapy in heart failure with a narrow QRS complex. N Engl J Med，369（15）：1395-1405.

Sassone B，Capecchi A，Boggian G，et al，2007. Value of baseline left lateral wall postsystolic displacement assessed by M-mode to predict reverse remodeling by cardiac resynchronization therapy. Am J Cardiol，100（3）：470-475.

Scharf C，Li P，Muntwyler J，et al，2005. Rate-dependent AV delay optimization in cardiac resynchronization therapy. Pacing Clin Electrophysiol，28：279-284.

Squara F，Scarlatti D，Riccini P，et al，2018. Classical fluoroscopy criteria poorly predict right ventricular lead septal positioning by comparison with echocardiography. J Interv Card Electrophysiol. J Interv Card Electrophysiol，52（2）：209-215.

Van't Sant J，Ter Horst IA，Wijers SC，et al，2015. Measurements of electrical and mechanical dyssynchrony are both essential to improve prediction of CRT response. J Electrocardiol，48（4）：601-608.

第12章　超声心动图标测心脏电-机械兴奋顺序技术与方法

第一节　概　　述

一、历史简介

超声心动图是临床评价心脏结构功能、血流动力学变化的最常用的无创性影像诊断工具之一。其在诊断先天性心脏病、风湿性瓣膜病、高血压心脏病、冠心病及心肌病等心脏疾病上有不可替代的作用，但传统超声心动图在心脏电生理学领域中的应用价值有限。20世纪70年代有学者尝试应用高时间分辨率的M型超声心动图描述心电兴奋与心肌收缩间的关系、标测预激综合征患者旁路位置，观察心脏电-机械兴奋顺序，取得了一定成果。但受取样线及观察切面的限制，研究多停留在心电活动异常对心脏功能、舒张期充盈及室壁运动同步性的影响等方面，未能在临床广泛应用。目前，临床多通过体表心电图和心内电生理检查描述心脏的正常心电活动及其异常心电变化、标测心脏电-机械兴奋起源及扩布顺序等。其中，体表心电图最为简单、实用，但其心电波形反映的是所有心肌细胞的综合向量变化，在需要滤波处理时不可能无限制放大信号，故在异常兴奋点向量较小时，难以准确判定方位。此外，由于心电图电极摆放位置相对固定，可能造成不同个体位于同一部位的异常兴奋点的心电图波形发生差异，也影响异常兴奋点的准确定位。心内电生理检查对识别心电兴奋起源等具有重要价值，但其具有创性、检查费用较高及可重复性差等缺点，在一定程度上限制了该技术在临床上的广泛应用。

近年来，射频消融术已成为非药物治疗室上性和室性快速心律失常的最有效方法，每年约有2000余例心律失常患者接受该治疗。虽然疗效显著，但心导管射频消融术仍存在定位困难、消融程度不易掌握、心室壁穿孔等严重并发症，需要一种高效、准确、无创、可重复使用的检测技术在射频消融过程中精准定位消融部位、引导消融导管电极放置、实时监测消融程度、协助确定消融终止时机，并在消融完成后随时评价疗效和并发症等。基于此，开发能无创性准确标测心肌的电兴奋及机械收缩的起源和扩布顺序的诊断工具，以完善现存的心电生理研究方法显得尤为重要。

心肌运动的本质是电兴奋机械收缩偶联的过程，即由心电兴奋激动心房、心室，依次产生心房和心室的收缩运动，引起心室腔压力的变化，产生血流和瓣膜的运动。由于心电活动和心肌收缩是快速的多起源部位和分布形式的三维生理现象，这些快速事件不能被肉眼观察到。因此，在精确观察心脏解剖结构的同时，准确定位并描绘心电活动是临床电生理研究的新挑战。超声心动图技术在这一领域的探索一直没有停止。自1992年组织多普勒成像（tissue Doppler imaging，TDI）技术问世以来，随着其软件和相关计算机技术不断更新与发展，已为临床提供了一种可供选择的实时直观地观察心肌收缩起始与扩布的有效手段。

TDI技术是将多普勒效应应用于心肌组织，捕获心肌的运动速度、加速度等方面的信息。由于TDI技术可直观显示局部心肌的机械收缩，可实时追溯心室壁心肌的收缩起源及扩布顺序，而心电激动与心肌的机械收缩相偶联，因此理论上只要TDI技术提供的显像帧频足够高，就可间接反映心电激动传导的起源与扩布时序，从而为临床观察正常心电活动及异常心电传导提供一种有效的检测手段。自20世纪90年代初第一代组织多普勒成像仪问世以来，多数动物实验和临床研究均显示心脏的电兴奋与TDI检测的局部心肌收缩运动特征在部位及时相上均存在良好相关性。近十几年，TDI在心脏电生理学领域中的应用范围日益拓展，并逐渐受到更多的关注，其不仅可用于研究正常的心脏电生理现象，还可用于观察异常的心脏电生理现象，如预激综合征、束支传导阻滞、期前收缩、阵发性心房颤动等。研究证实，TDI技术适用于显示整个心脏解剖结构中与心肌电兴奋的起始和扩布关联的更快速变化的心脏传导系统心肌和房室壁心肌组织运动特征，可用于检测局部心肌电机械兴奋时序、推断心电兴奋发生与传导。

以下就传统超声心动图技术标测心电-机械兴奋顺序的方法、组织多普勒技术的基本原理及其在标测心脏电机械兴奋顺序方面的应用做一简要概述。

二、传统超声心动图标测心电-机械兴奋顺序的检查方法与原理

（一）二维超声心动图

二维超声心动图在标测心电-机械兴奋顺序和诊断异常兴奋点位置方面的作用主要是帮助确定感兴趣区，引导M型取样线的放置。

（二）M型超声心动图

在清晰显示的二维切面图像上，将M型取样线置于感兴趣区心肌，通过取样线的各层次心肌运动回声沿时间轴展开，形成M型运动曲线。通过对比感兴趣区的运动曲线，可较直观地反映心肌组织在某一时刻的机械收缩关系，同时可以通过测定时间间期，间接地反映心电活动特征。当M型取样线顺序通过心房壁、房室瓣、室间隔、心室壁时，可记录到各组织结构的运动曲线，它们之间的关系代表了心电传导关系。1976年的一项研究表明，当M型取样线与房间隔垂直时，心房壁和房间隔的运动幅度最大，此时可非常清楚地记录到房性期前收缩所致的低幅提前运动波。

（三）彩色多普勒超声心动图

心腔内血流的变化，代表了心室压力的变化；心室压力的变化反映心肌运动的状态；心肌的运动来自心电的活动。由此可推断，心腔内血流变化和心电活动密切相关。通过观察房室瓣口、上下腔静脉血流频谱可帮助了解心电活动，诊断心律失常。

1. 将取样容积置于左心室流出道和流入道的交汇处　即二尖瓣前叶开放处的下方，可同时记录到舒张期二尖瓣的血流频谱和收缩期主动脉瓣口的血流频谱，从而了解心房和心室收缩的情况及它们之间的关系。根据频谱的形态可以区分房性、室性心律失常。

2. 将取样容积置于下腔静脉　可记录下腔静脉的血流频谱，当房性心律失常时可见房性期前收缩引起的异常频谱。

3. 彩色多普勒血流成像　其本身并不能诊断心律失常，但与M型联合应用可以更清楚显示房室运动的相关性。

三、组织多普勒成像技术标测心电-机械兴奋顺序的原理与显示方式

心脏多普勒信号主要由流动的血液及运动的室壁构成。血液和室壁的运动速度及振幅完全不同，因而产生不同的多普勒信号。血液流动的信号特征为高频低振幅，而心肌运动的信号特征为低频高振幅。检测血流多普勒信号时，为了避免心室壁运动的干扰，通过高通滤波器，将低频高振幅信号滤除，仅保留高速低振幅血流多普勒信号，以此为基础进行一系列定量评估，以间接评价心肌本身状态及功能。组织多普勒成像（TDI）技术则与血流多普勒技术相反，通过低通滤波器，将高频低振幅信号滤除，仅保留低频高振幅室壁运动多普勒信号，并且通过自相关信号处理技术，对多普勒频移信号进行分析和彩色编码，并以速度模式、加速度模式及能量模式显示。其标测心电-机械兴奋顺序的原理在于心脏活动的本质在于心电机械偶联，最先激动收缩的局部心肌加速度比其他部位尚处在静息状态的心肌加速度大，从而可间接反映心室除极起始点和传导顺序。

主要显示模式与观察方法

1. 多普勒组织加速度图（Doppler tissue acceleration, DTA）　加速度图是在TDI速度图的基础上，计算单位时间内心肌运动速度的变化率，并进行彩色编码，以蓝、黄、红色阶分别表示较低至较高的加速度。DTA图能直观、半定量地反映一个心动周期中，

各节段心肌运动速度由零增至最大的时间顺序。在心动周期中加速度变化的起始点和顺序能够反映心室肌在心动周期中的激动起始点和顺序，从而间接反映心室除极的起始位置和传导顺序。因此从理论上讲，只要加速度图的显示帧频足够高，则可实时显示不同室壁节段的加速度差异，使准确、无创性判断收缩时序，检测电兴奋的发生与传导成为可能。

观察方法：取标准系列胸骨旁左心室短轴观和长轴观，选择组织加速度图叠加于二维图像上。调节加速度量程至最小后逐步增大，同时调节滤波、增益条件等以获取最佳图像。同步监测心电图以确定心动周期时相。对照心电图，逐帧回放，仔细观察局部室壁于舒张早期和（或）收缩早期加速度变化起始点、扩布方向及时序。

2.多普勒组织速度图（DTV）是对室壁运动速度的快慢及方向进行彩色编码，用红、蓝两色分别代表朝向、背离探头室壁运动，较亮色阶表示较高速度，较暗色阶代表较低速度。黑色表示无室壁运动。

观察方法：脉冲组织多普勒成像（pulsed wave tissue Doppler imaging，PW-TDI），将脉冲多普勒取样容积放置于心肌壁，随着心动周期的变化，对收缩期和舒张期的心肌运动速度及时间间期进行分析。PW-TDI主要由5个波组成，分别为波形向上的等容收缩波（isovolumic systole wave，ISM）、收缩波（systole wave，Sm）及波形向下的等容舒张波（isovolumic diastole wave，IDM）、早期舒张波（early diastole wave，Em）、晚期舒张波（late diastole wave，Am）。定量组织速度成像（quantitative tissue velocity imaging，QTVI）：高帧频QTVI是传统组织多普勒技术的重要进展。通过进一步减小扫描扇角和减少扫描线数等技术革新后，其帧频高达190帧/秒以上，可以捕捉毫秒级心肌运动时相上的变化，并可对原始动态图像和帧频进行采集及储存，从而克服传统TDI技术帧频低和不能脱机显示多节段心肌的运动时相信息的缺陷，有望为临床评价心电活动提供更为客观、准确的时相信息。

3.M型速度图　具有极佳时间分辨率的TDI-M型，在理论上能准确探测心动周期内短暂细微的时相变化，是所有TDI技术中时间分辨率最高的一种显示方式。其用彩色编码显示室壁的运动，从彩色的浓淡及彩色变化来反映跨壁速度随心动周期各时相的变化及室壁各层次收缩、舒张运动的速度和方向。如将取样容积放置于胸骨旁左心室短轴（乳头肌水平）观的前间隔与后壁处，DTI-M型模式下可清楚显示等容收缩期（ICT）、射血期（ET）、等容舒张期（IRT）、快速充盈期（RFT）、缓慢充盈期（SFT）、心房充盈期（AST）内彩色心肌运动带的色彩变化。但由于传统M型取样只能分析自扇面顶部垂直向下某一方向的心肌信息，而不能完全遵循心肌走行取样，往往难以获取完整的运动信息。

组织多普勒曲线M型（curved-M mode，CMM）速度图：随着图像后处理技术的发展，现在CMM技术能在高帧频的数字化二维图像上任意放置取样位置，甚至跨壁取样，保证获取同一心动周期内多位点心肌的收缩时相信息，较传统M型在选择测定部位及时间同步性上更具优势。在数字化的高帧频二维彩色速度图像上，可将任意形状的取样线任意放置于任一节段心肌，能同步化显示整个扫描扇区内心肌空间和时间分布关系，为同时观察多位点心肌的运动特征及评价心肌激动起源和传导提供全新定量手段，其临床应用价值已得到初步肯定。

4.组织应变率成像（strain rate imaging，SRI）应变率是由心肌运动速度派生的全新参数，即局部心肌纤维形变（缩短或拉伸）的快慢，可认为是心肌运动速度阶差的空间分布。它较单纯的速度参数能更准确、直接地反映局部心肌内在机械收缩性能。有研究表明，心肌收缩即发生机械形变，且时相一致，应变率成像与速度图的时相分析能力相近。与DTA类似，应变率图是对心肌壁形变的变化率进行彩色编码，用红、蓝两色分别代表朝向、背离探头心肌运动，较亮色阶表示较高速度，较暗色阶代表较低速度。黑色表示无心肌运动。目前国内已有研究者应用组织应变（率）成像结合组织多普勒曲线M型技术评价心室除极状态的报道，显示该技术具有较大临床应用价值。

第二节　窦房结电－机械兴奋超声标测方法

窦房结是主导整个心脏兴奋和跳动的正常起搏点。由窦房结自动产生的电兴奋向外扩布，经心房的优势传导路径到达房室结区，再经希氏束和浦肯野纤维传导至心室，依次激动心房肌、房室交界、房室束、心室内传导组织和心室肌，引起整个心脏兴奋和收缩，从而使心脏完成泵血功能。正常的窦房结功能是心脏泵功能得以实现的先决条件。因此，窦房结的功能评价是心脏电生理评价和心脏疾病诊断的重要方面。对窦房结的组织结构及起搏电兴奋特征的研究，在增进对窦房结的细胞形态和电生理特性的认识、了解窦房结机械运动和电兴奋之间关系、标测窦房结电机械兴奋顺序，以及提供更好的临床治疗策略等方面均具有重要价值。

窦房结的结构和功能十分复杂。窦房结中存在着不同形态的细胞，是一个非均一性组织，同时还存在不同形态的动作电位及存在中心与周边的局部差异等现象，以保证窦房结的正常工作。传统超声仅能评估心脏的解剖结构和心内血流动力学状况，不能准确反映房室壁内心肌的运动情况，更不能检测心脏传导系统的解剖结构、功能，以及精确定位心脏激动的传导路径和异位起搏点。目前多通过组织病理学方法在显微镜下观察其解剖结构，通过X线监控、放置体表电极和心内外标测电极对其电活动进行评价。在体同步获取窦房结解剖结构信息及其电机械兴奋起始和分布信息还存在困难。

新近应用较多的腔内电生理多维图像技术也存在局限性，因其不能同步获得解剖图像，所标测的电位变化和分布很难与实际具体的心脏解剖结构和空间位置相关联。近年来，组织多普勒成像技术在显示与心肌电兴奋的起始和扩布相关联的心脏传导系统心肌及房、室壁心肌组织运动上有重要应用前景。晚近有研究者应用新型的心腔内超声结合组织多普勒成像技术，观察窦房结出现电机械兴奋的具体时相与特征；结合特定的分析程序，还可弥补常规组织多普勒成像技术不能定量提供感兴趣区面上的速度或加速度均值信息的不足，同步观测窦房结的细微解剖结构和其内心肌电兴奋收缩过程，初步研究结果令人振奋。

一、心腔内超声组织多普勒成像工作原理

心腔内超声是近年来兴起的新技术，它在心腔内近距离成像，其变频相控阵探头有较强的穿透力，不受纵隔及肺气干扰，不为肋间声窗限制。与常规经胸超声心动图相比，心腔内超声可以更清晰地显示局部室壁的机械运动，结合组织多普勒成像技术，可实现心脏局部解剖结构和运动的同步显像。心腔内超声导管经右颈内静脉准确到达窦房结部位，实时、在体地观察窦房结的解剖结构及电活动特征，并可通过计算机后处理分析，将采集到的窦房结区域的二维结构图像和组织多普勒加速度数据进行定量化分析，获取窦房结心肌的运动加速度－时间曲线，反映心动周期内窦房结的机械运动和电兴奋之间偶联关系。

二、心腔内超声导管的放置与窦房结解剖结构的确定

将心腔内超声导管经鞘管由右颈内静脉输送入右心系统，至上腔静脉与右心耳交界处。窦房结区域位置的确定需满足以下三个方面的信息：①解剖结构上的参照，即窦房结位于上腔静脉与右心耳交界处，窦房结区的形状接近一个椭圆形；②窦房结区域与周围组织因结构不同，图像回声存在较大差别；③窦房结心电活动的特征，它是整个心脏电兴奋的正常起点，心动周期中加速度的最大值首先出现在窦房结区域。

三、窦房结区域的在体图像采集与观察方法

使用特定的分析软件设置取样框大小，仔细调整感兴趣区的位置与大小，使其能够完整地覆盖窦房结区域，系统程序记录窦房结的位置信息。然后固定取样框的大小，对采集序列每幅图像中取样框的位置进行调整，使其始终处于窦房结区域内，应

用二维超声观察并测量窦房结区心肌的解剖结构，结合组织多普勒成像技术获取窦性心律时其二维、M型心肌速度和加速度图像。

同时，程序可依据采集到的窦房结区的位置信息，自动获取窦房结区域的加速度图像序列。与同步记录的心电图相对应，仔细逐帧观察窦房结于P波时相内出现速度与加速度亮红色斑的空间部位、分布及时间顺序变化特征。高加速度区显示为亮红色，低加速度区显示为蓝色。结合定量分析软件，可从组织多普勒图像序列中提取组织运动参数，将加速度图像中的彩色多普勒信息转化相应加速度值：首先将原始采集图像中的组织多普勒心肌运动信息（彩色信息）与解剖结构信息（灰阶信息）分离开来，然后将窦房结区域内每一点的多普勒速度信息转化为相应加速度值，计算该区域面内的加速度均值。由上述方法采集到的加速度图像序列与加速度均值数据可绘制出窦房结区域的加速度-时间变化曲线，描述窦房结的机械运动特征。

四、正常窦房结区域心肌的电-机械兴奋特征

（一）组织多普勒成像

正常窦房结区域心肌的二维组织多普勒成像显示舒张中期窦房结内的心肌速度和加速度值较低，加速度图见蓝色加速度区；于心电图P波起始处，该结构内的心肌速度和加速度值急剧上升，且较周边组织运动速度明显增高；M型组织多普勒成像显示窦房结区心肌内的心肌速度呈现周期性变化，于心电图P波起始其心肌速度明显增高。

（二）加速度-时间曲线

窦房结的加速度-时间曲线与同步记录的心电图表现出很好的时相相关性。窦房结区心肌在每一心动周期中有三个比较明显的峰值，分别与心电图的P、QRS时相对应，三个峰值分别对应窦房结自身、心房和心室的激动过程。窦房结心肌的自身激动出现的加速度起始时相位于P波之前，而窦房结处于上腔静脉与右心房交界处，受心房激动影响最大，出现的加速度峰值出现在PR间期。虽然呼吸所致迷走神经张力变化和窦房结位移造成窦房结自身心肌激动的加速度-时间曲线形态在不同的心动周期中有一定变异。但总体来看，三个心动周期中窦房结区域的加速度-时间曲线呈现很好的相似性。

综上所述，心腔内超声结合组织多普勒成像能够实时精确标测心脏传导系统的起搏点——窦房结的解剖结构和与电活动相关的心肌机械运动特征。虽然在获取的窦房结加速度-时间曲线上，其三个峰值相对于体表心电图均有一定程度的滞后，其原因可能是体表心电图的心电信号并不直接来自窦房结区域本身，致使经心腔内超声探头直接采集得到的组织加速度图像与心电图在时相上有一定的差别，并非严格的同步，同时该方法在取样框的设置方法等方面比较烦琐、耗时，有待改进，但初步研究结果表明：具有组织多普勒成像技术的心腔内超声可直接观察由心肌电兴奋诱导的心脏传导系统心肌速度和加速度变化及其分布，实现对窦房结解剖结构在体、实时观察及其电机械活动同步实时显像，并可获得窦房结区域心肌的机械运动与心电活动的相关性描述。采用单一模式同步、准确观察心脏传导系统的解剖、功能和电活动，有可能揭示窦房结机械运动和电兴奋之间的详细时空关系，为以后对窦房结与心脏其他部位的心肌病理解剖和病理生理分析及评价打下基础，对窦房结区病变的正确诊断和窦房结介入治疗定位的准确性及成功率，具有重要的医学意义和实践的指导价值。

第三节 心房壁内电-机械兴奋超声标测方法

心房肌组织学和电生理特性明显的异向性，决定了心房电激动传导的位置和方向明显不均衡。心房非均衡性的电活动往往是发生房性心律失常的电生理学基础。近些年，心律失常的介入治疗蓬勃发展，心房扑动、心房颤动的射频消融术与经导管迷宫术、Carto三维标测系统指导下的环肺静脉消融术在临床上应用也日趋增多，研究证实：射频导管消融对根治起源于房室结或房室旁道的室上性心动过速有很好的疗效，然而，其对房性心律失常的治疗效果有限，这可能与心房特殊的组织结构和电活

动不均衡性有关。因此，如何无创地同步获取详尽的心房解剖方位与心电活动信息，判定左、右心房电机械时间及左右心房的激动顺序、房间隔的激动时序，以及探讨房性心律失常射频消融的安全性与成功率具有重要的临床意义。

常规体表心电图上P波的离散度是反映心房存在非均衡性电活动的常用指标，是临床上预测房性心律失常发生的一种简易方法，但其仅能反映不同部位心房肌电激动传导性的差异。心内导管标测技术的有创性、昂贵也限制了其在临床上的推广应用。随着组织多普勒技术和相关计算机后处理软件的不断更新优化、心腔内超声的开发，其高时相分辨率使超声心动图实时、直观地标测心房壁电兴奋起源与激动顺序，正确、快速地判定左、右心房电机械时间及收缩活动成为可能，对临床增进对心房肌生理及病理现象的了解具有重要意义。最近有国外实验室尝试将新型三维心腔内超声心动图与心内电生理检查结合，对心房扑动患者进行消融前定位与心房激动顺序标测的研究，结果显示结合两种技术能准确定位消融靶区，描绘真实的三维电解剖图，有重要应用价值。

一、组织多普勒成像标测原理

组织多普勒成像技术具有高时间分辨率，能捕获心房肌在心动周期细微时相（目前达毫秒级）内的心肌机械收缩运动特征，结合同步记录的体表心电图，可以多种图像模式实时、直观地显示心房肌在心电兴奋后的机械收缩偶联过程；同时可对心房电激动的传导性与心房肌收缩性等进行定量分析。

二、观察方法与测量指标

（一）组织加速度成像

嘱受检者取左侧卧位，同步记录体表心电图，选取标准的心尖四腔观、五腔观、胸骨旁四腔观，清晰显示双侧心房与房间隔图像。开启组织加速度模式，将取样框置于心房肌区域，仔细调整取样框大小，完全覆盖整个心房区域。在整体增益条件、显示帧频与彩阶调整至最佳状态后，选择数个稳定的心动周期的实时组织加速度图储存。在后处理分析过程中，应用电影回放功能，逐帧仔细观察与记录

局部心房内壁不同区域对应心电图P波出现亮黄色加速度斑的顺序和分布，以间接反映心房电机械兴奋的扩布顺序。高加速度区显示为亮红色，低加速度区显示为蓝色。对应心电图P波起始处最先出现亮黄色加速度斑的部位，即为心房电机械兴奋的起源。

（二）组织速度成像

嘱受检者取左侧卧位，同步记录体表心电图，选取标准的心尖四腔观，清晰显示双侧心房与房间隔图像。开启组织速度模式，仔细调整取样框大小，注意应完全覆盖整个心房与房室环区域。将显示帧频与速度标测彩阶调整至最佳状态后，选择数个稳定心动周期的实时组织速度图储存。在后处理分析过程中将取样容积分别放置于左心室侧壁二尖瓣环附着处、右心室游离壁三尖瓣环及室间隔房室环处，获取3个取样点的同步心房肌的组织多普勒速度曲线。对照同步记录的心电图，分别测量以下时间参数。

1.心房电-机械时间（P-A）　自心电图的P波起始至心房肌收缩波A波的起点。即自心电图P波起点分别至室间隔房室环A波起始点、至二尖瓣环侧壁A波起始点、至三尖瓣环侧壁A波的起始点的时间，分别定义为P-A1、P-A2和P-A3。

2.心房肌的收缩时间（A）　测量心房肌收缩波的时限。即上述3点A波起始点至终点的时间，分别定义为A1、A2和A3。

3.心房电-机械偶联时间　计算3个部位间P-A、A的差值：室间隔房室环与二尖瓣环侧壁间P-A、A差值分别定义为T1、TT1；室间隔房室环与三尖瓣环侧壁间P-A、A的差值定义为T2、TT2；二尖瓣环侧壁与三尖瓣环侧壁之间P-A、A的差值为T3、TT3。这些指标不仅反映心房电激动的传导性，还提供电机械收缩偶联过程和心房肌收缩性的信息（图12-1）。

4.心室电-机械偶联时间　是从心电图上QRS波的起点到心室肌等容收缩波的起点。

5.PR间期　组织速度图上PR间期定义为心房的电机械延迟时间与心房收缩时间之和减去心室电机械偶联时间。而体表心电图上获得的PR间期为12导联记录同步心电图上最早的P波起点至最早的QRS波起点。

（三）心腔内组织多普勒超声成像

1.导管的放置与解剖结构的确定　心腔内超声

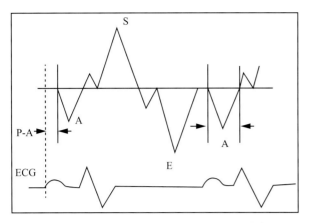

图12-1 定量组织速度成像技术测量心房的电机械延迟时间和心房收缩时间示意图

心房的电机械收缩延迟时间（P-A）为自心电图（ECG）P波起始点至心房肌收缩波A波的起点；心房肌的收缩时间（A）为心房肌收缩波的时限，即A波起始点至终点的时间

引自张涓，吴雅峰，崔亮，等.利用定量组织速度成像技术评价正常人心房的同步性.中国医药导刊，2004，6：400-401

导管向下（经颈内静脉）或向上（经股静脉）输送入右心房中部，而后向内后转动，清晰显示房间隔和左心房壁及与其连接的肺静脉；向右外转动，则可观察到右心耳及固有右心房壁，于右心房中部较易观察到房间隔和双侧心房壁的细微解剖（如梳状肌）及其与左心房相连的肺静脉开口和管壁回声。

2.测量参数 在获取系列解剖结构的二维图像后，采用组织多普勒M型、二维速度模式和加速度模式分别观察在窦性心律下心房壁的速度和加速度均值、方向、分布及时间顺序变化，同时测量时相参数。

在二维组织多普勒图像上，在心肌速度和加速度初始增高的起始位置测量心肌速度和加速度起始分布的范围直径。以同步心电图P波起始为时间参考点，应用组织多普勒成像帧的时间顺序计算局部心肌速度和加速度起始与电兴奋间的延迟（ms）。

三、正常心房肌与房间隔的电收缩偶联性

（一）二维多普勒组织加速度图

窦性心律下，心房壁内心肌速度和加速度值在收缩期和舒张期呈现均匀的反向分布。逐帧回放可观察到心电图P波后即刻，正常人右心房顶部最先出现亮黄色加速度斑，而后闪烁点周围心肌依次出现色彩由暗变亮，形成片状除极区域。兴奋顺序向心房下部、左心房扩布。在PR间期内则可观察到

房间隔基底部最早兴奋，其亮红色高加速度区沿基底部向房室交界处下移、扩布。心电兴奋在房间隔的传导顺序一致。从局部上而言，心房在近房室环区域显示向上运动，这种运动在心房壁上部逐渐减低。M型组织多普勒成像上心房壁和房间隔心肌的速度与二维组织多普勒成像呈现相同的周期性均匀一致变化。

（二）定量组织速度图

正常人的左、右两侧心房的电机械偶联时间和心房收缩时间不等，左、右心房间存在着生理性不同步，但双侧心房的PR间期测值差别不大。左心房电机械延迟时间较右心房长，因此，右心房收缩早于左心房收缩；整个右心房完成电机械兴奋所需时间较左心房短，而右心房的收缩时间则较左心房明显延长（图12-2）；左、右心房指标比较有显著统计学差异（$P<0.01$）。由速度曲线获得的右侧房室间期较左侧房室间期长，但二者差别不大，并与心电图上测量的PR间期相关。组织多普勒成像的观察结果与电生理研究结果类似。

四、异常心房肌的电收缩偶联特性

（一）心房颤动

组织多普勒加速度图上，心房丧失正常的电兴奋起源与扩布顺序，在心电图F波后，双心房壁上加速度斑色阶变化紊乱，心电兴奋在心房、房间隔的传导顺序不一。脉冲组织多普勒速度成像则提示心房颤动患者心房的电机械收缩偶联过程延长，心房肌收缩性减低，心房的电机械收缩偶联和心房肌收缩性存在非均衡性。心房颤动患者局部心房壁的P-A和A测值均显著延长，局部心房壁的P-A和A的离散度显著增大，整体心房电机械激动时间延长。平均信号心电图、体表心电图和组织多普勒成像上时间参数的相关性显示：尽管自心电图房波起点至局部左心房侧壁收缩波峰值的时间间隔较平均信号心电图上房波时限长，但二者间相关性良好（$r=0.91$），组织多普勒用于评价整体心房激动的时间参数，其与平均信号心电图上房波时限显著相关。有研究对阵发性心房颤动组患者应用定量组织速度成像测量心房电机械偶联时间的心电图房波起始点至左心房室环心房收缩波的时间间隔，发现其较正常组显著延长。因此组织多普勒成像的心房电

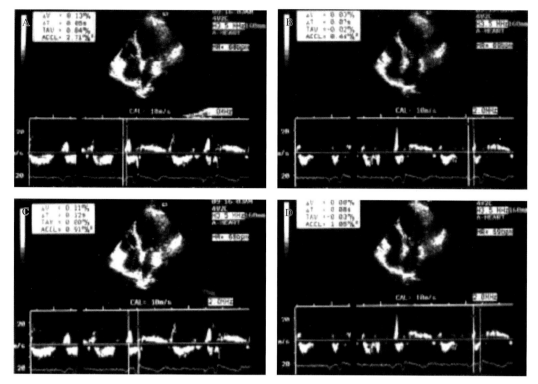

图12-2　组织多普勒脉冲频谱图：右心房电机械时间短于左心房

右心房收缩时间明显长于左心房（A、C.右心房；B、D.左心房）

引自方平，高文武，谢启东.组织多普勒测定左右心房收缩和电机械时间.中国超声医学杂志，2001，9：676-677

机械偶联时间指标不仅在评估整体心房电机械激动时限上简易、快速，而且在确定有无心房颤动倾向和心房颤动对心房功能的影响上有积极参考价值。

（二）房性期前收缩

房性期前收缩是临床常见心律失常。在传统超声心动图上，通过将脉冲多普勒取样容积置于左心室流出道和流入道的交汇处，同时记录舒张期二尖瓣和收缩期主动脉瓣口的血流频谱，可了解心房和心室收缩的情况及它们之间的关系，并依据频谱形态区分房性、室性心律失常。也可将脉冲取样容积置于下腔静脉入口记录其血流频谱，房性期前收缩可引起其提前出现异常频谱。但这些研究相对粗略，对准确定位房性异位兴奋灶价值较小。

多普勒组织加速度图定位心房异位兴奋灶的标准：结合同步记录的心电图，在出现房性期前收缩的心动周期内，逐帧仔细观察，与体表心电图上提前出现的P波起始处对应，最早出现亮黄色加速度斑的局部心房壁即为心房异位兴奋点。如在2个或2个以上切面上能在同一部位重复显示，即可确定诊断。

在脉冲组织多普勒成像上，将取样容积置于局部心房肌，在出现房性期前收缩的心动周期，可探及局部心房壁在相应时相提前出现的异常收缩波。

目前，应用组织多普勒技术评价心房激动起源与扩布顺序上的研究还比较有限，但初步临床与实验研究表明：加速度图与速度图在描述正常左、右心房肌与心房间的电传导特性方面准确可靠，与电生理结果及文献报道一致。其在定位异位心房兴奋灶、消融定位的动态监测与疗效评估方面有巨大潜力。由于组织多普勒成像技术依赖多普勒效应，因此观察切面的选择、仪器参数设置等对心房电兴奋传导的标测至关重要。在实际应用中，应多个心动周期连续观察，每个切面至少应观察5 ～ 10个心动周期，尽量避免遗漏信息。同时因为心电兴奋瞬时发生，尽可能提高帧频是观察短暂时相内心肌活动的前提。图像采集应尽量减小扇面宽度及彩色取样框，或用局部放大键有效提高帧频。为提高灵敏度，应尽可能降低标尺，不遗漏任何可能的兴奋发生部位。

第四节　房室交界区内电–机械兴奋的超声标测方法

近年来，射频消融治疗房室结折返性心动过速获得的成功使心脏电生理学家对房室结的解剖结构与电活动特征再次产生了极大热情。介入性治疗的成功需要成熟的引导和评价技术实时、动态、同步化地呈现靶器官的精确解剖方位信息、与疾病过程相关联的大量病理生理信息。但受技术制约，目前临床上房室结射频消融的成功率仍受一定程度限制。因此，一种能够准确实时在体同步化地动态评价房室结的空间位置、解剖结构、其内的心肌电机械兴奋和传导顺序，同时引导心脏微创介入导管和电极进行靶部位的精确消融的技术，将有可能在更广阔的心电生理领域中得到应用，并实现更为精准的心电生理疾病介入诊断和治疗。最近，国内有研究组尝试在实验室中应用心内超声导管与组织多普勒技术对犬房室结心肌进行准确定位，并标测其电机械兴奋特征，评价其在描述房室结心肌解剖结构与电活动特征上的应用价值。

一、心腔内超声导管的放置与房室结解剖结构的确定

将静脉鞘管置入右股静脉或右颈内静脉，将心腔内超声导管输送入右心房下部。取剑下四腔切面、胸骨旁四腔切面清楚显示三尖瓣环和房、室间隔后，操纵导管缓慢回撤、弯曲贴靠于房、室间隔与二、三尖瓣环构成的十字交叉部及三尖瓣隔瓣附着缘下方的室间隔膜部，即确认了冠状静脉窦开口、三尖瓣隔叶根部与主动脉右冠瓣环的解剖结构后，在其三角形区域内即可观察到局部增厚的房室交界区的解剖结构，其边界显示清楚，内部为均匀中等回声。

二、房室结区域的组织多普勒评估方法

在获取系列房室结区的解剖结构的二维图像后，分别启用组织多普勒M型、二维速度模式和加速度模式观察在窦性心律下房室交界区心肌的不同区域对应于心电图P-R间期的速度和加速度均值、方向、分布及时间顺序变化（图12-3）。

在二维组织多普勒成像图像上，于心肌速度和加速度初始增高的起始位置测量心肌速度和加速度起始斑的分布范围。高加速度区显示为亮红色，低加速度区显示为蓝色。应用组织多普勒成像的时间顺序计算局部心肌速度和加速度起始与电刺激间的延迟（ms）。对照同步记录的心电图，利用电影回放功能逐帧仔细分析并存储图像，观察房室结局部室壁运动的加速度分布及变化。

三、正常房室结区域的电–机械兴奋起源的标测与传导特征

房室结区心肌的自身兴奋起始于其上部心肌，而后兴奋由上至下分布。二维组织多普勒成像显示：在窦性心律，于心电图的P波终末处，房室结心肌开始出现较高的速度和加速度分布，加速度图上出现亮红色区域（彩色反转时表现为绿色），周围心肌组织仍处于相对低加速度的暗蓝色区域。于P-R间期，这一较高的速度和加速度分布迅速向房室结中、下部心肌扩布，最终进入室间隔上部，出现亮红色加速度区域。

于M型组织多普勒速度成像上亦可清楚显示房室结区心肌内较高心肌速度由上至下的时间顺序扩布过程。该解剖结构上部和下部出现初始较高速度和加速度的时相上存在时间差。

四、房室结区域消融监测特征

依据超声定位房室结的指征，在心腔内超声导管的引导下短时间内可准确将射频电极放置于房室结区。消融过程中，二维图像显示局部被消融的心肌回声增强，邻近心腔内可见微小气泡回声。消融治疗完成后，消融部位的心内膜及心内膜下心肌出现损伤性改变，表现为局限性凹陷，底部回声明显增强。体表心电图和心内电生理标测均确认房室结射频消融成功。

由于心腔内组织多普勒技术存在固有的角度依赖性，在观察与测量局部心肌运动速度和加速度时受到声束与心肌运动方向间夹角大小的影响，需

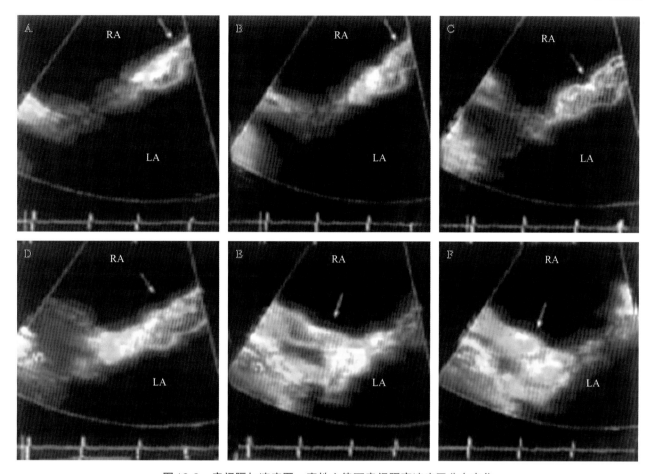

图12-3　房间隔加速度图：窦性心律下房间隔高速度区分布变化

A～F.在PR间期内房间隔高加速区由基底部向房室交界区下移。LA：左心房；RA：右心房

引自郑敏娟，周晓东，张海滨，等.心腔内组织多普勒对心肌兴奋的发生及传导显像的实验研究.中华超声影像学杂志，2005，14（9）：695-697

多角度和多扫查方向的观察。但由于心腔内超声系统的压电晶片排列方向为长轴，对获取心脏血管短轴观图像存在困难。另外，心腔内超声导管的管径、柔顺性和导向灵活性方面亦有待改进，以满足不同的临床需要。但目前的初步研究结果显示：心腔内超声结合组织多普勒成像技术成功实现了房室结区域解剖结构的空间定位和电机械兴奋性特征的描述，为临床同步性观察房室结区域的细微解剖结构与整体电活动特性提供了一种可供选择的有用工具，同时在准确引导靶组织消融，增加射频消融效率、减少X线照射时间和射频能量，避免不必要心肌损伤等方面均具有重要临床价值和指导意义。

第五节　心室壁内电－机械兴奋的超声标测方法

正常的心室激动顺序是保持心室正常收缩和舒张的先决条件，心室内传导系统异常造成的电激动不同步必然导致心室内心肌收缩不同步。自1992年组织多普勒技术问世以来，它为临床实时、直观地观察局部心肌运动速度大小、方向及分布提供了有效的评估手段。尤其是近年来，随着心律失常介入治疗的蓬勃发展和慢性心力衰竭的心脏再同步化治疗在临床上的广泛开展，组织多普勒成像技术也在不断更新发展：如高帧频的定量组织速度成像技术、超声应变/应变率成像技术等新进展的涌现，以及曲线M型、全方位M型组织多普勒多种显示模式的开发应用，使其在揭示心脏电兴奋传导及机械收缩同步性上占据了更重要的地位。

国内外研究显示组织多普勒成像技术可敏感检测出心动周期内局域室壁在细微时相内的运动特征，其观察到的正常心室肌最先除极收缩的起源及其扩布先后顺序与心电生理学研究结果相似，并在房室旁道的检测、室性异位起搏点的标测、指导消融导管的放置、术中实时监测消融效果、术后即刻评价消融效果等方面均有显著的指导意义与应用价值。

一、心室肌的组织多普勒图像采集

（一）二维组织加速度图

受检者取左侧卧位，同步记录心电图。清晰显示标准胸骨旁左心室长轴、左心室短轴二尖瓣、乳头肌、心尖水平观，心尖四腔、二腔心及左心室长轴观、剑下四腔观，降低二维增益，叠加组织加速度图选取感兴趣区。操作中强调调整取样框大小、彩色增益条件及滤波至取得最佳图像，显示帧频应高于50帧/秒。依次在上述扫查切面，对照心电图，利用电影回放功能，逐帧观察并分析各局部室壁电除极产生收缩，出现亮红色加速度变化斑的先后顺序。连续15～20个心动周期的动态组织多普勒加速度图像储存待分析。

（二）心腔内导管组织多普勒加速度图

将静脉鞘管置入右股静脉或右颈内静脉，输送心腔内超声导管进入右心室后向内转动，观察室间隔心肌和左心室游离壁。叠加加速度模式，储存连续5～7个心动周期的动态组织多普勒加速度图像，供后处理分析。

（三）曲线M型定量组织速度图

患者取左侧卧位，同步记录心电图。取得清晰的心尖四腔观后，选择组织多普勒速度模式叠加于二维图像上，而后将彩色取样框置于感兴趣区，选择局部放大功能，操作中注意调整取样框、显示扇角大小，储存连续5～7个心动周期的动态组织多普勒速度图，供后处理分析。

（四）组织多普勒脉冲频谱图（定量组织速度曲线）

患者取左侧卧位，同步记录心电图。选取清晰心尖四腔、二腔及心尖左室长轴切面，叠加高帧频组织速度图。在脉冲频谱多普勒或组织速度曲线上将取样容积分别置于左心室壁不同节段（基段、中段、心尖段）的心肌层中点，多普勒扫描速度置

于100cm/s，记录各节段室壁的运动波，或将连续5～7个心动周期的动态组织多普勒速度图储存待分析（图12-4）。

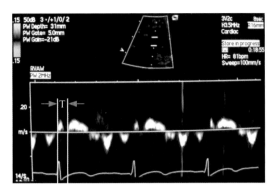

图12-4　组织多普勒脉冲频谱图上测定心室肌电机械收缩延迟（T, ms）

测量自心电图Q波起点至局部心肌收缩波起点的时间间隔

二、室间隔心肌的电-机械兴奋标测

（一）组织加速度图

取清晰的心尖四腔观或胸骨旁左心室长轴观，应用电影回放功能，逐帧仔细观察与记录室间隔于收缩时相内不同区域加速度的分布、传导特征。高加速度区显示为亮红色，低加速度区显示为蓝色。室间隔对应于心电图Q波起始后出现亮黄色加速度斑的先后顺序，可间接反映室间隔心电机械兴奋的扩布顺序。对应心电图Q波起始处最先出现亮黄色加速度斑的部位，为室间隔最先兴奋点，即正常心室肌心电机械兴奋的起源。结合定量分析软件，心腔内组织多普勒成像还能描述室间隔心肌的运动速度和加速度均值、方向、分布及时间顺序变化等参数（图12-5）。

（二）曲线M型定量组织速度图

在标准心尖四腔观上，应用电影回放功能，选择清晰的图像定帧。仔细将M型取样线循室间隔心肌走行方向，由心尖至心底方向逐点放置取样点，显示室间隔在心动周期内各个时相的运动带。以同步心电图Q波起始为时间参考点，观察最先出现红色收缩带的区域，并可定量测量局部心肌收缩带起始与电兴奋间的延迟（ms）。

（三）脉冲多普勒频谱或定量组织速度曲线

脉冲多普勒频谱或组织速度曲线上，将取样容

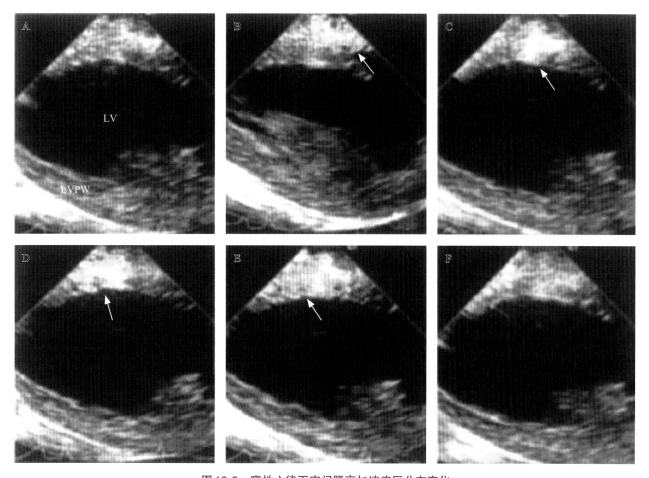

图12-5　窦性心律下室间隔高加速度区分布变化

A～F.在QRS波发生过程中室间隔高加速度区由基底部向心尖部下移。LV：左心室；LVPW：左心室后壁

引自郑敏娟，周晓东，张海滨，等.心腔内组织多普勒对心肌兴奋的发生及传导显像的实验研究.中华超声影像学杂志，2005，14（9）：695-697

积分别置于室间隔基段、中段与心尖段心肌层的中点，记录局部心肌的运动频谱或运动速度曲线。结合心电图，测量室间隔心肌的电机械收缩延迟时间（Q-S），即同步心电图Q波起始至心肌等容收缩波起点的时间间隔。

三、正常室间隔心肌的电－机械兴奋特征

（一）组织加速度图

在选取的感兴趣区内，窦性心律下，于心电图Q波开始后25ms内，室间隔基底部，邻近主动脉瓣右冠瓣，最先出现亮红色加速度斑，周邻心肌则还处于较低蓝色加速度区。逐帧可见高加速度区沿室间隔基底部向心尖方向扩布，其中下段相继出现亮黄色加速度区域。这与心电生理学研究的兴奋在室间隔的传导顺序一致。心腔内组织多普勒超声成像显示在心电图QRS波起始处，室间隔心

肌开始出现"Y"形的较高速度和加速度值分布区（图12-6）。

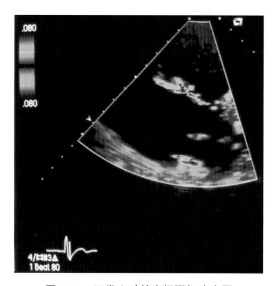

图12-6　正常心脏的室间隔加速度图

于心电图R波后即刻，室间隔中部最先出现亮红色加速度斑，而周邻心肌仍处于片状蓝色低速加速度区域

（二）组织速度图

M型组织速度图上，于心电图Q波后，室间隔基中部较心尖部提前出现红色收缩带。据相关统计，组织多普勒成像（TDI）标测室间隔中部收缩早于心尖部的显示率为90%。脉冲多普勒或定量组织速度曲线上，测量的室间隔基段心肌的电机械收缩延迟时间较中段、心尖段心肌测值短。

四、左心室肌的电-机械兴奋标测

（一）组织多普勒加速度图

取清晰的标准系列左心室心尖观和胸骨旁左心室短轴观，应用电影回放功能，逐帧仔细观察与记录左心室壁于收缩时相内不同区域的加速度分布、传导特征。左心室壁相对应于心电图Q波起始，出现亮黄色加速度斑的先后顺序可间接反映左心室壁心电机械兴奋的扩布顺序。对应心电图Q波起始处最先出现亮黄色加速度斑的部位，为室间隔最先兴奋点，即正常心室肌心电机械兴奋的起源。结合定量分析软件，心腔内组织多普勒超声成像还能描述室间隔心肌的运动速度和加速度均值、方向、分布及时间顺序变化等参数。

（二）曲线M型定量组织速度图

在系列标准心尖观上，应用电影回放功能，选择清晰的图像定帧。仔细将M型取样线循心肌走行方向逐点放置取样点，同步显示室间隔与左心室侧壁、前壁、下壁、后壁与前间隔在收缩期内的彩色收缩带。以同步心电图Q波起始为时间参考点，观察最先出现红色收缩带的区域，并可定量测量局部心肌收缩带起始与电兴奋间的延迟（ms）。

（三）脉冲多普勒频谱或定量组织速度曲线

在清晰的标准系列心尖观上叠加组织速度图。取样容积分别置于后间隔和左心室侧壁（心尖四腔观）、左心室前壁和下壁（心尖两腔观）、前间隔和左心室后壁（心尖左心室长轴观）获取心肌运动信息。将上述左心室6个壁等分为基底段、中段和心尖段三部分，分别记录将取样点置于瓣环和基底段、基底段和中间段、中间段和心尖段交界处内膜下的心肌层，多普勒扫描速度为100cm/s，取6个壁共18个取样点的运动频谱或速度曲线。结合心电图，记录室间隔电机械收缩延迟时间（Q-S），即心电图QRS起始点至心肌等容收缩波起点的时间间隔。

五、正常左心室肌的电-机械兴奋特征

（一）加速度图

正常心室肌电机械兴奋的起搏点：加速度图显示窦性心律下，心电图Q波后，心室肌最早出现高加速度的区域位于右冠瓣下室间隔的基底段，中央呈亮斑点（彩色反转），周围呈亮黄色，远处呈暗红色，逐帧观察可见高加速度区向心尖方向下移扩布，这与Durrer等报道的电生理结果相符。窦性激动时，胸骨旁左心室长轴切面显示室间隔基中部首先激动产生亮红色加速度变化起始点，随后右心室前壁心尖段、室间隔全部、左心室后壁、右心室前壁全部依次激动，左心室后壁激动持续时间较长，至收缩末期。

左心室二尖瓣水平短轴切面显示室间隔首先除极产生加速度变化，随后前侧壁几乎同时除极，后、下壁最后除极；乳头肌水平短轴切面显示前外侧、后内侧乳头肌与室间隔几乎同时最早出现加速度变化；心尖水平短轴切面则显示间隔除极稍早，随后前壁、侧壁及下壁几乎同时除极。心尖四腔心切面显示：室间隔基中部最早除极，室间隔心尖部、右心室前壁心尖部、左心室侧壁心尖部随后几乎同时除极；左心室侧壁基部最后除极。心尖二腔心切面显示：左心室前壁心尖、下壁心尖、整个下壁、整个前壁依次激动。心尖左心室长轴切面显示前间隔基中部激动较早，后壁激动较晚。

组织加速度图研究表明：室间隔中段左心室面收缩最早，左心室后壁基段外膜面收缩最晚，心脏各节段心内膜收缩均早于心外膜。其加速度扩布顺序：室间隔左心室面→左心室侧壁内膜面→室间隔右心室面→左心室下壁内膜面→左心室后壁内膜面→左心室前壁内膜面→左心室侧壁外膜面→左心室后壁外膜面→右心室内膜面→左心室下壁外膜面→右心室外膜面→左心室前壁外膜面。节段间比较，前室间隔中部收缩早于其基段、心尖段，其中中段与基段差异显著（$P < 0.05$）。左心室后壁基段外膜收缩分别晚于前室间隔、后室间隔基段外膜（$P < 0.05$），左心室后壁基段内膜收缩晚于后室间隔基段内膜，左心室后壁中段内膜亦明显晚于前室间隔中段内膜。左心室下壁、后壁中段、心尖段收缩早于基底段，其中左心室后壁基段心外膜收缩明显晚于中段、心尖段（$P < 0.05$）。

（二）组织速度图

组织多普勒脉冲频谱速度图上测量不同室壁节段收缩时间的先后，可反映心室壁除极起源及收缩顺序。将取样容积置于不同室壁：前室间隔、后室间隔、左心室前壁、左心室下壁、左心室后壁不同节段的心内、外膜面，记录不同部位收缩波（S波），测量心电图Q波至收缩波起点的间距，通过测量不同部位收缩的时间顺序，间接反映心室壁的激动顺序。结果显示心脏各节段心内膜收缩均早于心外膜（$P < 0.05$），前室间隔中段左心室面收缩最早，左心室后壁基段外膜面收缩最晚，各节段之间比较，前间隔中段收缩早于其基段、心尖段。左心室后壁基段心外膜收缩分别晚于前间隔、后间隔基段外膜（$P < 0.05$），左心室后壁基段心内膜收缩晚于后室间隔基段内膜，左心室后壁中段心内膜收缩亦明显晚于前室间隔中段内膜。左心室侧壁、下壁、后壁及右心室壁心尖段收缩早于基底段，其中左心室后壁基段心外膜面收缩明显晚于中段、心尖段（$P < 0.05$），右心室壁心尖段心外膜面明显早于基段心外膜面（$P < 0.05$）。

六、显性预激旁道的室内心电－机械兴奋标测与特征

（一）TDI定位显性预激旁道的原理

预激综合征是一种房室传导异常，即一部分心房冲动经旁路下传，引起部分心室肌提前激动。它在正常人群中的发病率是0.1%～0.3%。其中部分患者可以终身无自觉症状而无须治疗，但当其合并折返性快速心律失常时，可引起严重临床症状甚至猝死。近些年来，射频消融旁路是根治预激综合征并发严重心律失常的主要手段。因此，术前准确定位旁路对手术风险的预测、缩短标测时间，减少射频能量都具有重要意义。尽管目前临床上有多种检测技术来指导旁路定位，但均有其局限性。例如，体表心电图虽可对大多数旁路进行大致定位，但相邻区旁路的心电图仍可有重叠，且不直观；心内电生理检查则因其有创、昂贵、费时等缺点，在临床上的推广应用受到了一定程度的限制。

TDI技术检测显性房室旁路主要是依据心肌机械运动产生的速度、加速度的回声差异来反推心电

活动。由于心脏电兴奋机械收缩相互偶联，之间存在一定的时间间隔，使心室壁的收缩与心肌电激动并不同步，旁路主干自心房经瓣环连至心室肌，再通过细小分支传导兴奋局部心肌。这种不同步为我们临床观察局部心室壁的提前收缩波提供可能，即观察紧接心动图预激波之后提前出现的室壁收缩波或加速度扩布点，局部室壁心肌的预先激动势必导致相应室壁节段的加速度大小和时间变化，从而间接反映心室除极起始点和扩布顺序。

（二）TDI标测显性预激旁路的心电－机械兴奋特征

TDI定位房室旁路的原则：在系列胸骨旁左心室短轴切面上，选择TDI加速度图叠加于二维图像上，与同步记录的心电图对照，对局部心室肌活动进行仔细观察，寻找心室壁在心电图预激波出现后最早出现加速度斑或彩色收缩波的部位。逐帧分析可发现，预激综合征患者局部室壁提前出现加速度变化区域，与心电图预激波或QRS起始部同步出现，随着收缩期的推进，闪烁点周围心肌依次出现色彩由暗变亮，形成片状除极区域（图12-7）。正常对照者的室壁运动分布均匀，无异常加速区。对出现亮加速度斑的心肌应用两个及以上的切面上进行观察，若均吻合，基本可排除伪像干扰，准确定位旁路位置；在组织速度图上，表现为房室瓣环稍下水平的心室肌上出现小片状、持续短暂的红色收缩区，连续3～5个心动周期均稳定存在，表明TDI也可准确定位旁路。有研究观察到：在组织多普勒脉冲速度图上，对提前出现亮色加速区的心肌进行局部取样分析，结果表明旁路位置的心肌运动速度测值较其余正常心肌的运动速度测值高。

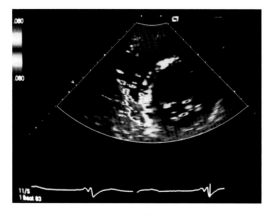

图12-7　组织多普勒加速度图

显示B型预激综合征患者于心电图δ波后右心室下后壁最早出现亮红色加速度变化斑，周围心肌则仍显示片状低速蓝色加速度区

国内外诸多TDI研究结果表明，TDI定位旁路的总符合率优于体表心电图。原因应为心电波形反映的是所有心肌细胞的综合向量变化，在需要滤波处理时不可能无限制放大信号，在预激向量较小时，难以反映旁路方位；而且心电图电极摆放位置固定，可能导致不同个体间同一部位的旁路心电图改变发生差异。TDI则是在典型的心脏解剖标志的直接引导下，通过多切面直观显示局部室壁最先收缩的部位，因此能有效追踪旁路的空间向量位置。与心内电生理检查（EPS）定位比较，TDI技术总体定位符合率为80%～90%。其中TDI标测左心室后壁的敏感性高，而标记间隔的敏感性则较低，这可能由于左心室后壁的纵行纤维分布较多，而间隔多为环向纤维，与声束夹角过大，多普勒频移较小，无法编码；此外，超声心动图用于区分左右间隔的切面较少，正常情况下，电激动下传室间隔后迅速向左右心室扩布，易将室间隔下传的兴奋误为旁道激动点。

研究中发现TDI确定旁路位置尚存在以下局限性：①左心室壁运动由向心性收缩运动、心脏的水平移动及沿轴线转动三种运动方式组成，TDI技术尚无法排除后二者的影响；②帧频是影响观察除极全程的重要因素，帧频过低或心率过快时，心室壁活动几乎同时显示，从而无法区别其激动先后；③显性预激程度不够充分时，提前收缩的室壁范围较小，其提前收缩波或加速度斑易漏，较难定位。④存在多条预激旁路时，TDI多只能显示预激范围较大的旁路，而不能准确提示旁路数目。以上不足仍有待技术完善与研究的深入。

七、室性期前收缩的室内心电-机械兴奋标测与特征

室性期前收缩、心动过速是临床常见的心律失常。传统的心电图根据QRS波群形状对室性期前收缩进行分析。QRS波群形状取决于异位兴奋灶在心室内的位置，异位兴奋灶离束支分叉越近，QRS波群越接近正常。可根据QRS波群波形及时限粗略估计异位起搏点与房室束分支的距离。心脏电生理在室性异位激动起源的研究方面虽具有重要价值，但在精确标测异位激动起源部位、指导治疗方面仍有局限性。TDI技术加速度图通过描述心脏激动过程

心室壁收缩运动出现的先后时序，间接反映心肌激动起源及传导顺序，为准确评估心室除极顺序提供了有力手段。

TDI标测异位室性起搏点的心电-机械兴奋特征。检查时受检者取平卧或左侧卧位，同步监测心电图。按常规扫查逐个显示标准的左、右心室长轴切面，短轴切面及心尖四腔各二维图像后，叠加组织速度图。当体表心电图上出现形态不同的室性期前收缩时，停帧后回放图像，仔细逐帧分析、观察并寻找与室性期前收缩同时出现的亮红色区，在两个或以上不同切面发现同一心肌部位出现亮红色区且重复性好；而在正常窦性间期，收缩期无红色亮点区出现，而原亮红色斑点区也消失，此亮红色斑点区即为室性期前收缩的异位搏点。于室性期前收缩间期内，心肌的除极顺序与正常心肌除极顺序迥异，为异位起搏点的激动向周围传导。有研究对24例室性期前收缩患者进行TDI研究，71%患者TDI检测的室性异位起搏点部位不仅与心电图结果相吻合，而且通过二维超声可准确找到局部心室肌的起搏点，使临床室性异位起搏点的定位更加准确、直观。另有研究通过建立室性心动过速的犬模型，运用TDI速度图与加速度相结合的方法，判断异位起搏时心室壁激动起源点及传导顺序。窦性激动时，心内膜激动早于心外膜（$P < 0.05$），前间隔中段激动最早，依次向周围传导；而心室异位起搏时，于起搏心电信号稍后可观察到安置起搏电极处最早出现小片状小红色速度区域或亮红色加速度斑，其余心肌仍呈大片状蓝色速度或加速度区，而后以此为中心，红色速度或加速度区向周围心肌扩布（图12-8）。心室异位起搏状态下其兴奋传导速度明显慢于窦性激动，这与异位起搏时其激动传导过程主要通过心肌闰盘，而非正常传导系统有关。实验结果与电生理结果相近。

TDI技术以其直观、定量、定位分析室壁运动的优势，使探讨心电活动成为可能，因其无创、安全、可重复多次观察的特点，而广泛应用于临床。应用TDI技术可定位异位激动起源位置，判断激动传导及收缩顺序；速度图与加速度图相结合可望对心脏传导异常做出无创、直接、准确的诊断。进一步应用TDI技术探讨心脏电生理活动过程有重要的临床意义，与电生理检查相互补充将有广泛的应用前景。

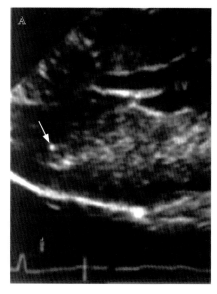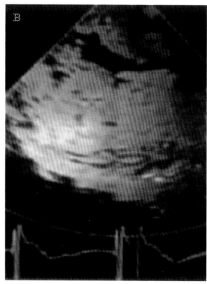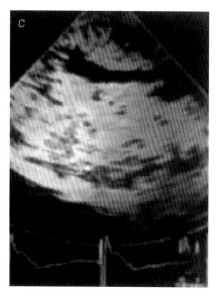

图12-8 犬心肌行室性起搏时TDI加速度图

A.箭头示起搏电极位置；B、C.示起搏波出现时，电极位置呈高加速度区（B.为高标尺条件，起搏电极处与周围色差不明显；C.低标尺条件，起搏电极处彩色反转，与周围色差明显）

引自郑敏娟，周晓东，张海滨，等.心腔内组织多普勒对心肌兴奋的发生及传导显像的实验研究.中华超声影像学杂志，2005，14（9）：695-697

第六节　心室间电-机械兴奋的超声标测方法

正常心脏为实现泵血功能，必须保证正常的房室收缩顺序、心室间及心室内各节段室壁间的同步舒缩。这有赖于心脏的传导系统、电兴奋收缩偶联及心肌结构功能的正常。电传导延迟或电机械偶联障碍常可导致心室间舒缩不同步。如左、右束支传导阻滞及右心起搏器置入术后、冠心病、慢性心力衰竭、扩张型心肌病等心脏疾病，通常都存在心室间和（或）心室内心肌运动不协调或不同步。如何准确标测心室间电-机械兴奋特征与扩布顺序，对增进了解心室肌电活动特性、解释相关的心脏病理生理变化及重新恢复或建立生理性起搏、评价再同步化治疗的疗效等方面均有指导意义。

心肌收缩的起始与扩布本质上是心电机械活动的过程，是多起始部位、多分布形式的三维生理现象，这些瞬时发生的复杂、快速事件肉眼难以观察。如何在精确显示心脏解剖结构的同时描绘其电活动特征，一直是临床电生理研究者面临的难题。自1992年以来，组织多普勒超声成像技术不断取得新进展，为临床提供了实时直观地观察快速变化的心脏传导系统心肌和房室壁心肌组织运动的有效手段。国内外的TDI研究显示TDI技术可描述局域室壁在细微时相内的运动特征，在评价束支传导阻滞时心室肌的兴奋起源与扩布传导过程、人工起搏部位局部心肌的速度和加速度的扩布传导过程、再同步化治疗的患者筛选与疗效评估、估测预后等领域均有重要应用价值。

正常的心脏传导系统由窦房结自发性发放电兴奋并向下传导至心房，诱发心房心肌产生电-机械兴奋及收缩。而后心房经由结间束继续将电脉冲信号传导至房室结，延迟后通过房室束，房室束在室间隔上端分出左、右束支，右束支沿乳头肌及游离壁、左束支发出很多分支，在室间隔左侧内膜下呈扇形展开。正常情况下，心室激动沿房室结浦肯野系统迅速扩布，几乎均匀地同时扩布至左、右心室，即正常心室在心房收缩后120～200ms开始收缩，约在左心室收缩后20ms，右心室相继收缩，收缩开始于室间隔，迅速向左、右两侧心室壁传导，左、右心室游离壁几乎同步地向心性收缩。如一侧束支发生传导时间较对侧延迟40～50ms以上，延迟侧心肌即由对侧激动通过室间隔兴奋。

一、心室肌的组织多普勒图像采集与观测

1.二维组织加速度图　受检者取左侧卧位，同步记录心电图。在清晰显示标准胸骨旁左心室长轴、系列左心室短轴、系列心尖长轴、剑下四腔心切面后，调节总体二维增益，叠加组织加速度图。选取感兴趣区，操作中强调调整取样框大小、彩色增益条件及滤波至获取最佳图像，显示帧频高于50帧/秒，建立心电门控以确定心动周期时相。对照心电图，利用电影回放功能键，逐帧确定心电图QRS后，心室壁在舒张末期和（或）收缩早期加速度改变的起始点及局部亮红色加速度变化斑的先后顺序。储存连续15～20个心动周期的动态组织多普勒加速度图像，供后处理分析。

2.M型组织速度图　患者取左侧卧位，同步记录心电图。显示胸骨旁左室长轴切面，M型取样线分别置于室间隔基段、中段处，多普勒扫描速度为100cm/s，选取清晰M型速度图后定帧图像。测量自心电图Q波（无Q波者取R波）起点至室间隔蓝色收缩带起始及左室后壁红色收缩带起始的时间期间（T）。

曲线M型组织速度图上，获取清晰的心尖四腔观后，选择组织速度模式叠加于二维图像，而后将彩色取样框置于感兴趣区，选择局部放大功能，操作中注意调整取样框、显示扇角大小。储存连续5～7个心动周期的动态组织多普勒速度图。在工作站上将M型取样线循室间隔心肌走行方向，由心尖至心底方向逐点放置取样点，描记右心室游离壁与室间隔、左心室前壁与左心室下壁、前间隔与左心室后壁、后间隔与左心室侧壁在心动周期内的彩色运动带。以心电图Q波起始为时间参考点，观察最先出现红色收缩带的区域，并定量测量局部心肌收缩带起始与电兴奋间的延迟时间。

3.组织多普勒脉冲频谱图（定量组织速度曲线）　患者取左侧卧位，同步记录心电图。选取清晰的心尖四腔、二腔及左心室长轴观后，叠加高帧频组织速度图。在脉冲频谱多普勒或组织速度曲线上将取样容积分别置于左心室壁、右心室游离壁不同节段（基段、中段、心尖段）的心肌层中点，多普勒扫描速度置于100cm/s，记录各节段心室壁的运动波，将连续5～7个心动周期的动态组织多普勒速度图储存待分析（图12-9）。

二、完全性右束支传导阻滞患者的心室间电-机械兴奋特征

组织加速度图标测的右束支传导阻滞患者的心室肌除极起源与正常心脏相同，均位于室间隔基中段，邻近主动脉瓣右冠瓣下方。心电图QRS起始后，该处心肌率先电除极产生收缩，出现亮红色加速度变化斑，其余心肌则显示片状的蓝色加速度区。逐帧观察，可见高速加速度区域向周围扩布。左心室肌的电兴奋扩布顺序与正常人相同（详见本章第五节）。TDI观察结果证实完全性右束支传导阻滞患者室间隔最初由左向右的除极并未受影响，左心室除极正常。这与心内电生理研究结果一致。

高时间分辨率的M型组织速度图上：完全性右束支传导阻滞患者的室间隔基、中段的电机械延

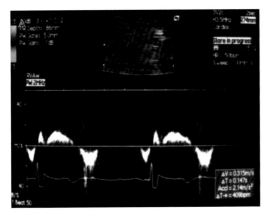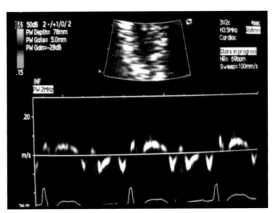

图12-9　心尖四腔观组织多普勒脉冲频谱图

A.完全性右束支传导阻滞患者右心室游离壁的电机械收缩时间间隔（T）延长；B.完全性右束支传导阻滞患者的左心室侧壁的电机械收缩时间间隔（T）延长

迟时间较左心室后壁相应部位缩短，左心室后壁中段的电机械延迟时间较基段缩短，从而进一步证实完全性右束支传导阻滞患者的左心室除极仍由完整左束支控制。而脉冲组织多普勒速度图清晰显示患者的右心室除极明显延迟。右心室游离壁基段、中段的电机械激动时间均较正常相应节段延长（$P >$ 0.05）。曲线 M 型组织速度图显示右心室游离壁的电机械延迟时间较左心室壁延长。这与右束支以下的传导组织不能正常传导，造成右心室游离壁除极需靠室间隔及右心室心肌闰盘间缓慢传导相符。

三、完全性左束支传导阻滞患者的心室间电 – 机械兴奋特征

组织加速度图标测出 90% 的完全性左束支传导阻滞患者的心室最早除极点位于右心室前壁心尖段，与正常人有显著差异。在心电图 QRS 波起始处，右心室前壁心尖段最先出现亮红色加速度变化斑，周围心肌仍处于片状蓝色加速度区域。而后，高加速度区向周围心肌扩布，均出现红色加速度区。

据相关研究结果显示：完全性左束支传导阻滞患者的心室肌兴奋扩布顺序为（以剑下四腔心切面为例）：右心室前壁心尖→室间隔心尖，右心室前壁全部→室间隔全部→左心室前侧壁心尖→右心室前侧壁全部，组织加速度图上依次出现高速的加速度变化斑。心尖四腔、剑下四腔心切面均能清晰显示位于右心室前壁心尖段的异常除极起始点及其加速度扩布过程：右心室前壁心尖段除极后，室间隔心尖段、右心室前壁全部几乎同时除极，然后为室间隔全部、左心室前侧壁的心尖段及全部依次除极。左心室后壁激动明显延迟。这证实完全性左束支传导阻滞患者心室壁的除极不再通过左束支及浦肯野纤维，而经室间隔及心肌向左后方心室壁进行除极。由于激动在室间隔与左心室心肌的传导速度远较在正常传导系统内缓慢，因此整个心室的除极过程明显延长。

脉冲多普勒组织速度图：速度图上确定的左心室电 – 机械兴奋延迟时间为由心电图 QRS 起点到二尖瓣瓣环收缩波起点的间隔；右心室电 – 机械兴奋的延迟时间为由心电图 QRS 起点到三尖瓣瓣环收缩波起点的间隔。研究发现：左束支传导阻滞患者的室间隔和左心室下壁、前壁和后壁的电机械延迟时

间、等容收缩期时限较正常人明显延长，亦证明患者的局部心肌收缩延迟和左心室激动的不均一性。另有研究发现左束支传导阻滞主要对室间隔、左心室下后壁和左心室前壁影响较大，而对右心室游离壁影响不大，完全性左束支传导阻滞患者最延迟激动节段位于左心室侧壁、后壁区域，这反映出完全性左束支传导阻滞时左、右心室活动的不协调及左心室活动的不协调性和不对称性。

四、起搏状态下的心室间电 – 机械兴奋特征

组织加速度图标测安装永久性右心起搏器的患者在起搏电极发放脉冲间期，心室除极起源均位于右心室前壁近心尖区，与正常心肌的心室电激动传导迥异，但与完全性左束支传导阻滞患者相同。于心电图起搏心电信号稍后，起搏导管尖部的右心室壁近心尖处（起搏电极处）最先出现亮红色加速度变化斑，周围心肌仍处于片状蓝色加速度区域。而后，高加速度区向其周围心肌扩布，均出现高速的亮红色加速度区。各局部心室肌出现高速加速度变化斑的先后顺序能在 2 个或 2 个以上的切面上重复。右心起搏器患者的异常心室电兴奋特征与右心起搏器的脉冲发放器发放的电子脉冲信号将兴奋传送至起搏电极处，使得其附近小片心肌率先除极，产生加速度变化，继而使整个心室完成除极过程有关。而在经正常房室通路传导的间期内，心室的最先起搏点位于室间隔基段，在心电图 QRS 波稍后，室间隔基段率先出现加速度变化斑，其加速度扩布顺序与正常人相同。

M 型组织多普勒速度图上，起搏器置入患者的左心室起搏电信号机械收缩时间测值较正常人显著延长，但与观察组内完全性左束支传导阻滞患者比较，则略微缩短，这与右心起搏器患者的束支传导系统没有明显受损有一定关系。

另外，有研究应用组织多普勒应变率成像对 VVI 与 DDD 型起搏器患者的心室除极状态进行研究，结果表明应变率成像标测的起搏器置入患者室间隔传导顺序的准确率稍高于组织速度成像模式（92% vs. 84%），这可能与应变率在心肌节段间基本保持一致，更易判别心尖部心肌的收缩起点有关；另外，推测室间隔心尖接近起搏电极部位，其起搏的高能量可能导致此处局部心肌的应变率更

大、更明显。

研究证明：组织多普勒加速度模式、速度模式及应变率成像等超声技术均能准确反映左、右心室的心室壁加速度改变的起始点，从而准确反映

心室壁的除极起始位置和心室间加速度扩布顺序（图12-10）。但是其临床应用的准确性仍需进一步研究验证，明确因临床用途不同对诊断结论的影响因素及控制方法。实际运用中，帧频是影响观察

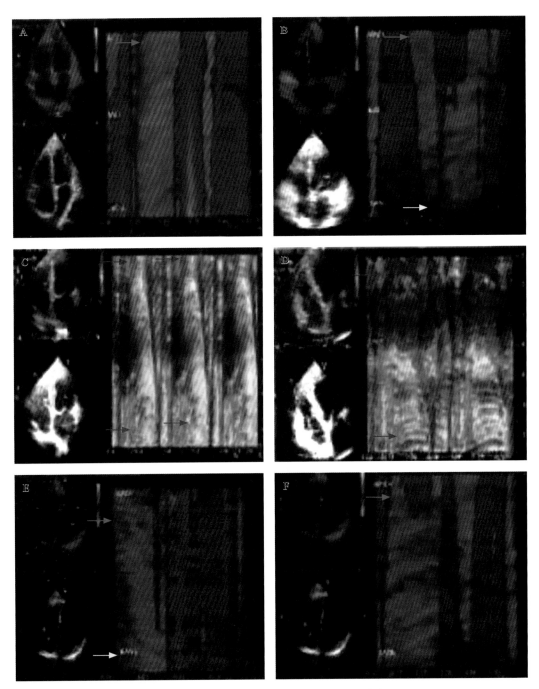

图12-10　曲线M型组织多普勒速度图与应变率图

A.组织速度图显示正常心肌室间隔心尖部（蓝箭头）晚于中间部和基底部收缩；B.组织速度图显示安装VVI型起搏器患者室间隔心尖部（蓝箭头）明显早于基部（黄箭头）和中间部收缩；C.应变率图显示安装DDD型起搏器的患者心室起搏时室间隔心尖（紫箭头）收缩应变率带明显早于基部（红箭头）D.应变率图显示安装VVI型起搏器患者的右心室心尖和室间隔心尖最早出现红色应变率带（紫箭头），间隔基底段则最晚出现红色应变率带（红箭头）；E.显示安装DDD型起搏器患者在右心室起搏时，室间隔心尖段红色收缩带最早出现（蓝箭头），明显早于基底段收缩（黄箭头）；F.显示该患者在仅心房起搏时，室间隔保持正常收缩顺序，室间隔心尖段最晚收缩（蓝箭头）

除极全过程的最为重要的因素，帧频低可能会漏过心室壁除极过程的一些细微时间片断，从而导致误判。因此，最大限度地提高组织加速度图像的帧频，可有效弥补观察时点的遗漏，最大限度地重现整个心室壁除极的全过程。虽然，目前超声显像仪上提供的加速度图的最高显示帧频为70帧/秒左右，而心室壁除极的时间常少于120ms，因此在观察心室壁除极收缩过程中，仍将不可避免地会遗漏部分心室壁加速度信息。多心动周期、多切面、同步性观察可有效弥补这一缺陷。另外，TDI技术仍受限于多普勒扫查角度。目前最新开发的二维矢量速度技术则克服了组织多普勒技术角度依赖性这一固有缺陷，与心肌运动加速度参数结合起来，有望为超声心动图评价心肌电-机械兴奋提供新的评估手段，对临床准确、无创性评估心电活动特征具有重要应用价值。

（王　静　李治安）

参 考 文 献

陈丽，沈学东，蔡乃绳，等，1996. 彩色多普勒组织成像评价心壁运动和激动顺序的实验研究. 中国超声医学杂志，12：1-4.

陈新，1996. 临床心律失常学-电生理和治疗. 北京：人民卫生出版社：636-674.

崔琪琼，张薇，郑兆通，等，2003. 组织多普勒成像技术评价阵发性房颤心房收缩和电-机械时间的变化. 中国超声医学杂志，19：101-103.

方平，高文武，谢启东，2001. 组织多普勒测定左右心房收缩和电机械时间. 中国超声医学杂志，17：39-40.

郝力丹，成艳，郭瑞强，2004. 多普勒组织成像技术对心房颤动患者心房电-机械时间和心房收缩时间的测定. 中国心脏起搏与心电生理杂志，18：47-49.

黄全会，汪天富，李德玉，2004. 基于超声多普勒组织成像的人工起搏状态下心肌运动速度特征研究. 航天医学与医学工程，17（2）：130-134.

冀瑞平，王新房，刘望彭，等，1999. 多普勒组织成像技术评价心室异位激动起源及收缩顺序的实验研究. 中华超声影像学杂志，8：45-49.

焦镇，吴宁，关东旭，1998. 房室交界区整体电传导特性的实验研究. 中国心脏起搏与心电生理杂志，12：95-98.

金超，马沛然，康永军，等，1996. 彩色多普勒组织显像对室性早搏异常起搏点定位研究. 中华超声影像学杂志，5（3）：97-99.

李德玉，赵树魁，尹立雪，等，2001. 一种超声组织多普勒图像的定量分析新方法. 航天医学与医学工程，4：17-21.

李德玉，赵树魁，尹立雪，等，2002. 一种超声组织多普勒图像的定量分析新方法. 航天医学与医学工程，14：16-21.

李德玉，赵树魁，尹立雪，等，2002. 一种超声组织多普勒图像的定量分析新方法. 航天医学与医学工程，14：17-21.

闵杰青，田秀玲，2004. 彩色多普勒组织成像技术对儿童室性早搏异位起搏点的检测. 云南医药，25：429-430.

舒先红，潘翠珍，朱慧君，2001. 组织多普勒成像技术评估慢性房颤患者左室壁运动. 中华超声影像学杂志，10：13-15.

王静，李治安，王新房，等，1999. DTI无创性评估完全性右束支传导阻滞的电除极状态. 中国医学影像技术，15：16-18.

王静，李治安，王新房，等，2000a. 多普勒组织成像技术对右心起搏器电除极状态的研究. 临床超声医学杂志，2：11-14.

王静，李治安，王新房，等，2000b. 多普勒组织成像技术束支传导阻滞患者的心室除极状态. 中国超声医学杂志，16：96-99.

王静，王新房，谢明星，等，2004. 曲线M型组织速度图与应变率图评价右心室起搏时心室收缩顺序的对照研究. 中华超声影像学杂志，13：341-344.

王龙，郭继鸿，朱天刚，等，2005. 用组织多普勒评价左右心室收缩期时间间期. 中国名康杂志，17：422-428.

王钰，陆映珠，郭涛，等，2004. 多普勒组织成像定位预激旁道的应用研究. 中华超声影像学杂志，13：421-424.

杨倩，王建安，董樑，2005. 组织多普勒评价双心室优化起搏对左心功能和室壁运动同步性的作用. 中华心血管病杂志，33：1109-1113.

尹立雪，蔡力，李春梅，2001. 心内组织多普勒超声显像标测心脏传导系统心肌兴奋心肌电和机械兴奋多参数显像. 中华超声影像学杂志，10：43-47.

尹立雪，蔡力，李春梅，2003. 心腔内超声引导下希氏束起搏和房室结消融. 中华超声影像学杂志，2：492-495.

尹立雪，蔡力，李春梅，等，2004. 心腔内超声评价希氏束起搏心脏血流动力学和解剖结构重构. 中国医学影像技术，20：670-672.

尹立雪，李春梅，付国庆，等，1998. 多普勒组织显像定位心室除极起始点的准确性. 中华超声影像学杂志，7：28，30-31.

张涓，吴雅峰，崔亮，2004. 利用定量组织速度成像技术评价正常心房的同步性. 中国医药导刊，6：400-401.

张涓，杨新春，吴雅峰，2004. 组织多普勒成像评价左束支传导阻滞时不同步心室活动. 中华超声影像学杂志，13：748-752.

张瑞芳，秦石成，2005. 定量组织多普勒速度成像技术对正常人心肌同步性运动的研究. 中国超声医学杂志，21：

30-32.

张友耿，黎春蕾，周玉清，1998. 彩色多普勒组织显像对显性预激症候群预激部位定位初探. 中华超声影像学杂志，7：7-9.

章鸣，周启昌，范平，2000. M型超声心动图对显性预激综合征旁道的定位. 中国超声医学杂志，16：25-27.

赵博文，汤富刚，潘美，等，2003. 频谱多普勒及M-型超声心动图检测胎儿心律失常的临床研究. 中国超声医学杂志，19：591-594.

赵树魁，李德玉，尹立雪，2001. 组织多普勒显像定量分析窦房结功能. 中华超声影像学杂志，10：41-43.

赵学，1997. 现代介入心脏病治疗学实用技术. 重庆：重庆出版社：54-98.

郑敏娟，周晓东，张海滨，2005. 心腔内组织多普勒对心肌兴奋的发生及传导显像的实验研究. 中华超声影像学杂志，14：695-697.

钟伟邦，符柳江，2004. 超声心动图检查窦性心律失常与左室功能相关性分析. 中国心血管病研究杂志，2：794-795.

朱天刚，权欣，王欣，2005. 组织速度成像评价心肌运动协调性. 中华超声影像学杂志，14（6）：413-416.

Becker AE，Anderson RH，Durrer D，et al，1978. The anatomical substrates of of Wolff-Parkinson-White syndrome. Circulation，57：870-876.

Burri H，Lerch R，2006. Echocardiography and patient selection for cardiac resynchronization therapy：a critical appraisal. Heart Rhythm，3（4）：474-479.

Cavusoglu Y，Ata N，Timuralp B，et al，2006. Visualization of the site of the onset of ventricular depolarization by acceleration mode tissue Doppler imaging technique. Int J Cardiovasc Imaging，22（6）：171-176.

D'Andrea A，Caso P，Severino S，et al，2005. Association between intraventricular myocardial systolic dyssynchrony and ventricular arrhythmias in patients with hypertrophic cardiomyopathy. Echocardiography，22：571-578.

Eder V，Marchal C，Tranquart F，et al，2000. Localization of the ventricular preexcitation site in Wolff-Parkinson-White syndrome with Doppler tissue imaging. J Am Soc Echocardiogr，13：995-1001.

Fitzpatrick AP，Gonzales RP，Lesh MD，et al，1994. New algorithm for the localization of accessory atrioventricular connections using a baseline electrocardiogram. J Am Coll Cardiol，23：107-116.

Fung JW，Yu CM，Yip G，et al，2004. Variable left ventricular activation pattern in patients with heart failure and left bundle branch block. Heart，90：17-19.

Gallagher JJ，Pritchett ELC，Saely WC，et al，1978. The preexcitation syndrome. Prog Cardiovasc Dis，20：285-327.

Hina K，Murakami T，Kusachi S，et al，1999. Decreased amplitude of left ventricular posterior wall motion with notch movement to determine the left posterior septal accessory pathway in Wolff-Parkinson-White syndrome. Heart，82（6）：731.

Hishida H，Sotobata I，Koike Y，et al，1976. Echocardiographic patterns of ventricular contraction in the Wolff-Parkinson-White Syndrome. Circulation，54：567-570.

Ito T，Suwa M，Sakai Y，et al，2005. Usefulness of tissue Doppler imaging for demonstrating altered septal contraction sequence during dual-chamber pacing in obstructive hypertrophic cardiomyopathy. Am J Cardiol，96：1558-1562.

Ji R，Wang X，Cheng TO，et al，2002. Experimental study of assessment on ventricular activation origin and contraction sequence by Doppler tissue imaging. J Huazhong Univ Sci Technolog Med Sci，22（1）：52-57.

Kerckhoffs RC，Faris OP，Bovendeerd PH，et al，2003. Timing of depolarization and contraction in the paced canine left ventricle：model and experiment. J Cardiovasc Electrophysiol，14（Suppl）：S188-S195.

Kunitake H，Osmar AC，Akihiko S，1996. Electrophysiological characteristics of human atrial muscle in paroxysmal atrial fibrillation. Am Heart J，131：779-789.

Mashiro I，Heckel RR，Nelson RR，et al，1981. Site of premature ventricular contractions demonstrated by echocardiography. Jpn Circ J，45：532-538.

Mcdicken WN，Sutherland GR，Moran CM，et al，1992. Color Doppler velocity imaging of the myocardium. Ultrasound Med Bio，18：651-654.

Melek M，Esen O，Esen AM，et al，2006. Tissue Doppler evaluation of intraventricular asynchrony in isolated left bundle branch block. Echocardiography，23：120-126.

Merckx KL，De Vos CB，Palmans A，et al，2005. Atrial activation time determined by transthoracic Doppler tissue imaging can be used as an estimate of the total duration of atrial electrical activation. J Am Soc Echocardiogr，18：940-944.

Nagai H，Takata S，Sakagami S，1999. Detection of the earliest ventricular contraction site in patients with Wolff-Parkinson-White syndrome using two-dimensional guided M-mode tissue Doppler echocardiography. Cardiology，92：189-195.

Nakayama K，Miyatake K，Uematsu M，et al，1998. Application of tissue Doppler imaging technique in evaluating early ventricular contraction associated with accessory atrioventricular pathways in Wolff-Parkinson-White syndrome. Am Heart J，135：99-106.

Niu HX，Hua W，Zhang S，et al，2006. Assessment of cardiac function and synchronicity in subjects with isolated bundle branch block using Doppler imaging. Chin Med J（Eng），119：795-800.

Okumura M，Okajima S，Sotobata I，et al，1980. Non-invasive localization of the pre-excitation site in patients with the Wolff-Parkinson-White syndrome. Vectorcardiographic and echocardiographic correlations. Jpn Heart J，21：157-169.

Penicka M，Bartunek J，De Bruyne B，et al，2004. Improvement of left ventricular function after cardiac resynchronization therapy is predicted by tissue Doppler imaging echocardiography. Circulation，109（8）：978-983.

Rein AJJT，O'Donnell CP，Colan SD，et al，2003. Tissue velocity Doppler assessment of atria and ventricular electromechanical coupling and atrioventricular time internals in normal subjects. Am J Cardiol，92（11）：1347-1350.

Rouleau F，Merheb M，Geffroy S，et al，2001. Echocardiographic assessment of the interventricular delay of activation and correlation to the QRS width in dilated cardiomyopathy. Pacing Clin Electrophysiol，24：1500-1506.

Scheinman MM，Saxon L，2000. Long term His bundle pacing and cardiac function. Circulation，101：836-837.

Sutherland GR，Kukulski T，Dhooge J，et al，2000. Quantitation of left-ventricular asynergy by cardiac ultrasound. Am J Cardiol，86（Supple）：4G-9G.

Sutherland GR，Nado GP，Carreras F，et al，1995. Doppler myocardial imaging in the evaluation of normal and abnormal ventricular depolarisation. Br Heart J，74（Suppl）：85.

Tada H，Toide H，Naito S，et al，2005. Tissue tracking imaging as a new modality for identifying the origin of idiopathic ventricular arrhythmias. Am J Cardiol，95：660-664.

Toussaint JF，Lavergne T，Kerrou K，et al，2002. Ventricular coupling of electrical and mechanical dyssynchronization in heart failure patients. Pacing Clin Electrophysiol，25：178-182.

Weidemann F，Eyskens B，Jamal F，et al，2002. Quantification of regional left and right ventricular radial and longitudinal function in healthy children using ultrasound-based strain rate and strain imaging. J Am Soc Echocardiogr，15（1）：20-28.

Wilkenshoff UM，Sovany A，Wigstrom L，et al，1998. Regional mean systolic myocardial velocity estimation by real-time color Doppler myocardial imaging：A new technique for quantifying regional systolic function. J Am Soc Echocardiogr，11：683-692.

Yamagishi M，Tanaka N，Itoh S，et al，1993. An enhanced method for detection of early contraction site of ventricles in Wolff-Parkinson-White syndrome using color coded tissue Doppler echocardiography（Ab）. J Am Soc Echocardiogr，630.

Yin LX，Li CM，Fu QG，et al，1999. Ventricular excitation maps using tissue Doppler acceleration imaging：potential clinical application. J Am Coll Cardiol，33：782-787.

第13章　三维超声心动图的原理与方法

自1953年首次应用超声成像技术评价心脏结构与功能以来，随着技术的不断进步与完善，超声心动图特别是以二维超声切面为基础的多种超声心动图技术在临床上得到了广泛应用。二维超声心动图（2DE）技术是以二维切面图像来显示心脏结构与功能，而人体心脏在解剖结构上具有复杂的三维空间形态，在功能上具有三维运动力学特征，因此临床上一直期望能利用超声成像技术显示心脏的三维解剖结构与功能表现。特别是受CT、MRI三维成像技术的启发和潜在临床应用价值的鼓舞，诸多学者对三维超声心动图的成像技术及其临床应用价值进行了深入研究。1974年Dekler运用网格成像法显示左心室结构的立体形态，首先开始了三维超声心动图（three-dimensional echocardiography，3DE）研究。其后，Ghosh、Nanda、Maurer等学者于1982年，Collins和Levine等分别于1988年、1989年与其他学者采用不同的方法，对静态三维超声心动图（static three-dimensional echocardiography）与动态三维超声心动图（dynamic three-dimensional echocardiography）的成像技术与应用价值进行研究。20世纪90年代中期，动态三维超声心动图技术已从实验室走向临床，真实显示心脏的立体解剖结构与动态变化，研究者从不同角度对其临床应用价值进行探讨。

然而，静态与动态三维超声心动图成像的基本原理是对系列带有时间与空间位置信息的二维图像进行重组，以显示心脏结构的三维形态。在此过程中由于存在二维图像采集过程烦琐、三维图像重建过程需脱机处理而耗时较长、重建时相邻二维图像间需插补像素等局限性，动态三维超声心动图在技术突破与临床应用上受到限制。在静态与动态三维超声心动图发展的同时，另一些学者一直试图开发实时三维超声成像系统（real-time volumetric ultrasound imaging system）。

1990年，美国杜克大学Von Ramm发明了新的矩阵式排列的相控阵探头（matrix phased-array transducer），提出了矩阵型多方位快速扫描原理，希望借此实时显示心脏的三维图像。2000～2002年，Kisslo、Ota及Philips公司在此基础上研发推出商用实时三维超声心动图成像系统（real-time three-dimensional echocardiography imaging system，RT3DE），此为心脏超声成像领域内的一项重大技术突破，为临床医师提供了一个能无创、实时观察心脏解剖立体形态的新视窗。2004年前后，GE公司推出实时三平面超声成像技术，不久后又推出新型的三维超声成像装置彩色多维星BT08，所获图像取名"4D Stereo Vision"，观察者双眼戴以不同的滤色镜时，能看到立体感极强、直观真实、远近结构对比清晰的三维声像图。在2004～2006年，Philips公司发布了采用ie33成像系统的重大升级版的3D系统；GE公司在2008年和2010年也获得很大进展，采用了i9成像系统。此后，Philips公司推出可以同时用于RT2D和RT3D的TTE探头——X5，该探头是世界上首个小型矩阵探头，既可用于二维也可用于三维超声心动图成像，无须切换探头，且2D和3D图像质量相当。21世纪初，Philips公司率先对矩阵型实时三维换能器进行重大改进，减小直径，提高帧频，镶嵌于食管探头，制成经食管实时三维超声心动图探头，能清晰、准确、快速显示心内立体结构，其后多个厂家相继推出各自的实时三维经食管超声心动图探头。近年来，随着2D/3D矩阵探头的发展，三维超声心动图在其成像角度、图像质量及成像模式等方面均取得重大进步，如实时多平面成像（SMPI）模式可以在参考切面基础上获得多角度超声图像，如动态HeartModel模式减少了心脏图像拼接，使三维定量进入临床常规检查成为可能。三维超声心动图迄今已经历静态三维超声心动图、动态三维超声心动图和RT3DE三个主要阶段，在心脏疾病诊断和治疗中发挥着重要作用。本章将对三维超声心动图的成像原理、检查方法及临床应用方面进行重点介绍。

第一节　三维超声心动图成像原理

在三维超声心动图成像技术的发展过程中，有多种技术方法用来显示心脏的立体解剖形态，但从其成像原理的角度来讲，可以归纳为两条基本技术路线，即二维图像重组三维超声成像与实时容积数据三维超声成像。

一、二维图像重组

在实时三维超声心动图扫描探头发明以前，所有三维超声心动图成像研究均采用二维图像重组原理来进行，即运用不同的二维图像扫描方式，采集系列带有时间与空间位置信息的二维图像，然后在计算机工作站中运用三维图像成像软件，对所采集的二维图像按其原有时间顺序与空间位置顺序进行重组，相邻两幅二维图像间的空隙采用插补像素的方法进行填充，最后显示出心脏立体结构的三维超声图像。

采用二维图像重组技术原理显示心脏三维图像的过程中，心脏二维图像采集的方法不同，设置的扫描参数不同，三维成像时设置的成像参数不同，所获得的三维图像质量有较大的差别。由于成像原理存在技术上的局限性，所形成的三维图像易产生伪像。动态三维超声心动图是不同心动周期二维图像重组后所显示出的心脏活动立体图像，并非真正的心脏实时活动图像。

二、实时容积数据三维成像

基本原理是实时获取心脏组织超声回波信号的容积数据和实时显示心脏的三维立体图像。所用探头换能器的排列和工作方式与传统的二维超声探头有着显著不同。实时三维超声成像探头为矩阵型排列换能器（matrix array transducer），频率为2.5MHz。探头晶体片被纵向、横向多线均匀切割成多个正方形阵元，呈矩阵型排列，阵元数多达$60\times60=3600$（或$80\times80=6400$）个（element），

振元非常微小，直径细如发丝（图13-1）。置于探头顶端的矩阵型换能器阵元按人体工程学设计，能充分有效接触体表，便于超声波的发射与接收；在换能器阵元后侧有多达150个微型线路板，控制阵元的激荡与回波信号的接收；所有阵元经过57 000多条电子通道结构（channel architecture）与探头内的微型线路板及主机相连接。

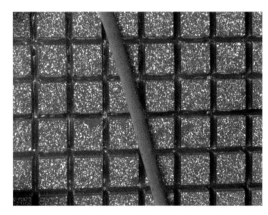

图13-1　换能器的晶体片

为了克服成像速度缓慢这一技术瓶颈，设计者采用了一种全新的高通量"微电子技术"，其特点是矩阵换能器在发射扫描线时，不是按通常的1∶1方式每次发射1条声束扫描线，而是以16∶1并行处理的方式去扫描金字塔形容积，能同时发射多条声束扫描线，因而能在较大容积内提供相当于二维图像扫描线密度的实时三维心脏结构动态图像（图13-2）。发射脉冲数虽然增多，但仍有足够长的脉冲间期，超声透入人体组织的深度也随之增大。

矩阵型换能器由计算机控制，以多方位声束快速扫描方式进行工作。声波发射时，超声成像系统前端数字化装置控制每一发射电脉冲通向各个阵元的时间，每一个受激荡的阵元产生一个小的点状声源，依据Huygens原理，多个点状声源前进时渐次形成一个共同波阵面。发射脉冲如同时激励所有阵元，所形成声束的前进方向则与探头的法线方向平

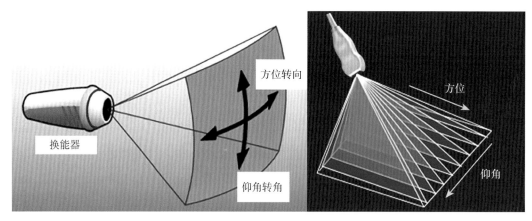

图 13-2　实时三维成像声束扫描示意图
由于声束沿 Y 轴进行方位转向，再沿 Z 轴进行立体仰角升降，最后形成一"金字塔"形三维图像数据库

行。可调节不同阵元激荡的延迟时间，发射脉冲经前端发射延迟装置处理后，所激励阵元形成的声波在相位上形成差异，由此则可以调整波阵面的前进方向，使探头扫描声束的倾斜角可在上、下，左、右方位上偏转，同时声束聚焦部位亦可调整，故实际工作时，虽然探头位置固定不动、指向不变，但换能器所发出的声束可按一定的时间与空间顺序在三维方位上进行转向扫描，到达靶区内的任何方

向。实时三维成像探头工作时，发射声束沿预定方向的 X 轴前进形成一条扫描线（即一维显示）；按相控阵方式沿 Y 轴进行方位转向（azimuth steering）形成二维图像；再使二维图像沿 Z 轴方向扇形移动进行立体仰角转向（elevation steering），声束在相互垂直的三个方向进行扫描，最后形成一个扫描区金字塔形三维图像数据库。

第二节　三维超声心动图成像方法

一、静态三维超声心动图成像方法

　　早期心脏三维超声成像研究主要是采用静态三维图像显示方法。静态三维超声心动图成像时，首先是在不同心动周期内从各个空间方位上采集带有时间与位置信息的二维图像，重建时依心电图的时间显示，选取来源于不同心动周期同一时相上的二维切面图像用于三维重建。对所选取的每帧图像采用手动（或自动）的方法，勾画出心内膜或心外膜边缘。计算机三维重建软件将勾画的心内膜或心外膜表面轮廓线进行数字化处理并存储，再将各切面轮廓线上的相应光点按其空间方位，彼此横向连接，以网格状或薄壳样形式显示心脏表层的三维形态（图 13-3）。这种方法显示心脏在心动周期中某一时相上的立体形态，不能连续活动，故称静态三维超声心动图。

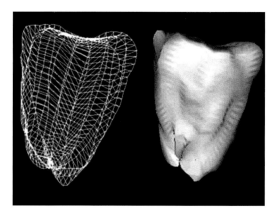

图 13-3　静态三维超声图像
左：网格状显示；右：薄壳样显示

（一）图像采集

　　可采用经胸超声心动图或经食管超声心动图方法采集二维图像。前者多用于小儿或胸前声窗良好的成年人。后者多用于胸前声窗不佳的成人，如肥胖、肺气肿或胸廓畸形者，或感兴趣区结构经胸超

声图像显示不佳者，如左心耳、二尖瓣位人工瓣、房间隔等。通过采用扇形扫描、平行扫描、旋转扫描或自由臂方式扫描，可对获取的二维图像进行空间定位，以便二维图像的三维重建。

（二）三维重建

将获得的二维图像数据输入计算机三维图像重建工作站中，依据心电图用帧频捕捉器确定用于重建的二维图像，手动勾画各帧图像上心内膜或外膜的轮廓边缘，计算机将所描绘轮廓线上的各个光点进行数字化处理并输入存储器，再按原图像的空间位置关系彼此横向连接，重建出心脏形态的三维立体图像。

（三）显示方法

心脏结构静态三维图像显示常用表层显像技术，包括网格型显示法和薄壳型显示法两种。

1. 网格型（network-like）显示法　三维重建时将各二维切面结构轮廓勾画线上的相应光点，按其空间方位用线条彼此连接，以网格样形式显示心血管结构的立体形态。根据网格图的轮廓大小、局部网格的突起或凹陷，可以了解心脏与大血管的形态。网格显示法简单快速，结构透明，但外形粗糙，立体感较差。

2. 薄壳型（shell-like）显示法　将网格型图像上线条间的网格空间用像素进行填充，形成多个小块薄壳状"覆盖面"，再经计算机三维成像软件平滑处理，并根据观察平面入射光线与各薄壳状"覆盖面"法线的关系，形成灰阶明暗不同，并呈某种色彩的立体图像。薄壳显示法图像外表光滑，形态逼真。

（四）局限性

采用手法勾边，易致图像失真；需脱机处理，不能实时观察心脏的活动；三维图像仅限于心脏与大血管内膜表层形态显示，不能显示心壁厚度及内部结构。

二、动态三维超声心动图成像方法

动态三维超声心动图成像时，先按一定的扫描方式，在每一扫描空间方位上获取一个完整心动周期内的全部二维图像；二维图像重组时，计算机三维图像重建软件按心电图的时间顺序，将不同心动周期中同一时间点上所有空间位置上的二维图像进

行重建，显示出一帧心动周期某时间点感兴趣区的静态三维图像；再以同样的方法，重建出心动周期中不同时间点的各帧静态三维图像；最后按心电图收缩期与舒张期各时间点的先后顺序，依次显示各帧静态三维图像，即为动态三维超声心动图。

（一）图像采集

经胸与经食管超声扫描两种途径用来采集二维图像数据。

1. 扫查方式

（1）平行扫查：早期采用经食管超声心动图获取二维图像的一种方法。扫描时将食管探头置于一个特制滑槽内进行等距离平行滑动，获取一系列间距相等、彼此平行的横断切面。

（2）扇形扫查：先将探头固定在感兴趣区部位，再沿一定方向进行扇运动，扫描获取呈扇形空间位置排列的系列二维图像。

（3）旋转扫查：将探头置于某一中心点固定不动，扫描时通过计算机控制的步进马达按预设的程序驱使探头以一定的角度间隔旋转，角度间隔一般为$2° \sim 50°$，在每一角度位置上获取一个心动周期内的所有二维图像。探头自动旋转180°，即可获取中轴心固定一致、空间位置角度间隔相等的系列二维图像。

（4）自由臂扫查（free-hand scanning）：应用精度高的位置检测器，记录探头扫描切面的空间位置，重建三维图像时用于确定体素的空间位置。按位置检测器的工作原理不同，可分为声学定位扫查、机械定位扫查、磁场空间定位等。声学定位扫查是在扫描探头上安装一个声波发射装置，在声场范围内安装若干声波接收装置（如麦克风），通过测量探头移动时声传播过程中的不同时间延迟，可计算出探头的空间位置。此类装置在获取二维图像时，探头的移动不受限制，但位置检测器发射的声束易被遮挡，定位精确性相对较差。机械定位扫查是将探头安装在多关节机械臂的一端，可在一定空间范围内进行定位扫描，图像定位精度与探头活动范围大小成反比。磁场空间定位自由扫查是由电磁场发生器、接收器和微处理器三部分组成探头空间定位系统。工作时微处理器控制的电磁场发生器向一定范围的空间发射电磁场，当装有电磁波接收器的探头进行任意方位的二维图像扫查时，计算机即可计算探头在三维空间内的运动轨迹，从而记录每

帧二维图像的空间坐标信息。这套定位装置体积小、重量轻，能与各种探头方便配接，扫描时可在任意方向移动探头，灵活方便。

2.二维图像采集条件设置　采集二维图像数据前，需适当设置图像分辨率，如X、Y轴及时间T分辨率；同时校正好所采集图像的中心轴与成像数据库的中心轴，使二者能严格对应重合；设置合适的扫描角度间隔及心电图与呼吸控制阈值范围等。

3.二维图像采集时应注意的问题

（1）无论采取何种方法，二维图像采集均需注意探头放置的部位与方向，以保证感兴趣区在探头的扫描范围内。进行预扫描观察，只有换能器转动在各个方位均能获取高质量的二维图像，才可能重建出高质量动态三维超声图像。

（2）适当提高二维图像的增益：因系统在对图像数据进行像素插补处理时，常会导致图像灰度值下降。

（3）选择合适的心电与呼吸门控阈值：尽量避免呼吸及心率变化使心脏产生位移，从而保证采集图像具有良好的中心重合性并改善图像质量。

（4）二维彩色多普勒信号动态三维重建采样时应适当抑制图像上的心脏结构回声，以清晰显示血流的彩色多普勒信号。

（二）立体数据库调用及三维重建

二维图像经计算机三维图像重建软件重组、像素插补后，根据扫描方式的不同，即可生成不同形状的立体数据库。利用连续平行切割或任意方向切割功能，可对数据库进行任意方位切割和观察。根据所需观察方位选出基准参考平面，调出该平面后侧各层结构的数据，恰当调节阈值、透明度、切面数和旋转角度等三维图像重建参数，重建出感兴趣区结构的动态三维超声心动图图像。三维图像显示时还可在X、Y、Z轴上对三维图像进行旋转及倾斜，从而可在多个方向上显示三维图像，以准确反映重建部位的立体形态。

（三）重建三维图像优化

三维图像重建后，可综合调节有关参数，增加图像的立体感，优化图像。

1.灰度阈值　指选取信号强度的最低值，可滤去感兴趣区外的杂乱信号，使图像具有较好的透明度，但缺乏深度感。

2.透明度值　指选取不同深浅部位的信号比例，低透明度时表层反射辉度增高，深层组织不能显示。高透明度成像时表层反射减弱，图像可产生失真现象。

3.距离值　以各结构与初始脉冲间的距离为参数，近者明亮，远者灰暗，使图像具有深度感。单独用此技术时，图像光滑但缺乏细节的显示。

4.纹理　根据不同组织的回声特性，用灰阶编码显示各结构的组织纹理特点，使重建图像保留二维图像的组织特性，有利于细节及边缘状态的观察，但单独使用此参数成像时三维图像较灰暗。

5.灰度渐变　原理是假设有一光源投射重建结构，由于各结构表面视角不同，反光强度亦有差异，直视面亮，侧视面暗，从而使图像具有丰富的层次感，适合显示物体表面轮廓。

三、实时三维超声心动图成像方法

实时三维超声心动图成像是目前三维超声心动图成像方法学中的最新技术，近年来其成像技术不断改进，其临床应用价值也得到广泛的研究。实时三维超声心动图成像主要有以下四种成像与显示模式。

（一）实时窄角模式（live3D）

矩阵探头扫描时，声束扫描线在Y轴上做60°方位转向、在Z轴上做30°仰角转向扫描，获取结构大小为60°×30°的立体数据库，并实时显示出此扫描范围内心脏结构的三维超声心动图。在商用仪器面板上设有"live3D"按键，启动即可进行此种方式三维成像检查。这种成像方式为真正的实时三维超声心动图显示，成像快速，图像清晰，形态直观，伪像很少。通过旋转功能键，可对所显示的三维图像进行任意方向、任意程度的旋转，从而可从多个方位对感兴趣区结构进行多方位的实时观察，如观察房室瓣口、房室间隔等结构。通过旋转还可显示结构正面的三维图像，十分有助于了解瓣口和间隔缺损的整体形态、轮廓、面积，在临床诊断上有重要应用价值。不足的是图像范围小，不易显示较大范围结构的全貌，在图像上出现瓣口或心壁残缺现象，且时间和空间分辨率有限。

（二）全容积模式（full volume）

全容积扫描与成像时，其默认角度为80°×78°，最大角度为104°×103°在商用仪器上触压板面上的"full volume"按键,即启动"full volume"成像模式,显示屏上出现左、右两幅互相正交的二维图像,调整图像的大小与方位,使屏幕的两帧图像能包含感兴趣结构并清楚显示(图13-4),再触摸"acquire"按键,即可获得大小为80°×78°的"金字塔"立体数据库。这种成像方式的优点是获取的数据范围大,能包含较大范围的结构,显示探测目标的全貌,各结构的毗邻关系显示清楚。不足之处是图像系由先后4个心动周期的4个实时三维图像组成,如有位移或心律失常者图像衔接可产生错位、失真。为了解决这一问题,厂家开发了单心动周期成像技术,每秒采集图像20～40帧,最大扇角达90°×90º,使得在一个心动周期内即可获得完整的全容积数据,大大拓展了全容积三维超声心动图的应用范围,适合观察心脏结构全貌与毗邻位置关系。HeartModel模式可自动识别内膜、分割边界,从实时三维容积中对左心房、左心室进行定量,提供自动的二维切面和可重复的定量,使得三维超声作为临床常规检查成为可能。

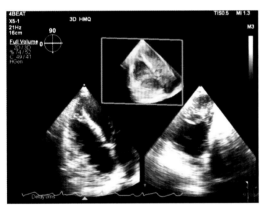

图13-4　聚焦右心室的三维超声心动图

采集"full volume"图像,以供分析右心室三维应变

(三)全容积彩色多普勒模式

将彩色多普勒血流引入三维矩阵探头,其扫描方式和操作方法与"全容积"基本相似。不同的是三维图像系在14个(或7个)连续心动周期中,分别获取紧密相邻的7个纵宽约30°、厚度约4.3°实时立体数据库,组合成大小为30°×30°的立体数据库。此种扫描方式可立体显示瓣膜反流束和心内间隔缺损分流束的位置、时相、方向、长度、宽度、面积、流量、起止点和严重程度,并可利用三维图像计算工具对反流和分流进行比较精确的定量

分析。

(四)实时多平面成像模式

随着新一代2D/3D矩阵探头的发展,一种新的成像模式,即实时多平面成像(simultaneous multiplane imaging,SMPI)模式应运而生。这种成像模式一方面可以每变化5°对2D图像进行360°旋转(iRotate),另一方面可以在参考切面基础上进行侧方及上下方(±30°)倾斜成像(XPlane),进而得到其正交图像(图13-5)。此外,还可以结合iRotate及XPlane技术,通过调整参考图像的中心纵轴得到任意角度的正交图像。

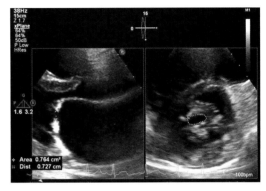

图13-5　XPlane图像显示风湿性心脏病患者二尖瓣狭窄

左:参考切面显示二尖瓣开口间距0.73cm;右:在参考切面基础上侧方仰角16°显示二尖瓣开口面积0.76cm²

四、三维超声心动图标准成像方位

实时三维超声心动图和传统二维超声心动图有很大不同,可以从不同的方位观察心脏的立体结构,这使得从整体上观察心脏结构和功能变得更容易,但所获的心脏结构立体数据库信息量巨大,心脏各结构隐于其内,进行切割成像的随意性明显增加,在不同部位、方向和深度获得许多不规范图像,这可能使心脏结构方位的辨识产生一定困难。故有必要在原始全容积图像上标志解剖方位,注明上下、左右、前后,在剖切图像时,由标志的符号判明解剖结构方位。用统一的方法显示图像方位及显像平面,将更有助于理解三维超声图像。

虽然三维探头置于胸前采图时,无须分长短轴,只需包容感兴趣区,便可获取全容积数据库,随后进行旋转切割,观察空间结构。但普遍采用的成像方位是将三维探头置于心前区显示标准心尖四

腔心切面后，获取全容积数据库，在三维工作站的显示屏上调取图像进行剖切。显示屏上将显示四幅图像：左上为心脏的冠状断面，右上为矢状断面，左下为横断面，右下为三维图像。前三幅为二维超声图像，可在相应位置分别标志其解剖方位。冠状断面显示心脏四腔图，在此图上标注H或S，F或I，L、R〔L代表左（left），R代表右（right）〕。矢状断面显示心脏长轴，在此图上可标注H或S，F或I，A、P〔H或S代表头侧或上方（head or superior），F或I代表足侧或下方（foot or inferior），A代表前（anterior），P代表后（posterior）〕。横断面显示心脏短轴，在此图上标注A、P、L、R。当此三幅图像标注解剖方位后，右下方的心脏三维图像上将自动显示出其解剖方位的缩写字母。

无论是动态三维数据库还是实时三维及全容积数据库，其各方位观所能显示的空间结构如下，胸骨旁位观：此部位数据库可显示与二维切面相对应的左心室长轴、大动脉短轴、左心室短轴、心尖短轴等锥状三维图像，对Y轴方向上心脏结构的显示，可观察到完整的二尖瓣、主动脉瓣、左心室流出道及其周围毗邻，可从左、右心房观察到间隔缺损的立体形态，对肺动脉及其分支、升主动脉的显示较好。心尖部位观：此部位数据库可显示与二维切面相对应的心尖四腔、心尖两腔、心尖长轴观三维图像，可显示心房、心室后壁，二、三尖瓣的瓣下结构（瓣叶、瓣环、乳头肌及腱索），从左右方向切割数据库，还可完整显示房、室间隔。这些解剖信息对诊断房、室间隔，二、三尖瓣及心室病变意义重大。剑下部位观：是对上述方位观的补充，可清晰显示房间隔缺损与腔静脉的关系、右心室流出道的形态、房室瓣形态等。胸骨上部位观：可显示升主动脉、主动脉弓及其分支和降主动脉，经前后和上下方向的切割可显示大血管的纵切面和横断面。但由于三维探头体积较大，在进行实时三维成像时难以完全置入儿童患者胸骨上窝，所显示图像质量欠佳。任意方位观：是对常规方位的补充，结合二维图像显示所需的理想切面，进行三维数据成像，如对肺动脉瓣、心室内异位肌束、冠状动脉瘘的显示。

实时三维超声心动图可使检查者在心脏显像中获得更多新的信息，可从任意方位观察到心脏结构，但如何从方法学上观察并描述三维图像上的解剖结构仍是一大挑战。为了简化显像并记录图像，临床上需要一种标准的显像方法。

实时三维超声心动图的解剖方位描述采用了人体解剖方位的标准术语，即冠状面、矢状面与横断面。心脏的长轴与人体解剖轴线成一定的角度，故心脏断面的参照方位与人体解剖轴线无关，而是与心脏本身轴线一致。三维超声心动图的标准声窗描述与二维超声心动图相同，即胸骨左缘、胸骨右缘、心尖、剑突下、胸骨上窝和右锁骨上窝。这些标准扫描位置被用于获取心脏全容积数据库。

三维超声图像可被切割成许多平面。在切割平面的过程中，最常用的平面为矢状面、冠状面和横断面，三者之间相互垂直。矢状面是沿心脏的矢状轴（长轴）将心脏分成左、右两个部分的平面。冠状面是沿平行于地面的水平面（四腔）、将心脏分成上下两个部分的平面。横断面是沿心脏长轴的垂直方位（短轴）将心脏分成前、后两个部分的平面。这些平面过去常用来描述解剖标本和二维超声图像中的心脏结构。使用解剖平面描述三维超声心动图图像时，可从六个方位观察瓣膜、心房及心室。每一心脏结构均可用上述方位进行评价。实时三维超声心动图基本方位包括矢状面（长轴）——从左向右或从右向左观、冠状面（四腔）——从上向下或从下向上观、横断面（短轴）——从心底向心尖或从心尖向心底观。在临床检查过程中，必要时还可采用倾斜面显像。

第三节　三维超声心动图临床应用

在三维超声心动图的不同发展阶段，不同的三维成像方法均在临床上得到了不同程度的应用。三维超声心动图的临床应用将医师的视角和诊断思维从二维切面上引入到三维图像的空间里，其中实时三维超声心动图能提供与解剖或外科视野观相同方位的图像，使检查者可以对图像显示的结构进行空间定位，从而有效促进超声医师与临床医师之间的交流。近年来，围术期RT3D TEE的应用极大地促进了心脏介入手术发展，包括二尖瓣夹合器置入、房间隔分流器置入、经皮人工三尖瓣及肺动脉瓣置换等。3D TEE术前针对性精确评估病变、术中引导输送系统推进及器械置入、术后评估手术效果。下面主要对RT3DE的临床应用进行简要介绍。

一、心脏与大血管解剖结构三维超声成像

三维图像可显示出心脏结构与病变的整体形态、大小、程度、范围、毗邻结构的复杂解剖位置关系，以及动态变化，从而能够更为直观与准确地对心脏结构病变进行定性诊断与定量分析。

（一）先天性心脏与大血管畸形

RT3DE不仅能多方位显示心内缺损部位、大小、毗邻关系和动态变化，为临床上微创封堵术提供精确的方案评估，还可直观展现复杂先天性心脏病的真实空间结构，可观察心壁、间隔与大血管的连续状态。大动脉关系正常者，在动态三维图像上显示升主动脉与肺动脉干互相垂直，即当前者为短轴时，后者为长轴。而大动脉转位的患者，升主动脉与肺动脉干走向平行，二者同时显示为长轴或短轴。法洛四联症者三维超声图像可显示出主动脉骑跨的立体图像，狭窄的右心室流出道呈现为一细小的管状通道，图像立体直观。左心室假腱索患者，三维图像可显示出假腱索的长度、粗细、走向与起止部位。与传统的二维超声心动图相比，此项检查能更多地提供有关心脏立体解剖结构与功能信息，具有巨大的潜在应用价值（图13-6）。

（二）瓣膜疾病

RT3DE可提供常规二维切面上无法显示的心房侧和心室侧观，用于观察瓣膜的立体形态和活动，精准评估二尖瓣病变。如对二尖瓣环实时三维动态变化的研究显示，二尖瓣环在整个心动周期中持续呈"马鞍"样空间构形，其前外侧连合、后内侧连合部位更靠近心尖，位置较低，前叶侧瓣环、后叶侧瓣环中部更靠近心底，位置较高（图13-7）。例如，显示二尖瓣狭窄时的鱼口样瓣口，并在容积数据库中切割选取常规二维切面通常难以显示的真正瓣口平面并测量瓣口面积。又如，显示二尖瓣脱垂的范围、位置、程度、有无腱索断裂等病变（图13-8）。该技术可还原瓣膜装置真实形态，准确评估瓣膜畸形，如瓣叶裂、双孔二尖瓣、二叶和四叶主动脉瓣等（图13-9）。

（三）心脏占位及其他结构异常

三维超声能清晰地显示心腔内肿块，判定肿块的确切附着部位、形状和大小（图13-10）。临床上对左心房血栓、心腔内肿瘤如黏液瘤和赘生物的位置、形态、体积（大小）及与邻近结构的解剖关系的显示，三维超声心动图较二维超声心动图更具优势。三维超声心动图也可对心脏内外其他异常结构如心脏憩室的位置、形态、范围及毗邻关系进行整体评估。

二、三维超声心动图容积与体积测量

三维超声图像能显示心腔容积在不同时相的立

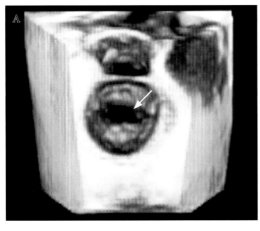
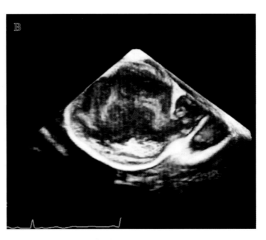

图13-6　三维超声心动图显示心内及大血管畸形
A.三维全容积模式后期切割显示房间隔缺损（箭头所指）瘤；B.三维全容积模式显示巨大心外型主动脉右冠窦瘤（五角星所示）

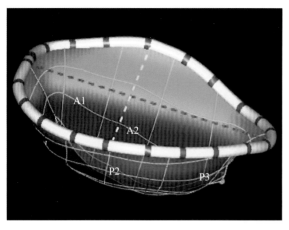

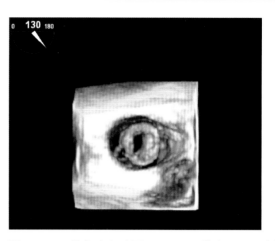

图13-7　三维经食管超声心动图聚焦二尖瓣，后期标记板换后显示二尖瓣环为前连合处较低，室间隔、侧壁较高的"马鞍"形

图13-8　三维超声心动图3D ZOOM模式显示二尖瓣狭窄，开放呈"鱼口"样改变

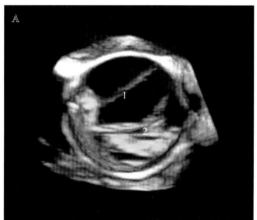

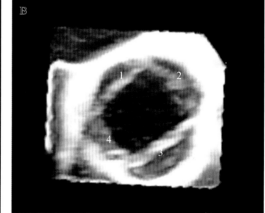

图13-9　三维超声心动图3D ZOOM模式直观显示主动脉瓣数目及形态
A.主动脉瓣二瓣化畸形；B.主动脉瓣四瓣化畸形

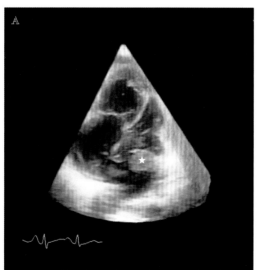

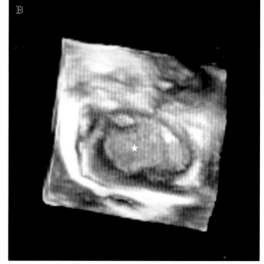

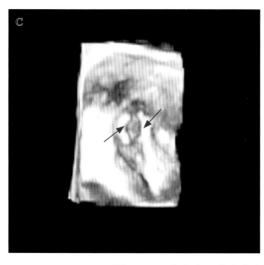
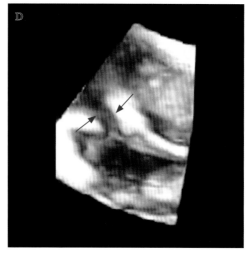

图13-10　左心房三房心患者合并附属左心房内血栓形成

A、B.经胸（full volume 模式）及经食管（3D ZOOM 模式）三维超声心动图直观显示左心房内血栓（五角星所示）；C、D.经食管三维超声心动图（3D ZOOM 模式）显示左心房隔膜上孔隙（箭头所指）

体形态，无须借助假设的几何模型对心腔容积和结构的体积进行准确计算（图13-11）。对三维图像进行容积计算时，将立体数据库调出，从心底到心尖平行切割成多个短轴切面，在每一切面上分别描绘出心腔轮廓与面积，由计算机三维计算软件将其累加，即可准确计算出心腔容量，这对准确测定心脏功能具有重要临床应用价值。国内外学者应用三维超声心动图对心室容积测量进行了大量研究，动物实验和临床研究均表明，三维超声心动图在测量心室容积和评价心功能方面较二维超声心动图有明显优势。尤其是对形态不规则的右心室腔容积与变形的左心室腔容积测量，其结果更为准确。三维超声心动图测量结果与MRI、多层螺旋CT测量结果有良好的相关性。利用三维容积数据库，采用同样的方法可以计算心室壁心肌，心脏占位病变的体积与重量。实时三维超声心动图还能以三维牛眼图显示左心室各节段在心动周期中的运动，能够定量分析左心室各节段的容积及其随时间变化的规律，从而评价左心室收缩的机械同步性，对评价同步化治疗效果亦具有重要意义。

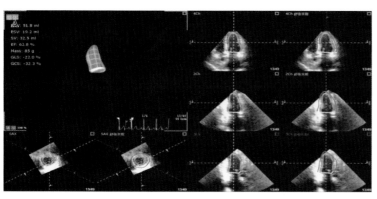
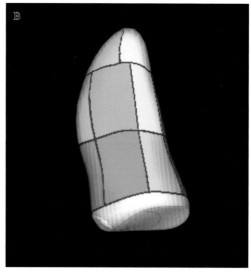

图13-11　三维超声心动图容积与体积测量

A.实时三维超声心动图勾画心内膜边缘测量左心室不同时相容积；B.左心室三维立体图

三、心脏术中监测

实时三维超声可以在手术室、导管室、监护室及床边进行观测，对临床有很大帮助，特别是经食管RT3DE可提供清晰、直观的外科视野观，尤其适用于先天性心脏病和瓣膜病的介入封堵术与心外科手术的监测：①三维超声心动图可多平面观察脱垂瓣膜的空间形态，定量脱垂瓣膜的范围和程度，为术中瓣膜整形提供手术方案指导（图13-12）。②可对主动脉瓣、主动脉根部行三维立体成像，有助于精准开展经皮/经心尖主动脉瓣置换术（图13-13）。③实时经食管RT3DE受机械瓣声影遮挡较少，可更准确地评估人工机械瓣卡瓣、血栓、赘生物和瓣周漏等病变。④经食管RT3DE能全面显示房间隔缺损的数目、形态和位置（图13-14），协助临床选择封堵器的大小类型，安全引导并实时监测房间隔缺损或卵圆孔未闭的封堵治疗，确定封堵时放置的部位、状态、效果等，有助于提高封堵手术的成功率。⑤经食管RT3DE还可提供左心耳三维直视观，有助于选择合适的封堵器实施左心耳封堵术（图13-15）。⑥近年来，随着心脏介入手术的蓬勃发展，三维超声心动图在术前患者筛选、术中引导穿刺和术后随访中发挥着重要作用。在心房分流器置入中，三维超声科精准定位房间隔穿刺点，全程实时检测分流器置入，置入后三维超声科评估分流器形态和位置，测量分流孔径等（图13-16）。在经皮三尖瓣植入术中，三维超声不仅能直观显示病变三尖瓣形态、评估瓣膜功能，还能实时显示植入过程，清晰显示植入瓣膜形态及功能（图13-17）。在二尖瓣夹合器置入中，三维超声可明确瓣叶脱垂部位及程度，引导夹合器精确释放，并实时评估释放后瓣叶功能（图13-18）。

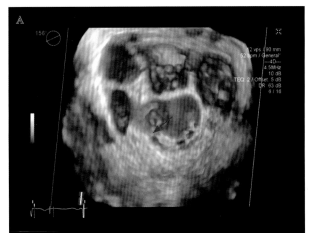
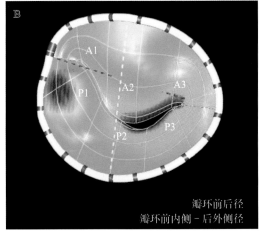

图13-12　术中经食管三维超声心动图精准定位二尖瓣脱垂

A.实时经食管三维超声心动图3D ZOOM模式显示二尖瓣脱垂部位（箭头所指）；B.二尖瓣3D定量模式显示P1区脱垂

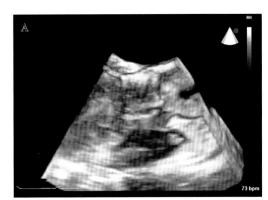
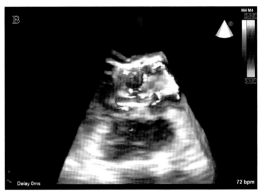

图13-13　经皮主动脉瓣置换术（TAVR）术中监测

A.经食管三维超声心动图显示术后瓣架位置正常；B.三维彩色血流模式显示人工瓣口血流通畅，瓣周未见反流

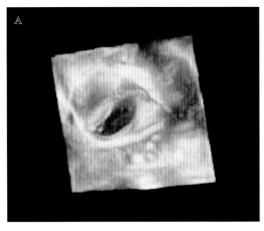
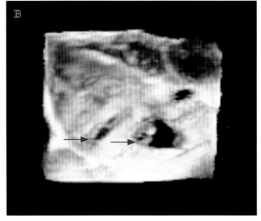

图 13-14 房间隔缺损术中监测

A.经食管三维超声心动图显示中央型房间隔缺损，拟行介入封堵术；B.经食管三维超声心动图显示筛孔型房间隔缺损，拟行外科手术治疗

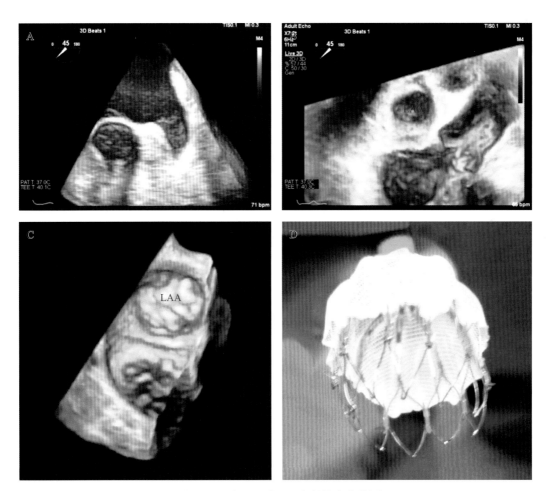

图 13-15 左心耳（LAA）封堵术中监测

A～B.经食管三维超声心动图直观显示左心耳全貌及入口，有助于术中选择合适封堵器；C.左心耳封堵后由心耳入口处显示封堵器形态及位置；D.左心耳封堵器释放后实物图

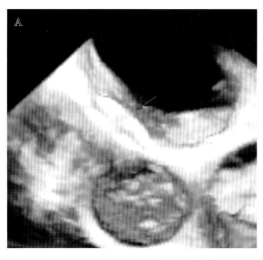
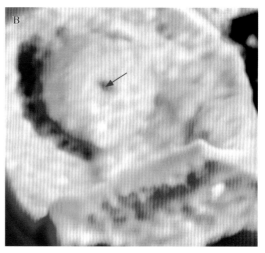

图13-16　房间隔分流器置入术中监测

A.经食管三维超声心动图全容积模式显示分流器剖面（箭头所指为分流器中央孔隙）；B.三维超声心动图 True Value模式显示分流器形态及位置（箭头所指为分流器中央孔隙）

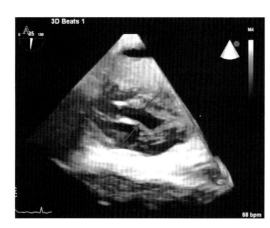
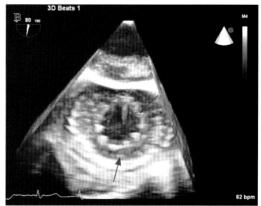

图13-17　经皮三尖瓣置换术中监测

A.经食管三维超声心动图全容积模式显示三尖瓣闭合时可见巨大缝隙（箭头所指），重度关闭不全；B.三维超声心动图显示植入的人工三尖瓣形态及位置正常（箭头所指）

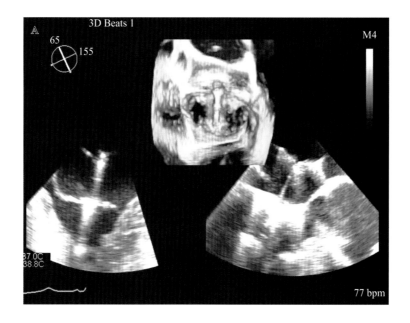

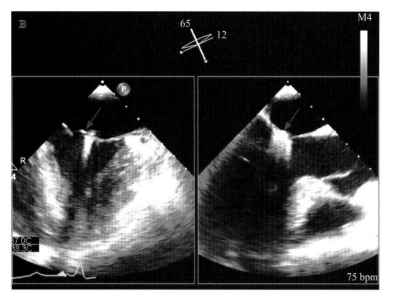

图 13-18　经皮二尖瓣夹合器置入术中监测

A. 经食管三维超声 Live 3D 模式精确引导穿刺针定位房间隔穿刺点；B. 三维
超声心动图 XPlane 模式多角度显示置入的二尖瓣夹合器形态及位置（箭头所指）

四、负荷三维超声心动图

传统二维负荷超声心动图由于扫查切面的局限，对室壁运动的评价缺乏整体性，且对冠心病血流动力学方面的判断是基于对左心室整体及局部功能的定性分析来进行的，观察结果具有一定的主观性，易受观察者经验影响。将负荷超声心动图技术与三维超声技术结合，能更全面评价心肌缺血和梗死区域。对左心室局部与整体功能亦能进行准确的定量评价，如评价心肌梗死患者的左心室容积变化，这对冠心病的准确诊断和评估预后有重要的临床意义。

五、声学对比显像三维超声心动图

心肌灌注声学造影能显示心肌的正常血供和诊断心肌缺血与梗死。利用二维超声进行声学造影检查时，注射造影剂后显影持续时间短，扫查切面有限，难以全面显示心壁各个区域的造影效果，常会遗漏心肌负性造影区，造成误判。实时三维超声心动图结合心肌声学造影检查，在注射造影剂后，能实时或在 3 ～ 4 个心动周期内获取感兴趣区的立体数据库，完成全部心肌灌注区的三维声学造影显像，从而可全面评价及定量分析正常心肌灌注造影区和缺血心肌的负性造影区，能更精确评价肌缺血或梗死区所在部位、范围大小，以及正常、异常灌注造影区的体积和比率。

第四节　心脏三维超声成像与电生理

基于二维超声心动图的多种技术，如组织多普勒技术、应变和应变率技术，目前已广泛应用于对心肌电兴奋机械收缩偶联和心肌收缩同步性的评价（图 13-19）。将实时三维成像技术和彩色组织多普勒超声成像相结合，可以加速度模式显示心肌组织运动时产生的低频率、高振幅多普勒信号，观察心肌活动顺序，进而推衍心肌电生理过程。运用三维超声成像，可以在立体解剖结构图像上显示与分析心脏正常电激动起源、传导顺序，寻找心律失常时异位起搏点与传导途径，判断有无预激综合征、期前收缩、起搏器心律和束支传导阻滞，可为临床诊断心律失常提供一种新的方法。

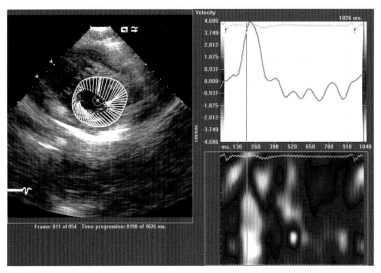

图13-19　左心室短轴切面径向速度矢量图
显示正常人心电兴奋机械收缩呈现同步性

　　实时三维超声虽能瞬时显示心脏各个部位的立体形态，但进行观察时往往近侧结构遮盖远侧结构，影响整体观测。可将整个心壁在一个平面上投影，心尖段居中，基底段位于周边，中间段位于中间，呈"牛眼"图形式，其彩色组织多普勒信号显示各个心室壁部位的运动力学参数，便于实时观察与对比分析室壁心肌活动顺序，进而推衍心肌各区的电激动过程。另外，实时三维超声心动图能以三维牛眼图显示左心室各节段在心动周期中的运动，能够定量分析左心室各节段的容积及其随时间变化的规律，从而评价左心室收缩的机械同步性，对评价同步化治疗效果具有重要意义。

（谢明星　王新房）

参 考 文 献

陈明，谢明星，王新房，等，2010. 实时三维超声心动图左心室重构指数与心功能指标评价冠状动脉搭桥术的临床研究. 中华医学超声杂志（电子版），8：1310-1317.

高峻，谢明星，赵亚平，等，2015. 实时三维超声心动图对法洛四联症患儿左、右心室容积及收缩功能的评价. 中华超声影像学杂志，6：476-480.

孔双双，李玲，谢明星，等，2018. 三维超声心动图评价慢性肾脏疾病患者左房容积和功能的初步研究. 中国超声医学杂志，34（7）：628-631.

汪雨珊，张丽，李玉曼，等，2020. 三维超声心动图自动定量技术评估冠心病患者PCI术后左室容积及收缩功能. 中国医学影技术，36（1）：6-10.

王新房，2003. 实时三维超声心动图学——超声技术领域内的新突破. 中华超声影像学杂志，12：71-75.

王新房，谢明星，2015. 超声心动图学. 5版. 北京：人民卫生出版社.

王瑶，王新房，庄磊，等，2005. 造影增强实时三维超声心动图定量评价心肌梗死犬心肌灌注及其局部收缩功能. 中国超声医学杂志，21：405-409.

谢明星，邓斌华，王新房，等，2005. 实时三维超声心动图结合声学造影测量犬左室容积. 中国医学影像技术，21：166-168.

谢明星，王新房，吕清，等，2003. 实时三维超声心动图应用初步探讨. 中华超声影像学杂志，12：80-85.

张易薇，王斌，张丽，等，2019. 实时三维经食管超声心动图评估主动脉夹层. 中国医学影像技术，35（9）：1291-1294.

张跃力，王新房，2005. 实时三维超声心动图添加解剖结构方位标志的建议. 中华医学超声杂志，2（2）：128.

张跃力，王新房，谢明星，等，2004. 实时三维超声心动图对正常人二尖瓣环的研究. 中国医学影像技术，20：1561-1563.

张运，2003. 三维超声心动图：从静态、动态到实时. 中华超声影像学杂志，12：69-70.

Addetia K，Muraru D，Badano LP，et al，2019. New Directions in Right Ventricular Assessment Using 3-Dimensional Echocardiography. JAMA Cardiol，4（9）：936-944.

Coisne A，Pontana F，Aghezzaf S，et al，2020. Utility of Three-Dimensional Transesophageal Echocardiography for Mitral Annular Sizing in Transcatheter Mitral Valve Replacement Procedures：A Cardiac Computed Tomographic Comparative Study. J Am Soc Echocardiogr，33（10）：1245-1252.

Collins M，Heieh A，Ohazama CJ，et al，1999. Assessment of regional wall motion abnormalities with real-time 3-dimensional echocardiography. J Am Soc Echocardiogr, 12：7-14.

Dorosz J L, Lezotte D C, Weitzenkamp D A, et al, 2012. Performance of 3-dimensional echocardiography in measuring left ventricular volumes and ejection fraction：a systematic review and meta-analysis. J Am Coll Cardiol, 59（20）：1799-1808.

Enriquez A, Saenz LC, Rosso R, et al, 2018. Use of Intracardiac echocardiography in interventional cardiology：working with the anatomy rather than fighting it. Circulation, 137（21）：2278-2294.

Karamnov S, Burbano-Vera N, Huang CC, et al, 2017. Echocardiographic assessment of mitral stenosis orifice area：a comparison of a novel three-dimensional method versus conventional techniques. Anesth Analg, 125（3）：774-780.

Lang R M, Badano L P, Mor-Avi V, et al, 2015. Recommendations for cardiac chamber quantification by echocardiography in adults：an update from the American Society of Echocardiography and the European Association of Cardiovascular Imaging. J Am Soc Echocardiogr, 28（1）：1-39.

Mantegazza V, Volpato V, Gripari P, et al, 2021. Multimodality imaging assessment of mitral annular disjunction in mitral valve prolapse. Heart, 107（1）：25-32.

McGhie JS, Menting ME, Vletter WB, et al, 2016. Quantitative assessment of the entire right ventricle from one acoustic window：an attractive approach. Eur Heart J cardiovasc Imaging, 18（7）：754-762.

McGhie JS, Vletter WB, de Groot-de Laat LE, et al, 2014. Echocardiography. Contributions of simultaneous multiplane echocardiographic imaging in daily clinical practice. Echocardiography, 31（2）：245-254.

Nguyen AV, Lasso A, Nam HH, et al, 2019. Dynamic Three-Dimensional Geometry of the Tricuspid Valve Annulus in Hypoplastic Left Heart Syndrome with a Fontan Circulation. J Am Soc Echocardiogr, 32（5）：655-666.

Ota T, Fleishman CE, Strub M, et al, 1999. Real-time three dimensional echocardiography：feasibility of dynamic right ventricular volume measurement with saline contrast.

Am Heart J 137：958-966.

Silvestry FE, Kadakia MB, Willhide J, et al, 2014. Initial experience with a novel real-time three-dimensional intracardiac ultrasound system to guide percutaneous cardiac structural interventions：a phase 1 feasibility study of volume intracardiac echocardiography in the assessment of patients with structural heart disease undergoing percutaneous transcatheter therapy. J Am Soc Echocardiogr, 27（9）：978-983.

Takeuchi M, Otani S, Weinert L, et al, 2006. Comparison of contrast-enhanced real-time live 3-dimensional dobutamine stress echocardiography with contrast 2-dimensional echocardiography for detecting stress-induced wall-motion abnormalities. J Am Soc Echocardiogr, 19（3）：294-299.

Wang XF, Deng Y B, Nanda NC, et al, 2003. Live three-dimensional echocardiography：imaging principles and clinical application. Echocardiography, 20：593-604.

Xie MX, Wang XF, Cheng TO, et al, 2005. Comparison of accuracy of mitral valve area in mitral stenosis by real-time, three-dimensional echocardiography versus two-dimensional echocardiography versus Doppler pressure half-time. Am J Cardiol, 95：1496-1499.

Xie MX, Wang XF, Cheng TO, et al, 2005. Real-time 3-dimensional echocardiography：a review of the development of the technology and its clinical application. Prog Cardiovasc Dis, 48：209-225.

Xie MX, Fang LY, Wang XF, et al, 2006. Assessment of atrial septal defect area changes during cardiac cycle by live three-dimensional echocardiography. J Cardiol, 47：181-187.

Yang LT, Nagata Y, Otani K, et al, 2016. Feasibility of one-beat real-time full-volume three-dimensional echocardiography for assessing left ventricular volumes and deformation parameters. J Am Soc Echocardiogr, 29（9）：853-860.

Zhuang L, Wang XF, Xie MX, et al, 2004. Experimental study of quantitative assessment of left ventricular mass with contrast enhanced real-time three-dimensional echocardiography. J Cardiol, 43：23-29.

第14章 实时三维超声心动图心脏电生理评价技术

第一节 实时三维超声心动图的技术原理

三维超声心动图（three-dimensional echocardiography，3DE）的出现代表了心血管超声检查的真正突破。计算机和超声探头的主要技术进步为3DE数据采集提供了足够的空间和时间分辨率，用于评估病理学中的心脏解剖结构及功能。与传统的二维超声心动图（two-dimensional echocardiography，2DE）成像相比，3DE基本能够让操作者从任何角度观察心脏结构，提供更加全面的解剖结构和直观显示，以及对心脏瓣膜解剖和功能的准确定量评估。3DE克服几何假设，对心腔进行准确的定量和可重复评估，从而为患者提供了可靠的诊断结果。此外，3DE是唯一一种基于容积扫描成像技术，能够显示跳动心脏的运动状态，而心脏磁共振（cardiac magnetic resonance，CMR）或心脏计算机断层扫描（computed tomography，CT）则是基于多个断层图像采集后3D重建。

现代3DE矩阵换能器由约3000个单独连接并同时激活（完全采样）的压电元件组成，工作频率为2～4 MHz和5～7 MHz，分别用于经胸和经食管换能器。为了在3D中控制超声波束，探头需要使用一个3D压电元件阵列，呈行和列排列，形成换能器内的矩形网格（矩阵配置）（图14-1，右上）。该矩阵中阵元的电子控制相位发射产生一条扫描线，该扫描线沿纵向（Y或轴向）传播，并可侧向（X或方位向）和横向（Z方位）转向，以获取金字塔形容积数据集（图14-1，右下）。矩阵探头还可以通过激活矩阵内的多行压电阵元，实现以预先确定的或用户选择的平面方向提供高帧频的实时同步多个2D切面（图14-2）。

波束形成（或空间滤波）是一种信号处理技术，分析从换能器阵列发送或接收的定向或空间信号选择。2DE中，所有用于波束形成的电子阵元（高压发射器、低噪声接收器、模拟-数字换能器、数字控制器、数字延迟线）都在系统内部，消耗大量电能（约100W和个人电脑电子板面积1500cm^2）。如果将同样的波束形成方法用于3DE中的矩阵换能器使用，它将需要约4 kW的功耗和一个巨大的PC板区域来容纳控制3000个压电阵元需要的所有电子设备。为了降低功耗和连接电缆的尺寸，换能器集成几个小型电路板，在探头中进行部分波束形成（图14-3）。这种独特的电路设计产生了一个动态探头，它可以在低功耗（＜1W）下对信号进行微型波束形成，并避免每个压电阵元均连接到超声设备。换能器内的3000个通道电路板在换能器内通过延迟和求和矩阵内部分信号来控制精细转向，称为补丁（微波束形成，图14-3）。心脏矩阵探头的典型补丁约包含25个压电元件，配置在5×5矩阵中。系统中只有补丁连接到大型波束形成器，这种微束成形技术就像一个非常小的电子束成形器，通过将25个阵元（发射和接收）指向所需的扫描线，可以减少连接探头和超声波系统电缆中的数字通道数量，从3000个（这会使布线太重而无法实际使用）减少到常规的128～256个，允许将相同尺寸的2D电缆用于3D探头。每个微波束形式都有自己的输出端，通过换能器电缆连接回超声系统。大角度转向由超声波补丁时间对齐系统控制，该系统对每个发射波束产生平行接收波束（图14-3）。

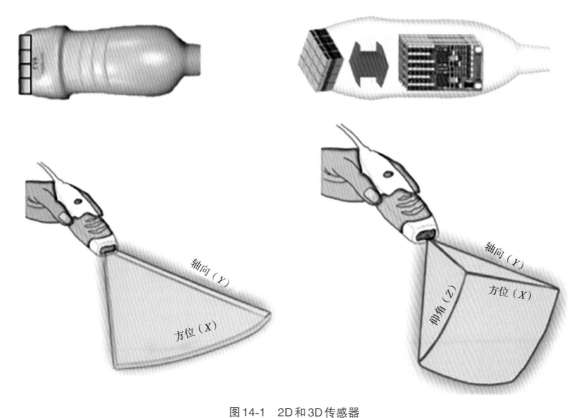

图 14-1 2D 和 3D 传感器

显示 2D（左）和 3D（右）传感器主要特征的示意图

引自 Rojo EC，Fernandez-Golfin C，Zamorano JL. Manual of 3D Echocardiography. Springer，2017

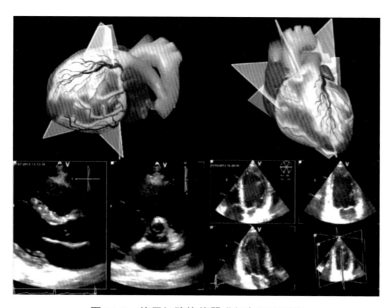

图 14-2 使用矩阵换能器进行多平面采集

经左侧胸骨旁探头可同时获取同一心脏周期 LV 长轴和短轴切面（右图）。经心尖探头可同时获取 LV 四腔和两腔心切面。操作者在采集期间根据需求改变扫描方向，获取所需的切面

引自 Rojo EC，Fernandez-Golfin C，Zamorano JL. Manual of 3D Echocardiography. Springer，2017

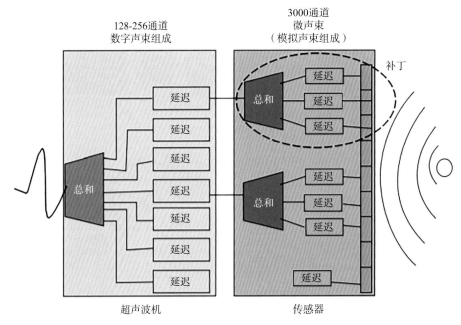

图14-3　3D波束组成

　　3D矩阵换能器的波束组成已经在传感器和超声波机层面上进行了分割。换能器的互连技术和集成模拟电路（延迟）利用矩阵（补丁）的不同分段来控制发送和接收信号，以执行模拟预成束形成和精细转向。每个补丁的信号相加，以减少将换能器连接到超声系统的同轴电缆中的数字线数量，从3000个通道减少到传统的128～256个通道。超声波设备将模拟-数字（A/D）转换器放大、过滤和元件信号数字化，然后使用数字延迟（延迟）电路聚焦（大转向）并求和形成所需对象的接收信号

引自Rojo EC，Fernandez-Golfin C，Zamorano JL. Manual of 3D Echocardiography.Springer，2017

第二节　实时三维超声心动图成像模式

　　目前，通过2D和3D探头之间切换，或者使用最新的2D和3D模式一体式探头，3D数据集采集可以很容易地实现标准超声心动图检测。后一种探头还能够提供一个心动周期全体积采集，实时3D彩色多普勒成像。

　　现在有三种不同的3D数据集采集方法：多平面成像、实时3D成像、多心动周期心电门控成像。

　　在多平面模式下，使用预定义或用户选择平面方向，获取高帧频多个同步的2D图像，可选择分屏显示（图14-2）。左侧的第一个视图通常是通过调整探头位置来确定方向的参考平面，而其他视图则显示通过简单地倾斜和（或）旋转成像平面从参考视图获得的视图。多平面成像是一种实时成像，只有在采集过程中才能选择二次成像平面。多普勒彩色血流可以叠加在2D图像上，在某些系统中可以执行组织多普勒和斑点追踪分析。虽然严格来讲不是3D采集，但这种成像模式在需要评估同一心脏周期的多个视图的情况下（如心房颤动或其他不

规则心律失常、负荷超声心动图、评估室间不同步、分析反流束的长度和形状等）非常有用。

　　在实时模式中，从每个心动周期可视化获取金字塔形3D容积数据集。随着数据集的实时更新，只需旋转或倾斜探头就可以改变数据集的方向和切割平面。通过有限的后处理获得心脏结构的可视化，数据集可以旋转（独立于换能器位置），从不同的方向观察感兴趣的心脏结构。心脏血流动力学以一种即刻在线容量重建的方式显示。实时模式无须参照系统、心电和呼吸门控就可实现在单个声窗快速采集动态金字塔数据集，并涵盖整个心脏。实时成像可以节省数据采集和分析的时间。尽管这种采集模式克服了心律失常或呼吸运动的限制，但其时间和空间分辨率仍然相对较低。实时成像可以通过以下模式（图14-4）。

　　1.实时3D　一旦所需的心脏结构被成像在2DE中，按下控制面板中的特定按钮即可将其转换为体积图像。3D系统自动切换到窄扇区采集（约

30°×60°金字塔体积），以保持空间和时间分辨率。可以增加金字塔形体积的大小以显示更大的结构，但扫描线密度（空间分辨率）和容积率（时间分辨率）都会下降。3D实时成像模式用于：①指导全容积采集；②使用缩放模式可视化（主动脉瓣、肿块等）小结构；③记录短期事件（即气泡通道）；④心律失常/呼吸困难患者无法配合全容积采集；⑤指导/监测介入手术进程。

2. 实时彩色3D 彩色血流可以叠加在实时3D数据集。在这种模式下，时间分辨率通常很低。

3. 3D放大 这种成像模式是实时3D的扩展，允许对感兴趣的结构进行聚焦实时观察。裁剪框放置在2D单平面或多平面图像上，允许操作者调整侧向和立体仰角宽度，将感兴趣的结构包含在最终数据集中，然后系统自动裁剪相邻结构，以提供具有高空间和时间分辨率的感兴趣结构的实时显示。3D放大模式的缺点是操作者丢失了感兴趣的心脏结构与周围结构的关系。这种采集方式主要用于3D TEE，以便对感兴趣的结构进行细微的解剖分析。

4. 全容积 提供了可能的最大的采集容积（通常为90°×90°）。当无法进行多心动周期门控采集时（如心律失常、患者无法配合屏气），用实时（或"单一周期"）全容积采集量化心腔容积要受空间和时间分辨率低的影响。

与实时3D成像相比，多心动周期采集是通过几个心电门控连续心脏周期（2～6个）获得窄小体积来实现的，随后将其融合在一起以创建单个容积数据集。一旦采集到数据集，就不能像在实时3D成像和分析中那样通过操作探头来更改数据集，需要离线切割、旋转和剪切数据集。它提供具有高时间和空间分辨率的大数据集，用于量化心腔大小和功能或评估心脏结构之间的空间关系。然而，这种3D成像模式的缺点是心电图门控，在几个心脏周期中采集，最终的数据集只在最后一个心脏周期被采集后才被可视化，这是一种"接近实时"的成像，由于心律失常或呼吸运动很容易出现伪像。多心动周期采集可以获得有或无彩色血流图，3D彩色数据集通常需要更多的心脏周期。

3D数据集可以分为多个平面切割并旋转，以便从任何所需的角度可视化感兴趣的心脏结构，而不管其在心脏内的方向和位置。因此，操作者可以容易地获得使用常规2DE可能难以或不可能实现的独特可视化（如三尖瓣的正面视图或心脏畸形）。操作者从3D体积数据集获得所需视图可采取三个主要操作：裁剪、切片和旋转。要在3DE数据

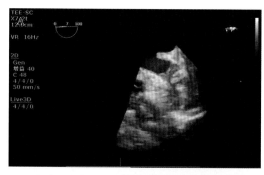
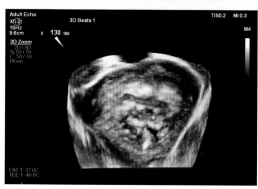
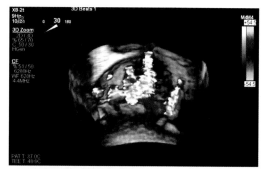
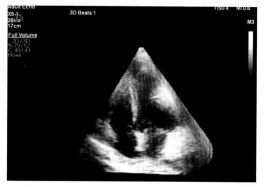

图14-4 实时成像
A. 实时3D；B. 实时彩色3D；C. 3D放大；D. 全容积

集中暴露与解剖学家或外科医师看到的类似的解剖结构，操作者应移除周围的室壁。这种虚拟去除不相关的邻近组织的过程称为裁剪，可以在采集期间或之后执行。与2D图像相比，显示裁剪后的图像还需要数据集旋转和观察视角的定义（由于相同的3D结构可以从上面或下面及任何方面可视化期望的视角）。切片是指将3D数据集虚拟"切割"成一个或多个（最多12个）2D（断层扫描）灰度图像。最后，不管其采集窗口如何，都应根据人体内心脏的解剖方向显示裁剪或切割图像，通常通过旋转所选图像来获得。

容积图像获取产生在同一2D显示器平面深度可以使用三种显示模式（图14-5）可视化3D图像：容积透视图、表面透视图、断层扫描切割。

如前所述，提高3DE数据集时间和空间分辨率的最有效方法是获取许多窄数据集，并将它们拼接在一起。然而，由于单个窄数据集是从连续心动周期获得的，因此它们不是同时的。如心脏结构的位置在心动周期中因呼吸运动而发生变化、采集过程中探头运动或心动周期时长不同（如不规则心房颤动、异位搏动等），则相邻数据集的横截面再拼接在一起时不匹配。拼接伪像显示为分隔相邻子体积的线。尽管可以容忍对图像质量影响较小的轻微拼接伪影，但重要的拼接伪像（图14-6）不仅影响图像质量和解释，而且还妨碍数据集的定量分析。有一些方法可以防止拼接伪影的发生：要求患者在采集过程中停止呼吸，在胸部保持稳定的探头位置，减少心律失常患者的子体积数量。上一代3DE系统

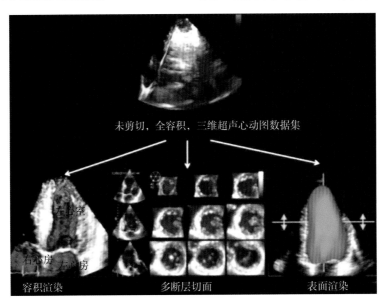

图14-5 用于显示LV 3D数据集的技术

体积透视图评估真实形态（下左），多层面评估节段室壁运动和心肌分布（下中）和表面透视图评估功能（下右）

引自Rojo EC，Fernandez-Golfin C，Zamorano JL. Manual of 3D Echocardiography.Springer，2017

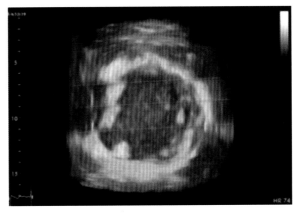

图14-6 拼接伪像

左心室的容积图像显示呼吸门控伪像。蓝线突出显示子金字塔错位

引自Rojo EC，Fernandez-Golfin C，Zamorano JL. Manual of 3D Echocardiography. Springer，2017

提供单心动周期全容积采集，可用于获取不合作患者和心律失常患者的3DE数据集。

失落伪像是在真实的无孔3D表面显示出假孔。失落伪像的原因是结构（通常是正常的间隔、主动脉瓣尖、三尖瓣瓣叶）太薄，无法反射足够的回波信号强度，在3D图像显示为缺失。通过视觉辨别图像是一个真正的缺损还是失落伪像并不总是那么容易，使用2DE和3DE的彩色血流是非常有用的，因为伪像缺损不会有血流穿过。

模糊或闪烁伪像通常是由远距离图像线之间的不精确体素内插造成的，产生不清晰体积透视图。这些伪像与线密度（即空间分辨率）成反比。模糊伪像指的是薄结构（如二尖瓣小叶、腱索等）显示不清晰，看起来比实际厚。闪烁伪像是指高回声反射结构（如起搏器导线、机械瓣膜假体等）不清晰和过度表现。然而，在大多数情况下模糊和闪烁伪像共存。

增益伪像与采集期间的增益过大或增益不足有关。增益过大可能会导致心室内产生灰尘或烟雾状的图像，使感兴趣的结构变得模糊。增益不足可能会造成失落伪像。为了避免这些伪像，建议采用设置增益稍高于传统2DE的采集，以避免增益不足的问题。原始数据的3DE数据集可以进行后处理，将增益调整到合适的水平。

第三节　实时三维超声心动图的心脏电生理学应用

许多经皮心内导管置入术都需要了解导管的三维空间位置。消融导管及心内膜面靶点的准确三维定位有利于导管的重复精确置放，对于消融手术的结果至关重要。目前临床上主要利用X线透视作为导管引导和成像的主要影像学手段。然而X线难以进行导管的精确定位：首先，C臂单平面X线透视仅能显示导管的二维图像；其次，X线可以清楚地显示导管，对心脏软组织的显影却较差；再次，因为X线透视图像是靶区的容积投影，X线提供的深度信息比较模糊；最后，X线发射的离子辐射对患者、医师，尤其对孕妇及婴幼儿有不利的影响。心腔内超声心动图是介入性电生理检查和治疗中有效的临床手段。它可以直接显示心脏的解剖，评价导管顶端位置的准确性，测量消融伤口的大小等。但是，二维腔内超声在介入导管的引导方面存在明显的局限。实时三维超声是超声领域的新突破。实时三维超声在心腔内的应用，作为一种临床监测介入性电生理的新的有效手段正逐渐受到关注。它可以直接观察心内的空间解剖结构，引导电极头的置放，测量病变大小及精确定位射频消融等。

Smith等探讨了实时三维腔内超声指导介入性电生理研究的可行性。在12-F的心导管上安置一个64通道、5MHz的矩阵排列的换能器，进行三维扫描。在羊的开胸模型上，他们获得了肺静脉、冠状静脉窦等在电生理检查中的重要解剖标志的实时三维图像，并且，该技术有效地监控了右心室的射频消融，并且较清楚地显示了消融的部位。Merdes等介绍了一种使用实时三维超声追踪顶端装配有换能器的心导管位置的方法。显像换能器探头与消融换能器之间的距离由射程时间决定，而其角坐标由接收的信号与已储存的信号之间的空间关系决定。结果显示了该方法在70mm距离范围内（0.22＋0.13）mm的精确度，75mm距离范围内（0.23＋0.11）mm的精确度，97mm距离范围内（0.47＋0.47）mm的精确度，提示这种实时三维超声定位技术可能取代X线以提高介入手术的成功率。

2000年De Groot等首次介绍并评价了实时三维定位管理系统（three-dimensional real-time position management system，RPM）在射频消融术中的应用价值（图14-7）。他们选择了具有射频消融指征的30位心房颤动、室性心动过速或旁路患者，应用RPM技术，结果获得了94%的消融成功率及较高的重复性。RPM包括信号获取组件及超声接发射组件两部分，均与计算机连接。RPM使用超声测距技术（ultrasound ranging technique）追踪消融导管相对于两个多换能器参考导管的空间位置，两个参考导管分别置于右心房或冠状静脉窦及右心室（图14-8）。每个导管装置有3个或4个微型换能器。换能器之间的距离以声束在血中速度乘以超声脉冲到达另一个换能器的时间计算。该技术可以立体显示导管（包括电极和换能器）、消融靶点的空间位置及心脏的解剖结构，并且实时显现导管顶端和轴杆的移动。2003年在此基础上发展的RPM系统，增加了心脏腔室几何重建和激动标测的功能。该系统通过勾画心脏腔室的心内膜面，重建几何模型（图14-9）；通过整体和局部彩色的编码进行激动图重建，以确定心律失常的来源。Schreieck等应用这种新型的RPM技术指导射频消融，达到了95%（19/20）的成功率，并且无并发症发生。典型心房扑动的标准治疗通常选择射频消融下腔静脉-三尖瓣峡部，制造一个双向阻断，Spitzer等采用RPM引导射频消融导管，探

讨了其在典型心房扑动射频消融术中的应用。结果显示RPM容易管理和控制，结合RPM和一个具有冷凝头的消融导管，消融制造线性伤口的精确度提高了，X线曝光的时间也明显减少。该研究首次表明RPM在典型心房扑动射频消融术中的应用可行、可靠、安全，具有潜在的价值。

三维心脏电位标测系统 如Carto、Ensite及LocaLisa等标测定位系统较多地应用于电生理治疗和射频消融导航中。电解剖Carto系统可以实时确定消融导管相对于参考板的空间位置，并且重建高密度的三维心内膜激动图（图14-10）。但是Carto

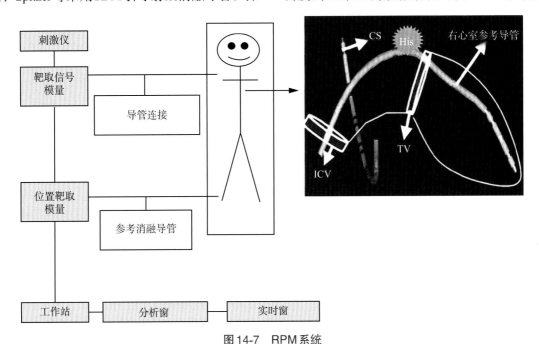

图14-7 RPM系统

两根参考导管与超声信号接收与发射装置连接，黄色及白色环分别代表换能器及电极的位置。信号经获取模块过滤后传至工作站

引自De Groot NM，Bootsma M，van der velde ET，et al. Three-dimensional catheter positioning during radiofrequency ablation in patients: first application of a real-time position management system. J Cardiovasc Electrophysiol，2000，11（11）：1183-1192

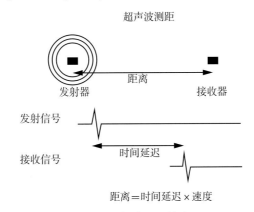

图14-8 超声测距技术

距离＝延迟时间×速度

引自De Groot NM，Bootsma M，van der velde ET，et al. Three-dimensional catheter positioning during radiofrequency ablation in patients: first application of a real-time position management system. J Cardiovasc Electrophysiol，2000，11（11）：1183-1192

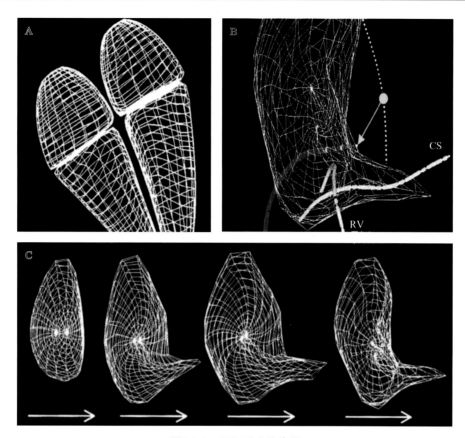

图14-9 几何重建的步骤

  A.心脏模型的初始几何资料，呈四个心腔。B.RPM系统的弹性功能（snap function）。当其导管顶端在实际解剖结构之外时，弹性功能将相应地缩小部分心腔。描记导管呈红色，参考导管呈蓝色。白色点线及黄点代表弹性功能缩小的心腔部分。C.右心房的几何重建。CS：冠状静脉窦；RV：右心室

  引自Schreieck J，Ndrepepa G，Zrenner B，et al. Radiofrequency ablation of cardiac arrhythmias using a three-dimensional real-time position management and mapping system. Pacing Clin Electrophysiol，2002，25（12）：1699-1707

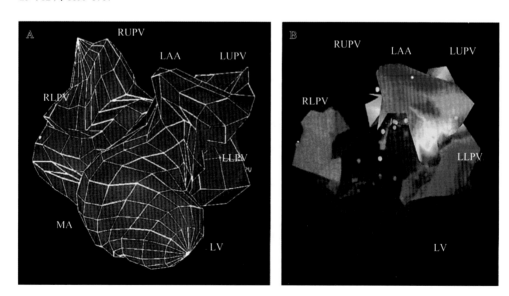

  图14-10 A.RPM系统获取的左心房解剖的三维图像；B.激动图，示房性心动过速时，红色编码的异位起搏点最先起源于左心耳。LLPV：左下肺静脉；LUPV：左上肺静脉；MA：二尖瓣；RLPV：右下肺静脉；RUPV：右上肺静脉；LV：左心室；LAA：左心耳

  引自Schreieck J，Ndrepepa G，Zrenner B，et al. Radiofrequency ablation of cardiac arrhythmias using a three-dimensional real-time position management and mapping system. Pacing Clin Electrophysiol，2002，25（12）：1699-1707

系统采用心内参考导管的信号作为时间参照，因此参考导管的稳定位置及同源稳定的心动过速是Carto系统成功描记的必要前提。当心动过速的循环长度或参考导管的位置改变时，Carto系统已建立的激动图便没有意义，需要建立新的激动图，比较费时；另外，Carto系统只能同时显示两个心电图；此外，它也不能同时显示消融过程所需的单极和双极心电图。LocaLisa系统整个过程也要求参考导管的位置稳定。心内非接触标测系统Ensite的主要优点是仅需要一个心动周期就可以重建一个完整的激动图，它能够对血流动力学不稳定的心律失常进行标测。然而，Ensite系统的心电重建准确性受心内膜壁与气囊中心的距离及激动模式的空间复杂性所影响，距气囊中心4cm的位点方可获得准确的心脏电位描记图。因此，当存在心室扩大或复杂折返环路时，Ensite系统的可信度受到影响。目前，RPM应用于心律失常消融和标测中的优势包括心腔的三维几何重建、消融导管几何定位、激动图重建、解剖结构的标记及重复追踪多个消融位点。RPM使用超声测距技术确定消融导管的位置，因

为系统能够记忆参考导管的原始位置，所以当任一导管发生位移时，描记仍可以继续。但是，RPM也存在局限，如需要3根导管、电解剖图的修正比较耗时、无法提供信号的电生理特性等。

目前心律失常的介入治疗多应用射频导管消融术，以往常规在X线监测下进行，心腔内超声心动图（intracardiac echocardiography，ICE）作为一种新的监测手段，近年来已逐步得到应用。腔内超声是一项与心导管检查结合的超声诊断新技术，即在特制的心导管顶端安装微型超声换能器，经血管插入心腔内进行心脏解剖和生理功能检查的超声显像方法。应用心腔内超声心动图监测射频导管消融术的优点包括清晰识别消融导管顶端的大头电极、提高导管顶端定位的精确性等。但是，二维腔内超声在介入导管的引导方面存在明显的局限。消融导管及心内膜面靶点的准确三维定位对于消融手术的结果至关重要。研究显示结合三维超声及腔内超声技术，能够显示心脏内如房间隔、冠状静脉窦及其瓣膜等复杂的解剖结构，从而为其在电生理检查及治疗中的应用提供了可行性依据（图14-11）。

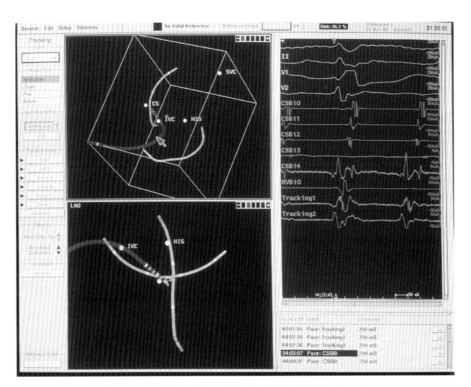

图14-11　消融过程中，RPM系统的电脑屏幕显示
左图为导管的立体空间位置，并且重要的右心房解剖标记如冠状静脉窦（CS）、腔静脉［上腔静脉（SVC）及下腔静脉（LVC）］、房室束在手术开始即被识别并储存；右图为体表及腔内的心电图显示
引自 Spitzer SG，Karolyi L，Rammler C，et al. Ablation of typical atrial flutter using a three-dimensional ultrasound mapping system. J Interv Card Electrophysiol，2003，8：181-185

目前对于心律失常的研究主要使用体表心电图和心脏电生理检查，程序烦琐，需要检查者进行想象中的"三维重建"，才能获得心律失常在立体空间上的概念。3DE能够再现心脏的立体结构，从而为心血管疾病的诊治提供丰富的信息。将三维超声成像技术和彩色组织多普勒超声成像相结合，显示心肌组织运动产生的多普勒信号，可以观察心肌活动的顺序，进而推衍心肌电生理各项参数，研究心脏在正常及病理情况下的激动起源、空间传导顺序，分析心律失常的异位起搏点及传导途径。心脏动态三维重建成像技术能够提供较高的心脏解剖结构和心肌电-机械兴奋的细微空间分辨率。尹立雪等应用动态三维灰阶成像，结合组织多普勒和加速度显像及其融合显像，对人心室室壁整体和局部心肌在窦性心律和起搏状态下的电-机械兴奋起始和传导过程进行了观察和评价，结果显示了在精细的心脏动态三维灰阶解剖成像的基础上，不同来源电兴奋所导致的不同心室激动状态下心室心肌电兴奋的起始位置、不同传导类型和过程的差异。

3DE是一种成熟的成像技术，可以对心脏解剖结构和功能进行全面评估，而无须预先建立心脏结构形态的几何假设。通过显示心脏的完整的解剖学声像图，对心脏结构进行更可重复和客观的超声心动图评估。过去10年它已发展成一种重要的临床诊疗工具，几乎不受2DE限制。3DE改变了评估房室瓣形态和功能的模式；基于3DE的左心室和右心室体积分析已发展成为评价心室大小和功能的最精准、可重复和广泛验证的方法；3DE成为指导介入治疗的关键，提供解剖学和血流动力学信息。通过进一步改善图像质量，提高空间和时间分辨率，方便图像采集和数据分析，3DE已成为超声心动图检查的常规检查手段之一。

（李文华 余 洋 谢盛华）

参 考 文 献

尹立雪，2007. 现代超声心脏电生理学. 北京：人民军医出版社：202-213.

De Groot NM，Bootsma M，van der Velde ET，et al，2000. Three-dimensional catheter positioning during radiofrequency ablation in patients：first application of a real-time position management system. J Cardiovasc Electrophysiol，11（11）：1183-1192.

Kadish A，Hauck J，Pederson B，et al，1999. Mapping of atrial activation with a non contact multielectrode catheter in dogs. Circulation，99：1906-1913.

Kisslo J，Firek B，Ota T，et al，2000. Real-time volumetric echocardiography the technology and the possibilities. Echocardiography，17：773-779.

Merdes CL，Wolf PD，2001. Locating a catheter transducer in a three-dimensional ultrasound imaging field. IEEE Trans Biomed Eng，48（12）：1444-1452.

Rojo EC，Fernandez-Golfin C，Zamorano JL，et al，2017. Manual of 3D Echocardiography. Springer International Publishing.

Schreieck J，Ndrepepa G，Zrenner B，et al，2002. Radiofrequency ablation of cardiac arrhythmias using a three-dimensional real-time position management and mapping system. Pacing Clin Electrophysiol，25（12）：1699-1707.

Smith SW，Light ED，Idriss SF，et al，2002. Feasibility study of real-time three-dimensional intracardiac echocardiography for guidance of interventional electrophysiology. Pacing Clin Electrophysiol，25（3）：351-357.

Spitzer SG，Karolyi L，Rammler C，et al，2003. Ablation of typical atrial flutter using a three-dimensional ultrasound mapping system. J Interv Card Electrophysiol，8：181-185.

Sugeng L，Weinert L，Lang RM，et al，2003. Left ventricular assessment using real time three dimensional echocardiography. Heart，89（Suppl III）：iii29-iii36.

第15章 组织多普勒超声心动图心脏电生理评价技术

第一节 概　　述

一、发展历史

1972年西班牙学者Kostis等率先采用多普勒选通门（range-gate）技术检测了左心室后壁心肌运动的多普勒频移信号。但是，由于当时人们专注于多普勒的血流检测技术，将心室壁和血管壁低速运动产生的多普勒频移信号认为是"壁噪声"，并采用所谓"壁滤波器"加以滤除。因此，Kostis等的研究结果并未受到重视。

1989年英国学者Isaaz等又将脉冲波（pulse wave）技术应用于检测左心室后壁的心肌运动。文章发表后受到广泛重视。此后有学者逐步开始了该项技术的基础研究。1992年苏格兰学者McDicken等率先采用组织模拟模块检测了组织多普勒成像（tissue Doppler imaging，TDI）技术对组织运动检测的时间和空间分辨能力，证实该项技术能够准确反映组织运动的速度和方向，并具有较高的空间分辨率。从此该项技术开始应用动物实验和临床研究。该项技术首先被应用于超声心动图药物负荷试验，以期能够准确客观地评价心脏室壁的节段性运动异常。但最初的结果并不理想。其主要原因是该项技术所显示的超声图像帧频过低，不能准确反映心肌运动的时相变化。其后该项技术被不断改进。

1994年苏格兰学者Sutherland等采用改进后的TDI技术对心肌缺血动物模型进行了缺血和再灌注研究，证实了该项技术的临床应用价值。在此之前（1993年）日本学者Yamashigu等还采用该技术评价了显性预激综合征的心室壁激动起始位置，提示该项技术有可能被应用于评价心室心肌的激动顺序。此后，该项技术被广泛应用于定量评价局部心肌的运动和功能，评价左心室的收缩和舒张功能及与之相关的心室压力，评价心房心肌收缩功能，辅助超声心动图药物负荷试验，评价骨骼肌的收缩功能等。其涉及的疾病范围包括各种心肌疾病、心肌缺血和梗死、心包疾病、心脏移植与排斥、心律失常和主动脉疾病等。通过这些动物实验和临床应用，进一步证实了该项技术能够准确反映心肌和骨骼肌的运动信息，而且较为敏感。与此同时，该技术本身也得到进一步完善。1996年苏格兰学者Lange等又将该项技术与近年来蓬勃发展的超声三维重建技术相结合，对心脏结构进行了更为准确的三维重建。

我国于1994年开始引进该项技术，并应用于动物实验和临床研究，取得了令人鼓舞的成果。在冠心病诊断、心律失常的评价和心功能检测等方面已达到国外同类研究的相同水平。进入20世纪90年代后期该项技术的发展尤为迅猛。随着该项技术的不断改进，图像的帧频得到很大的提高，最高帧频已超过100帧/秒。与此同时，一些自动定量分析技术开始出现，实现了心肌运动多种参数的自动综合显示。每年均有大量的有关文章在国际著名的心血管病或超声医学杂志发表。

二、仪器

鉴于TDI技术的临床应用价值。众多的超声仪器生产厂商开始重视该项技术的装备。1994年以前仅有美国Acuson公司（已被德国Siemens公司收购）和日本Toshiba公司在Acuson 128XP/10

和Toshiba SSA-270或380A上装备该项技术。1996年后美国ATL公司（ATL-3000）、惠普公司（HP5000）（已被荷兰Phillips公司收购）和挪威的Vingmed公司（System Five）（已被美国GE公司收购）装配了该项技术。目前，国内外几乎所有超声诊断仪厂商生产的彩色多普勒超声诊断仪均在各自的最新机型上装备了该项技术。

三、名称

TDI技术问世后，不同国家和地区分别采用了各自的不同命名。在初始阶段，美国通称为"多普勒组织成像"（Doppler tissue imaging）；日本称为"组织多普勒成像"（tissue Doppler imaging）或"彩色编码组织多普勒成像"（color code tissue Doppler imaging）；欧洲则称为"多普勒心肌成像"（Doppler myocardial imaging）或"组织速度成像"（tissue velocity imaging）。同时还存在大量的上述命名的变异名称。了解这些名称对检索该技术的相关文献和全面掌握该技术的发展现状具有重要意义。目前，美国超声心动图学会已决定采用"组织多普勒成像"（tissue Doppler imaging）作为正式的标准名称。

第二节　原理和方法

一、原理

组织多普勒成像技术的原理与多普勒血流成像技术原理大致相同，所不同的是采用了不同的处理整体多普勒频移信号的滤波器。心室壁心肌运动所产生的多普勒频移信号的强度（intensity）明显高于心腔内血流所产生的多普勒频移信号强度。前者的频移信号特征为高振幅和低频率；后者的频移信号特征为低振幅和高频率（图15-1）。

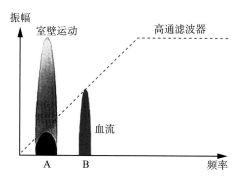

图15-1　心脏腔内血流和室壁心肌组织运动多普勒频移信号特点

通常多普勒血流成像技术采用所谓"高通滤波器"，只允许血流所产生的高频率多普勒频移信号通过，并进行进一步的信号处理，从而使多普勒血流成像得以实现。组织多普勒成像技术采用所谓"低通滤波器"，并确定了恰当的频率通过阈值，滤除了血流产生的高频信号，只允许心脏组织结构运动产生的低频信号通过，并进行进一步处理，从而实现心脏组织结构的运动信号显示。已知心室壁心肌等心脏组织结构的运动速度在0.20m/s之内，据此推算确定了低通滤波器的频率通过阈值（图15-2，图15-3）。

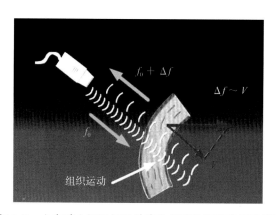

图15-2　心室壁心肌组织运动产生多普勒频移信号示意图

二、模式分类和显示格式

通过低通滤波器的多普勒频移信号，经计算机处理后分别以不同的模式显示不同的心室壁心肌运动信息（图15-4）。这些模式包括速度模式（velocity mode）、加速度模式（acceleration mode）、能量模式（energy mode）和应变模式（strain mode）。其中速度模式能够显示心室壁心肌在心动周期不同时相的速度测值、分布和方向；加速度模式能够

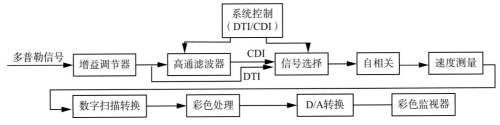

图15-3 组织多普勒技术原理框图

显示心室壁心肌在心动周期不同时相的加速度测值、分布和方向；能量和应变模式能够显示心室壁心肌在心动周期不同时相的心肌能量和应变测值及分布。

组织多普勒成像有三种不同的显示格式用以表达上述四种不同的组织多普勒模式，分别显示从点、线到面上的心肌运动信息。这三种显示格式分别为二维格式、M型格式和脉冲多普勒频谱格式（图15-5，图15-6）。其中二维格式主要用于表现心肌断面上的速度、加速度、能量和应变的分布情况；M型模式主要用于表现心肌组织在一维结构上的速度时相变化；脉冲多普勒频谱格式主要用于定量检测局部心肌的运动速度和加速度（图15-7）。

三、组织多普勒成像彩色编码原则

（一）速度模式

该模式通常均为双向编码。其所显示的速度范

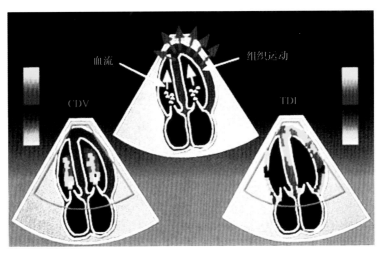

图15-4 心脏组织多普勒成像与彩色多普勒血流成像模式图

该模式图分别显示血流和心肌运动在心室腔内和室壁内的多普勒频移信号分布和方向。CDV：彩色多普勒血流成像；TDI：组织多普勒成像

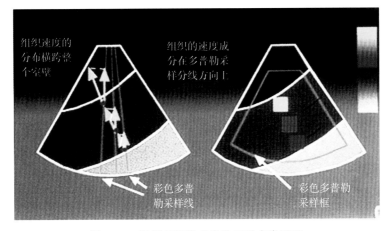

图15-5 组织多普勒成像速度图成像原理

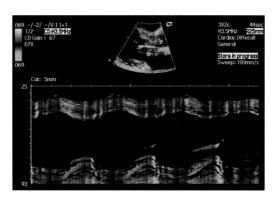

图15-6　M型组织多普勒左心室壁速度成像

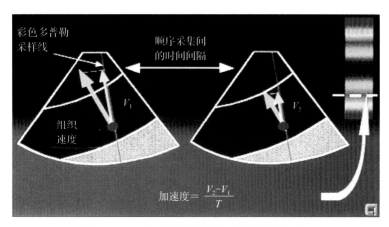

图15-7　组织多普勒成像加速度图成像原理

围多在 ±0.24m/s 之内，速度分辨率可低至0.026m/s，可反映心肌运动速度在二维和M型显示格式上的分布、方向、测值和时间顺序变化。

（二）加速度模式

该模式为单向或双向编码，可反映心肌运动加速度在二维显示格式上的分布、方向、测值和时间顺序变化。

（三）能量模式

该模式为单向编码，可反映心肌运动能量在二维显示格式上的分布、测值和时间顺序变化。

（四）应变模式

该模式为单向编码，可反映心肌应变在二维显示格式上的分布、测值和时间顺序变化（图15-8）。

在实际应用中，可通过选择不同的彩色编码后

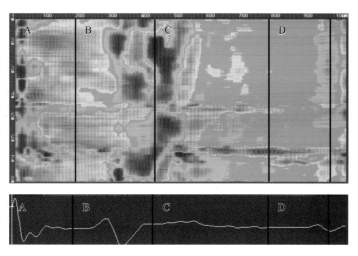

图15-8　左心室曲线M型应变率成像

处理模式和不同的彩色编码，以期突出反映特定速度、加速度、能量和应变范围内的速度、加速度、能量和应变变化情况。

四、组织多普勒成像的优化调节

（一）帧频的控制

采用尽可能高的帧频是组织多普勒成像技术准确反映心肌组织运动完整信息的关键之一。由于心肌组织运动速度快、速度值变化大，过低的帧频可漏过一些心肌组织运动信息，从而不能完整准确地反映心肌运动在整个心动周期各时相内变化的全部过程。目前，某些仪器的最高组织多普勒信息帧频可达到300帧/秒以上。通过调节超声波的发射频率、脉冲波重复频率（PRF）和速度检测范围、取样线密度和取样容积，调节组织多普勒成像探查深度，选择最小取样框方法，可最大限度地提高组织多普勒成像的帧频。调节患者的体位，使被观察结构尽可能地靠近探头，以减少探查深度，从而提高组织多普勒成像的帧频，是在检查过程中必然始终注意的环节之一。

（二）图像质量的控制

尽可能地提高被观察结构的图像质量是组织多普勒成像准确反映心肌运动的另一关键因素。组织多普勒成像同样是一种超声技术，其需要尽可能多的被观察结构超声波多普勒频移信号。较差的图像质量可掩盖被观察的心肌组织运动信号。选择不同的取样窗和调节超声波发射频率可改进图像质量。但是由于影响图像质量的因素众多，其中某些因素是经胸壁超声心动图技术所无法克服的。因此迫切需要有新的技术和方法来解决这一问题。目前，一些公司和研究机构已将组织多普勒成像技术装备至经食管超声探头和心脏血管内超声导管探头，以期最大限度地提高被观察组织结构的超声图像质量，并提高对组织结构和运动速度的分辨率。其中心腔内超声导管探头所具备的组织多普勒成像技术已可实现上述所有的显示模式和格式。

（三）声束角度的控制

组织多普勒成像技术与多普勒血流成像技术相同，尽可能地使超声波声束与被观察组织结构运动速度方向平行，是准确检测组织运动速度的另一关键因素。超声波声束与被观察组织结构运动速度方向之间夹角过大，可以造成组织运动速度被低估，从而不能正确反映速度和加速度的测值和分布及其时相变化。采用不同的取样窗和取样角度及调节患者的体位，有助于准确客观地反映被观察组织的运动信号。在采用多普勒频谱格式进行组织多普勒成像定量检测时，在较大夹角状态（＞20°）采用角度校正技术可获取更为准确的组织运动信号定量测值。

五、影响组织多普勒成像观察的因素

（一）心室内结构和血流

心室内的异常结构（如心室条索和隔膜、瓣壁和腱索）和人工装置（导管、人工瓣膜、补片）及异常血流（反流、分流和异常湍流）等均可对心室壁心肌的运动产生干扰。在进行组织多普勒成像观察之前，采用常规二维灰阶和多普勒血流成像观察和确认这些影响因素，并在组织多普勒血流成像观察和分析时予以排除，对正确认识组织多普勒成像所显示的某些异常表现尤为重要。此外，采用组织多普勒成像加速度模式观察心室心肌激动顺序时，除外各种原因导致的心室壁节段性运动异常的干扰对于正确确定心室心肌激动顺序亦非常关键。

（二）心率和心律失常

过快的心率可减少组织多普勒成像对某一特定时相的观察时间，从而不能完整反映心肌运动的准确信息，甚至导致错误判断。可采用某些药物（如普萘洛尔、腺苷等）控制心率后再进行组织多普勒成像观察。某些心律失常（如室性心律失常的"R on T"现象、心室束支的传导阻滞等）均可干扰组织多普勒成像的观察。在进行组织多普勒成像观察之前，常规进行心电图检查，以确认或除外这些情况，这对正确认识心室心肌运动信息具有重要意义。

（三）心室壁心肌纤维分布

心室心肌纤维的分布构造，使心室壁内心肌纤维在收缩期表现为不同的速度分布和方向。心室的运动包含了三个主要的运动形式。其一是整体心室在胸腔内的运动。这一运动包括整个心室的收缩期向前运动和舒张早期整个心室的向后运动；其二是心室在收缩期或舒张期的向心或离心运动；其三是心室在收缩期不同节段的各种扭转运动，包括收缩早期左心室基底部和中部的逆时针扭转和收缩晚期的顺时针扭转。在心尖部为逆时针扭转。这些扭转的角度多在3°～5°。这些特定的运动形式对正确解释心室壁心肌的组织多普勒成像结果具有重要意义。例如，组织多普勒成像速度模式显示心内膜下心肌的运动速度较心外膜下心肌的运动速度高，表明心内膜下心肌的纤维结构分布使之易于达到较高的运动速度。在心肌发生病变时，正常的心肌构造分布被改变或毁坏，从而可以导致多种不同的异常心室壁心肌运动形式和相应的组织多普勒成像结果。据此可以对不同类型的心肌病变性质进行推判。

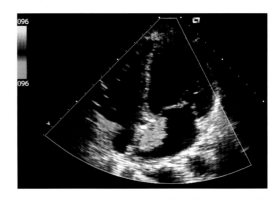

图15-9　左心房黏液瘤的异常二维组织多普勒速度分布

黏液瘤导致相邻心肌组织运动速度异常

（四）心室周围其他心脏结构

与心室相邻的其他心脏结构包括心房、主动脉根部及冠状动静脉系统和心包。在心室增大时，与之相邻的还有降主动脉。心房结构通过房室环与心室结构相连。心房的增大、心房内的较大附壁血栓或肿瘤（如黏液瘤）（图15-9）、心房结构的发育异常（如单心房、三房心等）和房性心律失常均可直接或间接地影响心室壁的运动，尤其是心室基底部的运动，从而干扰组织多普勒显像对某些心室心肌运动状态的观察。

主动脉窦瘤和（或）破裂、主动脉根部的各种原因所致的扩张等均可通过主动脉瓣环将其异常的运动方向和速度传导至与之相连的室间隔，从而干扰组织多普勒成像对室间隔运动的观察。心室明显增大时，由于其贴近降主动脉，降主动脉病变（如扩张、夹层、异常湍流等）所致的降主动脉管壁异常搏动可直接对心室后壁的心肌运动产生影响。心包积液、心包缩窄和心包肿瘤，均可由于心包内压力的增大、纤维条索的牵拉、缩窄限制和肿瘤的浸润生长，直接影响心室壁心肌的运动状态，从而对多普勒组织成像结果产生干扰。冠状动脉异位起源、冠状动脉异位引流和冠状动脉瘤等，均可由于冠状动脉的异常扩张、其内的异常湍流和压力变化，而对与之相邻的心室心肌运动产生明显影响。某些体肺静脉的冠状静脉窦异位引流，可导致位于房室环的冠状静脉窦明显扩大、质量增加并在其内产生异常湍流。这些变化亦可干扰心室基底部心肌的正常运动。

（五）心室外其他脏器的运动

心室周围的肺叶和膈肌在呼吸运动过程中均会推动心室壁，从而对组织多普勒成像结果产生干扰。在进行组织多普勒成像观察时，应对呼吸进行控制。通常采用将观察时相确定在呼气末期的方法来减少呼吸运动的干扰。

第三节　心肌电兴奋和机械收缩

一、心脏心肌电兴奋顺序和时间

正常心脏心肌电兴奋脉冲信号由窦房结发出，直接兴奋心房心肌纤维，然后兴奋房室交界区、房室束和左右束支。最后通过浦肯野纤维网兴奋心室心肌。电兴奋信号在浦肯野纤维网内的传播速度为4m/s。从房室结至浦肯野纤维网末端仅需0.03s。

电兴奋信号在心室壁心肌内的传播速度为0.5m/s。由于心室壁心肌纤维分为三层且呈螺旋状环绕心腔排列，并在心尖处交汇后向内生长，因此电兴奋信号不是直接由心内膜下心肌向心外膜下心肌传导，而是以一定的角度沿螺旋方向由内向外传导。电兴奋信号由心内膜表面传导至心外膜表面的时间为0.03s。传统观点认为电兴奋信号在进入心室0.005s时在室间隔左侧中部除极；0.015s时左心室心尖部和右心室心内膜面除极；0.02s时左右心室壁开始除极；0.025s时左心室大部分除极完毕；0.04s时右心室心肌除极完毕；0.06s时左心室

后基底部残余小块心肌最后除极（图15-10～图15-12）。左右两心室从开始除极至除极结束，历时0.06～0.10s。

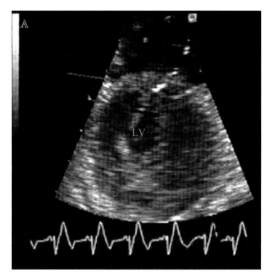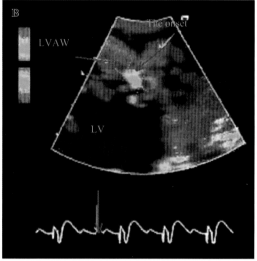

图15-10　左心室短轴二维灰阶成像显示起搏电极置入左心室前壁心肌内（A）和通过刺激电极发放电脉冲后在刺激电极周围心肌立刻出现的局限性较高加速度分布（提示刺激电极周围心肌开始收缩）（B）

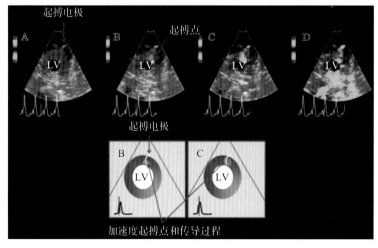

图15-11　时间序列局部放大左心室游离壁二维组织多普勒加速度成像
显示电刺激脉冲发放时心肌收缩加速度起始点位置与起搏电极位置的空间位置关系及其传播过程

图15-12　左心室（LV）前壁电刺激脉冲发放后，左心室壁内心肌收缩加速度起始点及其传导过程序列图

二、心室心肌电兴奋与机械收缩的关系

尽管心脏电兴奋顺序已为人所知，但是心室电兴奋与机械收缩之间的关系仍不十分清楚。众所周知，心肌的电兴奋全或无现象和电兴奋机械收缩偶联是心肌完成从电兴奋到机械收缩的基础。对于偶联的运作，将有若干调节心肌细胞电活动和机械收缩活动的因素控制偶联的有效性。某些生理的或病理的因素均会使心肌电兴奋与机械收缩脱偶联。通常认为在电兴奋与机械收缩之间有时间延迟（图15-13）。有学者认为在正常人该时间延迟在50～80ms（ECG Q波之后），很少超过100ms。但是特定局部心室壁心肌电兴奋顺序与机械收缩顺序之间的关系仍不清楚。笔者小组的动物电刺激实验表明，局部心肌电兴奋与机械收缩之间的时间延迟在20ms之内。

三、室性心律失常、预激综合征和束支传导阻滞的电生理特点

1. 室性心律失常 产生机制通常分为两大类，其一是异位电兴奋的产生（如自动除极和触发）；其二是电兴奋的异常传导（如折返环路）。对于前者，其异位电兴奋产生的位置即为病灶位置，亦即心室开始电兴奋和机械收缩的位置；对后者，由于折返环路的复杂性，即构成环路的解剖结构、位置和环路的大小存在很大的变异，因此，在心室开始由电兴奋诱导的机械收缩位置与折返环路的阻滞位置之间可能存在一定的距离。了解这一点将有助于正确理解室性心律失常异常心室收缩起始位置与心肌病变位置之间的关系。例如，心肌梗死时，其室性心律失常异位电兴奋可产生于梗死病灶的边缘，但由于梗死病灶周边顿抑心肌所发生的电兴奋和机械收缩脱偶联，这一异位电兴奋可在与梗死病灶部位存在一定距离的位置开始除极已复极完毕的相对正常心肌细胞，并诱导有效的心肌细胞机械收缩。

2. 预激综合征 由于预激综合征旁路的类型、位置和参与心室心肌激动的机制的不同，可使心室的电兴奋和机械收缩出现多种不同类型的变化。例如，当旁路前向传导时，可由旁路前向传导预激心室预激区域心肌位置、时间和程度的不同，导致仅有旁路预激心室为主和房室束激动心室为主及其两者之间的多种变异类型，从而造成心室电兴奋和机械收缩的多种分布形态。由于旁路的分布及其电生理特性的复杂性，同一个患者亦可同时存在若干条

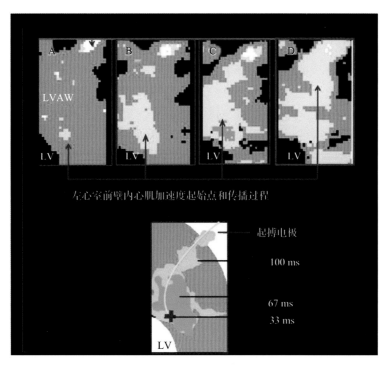

图15-13 左心室（LV）前壁电刺激部位局部放大时间顺序图
清楚显示电刺激脉冲发放后心肌收缩加速度的起始点及其传播过程和时相

状态各不相同的旁路。因此，在判断旁路预激心室起始位点时应具备动态和变化观点。

3. 束支传导阻滞 不同类型的束支传导阻滞均可导致心室除极顺序和过程的变化，由此造成心室心肌机械收缩顺序和过程的异常变化。例如，左束支传导阻滞时，心室激动则由右束支诱导发生，右心室的电兴奋和机械收缩均早于左心室出现。尽管 M 型和二维超声心动图已揭示了这一异常心室激动在一维和二维图像上的某些特征，但是如前所述这一异常的心室心肌机械收缩顺序及其与心肌电兴奋的关系在心室三维结构上的分布表现可能存在高度个体化的差异性。

四、各种心脏电刺激方法和药物的辅助诊断作用

众所周知，组织多普勒成像诊断心室心肌异位起搏点的前提条件是心室心肌必须有一个率先出现的异位心肌电兴奋和机械收缩起始点。但是，在隐匿性预激综合征或间隙性预激综合征旁路逆向传导或间隙性传导时，以及在确认潜在室性心律失常异位起搏点时，往往需要采用各种心脏电刺激方法和

药物干预来帮助满足组织多普勒显像技术诊断心室心肌异位起搏点的前提条件。例如，在旁道逆向传导时，可采用食管调搏或心房内起搏的方法来缩短经旁路传导时间，同时采用药物（如腺苷）延长房室结传导电兴奋时间，诱导旁路的前向传导，从而造成电兴奋率先经由旁路兴奋心室心肌。通过对这一提前出现的心室心肌激动初始位置的检测，就可以确认这一隐匿旁路的位置。在检测某些潜在的室性心律失常时，可采用药物（如多巴酚丁胺）和心室电刺激等方法，诱导出潜在的室性心律失常异位心肌电兴奋和机械收缩起始位置，从而对室性心律失常异位起搏点加以确认。

在预激综合征中，房室结双径路的情况较为特殊。由于经其传导的心房电兴奋仍由房室结传入心室，其心室心肌的电兴奋和机械收缩起始点位置与正常房室传导过程的心室心肌电兴奋和机械收缩起始点位置相重叠，不造成心室心肌的异位电兴奋和机械收缩起始点。对这一类型的预激综合征通常需要结合其超声心动图的特征性解剖结构改变（如后室间隔上份近房室交界区明显增厚等）和心电图特征，并用排除法进行诊断。

第四节　心肌血流灌注与心室壁心肌运动

心肌血流灌注与心室壁心肌运动状态之间存在着明确的关系。心肌缺血之后，心室壁节段性运动异常的出现时间早于心室舒张功能异常、心电图和心肌酶学异常改变的出现时间。有研究表明在心肌缺血15s之后就可检测到心肌缺血的心室壁部位出现了异常的运动。心肌缺血的程度和范围与心室壁节段性运动异常的程度和范围之间亦存在较好的相关性。当心肌缺血面积达到心室总面积5%及心肌缺血厚度达到心室壁厚度25%时，就可出现超声心动图能够检测到的心室壁节段性运动异常。有研究表明：采用常规二维超声心动图评价心肌梗死后再

灌注心室壁运动半定量评分指数与 ^{99m}Te sestamibi 显像左心室前壁心肌灌注缺损的程度（心肌梗死的大小）。两者之间具有良好的相关性（$r = 0.71$）。当室壁运动评分指数大于1.7时，心肌灌注缺损的面积大于20%；当评分指数小于1.7时，心肌灌注缺损面积小于20%。在心肌灌注缺损与射血分数之间也存在着一定的相关性：预测射血分数＝62-（0.61×心肌灌注缺损百分比）。但是常规二维超声心动图所评价的心室壁节段性运动异常面积往往大于实际的心肌梗死面积。当心肌梗死部位位于左心室下壁时，这一情况尤为明显。

第五节　组织多普勒成像的实验研究

一、组织模拟模块实验

从1992～1994年苏格兰学者McDicken和Sutherland等采用组织模拟模块对组织多普勒成像检测组织运动速度的准确性和敏感性，以及其对速度大小、方向和分布的空间分辨率进行了实验验证研究。

1.旋转组织模拟模块实验　目的为评价组织多普勒成像检测组织运动速度的准确性和敏感性。该实验采用一元柱状泡沫塑料，在其中钻以1mm或2mm的孔道以形成声学反射面。将这一柱状泡沫塑料固定于马达上、置于水槽中以不同的速度进行旋转，同时采用组织多普勒成像速度模式检测柱状泡沫塑料横断面上的速度值、方向和分布，并与实际的旋转速度和方向进行比较。结果发现组织多普勒成像技术能够准确反映模拟组织的运动速度和方向。与其他多普勒技术一样，组织多普勒成像也存在频谱混叠现象。事实上多普勒频率混叠的发生，主要有两个方面的原因，其一是被检测物体运动速度过快，导致反射的多普勒移动频率超过1/2发射的多普勒脉冲重复频率（即奈奎斯特极限）。例如，尽管心肌组织的运动速度多在10cm/s之内，但在心肌病变时，病变局部的心肌运动速度在某些时相内可大大超过这一速度范围。其二是发射的多普勒脉冲重复频率过低，导致相对正常的反射多普勒移动频率超过1/2发射多普勒脉冲重复频率。例如，在调低速度量程时，就会造成频率混叠现象的发生。正确认识导致组织多普勒成像频率混叠发生的真正原因，才不会遗漏异常心肌组织运动状态的检出。

2.滑动组织模拟模块实验　目的为评价组织多普勒成像检测速度的空间分辨率。该实验采用两块斜面胶体，胶体内充以石墨粉作为声学反射面，并分别在胶体斜面上开凿三条大小不一的沟槽和与此大小相对应的凸面胶条。实验时使凸面胶条在相对应的沟槽内做滑动运动。结果发现组织多普勒成像技术准确反映了速度在空间位置上的分布和测值。该实验的意义在于可采用组织多普勒技术在动物实验和临床试验中将特定的组织结构与该组织的运动速度大小、方向和分布结合在一起，从而表明该技术具有同时反映基于器官组织解剖结构的组织运动信息的能力。

其他的组织模拟模块实验还包括组织模拟模块三维重建实验和能量与后散射实验等。这些实验表明：采用组织多普勒成像技术可以较为准确地反映组织的空间结构和后散射变化等，从而为组织多普勒成像技术进一步应用于疾病诊断的其他领域创造条件。

二、动物实验

已有组织多普勒成像动物验证实验的主要目的集中于心肌血流灌注、心肌除极和心肌功能等方面。所采用的动物模型包括猪和犬的心肌缺血或电刺激模型。

在心肌血流灌注方面，Sutherland等应用组织多普勒成像技术与心肌声学造影技术相结合，研究了猪心肌缺血模型的组织多普勒成像表现，结果发现在经外周静脉注射声学造影剂的所有16只猪心肌缺血模型中，组织多普勒成像能量模式检测到有5只猪心肌的声学能量发生了改变。国内学者也采用组织多普勒成像能量模式研究了经冠状动脉注射心肌声学造影剂的犬心肌缺血模型，并将声学多普勒能量减低区域面积与犬心脏标本的心肌缺血实际面积进行了比较，结果发现两者之间具有良好的相关性。其他进行的实验还包括将上述两项技术与谐波技术和三维重建技术相结合，对心肌缺血和梗死进行准确的定量评价等。这些实验的初步结果表明该项技术可以较为准确地评价心肌缺血和（或）梗死的体积和质量等。

在心肌除极方面，笔者小组在Mayo医学中心应用组织多普勒成像技术的加速度模式，研究了心室心肌电刺激时由电脉冲刺激诱导的心肌局部收缩的加速度表现及其两者之间的关系，并对这一局部的加速度表现进行了三维重建（图15-14～图15-17）。结果发现组织多普勒成像加速度模式可以

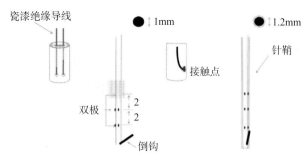

图15-14　自行设计的多点双极刺激电极结构

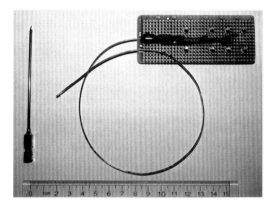

图15-15　自行设计的多点双极刺激电极
实验所采用的电刺激脉冲宽度2ms，电流1～2mA，周长500ms

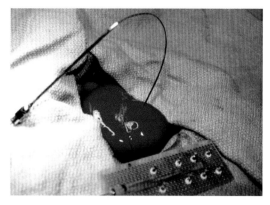

图15-16　自制心室壁电刺激电极穿刺置入左心室游离壁

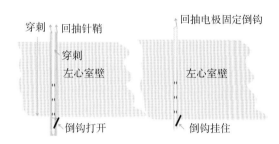

图15-17　自制心室壁电刺激电极置入左心室游离壁过程、电极固定及起搏电极位置示意图

准确敏感地反映电刺激诱导的局部心肌收缩，并可将局部心肌收缩的起始位置确定在心室心肌的某一层次；实验结果同时表明组织多普勒成像能够检测的局部心肌电除极与心肌机械收缩的时间延迟在20ms之内，这一时间延迟大大短于以往研究认为

的时间延迟在50～80ms。结合国内的食管调搏和右心室起搏等实验结果，可以认定组织多普勒成像能够准确标测由电兴奋诱导产生的心肌收缩，并反过来反映心肌电除极的起始位置和传导分布过程。

第六节　组织结构的辨认和三维重建

一、组织结构的辨认

常规二维和M型超声心动图可以准确提供绝大部分心脏血管的正确组织结构辨认，但是对心脏血管的某些特殊位置组织结构（如右心室壁、大血管内血栓）的辨认则存在困难。这主要是由于受右心系统周围结构的影响，如心包内脂肪、肺叶内肺气等。组织结构的辨认困难，导致了右心室壁结构和功能测量的准确性和可重复性较低，从而使超声心动图在右心系统的应用受限。右心系统由于其内的血流动力的作用，在其心室壁和血管壁具有特殊

的组织结构运动状态，而其周围其他组织器官则具有完全不同的运动形式。这些各不相同的组织结构运动均具有低速的特点，从而使组织多普勒成像有可能被应用于依据其各自的组织运动特征进行不同组织结构的鉴别。德国学者Nesser等应用该项技术成功地进行了右心室壁组织结构的辨认，在胸骨旁切面其成功率达100%。而常规二维和M型超声心动图经胸壁和剑下切面的辨认成功率分别为63%和49%。组织多普勒成像技术提供了清晰的右心室壁心内膜和心外膜图像（图15-18）。

采用组织多普勒成像技术所测量的右心室室壁厚度与采用经食管超声心动图测量的右心室室壁厚

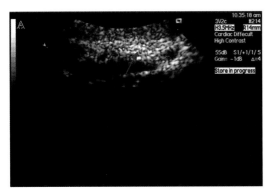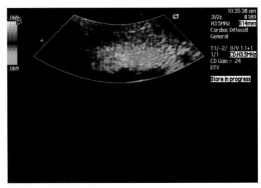

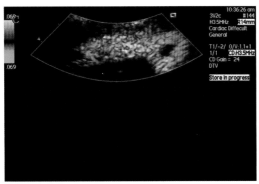

图15-18 应用二维组织多普勒速度成像鉴别右心室前壁心内膜和心外膜剖结构准确空间位置示意图

A.二维灰阶超声显示的右心室前壁解剖结构（红色箭头）；B、C.右心室前壁具有与心脏周围组织不同的明显增高的速度分布，有助于识别右心室前壁心外膜和心内膜的准确空间位置

度之间存在良好的相关性，舒张期 $r = 0.92$，收缩期 $r = 0.94$。经食管超声心动图测量结果与经胸壁超声心动图测量结果相比，舒张期 $r = 0.86$，收缩期 $r = 0.87$。此外，组织多普勒成像和经食管超声心动图在各自测量的收缩期右心室室壁增厚率之间也具有良好的相关性（$r = 0.72$），而该增厚率在经食管超声心动图与经胸壁超声心动图之间相关性较差（$r = 0.27$）。因此，组织多普勒成像技术可以作为一种新的、快速简便的方法，用以辨认右心系统的组织结构及其运动状态。其必将对右心系统的容量和功能评价产生重要影响。同时这一方法还可应用于具有不同运动形式的其他组织器官的边缘和较高运动速度的低弱回声组织结构辨认，如血管内新鲜血栓、心血管系统内各个不同部位的畸形和肿瘤的组织结构等。

二、解剖和病理解剖结构的三维重建

组织多普勒成像的图像质量由两方面的因素所决定，其一是超声反射信号的强度；其二是与声衰减无关的超声信号频移值。而常规灰阶超声心动图的图像质量则仅有一个决定因素，即超声反射信号

的强度。这一特点使组织多普勒成像较常规灰阶超声具有更高的信噪比，从而使之有可能提供比常规灰阶超声心动图图像质量更高、所含信息内容更为丰富的超声图像显示。

苏格兰学者Lange等采用计算机虚拟现实模型和组织模拟模块对组织多普勒图像的三维结构重建和容量评估等进行了研究。其中计算机虚拟现实模型实验显示采用组织多普勒信息技术能够重建直径为0.3mm的结构，并分辨1.0mm的间隙。组织模拟模块实验显示采用灰阶图像和组织多普勒图像均能显示直径1.0mm的三维晶体结构。该研究结果还显示采用灰阶图像和组织多普勒图像所进行的三维重建均低估了模型的实际容量，但是组织多普勒成像方法的系统误差小于灰阶方法。该研究结果表明：尽管灰阶和组织多普勒成像三维重建图像的空间分辨率均得到确认，但组织多普勒成像方法在容量评价方面更为准确。

在随后进行的临床试验中，分别采用灰阶和组织多普勒方法三维重建了舒张末期的左心室容量，将其结果分别与双平面心室电影造影结果进行了比较。结果发现灰阶方法的平均误差为（-12.6 ± 18）ml，而组织多普勒成像方法的平均误

差仅为（-4.2±10.0）ml。而对于收缩末期左心室容量平均误差，两种方法则分别为（-6.5±10.6）ml和（-1.5±10.0）ml。此外，Lange等还采用组织多普勒成像方法对房间隔缺损和心房内肿瘤进行了三维重建，以确认缺损和肿瘤的大小及外形，并与灰阶方法三维重建、磁共振和手术结果进行了比较（图15-19，图15-20）。结果发现：组织多普勒三维重建图像的测值与磁共振（$r=0.97$）和手术（$r=0.91$）测值之间具有很好的相关性。从灰阶和组织多普勒成像方法的各自测值和离散度来看，两种方法结果相近，但组织多普勒成像方法略优于灰阶方法。采用组织多普勒图像重建的三维图像同样较好地表现了房间隔缺损和房内肿瘤的手术视野。

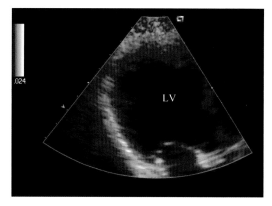

图15-19　左心室（LV）组织多普勒能量成像
组织多普勒能量图清楚显示左心室心内膜面

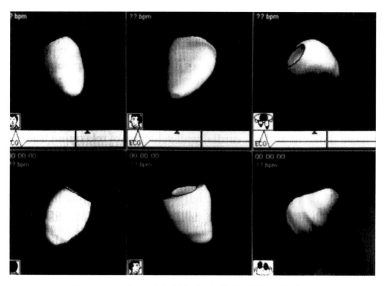

图15-20　左心室心腔组织多普勒成像三维重建
由于组织多普勒成像技术有利于准确确定心腔的心内膜面，该项技术可被运用于心脏容量的三维重建
引自 Garcia-Fernandez MA，Zamorano J，Azevedo J. Doppler Tissue Imaging：Echocardiograhy. McGraw-Hill，1998：109-128

第七节　对心脏血流动力学的评价

组织多普勒成像的 M 型和二维图像能够表现心脏组织运动在心动周期各时相内的速度大小、方向和分布。采用脉冲波频谱多普勒方法可定量分析各部位的运动参数。这就为采用组织多普勒成像方法以时相方式检测心脏的血流动力学变化提供了可能。参照同步心电图，组织多普勒成像可以准确显示心脏各部位解剖结构在心动周期中的运动情况，并与心电活动相关联，从而可以揭示心电活动与心脏不同部位运动之间的关系。在 M 型和二维组织多普勒图像上可清楚显示心室壁运动在舒张期各时相（等容舒张、快速充盈、舒张晚期和心房收缩）和收缩期各时相（等容收缩、快速射血和慢速射血）中的不同类型的变化。这些发现为进一步定量研究心动周期各时相中不同部位的心脏结构运动在正常和病理状态的表现提供了一个无创的简便方法，以期准确评价心脏的血流动力学变化（图15-21）。

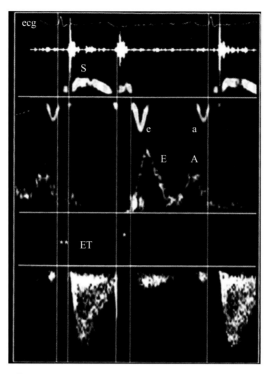

图15-21　组织多普勒成像血流动力学量化评价

通过对二尖瓣环组织运动、二尖瓣口和主动脉瓣口血流多普勒频谱的同步观察可以获取心动周期不同时期的时相参数（如射血前期、射血和等容舒张期时间等），从而量化评价心脏血流动力学状况

引自 Garcia-Fernandez MA，Zamorano J，Azevedo J. Doppler Tissue Imaging：Echocardiograhy. McGraw-Hill Interamericana de España，1998：109-128

第八节　心脏整体运动的评价

如前所述，心脏在胸腔内的运动、心室壁的向心和离心运动及心室壁的旋转运动是构成心脏整体运动的三个重要因素。但是由于心室壁旋转运动的角度极少超5°。因此可以将这一因素省略不计。在分析心脏整体运动时主要应将心室壁的向心和离心运动与心脏在胸腔内的运动分离开。

组织多普勒成像技术可以同时显示心室壁不同部位的运动方向和速度。在收缩期，左心室长轴切面内的室间隔整体运动方向向下，而左心室后壁的整体运动方向向上。在这一整体的运动趋势中包含了心室整体向上运动。通过组织多普勒成像脉冲波频谱格式分别检测收缩期室间隔及其对应左心室后壁的运动速度曲线，相加综合排除心室壁的向心运动即可得到收缩期心室在胸腔内的整体运动速度及

其方向。已有的研究结果表明：心脏在收缩期整体向前运动，最大速度约为5cm/s；在舒张期，室间隔运动向前，而在左心室后壁的运动向后，两个部位运动方向和速度的和，即为舒张期整体心脏在胸腔内的运动速度和方向，亦即舒张早期快速向后运动，舒张中晚期相对平稳前后波动，最大运动速度约为9cm/s。采用组织多普勒成像所确认的各时相心室在胸腔内运动的方向与其他影像学方法的研究结果相吻合。但是组织多普勒成像还提供了速度空间分布信息。将心脏整体运动进行分解评价，对于准确评价各种原因导致的心室壁运动障碍、心包疾病、胸部疾病和开胸手术对心脏运动的影响具有重要意义。

第九节 心室壁运动能量与后散射

组织多普勒成像的超声反射信号能量或强度显示与心室壁心肌组织对超声信号的反射和散射密切相关。这种超声信号的能量显示与声束角度和速度大小均无直接关系。其一局部心肌的能量显示与该部位的深度和心肌组织的性质有一定关系。通过脉冲波多普勒采集未经处理的心室心肌超声多普勒频移信号即可获得某一心室部位心肌运动的瞬间能量变量。这一能量变量是线性的数字信号，其动态范围较宽，为0～70dB。这一能量变量实际上直接等同于该部位心肌的后散射能量（或强度）。在心动周期中一系列的瞬间能量变量可以用曲线的方式表示出来，以反映在各时相内瞬间能量变量的大小和变化趋势。

通过对某一心室部位心肌能量变量的分析，可以对该部位心肌组织的性质做出一定的判断。这一技术可广泛应用于心肌缺血和梗死、心肌病变和心脏移植等领域，并为各种心肌组织的性质变化提供一个定性和定量的手段。正常人的心室基底部具有最大的能量变量，而在心尖部具有最小的能量变量。临床研究表明：心肌缺血部位的最大峰值能量变量和周期性能量变量曲线均变钝；在心肌梗死部位，其能量变量的周期性变化基本消失。与此同时，心肌声学造影可以增强心肌的能量反射强度。这一能量变量与心肌声学造影剂的浓度有直接关系。

第十节 心室心肌收缩功能评价

心室心肌运动的速度主要由心室心肌的收缩和舒张产生。心室心肌收缩功能的异常可直接表现为心室心肌运动速度大小、方向和分布的异常。组织多普勒成像速度模式为评价这一运动速度的异常提供了一个直观和敏感的方法。

心室的整体收缩功能具有方向性。通常将其分为长轴（经）和短轴（纬）两个方向。对于长轴收缩功能的评价，现在采用的方法有两种，其一为M型显示格式；其二为多普勒频谱显示格式。前者主要应用心尖部的各个长轴切面引导M型取样线，测取自心室基底部至心尖的室间隔或左心室游离壁的M型图像，以此反映心室长轴方向运动速度的大小、方向和分布等。正常情况下，该速度分布有一梯度，即心室基底部收缩期运动速度最快，而心尖部收缩期运动速度最慢。该方法为一半定量方法，只能显示取样线上的一维心肌运动速度分布。多普勒频谱显示格式常被应用于定量评价某一特定部位长轴方向上的运动速度和方向。

目前常用的取样部位为房室瓣环、心室中部和心尖部在室间隔、左心室后壁和前侧壁的相应部位，以确定某一部位心肌收缩期运动的最大速度、速度积分、速度频谱形态和时相等与该部位心肌收缩性能和除极的瞬间关系。

现有研究表明：当心室收缩功能减低时，心肌收缩期运动速度也随之减低，收缩时相则相对延长，速度频谱可表现为多峰形态（正常情况下为单峰）。对评价左心室短轴收缩功能，目前亦采用M型显示格式与多普勒频谱显示格式相结合的方法，以定量或半定量评价心室心肌收缩期在短轴方向上的运动速度大小、方向和分布情况。现有的方法包括在心室基底部、中部和心尖部短轴切面上采用可弯曲的M型取样线任意测取环绕心室短轴切面心室壁的心肌运动速度的大小、方向和分布。

该项技术的特点是可以在同一时相比较心室短轴切面上各节段直接的心肌运动速度大小、方向和分布。与多普勒频谱格式相结合，则可将特定部位的心肌运动速度量化。由于组织多普勒成像技术仍是一种多普勒技术，其必将受到声束与被观察结构表面之间角度的影响。因此，在心室壁心肌运动速度方向与声束之间角度较大或垂直时，就会造成心脏运动速度被低估或缺失的情况。与此同时，由于心室壁各层次心肌构造的不同，使同一心室壁部位的心内膜下心肌、心外膜下心肌和中层心肌之间在运动速度的大小、方向和分布上存在一定的差异。例如，心内膜下心肌收缩期运动速度大于心外膜下心肌的运动速度。这些情况的出现使该技术的进一步推广和应用需要一个标准化的检测方法，以规范取样角度和部位等具体技术问题，并在此基础上确立心室壁在各个轴向上的心肌运动速度的大小、方向和分布的参考值。只有这样，才能使组织多普勒成像的测值具有可比性，才能真实反映心肌收缩功能的各种异常及其变化情况。

第十一节　心室心肌舒张功能评价

与心室心肌的收缩功能相似，心室心肌的舒张功能主要由心室心肌在舒张期的运动速度大小、方向和分布所决定。组织多普勒成像的M型和多普勒频谱显示格式，可直接定量或半定量地显示心室壁特定部位的心肌运动速度大小、方向和分布。心室的舒张功能同样具有方向性（长轴和短轴）。因此，在评价不同方向的心室舒张功能时（图15-22），在技术上略有不同（如所采用的引导心室二维切面等）。

对于评价长轴方向的心室舒张功能，目前最常使用的是房室瓣环的舒张期运动速度频谱。该部位舒张期运动速度频谱的速度测值和方向与心室壁其他部位的心肌舒张期运动速度的测值和方向密切相关。因此可以代表心室心肌长轴方向上的整体舒张功能情况。从理论上讲，由于绝大部分心室心肌均附着于心脏纤维支架中的房室瓣环上，并以此为支点进行舒缩活动。因此，测取该部位的运动速度频谱亦可以反映心室整体在该长轴方向上的功能情况。

现有研究表明：在舒张期，房室瓣环运动速度频谱呈负向双峰。正常人其第一峰（e峰）高于第二峰（a峰）。当心室舒张功能受损时，e峰低于a峰；在限制性心室舒张功能减低时，e峰和a峰均明显减低，e峰高于a峰，a峰矮小。

当二尖瓣口舒张期血流多普勒速度频谱假性正常化时，二尖瓣环的组织多普勒成像舒张期运动速度频谱仍为异常表现，即a峰高于e峰。这一发现对于鉴别心室舒张功能受损时，常规二尖瓣口舒张期多普勒血流频谱的假性正常化具有极为重要的意义。

对于短轴方向心室舒张功能的评价，目前仍无标准化检测方法。通常采用测取心室各短轴切面上心室壁各特定部位舒张期心肌运动速度频谱的方法。该心肌运动速度频谱仍为双峰，其方向依检测部位不同而发生变化。正常人其第一峰（e峰）高于第二峰（a峰）。当心室心肌舒张功能受损时，e峰低于a峰或e峰高于a峰，但速度明显减低（图15-23）。既往研究表明心室舒张期心肌运动速度在短轴方向大于长轴方向。

然而笔者团队的研究表明，这两个方向上的心室心肌运动速度无显著性差异。与此同时在这两个方向上的心肌速度在性别方面亦无显著性差异；随着年龄的增长，舒张期心室心肌的运动速度均有所减低。有研究表明：心室壁心肌舒张期的运动速度与心室舒张末期压力之间有较好的相关性。二尖瓣口血流多普勒频谱E峰与二尖瓣环组织多普勒成像运动速度频谱a峰的比值（E/a）与肺毛细血管楔压（PCWP）之间亦有较好的相关性（$r=0.87$）。其回归公式为

$$PCWP = 1.24（E/a）+ 1.9$$

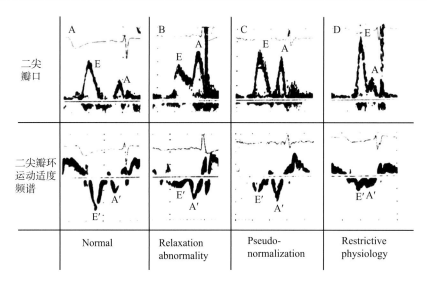

图15-22　二尖瓣环组织运动和二尖瓣口血流多普勒频谱左心室舒张功能评价

A～D.分别显示心脏舒张功能正常、减低、假性正常化和限制性舒张功能减低状态下二尖瓣环组织运动和二尖瓣口血流多普勒频谱的不同表现

引自Sohn DW, Chai IH, Lee DJ, et al. Assessment of mitral annulus velocity by Doppler tissue imaging in the evaluation of left ventricular diastolic function. J Am Coll Cardiol, 1997, 30（2）：474-480

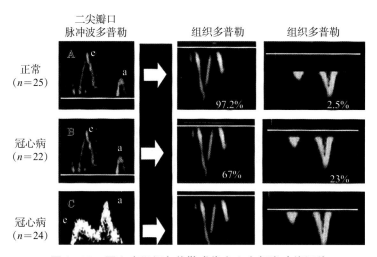

图15-23　冠心病组织多普勒成像左心室舒张功能评价

A～C.分别显示正常对照、冠心病二尖瓣口血流多普勒频谱正常和冠心病二尖瓣口血流多普勒频谱异常组中二尖瓣环组织运动多普勒频谱e/a值异常的比例

引自Garcia-Fernandez MA, Zamorano J, Azevedo J. Doppler Tissue Imaging：Echocardiograhy. McGraw-Hill Interamericana de España, 1998：109-128

这一回归公式的计算测值离散度为（0.1±3.8）mmHg。

（尹立雪）

参 考 文 献

Garcia-Fernandez MA, Zamorano i, Azevedo J, 1998. Doppler tissue imaging：Echocardiograhy. McGRAW-HIL-L, 109-128.

Gopal AS, Schnellbaecher MJ, Shen ZQ, et al, 1997. Freehand three-dimensional echocardiography for determination of left ventricular volume and mass in patients with abnormal ventricles comparison with magnetic resonance imaging. J Am Soc Echocardiogr, 10：853-861.

Gopal AS, Schnellbaecher MJ, Shen ZQ, et al, 1997. Freehand three-dimensional echocardiography for measurement of left ventricular mass：in vivo anatomic validation using explanted human hearts. J Am Coll Cardiol, 30：802-810.

Khoury DS，Berrier KL，Badruddin SM，et al，1998. Three-dimensional electrophysiological imaging of the intact canine left ventricle using anoncontact_multielectrode cavitary probe：study of sinus，paced，and spontaneous premature beats. Circulation，97：399-409.

Oster HS，Taccardi B，Lux RL，et al，1997. Noninvasive electrocardiographic imaging：reconstruction of epicardial potential，electrograms，and ioschones and localization of single and multiple electrocardiac events. Circulation，96：1012-1024.

第16章 二维灰阶斑点追踪功能成像心脏电生理评价技术

第一节 超声斑点追踪成像技术原理

1978年Burckhardt首次描述了超声图像中的斑点回声，并提出其是由低于分辨率的细微结构的散射信号相互干扰而形成，在二维图像中显示为亮或暗的点。斑点的存在降低了超声图像的分辨率，增加了对细微结构、边缘的识别难度，使图像的分割更复杂。因此长期以来的研究多致力于如何抑制图像中的斑点噪声，提高信噪比。1982年Robinson等首次报道声学斑点的运动与组织的运动密切相关，斑点能够代表组织内各体元的运动，因此为分析组织运动提供了依据，通过对斑点的追踪，可以对组织的运动情况做出评估。超声斑点追踪成像（speckle tracking imaging，STI）具有较高的时空分辨率，不会因为时间混淆而产生最大速度限制，且无角度依赖性。现已从二维的斑点追踪发展到三维斑点追踪，理论上更能准确地追踪斑点在各个方向的实际运动，其研究也取得了很大进展。

一、超声斑点的特点

在超声图像中，当人体组织中细微结构的尺寸与入射超声波波长相近或小于波长时，超声束将发生散射，这些声波的相位是随机分布的，既可能因为相加而增强，也可能由于相减而被削弱（图16-1），在超声图像上以散粒状形式表现出来，故称为斑点噪声，其大小为20～40像素。Gregory等对斑点的三维结构进行实验研究，发现斑点呈卵圆形，有一个高亮度的中心点，周边亮度逐渐减低，中心点侧向长度为（2.04±0.56）mm，轴向长度为（0.37±0.14）mm（探头频率3.5MHz，−6dB），大于可分辨的细胞直径（图16-2，图16-3）。斑点的

大小随探头的宽度、频率和脉冲的长度变化。探头频率越低，斑点越大，斑点间的距离也越大。Chen等研究猪的不同组织内斑点追踪情况，结果发现与肝脏、脂肪组织相比，肌肉组织内斑点的追踪正确率最高，对斑点的实时追踪能评估组织的微小移动变化。

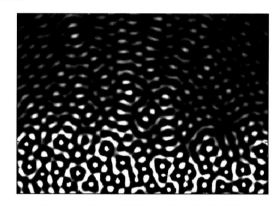

图16-1 斑点散射回波相互干涉的图形

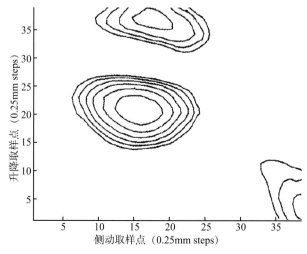

图16-2 斑点的图形结构（探头频率3.5MHz，−6dB）
引自Bashford GR，von Ramm OT.Speckle structure in three dimensions.J Acoust Soc Am，1995，98（1）：35-42

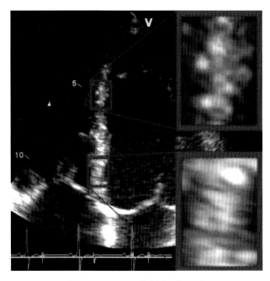

图16-3 心肌中的超声斑点

二、二维斑点追踪技术原理

目前二维斑点追踪技术较成熟，已广泛应用于临床。斑点追踪同于数字视频处理中的位移估测，是序列图像编码的关键技术，其实现的方法有块匹配算法（block matching algorithm）、像素递归法、基于频域的方法、基于特征匹配的方法等。块匹配法由于简单和易于用硬件实现而被广泛采用，其基本思路：在超声图像的某一帧选取以要追踪的斑点为中心的参照块，在相邻的下一帧图像的一定范围内（称为搜索窗口），根据一定的匹配准则搜寻和其匹配得最好的匹配块（即图案最相似），参照块和匹配块的相对位移即认为是斑点在两帧图像间的匹配运动向量（图16-4）。

目前常用的匹配准则有3种：

1.求和绝对差（sum of absolute difference，SAD）算法

$$SAD(i, j) = \sum_{m=1}^{M} \sum_{n=1}^{N} |f_k(m, n) - f_{k-1}(m+i, n+j)|$$

式中，(i, j)为位移矢量，f_k和f_{k+1}分别为当前帧和下一帧的灰度值，$M \times N$为块的大小。若在某一点(i_0, j_0)处$SAD(i_0, j_0)$达到最小，则该点为要寻找的最优匹配点。

2.最小均方误差法（least square error）

$$MSE(i, j) = \frac{1}{MN} \sum_{m=1}^{M} \sum_{n=1}^{N} [f_k(m, n) - f_{k-1}(m+i, n+j)]^2$$

这种方法是基于SAD算法，MSE值最小的为最佳匹配点。

3.归一化互相关（normalized cross-correlation）函数

$$NCCF = (i, j)$$

$$\frac{\sum_{m=1}^{M} \sum_{n=1}^{N} |f_k(m, n) - f_{k-1}(m+i, n+j)|}{\left[\sum_{m=1}^{M} \sum_{n=1}^{N} f_k^2(m, n)\right]\left[\sum_{m=1}^{M} \sum_{n=1}^{N} f^2_{k-1}(m+i, n+j)\right]}$$

这是差方和法（sum of squared difference，SSD）的变形，在实际应用中使用较多。有最大相关系数取值的即是最佳匹配点。这种方法常与Huang等提到的插值算法连用。

匹配准则的选取一般对匹配的精度影响不是很大，关键是看计算的复杂度。一般不含乘除法的求和绝对差SAD准则成为最常用的匹配准则。而搜索策略的选择对斑点运动评估的准确性和速度都有很大的影响。如果选取的比对块太小，所包含的斑点数目较少，较难表现此比对块所呈现的斑点特征，可能会造成很大的斑点追踪误差。如果选取的比对块过大，则难以侦测到对比对块内的细微变化，所得到的斑点追踪结果可能会比实际的位移小。目前搜索算法有很多，其中效果最好的是全搜索（Full Search）算法，是对搜索范围内每一点进行搜寻，从中找出最小SAD值作为最佳匹配位置，此算法简单、可靠、准确。但是计算量很大、复杂度高，难以在实时编码中应用。

为了节省计算时间，加快搜索速度，一般采用阶层（hierarchical）或多层式（multilevel）的搜

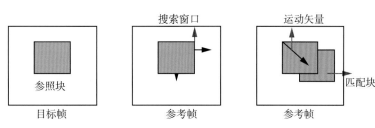

图16-4 块匹配法基本原理示意图

索，这是采用一种由粗到细的搜索模式，第一层从原点开始，以最大搜索长度的一半为步长检测中心点和周围8个相邻点的SAD值，找到SAD值最小点；第二层，以该SAD最小点为中心，搜索步长减半，并在缩小的方形的中心点及周围8个点找SAD值最小点；第三层，重复第二层，直到找到最佳匹配点，得到最后的运动向量（图16-5）。此外，还有梯度下降搜索、菱形搜索、六边形搜索等方式。这些方式可将影像解析度从整数的像数改为半个像数，提高了空间分辨率。但叶文俊等研究发现这种搜索方式对超声图像并不适当，明显降低了斑点追踪的准确性，容易陷入局部最优。所以仍主张Full Search方式，配合相关系数或SAD法求得较正确的结果。

除上述方法外，有学者提出以傅里叶变换为基础的斑点示踪法。Talhami 等在评价应变时采用了信号的傅里叶变换尺度变换特性和线性调频Z变换。变换尺度直接代表了组织的应变情况，而线性调频Z变换取决于信号包络信号，并用来克服组织受压形变后RF信号的去关联现象。Ryan 等提出了

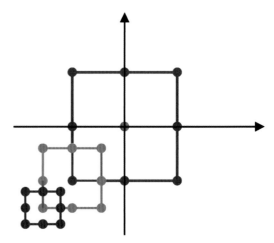

图16-5　多层式搜索方法示意图

用于视频信号的斑点示踪技术，通过组织受压的形变位移量来获得应变信息。以包络为基础的方法较射频信号为基础的方法有更平滑的相关函数，并能防止"峰跳跃"（peak hopping）现象，降低了该种方法的噪声敏感性；另外，视频信号在各种超声仪器上都能方便获得。但是这种方法的分辨率有限，并且对较小的应变值不敏感。

第二节　二维超声斑点追踪技术的可靠性研究及局限性

一、二维超声斑点追踪技术的可靠性研究

自超声斑点追踪成像技术问世以来，已有学者对这项技术的可靠性进行了深入研究。Ashraf 等实验研究发现，STI测量的旋转角度与实际旋转角度大小相似，其结果对应为，实际角度10° = STI测量角度16.88°±1.81°，20° = 26.5°±1.05°，30° = 36.47°±1.31°，40° = 44.03°±1.39°，50° = 54.1°±1.96°。Notomi 等采用STI技术与组织多普勒成像（tissue Doppler imaging，TDI）和磁共振成像（magnetic resonance imaging，MRI）做对比，评价心室旋转。结果显示，在心动周期的同一时间点，STI所测左心室旋转角度值与MRI所测值高度相关（$r = 0.93$，$P < 0.000\,1$），两者所测旋转角度峰值也高度相关（$r = 0.86$，$P < 0.000\,1$）。STI和TDI所测的旋转速度值也呈高度相关（$r = 0.7$，$P < 0.000\,1$），两者所测旋转速度峰值的相关系数是

0.94（$P < 0.000\,1$）。

Leitmain 等把STI技术与TDI技术做比较，两者所测心肌速度值的相关系数是0.7（$P < 0.000\,1$），应变值的相关系数是0.74（$P < 0.000\,1$），应变率的相关性最差（$r = 0.52$，$P = 0.02$）。

Shimon 等把STI技术与室壁运动评分做比较。结果显示：STI技术测量的心室长轴整体应变与室壁评分有较高相关性（$r = 0.68$，$P < 0.000\,1$）。由此可见，STI技术是可行和可靠的，而且其帧频高，无角度依赖性，有较高的时空分辨率，在评价细微形变时比TDI、MRI技术更敏感。STI技术已由科研走向临床应用，并得到多个学会指南的推荐和认可。

二、二维超声斑点追踪技术的局限性

二维超声斑点追踪技术固有的缺点是由于斑点的失关联而丢失运动信息。斑点运动超出探查平

面、低于分辨率的散射体的不一致运动、扫描窗的不一致等均可导致斑点失关联。已有学者对如何降低失关联率做了相关研究。Yeung 等采用多平面方块匹配法追踪斑点，明显降低了斑点失关联率，比传统的单平面法能更有效评价组织的旋转、压缩、剪切（shearing）等运动。Behar 在方块匹配运算前采用非线形滤波对图像进行处理，减小方块中心点的大小，能够提高斑点追踪的精确度，降低斑点失关联率。Meunier 在三维图像中追踪斑点，更提高了空间分辨率。

除斑点失关联外，还受以下因素影响：组织形变，信噪比，空间运动的混叠、假象及测量的误差，图像的饱和度，镜像反射等。STI 建议帧频为 40 ～ 80 帧/秒，帧频太低会出现斑点移出平面或超出搜索区域，而帧频太高会降低图像质量，因而 STI 相对较低的时间分辨率在评估峰值速度和应变率方面受限。

为了解决斑点失关联，提高空间分辨率，Morsy 报道用三维核心进行三维的斑点追踪方法。通过三维球体模型和左心室模型，显示三维斑点追踪明显优于一、二维，可以评估 Z 轴方向位移，反映斑点的形变，减少失关联率，是 STI 技术以后发展的必然方向。

第三节　二维超声斑点追踪技术的临床应用

1987年Trahey等率先将超声斑点追踪技术引入医学领域，采用二维斑点模型来测量血流及软组织运动。1991年Ophir等利用相关算法追踪射频信号斑点形变前后的运动，获得组织弹性模量剖面，并提出了"弹性成像"的概念。弹性成像是将组织在应力场中的应变情况表示为灰度或伪彩图像，并根据不同的应力-应变关系反映出组织的弹性特征。1997年，Korte等开始将组织弹性测定与IVUS技术相结合构建血管内超声弹性图，成为一种新的评价血管和斑块机械属性的技术。1989年Mailloux等将斑点追踪技术用于评价心肌的形变运动。目前超声斑点追踪技术现已广泛应用于多个领域，如超声血流速度检测、组织弹性成像、局部心肌形变的评估和相位偏差纠正技术（phase aberration correction techniques）等方面。

一、超声二维血流速度检测

二维血流速度测量是通过追踪血流中声学斑点信号的运动，测量血流速度在轴向和侧向的分量（图16-6），因而避免了多普勒成像中的角度依赖问题，对与声束夹角过大，甚至垂直于声束的血流也能准确测量其速度。这种技术空间分辨率高，不会出现TDI中的时间混叠，能准确测量高速血流速度。但它也存在一些不足，如超声图像中低的信噪比会使斑点回声信号减弱，甚至低于周围组织结构，不利于血流速度检测。然而若信噪比过高，会高估斑点的小的位移，低估斑点较大的位移。利用超声造影剂增强斑点回声信号，有可能解决信噪比的问题。目前主要采用高频探头测量外周血管二维血流速度，能否用低频探头测量心脏的高速血流，将是以后研究的主要方向。

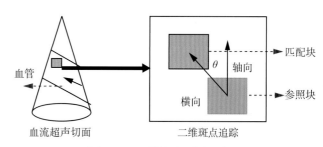

图16-6　二维血流测量示意图

修改自 Bohs LN, Geiman BJ, Anderson ME, et al. Speckle tracking for multi-dimensional flow estimation. Ultrasonics，2000，38（1-8）：369-375

二、弹性图成像

1991年Ophir等开始利用斑点追踪原理直接测量组织的弹性，称其为组织弹性图成像技术。应用这项技术揭示了组织弹性与其病理变化之间的紧密关系，对组织疾病的诊断提供了更直接的方法，如组织包块性质的鉴别等。目前的研究主要集中在乳腺、前列腺、肾脏、肝脏、血管壁等部位的良恶性病变鉴别和高强度聚焦超声引起的损害的检测。超声弹性成像反映的是组织硬度的信息，不同组织应有一定范围的弹性系数，根据硬度的大小可对组织来源进行推测。因此，弹性成像对病变性质可起到一定的鉴别作用。

Krouskop等用体外实验评估乳房内脂肪组织、纤维组织、乳腺组织、癌肿等不同组织在外力作用下所呈现的不同应变。数据表明，乳房内脂肪组织的弹性系数最小，正常乳腺组织比脂肪组织大1个等级，乳房纤维组织较脂肪组织大1～2个等级，导管内原位癌较乳腺组织大得多，导管浸润癌比其他任何组织都要硬得多。Garra等的研究显示超声灰阶声像图上表现为声影区域的恶性肿瘤在弹性图像上却能显示为边界较清的肿块，如此可勾勒出肿瘤的轮廓和边缘。而弹性图像上表现为应变较低的病灶，其中一些与灰阶声像图上的微钙化点相对应。王怡等研究中也指出，在二维和多普勒均无明确恶性肿瘤声像图表现的未浸润癌、微灶癌和微灶性小管癌，在弹性成像图上能较清晰地显示。可见超声弹性成像在早期发现、定位恶性乳腺肿瘤，确定肿瘤浸润区域上有价值，且对手术具有一定的指导作用（图16-7）。

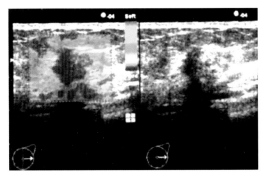

图16-7　乳腺恶性包块弹性图

病灶区域及其周边没有明显变形，硬度分5级，术后病理：左乳浸润性癌

引自王怡，王涌，张希敏，等．组织弹性成像鉴别乳腺良恶性肿块的价值评估.中华医学影像技术，2005，21（11）：1704-1706

三、血管内超声中的应用

血管内超声中测量血管壁的弹性，用于评价局部血管壁的顺应性、粥样硬化管壁斑块的性质及破裂的危险程度等，帮助临床选择适当的治疗方法。根据弹性应变情况可以判断斑块的成分和区分不稳定斑块。已有研究显示，低应变区域主要为纤维成分，而高应变区主要含脂质泡沫细胞且巨噬细胞活性增强。图16-8显示了人股动脉体外实验和染色结果，从血管内超声可以观察到位于d区的偏心性斑块，从弹性图可以看到这一低应变区域，在c区相对正常的血管壁的应变值要高于d区。组织病理证实斑块区主要为纤维成分，而高应变区主要含有脂质泡沫细胞且巨噬细胞活性增强。Korte等对血管内超声、弹性图及病理结果间的相关性进行了较为细致的研究。根据应变值将血管壁划分为不同的区域并将其分为4种组织类型：①纤维组织，＞80%的区域包含纤维物质；②纤维2脂肪组织，20%～50%的区域为脂肪物质；③脂肪组织，＞50%的区域包含脂肪物质；④正常血管壁，超声在该区域没有发现斑块，并且主要成分为纤维物质。统计分析结果提示3种斑块的应变值间差异有显著性意义，尽管冠状动脉和股动脉的应变值不同（$P=0.019$），但不同种类斑块间应变值的差异却不受动脉种类的影响（$P=0.576$）；在回声性质上，3种斑块没有区别（$P=0.882$）。

四、在研究心肌形变中的应用

超声斑点追踪成像技术有很高的时空分辨率，能观测心肌的实时运动，用于评价心肌的力学变化。目前面世的商品有二维应变（2D strain）和速度矢量显像（velocity vector imaging，VVI）。其具体内容将在下章详述。

总之，超声斑点追踪成像技术是一项有重要临床价值的医学成像技术。能够对组织运动的客观评价提供更多和更为可靠的评价指标。通过对超声斑点追踪成像技术的进一步基础和临床研究，将对此技术进行不断改进，克服其技术缺陷，提高斑点追踪的精确度和可靠性，扩大其临床应用范围。

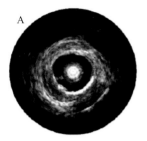 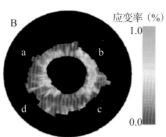 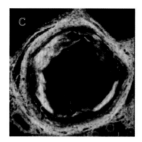 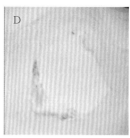

图16-8　病变股动脉的血管内超声二维灰阶图（A），弹性图（B），组织解剖图（C）和巨噬细胞染色（D）

弹性图显示呈偏心性，见2个高应变区（b、d）、2个低应变区（a、c），组织解剖图显示软区域主要由脂肪组织构成，在d区有大量巨噬细胞浸润

引自 Carlier SG，de Korte CL，Brusseau E，et al. Imaging of atherosclerosis. Elastography. J Cardiovasc Risk，2002，9（5）：237-245

（罗安果　尹立雪）

参 考 文 献

胡喜华，刘卫忠，郑立新，等，2005．运动估计块匹配算法的分析研究．数字电视与数字视频，12：4-6．

王怡，王涌，张希敏，等，2005．组织弹性成像鉴别乳腺良恶性肿块的价值评估，中华医学影像技术，21：1704-1706．

Ashraf M，Li XK，Young MT，et al，2006．Delineation of Cardiac Twist by a Sonographically Based sound Med，25：1193-1198．

Carlier SG，Korte Cl，Brusseau E，et al，2002．Elastography．Journal of Cardiovascular Risk，9（5）：237-245 sound Med，25：1193-1198．

Cho GY，Chan J，Leano R，et al，2006．Comparison of Two-Dimensional Speckle and Tissue Velocity Based Strain and Validation With Harmonic Phase Magnetic Resonance Imaging．Am J Cardiol，97：1661-1666．

第17章　心腔内超声心脏电生理评价技术

第一节　心腔内超声心动图技术

在临床实践中，尽管经胸和经食管超声心动图技术已经能够为临床心脏电生理学诊断和治疗提供较为丰富的心脏解剖和功能信息，但是在实际应用中上述超声波扫描方式存在以下局限性：超声波声束通过路程相对较长、反射和折射界面增多、使用相对低频的超声波将会导致心脏解剖结构和血流分辨率降低、易受心脏周围组织结构（如肺、胸壁和不相关心脏解剖结构等）及其运动干扰、经食管超声半介入性检测方式导致明显不适同时影响心脏电生理学诊断和治疗操作等，而这些局限使其与心脏电生理学诊断和治疗技术在临床应用方面的充分结合存在一定的困难。

如前所述，实现真正精确有效的心脏电生理治疗所缺乏的正是精确可靠的不断动态变化的心脏解剖结构和功能信息。心腔内超声心动图技术将能够发射相对高频超声波的换能晶片置于介入性心脏导管头端，采用经血管的完全介入性方式插入右侧心腔内贴近特定的心脏结构进行扫描和观察，避开心脏周围组织结构及其运动的干扰以获取高分辨率的心脏解剖结构及其功能信息。由于采用经血管的完全介入性检查方式，避免了儿科患者经食管插管超声心动图检查所需的全身麻醉和患者呕吐反射等医源性损伤和副作用。

1956年，Cieszynski等首先将超声波换能单晶片置于心腔内导管头端获取一维心脏软组织超声信号。通过动物实验证实采用该项技术能够实现心腔内心脏组织超声显像功能，自此心腔内超声心动图技术开始出现。早期的心腔内超声心动图图像并没有能够充分显示心腔内超声心动图的高分辨心脏显像技术优势，同时缺乏准确可靠的空间定位。1962年，日本学者Omoto等研制出旋转晶片心腔内超声导管，该项技术采用机械马达沿心内导管中轴旋转超声波换能晶片并应用高频（如20～30MHz）的超声波束获取心室的C-scan断层图像。由于其采用了较高的超声波发射频率导致超声波穿透能力较差，多数情况下不能通过右心系统观察到左心系统的大部分解剖结构，同时在临床实践中通常需要进行左心系统插管并将超声波换能器贴近心脏特定结构进行观察，其动脉插管的并发症较多。由于此类心腔内超声导管没有导向调节功能，常需要引导钢丝协助定位，超声导管插入心腔后不易控制换能器发射声束方向以实现贴近扫描目的；引导钢丝所造成的声影伪像常干扰心脏结构的正确观察。此种心腔内超声C-scan扫描方式只能获取局部心腔和房室壁的短轴或斜行切面。1967年，Stegall率先将连续波多普勒信号检测技术应用于腔内导管的超声波换能器，以检测动静脉血流速度频谱，为心腔内超声心动图增添了全新的观察内容。1971年，Bom首次研制出32个晶片的电子相控阵心腔内超声导管并将其应用于实时二维心脏扫描。该心腔内超声导管上的32个换能环阵晶片被置于导管头端，采用较高频率的同时发射的多束超声波能够获取心室的短轴或斜行断面图像。其缺陷仍然是高频超声波导致的组织穿透能力较低和导管自身的导向性差。此后，上述心腔内超声检测技术逐步得到改进并开始应用于临床，其临床应用范围也得到了不断地拓展。至20世纪90年代初，心腔内超声心动图技术已能够获得清晰的实时心脏及其相连大血管解剖结构图像和血流速度频谱信号，并能够确定被观察结构的空间位置及其毗邻关系；高频超声导管还能够显示心腔内膜和心室壁内心肌局部的正常细微解剖结构和射频消融损伤。

1992年以后，心腔内超声心动图技术开始被应用于心脏电生理研究，逐步实现了心脏的Koch三角（科赫三角）和房室结超声二维结构显像、射频消融心腔内膜损伤监控、解剖标志空间定位和电标测、消融导管导向和定位、心导管并发症实时监控等重要心脏电生理诊断和治疗目的。心腔内超声的临床应用改进了消融导管与重要心腔内膜结构之间的空间定位难题；减少了X线的暴露时间；更好地改进了消融导管电极与组织之间的接触；能够确定心腔内膜损伤的形成、部位、范围和程度并及时评价并发症（如心房心室壁穿孔、血栓等）的发生、部位和严重程度；能够引导房间隔穿刺；有助于理解心律失常机制与心脏解剖结构异常之间的关系。

尽管如此，心腔内超声心动图仍然存在较大的局限性：由于心腔内超声导管均采用了较高频率的超声波（3.5～9F：20～35MHz；6～10F：9～20MHz），致使超声波的穿透性和检测的深度有限。在成人心脏的检测中，心脏整体解剖结构的观察受到限制，从而使心腔内超声心动图的研究和应用主要集中于动物实验和儿科患者。心脏电生理学精确的诊断和治疗需要基于精确解剖结构观察的大量心脏功能和血流动力学信息。精确心脏起搏和消融治疗所需的心肌电机械兴奋标测也需要心腔内超声心动图同时具有足够的穿透性、较大的检测深度和较高的分辨率。已往研究和临床所采用的心腔内超声导管均只能实现二维灰阶显像和血流速度频谱检测，其观察内容有限，仅能观察到解剖结构运动及心腔内特定空间位点上的血流速度，不能进行全面的心腔内血流观察和进一步评价心肌功能并标测心肌电机械兴奋；引导钢丝控制定向的心腔内二维灰阶显像在搏动的心腔内较难确定心脏起搏、标测或消融导管的管体走行方向和电极位置等。这些局限性使心腔内超声心动图的广泛临床应用受到了限制。鉴于此，Stellbrink于1994年提出，心腔内超声心动图要真正被临床心脏电生理学家接受并得到广泛的应用尚需做如下改进。

1.心腔内超声导管须具有低频或变频超声波发射功能以满足不同检测深度和分辨率的需要。

2.只需放置心腔内超声导管换能器于右心系统内即可观察到包括左心在内的所有心脏结构。

3.心腔内超声导管应当具备自行导向和头端曲度调节功能。

4.心腔内超声导管应具备电标测功能，以更好地确定所标测到的电位变化的空间位置及其与心脏特定解剖结构的关系。

5.应建立包括心腔内超声心动图、X线图象、心腔内膜电位标测图和心脏血流动力学监测参数的综合心脏电生理工作站，以获取同步的所有有用信息等。

在此思想的指导下，心腔内超声心动图技术得到了更进一步的改进和发展。1999年进入临床应用的新型心腔内超声心动图导管已经实现了上述部分构想。新型的心腔内超声导管具有以下特征。

1.导管可插入长度为90cm，直径8F或10F（图17-1）。

2.导管超声波换能器晶片位于导管头端侧面，沿长轴分布，共64片（图17-2）。

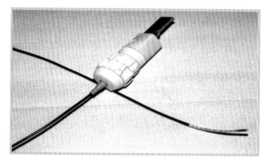

图17-1　AcuNav心内超声导管原型（Acuson，Mountainview，CA，美国）

导管直径10F，可插入长度90cm，64晶片纵向扫描，4方向导向，具有M型、二维灰阶和血流显像、频谱多普勒和组织多普勒显像功能

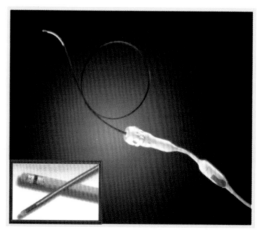

图17-2　商品化的AcuNav心内超声导管（Acuson，Mountainview，CA，美国）

导管直径8/10F，可插入长度80cm，64晶片纵向扫描，4方向导向，具有M型、二维灰阶和血流显像、频谱多普勒和组织多普勒显像功能

3.扫查图像为90°扇面，与常规超声检查图像格式相同。

4.导管头端可由操纵手柄控制做上下和左右4个方向的弯曲摆动；弯曲弧度可达180°。

5.导管采用相控阵方式控制晶片的超声波发射和接收。灰阶图像扫描频率范围为5.5～10.0MHz；多普勒血流和组织显像扫描频率范围为4.0～6.0MHz（图17-3）；多普勒组织显像二维图像扫描帧频可达140帧/秒。

6.导管可实现M型和二维灰阶显像、彩色多普勒血流显像、脉冲波和连续波频谱多普勒显像，以及多普勒组织显像。

在心腔内超声导管的重大改进中，彩色多普勒血流显像、脉冲波和连续波频谱多普勒显像、组织多普勒显像与高分辨率的二维灰阶超声波显像功能的同时实现，极大地丰富了心腔内超声心动图的观察内容，提供了前所未有的多参数显像和量化评价环境，为心腔内超声心动图在心脏电生理学临床诊断和治疗中的实际应用奠定了必要的技术基础。

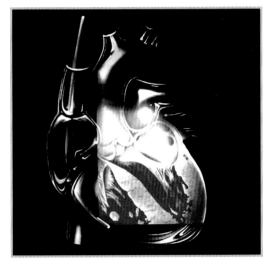

图17-3　AcuNav心内超声导管（Acuson, Mountainview, CA，美国）

经由上腔静脉、右心房插入右心室向左心室、左心房及其相关血管和瓣膜扫描的模式图。超声导管的灰阶扫描频率为5.5～10MHz。具有较大的穿透深度，能够显示较大范围的心脏解剖结构和血流

第二节　心腔内超声心动图的心脏电生理学观测内容

心腔内超声心动图显像的技术优势如下：采用能够发射较高频率超声波的换能器贴近被观察心脏解剖结构进行扫描观察，能够避免超声波通过路径上与被观察的特定心脏解剖结构不相干的组织器官声学界面干扰。因此心腔内超声心动图显像具有较高的细微结构和多普勒频移信号分辨率。同时采用心腔内超声导管进行心腔内超声心动图检测能够避免对常规心脏电生理诊断和治疗操作过程的干扰。

现有的心腔内超声导管具有较大的穿透能力，能够自上而下经颈内静脉插入或自下而上经股静脉插入心脏房室或与之相连通的大血管腔内进行心脏解剖结构、血流和心肌机械收缩的超声检测。通过旋转心腔内超声导管或与调节心腔内超声导管头端的曲度相结合，心腔内超声心动图检测能够从不同的角度获得心脏房室的若干个短轴和长轴切面的图像。但是由于心脏房室腔径较小，尽管通过调节，在某些心腔位置，心腔内超声导管头端仍不能完全与心脏长轴垂直，在此情况下所获取的心脏长轴切面多为斜行切面。通常依据心脏电生理学诊断和治疗的目的选择不同的心脏切面以充分显示诊断或治疗目的所需要显示的特定心脏解剖结构。

一、经颈静脉入路常用的标准心腔内超声切面和观察内容

（一）上腔静脉右心耳上嵴长轴切面

经颈静脉入路向下插管，第一个重要的心脏解剖结构切面就是上腔静脉右心耳上嵴长轴切面。在经预置于右侧或左侧颈静脉的9F或11F血管鞘插入8F或10F心腔内超声导管后，调节心腔内超声导管头端控向手柄使心腔内超声导管呈直立状态，在插管过程中，通过轻微旋转心腔内超声导管使置于心腔内超声导管头端的超声波换能器晶片朝向前方。持续向下插管，直至观察到右心耳解剖结构后逐步向上回抽心腔内超声导管至观察到上腔静脉口与右心耳上嵴交界处。由右向左轻微旋转心腔内超声导管即可获得上腔静脉右心耳上嵴系列长轴切面。

采用较高频率的超声波（如8～10MHz），在此系列切面可观察到上腔静脉前壁和右心耳上嵴房

壁的细微解剖结构。在上腔静脉前壁和右心耳上嵴房壁交界处心外膜下壁内能够检测到一个扁圆形的低回声解剖结构。通过与组织切片对比，发现该低弱回声区域内组织由窦房结P细胞和T细胞构成，并观察到窦房结中央动脉解剖结构，从而证实该心腔内超声心动图观察到的扁圆形低回声解剖结构为窦房结的短轴切面。通过对该部位及其相邻心脏结构心内膜电位标测进行对比分析，该椭圆形的低回声解剖结构所对应的双极标测电极所获得的心内膜电位变化起始时间早于其他相邻心脏解剖结构对应的心内膜电位变化起始时间，证实该解剖结构与心脏最早的心内膜电位变化相关（图17-4，图17-5）。采用心腔内超声组织多普勒速度和加速度显像，在心电图P波起始前能够检测到该区域内起始出现的较高速度和加速度分布，此时该低回声区域外相邻心脏结构的心肌运动速度和加速度值均低于该低回声区域内的心肌运动速度和加速度值。尽管这一观察结果与以往对窦房结内P细胞和T细胞不具备明

显的收缩性能的结论有矛盾，但镜下组织细胞观察结果显示窦房结内细胞尤其是T细胞胞质内仍然存在一定数量的具有收缩结构和功能的肌原纤维。以上结果表明，以往的研究受观察手段敏感性的限制，其结果可能未能充分显示窦房结内部局限的轻微机械收缩过程所导致的心肌组织速度和加速度变化。采用计算机图像处理技术，能够提取到该区域内心肌纤维轻微收缩所产生的速度和加速度变化信息。通过分析，能够获得该区域内心肌纤维收缩所产生的速度或加速度曲线，从而有望能够量化评价窦房结的电机械兴奋状态，揭示正常或病理状态下窦房结功能的改变。这一重要发现为首次实时在体内同步观察和量化评价窦房结解剖结构和功能建立了全新的可视化技术和方法（图17-6～图17-13）。

（二）右心耳长轴切面

将心腔内超声导管进一步向下插入，观察到右心耳解剖结构后，旋转控制心腔内超声导管头端的调节手柄使心腔内超声导管头端轻微向前弯曲，然

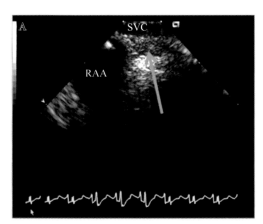
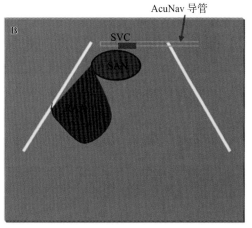

图17-4 采用心腔内超声心动图扫描窦房结获取窦房结短轴切面示意图
SVC：上腔静脉；RAA：右心耳；SAN：窦房结

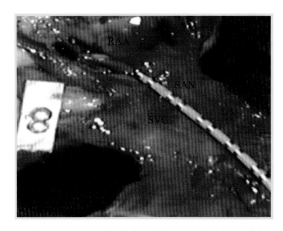

图17-5 上腔静脉大体解剖和多极电标测电极
显示了窦房结电位标测电极的准确空间位置。该标测电极为十点五个双极。RAA：右心耳；SAN：窦房结；SVC：上腔静脉

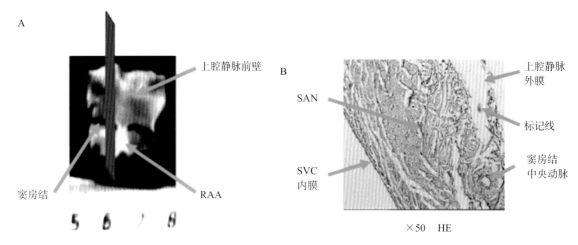

图17-6　A.上腔静脉前壁与右心耳交界处病理切片方向示意图。B.显示病理切片该区域所获的长轴方向病理切片图像，清楚显示窦房结组织形态和空间位置

RAA：右心耳；SAN：窦房结；SVC：上腔静脉

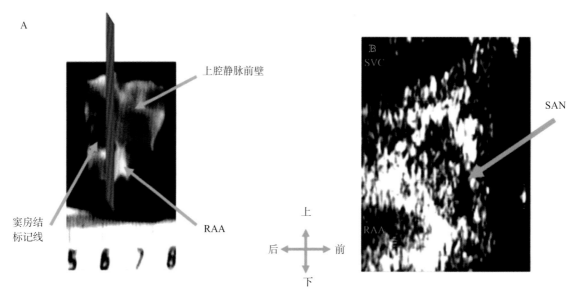

图17-7　A.上腔静脉前壁与右心耳交界处高频超声（7MHz）扫描方向示意图。B.显示高频超声扫描在该区域所获的长轴切面图像

RAA：右心耳；SAN：窦房结；SVC：上腔静脉

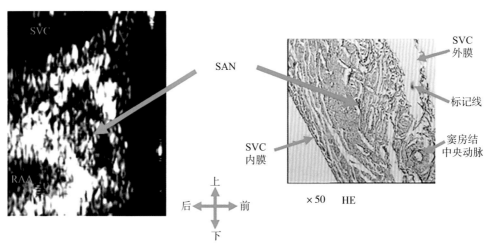

图17-8　上腔静脉前壁与右心耳交界处长轴病理切片和高频超声切面图像比较示意图

提示高频超声能够清楚显示窦房结组织形态和空间位置。RAA：右心耳；SAN：窦房结；SVC：上腔静脉

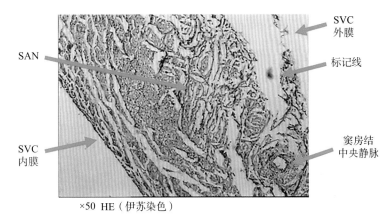

×50 HE（伊苏染色）

图17-9 窦房结短轴病理切片图

清楚显示窦房结空间位置、形态，以及内部细胞和组织结构。SAN：窦房结；SVC：上腔静脉

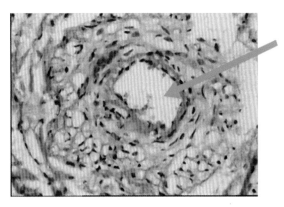

×200 HE

图17-10 窦房结中央动脉病理切片示意图

清晰显示窦房结中央动脉周围P细胞和T细胞分布

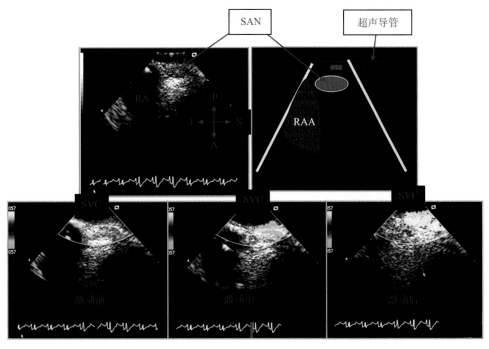

图17-11 采用心腔内超声扫描窦房结短轴切面

通过与组织多普勒速度图技术结合，清楚显示窦房结内首先出现的局限性较高速度分布，提示窦房结内部细胞和组织在窦房结电兴奋过程中仍然导致了较低的可以检测的机械收缩运动。据此，能够有助于窦房结空间位置和功能状态的判断。RAA：右心耳；RA：右心房；SAN：窦房结；SVC：上腔静脉

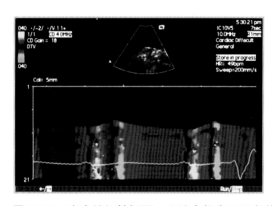

图17-12 窦房结短轴切面，心腔内超声组织多普勒M型速度显像

结合同步心电图P波时相清楚显示窦房结内起始出现的较高速度时间位点及其空间位置分布

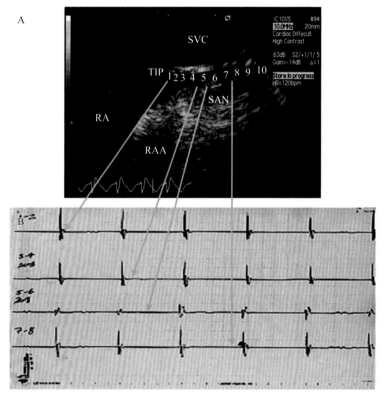

图17-13 窦房结电位标测

A.心腔内超声清晰显示5个双极标测电极与窦房结的空间位置关系。B.显示对应不同解剖结构双极所标测到的心内膜电位，其中最邻近窦房结的5、6双极电极所标测到的心内膜电位出现时间最早，提示该部位解剖结构最早发生电兴奋。以上发现间接证实超声检测窦房结空间位置和形态功能的准确性和可靠性。SVC：上腔静脉；RA：右心房；RAA：右心耳；SAN：窦房结；TIP：标测导管

后由右向左旋转心腔内超声导管即可获得右心耳的系列长轴切面。通过对该切面的观察能够清楚分辨右心耳包括梳状肌在内的整体和局部右心房壁解剖结构（图17-14，图17-15）。在放置房室顺序或多腔起搏心房电极时，有助于引导心房起搏电极准确到位。在监控螺旋起搏电极旋入右心耳壁心肌后回拉起搏电极导管可以确认起搏电极无松脱并固定于右心耳房壁。在心房颤动或心房增大的情况下，有助于确认心房内有无血栓形成。

（三）右心房界嵴长轴和短轴切面

在观察右心耳解剖结构以后，旋转调节手柄将心腔内超声导管头端调直，然后向右旋转心腔内超声导管，注意观察切面内结构变化直至右心耳粗糙的梳状肌与光滑的固有右心房壁间的突出嵴状结构

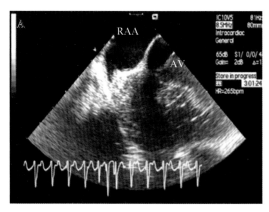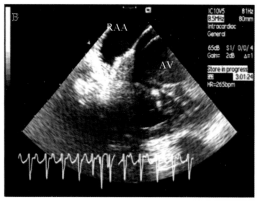

图17-14 心腔内超声换能器位于右心房内向右前方向扫描（一）

二维灰阶超声心动图清晰显示右心耳长轴牛角状形态和壁细微解剖结构。RAA：右心耳；AV：主动脉瓣

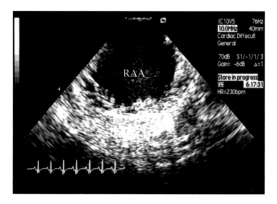

图17-15 心腔内超声换能器位于右心房内向右前方向扫描（二）

二维灰阶超声心动图清晰显示右心耳短轴形态和右心耳壁梳状肌细微解剖结构。RAA：右心耳

出现，即可获得右心房界嵴的长轴切面。旋转调节手柄将心腔内超声导管头端向左弯曲并上下移动，即可获得右心房界嵴的短轴切面。通过界嵴长轴和短轴切面，能够观察到右心房界嵴的完整解剖结构。在二维灰阶解剖结构显像的基础上，采用二维组织多普勒显像速度和加速度图能够观察到界嵴和界嵴周围右心房壁心肌组织收缩运动所产生的速度和加速度变化。

通过观察界嵴内不同位置心肌收缩运动速度或加速度开始增高的起始位置及其传导过程能够定性判断界嵴心肌的电机械兴奋传导过程。采用M型组织多普勒显像速度图在界嵴不同位点取样和测量界嵴内心肌收缩运动速度增高起始点距离心电图P波起始点的不同时间间期，通过比较该时间间期并按时间间期长短排序就能够定量评价界嵴内心肌电机械兴奋的起始点和传导顺序。采用脉冲波频谱组织多普勒显像，定点获取右心房界嵴内心肌收缩早

期运动速度频谱，测量速度增高起始点与心电图P波起始点的时间间期，通过比较能够反映界嵴内和右心房壁内心肌的电机械兴奋顺序（图17-16，图17-17）。

通过比较上腔静脉口，右心房上、中、下部各壁的右心房壁内心肌收缩导致的速度或加速度起始时间，即能够确定右心房壁心肌的电机械兴奋顺序是否正常。正常情况下，越靠近上腔静脉口和界嵴的右心房壁心肌，越早出现收缩并导致较高速度或加速度起始。

（四）左心房肺静脉长轴切面

观察右心房界嵴解剖结构和功能以后，在右心房内同一水平上旋转调节手柄将心腔内超声导管头端调直并向左后旋转直至房间隔和左心房结构出现，同时显示左心房后壁相连通的肺静脉管道状结构（图17-18～图17-23）。从该切面能够较好地观察和测量到两支左肺静脉与右肺上静脉的主干管壁解剖结构、管腔、开口及其与左心房房壁的解剖连接关系。

采用二维彩色多普勒血流显像能够清楚观察到肺静脉血流从肺静脉主干腔内汇流入左心房腔内的全过程（包括整个心动周期内的血流方向和路径），在此基础上能够测量肺静脉血流宽度和平均血流速度。

采用脉冲波频谱多普勒显像能够定点获取肺静脉口的血流速度频谱并进行量化评价。正常的肺静脉血流速度频谱呈三相波，分别为S波（心室收缩时心房压减低导致肺静脉血流速度增加）、D波（心室舒张时二尖瓣开放，心房压急剧减低导致肺静脉血流速度增加）和反向的A波（心室舒张末期心房收缩导致血流从心房回流入肺静脉）。D波

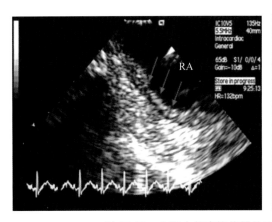 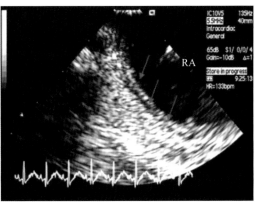

图17-16　心腔内超声换能器位于右心房内向右后方向扫描（一）
二维灰阶超声心动图清晰显示右心房固有壁三层细微解剖结构。RA：右心房

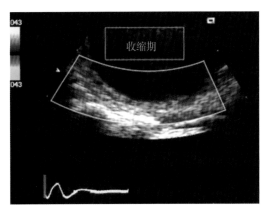 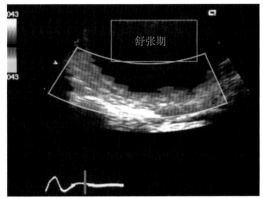

图17-17　心腔内超声换能器位于右心房内向右后方向扫描（二）
二维彩色组织多普勒速度图显示固有心房房壁内心肌收缩和舒张的均匀一致的电机械兴奋过程所导致的均匀一致的心肌运动速度分布

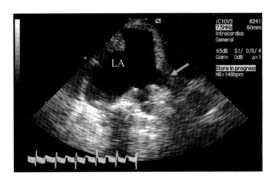

图17-18　心腔内超声换能器位于右心房内向左心房方向扫描（一）

通过向左后旋转换能器，二维灰阶图像清晰显示左心房和左肺上下静脉解剖结构。LA：左心房

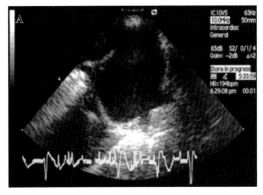 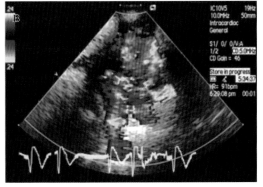

图17-19　心腔内超声换能器位于右心房内向左心房方向扫描（二）
通过向左后旋转换能器，二维灰阶和彩色多普勒血流图清晰显示左心房和左右肺静脉解剖结构及其内血流

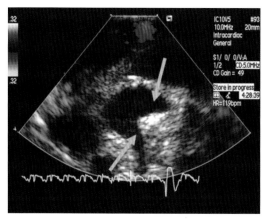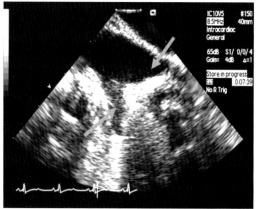

图 17-20　心腔内超声换能器位于右心房内向左心房方向扫描（三）

通过继续向左后旋转换能器。二维灰阶图像清晰显示与左心房相连通的左肺上下静脉解剖结构

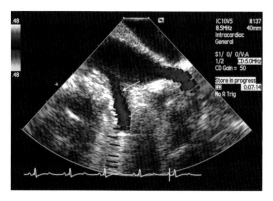

图 17-21　心腔内超声换能器位于右心房内向左心房方向扫描（四）

通过向左后旋转换能器。二维灰阶和彩色多普勒血流图清晰显示与左心房相连通的左肺上下静脉解剖结构及其内血流

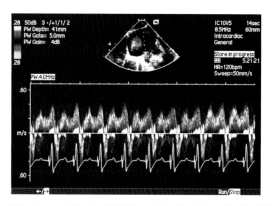

图 17-23　房室束起搏状态下心腔内超声检测到的左肺下静脉内血流速度频谱

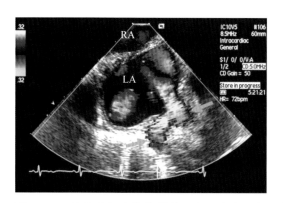

图 17-22　心腔内超声换能器位于右心房内向左心房方向扫描（五）

通过向左后旋转换能器。二维灰阶和彩色多普勒血流图清晰显示左心房和左肺上下静脉解剖结构及其内血流。RA：右心房；LA左心房

减低表明心室舒张早期功能减低；A波增高表明心房心肌代偿性收缩功能增强、心房压增高。A波进一步减低提示心房心肌收缩功能失代偿。心房颤动射频消融肺静脉口隔离术后如果出现肺静脉口狭窄并发症，将导致通过肺静脉口血流速度明显增快。

（五）房间隔和左心房长轴切面

在右心房内同一水平上继续向左旋转心腔内超声导管头端直至与左心房后壁相连通的肺静脉管道状结构消失，房间隔卵圆孔和左心房侧壁解剖结构出现（图 17-24）。通过左右轻微旋转心腔内超声导管头端，在此切面上能够完整清晰地观察到包括卵圆孔在内的全部房间隔解剖结构和左心房房壁心肌的解剖结构。

采用二维彩色多普勒血流显像能够清楚观察到卵圆孔左右两侧的血流分布情况。同时能够观察到左心房内血液流入和流出的整个过程（包括心动周期内的血流方向和路径），在此基础上能够观察和测量左心房腔内不同部位的平均血流速度。

采用脉冲波频谱多普勒显像能够定点获取左心房腔内的血流速度频谱并进行量化评价。

采用二维组织多普勒显像速度和加速度图能够观察到左心房壁心肌组织收缩运动所产生的速度和加速度变化。通过观察不同位置左心房壁内心肌收缩运动速度或加速度开始增高的位置及其传导过程能够定性判断左心房心肌的电机械兴奋传导过程（图17-24～图17-26）。采用M型组织多普勒显像速度图在左心房壁内不同的位点取样，并测量心肌收缩运动速度增高起始点距离心电图P波起始点的不同时间间期，通过比较该时间间期并按时间间期长短排序就能够定量评价左心房壁内心肌电机械兴

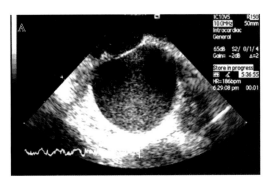
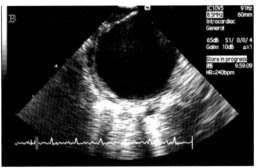

图17-24　心腔内超声换能器位于右心房内向左心房方向扫描（六）

二维灰阶图像清晰显示房间隔卵圆孔解剖结构、左心房腔和壁解剖结构

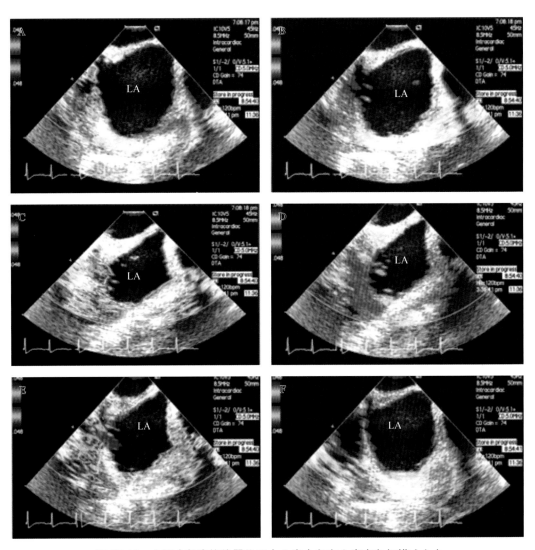

图17-25　心腔内超声换能器位于右心房内向左心房方向扫描（七）

通过组织多普勒加速度图显示左心房壁的电机械兴奋过程。二维彩色多普勒加速度图清晰显示左心房起始收缩（图B、图C）和心室收缩对左心房壁心肌运动的影响（图E）。LA：左心房

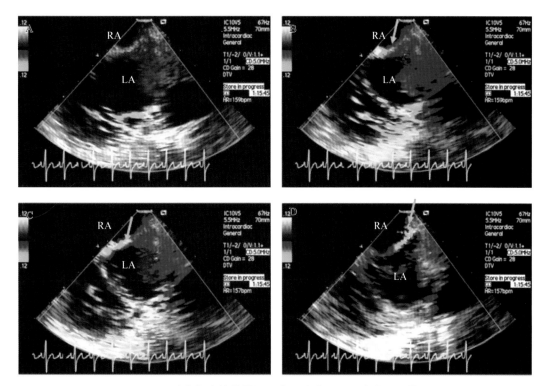

图17-26　心腔内超声换能器位于右心房内向左心房方向扫描（八）

　　通过二维彩色组织多普勒速度图显示心房收缩期心房间隔的电机械兴奋过程，M型灰阶显像和M型组织多普勒显像速度图以及脉冲波频谱组织多普勒显像均能够有效地判断心房壁内心肌在一个心动周期内的收缩次数，从而推断心房电机械兴奋向心室传导的比例。RA：右心房；LA：左心房

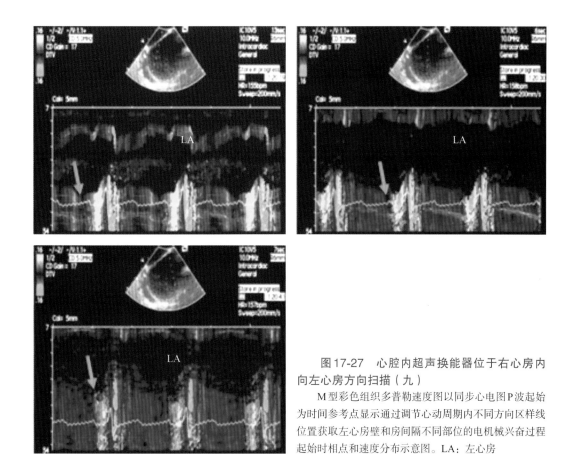

图17-27　心腔内超声换能器位于右心房内向左心房方向扫描（九）

　　M型彩色组织多普勒速度图以同步心电图P波起始为时间参考点显示通过调节心动周期内不同方向区样线位置获取左心房壁和房间隔不同部位的电机械兴奋过程起始时相点和速度分布示意图。LA：左心房

奋的起始点和传导顺序（图17-27）。采用脉冲波频谱组织多普勒显像能够定点获取左心房壁内心肌收缩早期运动速度频谱，测量速度增高起始点与心电图P波起始点的时间间期，通过比较该时间间期同样能够反映左心房心肌的电机械兴奋顺序（图17-28～图17-30）。

M型灰阶显像和M型组织多普勒显像速度图及脉冲波频谱组织多普勒显像均能够有效地判断心房壁内心肌在一个心动周期内的收缩次数，从而推断心房电机械兴奋向心室传导的比例。

在此基础上，进一步向左向前旋转心腔内超

声导管头端即可获得主动脉根部和左心耳切面。在此切面上能够观察到主动脉根部和左心耳的解剖结构。在心房增大和（或）心房颤动的情况下，有助于确定有无左心耳内的血栓形成。采用二维彩色多普勒血流显像能够清楚观察到主动脉根部和左心耳的腔内血流。采用脉冲波频谱多普勒显像能够定点获取主动脉和左心耳腔内及其左心耳口的血流速度频谱并进行量化评价，有助于确定左心耳的功能状况。

（六）房室交界区系列短轴切面

将心腔内超声导管头端向左后回转后再进一

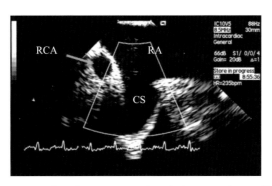

图17-28　心腔内超声换能器位于右心房内向左后方向扫描（一）
二维灰阶超声心动图显示与右心房下后壁相连通的冠状静脉开口和主干，以及右冠状动脉主干。RCA：右冠状动脉主干；CS：冠状静脉窦；RA：右心房

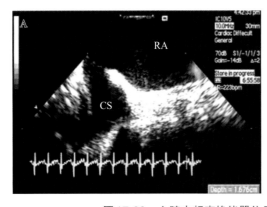 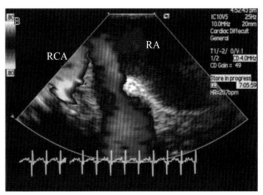

图17-29　心腔内超声换能器位于右心房内向左后方向扫描（二）
二维灰阶超声心动图和二维彩色血流图显示与右心房下后壁相连通的冠状静脉开口、主干和右冠状动脉主干及其内血流。
RA：右心房；CS：冠状静脉窦；RCA：右冠状动脉主干

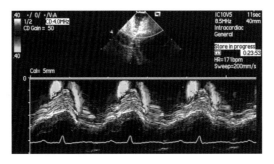

图17-30　心腔内超声换能器位于右心房内向左后方向扫描（三）
M型彩色血流图显示与右心房下后壁相连通的冠状静脉开口和主干及其内血流时间过程

步向下插入直至观察到三尖瓣叶，然后向上回抽至观察到三尖瓣环。旋转调节手柄将心腔内超声导管头端轻微向后弯曲，然后向右后轻微旋转心腔内超声导管头端直至观察到冠状静脉窦口，再向左轻微旋转心腔内超声导管头端直至观察到纤细室间隔膜部和强回声中心纤维体。在三尖瓣隔瓣瓣环以上、冠状静脉窦口右侧、纤细室间隔膜部及强回声中心纤维体左侧的范围内观察到的心脏解剖结构即为右侧的房室交界区。该系列切面为房室交界区的短轴切面，传导系统组织即位于心内膜下中心纤维体的浅面。在此区域内，紧贴三尖瓣隔瓣瓣环上接近冠状静脉窦的部分为房室结所在位置，靠近室间隔膜部的部分为房室束所在位置。

采用二维组织多普勒显像速度和加速度图能够观察到该交界区壁内心肌组织收缩运动所产生的速度和加速度变化。通过观察不同位置该交界区壁内心肌收缩运动速度或加速度开始增高的位置及其传导过程，能够定性判断该交界区壁内心肌的电机械兴奋传导过程（图17-31）。

应用M型组织多普勒显像速度图在该交界区壁内取样，并测量邻接该交界区上部房间隔壁内心肌收缩运动速度增高起始点距离心电图P波起始点的时间间期和邻接该交界区下部室间隔心肌收缩运动速度增高起始点距离心电图P波起始点的时间间期（图17-32），通过比较这两个时间间期得到的时间间期差能够定量反映该交界区内心肌电机械兴奋的延迟时间。

采用脉冲波频谱组织多普勒显像能够定点获取邻接该交界区上部房间隔和下部室间隔壁内心肌收缩早期运动速度频谱，测量速度增高起始点与心电图P波起始点的时间间期，通过比较该时间间期同

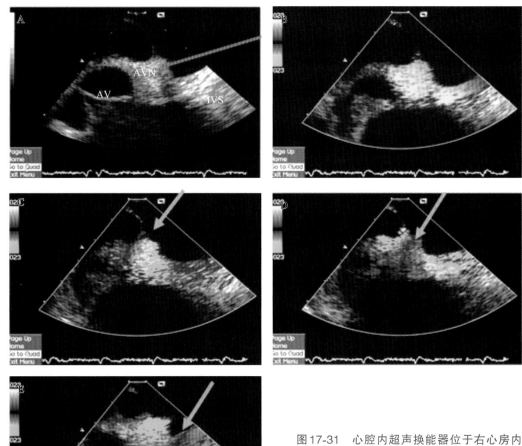

图17-31　心腔内超声换能器位于右心房内继续轻微向左后方向旋转扫描（一）

二维灰阶超声心动图（图A）清楚显示房室结解剖结构。二维彩色组织多普勒速度图（图B、图C和图D）显示与室间隔相连房室交界区内的速度变化过程，提示电机械兴奋顺序。AV：主动脉瓣；IVS：室间隔；AVN：房室结

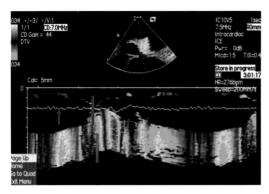

图17-32　心腔内超声换能器位于右心房内继续轻微向左后方向旋转扫描（二）

M型彩色组织多普勒速度图显示同步心电图P波后房室交界区内的速度变化过程。两条红线间的时间间隔提示电-机械兴奋由房室交界区上份传导至下份的时间，采用脉冲波频谱组织多普勒显像，能够定点获取邻接该交界区上部房间隔和下部室间隔壁内心肌收缩早期运动速度频谱，测量速度增高起始点与心电图P波起始点的时间间期，通过比较同样能够反映左心房心肌的电-机械兴奋顺序

样能够反映左心房心肌的电机械兴奋顺序。

（七）心脏四腔、五腔心斜行切面

将心腔内超声导管头端回抽至右心房中部，同时旋转调节手柄将心腔内超声导管头端轻微向后侧弯曲并向左轻微旋转即可得到心脏四腔（后向）、五腔（前向）心斜行切面。通过该切面能够清晰观察到三尖瓣隔瓣及其瓣环和相邻房间隔、主动脉根部管壁管腔和主动脉瓣、右心室前部室壁和心腔、室间隔、左心室前侧壁和二尖瓣前叶等解剖结构。在该切面上能够较为清晰地显示室间隔膜部、三尖瓣隔瓣瓣环、房间隔前部下份和中心纤维体等重要房室束定位解剖标志，有助于房室束的空间定位。

采用二维彩色多普勒血流显像，能够清楚观察到舒张期血流从左右心房经二尖瓣流入左右心室腔内的全过程（包括整个心动周期内的血流方向和路径），同时能够观察到收缩期血流由左心室流出经过主动脉瓣进入主动脉根部的全过程（图17-33～图17-36）。采用脉冲波频谱多普勒显像，能够定点获取房室瓣口和主动脉瓣口的血流速度频谱并进行量化评价。

采用二维组织多普勒显像速度和加速度图能够观察到左右心室壁和室间隔内心肌组织收缩运动所产生的速度和加速度变化（图17-37，图17-38）。通过观察不同位置壁内心肌收缩运动速度或加速度开始增高的位置及其传导过程，能够定性判断左右心室壁内心肌的电机械兴奋传导过程。应用M型组织多普勒显像速度图取样左右心室壁内心肌运动速

度并测量不同部位壁内心肌收缩运动速度增高起始点距离心电图Q波起始点的时间间期，通过比较多个不同部位的时间间期得到的时间间期顺序能够定量反映该交界区内心肌电机械兴奋的顺序。

采用脉冲波频谱组织多普勒显像能够定点获取左右心室壁内心肌收缩早期运动速度频谱，测量速度增高起始点与心电图P波起始点的时间间期，通过比较同样时间间期能够反映左右心室壁内心肌的电机械兴奋顺序。

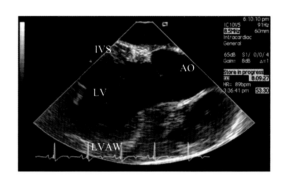

图17-33　心腔内超声换能器位于右心房内轻微向下插入并继续向左前方向旋转扫描

二维灰阶超声心动图清楚显示房室交界区、室间隔上份和左心室解剖结构。采用二维彩色多普勒血流显像能够清楚观察到舒张期血流流入左心室腔内的全过程（包括整个心动周期内的血流方向和路径），同时能够观察到收缩期血流由左心室流出的全过程。AO：主动脉；IVS：室间隔；LV：左心室；LVAW：左心室前壁

（八）室间隔左心室长轴切面

旋转调节手柄将心腔内超声导管头端轻微向前弯曲，同时将心腔内超声导管头端继续插入，过三尖瓣口至右心室中部并向左轻微旋转即可得到室间隔左心室长轴切面。向前旋转换能器发射声束能够观察到室间隔和左心室前外侧游离壁，以及前外侧乳头肌解剖结构；向后旋转换能器发射声束能够观察到室间隔和左心室后内侧壁，以及后内侧乳头肌解剖结构。采用高频超声波束（8～10MHz），能够清楚观察到左心室壁内心内膜下层、中层和心外膜下层三层，以及乳头肌内沿长轴方向平行排列的心肌纤维构造。

采用二维组织多普勒显像速度和加速度图能够观察到左心室壁、乳头肌和室间隔壁内的心肌组织收缩运动所产生的速度和加速度变化。通过观察不同位置壁内心肌收缩运动速度或加速度开始增高的起始位置及其传导过程能够定性判断室间隔和左心室壁内心肌的电机械兴奋传导过程。应用M型组织多普勒显像速度图取样室间隔和左心室游离壁内心

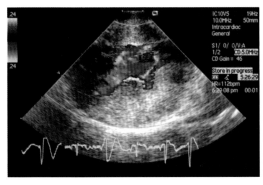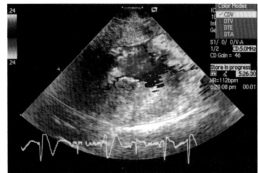

图17-34 心腔内超声换能器向下插入右心室内并继续轻微向左前方向旋转扫描

二维彩色超声心动图清楚显示左心室腔内收缩期和舒张期解剖结构和血流

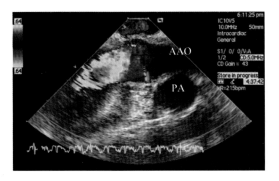

图17-35 心腔内超声换能器位于右心房内，向下插入并继续轻微向左前方向旋转扫描（一）

二维彩色超声心动图清楚显示左心室流出道腔内收缩期血流。AAO：升主动脉；PA：肺动脉

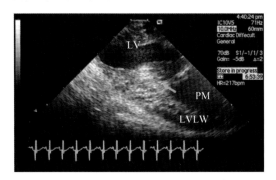

图17-37 心腔内超声换能器继续向下插入进入右心室内并轻微向左前方向旋转扫描

二维灰阶超声心动图清楚显示左心室壁左外侧乳头肌形态及其内心肌纤维构造。LV：左心室；PM：乳头肌；LVLW：左心室侧壁

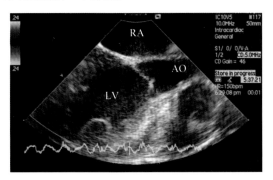

图17-36 心腔内超声换能器位于右心房内，向下插入并继续轻微向左前方向旋转扫描（二）

二维彩色超声心动图清楚显示主动脉瓣下舒张期微量反流血流。RA：右心房；LV：左心房；AO：主动脉

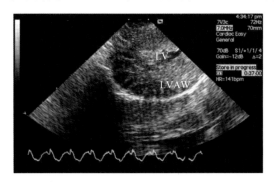

图17-38 心腔内超声换能器继续向下插入进入右心室内并轻微向左前方向旋转，同时侧向弯曲换能器使之与左心腔长轴成近90°夹角扫描

二维灰阶超声心动图清楚显示左心室壁短轴形态及其壁内心肌纤维构造。LV：左心室 LVAW：左心室前壁

肌运动速度，并测量不同部位壁内心肌收缩运动速度增高起始点距离心电图Q波起始点的时间间期，通过比较多个不同部位时间间期得到的时间间期顺序能够定量反映室间隔和左心室游离壁内心肌电机械兴奋的顺序（图17-39）。

用脉冲波频谱组织多普勒显像，能够定点获取室间隔和左心室壁内心肌收缩早期运动速度频谱，测量速度增高起始点与心电图P波起始点的时间间期（图17-40），通过比较时间间期的长短同样能够

反映室间隔和左心室壁内心肌的电机械兴奋顺序。

犬动物缺血模型及心腔内超声显示心脏左前降支等解剖结构，见图17-41～图17-48。

（九）肺动脉短轴切面

将心腔内超声导管回抽至三尖瓣尖水平，旋转调控手柄向前向左弯曲心腔内超声导管头端，使超声换能器声束朝向左前上，轻微前后调节头端位置即能够获得右心室流出道、肺动脉及其分支主干的短轴切面。通过该切面能够清晰观察到右心室流出道、肺动

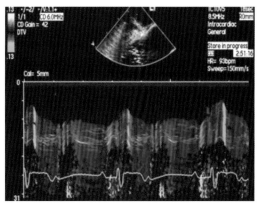
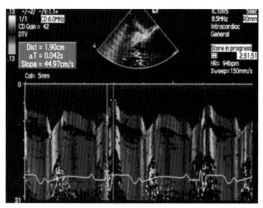
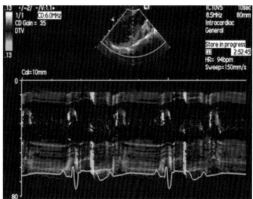

图17-39 心腔内超声换能器位于右心房内并轻微向左后方向旋转显示室间隔上份和左心室前壁

采用M型彩色组织多普勒显像取样线定点获取室间隔上份和左心室前壁内不同部位心肌运动速度分布。通过与同步心电图时相比较，能够有助于准确判断特定位点心肌收缩和舒张运动起始时间

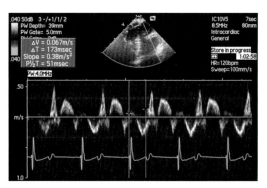

图17-40 腔内超声换能器继续向下插入进入右心室内并轻微向左前方向旋转显示左心室前壁

采用脉冲频谱组织多普勒显像定点获取左心室前壁内心肌运动速度频谱。通过与同步心电图时相比较，能够有助于准确判断特定位点心肌收缩和舒张运动起始时间及峰值时间

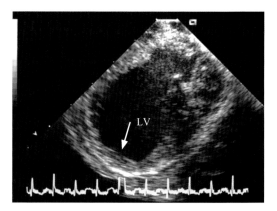

图17-41 犬急性冠状动脉左前降支结扎心肌缺血模型（一）

心腔内超声位于右心室腔内，向室间隔和左心室方向扫描。二维灰阶显像清晰显示左心室前壁和心尖心肌局限性变薄和运动减低（箭头）。LV：左心室

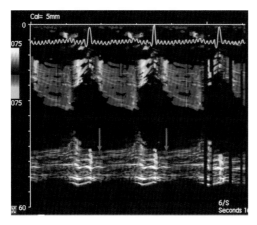

图17-42　犬急性冠状动脉左前降支结扎心肌缺血模型（二）

心腔内超声位于右心室腔内，向室间隔和左心室方向扫描。M型组织多普勒速度显像清晰显示左心室前壁和心尖心肌局限性变薄区域收缩期心肌运动速度明显减低（箭头）

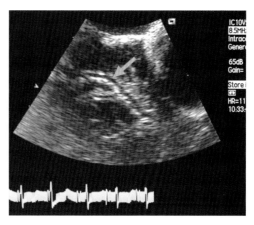

图17-44　心腔内超声显示心脏左前降支及其间隔支解剖结构（箭头）（一）

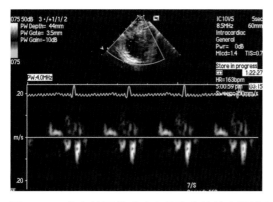

图17-43　犬急性冠状动脉左前降支结扎心肌缺血模型（三）

心腔内超声位于右心室腔内，向室间隔和左心室方向扫描。脉冲波频谱组织多普勒速度显像定点取样左心室前壁和心尖心肌局限性变薄区域心肌运动速度频谱，S峰明显减低提示缺血心肌收缩期局部心肌运动减低、舒张期e峰明显低于a峰提示局部心肌舒张功能

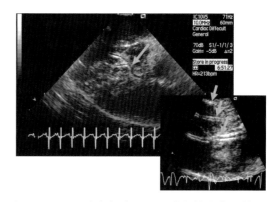

图17-45　心腔内超声显示心脏左前降支及其间隔支解剖结构（箭头）（二）

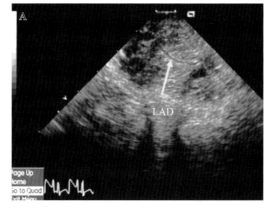
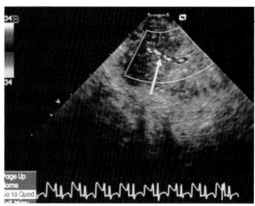

图17-46　前室间沟二维灰阶（A）和彩色多普勒血流（B）显像

心腔内超声由右心室向前室间沟扫描，清楚可见冠状动脉左前降支分支及其管腔内血流（箭头）。LAD：冠状动脉左前降支

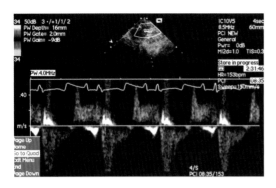

图17-47　二维彩色多普勒血流显像引导下脉冲波频谱多普勒冠状动脉内血流速度频谱取样

心腔内超声由右心室向前室间沟扫描，可满意获取冠状动脉左前降支分支管腔内血流速度频谱

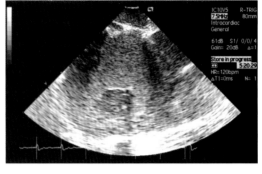

图17-48　犬动物模型，心腔内超声位于右心室腔内，向室间隔和左心室方向扫描

经静脉团注国产超声造影剂全氟显，二维灰阶超声显示造影剂充盈左心室心腔并逐步填充左心室壁。心腔内超声心肌声学造影显示清晰的心内膜边缘和左心室壁内由造影剂（全氟显）导致的较强声学密度。LV：左心室

瓣短轴和肺动脉及其分支主干的室壁、肺动脉瓣结构和肺动脉管壁结构及其管腔内状况（图17-49）。

采用二维彩色多普勒血流显像，能够清楚观察到收缩期血流由右心室流出道流出经肺动脉瓣口至肺动脉腔内的全过程。采用脉冲波频谱多普勒能够定点取样右心室流出道、肺动脉瓣长轴和肺动脉及其分支主干管腔内的血流速度频谱。

目前美国FDA尚未批准AcuNav心腔内超声导管插入肺动脉进行超声波扫描检测的适应证。

（十）主动脉弓长轴切面

将心腔内超声导管回抽至右心房中低位，旋转调控手柄尽量向前向左弯曲心腔内超声导管头端，使超声换能器声束朝向左前上，轻微前后调节头端位置即能够获得主动脉弓及其头臂动脉主干的长轴切面（图17-50，图17-51）。

采用二维彩色多普勒血流显像，能够清楚观察到收缩期血流流经主动脉弓及其分支主干管腔内的全过程。采用脉冲波频谱多普勒能够定点取样主动脉弓及其分支主干管腔内的血流速度频谱（图17-52～图17-54）。

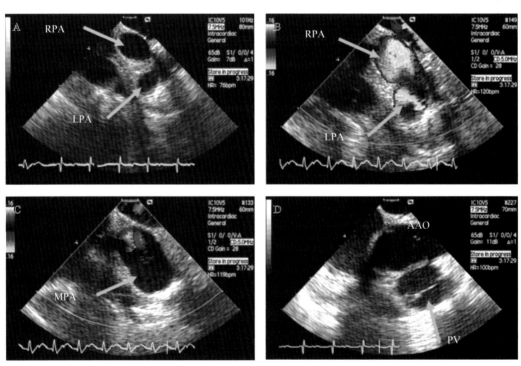

图17-49　心腔内超声二维灰阶和彩色多普勒显像

血流显示左右肺动脉主干、肺动脉主干分叉和肺动脉瓣短轴切面解剖结构及其内血流。RPA：右肺动脉主干；LPA：左肺动脉主干；AAO：升主动脉；MPA：肺动脉主干；PV：肺动脉瓣

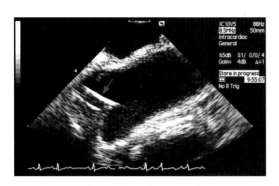

图 17-50　心腔内二维灰阶超声清晰显示主动脉右冠窦和无冠窦解剖结构及其内标测引导导管（箭头）

　　临床常用将标测电极导管插入主动脉无冠窦内，用于在 X 线引导环境中提示房室束位置

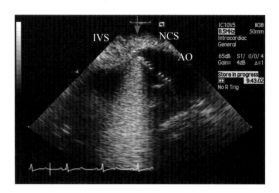

图 17-51　心腔内超声显示主动脉无冠窦内标测引导导管（箭头），提示希氏束位置

IVS：室间隔；NCS：无冠窦；AO：主动脉

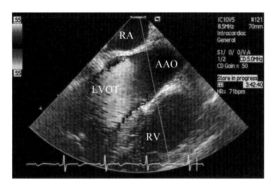

图 17-52　心腔内超声二维灰阶和多普勒血流显像（一）

　　清晰显示收缩期左心室流出道血流分布。RA：右心房；LVOT：右心室流出道；RV：右心室；AAO：升主动脉

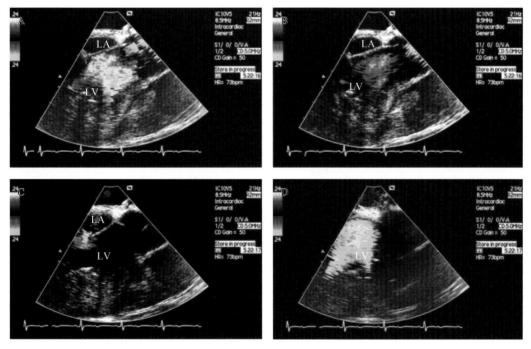

图 17-53　心腔内超声二维灰阶和多普勒血流显像（二）

　　清晰显示左心室收缩期（图 A 和图 B）和舒张期（图 C 和图 D）左心室流出道和二尖瓣血流通过过程。LV：左心室；LA：左心房

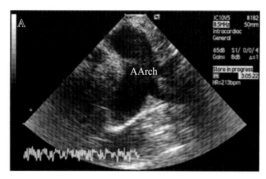
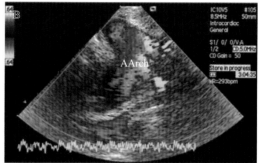

图 17-54 心腔内超声二维灰阶和多普勒血流显像（三）

清晰显示主动脉弓及其头臂动脉解剖结构（图 A）和其内收缩期血流通过过程（图 B）。AArch：主动脉弓

二、经股静脉入路常用的标准心腔内超声心动图切面和观察内容

（一）下腔静脉腹主动脉长轴切面

经预置于右侧或左侧股静脉的 9F 或 11F 血管鞘插入 8F 或 10F 心腔内超声导管后，调节心腔内超声导管头端控向手柄，使心腔内超声导管呈直立状态，向上插管进入髂外髂总静脉后进入下腔静脉主干（图 17-55 ～图 17-57）。轻微旋转心腔内超声导管头端，使换能器向脊柱左侧发射超声波束即可

得到腹主动脉长轴切面。上下移动能够观察到腹主动脉主干全段及其重要分支（如肾动脉腹腔动脉长轴）。通过该切面能够检测到血管壁解剖结构和管腔情况。通过左右旋转心腔内超声导管头端，在肾动脉平面能够清楚检测到双侧肾脏、肾上腺皮髓质及腹膜后淋巴结解剖结构。

采用二维彩色多普勒血流显像，能够清楚观察到腹主动脉及其分支主干管腔内血流的全过程（图 17-58 ～图 17-59）。能够观察到肾上腺内和肾脏

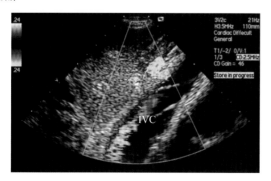

图 17-55 心腔内超声换能器位于下腔静脉内向右侧扫描

二维灰阶显像显示降主动脉主干长轴切面解剖结构。AA：腹主动脉

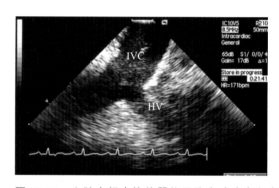

图 17-57 心腔内超声换能器位于降主动脉内向右侧扫描（二）

二维灰阶显像显示下腔静脉主干和肝静脉长轴切面解剖结构。IVC：下腔静脉；HV：肝静脉

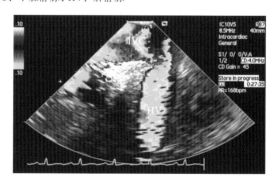

图 17-56 心腔内超声换能器位于降主动脉内向右侧扫描（一）

二维灰阶和彩色血流显像显示下腔静脉主干长轴切面解剖结构和其内血流。IVC：下腔静脉

图 17-58 心腔内超声换能器位于降主动脉内向右侧扫描

二维灰阶和彩色血流显像显示下腔静脉主干和肝静脉长轴切面解剖结构及其内血流。IVC：下腔静脉；HV：肝静脉

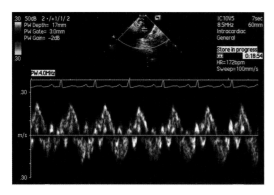

图17-59 窦性心律状态下心腔内超声检测到的下腔静脉内血流速度频谱

内自段动脉至弓形动脉的血管树腔内血流。能够观察到腹膜后淋巴结内血流分布。采用脉冲波频谱多普勒能够定点取样腹主动脉及其分支主干管腔内、腹膜后淋巴结内、肾上腺及肾动脉主干及其分支腔内血流速度频谱。

（二）房室交界区长轴短轴切面

通过下腔静脉将心腔内超声导管头端继续向上插管通过下腔静脉口进入右心房下部。轻度弯曲心腔内超声导管头端并轻微旋转使换能器发射超声波声束方向朝向左后即能够观察到位于冠状静脉窦口与下腔静脉口间的右心房峡部解剖结构。轻微旋转心腔内超声导管头端使声束方向朝向左前即能够从右心房腔内观察到冠状静脉窦口、三尖瓣隔瓣瓣环、室间隔膜部间的房室交界区解剖结构及其与之相连的室间隔和房室瓣解剖结构。

采用二维组织多普勒显像速度和加速度图能够观察到右心房峡部和房室交界区的心肌组织收缩运动所产生的速度和加速度变化。通过观察不同位置壁内心肌收缩运动速度或加速度开始增高的起始位置及其传导过程，能够定性判断右心房峡部和房室交界区壁内心肌的电机械兴奋传导过程。应用M型

组织多普勒显像速度图取样房室交界区壁内心肌运动速度并测量不同部位壁内心肌收缩运动速度增高起始点距离心电图Q波起始点的时间间期，通过比较房室交界区上下部位时间间期能够定量房室交界区壁内心肌电机械兴奋的传导时间。

采用脉冲波频谱组织多普勒显像，能够定点获取右心房峡部和房室交界区壁内心肌收缩早期运动速度频谱，测量速度增高起始点与心电图P波起始点的时间间期，通过比较时间间期同样能够反映右心房峡部和房室交界区壁内心肌的电机械兴奋顺序。

（三）冠状静脉窦长轴切面

如前一切面轻度弯曲心腔内超声导管头端并轻微旋转使换能器发射声束方向朝向左后即能够观察到冠状静脉窦口，向右侧轻微调整声束方向即可得到冠状静脉窦长轴切面和右冠状动脉主干短轴切面。通过该切面能够清晰观察到冠状静脉窦口及其主干的管壁和管腔解剖结构。

采用二维彩色多普勒血流显像，能够清楚观察到冠状静脉窦口及其主干管壁和管腔血流流入右心房腔内的全过程。采用脉冲波频谱多普勒能够定点取样冠状静脉窦管腔内的血流速度频谱并进行量化评价。

该切面特别有助于引导左心室心外膜下起搏电极通过右心房进入冠状静脉窦主干。

（四）心脏四腔心斜行切面

将心腔内超声导管头端进一步向上插至右心房中部并进一步弯曲，轻微旋转使换能器发射超声波声束方向朝向左前即能够得到心脏四腔心斜行切面。通过该切面能够清晰观察到三尖瓣及其瓣环瓣口和相邻房间隔下部、右心室前部室壁和心腔、室间隔、左心室前侧壁和二尖瓣前后叶等解剖结构（图17-60～图17-63）。与经颈内静脉入路一样，在

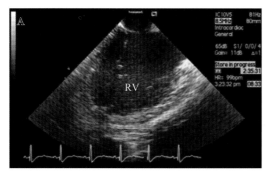
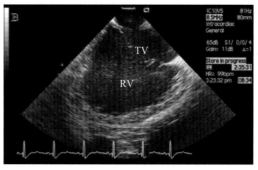

图17-60 心腔内超声换能器位于右心房内轻微向下插入并继续向右后方向旋转、轻微弯曲换能器头端向右下方向扫描（一）

二维灰阶超声心动图清楚显示三尖瓣和右心室心腔形态和室壁结构。RV：右心室；TV：三尖瓣

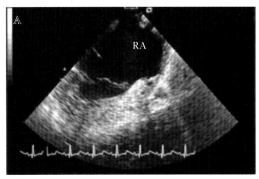
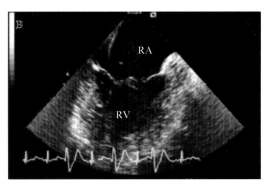

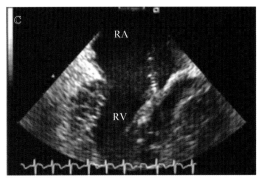

图17-61　心腔内超声换能器位于右心房内轻微向下插入并逐渐继续向右后方向旋转、轻微弯曲换能器头端向右下方向扫描（二）

二维灰阶超声心动图清楚显示三尖瓣形态和室壁结构。RA：右心房；RV：右心室

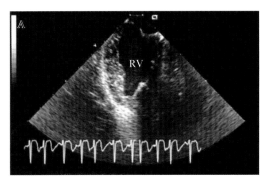
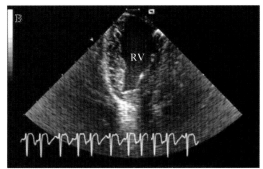

图17-62　心腔内超声换能器位于右心房内轻微向下插入并逐渐继续向右后方向旋转、轻微弯曲换能器头端向右下方向扫描（三）

二维灰阶超声心动图清楚显示右心室心腔形态和室壁结构。RV：右心室

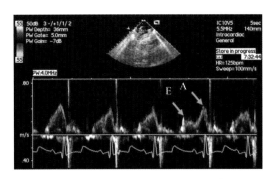

图17-63　应用心腔内脉冲波多普勒超声心动图显示三尖瓣舒张期过瓣血流频谱（E峰、A峰）

该切面上亦能够较为清晰地显示室间隔膜部、三尖瓣隔瓣瓣环、房间隔下部和中心纤维体等重要房室束定位解剖标志，有助于房室束的空间定位。

采用二维彩色多普勒血流显像同样能够清楚观察到舒张期血流从左右心房经二尖瓣流入左右心室腔内的全过程（包括心动周期内的血流方向和路径）（图17-64），同时能够观察到收缩期血流由左心室流出过主动脉瓣进入主动脉根部的全过程。采用脉冲波频谱多普勒显像，能够定点获取房室瓣口和主动脉瓣口的血流速度频谱并进行量化评价。

采用二维组织多普勒显像速度和加速度图同样能够观察到左右心室壁和室间隔内心肌组织收缩运动所产生的速度和加速度变化。通过观察不同位置壁内心肌收缩运动速度或加速度开始增高的位置及其传导过程能够定性判断左右心室壁内心肌的电机械兴奋传导过程（图17-65）。应用M型组织多普勒显像速度图取样左右心室壁内心肌运动速度，并测量不同部位壁内心肌收缩运动速度增高起始点距离

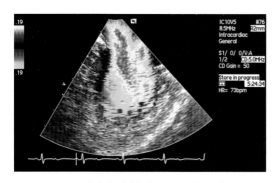

图17-64　心腔内超声换能器位于右心房内轻微向下插入并继续向右后方向旋转、轻微弯曲换能器头端向右下方向扫描

二维灰阶和彩色多普勒超声心动图清楚显示三尖瓣和右心室心腔形态、室壁结构及其内舒张期过瓣血流

心电图Q波起始点的时间间期，通过比较多个不同部位时间间期得到的时间间期顺序能够定量反映该交界区内心肌电机械兴奋的顺序。

采用脉冲波频谱组织多普勒显像，能够定点获取左右心室壁内心肌收缩早期运动速度频谱，测量速度增高起始点与心电图P波起始点的时间间期，通过比较同样时间间期能够反映左右心室壁内心肌的电机械兴奋顺序。

（五）左心房肺静脉长轴切面

将心腔内超声导管头端进一步向上插至右心房中部，轻微旋转方向控制手柄调直心腔内超声导管头端，并使换能器发射声束方向朝向左后即能够得到左心房肺静脉长轴切面。通过该切面同样能够较好地观察到两支左肺静脉和右肺上静脉的主干管壁解剖结构、管腔、开口及其与左心房房壁的解剖连接关系。

采用二维彩色多普勒血流显像，能够清楚观察到肺静脉血流从肺静脉主干腔内汇流入左心房腔内的全过程（包括整个心动周期内的血流方向和路

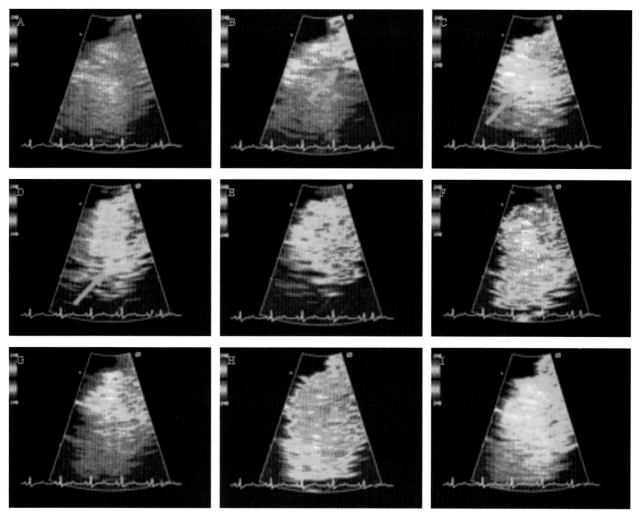

图17-65　室间隔上份二维彩色多普勒加速度显像

图A～I显示室间隔壁内心肌加速度变化过程，提示壁内心肌电机械兴奋起始和传播过程

径），在此基础上能够测量肺静脉血流宽度和平均血流速度。

采用脉冲波频谱多普勒显像，能够定点获取肺静脉口的血流速度频谱并进行量化评价。

（六）房间隔左心房长轴切面

轻微旋转方向控制手柄调直心腔内超声导管头端，并使换能器发射超声波声束方向朝向左前即能够得到房间隔左心房长轴切面。在右心房内同一水平上继续向左前旋转心腔内超声导管头端直至与左心房后壁相连通的肺静脉管道状结构消失，房间隔卵圆孔和左心房侧壁解剖结构完全出现。左右轻微旋转心腔内超声导管头端，在此切面上能够完整清晰地观察到包括卵圆孔在内的全部房间隔解剖结构和左心房房壁心肌的解剖结构。

采用二维彩色多普勒血流显像，能够清楚观察到卵圆孔左右两侧及其周围的血流分布情况。同时能够观察到左心房内血液流入和流出的整个过程（包括心动周期内的血流方向和路径），在此基础上能够观察和测量左心房腔内不同部位的平均血流速度。采用脉冲波频谱多普勒显像，能够定点获取左心房腔内的血流速度频谱并进行量化评价。

采用二维组织多普勒显像速度和加速度图能够观察到左心房壁心肌组织收缩运动所产生的速度和加速度变化。通过观察不同位置左心房壁内心肌收缩运动速度或加速度开始增高的位置及其传导过程能够定性判断左心房心肌的电机械兴奋传导过程。采用M型组织多普勒显像速度图在不同的左心房壁内位点取样，并测量心肌收缩运动速度增高起始点距离心电图P波起始点的不同时间间期，通过比较该时间间期并按时间间期长短排序就能够定量评价左心房壁内心肌电机械兴奋的起始点和传导顺序。

采用脉冲波频谱组织多普勒显像，能够定点获取左心房壁内心肌收缩早期运动速度频谱，测量速度增高起始点与心电图P波起始点的时间间期，通过比较同样时间间期能够反映左心房心肌的电机械兴奋顺序。

进一步向上插入心腔内超声导管头端并向左向前旋转心腔内超声导管头端即可获得主动脉根部和左心耳切面。在此切面能够观察到主动脉根部和左心耳的解剖结构。在心房增大和（或）心房颤动的情况下，有助于确定有无左心耳内的血栓形成。

采用二维彩色多普勒血流显像，能够清楚观察到主动脉根部和左心耳的腔内血流。采用脉冲波频谱多普勒显像，能够定点获取主动脉和左心耳腔内及其左心耳口的血流速度频谱并进行量化评价，有助于确定左心耳的功能状况。

经颈内静脉的自上而下入路和经股静脉的自下而上入路各有优缺点。经颈内静脉的自上而下入路的颈静脉插管在临床实践中较难为临床医师和患者接受。从此入路可以较为容易地将心腔内超声导管头端插入几乎所有右侧房室和相连大血管。经股静脉自下而上入路较难将心腔内超声导管头端插入右心室腔内并进行心室水平右向左扫描，但能够较好地观察到房室交界区解剖结构。

通过以上心腔内超声心动图标准切面的观察能够获取几乎所有心脏重要解剖结构（包括心脏传导系统空间定位及其相关解剖结构等）的精确空间定位及其壁内心肌电机械兴奋、血流和血流动力学及其局部和整体功能信息，能够满足绝大部分心脏电生理学诊断和治疗的定位导航及量化评价需要。

由于目前临床常规心腔内超声心动图仍然为二维切面显像，要在心脏电生理诊断和治疗实践中恰当地应用心腔内超声心动图技术仍然需要长期的训练并积累丰富的操作和临床经验，以准确确定心脏重要解剖结构的精确空间位置和心脏介入诊断治疗装置在心脏大血管腔内的实际走行方向和确切空间位置。

目前已有三维心腔内超声心动图的研究报告，但其重建三维心脏超声图像所需时间仍然较长，所获取图像空间和时间分辨率仍然较差并存在一定程度的失真，不能同时提供基于解剖结构基础上的多种心脏功能信息。因此，该项技术仍然有待进一步完善。

第三节　心腔内超声心动图的心脏电生理学临床应用基础

一、与电标测技术相结合，为临床提供全面的心脏电机械兴奋标测

由于心腔内组织多普勒超声显像技术具有较高帧频（可达到140帧/秒，时间分辨率为7ms）和较高的发射频率，同时具备高结构分辨率M型和二维灰阶心脏解剖结构显像能力，其时空分辨率均较其他医学影像技术高，从而使心腔内超声心动图有可能被应用于标测基于准确心脏解剖结构的心肌电兴奋所诱导的心肌机械兴奋过程。在限定条件下采用该超声技术方法所标测到的心肌机械兴奋有可能作为心肌电兴奋位置、程度和范围的标志。

应用心腔内超声心动图能够实时在体准确地检测到包括窦房结的整个心脏传导系统解剖位置、结构和毗邻解剖关系。合并采用组织多普勒显像技术同时能够准确、客观地观察到窦房结、心房心肌、Koch三角、室间隔和心室游离壁内心肌的电机械兴奋过程，并给予了量化评价。我们的研究发现心肌机械兴奋过程与心肌电兴奋过程具有非常稳定、可靠的空间和时间相关关系。

基于上述发现，该项技术可被应用于评价心脏传导系统各部位各种病理解剖变化与心肌电-机械兴奋异常之间的相关性，从而为各种传导系统病变的诊断治疗和疗效评价提供直接证据和手段。通过对特定传导结构（如窦房结、心房壁、房室结和房室束等）的分区评价，可得到上述特定传导结构各个不同区域兴奋过程中的起始位置和兴奋顺序，并予以速度时间曲线和M型多普勒组织显像量化分析。这些发现将为心脏传导系统的病理生理研究提供新的突破口。通过上述评价将有可能实现包括窦房结、心房壁优势传导路径、房室结和房室束在内的心脏传导系统的靶点起搏，从根本上改变传统的心脏起搏治疗方式。靶点起搏的实现将使人工心脏起搏所诱导的心脏激动更进一步符合正常的心脏激动顺序、改善心脏功能并减少并发症的发生；同时心脏起搏器的工作效率也将得到提高。

应用心腔内超声心动图在观察到心脏细微解剖结构的同时能够观察到心室壁内心肌纤维的构造及其电机械兴奋过程。我们的研究表明，通过人工电刺激技术，已经能够准确定位心室壁内心肌电机械兴奋的确切位置（如心内膜下心肌、心外膜下心肌和中层心肌）。心肌机械兴奋的初始兴奋范围可在5mm之内予以认定；心肌机械兴奋的延迟时间也被首次认定为小于7ms。通过对心肌局部纤维构造与心肌电和机械兴奋的相关性分析，已知心肌电和机械兴奋的速度、加速度分布及检测值与心肌纤维的构造分布、功能有一定的相关性。同时观察到心肌机械兴奋为以起搏位点为中心的同心圆状波浪式传播；心内膜下心肌较心室壁中层和心外膜下心肌具有较高的机械兴奋性；心外膜下心肌机械兴奋性最低。这些发现均能够满意地解释心室壁心肌收缩顺序的合理性和科学性，有助于各种不同类型室性心律失常异位起搏点和预激综合征旁道预激区解剖位置的准确标测。心室心肌纤维的构造（即心肌纤维分布的角度）与心肌电机械兴奋的传播速度具有明显的相关性。上述心内超声发现亦将有助于最佳心室起搏位置的选择和起搏电极的释放，提高起搏效率。

应用心腔内超声心动图能够观察到心室壁穿刺所致心肌损伤诱导的室性期前收缩和室性心动过速的异位起搏点位置及其传导过程。这些发现为心腔内超声心动图标测并引导射频消融导管准确到达靶点组织消融治疗各种室性心律失常及预激综合征提供了良好的可视化技术基础。

采用心腔内超声心动图同时发现，通过给心肌纤维施加机械压力，心肌纤维出现了与电刺激相似的收缩过程。提示压力可以导致心肌电-机械收缩过程。这将有助于解释心脏和心导管术过程中机械刺激导致的心律失常现象。

由于M型组织多普勒显像具有更高的时间分辨率，M型心腔内超声心动图可被应用于心房壁心肌速度的时相变化观察，能够更为精确地确定心房壁内心肌机械兴奋的正常顺序和病理表现。已知心房壁心肌在心房纤颤时呈不同方向的紊乱速度分布；而在有效除颤以后，心肌表现为有节律的规则速度

分布。以此，可以作为心房颤动严重程度评价和治疗效果评判的依据。

如前所述，采用脉冲波频谱多普勒定点取样心肌运动速度频谱，通过系统比较不同位点心肌电机械兴奋所产生的较高速度和加速度起始时间能够有助于判断心脏房室壁心肌的电机械兴奋顺序。

二、与各种导管介入手术配合进行精确治疗

心腔内超声心动图能够提供较高空间和时间分辨率的一维和二维灰阶图像，并具有足够的穿透深度，能够满足对整体或局部心室、心房及与之相连通的大血管解剖结构、电机械兴奋过程和血流观察。由于其能够提供心脏血管解剖结构的准确空间位置，心腔内超声心动图能够确定心脏房室及其相关大血管重要解剖标志并设计各种心导管射频消融的位置和路径；在射频消融中，引导射频消融电极准确到达预定消融位置并按预先设计的消融路径进行消融。心腔内超声心动图能够同时确认消融效果和治疗终止时机并及时判断消融治疗并发症。可以预期心腔内超声心动图技术在下列心导管射频消融术中将得到广泛应用。

1. 心肌梗死部位的解剖定位、测量和相关室性心律失常异位起搏点标测监控，消融导管解剖位置监控与引导。

2. 引导左心室流出道非特异性室性心动过速和室间隔梗阻部位消融，避免主动脉瓣损伤和传导阻滞的发生。引导心律失常型右心室心肌病消融，避免室壁穿孔。

3. 引导不恰当窦性心动过速窦房结消融改良（沿界嵴从上腔静脉至下腔静脉）。避免消融造成的组织肿胀和上腔静脉与右心房连接部、冠状静脉、肺静脉狭窄。

4. 房室结双径路慢径解剖定位与消融（房室间隔肌部三尖瓣插入处，房室结双径路其后间隔空间明显增宽）。预激综合征旁道标测与消融。

5. 提供心房心内膜重要解剖标志，引导消融导管电极置放位置并进行双侧心房连续线状低能量高精度迷路或肺静脉口环形消融监控，保证线性消融损伤的连续性和有效性。

6. 消融术中的间隔准确穿刺引导（卵圆孔穿刺）。

三、与心肌声学造影技术相结合，了解心肌缺血与心律失常的关系

心腔内超声心动图能观察到心肌内1mm以下内径的冠状动脉二维解剖结构和血流，并能够采集到完美的血流多普勒速度频谱进行冠状动脉血流动力学分析。采用心腔内超声心动图可以观察到急性心肌梗死前后心室壁解剖形态、运动状态和血流的改变，同时清晰表现上述观察内容的整个动态变化过程。

根据国外的经验，在较小心肌声学造影剂剂量下，能够通过心腔内超声心动图观察到满意的声学造影剂心肌灌注图像。这为心肌声学造影提供了一个新的敏感度较高的检测手段。与冠状动脉造影术同时使用，有可能为临床提供从冠状动脉血流到心肌血流灌注的全面信息，弥补冠状动脉血流与心肌血流灌注分布之间关系的空白。由此，心腔内超声心动图有可能更进一步被应用于评价冠状动脉血流和心肌血流灌注分布与心肌电机械兴奋异常之间的时空关系。

四、心腔内超声心动图为超声多参数显像的实现提供了更为先进的手段

超声诊断技术发展的终极目标是实现超声的多维和多参数显像并实现虚拟现实显像。其能够在可靠的具有足够时空分辨率的解剖结构基础之上，提供实时动态的血流、功能、电生理活动及代谢的全部信息，同时展示各参数之间的各种相关关系。超声虚拟现实显像的实现可在导管术前模拟整个手术过程，这将有助于训练进行复杂心脏导管治疗的人员，提高实际手术时的效率。

心腔内超声心动图具有多种超声显像功能，能够通过这一技术独立获取同一切面之内的各种准确的心脏血管解剖、血流、功能和代谢时空信息，从而为超声多参数及其后的多维多参数显像的实现打下坚实的基础。采用序列二维多普勒组织显像切面，进行三维和四维的重建，已经可以在动态三维的心室结构内表现心室壁心肌机械兴奋的起始和动态分布。由于多维多参数显像要求大量丰富、可靠的时空信息，其精确的时空分辨能力也必将为准确实现心脏多维多参数显像提供保障。

第四节 心腔内超声心动图心脏电生理学检测的局限性

心腔内超声心动图作为常规超声诊断仪系列的一个有机组成部分，可以在具有该超声诊断仪的医院装备并进行心腔内超声的诊断工作，实现一机多用的目的，避免了仪器单一使用目的所造成的浪费。从性能方面看，新型心腔内超声系统与以前的心腔内超声相比有很大的不同，具有更强的穿透能力和较高的时空分辨能力，同时具备了所有的多普勒功能，可以实现M型、二维血流和组织运动显像、脉冲波和连续波频谱多普勒分析。其所采用的扇形扫描图像格式与常规超声扫描图像格式一致，更易被检查医师接受。现有的心腔内超声系统具有四个方向上的导管导向控制功能，可以独立地确定导管的前行方向而不需要引导钢丝的帮助。

现有心腔内超声系统的换能晶片沿心腔内导管长轴方向排列，因此超声导管较易获取心脏血管的长轴切面图像，而较难获取其短轴切面图像。在进行三维图像重建时，由于心腔内超声导管头端在血管和心腔内的位置易出现漂移，且在转动长轴切面时角度控制困难，不能保证所取图像均位于同一空间坐标系中，所重建的图像有可能失真。此外，该导管的尺寸大小、导向性和柔顺性亦有待改进。

（尹立雪）

参 考 文 献

Bouma BJ, Mulder BJ, 2005. Intracardiac echocardiography. A new tool in the cath lab. Int J Cardiovasc Imaging, 21（4）: 403-404.

Catanzariti D, Maines M, De Girolamo P, et al, 2004. Reduction of radiological exposure time during radiofrequency catheter ablation procedures using a novel intracardiac local-ization system based on the Ohm's law. Ital Heart J Suppl, 5（8）: 639-646.

Ding C, Rao L, Nagueh SF, et al, 2005. Dynamic three-dimensional visualization of the left ventricle by intra-cardiac echocardiography. Ultrasound Med Biol, 31（1）: 15-21.

Packer DL, Stevens Cl, Curley MG, et al, 2002. Intra-cardiac phased-array imaging: methods and initial clinical experience with high resolution, under blood visualization: initial experience with intracardiac phased-array ultrasound. J Am Coll Cardiol, 39（3）: 509-516.

Quintana M, Lindell P, Saha SK, et al, 2005. Assessment of atrial regional and global electromechanical function by tissue velocity echocardiography: a feasibility study on healthy individuals. Cardiovasc Ultrasound, 3（1）: 4.

Ren JF, Marchlinski FE, Callans DJ, et al, 2002. Clinical use of AcuNav diagnostic ultrasound catheter imaging during left heart radiofrequency ablation and transcatheter closure procedures. J Am Soc Echocardiogr, 15（10 Pt2）: 1301-1308.

Simon RD, Rinaldi CA, Baszko A, et al, 2004. Electroan-atomic mapping of the right atrium with a right atrial basket catheter and three-dimensional intracardiac echocardiogra-phy. Pacing Clin Electrophysiol, 27（3）: 318-326.

Yin LX, Li CM, Fu QG, et al, 1999. Ventricular excita-tion maps using tissue Doppler acceleration imaging: poten-tial clinical application. J Am Coll Cardiol, 33（3）: 782-787.

Yin LX, Zheng C, Cai L, et al, 2003. Cardiac conductive system excitation maps using intracardiac tissue Doppler im-aging. Chin Med J（Eng1）, 116（2）: 278-283.

Zanchetta M, Maiolino P, 2004. Intracardiac echocardiogra-phy. Do we need a new ultrasonographic window?Ital Heart J, 5（3）: 173-177.

第18章　超声血流向量成像与右心双腔起搏左心室腔内血流动力学

心脏是一部超乎寻常的精密仪器，其完成有效功能的过程需要各个环节在时相性、协调性和方向性上保持高度一致。但若其中某一个环节发生微小变化，就可能引起整个心脏功能发生巨大改变。既往对心脏功能的评估更多关注于固体心室心肌力学状态的功能改变，但心脏腔内流体的循环、能量转换及运动状态对心室功能的影响同样重要，因此，近几年众多的基础实验和临床研究开始关注心腔内流场变化。应用超声血流向量成像技术和心腔内流场参数探讨正常人及置入起搏器患者心脏收缩功能正常状态下的心腔内流体能量传导、转换的时空关联关系，旨在于既往研究的基础上，从更新的角度评估右心双腔起搏患者左心室功能的变化，为临床起搏治疗提供更为直观、简便、客观的超声评估指标。

可按照以下方式获取左心室的超声血流向量参数。受试者于静息状态呼气后屏气，分别采集连续3个心动周期标准心尖四腔心、三腔心及两腔心切面的动态彩色血流图。将彩色动态图像导入DAS-RSI图像后处理工作站（日立aloka机器的专用工作站），确定一个心动周期中最清晰一帧冻结并勾画左心室心内膜，结合心电图、瓣膜启闭及时间流量曲线图确定快速充盈期（二尖瓣开放且前向血流量达到第一次峰值，图18-1红线），心房收缩期（心房收缩且二尖瓣前向血流量达到第二次峰值，图18-1绿线），等容收缩期（二尖瓣关闭且主动脉瓣尚未开放，图18-1蓝线），快速射血期（主动脉瓣开放且主动脉前向血流速度达到峰值，图18-1白线）。然后进入能量损耗模式分析，手动勾画左心室整体能量损耗（图18-2）。再进入涡旋循环模式，由系统自动计算左心室腔内涡旋循环面积、循环强度、循环个数（图18-3）。进入左心室室壁剪切应力模式分析，系统自动计算每帧左心室壁剪切应力

（图18-4）。

孟庆国等研究者发现，当起搏组与对照组间超声血流向量参数比较时，心房收缩期3个心尖切面、等容收缩期心尖两腔心切面、快速射血期心尖四腔心和心尖两腔心切面起搏组左心室整体能量损耗明显高于对照组。等容收缩期起搏器组和对照组间的涡旋循环强度和涡旋循环面积没有明显统计学差异。快速充盈期3个心尖切面、心房收缩期心尖三腔心和心尖两腔心切面、等容收缩期心尖四腔心及快速射血期3个心尖切面的起搏组左心室整体室壁剪切应力明显低于对照组。

血流向量成像是一种全新的能够观察和量化心腔内血流流场状态的可视化技术，其利用彩色多普勒血流速度和向量信息对心血管系统流体动力学状态进行计算分析，并用图形图像处理技术对流场进行可视化描述。其衍生出的参数之一——能量损耗是由湍流病变时血液黏性摩擦引起血流能量的消耗，可以预测各种心脏病的心室负荷，可反映心室腔内血流信号空间弥散度，被认为是流体转运效能评估的指标，可间接反映因湍流导致过多的心脏负荷运转状况。室壁剪应力是由近心室壁血流作用于

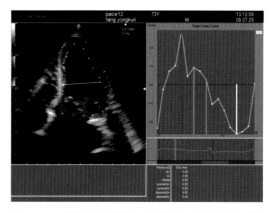

图18-1　时间流量曲线，红线所示为快速充盈期，绿线所示为心房收缩期，蓝线所示为等容收缩期，白线所示为快速射血期

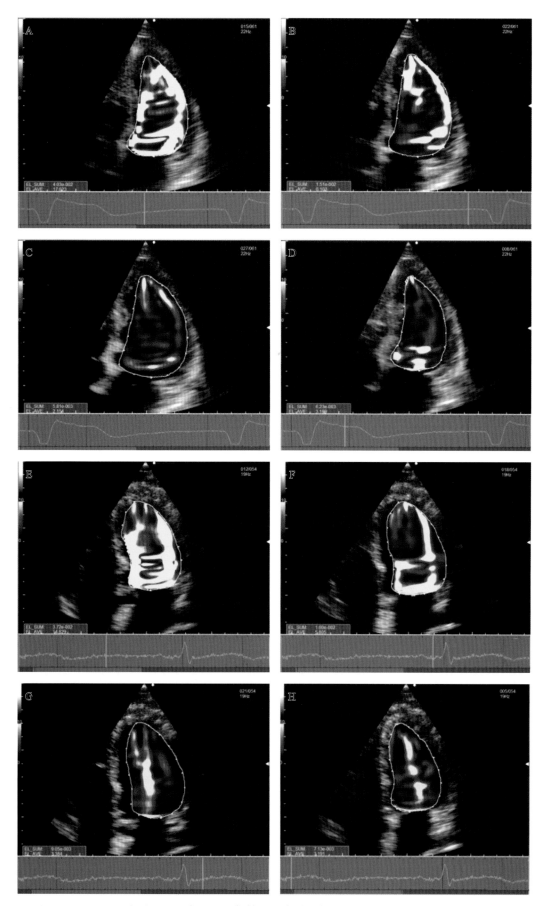

图18-2 A～D分别为安置右心双腔起搏器患者的4个时相能量损耗图，E～H分别为健康对照组受检者的4个时相能量损耗图

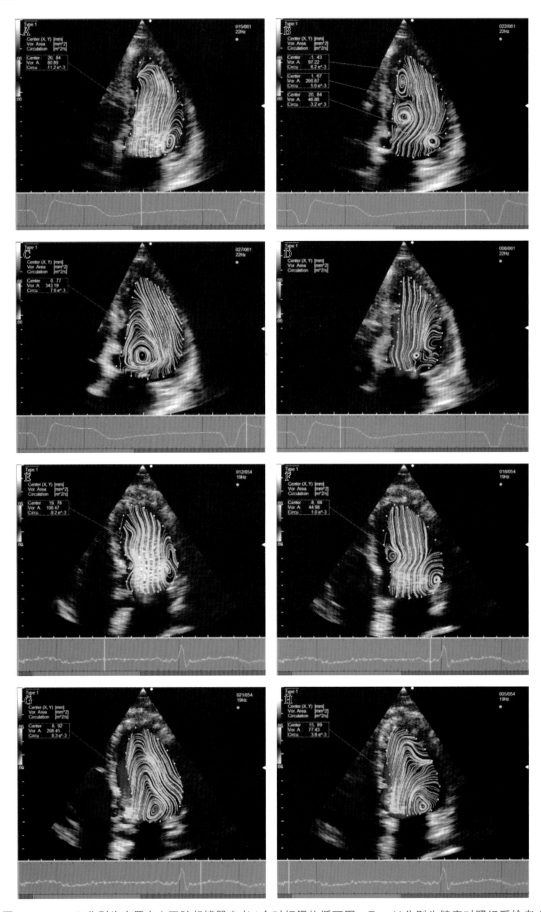

图18-3　A～D分别为安置右心双腔起搏器患者4个时相涡旋循环图，E～H分别为健康对照组受检者4个时相涡旋循环图

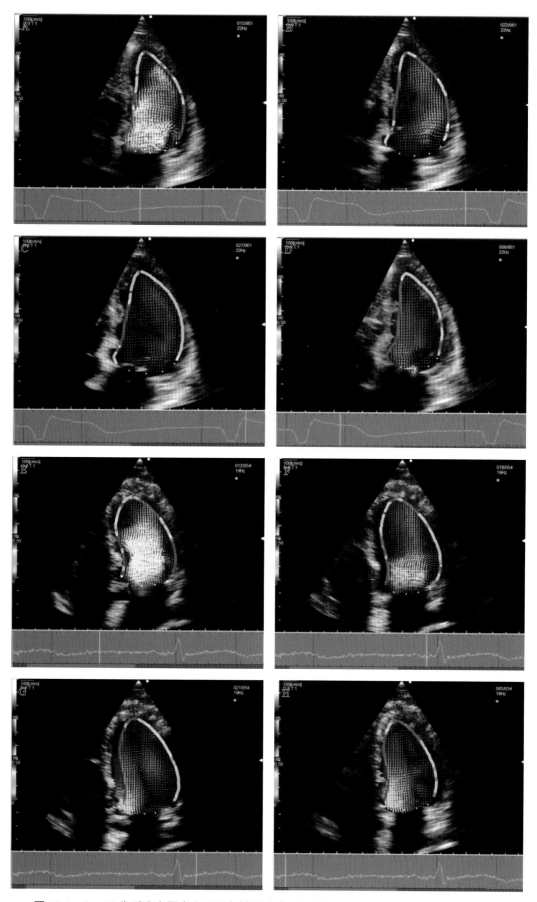

图18-4　A～D分别为安置右心双腔起搏器患者4个时相室壁剪切应力图，E～H分别为健康对照组受检者4个时相室壁剪切应力图

内皮壁上的应力，被认为是冠状动脉或主动脉疾病、动脉粥样硬化进展的预测指标。因为室壁剪切应力成像可以量化和可视化血管壁和心室壁的机械应力，它可宏观反映心血管疾病的病理生理学表现。可将两者结合起来评估右心双腔起搏患者左心室腔内流场及室壁剪切应力的变化情况。研究显示心肌特有的舒张期"解旋"和收缩期"扭转"运动在心室腔内合成有序的涡旋运动。另外有研究表明，这种传递方式不仅可以避免血流的碰撞，促进血流方向朝向左心室流出道，而且增强心房和心室功能的交换；更重要的是贮存动能避免过多的流体能量损耗。Honda 等研究报道 1 例法洛四联症修补术后肺动脉狭窄患者，在狭窄后扩张处的涡旋探测到能量损耗的增高，在肺动脉瓣连合部切开成形术后，能量损耗大大地减低。说明只有处于生理状态下的心脏，其有序的、规律性、特有的左心室壁各节段协调运动，以及心室的大小和解剖结构等因素才能与心腔内流体互动产生正确的血流秩序。研究显示，理论上右心室间隔起搏更接近生理性电刺激，能够使 QRS 波明显缩短，但其同样会造成心室心肌一定程度的收缩不同步。心室壁心肌节段运动不协调必定会造成心室腔内血流运动方向、速度发生改变，产生更多不稳定紊流，不同方向的紊流之间相互作用力加大，导致心腔内流体能量损耗增多，从而造成心室的工作负荷增大。依据能量损耗公式：$EL = \sum \int \mu \left(\frac{\partial u}{\partial x} + \frac{\partial v}{\partial y} \right) 2 dv$；$u$、$v$ 分别代表 x、y 方向的速度组成；μ 表示无效血流黏滞系数（0.004Pa·s）。该公式表示由湍流中的血液黏度而引起的能量损耗。核心显示是由低效流动引起的耗散能量的分配，其数值结果由空间增量 dv 整合。当相邻速度向量的大小、方向、位置变化较大，以及血流的黏滞度增高时，能量损耗将会伴随增高。室壁剪切应力公式为 $WSS = \mu \ (dv/dy)$；μ 表示无效血流黏滞系数 4.0×10^{-3}（N·s·m²）；dv/dy 为剪切率。该公式主要评估壁剪应力围绕 y 轴的速度梯度。起搏组患者左心室腔内流体在 y 轴方向的速度梯度想要达到健康对照组的标准，则要消耗更多的能量。能量损耗是 x、y 方面的速度整合，在 y 轴速度一定的情况下，x 轴方向的速度越大，能量损耗越多。所以若舒张期二尖瓣前向血流 E 峰和 A 峰存在差异，同时收缩期主动脉瓣前向血流速度无统计学

差异，则起搏组需要更多作用力在室壁上才能完成同样的心室做功。

将能量损耗和室壁剪切应力相关参数结合应用于初步评估右心室间隔双腔起搏患者左心室功能的改变，能量损耗及室壁剪切应力可以作为评估起搏器患者疗效的指标之一。未来有待更大样本量、更深入地对不同植入位置的右心双腔室间隔起搏患者的左心室功能的长期随访观察，为临床提供更多、更客观的超声技术指标。

（王斯佳　孟庆国）

参 考 文 献

丁戈琦，2015. 超声血流向量成像评价比格犬急性心肌缺血舒张期左心室流体能量损耗. 重庆：重庆医科大学.

靳世久，杨晓霞，陈世利，等，2014. 超声相控阵检测技术的发展及应用. 电子测量与仪器学报，28（9）：925-934.

孟庆国，尹立雪，丁戈琦，等，2016. 超声血流速度向量技术评价心脏房室顺序起搏患者舒张期左心室腔内能量损耗. 中华超声影像学杂志，25（5）：374-349.

Abe H, Caracciolo G, Kheradvar A, et al, 2013. Contrast echocardiography for assessing left ventricular vortex strength in heart failure: a prospective cohort study. European Heart Journal-Cardiovascular Imaging, 14（11）：1049-1060.

Eriksson J, Dyverfeldt P, Engvall J, et al, 2011. Quantification of presystolic blood flow organization and energetics in the human left ventricle. Am J Physiol Heart Circ Physiol, 300（6）：H2135-H2141.

Faludi R, Szulik M, D'hooge J, et al, 2010. Left ventricular flow patterns in healthy subjects and patients with prosthetic mitral valves: an in vivo study using echocardiographic particle image velocimetry. J Thorac Cardiovasc Surg, 139（6）：1501-1510.

Garcia D, Pibarot P, Dumesnil J G, et al, 2000. Assessment of aortic valve stenosis severity: A new index based on the energy loss concept. Circulation, 101（7）：765-771.

Honda T, Itatani K, Miyaji K, et al, 2014. Assessment of the vortex flow in the post-stenotic dilatation above the pulmonary valve stenosis in an infant using echocardiography vector flow mapping. Eur Heart J, 35（5）：306.

Hong G, Kim M, Pedrizzetti G, et al, 2013. Current clinical application of intracardiac flow analysis using echocardiography. J Cardiovasc Ultrasound, 21（4）：155-162.

Itatani K，Miyazaki S，Furusawa T，et al，2017．New imaging tools in cardiovascular medicine：computational fluid dynamics and 4D flow MRI．Gen Thorac Cardiovasc Surg，65（11）：611-621．

Meng QG，Wang SJ，Yan SJ，et al，2020．Evaluating the left ventricular hemodynamic phenomena of DDD septum pacemaker implants using vector flow mapping．Echocardiography，37（1）：77-85．

Muñoz DR，Markl M，José Luis Moya Mur JLM，et al，2013．Intracardiac flow visualization：current status and future directions．Eur Heart J Cardiovasc Imaging，14（11）：1029-1038．

Stugaard M，Koriyama H，Katsyki K，et al，2015．Energy loss in the left ventricle obtained by vector flow mapping as a new quantitative measure of severity of aortic regurgitation：a combined experimental and clinical study．Eur Heart J Cardiovasc Imaging，16（7）：723-730．

Uejima T，Koike A，Sawada H，et al，2010．A new echocardiographic method for identifying vortex flow in the left ventricle：numerical validation．Ultrasound Med Biol，36（5）：772-788．

第四篇　超声心脏电生理学临床应用

第19章　心电图与超声心动图

第一节　概　述

心脏是循环系统的中心，推动血液在全身不断循环以维持正常的生命活动。心脏的泵血功能是基于心脏的节律性收缩和舒张，这种有顺序的、协调的舒缩交替活动与心肌细胞按一定的时间顺序发生兴奋、传导、机械收缩有关，从而产生心腔内压力、容积、结构和血流动力学等相应的周期性变化。心脏电活动异常包括兴奋性和传导性异常，必将影响心肌机械运动，甚至引起明显的心功能和血流动力学异常。心脏的兴奋性和传导性可用体表心电图反映，而由心脏电活动引起的机械运动、心功能和血流动力学状态可用超声心动图显示和分析。

一、心电图

正常体表心电图曲线主要由以下几个波和间期组成（图19-1）。

（一）P波

P波是电激动在心房中传播时引起的心房兴奋波，代表左、右心房的除极，右心房激动约早于左心房0.03s。P波可为尖顶、圆顶或有小切凹，切凹前后两峰距离不超过0.03s。心房的复极波较小，一部分埋没在QRS波内，所以在一般正常心电图上不明显。心房除极的空间平均向量在各个导联轴上的投影大小不同，使不同导联P波的形态和电压高度也不同。P波不规律出现或消失提示心律失常，P波的形态异常提示心房肥大或传导异常。

（二）PR间期

P波起点至QRS波起点之间的时间称PR间期，代表激动从心房开始，经结间束、房室结、房室束到达心室所经过的总时间。PR间期的正常值为0.12～0.20s，与年龄和心率有关，随年龄增长有延长趋势，当心率加快或变慢时，可随之缩短或延长。PR间期在房室传导阻滞时延长，在交界性心律或预激综合征时缩短。

（三）QRS综合波

QRS综合波是激动在左、右心室内传导，心室除极先后顺序不同而形成的综合除极波。心室除极向量环在各导联上的投影按其除极顺序形成不同的QRS综合波形，在标准导联呈R、Rs、qR或qRs波形，胸导联V_1、V_2多呈rS型，V_3多呈RS型，$V_4 \sim V_6$多呈R、Rs、qR或qRs型。q波表示心室最初电活动从室间隔左心室面向右心室面传导，可出现在Ⅱ、Ⅲ、aVF三个导联，正常q＜1/4R，时间＜0.04s。正常QRS波时间为0.06～0.10s，增宽提示束支传导阻滞或心室内传导阻滞。

（四）ST段

ST段是QRS终点到T波开始之间的时间，为心室除极完成后，心室早期复极过程的电位和时间变化。一般在电基线上，但可受心房复极波的影响，向上或向下稍有偏移。当复极过早时，ST段可有偏移或ST段时间缩短。

（五）T波

T波为心室的晚期复极波，反映双侧心室复极过程的电位变化。T波方向与QRS综合波的主波方向一致，高度＞R/10，宽度一般为0.05～0.25s。

（六）QT间期

QT间期是QRS波起点到T波终点的时间，反映左、右心室除极和复极过程的总时间，与心室的收缩时间大致相当。QT间期与心率有关，心率快时缩短，心率慢时延长。

二、心律失常

心肌具有自律性、兴奋性、传导性和收缩性，

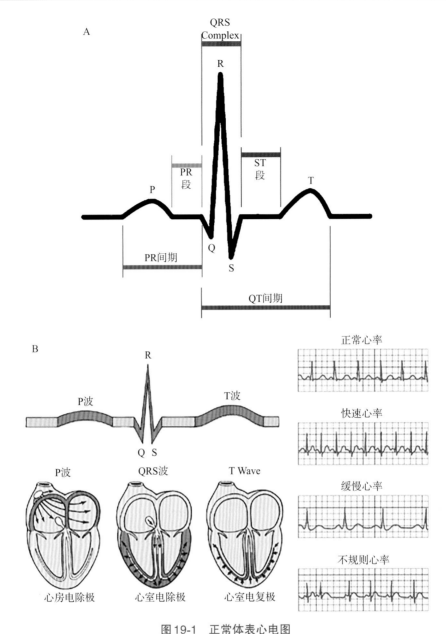

图 19-1　正常体表心电图

A.正常体表心电图主要波及间期；B. P 波、QRS 波及 T 波分别对应心房电除极、心室电除极和心室电复极

前三者即为心脏电生理活动，其最终引起心脏收缩运动即机械运动，完成心脏的泵血功能。心律失常是心脏失去正常的电活动规律，心脏自律功能失常、兴奋功能失常和传导功能失常，临床上主要分为激动起源（自律和兴奋）异常和传导异常。

自律性是心肌自动产生电激动，引起有节律的兴奋活动的能力，正常自律性是窦房结＞房室结＞左右束支及浦肯野纤维。窦房结是正常心脏激动的起源部位，其产生的激动经过心脏的特殊传导系统传布至整个心肌，控制心脏的电活动和收缩运动。

心肌对各种刺激均可产生兴奋性引起收缩反应，当窦房结外的心肌因各种病理因素兴奋性异常

增高，并控制了心脏的电活动和心肌收缩运动，则形成期前收缩、心动过速等各种异位心律失常。根据异位激动起源的部位不同分为房性、房室交界性和室性心律失常；根据异位激动发放的频率不同分为期前收缩、心动过速、心房扑动和心房颤动。

心脏传导异常在临床上一般称为心脏传导阻滞，是心电激动在心脏传导系统即结间束、房室结、房室束、浦肯野纤维中任一部位受到阻滞，传导速度变慢、部分或全部受到阻滞的现象。心房和心室肌均有不同的传导能力，但传导系统特别是末梢传导纤维（浦肯野纤维）的传导能力最强，在房室结的传导最慢。正常心房与心室肌间有纤维组织

环隔开，激动只能通过房室结至房室束和束支到达心室肌。在临床中常见的传导阻滞包括心房内传导阻滞、房室传导阻滞、束支和心室内传导阻滞，其中以房室传导阻滞最多见。心脏传导阻滞可为暂时性、阵发性和持续性。传导阻滞的原因是激动到达某一心肌部位，正处于该部位的生理不应期中，或由于该部位心肌因各种原因发生病理性改变，使传导发生障碍，前者多属于生理性传导障碍，对心脏有保护作用，如心动过速时在房室交界处发生的传导延迟或阻滞等；后者多为心脏病变引起的病理性传导功能障碍，如束支传导阻滞等。

三、心动周期

（一）心动周期的概念

心脏收缩及舒张一次，称为一个心动周期，包括收缩期和舒张期。每一心动周期中，心房和心室各完成一次收缩及舒张，但时间顺序不同。

心脏的电激动与机械收缩明显相关，心电激动时间要比机械收缩时间提前0.02～0.07s。正常心动周期是从心电图的P波开始，心房于P波稍后最早收缩。右心房兴奋较左心房稍早，所以右心房收缩较左心房稍早。在心房收缩结束后，于QRS波稍后心室即开始收缩，左束支发出的分支先激动左心室，所以左心室收缩较右心室稍早。

心房和心室按一定的顺序收缩，互不重叠，当心房收缩时，心室处于舒张状态，保证血液能顺利流入心室，继之心室收缩心房舒张。无论是心房或心室，舒张时间都比收缩时间长，保证心脏有充分的时间休息，并有足够的血液充盈，为下次收缩做好准备。心室的收缩时间比心房长，在完成心脏的射血功能上起主要作用，因此，临床所称收缩期和舒张期，是指心室的收缩期和舒张期。

心率的快慢决定心动周期时间的长短，心率越快心动周期越短，虽然收缩期及舒张期都缩短，但舒张期缩短更明显。

（二）心动周期的时相变化

1. 收缩期

（1）等容收缩期：是房室瓣关闭至半月瓣打开的间期，约开始于QRS波顶点，时间约0.03s。在此期内，心室除极并通过电机械偶联，引起心室肌收缩，室壁张力增加，室内压迅速上升，但心室容积大小保持不变。

（2）快速射血期：当室内压继续上升超过大动脉内压时，半月瓣打开，血液从心室迅速射入大动脉。此期时间约0.11s。在此期内，由于房室瓣环朝向心尖移动，心房腔扩大，心房压降低，静脉血流入心房内。

（3）缓慢射血期：QRS波后0.15～0.2s，心室开始复极（对应心电图上的T波），心室肌张力及室内压开始逐渐降低，射血速度减慢，直到心室开始舒张，半月瓣关闭，时间约为0.14s。在此期内，由于静脉血回流增加，心房内压逐渐升高。

快速射血期和缓慢射血期统称为射血期，约在R波顶点开始，T波末结束。

2. 舒张期

（1）等容舒张期：半月瓣关闭到房室瓣打开的间期。由于心室舒张，室内压迅速下降低于大动脉内压，引起半月瓣关闭。此期心室容量不变，时间约0.08s。由于静脉血继续回流心房，心房内压在此期内继续增高。

（2）快速充盈期：当室内压低于房内压时，房室瓣打开，血液从心房迅速流入心室，时间约0.11s。在此期内，心室继续舒张。

（3）缓慢充盈期：由于心室内血液增加，顺应性降低及压力增加，房室压差降低，二尖瓣处于半开放状态，血液从心房流入心室减慢，直到心房收缩开始。此期时间约0.2s，但与心率有关，心率慢时延长，心率较快时，此期可不明显。

快速充盈期和缓慢充盈期约对应于T波结束至P波稍前。

（4）心房收缩期：心房开始收缩，心房压升高，房室压差增加，血液又快速流入心室，并有少量血流反流入肺静脉和腔静脉内，直到舒张末期，心房压低于心室压（心房压3～6mmHg，心室压8～12mmHg），房室瓣关闭。正常情况下，心房收缩占心室充盈总量的10%，当心率极快时可达40%。此期约在P波波顶开始，R波升支结束，时间约0.11s。

心动周期时相变化见图19-2。

心动周期中心房及心室的机械运动变化、心腔内径的改变和血流动力学变化均能用超声心动图检查来反映。

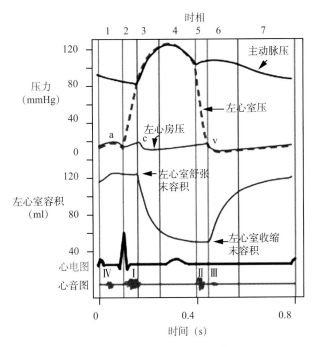

图19-2 心动周期时相变化

1、2、3、4、5、6、7分别为心房收缩期、等容收缩期、快速射血期、缓慢射血期、等容舒张期、快速充盈期、缓慢充盈期；Ⅰ、Ⅱ、Ⅲ、Ⅳ分别为第1、2、3、4心音

四、超声心动图

超声心动图作为心血管系统常规及最重要的影像检查技术之一，目前越来越多地被应用于临床心脏电生理学研究和评价。心律失常的超声心动图分析主要包括心律失常的诊断（如胎儿心律失常类型的鉴别诊断、室性期前收缩异位起源点定位等）、心律失常引起的心脏结构、功能及血流动力学改变，心律失常治疗特别是介入治疗方案的优化选择及疗效评价等方面。

常规超声心动图检查模式包括M型、二维和多普勒超声心动图；近年来，随着超声医学的快速发展，先进的超声技术包括超声斑点追踪显像技术、经食管超声心动图、实时三维超声心动图、超声心动图增强显像、负荷超声心动图、心腔内超声心动图。其在临床的应用日益增多，用于心律失常有关的心脏结构、功能及血流动力学方面的评价，以及心脏电生理及心律失常之间关系的研究。

（一）M型超声心动图

M型超声心动图是单束声波显示心脏各层组织在心动周期中随时间变化的运动曲线，曲线的垂直方向代表距离，水平方向代表时间。M型超声心

动图具有较高的时间分辨率，能反映取样线上心脏各层结构在心动周期中细微的运动变化，是最早用来分析心电活动的方法，目前仍是最常用的方法之一，特别是胎儿心律失常的分析诊断。M型超声心动图还能显示心腔内径大小、心壁运动及瓣膜活动情况，以及测算心功能、分析室间隔和左心室壁的收缩同步性等。

M型超声心动图常用观察切面：胸骨旁左心室长轴切面及短轴切面、心尖长轴切面及剑下切面。胸骨旁左心室长轴切面常见的波群及曲线有心底波群、二尖瓣波群、心室波群、三尖瓣波群、肺动脉波群及剑下右心室波群（图19-3）。

M型超声心动图反映心脏电活动主要是观察取样线置放于不同位置所显示的心壁或瓣膜运动曲线，测量多个时间间期，如相邻房壁搏幅峰尖之间的时间、室壁搏幅峰尖之间的时间、房壁搏幅峰尖至室壁搏幅峰尖的时间等，对比分析房壁及室壁搏动是否随心动周期律规顺序地出现。

M型超声心动图还常与彩色多普勒血流显像、组织多普勒显像和二维斑点追踪显像结合用于心动周期中血流、组织运动和心肌应变的时相分析。

（二）二维超声心动图

二维超声心动图是应用多晶体发出多声束对心脏或大血管进行探查所取得的切面图，能实时直观地显示心脏各部位解剖位置、形态、大小和功能状态。探查部位包括心前区、剑下区和胸骨上窝。探查主要切面包括胸骨旁左心室长轴切面、胸骨旁大动脉短轴切面、二尖瓣短轴切面、乳头肌短轴切面、心尖短轴切面、下腔静脉长轴切面、胸骨上窝主动脉弓切面，以及心尖四腔心、两腔心和长轴切面。在心脏电生理方面主要用于检查心律失常发生的心脏基础病因，评价结构改变和心功能状态。

（三）三维超声心动图

三维超声心动图是通过矩阵排列的微小阵元构成的换能器获得心脏的立体解剖静态和动态超声图像，有多种显像方式，包括实时窄角显像、金字塔样容积显像、实时三平面显像、三维彩色多普勒显像等，可快速显示心腔的立体形态、心瓣膜空间解剖结构、先天性心脏病复杂空间结构，能较二维超声心动图更准确地测量心腔容积、心肌重量及心功能，结合其他技术如超声斑点追踪成像可显示左心室、左心房及右心室整体及节段的容积、应变和应

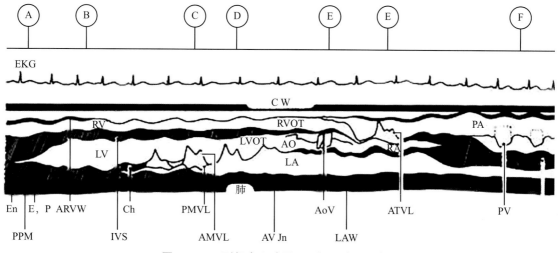

图19-3 M型超声心动图不同切面波群示意图

A～F：表示探头位于胸壁不同位置；A～E：表示胸骨旁左心室长轴切面。A.心尖水平；B.腱索水平；C.二尖瓣水平；D.左心室流出道水平；E.主动脉根部水平；F.大动脉短轴肺动脉瓣切面。CW：胸壁；ARVW：右心室前壁；RV：右心室；IVS：室间隔；LV：左心室；PPM：后乳头肌；En：心内膜；E.心外膜；P.心包；Ch：腱索；AMVL：二尖瓣前叶；PMVL：二尖瓣后叶；LVOT：左心室流出道；RVOT：右心室流出道；AO：主动脉；AoV：主动脉瓣；LA：左心房；LAW：左心房前壁；ATVL：三尖瓣前叶；RA：右心房；AV Jn：房室连接；PA：肺动脉；PV：肺动脉瓣

引自elner，RC Schlant：Echocardiography：a teaching atlas. New York，Grune & Stratton，1976

变率等心肌力学和舒缩同步性等丰富信息，在临床中发挥重要作用。

（四）多普勒超声心动图

多普勒超声心动图主要包括彩色多普勒血流显像、血流频谱多普勒显像和组织多普勒显像3种方式。

1.彩色多普勒血流显像 是对多普勒频移信号进行检测和自相关技术处理后，用红、蓝、绿彩色编码血流频移信号，将朝向探头的正向血流用红色表示，背向探头的负向血流用蓝色表示，方向多变的湍流以绿色表示，速度的快慢用亮度表示，实现解剖结构和血流状态同时显像。彩色多普勒血流显像能直观地显示心内血流的性质、方向、范围、速度、流动过程和随心动周期的变化。血流的性质包括层流、湍流、漩流等，血流方向是朝向或背离探头流动，血流速度是高速或低速，血流范围包括血流起源何处、流向何处、宽度大小等，能快速、直观地确定瓣膜狭窄或关闭不全的程度，心内有无异常分流及大小，心功能状态。通过逐帧分析或与彩色血流M型超声及同步心电图相结合，彩色多普勒血流显像可用于心律失常的分析。

彩色多普勒血流显像的常规观察切面同二维超声心动图。

2.血流频谱多普勒显像 血流频谱多普勒能定量提供心内血流动力学信息，包括速度、压差、流量、血流性质等。血流频谱多普勒又分为脉冲多普勒和连续多普勒，前者可定位分析心内血流动力学信息，但检测高速血流受限制；后者可探测任一速度的血流，特别是高速血流，但缺点是不能定位。

频谱分析的主要内容包括①频谱方向：朝向探头流动的血流在基线上方显示频谱，背离探头流动的血流在基线下方显示频谱；②频谱时相：结合同步心电图，可分析频谱出现于心动周期的哪一时相；③频谱速度：包括峰速度和平均速度；④频谱形态：单峰、双峰等；⑤频谱性质：层流的频谱中空，湍流的频谱实填或频带增宽。

3.组织多普勒显像 组织多普勒显像技术是基于多普勒原理，通过改变多普勒滤波系统，除去心腔内血流产生的高频低振幅频移信号，检测心肌运动产生的低频高振幅频移信号，以彩色或频谱方式显示心肌运动信息。组织多普勒显像技术主要包括速度、加速度、应力及应变率模式，这些技术已用于心脏整体及心肌局部运动特性和功能的评价。在心脏电生理方面，组织多普勒显像的速度和加速度模式可简便且较准确地评价心室正常及异常电激动起源部位和传导顺序，包括异位兴奋灶和预激旁道的定位、束支传导阻滞的心室除极状态等。组织多

普勒显像技术是根据心肌兴奋与机械收缩偶联的关系即心肌机械收缩直接源于心肌电兴奋，通过观察心肌激动收缩的初始部位和激动顺序来间接直观地反映心脏电活动。

（1）组织多普勒速度模式：有3种显示方式，即彩色二维组织多普勒显像、彩色M型组织多普勒显像和频谱组织多普勒显像，是以不同的显示方式表现心肌运动的速度和方向特征，反映心肌的收缩和舒张功能。

1）彩色二维组织多普勒显像：在二维超声心动图基础上用颜色和亮度显示室壁心肌运动方向和速度，朝向探头的运动显示为红色，背离探头的运动显示为蓝色；速度越快，颜色越亮，速度越慢，颜色越暗。彩色二维组织多普勒显像可在心脏不同切面包括胸骨旁左心室长轴和短轴切面、心尖四腔心和两腔心切面显示心室在长轴和短轴方向的收缩和舒张功能。

2）彩色M型组织多普勒显像：将心动周期中不同时相心肌的运动方向和速度用彩色M型的形式表现出来，用M型超声的高帧频特性提高心肌运动速度的时间分辨率。室壁心肌主要由纵向排列和

环行排列的心肌纤维组成，其收缩分别导致心脏沿长轴和短轴方向的运动。在胸骨旁左心室长轴和系列短轴切面可观察分析室壁不同节段在心动周期中沿短轴方向的向心性和离心性、周向运动特性；在心尖四腔心、两腔心和心尖左心室长轴切面可观察分析室壁不同节段在心动周期中沿长轴方向的运动特性。

3）频谱组织多普勒显像：采集心肌的运动信息，以频谱图的形式显示心肌运动方向、速度和发生的具体时间。当心肌运动朝向探头时，其频移为正值，显示在基线上方；背离探头运动时，其频移为负值，显示在基线下方（图19-4）。将多普勒取样容积置于心肌不同部位，可显示相应部位心肌的运动波形，这种波形在正常窦性心律时随心动周期不同时相具有恒定的规律性。胸骨旁切面是反映心肌在短轴方向的收缩运动，心尖长轴切面是反映心肌在长轴方向的纵向收缩运动。在组织多普勒频谱图上，结合同步心电图，分析比较不同室壁节段在心动周期不同时相运动的起始时间、运动速度达峰时间及峰值速度等参数，可以评价心室内及心室间运动是否协调；同时因为室壁的收缩运动直接源于

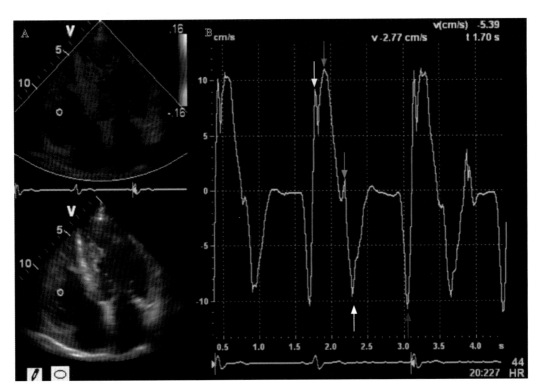

图19-4 心脏组织多普勒显像

A.心尖四腔心切面彩色二维组织多普勒速度显像；B.频谱组织多普勒显示右心室游离壁随心动周期沿心脏长轴方向运动的速度-时间曲线，黄色、紫色、绿色、白色和红色箭头分别指示等容收缩期、射血期、等容舒张期、舒张早期及心房收缩期的运动波峰

其电激动，所以频谱组织多普勒显像可以通过显示心室肌收缩顺序来间接反映正常或异常状态时的心室电除极顺序。

血流频谱多普勒和频谱组织多普勒显像能分别提供心动周期中心脏的血流动力学信息及心肌的机械收缩和舒张运动信息，是临床上定量评价心脏功能及心室同步化运动最重要、应用最广泛的超声心动图技术。分析的方法包括测量心动周期中房室瓣和半月瓣的血流峰速度和时间参数，心肌收缩和舒张运动的峰速度及时间参数，根据时间参数计算反映心室收缩及舒张功能的Tei指数（Tei index），时间参数和Tei指数的测量方法见图19-5。

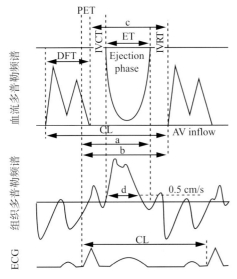

图19-5　心动周期中血流频谱及心肌运动频谱时间参数测量方法

ECG：心电图；DFT：舒张期血流充盈时间；PET：心室射血前期；IVCT：等容收缩期；ET：心室射血时间；IVRT：等容舒张期；Ejection phase：心室射血期；AV inflow：房室瓣血流频谱；CL：心动周期；a. QRS波起点至左心室或右心室射血终点的时间；b. QRS波起点至右心房或左心房室瓣血流频谱终点的时间；c. 右心房或左心房室瓣血流频谱终点至下一频谱起点的时间；d. 心室收缩运动时间；Tei index＝（c-ET）/ET（反映心室收缩及舒张功能）

引 自Michael Kindermann M，Hennen B，Jung J，et al. Biventricular versus conventional right ventricular stimulation for patients with standard pacing indication and left ventricular dysfunction. The Homburg Biventricular Pacing Evaluation（HOBIPACE）. JACC，2006，47（10）：1927-1937

（2）组织多普勒加速度模式：在组织多普勒速度模式基础上对前后速度的变化率进行彩色编码，并与二维超声心动图叠加成为彩色二维加速度图，通常用蓝、绿、红颜色分别表示低、中、高三种加速度值。加速度对快速变化的组织运动敏感，加速

度图能直观、半定量反映心动周期中各局部心室肌运动速度变化的时间顺序，心肌的机械运动总是与电激动偶联，因此根据加速度值改变在室壁的位置和顺序关系，即可推测正常及异常状态时心室肌除极的起始点、传导顺序和空间分布。该项技术仅较少超声诊断仪器拥有，因此在实际临床工作中的应用受限。

（3）组织多普勒应变模式：心动周期中局部心肌本身的机械舒缩运动表现为心肌长度的伸长或缩短，这种变形可用应变及应变率参数定量分析。应变是心肌纤维缩短和伸长程度的度量，正值代表心肌增厚或延长，负值代表变薄或缩短；应变率是单位时间内心肌发生变形的速度。组织多普勒应变模式可定量分析心动周期内局部心肌在声束方向的应变和应变率，反映心肌本身的运动特性；而组织多普勒速度模式不能区分是心肌的本身运动还是被动牵拉产生的收缩及舒张运动，局部心肌运动速度测量可能会受到邻近节段心肌运动牵拉的影响，因此应变模式更具优势。

组织多普勒显像技术评价心电活动主要受采集图像帧频的限制，特别是在评价心室除极的起始点及传导顺序时，可因图像帧频不足够高而遗漏心室收缩的真实起始部位；作为多普勒技术，组织多普勒速度模式及应变模式都受声束与室壁运动方向夹角、呼吸和心脏位移的影响。

（五）超声斑点追踪显像

超声斑点追踪显像是通过自动追踪超声图像中分布在心肌内大小20～40像素的回声斑点，探测每帧图像中心肌回声斑点的位置，将其与前一帧图像中的位置进行比较，结合帧频，计算心肌在整个心动周期中的应力、应变率等参数变化，从而反映生理或病理状态左心室的收缩及舒张功能。斑点追踪显像克服了组织多普勒应变显像的局限性，可定量分析整体和节段心室肌纵向、径向、周向、扭转、解旋运动及分层应变等复杂心肌力学信息，目前已替代了组织多普勒应变显像，可在临床上常规应用，在亚临床心肌功能受损早期评价方面具有重要价值。超声斑点追踪显像技术有二维及三维两种模式，三维模式更具优势，能立体追踪心肌斑点的运动轨迹，克服了二维模式的固有局限性即追踪的心肌斑点可能离出扫查切面，因此能提供更准确的心肌运动信息。获取高帧频（＞60～100Hz/s）的胸骨旁左心室长轴及系列短轴切面、左心室心尖系列长轴切面，通过相应的分析软件获得多种显像模式的斑点追踪图像，主要包括左心室壁节段的应变曲线或"牛眼图"、应变率曲线、位移曲线、达峰时间"牛眼图"或M型斑点追踪显像等，此外，还可获得左心房及右心室相应的应变曲线图，用于评价心肌功能。定量分析心肌收缩功能的指标包括应变、应变率及其起始、达峰时间、收缩同步性等。正常心动周期中左心室内膜与心外膜、不同心肌节段间应变及应变率有差异或梯度。与彩色M型组织多普勒显像类似，M型超声心动图和二维斑点追踪显像结合可用于心动周期中心肌应变的时相分析，通过不同部位心肌应变出现的先后顺序可判断生理及病理状态心电激动的起源和传导过程。

（六）超声心动图增强显像

在常规二维超声心动图显像的基础上，通过静脉注入直径与红细胞大小相近的超声增强剂微泡，使用超声仪器特殊的微泡增强显像技术，通过两种显像模式即心腔内增强显像（LVO）和心肌声学增强显像（MCE）来清晰显示心内膜边界和提供心肌微循环灌注信息。心腔内增强显像可准确测量超声图像质量差患者的心腔容积和左心室射血分数、正确判断室壁节段运动异常；心肌声学增强显像通过分析微循环灌注的速度和强度来判断有无心肌缺血、缺血的部位及程度，对冠心病诊断及鉴别心脏团块性质如血栓、良恶性肿瘤有重要价值。目前，超声心动图增强显像在心脏电生理方面的研究及临床应用报道较少。

第二节 正常心电图测量值的超声心动图分析

一、正常窦性心律的电生理特点

正常窦性心律的激动始于窦房结，通过前、中、后结间束向左、右心房传播，通常由前结间束先激动右心房再传入左心房，因此右心房较左心房稍先激动。经心房下传的激动均先汇集于房室结，在房室结内迂回曲折地缓慢向前传导，即电传导在房室结内发生了延迟，这种延迟作用保证心房收缩之后心室才开始收缩。房室结下传的电激动通过房室束（或称希氏束）到达左、右束支。因左束支在心室间隔左侧中部开始有较早发出的间隔分支，所以电激动在心室间隔左侧首先除极，然后经左、右束支及末梢纤维向两侧心室传布。因为传导纤维位于心内膜下，所以心室壁内层心肌首先发生兴奋，然后兴奋向外层心肌传布，引起心室整体兴奋，形成在正常心电图中所见的各波和间期（图19-6）。

二、正常窦性心律的心电图特点

正常窦性心率为60～100次/分，P波规律出现，其后伴有QRS波群，P-P间隔相等，心动周期规律出现。

P波：P波在Ⅰ、Ⅱ、aVF、V4～V6导联直立，

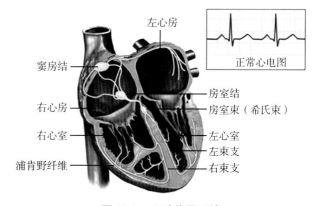

图19-6 心脏传导系统

aVR导联倒置，aVL、Ⅲ导联可直立或倒置，波顶钝圆光滑，可有轻微切迹，但应＜0.04s；电压在肢导联＜0.25mV，胸导联＜0.15mV，时间≤0.11s（婴儿＜0.09s，儿童＜0.1s）。

PR间期：0.12～0.20s。

QRS波：宽度为0.06～0.10s，在标准导联呈R、Rs、qR或qRs波形，胸导联V1、V2多呈rS型，V3呈RS型，V4～V6呈R、Rs、qR或qRs型。正常q波电压＜1/4R，宽度＜0.04s。正常ST段抬高≤0.1mV，压低≤0.05mV。T波与QRS综合波主波方向一致，高度＞R/10。QT间期与心率有关，正常上限可达0.45s。

三、正常心电图的超声心动图分析

（一）M型超声心动图

M型超声心动图主要观察不同取样线所显示的心壁或瓣膜运动是否随心律规律地出现，对比房壁收缩间、室壁收缩间、房壁收缩至室壁收缩或室壁收缩至房壁收缩时间间期是否一致，房壁或室壁搏动的频率。

1.胸骨旁左心室长轴切面　是M型超声心动图观察心律失常最常用的切面，主要包括以下三个水平面。

（1）主动脉根部平面：此切面显示两条明亮前后同步运动的曲线，前线代表右心室流出道后壁与主动脉前壁，后线代表主动脉后壁与左心房前壁，两线收缩期向前，舒张期向后。曲线的最低处（U波）在心电图R波后，最高处（V波）在心电图T波之后。主动脉根部前后两线间的主动脉瓣（前面的右冠瓣和后面的无冠瓣）曲线于收缩期前后开放呈六边盒形，分开处（K点）位于心电图R波之后，闭合处（G点）在T波之后，在整个舒张期及等容收缩期主动脉瓣关闭呈线状。心房内径于T波结束即收缩末期最大，近QRS波附近即舒张末期最小。P波结束稍后可见左心房后壁稍向前的收缩运动波（a波）。

（2）二尖瓣口平面：主要显示二尖瓣叶随心动周期的运动情况。在等容收缩期、射血期和等容舒张期，二尖瓣前后叶关闭呈缓慢上升的CD直线，舒张早期左心室快速充盈，二尖瓣前后叶迅速打开呈反向运动形成E峰，E峰是二尖瓣前叶上升的最高峰；在缓慢充盈期由于房室间压差很小，来自肺

循环的血液不断进入左心房，使左心房左心室间形成一种稍有变化的动态平衡，二尖瓣口处于半闭合状态，开放幅度减小，达舒张期最低点（F点）；舒张晚期心房收缩时二尖瓣再次打开，前叶前向运动形成A峰，A峰位于心电图P波后0.08～0.12s，与左心房压力曲线上的a波及左心房后壁收缩在曲线上产生的a波同时出现。

（3）左心室平面：此切面中由前向后的曲线分别为胸壁、右心室前壁、右心室腔、室间隔、左心室腔及左心室后壁。收缩期室间隔左心室面向后运动，左心室后壁向前运动并于收缩期末（心电图T波稍后）达最高点；舒张期室间隔左心室面向前运动，左心室后壁向后运动，舒张早期舒张较快，中期平缓，于P波顶点心房收缩时再次快速舒张，至舒张末期R波顶点处左心室内径最大。右心室前壁与室间隔呈同向运动，但搏幅明显降低。

2.左心室短轴切面　包括二尖瓣口水平、乳头肌水平和心尖水平。主要观察二尖瓣叶运动曲线和心室壁运动曲线，这些曲线随心动周期的变化规律与胸骨旁长轴切面观察的相应曲线类似。

3.三尖瓣、肺动脉瓣波群切面　在胸骨左缘第2、3肋间，将探头内斜，可见三尖瓣双峰活动曲线。曲线的形态和波型与二尖瓣相似。胸骨左缘第2、3肋间大动脉短轴切面可探查到肺动脉瓣后叶曲线，收缩期肺动脉瓣开放，曲线向后；舒张期瓣膜关闭，曲线向前。

用于胎儿心脏结构及心房、心室运动时间关系的显示，往往将M型超声取样线同时经过心房及心室壁，正常胎儿房壁及室壁规律顺序地收缩（图19-7）。

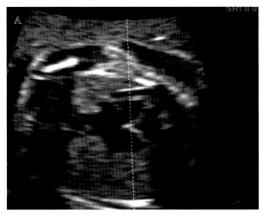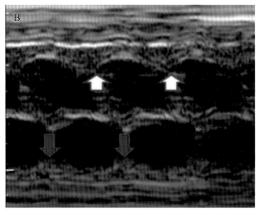

图19-7　正常胎儿心脏二维和M型超声心动图

A.胎儿四腔心切面，M型取样线经过心室壁和心房壁；B.M型超声心动图显示室壁（白色箭头）及房壁（红色箭头）规律顺序地收缩和舒张

（二）二维超声心动图

主要观察切面：胸骨旁左心室长轴切面及左心室短轴切面（包括二尖瓣口水平、乳头肌水平和心尖水平），心尖四腔心切面及尖两腔心切面等，于心前区、心尖区、胸骨上凹及剑下区等不同部位探查。

正常结构的心脏在正常窦性心律时，心房与心室有节律、有顺序地收缩和舒张。在每一常规检查切面，心室及心房内径和室壁厚度均在正常范围内。当心脏结构或功能异常而为正常窦性心律时，心房与心室仍有节律、有顺序地收缩和舒张，但根据心脏基础病因不同，可有不同的心脏结构和功能改变，如心房、心室内径增大，室壁增厚，心室收缩或舒张功能异常。

（三）多普勒超声心动图

1.彩色多普勒血流显像　观测切面同二维超声心动图，特别是心尖长轴切面最常用，因为此切面血流方向与声束方向较一致。通过逐帧分析或用彩色M型血流超声显示观察瓣膜、心腔等部位的血流时相、色彩、亮度和范围。

（1）二尖瓣口、三尖瓣口彩色血流显像：在胸骨旁左心室长轴和心尖长轴切面观察二尖瓣口血流，在胸骨旁和心尖四腔心切面或大动脉根部短轴切面观察三尖瓣口血流。在舒张早期（T波之后）和心房收缩期（P波之后）见从左心房至左心室或从右心房至右心室双束红色血流，舒张早期较晚期更明亮。三尖瓣血流总体速度较二尖瓣低，色彩呈暗红色。

（2）主动脉瓣口和肺动脉瓣口彩色血流显像：于心尖五腔或三腔心切面观察主动脉瓣口血流，取胸骨旁或剑下主动脉根部短轴切面充分显示右心室流出道和肺动脉瓣后观察肺动脉瓣口血流。收缩期过主动脉瓣口和肺动脉瓣口血流总体呈蓝色，但过主动脉瓣口血流可因速度加快超过Nyquist极限而表现以黄色为主的混叠色彩。

2.血流频谱多普勒显像　在心内血流检测中，脉冲多普勒取样容积常置于二尖瓣、三尖瓣瓣口、主动脉、肺动脉瓣瓣口及左心室、右心室流出道。

（1）二尖瓣口血流频谱：于心尖四腔心或二腔心切面，将取样容积置于二尖瓣开放的瓣尖处，显示频谱时最好嘱受检者平静呼吸或屏气，以避免呼吸影响心动周期中取样容积位置的改变。二尖瓣频谱出现在舒张期，为正向双峰，第一峰是舒张早期

心室快速充盈E峰（同步心电图T波之后），第二峰是舒张晚期心房收缩致心室充盈产生的A峰（同步心电图P波之后），E峰＞A峰。当心率较快时，E、A峰可以重叠；当心率较慢时，E、A峰之间可有低速的生理性小L峰。二尖瓣口血流速度一般受呼吸影响较小。

（2）三尖瓣口血流频谱：于胸骨旁主动脉根部短轴切面或胸骨旁、心尖四腔切面，三尖瓣口血流频谱出现的时相及形态与二尖瓣口血流频谱相似，但前者血流速度较低，频带相对较宽。三尖瓣口血流频谱受呼吸影响较大，吸气时速度加快，呼气时速度减慢。

（3）主动脉口血流速度：于心尖四腔或三腔切面观察，取样容积置于主动脉瓣上。频谱形态呈收缩期（R波之后）负向单峰，近似直角三角形，上升支陡峭，加速时间较短，下降支较缓。射血时间比肺动脉血流频谱稍短，一般不受呼吸影响。

（4）肺动脉瓣口血流频谱：于胸骨旁或剑下主动脉根部短轴切面观察。血流频谱在收缩期呈负向单峰，近似"V"字形，上升支与下降支基本对称。

（5）左心室流出道和右心室流出道血流频谱：取样容积或取样线分别置于左心室流出道和右心室流出道，血流频谱形态分别与主动脉口和肺动脉口血流频谱形态相似。

进行胎儿心脏血流动力学及时间参数分析时，可调节脉冲多普勒取样容积大小同时包括心室流入道及流出道血流频谱或腔静脉与主动脉血流频谱，正常胎儿心室流入道及流出道血流频谱或腔静脉与主动脉血流频谱规律顺序地出现（图19-8）。

3.组织多普勒显像　包括速度显像和加速度显像，前者又有二维、M型和频谱三种显示方式。

（1）二维组织多普勒速度显像：观察切面同二维超声心动图。

在胸骨旁左心室长轴切面，收缩期室间隔运动方向背离探头，显示为蓝色，左心室后壁运动方向朝向探头，显示为红色；舒张期相反，室间隔显示为红色，左心室后壁显示为蓝色（图19-9）。在胸骨旁左心室短轴切面，收缩期左心室前壁及前间隔背离探头运动，显示为蓝色，左心室下、后壁朝向探头运动，显示为红色；舒张期左心室前壁及前间隔显示为红色，左心室后、下壁显示为蓝色。

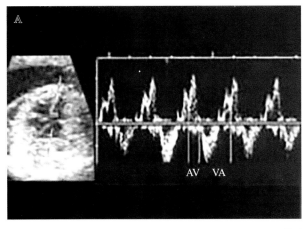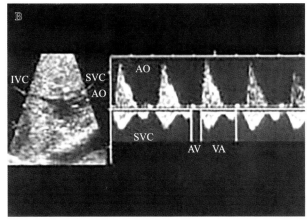

图 19-8　正常胎儿心脏血流频谱图

A.脉冲多普勒取样容积位于左心室流入道及流出道之间的血流频谱,基线上、下方分别为二尖瓣、左心室流出道血流频谱;B.上腔静脉与升主动脉血流频谱,基线上、下方分别为主动脉与上腔静脉血流频谱。AO:主动脉;SVC:上腔静脉;IVC:下腔静脉;AV:房室间期;VA:室房间期

引自 Fouron JC, Proulx F, Miró J, et al. Doppler and M-mode ultrasonography to time fetal atrial and ventricular contractions. Obstetrics & Gynecolog, 2000, 96(5):732-735

在心尖四腔心、两腔心和长轴切面,心底运动方向在收缩期朝向心尖和探头,在舒张期背离探头和心尖,因此室间隔、左心室壁和右心室壁收缩期显示为红色,舒张期显示为蓝色。

(2)彩色 M 型组织多普勒显像:通过不同切面,彩色 M 型组织多普勒显像可观察不同部位心肌在心动周期不同时相运动的细微变化特性,可用于确定相位速度变化及分布,显示不同层次肌纤维运动的速度梯度,以评价心肌是否运动异常。

1)心动周期中室壁的彩色 M 型组织多普勒表现(图 19-10)。

A.等容收缩期:此期不同部位、不同层次的心肌运动方向及显示的色彩不一,即存在心肌运动的不同步性。在心尖四腔心切面,室间隔沿长轴方向早期朝向心尖运动,显示为红黄色,后期背离心尖运动,显示为蓝色。在胸骨旁左心室短轴切面,左心室后壁沿短轴方向先朝向探头后背离探头运动,分别显示为红色和蓝色,室间隔运动低速,颜色暗淡。

B.射血期:心肌运动明显加快,心肌显示为明亮的颜色。在胸骨旁左心室长轴切面和短轴切面,室间隔和左心室后壁朝向心腔内收缩,前者显示为蓝色,后者显示为红色;心尖长轴切面,心底朝向心尖运动,左心室侧壁、前壁、下壁、后壁和室间隔均显示为红色。

C.等容舒张期:在此期心室容积保持不变,室壁运动速度缓慢,心肌色彩暗淡。

D.快速充盈期:在胸骨旁左心室长轴切面,室间隔快速向探头方向运动显示为红色,左心室后壁

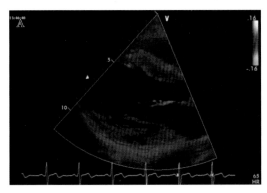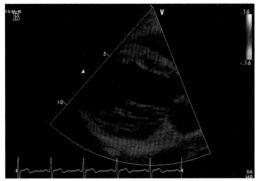

图 19-9　二维组织多普勒速度显像

A.舒张期室间隔朝向探头运动显示为红色,左心室后壁背离探头运动显示为蓝色;B.收缩期室壁运动与舒张期相反,室间隔显示为蓝色,左心室后壁显示为红色

超声心脏电生理学

快速背离探头运动显色为蓝色。在心尖长轴切面，二尖瓣环和室壁背离探头方向运动显示为蓝色。

E. 缓慢舒张期：心底部及室壁舒张运动缓慢，各室壁显示的颜色近似快速充盈期，但颜色暗淡。

F. 心房收缩期：室壁运动方向同快速舒张期，因此，室壁显示的颜色与快速舒张期相同。当心功能正常时，由于舒张早期和中期心室内已有适当的血液充盈，房室压差降低，心房收缩时心室充盈的舒张运动速度不如快速充盈期快，因此心肌显示的颜色较快速充盈期暗。

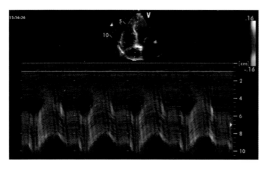

图19-10　彩色M型组织多普勒显像

心尖四腔心切面，室间隔在收缩期朝向心尖运动显示为红黄色，黄色代表的速度大于红色，在舒张早期（快速充盈期）及心房收缩期背离心尖运动显示蓝色，亮蓝色代表的速度大于暗蓝

2）反映心室除极顺序：方法是显示心室常规切面的二维组织多普勒速度图后，将M型取样线置于不同的室壁部位，扫描速度一般为100cm/s，获取图形清楚的室壁运动图像后，冻结并测量同步心电图QRS波起始点至收缩期室壁运动色彩变化起始点的时间间期（即心肌电-收缩时间间期），然后比较不同室壁节段时间间期大小，即可推算室壁除极的顺序。

王静及李治安等研究显示，M型取样线分别经过胸骨旁左心室长轴切面室间隔及左心室后壁基底部和中部，显示基底部和中部室间隔自心电图Q波起点到其蓝色收缩带起始点的时间分别为（76.30±9.07）ms、（71.30±8.45）ms；左心室后壁基底部和中部自心电图Q波起点到其红色收缩带起始点的时间分别为（108.17±9.35）ms、（105.72±10.53）ms，反映心室除极顺序由室间隔中部开始并向基底部传导，室间隔激动早于左心室后壁。

（3）频谱多普勒组织显像：不同节段心肌的

运动速度频谱图形虽然不同，但在心动周期不同时相，各室壁心肌运动速度频谱具有明显的规律性和重复性。

胸骨旁左心室长轴及短轴切面可用于评价心室短轴方向的舒缩运动功能，用心尖两腔心、三腔心及四腔心切面可评价心室长轴方向的运动特性。心尖四腔心切面右心室游离壁基底段及中段的速度频谱图可评价右心室的舒缩功能。左心室功能的评价目前多用12节段法和16节段法，12节段为室间隔、前间隔及左心室前壁、侧壁、下壁、后壁分别的基底段和中段，16节段除前述12节段外，还包括心尖前壁、侧壁、下壁和室间隔。心房肌收缩功能多用心尖四腔心切面的右心房侧壁、房间隔及左心房侧壁，心尖两腔切面的左心房前壁和下壁，心尖三腔心切面的左心房后壁的运动速度频谱图评价。

1）心动周期中室壁的频谱多普勒组织显像表现

A. 等容收缩期：从QRS波起点至主动脉瓣开放期，心室等容收缩产生的速度波（IVC波）是取样部位的心肌纤维在不同方向收缩运动的综合变化，其波形在不同部位心肌表现不同，根据心肌运动方向是朝向或背离探头而定，可表现为单向或双向波形，位于基线上方、下方、先下后上或先上后下。正常左心室各节段等容收缩时间（QRS波起点至射血期心室收缩波起点的时间间期）相对较一致，可有稍微差别。

B. 射血期：从主动脉瓣开放至关闭期间，心室收缩射血运动产生的速度波即收缩波（S波）。根据不同节段室壁心肌运动方向不同，S波可位于频谱图基线上方或下方。在胸骨旁左心室长轴切面，室间隔和左心室后壁分别位于基线下方和上方；在胸骨旁左心室短轴切面，前间隔和左心室前壁的S波位于基线下方，左心室后壁和下壁的S波位于基线上方；在心尖左心室长轴切面，心底朝向心尖方向运动，各节段室壁心肌S波位于基线上方。S波的波峰位于S波中点之前或接近中点。

C. 等容舒张期：在S波结束至心室快速舒张开始之间显示的波为等容舒张波（IVR波），其波形与等容收缩期相似，多数节段为双向波，可先上后下或先下后上。

D. 快速充盈期：二尖瓣开放后，心室壁快速充盈舒张，产生方向与S波相反的早期舒张波（E'

峰），发生的时间与二尖瓣口血流频谱的E峰一致，正常时E'波在舒张期最高。

E.心房收缩期：心电图P波之后，心房收缩使心室充盈舒张产生舒张晚期心房收缩波（A'峰），与二尖瓣口血流频谱的A峰相对应，正常时A'峰低于E'峰。

正常窦性心律时，室壁心肌运动速度从心底向心尖递减，心房运动速度从近房室环的心房下部向心房上部递减，右心室壁收缩及舒张速度较左心室壁高，右心房收缩速度较左心房高。左心室壁各节段等容收缩期、收缩期及舒张期的达峰时间（从QRS波起点到等容收缩期、收缩期、舒张早期和心房收缩期峰速度的时间间期）相近且无显著差异，但右心室壁的收缩达峰时间较左心室各壁延迟约20ms。

2）反映心室除极顺序：显示心室常规切面的多普勒组织速度图，特别是心尖长轴切面，脉冲取样容积置于不同心室节段，扫描速度一般为100cm/s，获得相应节段的速度频谱图，分别测量心电图QRS波起点至各节段收缩波起始点的时间间期（即心肌电-收缩时间间期），比较不同节段时间间期大小，可反映心室电激动顺序。频谱多普勒组织显像与彩色M型组织多普勒显像所显示的心室除极顺序相同，前室间隔中段除极最早，然后向基底段和心尖段方向除极；右心室侧壁、后壁及前壁心尖段均早于基底段除极，除极方向由心尖指向心底；左心室后间隔、前壁及下壁几乎同时除极产生收缩。

3）显示心房电机械运动时间：在心尖四腔心切面，将脉冲多普勒取样容积分别置于右心房侧壁和左心房侧壁（或三尖瓣环和二尖瓣环）获得相应的组织速度频谱图，右心房电机械延迟时间（RAEMD）是测量同步心电图P波起点到右心房收缩A'波峰尖的时间，左心房电机械延迟时间（LAEMD）是测量P波起点到左心房收缩A'波峰尖的时间；右心房电机械延迟时间与左心房电机械延迟时间之差为心房间电激动延迟间期（或心房间机械运动延迟间期）。右心房收缩到心室除极的时间可用测量右心房收缩A'波峰尖到QRS波起点的间期（RAR）来反映，左心房收缩到心室除极的时间用左心房收缩A'波峰尖到QRS波起点的时间间期

（LAR）来反映。正常窦性心律时，右心房收缩早于左心房，右心房电机械延迟时间小于左心房电机械延迟时间（RAEMD＜LAEMD），右心房收缩到心室除极的时间大于左心房收缩到心室除极的时间（RAR＞LAR）。

4）分析胎儿心房及心室收缩顺序：方法是首先获取胎儿心尖四腔心切面的高帧频彩色二维组织多普勒速度图，然后用相应组织多普勒图分析软件进行分析。将取样容积分别置于近房室瓣环的左、右心室游离壁及左、右心房上后壁，获得随心动周期变化的运动速度曲线（图19-11），从曲线上测量左心房、右心房、左心室和右心室收缩起始时间（测量存取的动态图像起点至相应房壁、室壁收缩起点的时间间期），将时间参数输入电子表格中，可自动形成左、右心房及心室起始收缩时间梯形图（图19-12），根据梯形图可判断胎儿心律：窦性心律、心律失常及心律失常性质，包括房性期前收缩或室性期前收缩及期前收缩起源、完全性房室传导阻滞、室上性心动过速等。该方法易操作、有较高敏感度和重复性，但其受二维组织多普勒帧频、图像质量和时间参数测量是否准确的影响。

（4）组织多普勒加速度显像：通过对心室长轴和短轴各切面的组织多普勒加速度图观察，根据出现亮红色或黄色加速度变化的先后顺序，可显示正常窦性心律室壁机械运动及其反映的电激动顺序（图19-13，图19-14）。

1）胸骨旁左心室长轴切面：前间隔基中部→右心室前壁心尖、前间隔中尖部→左心室后壁中部、前间隔全部→右心室前壁全部。

2）胸骨旁左心室短轴切面（乳头肌平面）：前间隔、乳头肌→左心室前壁、左心室前侧壁、右心室前壁→室间隔→左心室后壁、左心室下壁→右心室下壁。

3）心尖四腔心切面：后间隔基中部→后间隔中尖部、左心室前侧壁心尖、右心室前壁心尖→左心室前侧壁中部→左心室前侧壁中基部、右心室前壁中部→后间隔基部、右心室前壁基部、左心室前侧壁基部。

4）心尖两腔心切面：左心室前壁心尖→左心室下壁心尖→左心室前壁中部、左心室下壁中部→左心室下壁基部→左心室前壁基部。

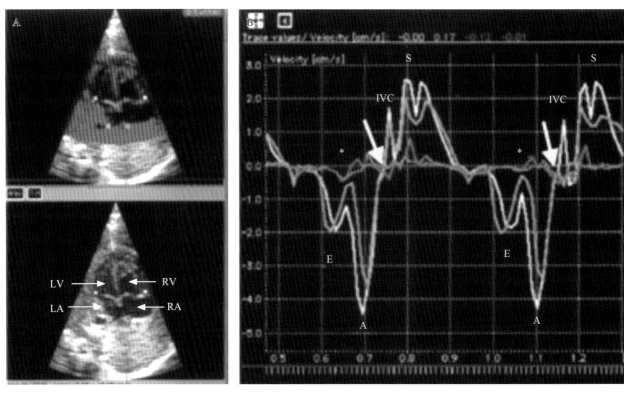

图 19-11　胎儿心脏组织多普勒速度显像

A.胎儿心尖四腔心切面彩色二维组织多普勒速度显像，取样容积分别位于近房室瓣环的左、右心室侧壁及左、右心房后壁；B.房壁及室壁组织多普勒速度曲线，黄色与蓝色曲线、红色及绿色曲线分别为心室、心房壁运动速度曲线，房壁的运动速度明显低于室壁。*：心房收缩起点；→：心房收缩终点；S：心室收缩峰；E：心室快速充盈峰；A：心房收缩充盈峰；IVC：等容收缩峰；LV：左心室；RV.右心室；LA：左心房；RA：右心房

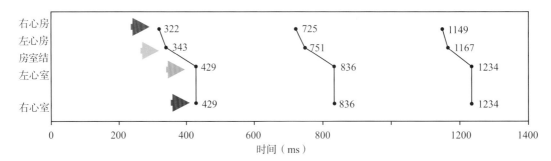

图 19-12　胎儿心脏组织多普勒速度显像示心房、心室收缩时间顺序梯形图

显示3个连续窦性心动周期的心房、心室起始收缩时间，红色、绿色、蓝色和紫色箭头分别指示右心房、左心房、左心室及右心室收缩起始时间，电激动及收缩顺序为右心房→左心房→左心室→右心室

引　自 Rein AJJT，O'Donnell C，Geva T，et al. Use of tissue velocity imaging in the diagnosis of fetal cardiac arrhythmias. Circulation，2002，106（14）：1827-1833

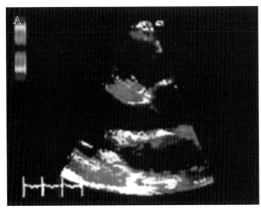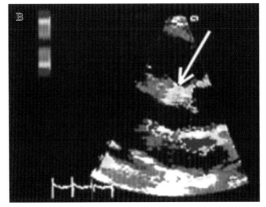

图19-13 胸骨旁左心室长轴切面正常组织多普勒加速度图

A.心电图示舒张末期，心室壁呈均匀蓝色，无加速度变化；B.心电图示收缩早期，箭头所示的黄红色部位为正常心室加速度起始变化区，位于主动脉无冠瓣下方的室间隔基底部

引 自 Yin LX，Li CM，Fu QG，et al. Ventricular excitation maps using tissue Doppler acceleration imaging: potential clinical application. JACC，1999，33（3）：782-787

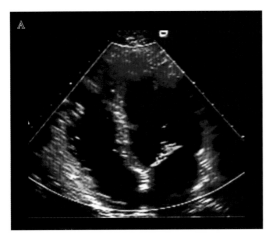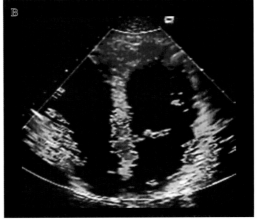

图19-14 心尖四腔心切面正常组织多普勒加速度图

A.心室舒张期室壁呈均匀蓝色，无加速度变化；B.收缩早期室间隔基底部呈现最早黄红色加速度变化

引自 Cavusoflu Y，Ata N，Timuralp B，et al. Visualization of the site of the onset of ventricular depolarization by acceleration mode tissue Doppler imaging technique. Int J Cardiovasc Imaging，2005，20：1-6

第三节　心房传导异常的超声心动图分析

一、心房传导异常的电生理特点

正常窦房结的激动沿窦房结与房室结之间的传导系统即结间束传至房室结，前结间束的房间支（或称为巴赫曼纤维）将激动从右心房传到左心房。当结间束传导功能发生障碍时，则出现心房传导阻滞，可见于风湿性心脏病、先天性心脏病、冠心病等。

心房传导阻滞分为不完全性房内传导阻滞、完全性房内传导阻滞（或称心房分离）、窦-室传导（或称弥漫性完全性心房肌传导阻滞）。

不完全性房内传导阻滞是电激动在心房内传导因各种病理因素部分受阻延迟，传导时间延长，临床上所指的心房传导异常多为不完全性房内传导阻滞，本节心房传导异常的超声心动图分析也是对该类传导异常进行分析。完全性房内传导阻滞为心房组织的某一局部与左右心房其余部分发生完全阻滞。窦-室传导是窦房结激动通过结间束直接传入交界区而激动心室，心房不产生激动和收缩，这多与高血钾明显抑制心房肌有关。

二、心房传导异常的心电图特点

（一）不完全性房内传导阻滞的心电图表现

P波增宽＞0.12s，出现双峰，双峰间距＞0.04s，出现切迹、错折、正负双相等多种形态，在Ⅱ导联明显，V₁导联终末部分增宽倒置，往往电压不增高。

临床心电图多将此型P波诊断为左心房肥大，特别是有导致左心房肥大或功能障碍的病因，如二尖瓣狭窄、冠心病、高血压性心脏病、心肌病、慢性心包炎等，以及存在迷走神经张力增高时。虽然左心房增大与左、右心房间传导阻滞有一定相关性，但左心房增大可不伴心房内传导阻滞，P波异常增宽的患者左心房大小可在正常范围内，即P波增宽是由心房肌结构异常致电激动在房内传导障碍所致，而这种结构异常并不表现为心房扩大。房内传导延迟也可由右心房起搏特别是右心房游离壁或右心耳起搏引起。

（二）完全性房内传导阻滞的心电图表现

异位P'波小而尖，按其固有频率在心电图中出现，不受窦性P波的干扰，与QRS波群无任何关系；正常窦性P波与QRS波群有固定关系，PR间期正常。

（三）窦-室传导的心电图表现

P波消失，QRS波宽大畸形，与宽大、高尖及对称的T波连接在一起，正常ST段消失，形成畸形双向波群。这多与高血钾时心房肌受抑制有关，当高血钾纠正后，QRS波恢复正常，心房P波又出现。

三、心房传导异常的超声心动图分析

（一）M型超声心动图

M型超声心动图常用于检查心脏的大小和结构，如左心房、左心室大小的测量，二尖瓣形态及运动的观察等。

M型超声心动图虽有较高时间分辨率，但目前尚未见文献报道用M型超声心动图通过测定P波起点、二尖瓣与三尖瓣前叶A峰峰尖、QRS波起点之间的时间间期来反映心房传导阻滞时的电机械运动情况。

（二）二维超声心动图

因为心房传导阻滞往往出现于心房有器质性结构改变的基础上，所以二维超声心动图可以发现心房各种器质性病变，如风湿性心脏病二尖瓣狭窄、关闭不全及心房增大；冠心病心肌缺血伴节段性室壁运动异常、乳头肌功能不全伴二尖瓣反流；各种原因所致的心肌病、慢性心力衰竭等心腔增大、室壁肥厚及心功能异常。二维超声心动图也常用于测量计算心房的面积、容积来间接反映心房收缩功能。

（三）多普勒超声心动图

1. 多普勒超声评价心房间传导时间　心房间传导时间是指电激动在左心房与右心房之间传导的时间。在决定是否置入单部位或多部位心房起搏以预防心房颤动复发时，心房间传导时间的测定起重要作用。由于对心脏电生理研究、认识的不断深入和起搏技术的快速发展，多普勒超声越来越多地用于心脏介入治疗领域以分析评价心脏电生理和心律失常。目前研究显示，右心耳或右心房游离壁起搏，可使心房间传导时间延长，引起不良血流动力学改变，并使心房颤动复发率增加；而房间隔或双心房起搏可使心房间传导时间缩短，血流动力学改善。

结合同步心电图，用血流频谱多普勒显像分析三尖瓣口与二尖瓣口血流频谱A峰的发生时间或用组织多普勒显像测定右心房和左心房的收缩时间可间接推测心房间电激动传导时间。

（1）血流频谱多普勒评价心房传导异常：在心尖四腔心切面，用脉冲多普勒获得二尖瓣口和三尖瓣口的血流频谱图，分别测量舒张期左心房收缩产生的A波峰尖（或起始点）到QRS波起点的时间（b）和右心房收缩产生的A波峰尖（或起始点）到QRS波起点的时间（a），当电激动在心房间传导正常时，$a＞b$。当左心房收缩A波峰尖位于QRS起始点之前时，多普勒超声法测得心房间传导时间$DT＝a-b$；当左心房收缩A波峰尖位于QRS波起始点之后时，心房间传导时间$DT＝a＋b$（图19-15）。正常DT时间约20ms，心房传导阻滞时DT明显增加。

心房间传导时间延长是心房颤动的重要病理生理因素，也是心房颤动多部位起搏治疗的重要决定因素。相关阵发性心房颤动患者研究表明，超声多普勒测定的心房传导时间与心内电生理测定的心房间传导时间有良好的相关性，被认为是测定心房间传导时间简单可靠的新方法，在评价心房同步化治疗中可能会起重要作用。

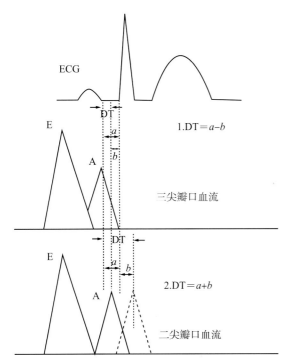

ECG

1. DT = a−b

三尖瓣口血流

2. DT = a+b

二尖瓣口血流

图19-15 血流频谱多普勒测定心房间传导时间方法

a：三尖瓣口血流A波峰尖至同步QRS波起点之间的时间；b：二尖瓣口血流A波峰尖至同步QRS波起点之间的时间；DT：多普勒超声法测定心房间传导时间；如A波峰尖位于QRS波前，DT = a−b；如A波峰尖位于QRS波后，DT = a + b

引自 Cozma D，Kalifa J，Pescariu S，et al. Can simple Doppler measurements estimate interatrial conduction time? PACE，2003，26（Part Ⅱ）：436-439

血流频谱多普勒可通过测定心房电机械延迟时间来反映心房传导异常。在心尖四腔心切面，用脉冲多普勒获得二尖瓣口和三尖瓣口的血流频谱图，右心房电机械延迟时间是测量同步心电图P波起点到三尖瓣口血流频A波峰尖的时间，左心房电机械延迟时间是测量P波起点到二尖瓣口血流频A波峰尖的时间；右心房电机械延迟时间与左心房电机械延迟时间之差反映心房间电激动间期（或心房间机械运动间期）。

（2）组织多普勒显像评价心房传导异常：用组织多普勒速度显像评价心房电激动、机械收缩时间的方法与血流频谱多普勒显像法相似。在心尖四腔心切面，脉冲多普勒取样容积分别置于右心房侧壁和左心房侧壁（或三尖瓣环和二尖瓣环）获得相应的组织速度频谱图，右心房电机械延迟时间是测量

同步心电图P波起点到右心房收缩A'波峰尖的时间，左心房电机械延迟时间是测量P波起点到左心房收缩A'波峰尖的时间；右心房电机械延迟时间与左心房电机械延迟时间之差为心房间电激动间期（或心房间机械运动间期）。右心房收缩到心室除极时间是测量右心房收缩A'波峰尖到QRS波起点的间期，左心房收缩到心室除极时间是左心房收缩A'波峰尖到QRS波起点的时间间期。当心房内传导阻滞时，右心房电机械延迟时间、左心房电机械延迟时间、右心房收缩到心室除极时间、心房间电激动或机械运动间期均延长，但左心房收缩到心室除极时间缩短，因而导致不良血流动力学改变。

2. 多普勒超声评价心房传导异常的血流动力学改变 无论心房传导阻滞发生在任何部位及由何种原因所致，几乎均伴有不同程度的左心房电激动和收缩延迟，导致左心房与左心室的电激动和收缩运动不同步不协调。心房传导延迟往往伴有PR间期延长>0.2s，心室收缩也相应延迟，这可使左心房与左心室收缩间期保持在正常范围内，消除左心房延迟收缩对血流动力血的影响；如PR间期在正常范围内，左心房激动和收缩明显延迟可导致左心房、左心室不同步收缩，使左心室舒张充盈减少、二尖瓣反流出现或加重，左心室射血减少（图19-16），这些血流动力学改变的程度与心房电机械异常程度、心房功能、是否伴有器质性心脏病及病变的类型、严重程度等有关。心房传导障碍本身还可影响心房收缩功能。

心房传导异常对血流动力学的影响常在心尖两腔、三腔和四腔心切面观察。测定指标包括反映心房功能、心室舒张充盈和心室射血功能等多个参数。反映心房功能和心室舒张充盈参数包括从二尖瓣口、三尖瓣口血流频谱图上测量舒张早期充盈E峰和晚期充盈A峰的峰速度、速度时间积分和E峰减速时间等；反映心室射血功能的参数包括从主动脉瓣口、肺动脉瓣口血流频谱图上测量、计算心室射血时间、速度时间积分、每搏量和心排血量等指标。

左心房功能包括储存功能、通道功能和泵功能，储存功能位于左心室收缩期和等容舒张期，左心房壁在左心室收缩时被动拉伸扩张，储存肺静脉回流的血液，反映了左心房的扩张能力，储存功能主要受左心室收缩力、左心房本身的松弛性与僵硬度影响。通道功能指在左心室舒张早期，将肺静脉

回流的血液通过左心房通道将血液输送进左心室，其主要受左心室松弛性及舒张功能的影响。泵功能指在左心室舒张晚期左心房主动收缩将残留在心房内的血泵入到左心室腔内。与左心室顺应性、左心室舒张压、左心房前负荷和后负荷、左心房收缩能力及左心房电机械偶联有关。目前实时三维超声心动图及超声斑点追踪显像用于左心房功能的评价逐渐增多，其分别从心动周期不同时相左心房容积参数和应变参数同时评价生理及病理状态左心房的3种功能状态（图19-17）。

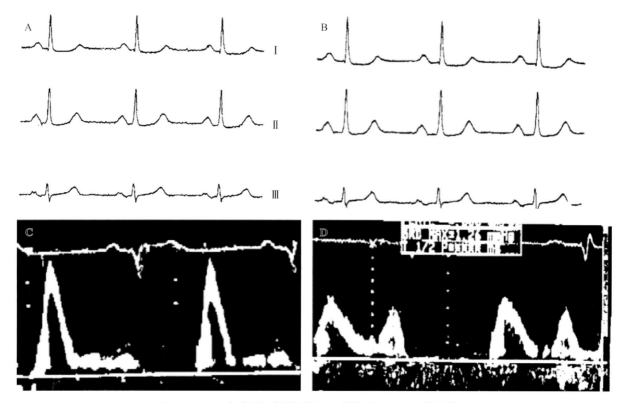

图19-16　心房传导异常伴不同PR间期对血流动力学的影响

A.体表心电图显示心房间传导阻滞及正常PR间期（140ms）；B.体表心电图为选择性房室结快径路射频消融治疗后，PR间期延长至240ms；C.二尖瓣口血流频谱显示三峰及延迟、低小的左心房收缩峰；D.治疗后二尖瓣口血流频谱示左心房收缩峰增高恢复正常，左心室舒张充盈增加

引自 Daubert JC，Pavin D，Jauvert G，et al. Intra-and interatrial conduction delay：implications for cardiac pacing. PACE，2004，27：507-525

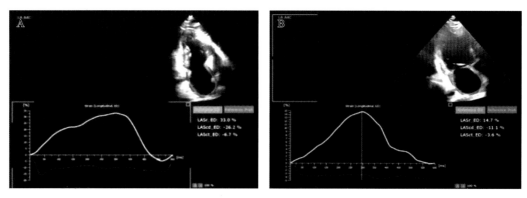

图19-17　左心房二维斑点追踪显像图

心尖长轴切面获得的左心房纵向应变曲线显示左心房收缩期纵向峰值应变（LASr）、舒张早期峰值应变（LAScd）及舒张晚期峰值应变（LASct）值，分别代表左心房储存功能、通道功能和泵功能。A.正常左心房LASr、LAScd及LASct分别为33.0%、-26.2%及-6.7%；B.扩张型心肌病患者左心房LASr、LAScd及LASct分别为14.7%、-11.1%及-3.6%，均明显降低

第四节 房室传导异常的超声心动图分析

一、房室传导异常的电生理特点

房室传导异常是激动在房室交界区即房室结和房室束发生了传导阻滞的现象，是由该部位的绝对不应期和相对不应期生理性或病理性延长所致，可为单纯相对不应期延长或绝对不应期延长，或两者同时延长。房室交界区的绝对不应期相对于心电图QRS波开始至T波的顶点，相对不应期相对于T波顶点至T波终末，因此出现在T波之后的正常窦性P波在房室交界区的不应期之外，不会出现传导阻滞，表现为心电图上的PR间期在正常值范围内。

房室传导异常主要分型：一度房室传导阻滞、二度房室传导阻滞（包括二度Ⅰ型和二度Ⅱ型）、三度房室传导阻滞（或称完全性房室传导阻滞）。

一度房室传导阻滞：从心房传入的激动在房室交界区内传导时间延长，激动传到心室的时间相应延长，但每次激动均能下传到心室，主要与房室交界区相对不应期病理性延长有关，传导延长的部位多在房室结内。

二度房室传导阻滞：房室传导系统相对不应期及绝对不应期均有不同程度的延长，使部分室上性激动不能传入心室，引起QRS波脱落，可同时伴有房室传导延迟。二度Ⅰ型房室传导阻滞（又称莫氏Ⅰ型或文氏现象）的传导阻滞部位多在房室结内，常为一过性，随病情好转而消失。二度Ⅱ型房室传导阻滞（或称莫氏Ⅱ型）是房室传导系统绝对不应期明显延长，而相对不应期基本正常，传导阻滞部位多在房室束下，常为进行性和持久性，多与心脏严重器质性损害有关。

三度房室传导阻滞：心房与心室间传导完全被阻断，是由房室传导系统绝对不应期延长占据整个心动周期引起。心房的激动完全不能传入心室，心房受窦房结的激动控制和搏动，阻滞部位以下出现另外一个节律点，以较慢而规律的频率控制心室的搏动，产生独立的心室节律。如果节律点在心室的上部靠近房室束附近，则QRS波群的形态和时间基本正常，接近正常窦性激动引起的QRS波群，

心室率常在40次/分以上；如节律点在房室束分叉以下，则QRS波宽大畸形，心室率常在40次/分以下。

引起房室传导阻滞的原因常见于使用抗心律失常药物、迷走神经张力过高、电解质紊乱、心肌炎、心肌病、冠心病、高血压心脏病及各类先天性心脏病等。

二、房室传导异常的心电图特点

（一）一度房室传导阻滞的心电图特点

除PR间期延长＞0.2s外，心电图其他表现与正常窦性心律相同或相似。

（二）二度房室传导阻滞的心电图特点

1.二度Ⅰ型房室传导阻滞 ①PR间期逐渐延长，直到P波后脱落一个QRS波。②脱落后的第一个RR间期较其前的RR间期稍长。每出现一次QRS波脱落为一个文氏周期，脱落后PR间期又缩短，然后再逐渐延长，周而复始。

2.二度Ⅱ型房室传导阻滞 ①P波规律出现，PR间期固定，可正常或延长。②激动在房室间呈比例下传，如5:4、4:3、3:2或2:1等。

（三）三度房室传导阻滞的心电图特点

P波与QRS波无关，各自按自己的频率出现，P波可在QRS波之前、之后或与之重叠。心房率快于心室率，心室搏动一般慢而规则。控制心室的激动点位于房室束分叉以上，QRS波不增宽，波形与窦性QRS相似；激动点在房室束分叉以下，QRS波宽大畸形，时间＞0.12s。

在心房与心室的电活动中，除了正常的房室结传导路径外，还存在特殊的异常传导路径，导致心房电激动通过旁路下传提前激动心室肌的一部分或全部，心电图QRS波呈特征性改变，以心律失常如阵发性心动过速反复发作为特征，临床上称为预激综合征，预激综合征是其最常见的一种类型，心电图表现：PR间期＜0.12s，QRS初始有粗钝的预激波（δ波），QRS波时间＞0.10s，有继发性ST-T改变。

三、房室传导异常的超声心动图分析

（一）M型超声心动图

一度房室传导阻滞时，心房和心室规律顺序地舒张及收缩，M型超声取样线所经过的房壁、室壁及瓣膜的运动曲线随心动周期有规律地出现，与正常窦性心律时的运动曲线相似。

二度房室传导阻滞时，与M型超声取样线对应的房壁、室壁和瓣膜运动曲线的规律性在部分心动周期发生改变。当心电图窦性P波后不伴随QRS波时，窦性P波对应的心房壁有收缩搏幅，但随后无心室壁收缩波幅，即心室出现漏搏。

三度房室传导阻滞时，房壁、室壁及瓣膜运动曲线完全发生改变。P波后伴随心房壁收缩搏动，QRS波后伴有心室壁搏动，相邻房壁搏幅之间、室壁搏幅之间各有其固定一致的时间间期，房壁搏幅与室壁搏幅之间无固定时间关系（图19-18）。

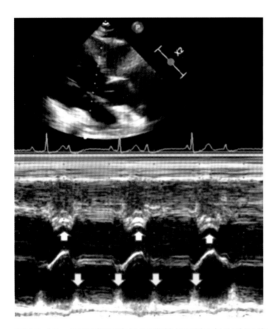

图19-18　三度房室传导阻滞的M型超声心动图像

在胸骨旁左心室长轴切面M型取样线经过心室壁和心房壁，显示缓慢的心室收缩（白色箭头）和较快的心房收缩（黄色箭头），分别按各自的节律收缩

（二）二维超声心动图

二维超声心动图除显示引起房室传导阻滞各种心脏基础病变外，一度房室传导阻滞时，心房、心室及瓣膜运动规律与正常窦性心律相似；二度房室传导阻滞有心室发生漏搏时，心房搏动后无心室搏动，两个正常窦性心室搏动间出现长间歇停搏；三度房室传导阻滞时，心房及心室搏动按各自的节律规律地出现，相互间不相关，心室的搏动频率30～50次/分。

（三）多普勒超声心动图

房室传导异常使心房和心室按一定时间顺序收缩受到影响，表现为房室瓣开闭运动异常、心室舒张期血流充盈和每搏量减少。多普勒超声心动图是定量分析房室传导异常的主要方法，特别是在心脏同步化治疗中，选择优化房室延迟时间以获得最佳血流动力学改善起重要作用。

1. 彩色M型多普勒血流显像

（1）一度房室传导阻滞：一度房室传导阻滞特别是PR间期明显延长时，心房收缩和心室收缩不同步，心室收缩及舒张均明显延迟，当心室延迟收缩发生在心房已经开始舒张、房室瓣已开放时，可出现舒张期二尖瓣及三尖瓣反流。心室舒张明显延迟可使舒张早期血流充盈与下一心动周期心房收缩产生的舒张晚期充盈部分甚至完全重叠，导致心室舒张期血流充盈减少。以上两种因素均可引起心排血量较少。二尖瓣口及主动脉瓣口彩色M型多普勒血流显像可见二尖瓣口舒张早期和晚期血流显像重叠，主动脉瓣口收缩期血流显像时间缩短。

需注意的是，当房室传导阻滞PR间期明显延长、二尖瓣口舒张早期和晚期血流频谱重叠时，多普勒压力减半时间方法将明显低估狭窄的二尖瓣口面积。

（2）二度房室传导阻滞：在二度房室传导阻滞发生心室漏搏的周期，由于无心室收缩，一方面使前向射血消失，收缩期主动脉瓣口及肺动脉瓣口血流显像不明显，甚至完全无血流显像，另一方面造成心室舒张压增高，舒张期心房及心室间压差减小，心室充盈较少，二尖瓣口及三尖瓣口血流显像较正常房室传导时减少；随后正常的房室传导心动周期，QRS波对应的主动脉瓣口及肺动脉瓣口血流显像因舒张期血容量增加而较正常房室传导心动周期的血流显像增强。

（3）三度房室传导阻滞：三度房室传导阻滞时心房及心室收缩完全不同步，二尖瓣、三尖瓣及主动脉瓣口、肺动脉瓣口血流显像明暗强弱不等，根据RP间期及PR间期长短发生无规律的改变，当RP间期及PR间期接近正常时，血流显像色彩明亮，显像时间较长；当 RP 间期或 PR 间期明显缩短时，血流显像暗淡，显像时间缩短，甚至部分心动周期无血流显像；当 PR 间期明显延长时，可见二尖瓣或三尖瓣舒张期反流。

2. 频谱多普勒显像　房室传导异常的血流频谱多普勒显像与彩色 M 型多普勒血流显像相似，但前者能定量分析电、机械舒缩运动的时间间期和血流动力学参数，是分析房室传导异常最常用的方法。血流频谱多普勒分析房室传导阻滞的主要时间参数及测量方法见图 19-19，主要血流动力学参数包括

二尖瓣、三尖瓣、主动脉瓣及肺动脉瓣口血流频谱峰速度及速度时间积分等。此外，组织频谱多普勒显像也可用于房室传导异常的分析。

（1）一度房室传导阻滞：PR 间期明显延长的一度房室传导阻滞，脉冲多普勒取样容积置放于二尖瓣口或三尖瓣口，显示二尖瓣或三尖瓣 E 峰与 A 峰部分甚至完全重叠，E 峰时间及 A 峰时间缩短，E 峰及 A 峰总的速度时间积分减少，特别是 E 峰减少更明显，同时可出现舒张期二尖瓣或三尖瓣反流频谱（图 19-20）。主动脉瓣口血流频谱显示峰速度及

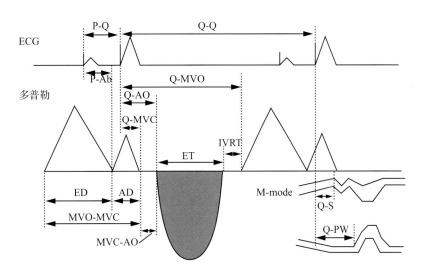

图 19-19　左心室收缩及舒张不同时间间期测量方法

AD：二尖瓣口血流 A 峰时间；ED：二尖瓣口血流 E 峰时间；ET：主动脉口射血时间；IVRT：等容舒张时间；MVO-MVC：二尖瓣开放至关闭时间；MVC-AO：二尖瓣关闭至主动脉瓣血流起始时间；P-Ab：心电图 P 波至二尖瓣 A 峰起始的时间；P-Q：P 波至 QRS 波起点的间期（或 PR 间期）；Q-AO：QRS 波起点至主动脉瓣血流起始的时间（等容收缩时间）；Q-MVC：QRS 波起点至二尖瓣关闭的时间；Q-MVO：QRS 波起点至二尖瓣开放的时间；Q-PW：QRS 波起点至左心室后壁前向运动起点的时间；Q-S：QRS 波起点至室间隔后向运动起点的时间；Q-Q：心动周期时间；M-mode：M 型超声

引自 Leonelli FM，Wang K，Youssef M，et al. Systolic and diastolic effects of variable atrioventricular delay in patients with complete heart block and normal ventricular function. Am J Cardiol，1997，80（3）：294-298

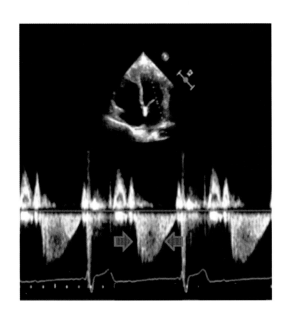

图 19-20　一度房室传导阻滞 PR 间期明显延长时舒张期二尖瓣反流频谱

图中二尖瓣 E 峰与 A 峰时间缩短，出现舒张期二尖瓣明显反流（箭头所示）

速度时间积分减少，射血时间缩短。

如前述，当房内传导阻滞伴一度房室传导阻滞时，二尖瓣口及主动脉瓣口血流频谱反而较房内传导阻滞无房室传导阻滞的血流频谱正常化，因为前者左心房收缩及左心室收缩均延迟，使房室收缩再同步化，心室充盈及排血无明显影响。

（2）二度房室传导阻滞：二度房室传导阻滞发生心室漏搏时，漏搏QRS波对应的主动脉瓣口及肺动脉瓣口血流频谱不明显，组织频谱多普勒显示心室壁或房室瓣环的收缩期波峰消失（图19-21），其后舒张期二尖瓣口及三尖瓣口血流频谱峰速度及速度时间积分减少；紧随其后的下一正常房室传导心动周期，主动脉瓣口及肺动脉瓣口血流频谱峰速度及速度时间积分增加。

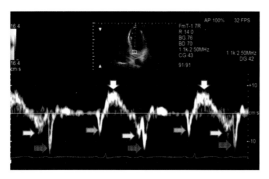

图19-21　二度Ⅱ型房室传导阻滞间隔二尖瓣环组织多普勒频谱

正常房室传导心动周期心室收缩（白色短箭头）前有心房收缩（橘色箭头），房室传导阻滞心动周期心房收缩（红色箭头）与前一心动周期舒张早期室壁收缩（黄色箭头）部分融合，其后无心室收缩

分析胎儿心律失常时，可将脉冲多普勒取样容积置放于同时经过腔静脉及升主动脉或降主动脉处，获取相应的血流频谱图，房室传导阻滞时的血流频谱形态改变与二尖瓣口及主动脉瓣口的血流频谱改变相似（图19-22）。

（3）三度房室传导阻滞：二尖瓣口及主动脉口血流频谱形态随PR间期及RP间期不同发生变化，当RP间期或PR间期明显缩短时，二尖瓣口及主动脉瓣口血流频谱的速度时间积分均减少；当PR间期较长时，可见二尖瓣或三尖瓣舒张期反流频谱（图19-23）。

（四）房室同步性及房室间期优化

正常人静息状态下，优化的房室间期为100～150ms，运动状态时房室间期随心率增加相应缩短。超声心动图是评价房室同步性的临床首选

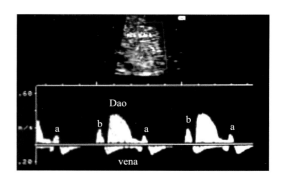

图19-22　11周＋5天胎儿2∶1房室传导阻滞降主动脉及下腔静脉血流频谱图

基线下方为下腔静脉血流频谱（vena），基线上方宽大频谱为心室收缩期降主动脉血流频谱（Dao），窄小频谱为心房收缩时下腔静脉反向血流频谱，每2次心房收缩伴1次心室收缩；伴有心室收缩的下腔静脉反向血流速度（b）较不伴有心室收缩的下腔静脉反向血流速度（a）增高，提示心房血容量及压力增高

引自 Baschat AA, Gembruch U, Knöpfle G, et al. First-trimester fetal heart block: a marker for cardiac anomaly. Ultrasound Obstet Gynecol, 1999, 14（5）：311-314（图片标识部分修改）

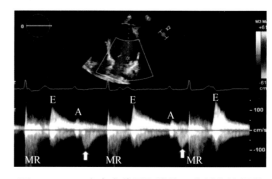

图19-23　三度房室传导阻滞的二尖瓣血流频谱

心尖四腔心切面二尖瓣口连续多普勒频谱显示E峰高，心电图P波后的A峰小，相邻E-A时间长短不一，收缩期二尖瓣反流（MR），舒张期也出现二尖瓣反流（箭头所示）

常规影像技术，血流频谱多普勒显像在房室同步化评价中起重要作用。判断房室不同步的指标常用左心室充盈率，即舒张期二尖瓣血流（E峰时间＋A峰时间）/心电图RR间期，明显房室不同步表现为左心室充盈率＜40%。慢性充血性心力衰竭患者心脏再同步化治疗（CRT治疗）可改善或恢复左、右心室及心室内同步激动和收缩，改善心功能，提高生活质量及生存率，优化的左心房室间期可使CRT治疗获益最大化。研究显示，心室存在非同步收缩的心力衰竭患者有各自不同的优化房室延迟间期，在优化的房室延迟间期状态（即左心室舒张期充盈时间最长、且不影响舒张晚期充盈A峰、每搏量最大时的最短PR间期）（图19-24，图19-25），左心室舒张充盈压降低，二尖瓣反流减少，心排血量增加。心脏同步化治疗后，左心室收缩期末及舒张期

末大小、容积及压力随时间将逐渐发生逆向重构改变，因此需要定期用多普勒超声评价心室舒张充盈状态，重新调节至新的优化房室延迟间期以获得最佳的心室充盈。评价优化的房室间期超声指标包括舒张期跨二尖瓣血流的速度时间积分（即E峰和A峰的VTI）、舒张期充盈时间（即E峰和A峰的时间）、左心室流出道或主动脉瓣血流速度时间积分，其中跨二尖瓣血流的最大速度时间积分最常用。

Leonelli等对完全性房室传导阻滞伴心室结构功能正常的患者，用DDD程序起搏模式，保持心率为80次/分，通过比较不同房室延迟间期（PQ间期或称PR间期，70ms、100ms、140ms、180ms、220ms）对血流动力学的影响，结果显示不同患者

当房室延迟间期为100ms、140ms时，室间隔收缩出现在二尖瓣口血流充盈频谱之前（31±14）ms，总的二尖瓣口血流充盈频谱速度时间积分增加，心脏每搏量增加19%，即心房和心室达到同步化或协同性收缩。研究同时发现随PR延长：总的舒张充盈时间（二尖瓣开放至二尖瓣关闭时间）逐渐缩短，与心房收缩A峰提前开始并提前结束有关；E峰速度及时间逐渐缩短，A峰速度及时间相对地逐渐延长；左心室射血时间ET及每搏量随PR间期延长至优化的房室延迟间期逐渐增加，但随PR间期继续延长又逐渐减少，等容舒张时间（IVRT）随PR间期的改变与左心室射血时间相反（图19-26）。

（五）预激综合征

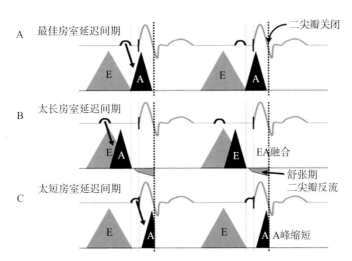

图19-24 房室延迟间期对二尖瓣血流多普勒显像的影响示意图

A.最佳房室延迟间期时，二尖瓣关闭于A波结束之后；B.房室延迟间期太长，E峰与A峰融合，舒张充盈时间缩短，可能发生舒张晚期二尖瓣反流；C图：房室间期太短，E峰与A峰明显分开，A峰因二尖瓣关闭于心室完全舒张充盈之前终止

引 自Barold SS，Ilercil A，Herweg B. Echocardiographic optimization of the atrioventricular and interventricular intervals during cardiac resynchronization. Europace，2008，10：iii88-iii95

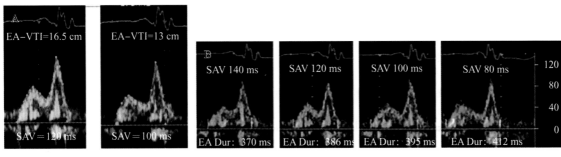

图19-25 不同房室间期二尖瓣血流舒张期充盈频谱

A.房室间期（SAV）120ms时二尖瓣血流E峰和A峰速度时间积分（EA-VTI）较房室间期100ms时大，说明120ms时左心室舒张期充盈更优；B.随房室间期缩短（由140ms至80ms），二尖瓣血流E峰和A峰时间（EA Dur）增加（由370ms至412ms），说明房室间期80ms时左心室舒张期充盈更优

引 自Barold SS，Ilercil A，Herweg B. Echocardiographic optimization of the atrioventricular and interventricular intervals during cardiac resynchronization. Europace，2008，10：iii88-iii95

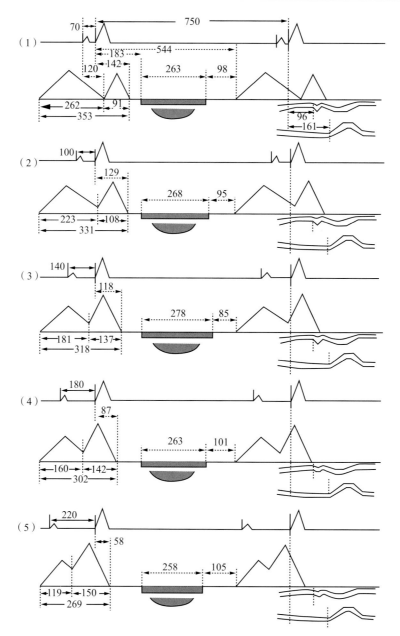

图19-26　不同PR间期对心室收缩及舒张时间的影响。图中表示的时间间期与图19-19相同，时间单位为ms

引自Leonelli FM，Wang K，Youssef M，et al. Systolic and diastolic effects of variable atrioventricular delay in patients with complete heart block and normal ventricular function. Am J Cardiol，1997，80（3）：294-298

　　预激综合征是临床上常见的房室传导异常，有报道称二维超声斑点追踪显像可显示左心室心肌最初异常激动的部位和范围，周向应变和纵向应变显示预激综合征旁路导致的下室间隔及左心室下壁基底部心肌最早收缩运动，紧接心电图δ之后，随后向左心室中段心肌传导，侵入性电生理标测证实下室间隔旁路存在，射频消融治疗后，心电图恢复正常，二维超声斑点追踪应变显像显示左心室收缩时间恢复同步一致（图19-27，图19-28）。

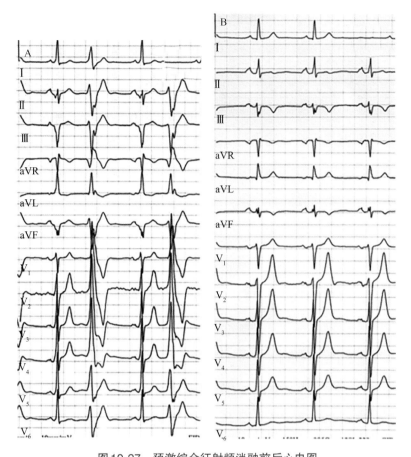

图19-27 预激综合征射频消融前后心电图

A.射频消融前心电图显示室性期前收缩，提示下间隔预激旁路；B.射频消融后心电图恢复正常，心室异常提前收缩消失

引 自 De Boeck D，Cramer M，Loh P，et al. Two-Dimensional Strain Imaging to Assess the Origin and Extent of Ventricular Preexcitation Associated With an Accessory Bypass. Circulation，2006，113：e835-e839

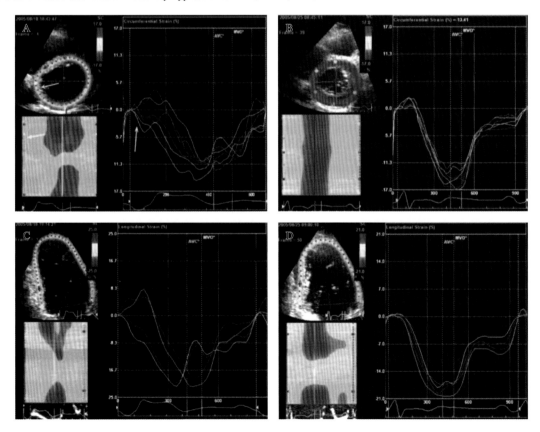

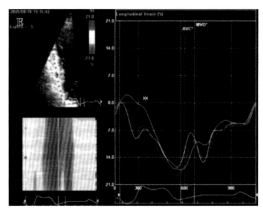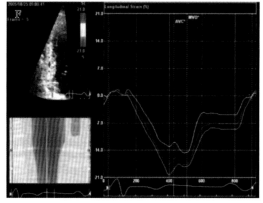

图19-28 预激综合征射频消融前后二维超声斑点追踪应变显像

A.左心室基底段周向应变曲线及M型应变图，显示下壁最先收缩（箭头所示）并向邻近节段传导，各节段收缩不同步；B.射频消融治疗后，左心室基底各节段周向收缩同步一致；C.左心室长轴应变曲线及M型应变图，证实下壁基底段于δ波后最先收缩，同时前壁受牵拉提前反向收缩；D.射频消融治疗后，左心室前壁及下壁各节段长轴收缩同步一致，下壁提前收缩及前壁被牵拉收缩消失；E.左心室下壁长轴应变曲线及M型应变图，显示下壁基底段较正常起始收缩时间（＊）提前收缩，向中段传导；F.射频消融治疗后，左心室下壁各节段长轴收缩同步一致，下壁提前收缩收缩消失，恢复正常的从心尖到基底段顺序协调收缩

引　自Boeck D，Cramer M，Loh P，et al. Two-Dimensional Strain Imaging to Assess the Origin and Extent of Ventricular Preexcitation Associated With an Accessory Bypass. Circulation，2006，113：e835-e839

第五节　束支和室内传导异常的超声心动图分析

一、束支和室内传导异常的电生理特点

正常窦性电激动由束支传至心室的最初5ms内最先兴奋左心室前乳头肌邻近室间隔的左心室前底部、室间隔左室面的中部、后乳头肌近室间隔的左心室高后壁三个部位的心内膜区，与左束支的三个分支即左前分支、左间隔分支和左后分支的分布一致，其中左间隔分支较早分出，其激动的传导使室间隔较左心室其他部位先出现由左向右、向前、向下除极的起始向量，以后激动在15～20ms传遍整个左、右心室的心内膜下心肌，使心室由心内膜向心外膜除极。

束支和室内传导异常通常是指房室束以下的心室传导系统包括左、右束支及其分支或心室肌因其本身或其周围组织发生功能、结构或生物化学等改变出现激动传导障碍。传导阻滞可在一个或多个部位发生完全或不完全性阻滞。在左、右心室中，如一侧束支阻滞，心室的激动先兴奋健侧心室再通过室间隔传入阻滞侧心室，这可使正常心室内的传导时间（60～80ms）增加40～60ms。

根据心室内传导阻滞程度及心电图上QRS波时间不同分为不完全性束支传导阻滞（或称不完全性心室内传导阻滞）和完全性束支传导阻滞（或称完全性室内传导阻滞）；根据阻滞部位不同主要分为右束支阻滞、左束支阻滞及其分支（左前分支和左后分支）阻滞。

左束支传导阻滞：心室除极和复极顺序发生了改变，心室的激动完全靠右束支传导。激动最先在右心室由心内膜向心外膜除极，然后从右心室传入室间隔，再由室间隔沿左心室心肌本身向左后方向除极，由于心肌本身传导缓慢，致使左心室除极过程显著延长。

右束支传导阻滞：心室间隔的起始除极没有改变，最初心室除极仍是从室间隔左后向右前传导，激动沿左束支传导先激动左心室，再从室间隔传向右心室，右心室以后的除极依靠右心室心肌缓慢地传导，使电激动时间延长。由于心室除极顺序的改变，相应地继发心电图ST-T段改变。

心室内传导阻滞大多数是由心脏本身器质性改变所致，常见的病因有冠心病、心肌病、心肌炎、高血压、风湿性心脏病、肺心病等，也可由电解质紊乱、神经肌肉疾病、糖尿病、先天性心脏病及心脏手术所致。左束支传导阻滞有重要临床意义，单纯左束支传导阻滞可使心室局部及整体泵血功能降低，患者因心脏疾病死亡的危险明显增加；心脏器质性病变伴左束支传导阻滞时常提示预后不良，死亡的危险增加。

二、束支和室内传导异常的心电图特点

（一）左束支传导阻滞

1.完全性左束支传导阻滞　①QRS波≥0.12s。②QRS波在V_5导联呈宽大、平顶或有切迹的R波；V_1、V_2呈宽大、较深的S波，呈现QS或rS波；Ⅱ、Ⅲ、aVF与V_1相似。③继发ST-T波改变，QRS波主波向上的导联Ⅰ、aVL、V_5等ST段下降，T波倒置；QRS波主波向下的导联Ⅱ、aVR、V_1等ST段抬高、T波直立（图19-29）。

2.不完全性左束支传导阻滞　心电图形成的原理与完全性左束支传导阻滞的原理相同，二者心电图形相似，不完全性左束支传导阻滞QRS波＜0.12s。

（二）右束支传导阻滞

1.完全性右束支传导阻滞　①QRS波≥0.12s。②V_1、V_2导联呈rSR′型或宽大有切迹的R波；V_5、V_6导联呈qRS或RS型，S波深宽；Ⅰ、aVL与V_5相似，Ⅲ、aVF与V_1相似。③继发性ST-T改变，有宽大R波的导联ST段压低，T波倒置；有宽大S波的导联ST段稍抬高，T波直立（图19-30）。

2.不完全性右束支传导阻滞　心电图特点与完全性右束支传导阻滞相似，仅QRS波＜0.12s。

三、束支和室内传导异常的超声心动图分析

（一）M型超声心动图

当束支阻滞伴有心脏结构和功能改变时，M型超声心动图可发现相应的室壁运动降低、不协调、室壁增厚或变薄、心室增大或减小、瓣膜增厚及运动幅度异常等。

1.右束支传导阻滞　单纯右束支传导阻滞时，M型超声的取样线放置于不同心脏切面的房壁、室

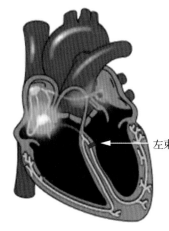
左束支传导阻滞

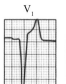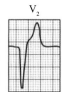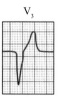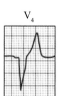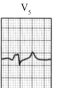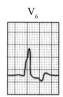

图19-29　完全性左束支传导阻滞示意图及心电图表现

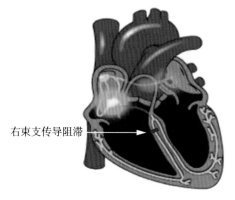
右束支传导阻滞

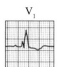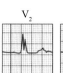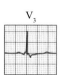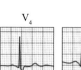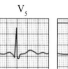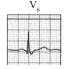

图19-30　完全性右束支传导阻滞示意图及心电图表现

壁及瓣膜部位时，相应部位的房壁、室壁及瓣膜随心动周期的运动曲线有规律地出现，与正常窦性心律时的运动曲线相似。

2.左束支传导阻滞　单纯左束支传导阻滞不伴心脏器质性基础病变时，左心室游离壁收缩明显延迟，前室间隔收缩异常，可表现为收缩延迟，矛盾运动、搏幅低平及舒张早期搏幅低平、搏幅斜率降低（图19-31）。这些异常的室壁运动将导致心室间及心室内非同步收缩和舒张，引起心功能降低。有研究显示室间隔收缩搏幅低平的患者较矛盾运动的患者左心室收缩功能及舒张功能降低更明显，与正常人比，左心室收缩期末内径和容积增加，每搏量及射血分数降低。

（二）二维超声心动图

束支或室内传导阻滞时，二维超声心动图表现主要与引起束支或室内传导阻滞的基础病变有关，包括相应疾病腔室大小、功能、瓣膜形态结构和功能状态的改变。

1.右束支传导阻滞　单纯右束支传导阻滞的二维超声心动图可无特征性表现，与正常窦性心律时的表现相似。

2.左束支传导阻滞　单纯左束支传导阻滞时，各室壁运动虽然随心动周期规律地出现，但不同室壁间特别是室间隔运动出现不协调，左心室收缩期末内径及舒张期末容积增加，用Simpson法显示左心室每搏量和射血分数明显降低，由心导管获得的完全性左束支传导阻滞患者左心室舒张末压较正常人明显增高一致。左束支传导阻滞QRS波宽度与射血分数无相关性，与室间隔同左心室后、侧壁之间等容收缩时间差值即收缩延迟时间呈弱相关。

（三）多普勒超声心动图

1.血流频谱多普勒显像　将脉冲多普勒超声取样线分别置于二尖瓣口、三尖瓣口、肺动脉瓣口和主动脉瓣口以显示相应部位的血流频谱，通过分析频谱的时间参数和速度参数来评价束支传导阻滞对心脏收缩及舒张功能的影响。

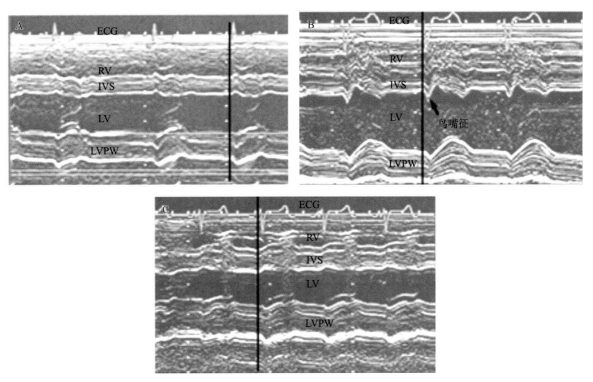

图19-31　左束支传导阻滞的M型超声表现

　　A.正常窦性心律时，室间隔与左心室后壁同步向心收缩；B.左束支传导阻滞时，右心室开始收缩而左心室游离壁尚处于舒张状态，引起室间隔在心室开始除极时向下运动，在左心室后壁延迟收缩时，室间隔已处于舒张状态产生向前运动呈鸟嘴征（箭头所示），即室间隔与左心室游离壁出现矛盾运动，这将引起左心室收缩及舒张功能降低；C.左心室起搏治疗并缩短房室延迟时间后，室间隔与左心室后壁又恢复同步向心收缩。RV：右心室腔；IVS：室间隔；LV：左心室腔；LVPW：左心室后壁。黑色垂直线代表QRS波起始处

　　引自 Liu L，Tockman B，Girouard S，et al. Left ventricular resynchronization therapy in a canine model of left bundle branch block. Am J Physiol（Heart Circ Physiol），2002，282（6）：H2238-H2244

（1）右束支传导阻滞：完全性右束支传导阻滞时，由肺动脉瓣口血流频谱测定的右心室等容收缩时间（同步心电图QRS波起点至肺动脉血流频谱起点的时间间期）较正常延长，二尖瓣口和三尖瓣口血流频谱图与正常人相似。

（2）左束支传导阻滞：单纯完全性左束支传导阻滞时，由主动脉瓣口血流频谱测定的左心室等容收缩时间（同步心电图QRS波起点至主动脉血流频谱起点的时间间期）较同一患者右心室等容收缩时间明显延长，也较正常人左心室等容收缩时间延长；左心室射血时间及每搏量较正常人减少，心肌做功指数明显增加。与正常人比较，完全性左束支传导阻滞患者二尖瓣血流频谱测得的等容舒张时间延长、左心室舒张时间缩短、快速充盈E峰减速时间缩短；二尖瓣口血流充盈起始时间（P波起点到二尖瓣E峰起点）较三尖瓣口血流充盈起始时间（P波到三尖瓣E峰起点）延迟。

近年研究证实左束支传导阻滞是独立于年龄、心功能分级和药物治疗的心力衰竭不良预后的预测因子。左束支传导阻滞引起的上述心室非同步化运动不仅使心力衰竭患者心室收缩功能进一步降低，而且同样使心室舒张功能受损更明显。合并完全性左束支传导阻滞患者较无左束支传导阻滞心力衰竭患者舒张功能降低更明显，表现为快速充盈E峰减速时间缩短更明显，限制性舒张功能受损更常见。

SPECT核素心肌显像发现完全性左束支传导阻滞患者不仅室间隔出现血流灌注和局部收缩功能降低，而且其他左心室节段心肌也会出现这些情况，并使整体心功能降低。目前尚未见用超声增强显像研究完全性左束支传导阻滞对心肌血流灌注影响的报道。

2.彩色M型多普勒组织显像　检查方法如本章第二节所述。在胸骨旁左心室长轴切面，完全性右束支传导阻滞患者左心室除极顺序与正常人相似，表现为前间隔早于左心室后壁收缩，前间隔和左心室后壁出现彩色收缩带的时限与正常人比较无明显差异。研究报道完全性右束支传导阻滞基底部和中部室间隔自心电图Q波起点到其蓝色收缩带起始点的时间分别为（81.61±15.82）ms、（77.25±14.83）ms；基底部和中部左心室后壁自心电图Q波起点到其红色收缩带起始点的时间分别为（111.38±10.75）ms、（111.52±19.34）ms，提

示心室除极顺序仍由室间隔中部开始并向基底部传导，室间隔激动先于左心室后壁。完全性左束支传导阻滞患者左心室除极时间较正常人及完全性右束支传导阻滞患者明显延迟。在胸骨左心室长轴切面，完全性左束支传导阻滞基底部和中部室间隔自心电图Q波起点到其蓝色收缩带起始点的时间分别为（87.78±14.95）ms、（90.72±14.77）ms；基底部和中部左心室后壁自心电图Q波起点到其红色收缩带起始点的时间分别为（165.01±28.67）ms、（155.28±29.28）ms。以上研究结果显示心室收缩的时间顺序能反映心室的电激动顺序。

3.频谱组织多普勒显像　频谱组织多普勒显像因有较高时间分辨率（可达7～10ms），临床上广泛用于不同心脏疾病特别是慢性心力衰竭伴左束支传导阻滞的心室壁非同步化运动研究。通过分析比较不同切面（常用心尖两腔心、三腔心和四腔心切面）各室壁节段在等容收缩期、射血期、舒张早期及心房收缩期的运动起始时间、速度达峰时间、达峰速度等参数，评价心室内及心室间室壁运动是否协调。

（1）右束支传导阻滞：单纯右束支传导阻滞时，左心室壁各节段电激动、收缩及舒张顺序无改变，频谱组织多普勒显像与正常人相似，左心室各壁等容收缩时间与正常人无明显差异；右心室前壁基部等容收缩时间［（138.56±27.2）ms］及中部等容收缩时间［（127.11±24.17）ms］较正常窦性心律相应节段［基部（109.28±14.99）ms，中部（105.72±14.18）ms］明显延长。

（2）左束支传导阻滞：单纯左束支传导阻滞时，从组织频谱图所测量的右心室前壁等容收缩时间与正常人无显著差异；左心室各节段的等容收缩时间较正常人相应节段均明显延长，前间隔基底段延长最少（7.3ms），侧壁基底段延长最多（58.8ms）；与正常人不同，左束支阻滞患者左心室各节段的等容收缩时间之间也有明显差异，前间隔基底段最短［（68.8±17.7）ms］，侧壁特别是其基底段最长［（123.9±30.2）ms］，即前间隔基底段最先收缩，左心室侧壁基底段最后收缩，与正常人左心室后壁基底段最后收缩不同。通过电机械收缩偶联，心室肌的收缩顺序可反映心肌的电激动顺序。左束支传导阻滞时，前间隔及左心室前壁心尖部收缩早于基部和中部，提示前间隔及左心室前壁除极

方向由心尖指向心底。

Melek等研究发现单纯左束支传导阻滞左心室壁各节段收缩峰速度、舒张早期峰速度及舒张晚期心房收缩峰速度与正常人比较无显著差异。

左心室舒张功能明显受损主要表现为左心室舒张末压或充盈压增高，是舒张性心力衰竭患者出现临床症状和体征的主要原因。动物实验证明单纯左束支传导阻滞能增高左心室充盈压。频谱组织多普勒测量的舒张早期二尖瓣环峰速度（E'）相对二尖瓣口和肺静脉血流频谱较少受前负荷影响，能反映心室的松弛性，舒张早期二尖瓣口血流峰速度（E）与舒张早期二尖瓣环峰速度之比（E/E'）能反映左心室舒张充盈压，研究显示合并完全性左束支传导阻滞心力衰竭患者较无左束支传导阻滞心力衰竭患者E/E'比值明显增高，即左心室充盈压明显增高（图19-32）。

频谱组织多普勒可直观准确地分析评价完全性左束支传导阻滞所致的心室非同步收缩。当组织多普勒取样框置放于后室间隔基底段时，频谱图表现为室间隔心肌在收缩期出现正向收缩峰，其后又异常地出现负向运动峰及在延长的舒张早期又出现正向的收缩峰，即收缩后收缩（PSM），舒张早期峰（E_m）也相应地延迟出现（图19-33，图19-34）。

4.组织多普勒加速度显像　可反映心室除极的起源和顺序。显示的方法是获取心室长轴和短轴各切面的组织多普勒加速度图，观察分析出现亮红色加速度变化的先后顺序。

（1）右束支传导阻滞：完全性右束支传导阻滞心室除极起源与正常窦性心律一致，大多数患者室间隔基中部于心电图Q波稍后最先出现亮红色加速度变化斑，室间隔除极方向由心尖指向心底；心室除极顺序也与窦性心律时基本一致。

1）胸骨旁左心室长轴切面：前间隔基中部→右心室前壁心尖、前间隔中尖部→左心室后壁中部→左心室后壁→前间隔全部→右心室前壁全部。

2）胸骨旁左心室短轴乳头肌水平面：前间隔→左心室前壁、左心室前侧壁→室间隔、右心室前壁→左心室后壁、左心室下壁→右心室下壁。

3）心尖四腔心切面：后间隔基中部→后间隔中尖部、左心室前侧壁心尖、右心室前壁心尖→左心室前侧壁中基部、后间隔基部→右心室前壁中部→后间隔基部、右心室前壁基部、左心室前侧壁基部。

4）心尖两腔心切面：左心室前壁心尖→左心室下壁心尖→左心室前壁中部、左心室下壁中部→左心室下壁基部→左心室前壁基部。

（2）左束支传导阻滞：完全性左束支传导阻滞心室除极起源以右心室前壁心尖部较多见，心室除极顺序与右束支传导阻滞及正常窦性心律时明显不同。

1）胸骨旁左心室长轴切面：右心室前壁心尖→前间隔心尖→前间隔中部、右心室全部→前间隔基部→左心室后壁全部。

2）胸骨旁左心室短轴乳头肌水平面：右心室前壁→前间隔、右心室侧壁→左心室前壁、左心室前侧壁、前外侧乳头肌、室间隔→室间隔、右心室下壁→左心室后壁、左心室下壁、后内侧乳头肌。

无左束支传导阻滞

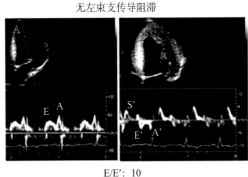

E/E'：10

左束支传导阻滞

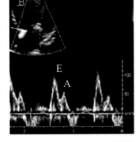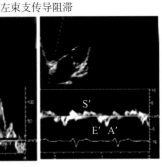

E/E'：28

图19-32　心力衰竭患者E/E'比值

A.无左束支传导阻滞慢性心力衰竭患者E/E'比值为10；B.伴左束支传导阻滞慢性心力衰竭患者E/E'比值为28。A、B图的左图为二尖瓣口血流频谱；A、B图的右图为二尖瓣环组织多普勒频谱图

引　自Bruch C，Stypmann J，Grude M，et al. Left bundle branch block in chronic heart failure-impact on diastolic function，filling pressures，and B-type natriuretic peptide levels. J Am Soc Echocardiogr，2006，19：95-101

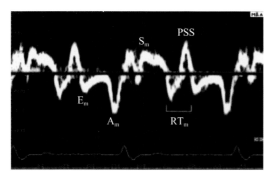

图19-33 完全性左束支传导阻滞患者后室间隔基底段的组织多普勒频谱图

收缩期S_m峰后的舒张期内，室间隔又出现反向运动和正向收缩峰PSS。S_m：心肌收缩速度；PSS：收缩后收缩；E_m：早期舒张速度；A_m：心房收缩期速度；RT_m：收缩后收缩总时间

引自 Galderisi M，Cicala S，Sangiorgi G，et al. Tissue Doppler-derived postsystolic motion in a patient with left bundle branch block：a sign of myocardial wall asynchrony. Echocardiography，2002，19（1）：79-81

3）心尖四腔心切面：右心室前壁心尖→后间隔心尖、左心室前侧壁心尖→右心室前壁中部→左心室前侧壁中部、后间隔中部→左心室前侧壁中基部→右心室前壁基部→后间隔基部、左心室前侧壁基部。

由于完全性左束支阻滞心室除极的起源和除极方向与正常明显不同，由电机械收缩偶联，使左心室与右心室间及心室内不同室壁节段间机械收缩不

同步，特别是在心力衰竭伴完全性左束支阻滞的患者表现更明显，引起心室射血减少，产生不良血流动力学改变。

心电图QRS波时间延长＞120～150ms，提示左、右心室或心室内不同步收缩，约1/3慢性充血性心力衰竭患者存在心室不同步收缩。超声心动图评价心室间不同步收缩的常用方法及参考指标：肺动脉瓣口及主动脉瓣口脉冲多普勒频谱测量的右心室与左心室射血前时间差＞40ms，或组织多普勒测量的右心室游离壁基底段与左心室基底段开始收缩的时间差＞56ms。超声心动图评价左心室内不同步的常用方法及参考指标：M型超声测量室间隔与左心室后壁收缩达峰时间差≥130ms，或组织多普勒测量室间隔与左心室侧壁收缩达峰时间差≥40ms；实时三维超声心动图获得的收缩不同步指数（SDI）可反映左心室机械收缩不同步，SDI是收缩期左心室17节段达到最小容积时间的标准差，SDI≥5.6%预测CRT治疗后的即刻疗效可能较好。目前超声二维应变及三维应变显像也用于心室机械收缩同步性评估，常用的参考指标包括左心室各节段最大收缩达峰延迟时间、左心室16节段径向或纵向收缩应变达峰时间标准差，可帮助选择CRT治疗合适患者及预测治疗反应。

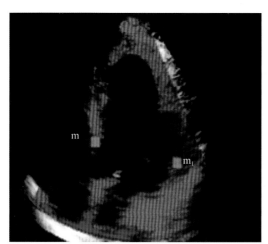
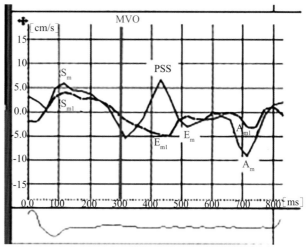

图19-34 完全性左束支传导阻滞患者室间隔及左心室侧壁基底段的频谱组织多普勒速度曲线比较

S_m、E_m、A_m：分别为室间隔心肌收缩速度、早期舒张速度、心房收缩期速度；S_{m1}、E_{m1}、A_{m1}：分别为左心室侧壁心肌收缩速度、早期舒张速度、心房收缩期速度；PSS：收缩后收缩；MVO：二尖瓣开放时间。引自 Galderisi M，Cicala S，Sangiorgi G，et al. Tissue Doppler-derived postsystolic motion in a patient with left bundle branch block：a sign of myocardial wall asynchrony. ECHOCARDIOGRAPHY，2002，19（1）：79-81

第六节 房性心律失常的超声心动图分析

一、房性心律失常的电生理特点

房性心律失常包括房性期前收缩、房性心动过速（或室上性心动过速）、心房扑动和心房颤动。

（一）房性期前收缩

在正常窦性节律中，出现了心房内异位兴奋点，引起心房过早搏动，通常该激动下传到心室引起一个室上性QRS波。在心动周期中提前出现的房性期前收缩影响下一次正常窦性激动发放，使发放时间延迟。

（二）房性心动过速

连续3个或3个以上的房性过早搏动，引起短阵数秒至持续数日的异位节律。当心率过快时，房性心动过速与交界性心动过速不易区分，临床上统称为室上性心动过速。电生理研究已经证明，室上性心动过速发生机制包括折返激动、自律性增高和触发活动，其中折返机制引起大多数阵发性室上性心动过速，折返环可发生于窦房结、心房、房室结和房室间（预激旁路折返性心动过速）。

（三）心房扑动

心房扑动是心房内异位节律点的兴奋性明显增高，频率超过心动过速。心房扑动的心房频率介于心动过速和心房颤动之间，心房呈快速而规则的收缩，心室呈规则或不甚规则、与心房收缩成比例的搏动。

（四）心房颤动

1.心房颤动机制　心房颤动又称心房纤颤，以心房电活动及机械功能不协调为特点，心房肌纤维呈纤细、小而不规则的乱收缩现象，心室率快慢不等，收缩强弱也不同。心房颤动发生机制虽有多种学说，但尚未充分阐明，目前较广泛接受的学说是1959年Moe等提出的多个子波折返激动假设（图19-35）和1953年Scherf等提出的异位局灶自律性增强假设。心房颤动电生理基础是病变心房组织局部不应期缩短和不应期离散度增加，心肌膜电位异常引起传导异常；解剖基础是心房内有心电传导解剖不连续的区域，如上、下腔静脉开口、左心房肺静脉开口及房室瓣开口的非传导区域，心电冲动可围绕在这些部位形成折返回路。

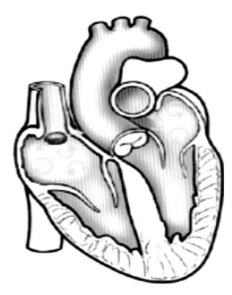

图19-35　心房颤动机制多个子波折返激动学说示意图

2.心房颤动导致心脏重构　心房颤动电重构、组织结构重构和收缩重构是心房颤动细胞电生理的主要表现，重构程度随心房颤动持续时间而加重。心房电重构可表现为房内有效不应期缩短，传导延缓，窦房结功能减低，心房细胞间连接功能不正常，各种离子通道功能异常等。组织结构重构表现为细胞微结构异常，线粒体空泡形成，肌节收缩物质退行性变、消失、肌纤维溶解，细胞凋亡，细胞数目减少，心房扩大。心房快速激动引起细胞内钙超载，同时连续的动作电位可抑制肌质网对钙的重吸收，这可损伤细胞兴奋收缩偶联，造成心房收缩功能降低，出现收缩重构。但收缩重构和结构重构的恢复比电重构恢复缓慢，电重构在心房颤动转复后3～5天可以完全恢复，而收缩重构和结构重构的恢复则需几个月的时间，且多不能完全恢复，如心房颤动复律后心房肌仍处于顿抑状态。长时间未控制的快速心室率同样可造成心室肌损伤、左心室扩大及心功能降低。

3.心房颤动对血流动力学的影响　正常窦性心律时，房室瓣规律顺序地开放和关闭，房室结生理性电传导延迟使心房和心室顺序地收缩和舒张，心室获得最佳的舒张期血流充盈，心房收缩排入心室的血容量占心排血量的20%～30%。心房颤动时这些生理功能丧失，心室充盈量降低，心排血量降低，这对正常心脏的影响不明显，但对心脏舒张功能已降低、心脏器质性病变的老年人、特别是心力衰竭患者影响较大，可引起临床心功能障碍征象，或加重心力衰竭。

4.心房颤动血栓栓塞 心房颤动造成的左心房扩大及心房收缩功能减低，使左心房及左心耳血流减缓、淤滞，易发生血栓形成，增加体循环和脑栓塞并发症的风险。

（五）房性心律失常的原因

房性期前收缩可见于正常人吸烟、饮浓茶或酗酒后，应用洋地黄、肾上腺素等药物后，各种器质性心脏病如风湿性心脏病、冠心病等。心房扑动较心房颤动少见，经治疗后多转为窦性心律或变为心房颤动。心房扑动和心房颤动（约70%）多见于器质性心脏病患者，特别是在风湿性心脏病二尖瓣疾病、冠心病和甲状腺功能亢进患者中多见，心房颤动也可见于找不到有器质性心脏病证据的"正常人"，称为单纯性心房颤动或特发性心房颤动。

二、房性心律失常的心电图特征

（一）房性期前收缩的心电图特征

①提前出现的P′波，P′波可重叠于前一窦性搏动的T波中。②P′R间期正常或轻度延长。③P′波形态与窦性P波不同，异位兴奋点离窦房结越远，P′波变形越明显。④P′后QRS波群可正常或畸形，如QRS波畸形则称为房性期前收缩伴室内差异性传导，如P波后无QRS波，称为下传房性期前收缩。在同一导联上，如果P′的形态及配对间期不同，称为多源性房性期前收缩。⑤期前收缩后代偿间歇多不完全，即包括房性期前收缩在内的两个正常P波（或R波）之间的时间短于2倍的正常PP间距（或RR间期）（图19-36）。

（二）室上性心动过速的心电图特征

不同机制所致的室上性心动过速的心电图表现有所不同，但主要特点为①连续3个或3个以上的房性或交界性期前收缩（又称阵发性室上性心动过速），或一系列连续、快速且规则的QRS波。②心

律规则，频率160～220次/分。③P波可位于QRS波之前明显可见、与T波重叠不明显、位于QRS波之后并与之重叠或呈逆向P波。④QRS波形态正常，时间＜0.12s；当伴有束支阻滞、室内差异性传导或旁道前传预激折返性心动过速时，则呈宽大畸形的QRS波。⑤T波可直立、低平或倒置，特别是心率快、发作时间长、心肌缺血时T波改变明显。⑥心率较快时，可出现不同比例的心室脱落搏动（图19-37）。

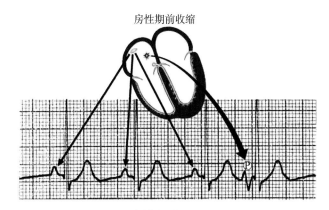

图19-36 房性期前收缩心电图特征

细直线箭头显示由窦房结激动产生的正常P波和QRS波，粗箭头显示心房内异位兴奋点所致提前出现的房性期前收缩P′波，其波形与窦性P波不同，伴随正常窄QRS波

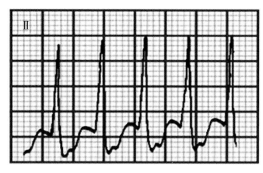

图19-37 室上性心动过速心电图

（三）心房扑动的心电图特征

①各导联正常P波消失，代之以迅速、规则、连续成锯齿状的心房扑动波（F波）。②心房频率250～350次/分。③扑动波往往与其前的T波重叠，等电位线不明显。④QRS波呈室上性，室律可均齐或不均齐，可为不同程度房室传导比例。

（四）心房颤动的心电图特征

①各导联正常P波消失，代之以细小而不规则的心房颤动波（f波），在慢性心房疾病心房颤动时

间较长时，f波可不明显。②心房频率350～600次/分。③心动周期（RR间距）绝对不等，心室频率快慢不等，当伴完全性房室传导阻滞时，心室为自身节律，RR间距规整。

三、房性心律失常的超声心动图分析

房性心律失常在临床常见，成人体表心电图较容易做出明确诊断，但对胎儿出现的房性心律失常不能用体表心电图检查时，可用超声心动图通过分析心房、心室及瓣膜运动的节律和频率来分析、显示房性心律失常的特点、性质和类型。超声心动图还可显示房性心律失常的基础器质性心脏病变。有研究显示单纯频发房性期前收缩通常不导致左心室收缩功能不全（左心室射血分数＜50%），但需要更多研究证实。

心房颤动是最常见的持续性心律失常，并随年龄的增长其发病率明显增高。年龄低于50岁的人群中发病率低于2%，70岁以上人群发病率增加到13%。由于心房颤动发病率较高，是栓塞性脑卒中和心力衰竭的重要危险因素，近年来心房颤动发生、维持机制和治疗的研究进展迅速，超声心动图在该领域起重要作用。

（一）M型超声心动图

M型超声心动图是分析房性心律失常最常用的方法之一，特别是胎心律失常无法用心电图鉴别心律失常类型时作为常规检查方法。方法是将取样线同时通过心房壁和心室壁，分析比较心房及心室收缩的相对时间，根据机械运动时间反映电激动时间和顺序。

（1）房性期前收缩时，心房壁提前收缩伴随其后提前收缩的心室壁（图19-38），如房性期前收缩伴有房室传导阻滞时，提前收缩的房壁后不伴有心室提前收缩。

（2）室上性心动过速是最常见的胎儿快速心律失常，多伴有心脏病理性改变，需要积极治疗恢复窦性心律。由折返机制所致的窄QRS波型室上性心动过速约占90%，包括房室旁道折返和房室结内折返，前者多见，后者少见。房室旁道折返性室上性心动过速由房室结通道慢速前传至心室，再经旁道逆向快速传到心房，心电图表现为长PR间期和短RP间期。房性期前收缩所致的室上性心动过速及房室结内折返性心动过速心电图表现为短PR间期和长RP间期。由于短RP间期室上性心动过速对抗心律失常药物治疗（如地高辛）效果较好，预后也较良好，长RP间期室上性心动过速对抗心律失常药物的反应及预后均较差，所以临床鉴别两者较重要。

室上性心动过速以1:1传导时，M型超声心动图表现为心房心室壁快速规则地收缩，频率大于180次/分，室壁搏幅在房壁搏幅稍后。当室上性心动过速伴不同比例的房室传导阻滞时，可见不同比例房壁搏动后心室壁搏动消失。用心房壁搏动的峰尖到心室壁搏动的峰尖的时间间期反映心电图的PR间期，用心室壁搏动的峰尖到心房壁搏动的峰尖的时间间期反映心电图的RP间期，通过该方法可鉴别短或长RP间期室上性心动过速。

（3）心房扑动时房壁收缩频率＞250次/分，二尖瓣叶运动曲线呈特征性锯齿状；心房颤动时房壁收缩频率＞350次/分，二尖瓣叶运动曲线呈不

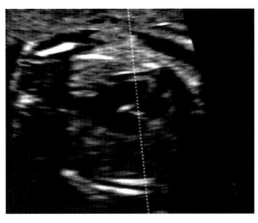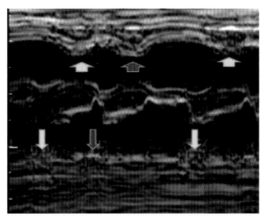

图19-38　胎儿房性期前收缩M型超声心动图

心房壁正常收缩（黄色长箭头）后出现一次提前收缩（红色长箭头），每次心房壁收缩均伴有其后的心室壁收缩（白色短箭头为正常心房壁收缩伴随的心室壁收缩，红色短箭头为房性期前收缩伴随的提前心室壁收缩）

规则大小不等的锯齿状。心房扑动和心房颤动心房壁的收缩运动波形与相应的二尖瓣运动曲线相似。

Ioannis 等对心房颤动患者复律前进行经食管超声心动图检查，在变异的心尖四腔心切面将M型超声心动图取样线尽可能垂直经过室间隔二尖瓣环处，获得二尖瓣环随心动周期的运动曲线，研究发现心房颤动虽然成功复律，但在1年的随访观察中又恢复心房颤动的患者在复律前有二尖瓣环运动曲线收缩早期异常反向运动（朝向心房运动），而复律后持续为窦性心律的患者在复律前二尖瓣环运动曲线收缩早期正常地朝向心室运动（图19-39），结果显示分析心房颤动复律前二尖瓣环运动曲线结合左心耳峰值流速可作为预测心房颤动复律后是否长期维持窦性心律的参考指标。

（二）二维超声心动图

房性期前收缩本身在二维超声心动图表现为心房心室收缩节律发生改变，出现心房心室顺序地提前收缩伴随其后的较长间歇。二维超声心动图同时可显示引起房性期前收缩的各种心脏器质性结构和功能改变。

室上性心动过速表现为心房及心室顺序、快速并较规律地收缩。心房扑动的二维超声表现与室上性心动过速相似，但收缩频率更快。

心房颤动时心房快速无规律地收缩，心室收缩频率较心房慢且无规律性。二维超声心动图包括经胸超声心动图和经食管超声心动图常规用于心房颤动心房内血栓（图19-40）及血栓形成危险因素（如左心房、左心耳增大，心房或心耳内超声自发造影形成等）的检查，但后者较前者的敏感度和特异度明显提高。目前，三维经食管超声心动图已常规临床应用，可清晰立体显像心房特别是心耳的复杂解剖结构和心耳内血栓（图19-41）。Omran 等研究报道，经胸二维超声心动图发现117例血栓性脑卒中患者中75%有左心房或左心耳内血栓形成，左心房或心耳内超声自发造影形成4例；经食管超声心动图发现同组患者有95%心房或心耳内有血栓形成，左心房内超声自发造影形成55例。

（三）多普勒超声心动图

血流频谱多普勒显像是分析房性心律失常的另一常用方法，脉冲多普勒分析房室瓣口及半月瓣口血流频谱图可鉴别心律失常类型及了解心律失常对血流动力学的影响。常用的方法是在心尖四腔心切面，将取样容积置于左心室流出道和流入道之间，同时显示二尖瓣口和主动脉瓣口血流频谱。

彩色血流多普勒M型超声结合了M型超声较高的时间分辨率和多普勒超声能进行血流动力学显

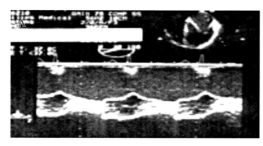
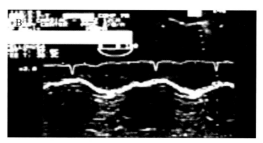
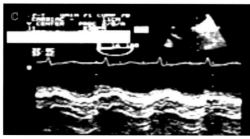

图19-39　经食管M型超声心动图显示二尖瓣环运动曲线

A.正常二尖瓣环运动曲线，舒张早期及心房收缩期朝向心房运动，收缩期朝向心室运动；B.成功复律并在1年随访中维持窦性心律患者复律前的二尖瓣环运动曲线，舒张早期朝向心房运动，心房收缩期运动不明显，收缩期朝向心室运动；C.成功复律但在1年随访中又恢复心房颤动患者复律前的二尖瓣环运动曲线，舒张早期朝向心房运动，收缩早期异常朝向心房运动产生切迹

引自Ioannis AP，Thomas D，Dimitrios T，et al. Prediction of successful cardioversion and maintenance of sinus rhythm in patients with lone atrial fibrillation. Chest，2005，127（2）：488-494

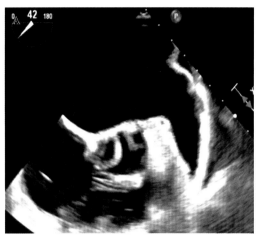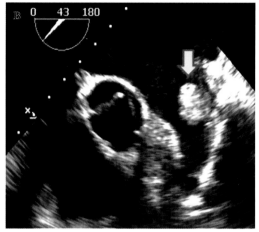

图19-40　正常左心耳及左心耳内血栓二维经食管超声心动图

经食管超声心动图显示正常左心耳（A）及心耳内血栓（B，箭头所示）

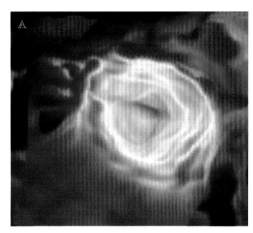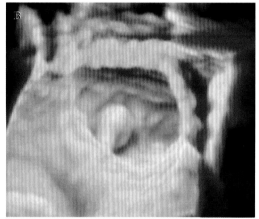

图19-41　正常左心耳及左心耳内血栓三维经食管超声心动图

三维经食管超声心动图立体显示正常左心耳（A）及心耳内血栓（B）

像的特点，可同时显示房、室壁运动情况及其分别引起的血流动力学变化，常用于心律失常的分析。

频谱组织多普勒显像及M型组织多普勒显像有较高的时间分辨率，并可同时显示左、右心房壁及室壁，可用于分析房壁及室壁运动的细微变化，目前已用于心律失常的研究分析。

1.血流多普勒显像

（1）房性期前收缩：房性期前收缩时，二尖瓣口血流频谱A峰（对应ECG房性期前收缩P波稍后）提前出现，位于E峰稍后或部分与E峰重叠；房性期前收缩后的主动脉瓣口血流频谱相应提前出现，当房性期前收缩引起左心室舒张充盈减少时，提前出现的主动脉瓣口血流频谱速度时间积分相应地减少，即房性期前收缩引起了左心室排血减少。

房性期前收缩的彩色M型血流多普勒超声与血流频谱的表现相似，二尖瓣口房性期前收缩产生的

血流提前出现，同时主动脉瓣口的血流显像相应提前出现，如房性期前收缩引起了左心室充盈及左心室射血减少，则提前出现的血流显像色彩相对正常窦性心律时暗淡。

（2）室上性心动过速及心房扑动：二尖瓣口或三尖瓣口血流频谱E峰及A峰可部分或完全融合呈单峰，主动脉瓣口或肺动脉瓣口血流频谱的速度时间积分较正常窦性心律时减少。

胎儿慢性室上性心动过速，特别是心率＞210次/分时，可引起心肌缺血缺氧，心脏增大，左心室收缩及舒张功能降低，房室瓣环扩大及房室瓣关闭不全，后期导致"快速心律失常性心肌病"，甚至胎儿死亡。通过给予母亲能透过胎盘的抗心律失常药物可逆转室上性心动过速，恢复窦性心律，上述的心脏结构和功能重构可得到恢复，但恢复的程度和时间在不同的胎儿可不同，与心肌受损的时间

及程度等多种因素有关。二维超声结合多普勒超声可检测抗心律失常药物治疗前后上述心脏结构功能的动态改变，评价药物治疗效果。除常规检查方法外，胎儿下腔静脉或脐静脉的血流频谱也常用于评价胎儿慢性室上性心动过速时的心功能状态。将多普勒取样容积置放于胎儿下腔静脉或导管静脉内，正常窦性心律时其血流频谱呈收缩期前向S峰及舒张期前向D峰；室上性心动过速时，收缩期S峰及舒张期D峰融合为单峰，并出现心房收缩反向a峰，该峰反映心房压及心室压，当心功能受损，舒张晚期压力增高时，a峰可出现或增大（图19-42）。

（3）心房颤动：房颤时二、三尖瓣口及主、肺动脉瓣口血流频谱随RR间距无规律出现，血流显像多少及明暗度不一，血流频谱大小及形态无规律变化，速度峰值及速度时间积分大小不等。

当出现异常宽QRS波，心电图鉴别是房颤伴差异性传导还是房颤伴室性期前收缩困难时，多普勒分析二尖瓣口及主动脉口血流频谱形态有助于鉴别宽QRS波性质。房颤伴差异性传导，因不影响房室充盈顺序，二尖瓣口及主动脉瓣口血流频谱形态与窄QRS波时的血流频谱形态相似；房颤伴室性期前收缩时，二尖瓣口血流频谱形态明显改变，A峰减小甚至消失，主动脉瓣口血流频谱速度时间积分也明显较小。当房

颤出现PR间期较长时，可出现二尖瓣或三尖瓣舒张早期反流的血流显像或血流频谱。

利用经食管超声心动图有较高分辨力的特点，通过评价左心耳形态、大小、内部回声、排空速率（脉冲多普勒取样容积于左心耳入口内1cm处的血流排空速率，反映心耳的收缩功能）（图19-43）、左心耳排空指数［（左心耳最大面积－左心耳最小面积）/左心耳最大面积］等参数可判断心房功能，是否有血栓，血栓的大小、形态和性质、评价房颤患者复律前后心房功能变化（心房功能不全是脑卒中及其他部位血栓栓塞的重要预测因子）、了解心房颤动时左心耳功能与血栓形成关系和除颤后近期出现新的血栓栓塞的机制等。肖竹影教授等研究发现除颤前左心耳排空速率，可预测除颤后心律恢复正常的成功率：排空速率＞20cm/s，心律恢复正常的成功率为75%；排空速率＜20cm/s，心律恢复正常的成功率为30%。也有报道称，左心耳排空速率＞28～30cm/s是预测房颤复律是否成功的独立指标（图19-44）。复律后无心房机械收缩功能（即心房顿抑）是除颤后近期出现新的血栓栓塞的机制（发生率为0.6%～5.6%）。经食管超声心动图检测左心房及左心耳血栓的敏感度和特异度达95%～100%，对图像质量较差的患者进行左心声

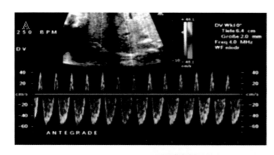
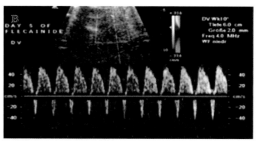
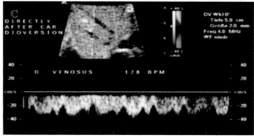

图19-42 妊娠23周胎儿室上性心动过速导管静脉血流频谱

药物治疗前（A）及治疗后5天（B）室上性心动过速导管静脉血流频谱图，心率分别为250分/次及218分/次，前向收缩峰及舒张峰融合为单峰（较宽频谱），出现心房收缩晚期反向峰（细窄频谱），反映心房及心室压增高；药物治疗恢复窦性心律128分/次后（C），稍高流速的前向收缩峰及稍低流速的舒张峰恢复，心房收缩晚期反向峰消失，反映心房及心室压恢复正常

引自Krapp M，Baschat AA，Gembruch U，et al. Flecainide in the intrauterine treatment of fetal supraventricular tachycardia. Ultrasound Obstet Gynecol，2002，19（2）：158-164

学造影可提高诊断的准确性。

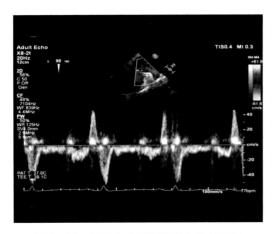

图19-43　正常左心耳多普勒血流频谱图

基线上方为心电图P波后心耳排空血流速度，基线下方为QRS波后心耳充盈血流速度

　　同样用经食管超声心动图研究电复律前后心房扑动患者的左心房结构及心耳功能发现，患者也可出现心房血栓和（或）自发超声造影，成功复律即刻心房机械收缩功能可能丧失，提示心房扑动患者心房内血栓并非少见，电复律可能会增加出现新血栓的危险性。

　　2.组织多普勒显像　目前已将组织多普勒显像用于房性心律失常的分析研究，特别是在胎儿心律失常中的应用。

　　将脉冲多普勒取样容积置放于房壁或室壁，房性期前收缩的速度频谱或曲线图表现为房性期前收缩P波稍后心房壁收缩波提前出现，与早期舒张波邻近或部分、完全融合呈单峰曲线，心室壁也相应地提前出现收缩运动波，但收缩峰速度较正常窦性心律明显降低。包括房性期前收缩在内的两个正常

心房收缩波（或心室收缩波）之间的时间短于2倍的正常心房收缩波间距（或心室收缩波间期）。

　　室上性心动过速以1∶1传导时，房壁或室壁的组织多普勒速度频谱或曲线图表现为心室壁快速规则地收缩产生相应的收缩波，舒张早期及心房收缩波几乎融合为单峰，频率大于180次/分。

　　心房颤动时组织多普勒速度频谱表现为心室收缩波对应于同步QRS波不规则地出现，其峰值速度大小不等，早期舒张波紧随收缩波出现，心房收缩波对应心电图P波出现，呈快速细小的锯齿状（图19-45）。

　　近期研究发现，用舒张早期二尖瓣口血流速度（E）与舒张早期二尖瓣环运动速度（E'）之比（E/E'）可预测非瓣膜疾病性房颤患者的预后，E/E'与左心室充盈压明显相关，E/E'＞15房颤组较E/E'≤15房颤组总死亡率、心源性死亡及心力衰竭发生率均明显增高，E/E'是非瓣膜疾病性房颤患者强的独立的死亡预测因子。

　　组织多普勒速度显像可鉴别诊断胎儿房性期前收缩，方法如前第二节所述，首先获取胎儿心尖四腔心切面的高帧频彩色二维组织多普勒速度图，用组织多普勒图分析软件将取样容积分别置放于近房室瓣环的左、右心室游离壁及左、右心房上后壁，获得随心动周期变化的运动速度曲线，从曲线上测量左心房、右心房、左心室和右心室运动起始时间，将时间参数输入电子表格中自动形成左右心房室起始收缩时间梯形图，根据梯形图可判断胎儿心律失常是否为房性期前收缩、期前收缩起源于右心房还是左心房（图19-46）。

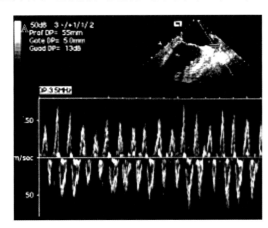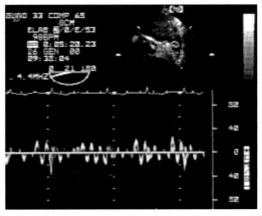

图19-44　经食管超声心动图显示房颤时左心耳血流频谱图

A.成功房颤复律患者复律前左心耳平均峰值排空速率为52cm/s（基线上方）；B.房颤复律不成功患者复律前左心耳平均峰值排空速率为26cm/s（基线上方）

引自 Pálinkás A，Antonielli E，Picano E，et al. Clinical value of left atrial appendage flow velocity for predicting of cardioversion success in patients with non-valvular atrial fibrillation. Eur Heart J，2001，22（23）：2201-2208

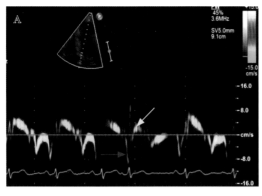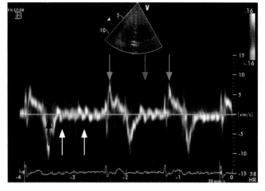

图 19-45　房性期前收缩及房颤组织多普勒速度频谱图

A.房性期前收缩时二尖瓣环运动速度频谱，心电图房性期前收缩对应的心房收缩波与其前的早期舒张波重叠为单峰（红色箭头所示），房性期前收缩引起提前出现、峰速降低的心室收缩波（黄色箭头所示）；B.房颤时二尖瓣环运动速度频谱，心房收缩波对应心电图 P 波出现，呈快速细小的锯齿状（白色箭头所示），心室收缩波不规律出现（基线上方，蓝色箭头所示）

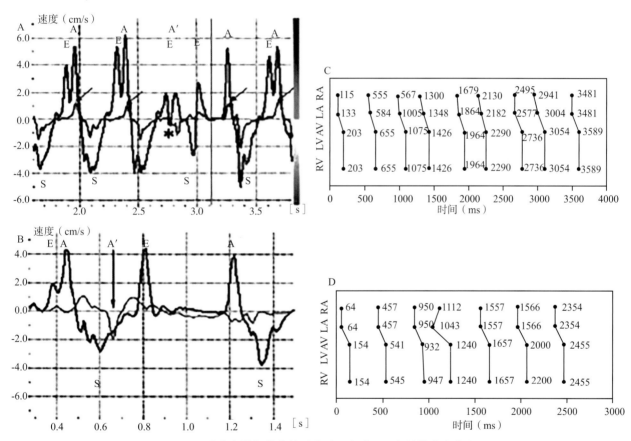

图 19-46　胎儿房性期前收缩时房壁及室壁组织多普勒速度曲线图

深黑线为室壁运动速度曲线，浅色线为房壁运动速度曲线。A.房性期前收缩下传致心室收缩，箭头 "→" 示正常窦性心律时舒张晚期心房收缩波，对应室壁收缩 A 峰；房性期前收缩致房壁提早反向收缩（ * ），因房性期前收缩稍提前，故激动下传到心室引起收缩，但室壁收缩速度降低，同时房性期前收缩致室壁早期舒张及房性期前收缩收缩期舒张速度降低；B.房性期前收缩下传阻滞，房性期前收缩收缩峰（A'峰）于心室收缩期（S峰）内出现，导致房室传导阻滞，其后不伴心室收缩波。C、D.胎儿房性期前收缩梯形图。从房壁及室壁组织多普勒速度曲线上测量左心房、右心房、左心室和右心室收缩起始时间而获得该图；图 C 中第 4、6、8 心搏为起源于右心房的期前收缩；图 D 中第 4 心搏为起源于左心房的期前收缩，梯形图中的黑点及数字由上至下分别代表右心房、左心房、左心室、右心室及对应的收缩起始时间。S：心室收缩峰；E：心室早期舒张峰；A：心室晚期舒张峰

引自 Rein AJJT，O'Donnell C，Geva T，et al. Use of tissue velocity imaging in the diagnosis of fetal cardiac arrhythmias. Circulation，2002，106（14）：1827-1833

第七节　室性心律失常的超声心动图分析

一、室性心律失常的电生理特点

室性心律失常主要包括室性期前收缩、室性心动过速、心室扑动和心室颤动。

（一）室性期前收缩

异位兴奋点位于心室内，在正常窦性激动下传到心室之前，异位兴奋点首先激动心室，引起心室提前收缩。室性异位激动很少能逆传到心房，更少影响窦房结的节律，因此室性期前收缩后几乎都有完全的代偿间歇（图19-47）。

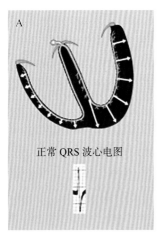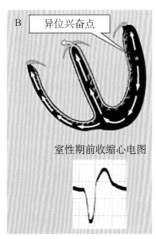

图19-47　室性期前收缩发生机制示意图
A.正常窦性激动下传首先激动室间隔，然后在心室内传播，心电图表现为窄QRS波；B.左心室侧壁异位兴奋点（箭头所示）首先激动心室，电激动顺序发生改变，心电图表现为宽QRS波

（二）室性心动过速

室性心动过速简称室速，是室性期前收缩连续3个或3个以上出现的异位节律，其发生机制与房性心动过速相似。室性阵发性心动过速的发病机制主要为室内微折返，少数为束支大折返。由心室异位起搏点自律性异常增高及触发活动机制所致的室性心动过速仅占少数。临床上根据发作的频率和QRS波形态，室性心动过速主要分为阵发性室性心动过速、持续性室性心动过速、多形性室性心动过速（包括扭转性室性心动过速）。持续性室性心动过速发作时间较阵发性室性心动过速长，指连续

发生室性心动过速超过30s。多形性室性心动过速与心室复极不均及异位激动传导的路径互不相同有关，因而QRS波形态各异多变。扭转性室性心动过速是多形性室性心动过速的一种特殊形式，当多形性室性心动过速由于心室肌弥漫性传导障碍、复极极其不均匀，QT间期明显延长（≥0.05s），出现"R-on-T"现象时，就易形成短阵（3～20次）QRS主波向上及向下变换的尖端扭转型室性心动过速。

（三）心室扑动及心室颤动

心室扑动是介于室性心动过速与心室颤动之间的心律，往往是心室颤动的前奏。心室颤动是最严重的心律失常，是心室不同部位心肌呈反复、无规律、不协调地除极兴奋，引起相应部位的心肌进行快速、不协调、不规律的无效收缩，心脏失去有效的整体收缩能力，很少或无血流进入体循环。

二、室性心律失常的心电图特点

（一）室性期前收缩的心电图特征

1.提前出现的宽大QRS波群，QRS波间期大于0.11s，其前无提早出现的P波。

2.P波可出现在ST段上或埋在QRS波、T波内，R-P时间常在0.12～0.20s，P波与提前的QRS波无关。

3.ST段及T波方向常与QRS波主波方向相反。

4.通常有完全性代偿间歇（期前收缩前后两个窦性心搏相隔的时间为正常心动周期的2倍）。

5.室性期前收缩可夹在两个连续窦性搏动之间，称为间位性或插入性室性期前收缩。

6.室性期前收缩可形成二联律、三联律，或室性期前收缩形成短阵室性心动过速。

7.在同一导联上，可见多源性室性期前收缩，室性期前收缩的形态不同。

室性期前收缩的分类较多，根据室性期前收缩发生的频率和临床意义，Lown将它分为若干级别，级别越高猝死的危险性越大。0级：无室性期

前收缩。Ⅰ级：偶有孤立室性期前收缩＜30次/h。Ⅱ级：室性期前收缩频发＞30次/h。Ⅲ级：多形性室性期前收缩，即同一导联中出现配对时间相等，形态互异的室性期前收缩。Ⅳa级：成对（成联律）期前收缩，可呈二、三联律；Ⅳb级：室性期前收缩连续出现呈短阵室性心动过速。Ⅴ级：R波落在T波上（R-on-T）的室性期前收缩。特殊类型室性期前收缩有多源性室性期前收缩（在同一导联中有3种或3种以上形态不一、配对时间不等的室性期前收缩）、插入性室性期前收缩（室性期前收缩出现于两个正常窦性搏动之间，无代偿间歇）等。

室性期前收缩可以根据心电图波形估计异位节律点产生的部位：起源右心室的期前收缩：V₁导联主波向下，S波宽而深，Ⅰ、V₅导联为主波向上的宽大畸形QRS波，T波与主波方向相反，或呈左束支阻滞样波型。起源左心室的期前收缩：V₁导联主波向下呈宽大畸形QRS波，T波向上，V₁的R波迟钝，V₅的S波深而宽，即呈右束支传导阻滞样波型。起源心尖部的期前收缩：宽大畸形QRS波在Ⅱ、Ⅲ、aVF导联中主波向下，在aVR、aVL导联向上。起源心底部的期前收缩：与起源心尖部的室性期前收缩相反，宽大畸形QRS波在Ⅱ、Ⅲ、aVF导联中主波向上，在aVR、aVL向下。

（二）室性心动过速的心电图特征

1. 连续3个或3个以上的室性期前收缩，QRS波宽大畸形，时间＞0.12s，其前无相关的P波，T波与主波相反。

2. 节律基本规则，R-R互差一般在0.04s以内，频率为150～200次/分。

3. 可出现心室夺获或室性融合波（图19-48）。

（三）心室扑动的心电图特征

规则、连续出现宽大的心室扑动波，QRS波与T波相互融合形成正弦样波，无等电位线，P波不能辨认，频率180～250次/分。

（四）心室颤动的心电图特征

P波、QRS波及T波基本形态消失不能辨认，代以形态、波幅、间距不相等的小圆钝波，频率为150～500次/分，颤动波可为粗波型（颤动波＞0.5mV）或细波型（颤动波＜0.5mV）。

室性心律失常的病因：室性期前收缩的原因与房性期前收缩相似，可见于正常人、使用药物后和各种器质性心脏病等，其临床意义根据是否伴有器质性心脏病变及其性质而定。室性心动过速多发生于严重器质性心脏病患者，如冠心病、急性心肌梗死、心力衰竭、心肌病和药物中毒等，也可因心导管检查或心脏直视手术刺激心室肌所致。心室扑动和心室颤动是严重的心律失常，常见于严重、垂危和终末期患者，心脏呈无效的搏动，因而脉搏消失，等于心脏停搏，如不及时抢救，往往短时即可发作阿-斯综合征，丧失生命。

三、室性心律失常的超声心动图分析

室性期前收缩在临床中常见，超声心动图可分析鉴别其性质，尤其是胎儿室性期前收缩诊断最常用的方法。频发持续性室性期前收缩即期前收缩负荷过重可进展为非缺血可逆性心肌病，出现左心室功能不全（左心室射血分数＜50%），认为与心率不规则及室性期前收缩后的心肌收缩增强有关。室性期前收缩负荷通常指心电图监测14天内期前收缩次数/总心搏次数，期前收缩负荷＞1%被认为有临床意义。室性期前收缩负荷过重、室性心动过速、心室扑动及心房颤动是严重危及生命的恶性心律失常，因此这类心律失常受到临床重视，需积极干预治疗；超声心动图可发现引起这些心律失常的心脏基础病变，并评价随访心脏结构、功能和血流动力学变化及治疗效果。

（一）M型超声心动图

M型超声心动图是分析室性心律失常的常用方

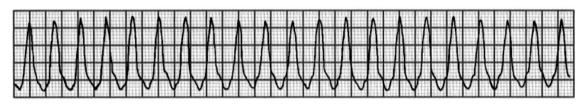

图19-48 室性心动过速心电图

法，是使取样线同时通过心房壁和心室壁，分析比较心房及心室收缩的时间及顺序。

室性期前收缩时，心室壁提前收缩，其前无相关的心房壁收缩（图19-49）。

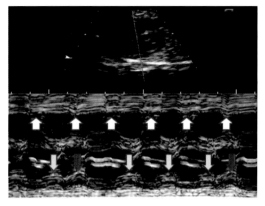

图19-49　胎儿室性期前收缩M型超声心动图

心房壁规律收缩（白色短箭头所示），正常心室壁收缩（黄色长箭头所示）于房壁收缩之后，室性期前收缩时心室壁提前收缩（红色长箭头所示），其前无相关的心房壁收缩

室性心动过速时，心室壁的收缩基本规律，频率一般为150～200次/分，大于心房壁收缩频率（图19-50）。

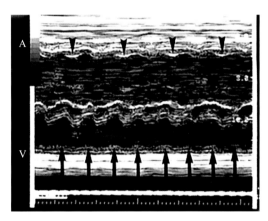

图19-50　34周胎儿室性心动过速M型超声心动图。房壁收缩频率（120次/分）低于室壁收缩频率（240次/分）

A：心房壁运动；V：心室壁运动

引自 Ohkuchi A, Shiraishi H, Minakami H, et al. Fetus with long QT syndrome manifested by tachyarrhythmia: a case report. Prenat Diagn, 1999, 19: 990-992

心室扑动和心室颤动时，室壁更快速地收缩，室壁收缩曲线前者波幅尚较明显和规律，后者搏幅不规律，波幅不明显甚至消失。

（二）二维超声心动图

室性期前收缩本身在二维超声心动图表现与房性期前收缩相似，心室收缩节律性发生改变，出现心室提前收缩伴随其后的较长间歇，心房仍规律地收缩。临床用心肌声学造影观察发现无基础器质性心脏病时，单个室性期前收缩未导致心肌微循环灌注异常（图19-51），但需要系统性研究来证实。

室性心动过速时，与同步ECG的QRS波相对应的心室规律快速地收缩，可呈阵发性或持续较长时间，与较慢速的心房收缩不同步。

心室扑动和心室颤动时，室壁更快速地收缩，前者室壁收缩规律尚可见，后者室壁搏动不规律，呈蠕动状。

二维超声心动图可发现引起室性心动过速的可能原因，如部分特发性左心室心动过速（心电图以宽QRS波呈右束支传导阻滞及电轴左偏为特点）患者，心脏结构、大小、左心室壁厚度及室壁运动均正常，但左心室腔内见粗大假腱索，连接左心室后下游离壁与室间隔，当切除假腱索后，大多数患者特发性室性心动过速消失，认为其可能与假腱索内有传导纤维或假腱索牵拉室间隔内的浦肯野纤维有关（图19-52）。此外，各种原因所致的室壁瘤，如心肌梗死后、先天性、各种感染所致心肌炎、心肌病等也是严重室性心律失常的常见病因，心脏肿瘤也可引起严重室性心律失常。

（三）多普勒超声心动图

室性期前收缩时，脉冲多普勒显示主动脉瓣口及肺动脉瓣口血流频谱提前出现，其最大流速或速度时间积分较正常窦性心律时减小，代偿间歇后的第一个正常窦性心搏因心室充盈增加，其最大流速及速度时间积分则较其他窦性心搏时增加。根据室性期前收缩提前时间不同，室性期前收缩前二尖瓣口血流频谱充盈多少也不同，提前越早充盈越少，甚至心房收缩A峰消失；期前收缩后的二尖瓣口血流频谱显示左心室舒张充盈增加。室性期前收缩时瓣膜口彩色血流显像的改变与瓣膜口的频谱显像类似（图19-53）。

室性期前收缩使左心室舒张时间缩短，心室舒张期血流充盈及心肌冠脉供血减少，因此影响心室的收缩及舒张功能，心室肌组织多普勒速度显像显示室壁收缩及舒张的峰速度及速度时间积分均较正常窦性心搏时明显减小（图19-54）。

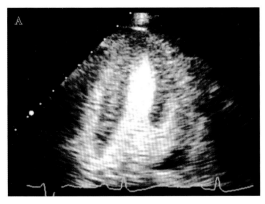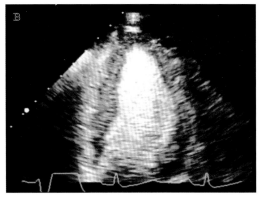

图19-51　室性期前收缩的心肌声学造影显像

A.室性期前收缩收缩期左心室肌灌注未见异常；B.室性期前收缩舒张期左心室肌灌注未见异常。心室基底部低回声区与远场声衰减有关

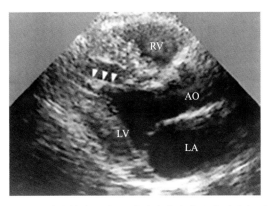

图19-52　特发性左心室心动过速患者左心室腔内假腱索

胸骨旁左心室长轴切面见连接左心室后下游离壁与室间隔的粗大假腱索（箭头所示），假腱索切除后，室性心动过速消失。RV：右心室；AO：主动脉；LV：左心室；LA：左心房

引自 Thakur R，Klein GJ，Sivaram CA，et al，Anatomic substrate for idiopathic left ventricular tachycardia. Circulation，1996，93（3）：497-501

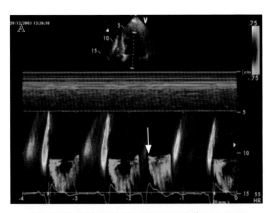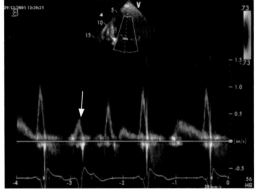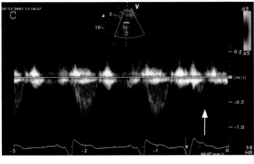

图19-53　室性期前收缩的彩色M型血流及频谱显像

A.心电图第二个QRS波为室性期前收缩，使其前的二尖瓣口血流充盈明显减少（箭头所示），期前收缩所致的左心室射血时间及射血量减少；B.第二个QRS波为室性期前收缩，使其前的二尖瓣口血流频谱呈舒张早期小的单峰（箭头所示），左心室舒张充盈明显减少；C.第三个QRS波为室性期前收缩，使肺动脉瓣口血流频谱窄小（箭头所示），右心室射血明显减少

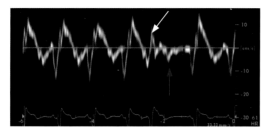

图19-54　室性期前收缩心室壁组织多普勒速度频谱图

心电图第五个QRS波为室性期前收缩，引起室壁收缩（白色箭头所示）及早期舒张（红色箭头所示）峰速度降低，时间缩短

二维组织多普勒速度和加速度显像定位室性期前收缩异位起搏点。

室性期前收缩时，异位兴奋灶部位的心室肌最早收缩，该处心肌较周围心肌运动速度高，运动方向也不一致，因此可用彩色组织多普勒的速度模式及加速度模式显示。方法是在胸骨旁左心室长轴切面及短轴切面、心尖四腔、两腔及三腔切面、剑下及胸骨旁四腔切面，同步记录心电图，获取正常窦性心动周期及室性期前收缩心动周期的组织多普勒速度图或加速度图，结合电影回放仔细观察室性期前收缩异常QRS波起始处不同切面室壁的运动情况，室性期前收缩异位起搏点为异常QRS波起始处出现黄白色亮点部位，多个切面观察在不同时期的室性期前收缩QRS波起始处均出现在同一部位。实验动物直接心室肌电刺激、心内电生理标测及室性期前收缩射频消融治疗均证实用该技术显示室性期前收缩异位兴奋灶有良好的准确性。但目前该技术受采集图像帧频的限制，有时可遗漏心室收缩的起始部位，并比较耗时。

室性心动过速时，房室收缩不同步，左心室舒张充盈及左心室射血均明显减少，因此二尖瓣口血流频谱表现为峰速度及速度时间积分减少，A峰可消失，主动脉瓣口血流频谱的峰速度及速度时间积分也较正常窦性心搏明显减少，患者出现明显的缺血综合征表现。

心室扑动及心房颤动对血流动力学的影响机制类似室性心动过速但更严重，心室扑动二尖瓣口血流充盈频谱及主动脉瓣口血流频谱可有一定规律性，峰速度及速度时间积分明显减小；心室颤动血流频谱形态变化较大，无规律性或完全无血流频谱，显示心室为无效收缩或蠕动。

（李春梅）

参 考 文 献

王静，李治安，王新房，等，2000. 多普勒组织成像技术评价束支传导阻滞患者的心室肌除极状态. 多普勒组织成像. 美中互利工业公司，176-183.

张宏金，2000. 多普勒组织成像的方法及正常的特征. 多普勒组织成像. 美中互利工业公司，17-28.

Akdeniz B, Badak O, Baris N, et al, 2006. Left atrial appendage-flow velocity predicts cardioversion success in atrial fibrillation. Tohoku J Exp Med, 208（3）: 243-250.

Barold SS, Ilercil A, Herweg B, 2008. Echocardiographic optimization of the atrioventricular and interventricular intervals during cardiac resynchronization. Europace, 10: iii88-iii95.

Baschat AA, Gembruch U, Knöpfle G, et al, 1999. First-trimester fetal heart block: a marker for cardiac anomaly. Ultrasound Obstet Gynecol, 14（5）: 311-314.

Bavelaar-Croon CD, Wabba FF, Van Hecke MV, et al, 2001. Perfusion and functional abnormalities outside the septal region in patients with left bundle branch block assessed with gated SPECT. Q J Nucl Med, 45（1）: 108-114.

Boeck D, Cramer M, Loh P, et al, 2006. Two-Dimensional Strain Imaging to Assess the Origin and Extent of Ventricular Preexcitation Associated With an Accessory Bypass. Circulation, 113: e835-e839.

Bruch C, Stypmann J, Grude M, et al, 2006. Left bundle branch block in chronic heart failure-impact on diastolic function, filling pressures, and B-type natriuretic peptide levels. J Am Soc Echocardiogr, 19: 95-101.

Cavusoflu Y, Ata N, Timuralp B, et al, 2005. Visualization of the site of the onset of ventricular depolarization by acceleration mode Tissue Doppler Imaging technique. Int J Cardiovasc Imaging, 20: 1-6.

Cozma D, Kalifa J, Pescariu S, et al, 2003. Can simple Doppler measurements estimate interatrial conduction time? PACE, 26（Part Ⅱ）: 436-439.

Daubert JC, Pavin D, Jauvert G, et al, 2004. Intra-and interatrial conduction delay: implications for cardiac pacing. PACE, 27: 507-525.

Fouron JC, Proulx F, Miró J, et al, 2000. Doppler and M-Mode ultrasonography to time fetal atrial and ventricular. contractions. Obstet Gynecol, 96（5）: 732-735.

Galderisi M, Cicala S, Sangiorgi G, et al, 2002. Tissue Doppler-derived postsystolic motion in a patient with left bundle branch block: a sign of myocardial wall asynchrony. Echocardiography, 19（1）: 79-81.

Ghali WA, Wasil MPH B, Brant MSc R, et al, 2005.

Atrial flutter and the risk of thromboembolism: A systematic review and meta-analysis. Am J Med, 118 (2): 101-107.

Havashi T, Sakai Y, Kobavashi S, et al, 2000. Correlation between interventricular septal motion and left ventricular systolic-diastolic function in patients with left bundle branch block. J Cardiol, 35 (3): 181-187.

Hermida JS, Carpentier C, Kubala M, et al, 2003. Atrial septal versus atrial appendage pacing: feasibility synchronization, and atrioventricular sequence. PACE, 26 (Part Ⅰ): 26-35.

Ioannis AP, Thomas D, Dimitrios T, et al, 2005. Prediction of successful cardioversion and maintenance of sinus rhythm in patients with lone atrial fibrillation. Chest, 127 (2): 488-494.

Ji R, Wang X, Cheng TO, et al, 2002. Experimental study of assessment on ventricular activation origin and contraction sequence by Doppler tissue imaging. J Huazhong Univ Sci Technolog Med Sci, 22 (1): 52-57.

Katsumi M, Toshiyuki I, Shinichi S, et al, 2005. Beneficial effects of biatrial pacing on cardiac function in patients with bradycardia-tachycardia syndrome. Circ J, 69: 831-836.

Kindermann M, Hennen B, Jung J, et al, 2006. Biventricular versus conventional right ventricular stimulation for patients with standard pacing indication and left ventricular dysfunction. The Homburg Biventricular pacing evaluation (HOBIPACE). J Am CollCardiol, 47 (10): 1927-1937.

Krapp M, Baschat AA, Gembruch U, et al, 2002. Flecainide in the intrauterine treatment of fetal supraventricular tachycardia. Ultrasound Obstet Gynecol, 19 (2): 158-164.

Krapp M, Gembruch U, Baumann P, 1997. Venous blood flow pattern suggesting tachycardia-induced 'cardiomyopathy' in the fetus. Ultrasound Obstet Gynecolo, 10 (1): 32-40.

Kurtulus Ö, Behlül AB, Bayram K, et al, 2004. Effect of left bundle branch block on systolic and diastolic function of left ventricle in heart failure. Angiology, 55 (1): 63-71.

Leonelli FM, Wang K, Youssef M, et al, 1997. Systolic and diastolic effects of variable atrioventricular delay in patients with complete heart block and normal ventricular function. Am J Cardiol, 80 (3): 294-298.

Liu L, Tockman B, Girouard S, et al, 2002. Left ventricular resynchronization therapy in a canine model of left bundle branch block. Am J Physiol (Heart Circ Physiol), 282 (6): H2238-H2244.

Marechaux S, Menet A, Guyomar Y, et al, 2016. Role of echocardiography before cardiac resynchroniza-tion therapy: new advances and current develop-ments. Echocardiography 33 (11): 1745-1752.

Melek M, Esen O, Esen AM, et al, 2006. Tissue Doppler evaluation of intraventricular asynchrony in isolated left bundle branch block. Echocardiography, 23 (2): 120-126.

Ohkuchi A, Shiraishi H, Minakami H, et al, 1999. Fetus with long QT syndrome manifested by tachyarrhythmia: A Case Report. Prenat. Diagn, 19: 990-992.

Okura H, Takada Y, Kubo T, et al, 2006. Tissue doppler derived index of left ventricular filling pressure, e/e', predicts survival in patients with non-valvular atrial fibrillation. Heart, 92 (9): 1248-1252.

Omran H, Jung W, Rabahieh R, et al, 1999. Imaging of thrombi and assessment of left atrial appendage function: a prospective study comparing transthoracic and transoesophageal echocardiography. Heart, 81 (2): 192-198.

Ozdemir K, Altunkeser BB, Danis G, et al, 2001. Effect of the isolated left bundle branch block on systolic and diastolic functions of left ventricle. J Am Soc Echocardiogr, 14 (11): 1075-1079.

Pa´linka´s A, Antonielli E, Picano E, et al, 2001. Clinical value of left atrial appendage flow velocity for predicting of cardioversion success in patients with non-valvular atrial fibrillation. Eur Heart J, 22 (23): 2201-2208.

Rein AJJT, O'Donnell C, Geva T, et al, 2002. Use of tissue velocity imaging in the diagnosis of fetal cardiac arrhythmias. Circulation, 106 (14): 1827-1833.

Yin LX, Li CM, Fu QG, et al, 1999. Ventricular excitation maps using tissue Doppler acceleration imaging: potential clinical application. J Am Coll Cardiol, 33: 782-787.

第20章 超声心动图在常见心律失常基础心脏疾病诊断和治疗中的应用

第一节 概 述

研究心律失常的最主要工具是心电图，但心电图存在以下局限性：①心电图只能反映心脏的电活动，不能直接显示心律失常对心脏结构和功能的影响。②虽然可以依据心电信号的变化推理心脏的结构变化，如心房增大、左心室肥厚等，但各种信号叠加时，诊断难度很大。③心电图在体表进行检测时，心包积液、呼吸运动等诸多因素会干扰信号，影响心电信号的准确获取。近年来随着超声技术的迅速发展，超声心动图开始应用于心律失常的观察，不论在试验研究还是在临床实践中，均取得了良好效果，超声心动图已经成为心律失常研究的重要手段，应用日益广泛和深入。

超声心动图可以直接诊断心律失常，是因为各种心律失常在超声心动图上均有特异的心房壁、心室壁、瓣膜、血流改变。例如，房性期前收缩可见心房壁提前收缩，房性期前收缩下传时心室壁也提前收缩，主动脉瓣提前开放，房性期前收缩未下传时该期前收缩周期无心室壁收缩、主动脉瓣开放及主动脉血流频谱的出现；室性期前收缩时心室壁出现提前收缩，其前没有心房壁的收缩；完全性房室传导阻滞时心房壁收缩与心室壁收缩完全无关等。对于单纯心律失常，心电图检查因方便、实惠而成为首选；但在一些复杂、特殊病例，超声心动图诊断心律失常具有心电图无法比拟的优越性。例如，胎儿心律失常，由于经母体腹部胎儿心电图不能记录到心房收缩信号，且妊娠28～34周由于宫颈绝缘效应难以记录到心电信号，所以胎儿心律失常诊断对超声心动图的依赖性非常大。

超声心动图在心律失常疾病中更重要的应用是找出心律失常的病因，进行病因诊断并协助治疗。心律失常往往与一定的心房、心室、瓣膜病变相关，去除病因是治疗心律失常最有效的手段，通过超声心动图发现心脏基础疾病，有助于针对病因进行治疗。此外，超声心动图在引导射频消融、安置起搏器等技术操作中也有广泛应用，可以使这些心律失常治疗手段更准确、损伤更小。

第二节 冠心病与心律失常

一、冠心病心律失常的原因和表现

心律失常是冠心病的主要临床表现之一。心律失常可以是冠心病的首发症状甚至是唯一症状，而冠心病患者出现严重心律失常提示其预后差。冠心病心律失常特指因冠状动脉粥样硬化导致的心律失常。心肌缺血，心肌细胞营养障碍、萎缩及灶性坏死，纤维组织增生，会影响心脏的心电功能，导致心肌电的兴奋性异常或传导、起搏功能障碍，从而引发心律失常。心肌缺血、梗死后遗留的瘢痕组织累及起搏传导系统时可引起各种心律失常，以期前收缩（室性或房性）、心房颤动、病态窦房结综合征、房室传导阻滞和束支传导阻滞为多见，偶见阵发性心动过速。

冠状动脉供血不足导致窦房结缺血时可引起窦性心动过缓、病态窦房结综合征；心肌缺血，心肌应激性增高，引发异位兴奋病灶，可出现房性期前收缩、心房颤动及室性期前收缩；传导系统缺血则可出现房室传导阻滞和室内传导阻滞。急性心肌缺血如冠状动脉痉挛时，心内膜到心外膜的兴奋传导发生不均一性延迟，复极也不一致，与冠状动脉相比，存在有明显固定性狭窄病变的慢性心肌缺血，更易引起心律失常。不同的冠状动脉分支狭窄心律失常类型不同，在以右冠状动脉（RCA）病变为主的患者，因为窦房结的55%血液是由RCA供应，心律失常以窦性心动过缓发生率最常见，可有严重窦性心动过缓、窦房阻滞、窦性停搏和房室传导阻滞等，严重者可出现一过性晕厥和阿-斯综合征，甚至猝死。以左前降支（LAD）及左旋支（LCX）病变为主的患者，室性心律失常占绝大多数，因为左心室前壁、室间隔、心尖部由它们供血，当心肌供血减少或中断时心肌细胞受损，可出现室性期前收缩，甚至致命性的室性心动过速及心室颤动。

心律失常是急性心肌梗死（AMI）最常见的并发症，发生率在60%～100%，是急性期死亡的主要原因之一。AMI可以并发各型的心律失常，如窦性心律失常、室上性心律失常、室性心律失常及传导阻滞等，包括各种恶性室性心律失常及心脏猝死。急性冠脉综合征时发生心律失常的机制包括急性缺血缺氧损伤、自主神经影响、代谢产物作用、再灌注损伤、心腔壁张力改变等。

缺血性心脏病迁延出现左心室功能低下，临床上常表现出类似扩张型心肌病的特点，为缺血性心肌病，可出现各种心律失常，以室性心律失常多见。随着心功能不全的加重，心律失常发生的危险性增加。心脏的电活动是一个耗能过程，心功能不全时缺血区域心肌细胞的除极或复极可能变得迟缓，导致心脏QT离散度增加，心律失常危险性增加。心力衰竭时血中儿茶酚胺水平随着心功能不全的加重而逐步升高；儿茶酚胺水平升高、电解质紊乱、心肌肥厚和心室扩张都可诱发延迟后除极和触发活动，引起室性心律失常。缺血性心脏病患者冠状动脉的储备功能低下，在左心室重构过程中，心肌细胞数量减少，心肌纤维化，左心室射血分数（LVEF）值降低，都可导致重症心律失常的发生。

由冠心病引起的心律失常一旦出现将持续存在，这类患者往往需要长期使用抗心律失常药物，部分患者甚至需要做射频消融或安置起搏器等心脏介入治疗。

二、超声心动图在冠心病心律失常中的应用

（一）负荷超声心动图和心肌声学增强超声与冠心病

负荷超声心动图（stress echocardiography，SE）通过比较负荷状态与静息状态下心脏表现诊断冠心病。临床常用的负荷方法有药物和运动两类，前者常用多巴酚丁胺、腺苷及双嘧达莫等，后者常用活动平板、踏车负荷。对疑似冠心病患者，负荷超声心动图通过运动或药物增加心肌耗氧量，可诱发狭窄冠状动脉供血的心肌出现缺血，根据美国超声心动图学会16段分法，对左心室室壁节段性运动异常进行评估，当表现心肌活力丧失或运动障碍时可认为发生心肌缺血。运动负荷超声心动图诊断冠心病的灵敏度和特异度较高，安全性高，无辐射。国际指南明确指出检测心肌缺血应优先考虑应用运动负荷超声心动图。

心肌声学增强通过左心微泡造影剂显示微循环水平心肌灌注。大多数微循环血管直径＜100 μm（冠状动脉造影只能显示直径＞100 μm的心外膜表面冠状动脉），超声增强剂微泡平均直径约2.5 μm，可以跟随血流通过毛细血管。在极低能量模式下，微泡可以维持较长的时间，超声图像上心肌内微泡信号强度可以反映心肌微循环灌注（图20-1）。

目前的研究已经证实影响心肌梗死患者预后的重要因素是室性心律失常。心肌电活动不稳定的原因为心肌缺血，冠状动脉侧支循环开放对缺血区心肌的血液灌注、心功能的保护及心肌电活动的稳定起重要作用。心肌声学增强可准确判断侧支循环大小及供血范围，效果优于放射科冠状动脉造影。

负荷和声学增强两种技术经常结合使用，因为清晰显示心内膜边界是负荷超声心动图准确诊断冠心病的前提和基础，而负荷检查因为心率快和患者体位等因素，约33%的患者难以获得满意的超声图像。二者结合不仅能够清晰显示心内膜边界，准确判断节段性室壁运动异常，提高诊断冠心病的准确性，还能评估微循环水平心肌灌注、心肌存活性、冠状动脉血流储备、冠脉支架/旁路移植术治疗效

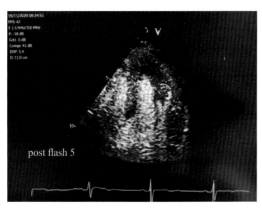
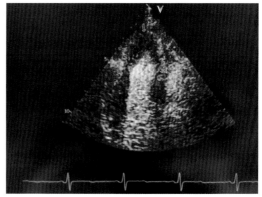

图20-1　心肌声学增强显示心尖段灌注稀疏，负荷时更加明显

果，预测心血管事件并判断预后。

发生不明原因心律失常，特别是伴随不典型心绞痛、心电图ST-T改变及冠心病危险因素时，临床常需要考虑冠心病可能。但许多研究发现，在这类人群中，即使是老年患者组，确实为冠心病患者的比例也是很低的，不经确诊就一律按照冠心病治疗，会给患者和社会带来巨大经济负担。现在有创的冠状动脉造影检查仍然是诊断冠心病的金标准，但临床上已有共识，可以先通过负荷结合心肌声学增强超声筛查出高风险患者后行冠状动脉造影，超声结果阴性的心律失常患者无须再做冠状动脉造影检查。

（二）普通超声心动图与冠心病

缺血性心脏病随着心功能不全的加重，心律失常发生的危险性增加。常规超声心动图是测量心功能的最主要手段。通过二维灰阶、多普勒及在此基础上研发的三维、斑点追踪等超声新技术，可获得全面翔实的左心室收缩、舒张功能参数，如每搏量、心排血量、射血分数（ejection fraction，EF）、室壁缩短率、心肌应变等。用超声心动图Simpson公式测定的左心室容量与左心室造影或左心室的真实容量呈高度正相关。使用组织多普勒、三维成像、心肌应变等高新技术可以更准确地进行心功能定量分析。

冠状动脉旁路移植手术后心律失常是围手术期死亡的危险因素之一。术前左心功能不全患者手术风险大，术后易发生室性心律失常，猝死率高。术前左心功能不全［射血分数≤0.40和（或）室壁缩短率≤0.24］、室性心律失常、心室晚电位阳性和室壁瘤是预测术后室性心律失常的独立指标。超声心动图诊断左心功能不全、室壁瘤的敏感度、特异度都很高（图20-2）。在术前发现上述病变可以帮助预测术后室性心律失常，指导术中加强心肌保护和术后用药，以防止术后恶性心律失常甚至猝死的发生。

普通超声心动图也可用于了解心律失常对冠心病患者预后的影响。心肌梗死后室性心律失常是心肌梗死患者的常见死亡原因，患者生存率和用超声

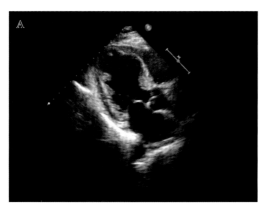
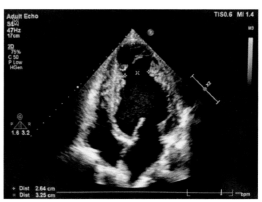

图20-2　冠心病，室壁瘤形成

A.前壁前间隔室壁瘤；B.心尖室壁瘤

心动图测得的左心室收缩期末容积和左心室射血分数及年龄关系密切。

（三）超声心动图与合并左束支阻滞的冠心病

冠心病患者合并左束支传导阻滞（left bundle branch block，LBBB）时，心电图对冠心病的诊断价值有限，需要借助超声心动图。LBBB患者怀疑冠心病时，也需要通过超声鉴别（图20-3）。

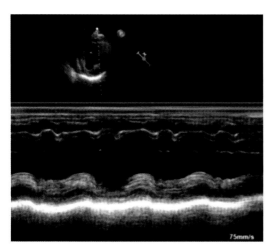

图20-3　左束支传导阻滞

正常心脏电激动沿房室束及左右束支下传，相继引起室间隔及心室壁除极。在完全性LBBB时，激动只能沿右束支下传，室间隔右心室面及其近邻的右心室壁先除极，再传至室间隔左心室面，之后才是左心室游离壁激动，即室壁收缩先后顺序异常。LBBB的心电图表现为V$_1$、V$_2$导联的QRS波或rS波形，ST段在V$_1$、V$_2$导联上移，T波直立；V$_5$、V$_6$导联ST段下移，T波倒置，仅依据心电图易误诊LBBB为前间壁心肌梗死。超声心动图上LBBB有特征性改变，可以鉴别心电图误诊的前间壁心肌梗死。LBBB的超声心动图表现：①二维。左心室壁收缩及舒张运动不同步，射血前期室间隔先收缩向后运动，射血期则折转急速向前运动，失去正常的向后运动，左心室后壁收缩较室间隔迟后，呈现不同程度的矛盾运动；此外可见室间隔运动幅度稍减低。②M型。同一心动周期内室间隔运动曲线出现2次收缩波形，与同时记录到的左心室后壁波形对比，前一次收缩波形处于左心室后壁波形的舒张晚期，即舒张期室间隔收缩运动，后一次收缩波形与左心室后壁波形同步。M型超声时间分辨率高，结合心电图还可以定量分析室壁收缩顺序差异，LBBB患者的左心室后壁收缩始于QRS波起点之后约150ms，较正常人群显著延迟。③频谱多普勒：左心室射血时间明显缩短，左心室射血前期明显延长，提示左心室收缩功能降低。

心动图显示为LBBB的患者怀疑冠心病时，如果普通超声心动图发现除了室间隔节段性运动异常，还有室壁厚度变薄（严重时变薄室壁向外膨出形成室壁瘤）、左心室收缩功能明显减低等表现，可以诊断冠心病。负荷超声心动图的诊断敏感度更高，即使室壁厚度正常，但负荷状态下室壁增厚率异常，也提示存在冠心病，因为没有冠心病的LBBB患者心肌增厚率正常。研究提示负荷超声心动图诊断冠心病优于冠状动脉CT、核医学心肌灌注显像。诊断LBBB合并冠心病特异度和敏感度最佳的是负荷超声结合心肌声学增强，观察负荷状态下心肌微循环灌注可以早期诊断LBBB患者合并的冠心病。

第三节　高血压与心律失常

一、高血压引起心律失常的原因

高血压性心脏病可以出现多种类型的心律失常，最常见的是心房颤动（AF）。室上性心律失常和室性心律失常均可发生，尤其是在有左心室肥厚（LVH）、冠心病或心力衰竭的高血压患者。此外，常用于治疗高血压的高剂量噻嗪类利尿剂可能导致电解质异常（如低钾血症、低镁血症），进而引起心律失常。而有效的血压控制可防止心律失常（如AF）的发展。

高血压心律失常发生的病理生理学原因复杂，包括血流动力学改变、神经内分泌因子、心房和心室结构重构（心肌纤维化）、肥厚左心室致电重构和QTc间期延长等。部分高血压患者左心室肥厚会先于血压升高出现，约有1/3的高血压患者可出现左心室肥厚。左心室肥厚患者QTd增大，容易发生室性心律失常。

心房颤动是高血压患者最常见的心律失常，而高血压是心房颤动患者最常见的合并症。血压控制不良者心房颤动预后恶化，可能的原因包括左心室舒张功能不全［EF正常，但存在舒张功能不全相关的心力衰竭，称为"射血分数保留的心力衰竭（HFpEF）"］、左心房负荷过重和重塑。心房颤动还与血压的昼夜节律有关，夜间血压突然下降会增加心房颤动的发生。高血压引起的心肌损伤可引起离子通道的异常，肾素-血管紧张素-醛固酮系统（RAAS）的激活与心房颤动的发生密切相关。心房颤动也可能导致心室微循环功能障碍。血管紧张素Ⅱ促进心房和心室的纤维化，此外，生长因子和炎症介质的释放导致心肌细胞束的破坏，心房内传导的不均一性，可以使触发的心房颤动永久化。醛固酮诱导的氧化应激和炎症导致心房结构重构及电重构。左心房直径≥45mm患者心房颤动发生率明显增高，如果心房颤动时间持续在12个月以上，且左心房内径＞45mm，心房颤动转复效果差。

左心室肥厚是高血压患者发生室性心律失常和心源性猝死的主要原因。交感神经系统的激活和RAAS是左心室肥厚病理生理学和发展的重要组成部分。交感神经激活可触发室性心律失常。复极延长和分散是左心室肥厚引起心律失常的另一个特征。高血压时后负荷加重，室间隔及左心室后壁代偿性增厚，室壁僵硬度增高，弹性降低，出现左心室肥厚。左心室越肥厚，心律失常的发生率越高，发生恶性室性心律失常和猝死的危险性越高；而经治疗逆转左心室肥厚以后，室性心律失常的发生率减少。高血压左心室肥厚导致室性心律失常的病理解剖基础：①肥厚心肌压迫冠状动脉血管，使血管扩张受限，冠状动脉血流储备下降，同时心肌肥厚，需氧量绝对值增加，冠状动脉血供不足出现心肌缺血性损伤，心肌细胞电稳定状态恶化，导致异位激动和折返环形成。②左心室容量及压力负荷增加导致左心室肥厚，在重构过程中心肌纤维化、灶性坏死，心肌间质组织增多，结缔组织增生致使心肌细胞相互分离，细胞间传导阻力增加，容易发生折返；心肌纤维机械延长后阈电位升高，心肌细胞电活动不稳定，易出现心律失常。③左心室肥厚，舒张功能降低，引起左心室舒张末压升高，过高的

或不稳定的压力负荷有致心律失常作用。

研究显示，高血压左心室肥厚患者QT离散度（QTd）增大，较无左心室肥厚患者更易发生室性心律失常。心室复极存在局部差异，可以通过测量体表心电图不同导联心室复极时间反映出来，这种差异即QTd。它是体表心电图12个导联的QT_{max}与QT_{min}的差值，反映了心室复极的不同步性和不稳定性，QTd越大，心室肌间的不同步性越大，部分复极晚的细胞尚处于绝对不应期，复极早的部分细胞已经脱离了不应期，导致心室电不稳定，为折返激动的形成提供了条件，容易产生室性心动过速或心室颤动等恶性心律失常。

约50%的睡眠呼吸暂停患者为高血压患者，约30%的高血压患者存在睡眠呼吸暂停。夜间心律失常，包括窦性停搏、二度房室传导阻滞，室性期前收缩和非持续性室性心动过速在睡眠呼吸暂停患者中有高达50%的报道。睡眠呼吸暂停患者易发生心房颤动。在细胞水平上，心动过速诱导的结构重塑与缝隙连接处细胞间通信受损有关，是非均匀脉冲传播和再发性室性心律失常的基础。

二、超声心动图与高血压心律失常

超声心动图可以检出高血压引起的心脏结构和功能的改变，其中器质性改变包括左心房增大，左心室肥厚，晚期左心室扩大等，功能改变包括左心房负荷过重、左心室舒张功能降低、继发的肺动脉高压等。如前文所述，左心室肥厚、左心房重塑、左心室舒张功能降低、左心房负荷过重均可引起心律失常。

超声可以快捷准确地测量心室壁厚度，指南推荐使用M型超声心动图在舒张末期进行测量。相对室壁厚度（relative wall thickness，RWT）和左室质量指数（left ventricular mass index，LVMI）是反映左心室肥厚更好的超声指标，可根据舒张末期室间隔厚度（IVST）、左心室后壁厚度（PWT）及左心室舒张末期内径（LVDd）计算。

RWT＝（IVST＋PWT）/LVDd

左心室质量（LVM）＝0.8×1.04［（LVDd＋IVST＋PWT）^{3}－LVDd^3］＋0.6

左心室质量指数（LVMI）＝LVM/体表面积

相对室壁厚度能同时反映心肌肥厚的程度和高

压力负荷下左心室重构情况。左心室质量指数增加的发生早于心肌肥厚和心腔扩大，是监测高血压心肌损害的早期指标，文献报道约50%的高血压患者早期就出现左心室质量指数增加，高血压左心室心肌肥厚的形态学改变早于电生理改变，超声改变早于心电图改变（图20-4）。

二维超声心动图常规通过三个径线评价左心房重塑：胸骨旁左心室长轴切面测量的左心房前后径和心尖四腔心切面测量的左心房长径和横径。左心房容积比径线更准确反映重塑的程度。既往通过在心尖四腔心切面和两腔心切面测量计算左心房的容积。但是Simpson面积长度法本来是为类似圆锥体的左心室设计的，左心房形态与圆锥体截然不同，依据该公式计算心房容积存在较大的误差。随着超声技术的迅速发展，应用矩阵探头获得的实时三维超声心动图（RT-3DE）能够实时采集、整合三维信息，直观、全面显示心脏整体结构，准确评估左心房容积。研究显示，RT-3DE可以直接显示左心房形态、容积及其在心动周期中的变化，左心房容积测值比二维方法测值大，与心脏CT和MRI测值相关性好。

根据美国超声心动图学会2016年的超声心动图评估左心室舒张功能指南，左心室舒张功能的评价方法应当简单易行，可广泛应用于日常工作和绝大多数患者。在大多数临床情况下，通过测量几个简单且重复性较好的超声心动图指标，就能评价

左心室充盈压并进行舒张功能异常分级。正常老龄化过程中，心血管系统随年龄增长，左心室僵硬度增高和心肌松弛速度减慢，导致健康老年人的左心室充盈模式类似于中青年（40～60岁）的轻度舒张功能异常。因此，评价左心室舒张功能指标时应考虑年龄因素。指南指出，判断左心室收缩功能正常患者是否存在左心室舒张功能异常时，应评价以下4项指标。①二尖瓣环e'波速度（室间隔$e' < 7$ cm/s，左心室侧壁$e' < 10$ cm/s）；②平均E/e'比值> 14；③左心房最大容积指数> 34ml/m^2；④三尖瓣反流峰值速度> 2.8 m/s。在4项指标中，如果大于2项未达到截止值，诊断左心室舒张功能正常；大于2项达到截止值标准，诊断左心室舒张功能异常；若刚好2项未达到截止值标准，则不能确定左心室舒张功能是否异常。

根据该指南，LVEF正常的高血压左心室肥厚患者中，如果二尖瓣血流频谱显示E/A比值$\leq$0.8，且E波峰值速度≤ 50 cm/s，提示平均左心房压正常；E/A比值> 2提示平均左心房压升高。对于经二尖瓣口血流E/A比值≤ 0.8而E波峰值速度> 50cm/s、或E/A比值> 0.8但< 2的患者，专家组推荐根据以下指标判断：①三尖瓣反流峰值速度> 2.8 m/s；②平均E/e'比值> 14；③左心房最大容积指数> 34 ml/m^2。如这3项指标均能测得，而其中仅1项异常，提示左心房压正常；3项中有2项异常或3项指标均异常的患者，提示其左心房压增

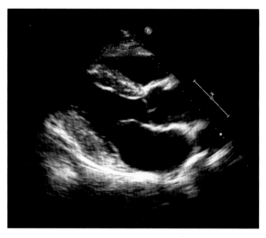

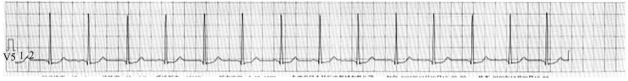

图20-4　左心室肥厚，左心室高电压

高。对于只能测得 1 项指标的患者，以及测得 2 项指标但 2 项指标结果不一致的患者，不能确定其左心房压是否增高。

左心室舒张功能不全是左心房扩大的常见原因。左心房扩大后心房肌应激性增强，传导和不应期不一致，电生理紊乱，这是发生房性心律失常的基础，表现为心房颤动、房性心动过速、房性期前收缩等。通过超声心动图早期诊断左心室舒张功能不全和左心房增大，采取措施改善左心室舒张功能，增加左心房排空，对治疗房性心律失常有重要意义。

第四节　瓣膜病变与心律失常

一、老年退行性心脏瓣膜病

老年退行性心脏瓣膜病又称老年钙化性心脏瓣膜病（SCHVD），随着年龄的增长，心血管系统逐渐老化，血流不断冲击心脏瓣膜及其支架，结缔组织发生退行性变、纤维化、钙化，从而使心脏瓣膜和（或）其支架的结构和功能发生异常，引起主动脉瓣和（或）二尖瓣关闭不全及狭窄等病变，如果心肌扩张和钙化、纤维化病变累及传导系统，可并发各种心律失常，如窦性心动过速、异位心动过速、心房颤动、心房扑动、期前收缩、传导阻滞等（图20-5），严重时可导致心力衰竭及猝死。心脏传导系统组织增生、脂肪浸润和钙盐沉积是发生各类心律失常和传导阻滞的病理基础。当二尖瓣环和主动脉瓣环及膜部室间隔发生纤维化和钙化时，压迫右束支和左前分支，导致房室传导阻滞及束支阻滞。二尖瓣关闭不全及心房纤维化引起左心房扩大，钙化斑延伸入左心房组织，阻断心房内传导引起心房颤动。主动脉瓣退行性变引起左心室舒张期充盈压增高，左心功能不全也可诱发心律失常。

主动脉瓣狭窄患者室性心律失常很常见，检出率大于80%，伴左心室肥厚者常有复杂室性心律失常。可能的原因包括①左心室后负荷加重，收缩期延长，钙化累及冠状动脉开口等引起的冠状动脉供血不足，心肌缺血缺氧引起电生理不稳定；②左心室肥厚、心内膜下纤维化引起心电不稳定性区域增加；③传导系统老年性退行性改变。

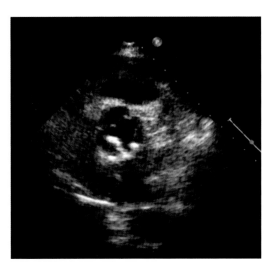

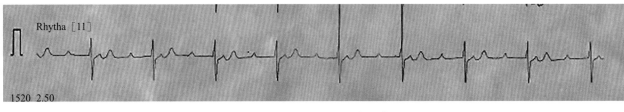

图20-5　主动脉瓣退变。一度房室传导阻滞

由于老年退行性心脏瓣膜病缺乏特征性的临床表现和体征，起病隐匿，常以各种心律失常为首发症状，超声心动图问世以前临床很容易误诊。老年患者因心律失常就诊时应常规做超声心动图检查了解有无老年退行性心脏瓣膜病。无创的超声心动图技术对于老年退行性心脏瓣膜病引起的心律失常有重要病因诊断价值。灰阶超声显像可直接显示瓣膜的形态、腔室内径与室壁厚度，以及各结构随心动周期的变化，彩色多普勒显像可显示瓣膜病损引起的血流动力学改变，脉冲多普勒和连续多普勒测量血流速度，计算压力阶差。联合运用超声心动图和心电图可提高瓣膜性心脏病的检出率，帮助临床医师了解瓣膜结构和功能改变、心脏血流动力学变化与心律失常之间的关系，提高诊疗水平，改善患者预后和生活质量。

二、二尖瓣脱垂

二尖瓣脱垂（mitral valve prolapse，MVP）在普通人群中检出率高达1.2%～2.4%。MVP各不相同，"致心律失常MVP"的二尖瓣器有特征性异常，如瓣叶黏液样变、冗长并脱垂、二尖瓣环裂（mitral annular disjunction，MAD）、乳头肌和其底部肌肉被纤维组织替代。有症状的二尖瓣脱垂患者因为高度的电不稳定性，常出现室上性和室性心律失常，包括房性期前收缩、房性心动过速、阵发/持续的心房扑动和心房颤动、室性期前收缩、阵发性室性心动过速等（图20-6）。心律失常与二尖瓣反流、左心房内径、左心室舒张末期内径和二尖瓣前叶厚度等相关，反流程度重、二尖瓣前叶增厚者容易出现复杂室性心律失常和猝死。

超声心动图可以明确诊断二尖瓣脱垂，根据超声特征初步判断是否为致心律失常MVP，准确测量左心房内径、左心室舒张末期内径和二尖瓣前叶厚度，协助判断病情、检出致死性心律失常的高危人群，以及随访监测治疗效果。

三、心脏瓣膜手术后室性心律失常

心律失常是心脏瓣膜置换术后最常见的并发症，发生率在10%～70%，室性心律失常是瓣膜置换术后最常见且危害较大的并发症之一。心脏瓣膜置换术患者术前长期病程引起心脏电学重构，手术时血流阻断迅速改变心肌局部供血、供氧状态，改变心肌微环境，从而影响心肌细胞电学特性，以及术后电解质紊乱，均可导致术前无发作史的患者易在术后诱发严重室性心律失常，如频发室性期前收缩、室性期前收缩二联律或三联律、多源性室性

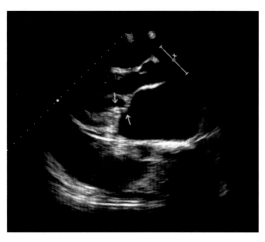

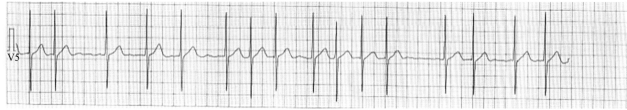

图20-6 二尖瓣前叶脱垂，心房颤动

期前收缩、室性心动过速、心室颤动等，严重威胁患者生命和健康，是影响手术早期和远期疗效的重要因素。

围手术期室性心律失常在心肌肥厚和心室扩大者的发生率尤其高，瓣膜术前超声心动图发现高危因素如心肌肥厚和心室扩大，有利于围手术期室性心律失常的预防和治疗，如对高危患者加强围手术期抗心律失常药物用量、预防性运用心外膜临时起搏器等。术前心功能差者，术后心律失常发病率高。对于术前超声心动图发现心功能差的患者，主张术中常规置临时起搏导线备用。左心房扩大是心脏术后新发心房颤动的危险因素。

重度三尖瓣关闭不全导致右心房压力长期升高，心房肌纤维增生，破坏正常心电传导通路，容易形成折返性快速性心律失常，即使行换瓣手术亦无法逆转已经重构的心肌，因此三尖瓣中度关闭不全的患者应做超声心动图密切监测病情发展，达到手术指征者尽早施行手术。

经导管主动脉瓣置换术（transcatheter aortic valve replacement，TAVR）是一项高度依赖超声心动图的微创瓣膜手术。主动脉瓣重度狭窄后期一旦出现症状，病情进展迅速，往往已经丧失外科开胸换瓣手术时机，此时TAVR是唯一可行手术。接受TAVR的患者因为主动脉瓣狭窄，室性心律失常很常见；因为高龄，心房颤动也很常见。TAVI术后室性期前收缩的发生率和严重程度显著降低。TAVR术后有发生完全性心脏传导阻滞的风险，一旦发生需要植入起搏器。心房颤动与TAVR术后死亡率独立相关。

经导管肺动脉瓣植入术（transcatheter pulmonary valve implantation，TPVI）也需要超声引导，术后常见室性心律失常，但通常是良性的，并且对药物治疗反应良好。

四、心律失常与房室瓣舒张期反流

房室瓣反流一般出现于收缩期，在舒张期（除外等容舒张期）为正向血流，但在心律失常的患者，舒张期也可能出现反流，尤其是瓣膜本身有病变者（图20-7）。研究显示，在房室分离的情况下，舒张期房室瓣反流仅见于PR间期延长的心动周期；当心房律为心房扑动时，在心室舒张中晚期可见到伴随F波反复出现的舒张期反流束；当心房律为心房颤动时，在心室舒张中晚期粗f波后也容易出现舒张期反流。其中以PR间期明显延长及心房扑动所引起的舒张期反流更为显著。有些心力衰竭患者，临床特征为心电图PR间期延长、QRS波增宽并伴舒张期房室瓣反流，采用起搏治疗调整房室延迟可消除反流，改善心脏血流动力学。超声心动图在检出舒张期房室瓣反流、评估治疗效果等方面都具有不可取代的作用。

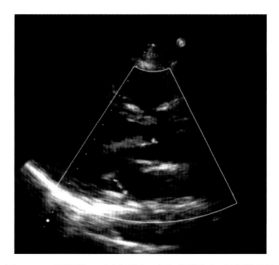

图20-7　舒张期二尖瓣反流，同时可见主动脉瓣反流

五、心律失常与感染性心内膜炎

2015年欧洲心脏病学会（ESC）感染性心内膜炎（infective endocarditis，IE）管理指南指出IE传导阻碍发生率高达15%，导致预后差、死亡率高。一度、二度、三度房室传导阻滞是常见的心律失常，左侧心脏瓣膜病变与大部分的房室传导阻滞有关。IE患者出现房室传导阻滞时，超声心动图［经胸壁超声心动图（TTE）和经食管超声心动图（TEE）］检查常可发现瓣周脓肿和瘘管，这是因为瓣周脓肿和瘘管毁损组织，影响传导系统，出现心电图异常。如果IE患者瓣膜赘生物脱落并栓塞冠状动脉，则可出现快速性心律失常如心房颤动等，这是严重的并发症，提示预后不良。亚急性感染性心内膜炎并发心律失常不少见，多数为室性期前收缩，其次为心房颤动和PR间期延长，约4%的患者可发生高度房室传导阻滞。严重心律失常是IE患者死亡的重要原因。

不明原因的新发生PR间期延长，应考虑感染性心内膜炎的可能性。在未确诊患者新发生PR间期延长时，超声心动图可以协助诊断IE，已确诊IE患者新出现房室传导阻滞时应马上行超声心动图检查寻找瓣周脓肿、瘘管等严重并发症。

第五节　病毒性心肌炎与心律失常

心肌炎（myocarditis）指病变范围主要限于心肌的炎症性疾病，由多种病原体（病毒、细菌、螺旋体、原虫等）、过敏或自身免疫疾病等引起。其中病毒性心肌炎（viral myocarditis）最为常见，病原体包括肠道病毒（特别是柯萨奇病毒B组）、腺病毒、流感病毒、EB病毒、巨细胞病毒及细小病毒B19等。病毒性心肌炎患者的心肌、心内膜、心传导系统、心包或瓣膜均不同程度地受到病毒的侵袭，但以心肌非特异性间质性炎症为主要病变，表现为心肌局灶性或弥漫性炎性改变。病理改变主要为心肌细胞溶解、变性、坏死，结缔组织中炎性细胞浸润。广泛的心肌坏死和间质单核细胞浸润导致心肌纤维断裂、心肌纤维化、心肌纤维间被胶原纤维隔开、细胞间距离增大、细胞间侧侧连接或缝隙连接减少、心电活动的横向传导速度降低。坏死心肌中存活的心肌细胞容易成为异常传导途径和室性心律失常的起搏点，引起心律失常。

病毒性心肌炎根据病情变化和病程长短分为急性期、恢复期、慢性期及后遗症期。心律失常是其最常见的并发症，临床上诊断的心肌炎中90%左右以心律失常为主诉或首发症状，发病率一般为30.0%～100.0%。后遗症期最常见的心律失常为室性期前收缩，多数为并行心律型，也可呈二联律、三联律，均属单纯期前收缩。其他心律失常包括房性期前收缩、交界性期前收缩、房室阻滞及束支阻滞等。传导系统的病变有时很广泛且严重，可出现三束支完全性阻滞、阿-斯综合征，甚至死亡。严重传导阻滞患者如果超声心动图显示左心室收缩功能降低，是安置临时起搏器的指征之一。

病毒性心肌炎的临床表现差异很大，轻症患者发病初期表现为肠道或呼吸系统感染，出现食欲缺乏、疲乏无力等症状，临床心电检查表现为轻度心律失常，给予药物治疗与充足的休息即可痊愈。心肌炎严重者临床症状多表现为严重的心律失常、心力衰竭、心源性休克或猝死，容易发生死亡，也可出现急性心肌梗死、心包炎。复杂的临床表现，加上病理诊断心内膜心肌活检因为复杂有创在临床中很少应用，导致临床诊断心肌炎非常困难。国际上缺乏统一的病毒性心肌炎诊断标准，临床诊断主要依靠临床表现，根据心电图、心肌酶谱测定、心肌核素显像和超声心动图等了解心脏结构和功能损害情况，在排除内分泌性疾病、原发性心肌病、风湿性疾病、代谢性疾病、冠心病等后做出病毒性心肌炎的诊断。

我国《儿童心肌炎诊断建议（2018年版）》中提出心肌炎的临床诊断包括5条主要临床诊断依据和5条次要临床诊断依据，建议①符合心肌炎主要临床诊断依据≥3条，或主要临床诊断依据2条加次要临床诊断依据≥3条，并除外其他疾病，可以临床诊断心肌炎；②符合心肌炎主要临床诊断依据2条，或主要临床诊断依据1条加次要临床诊断依据2条，或次要临床诊断依据≥3条，并除外其他疾病，可以临床诊断疑似心肌炎。对未达到诊断标准者，也应给予必要的治疗或随诊，根据病情变化，确诊或除外心肌炎。病毒性心肌炎诊断标准则是在符合心肌炎诊断的基础上具备病原学确诊指标之一，可确诊为病毒性心肌炎；具备病原学参考指标之一，可临床诊断为病毒性心肌炎。

《儿童心肌炎诊断建议（2018年版）》的主要临床诊断依据中，有2条可由超声心动图提供：①心功能不全。②心脏扩大。心功能不全主要表现为心肌收缩功能异常，心室充盈异常，区域性室壁运动异常；心脏扩大则以左心室扩大常见，多数属轻度扩大。

文献报道的可能与心肌炎相关的超声心动图征象还包括：①急性期心肌回声偏低，恢复期心肌回声局部或弥漫性增强；②心肌间质性水肿引起的室壁增厚；③心包积液。

病毒性心肌炎引起的心脏扩大经治疗后，多数逐渐恢复正常，因此，进行动态的超声心动随诊观察可帮助了解病毒性心肌炎病程变化。在一些特殊人群，如孕妇和小儿，超声心动图是诊断和随访监测病毒性心肌炎的最重要手段之一。妊娠期间患病毒性心肌炎引起的室性心律失常可能为恶性，但一般妊娠合并室性心律失常大多数为良性，与妊娠晚期心血管生理性代偿有关。为保护胎儿，孕妇不能接受心肌核素显像，此时心肌酶学和超声心动图就成为最重要的两项检查。超声心动图发现心包积液、左心室增大（图20-8）、室壁运动变化等都应考虑妊娠期室性心律失常是否由病毒性心肌炎引起。病毒性心肌炎是引起小儿心律失常最常见的原因。通过随访发现，期前收缩的多少与心肌炎轻重无相关关系，消失的时间多在病后1～5年，但个别可持续10年以上，无任何临床表现。因此对心律失常多年未消失且心脏彩超复查心功能良好者，应诊断为心肌炎后遗症，不需抗心律失常药物治疗，以避免抗心律失常药物潜在的心肌负性作用等不良反应。无症状者也要门诊长期随访，定期进行ECG监测，有条件者定期复查超声心动图，以防转变成心肌病或恶性心律失常。

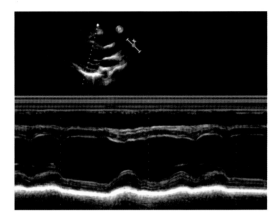

图20-8　心肌炎，左心室增大，心律失常

第六节　心肌病与心律失常

心肌病定义为不能用冠心病或异常心脏负荷状态完全解释心室肌结构和功能异常的心肌疾病。几乎所有的心肌病均可导致室性心律失常，并增加心源性猝死的风险。

一、致心律失常性右心室心肌病

致心律失常性心肌病（ACM）是一种遗传性进行性心肌疾病，特征为脂肪和纤维组织替代心肌细胞，引起心室结构与功能异常。ACM的主要亚型为致心律失常性右心室心肌病（ARVC），以右心室受累为主；少见亚型有以左心室受累为主或双心室均受累的ACM。

致心律失常性右心室心肌病又称致心律失常右心室发育不良（arrhythmogenic right ventricular dysplasia/cardiomyopathy，ARVD/ARVC），病因不明，以发作性晕厥、右心室源性室性心动过速、右心室扩张和右心衰竭为特征。临床表现为室性心律失常或猝死，常以室性期前收缩、室性心动过速起病，主要见于青年男性，是年轻人猝死的常见病因。房性心律失常在ARVC患者中也很常见，研究显示患病率约为18%，明显高于一般人群中房性心律失常的患病率。ARVC病理改变为心室心肌组织灶性或弥漫性地被脂肪、纤维组织替代，病变可以发生于右心室流出道、右心室游离壁、右心室心尖等不同部位，主要位于右心室游离壁。

ARVC的诊断是一个麻烦的问题。ARVC的临床特征虽然具有提示性，但对该病没有诊断意义。目前还没有可靠的证据证实影像学诊断的准确性，相关指南指出CMR心脏磁共振有可能过度诊断ARVC，尤其是在低患病率人群中；指南强调，CMR不应单独用于诊断或排除ARVC。缺乏公认的金标准也增加了影像诊断的不确定性。而且随着对该疾病认识的提高，还存在着从诊断不足到过度诊断的危险，临床医师会倾向怀疑ARVC，可能患者一旦出现ARVC可以合理解释的症状，就错误地诊断为ARVC。ARVC的二维超声心动图表现具有一定特异性，表现为①右心室壁变薄、膨出，运动幅度降低，右心室射血分数降低，或右心室流出道局部增宽，病变范围广者可见右心室扩张，舒张末容量增大。②右心室壁瘤样膨出常见于漏斗部、右心室心尖、右心室流入道（右心室下壁），这三个部位构成发育不良三角。③右心室调节束结构异常，肌小梁消失或紊乱。

既往临床上对ARVC基本评估主要依靠12导联心电图、24h动态心电图、运动试验等，诊断主要依靠可鉴别正常心肌与纤维脂肪组织的MRI、有创的右心室造影、心肌活检等。近年来随着三维超声等高新技术的发展成熟，超声心动图对ARVC的诊断价值日益受到重视。随着对ARVD研究的深入，具有无创伤、简便、可动态观察等诸多优点的超声心动图已经成为ARVC诊断的重要工具之一。

ARVD作为一种罕见的疾病，如果不治疗，可能会导致灾难性的后果，但治疗的方法并不是无害的。发生室速后药物治疗也比较困难。组织多普勒显像技术可以识别心动过速的最早激动部位、激动顺序，有利于指导准确消融，减少室速复发。

二、心肌致密化不全

心肌致密化不全（noncompaction of ventricular myocardium，NVM）是心室发育不全的一种罕见病例，由心肌致密化过程提前中止导致。该病有家族发病倾向，可能与基因相关，患者容易出现心力衰竭、心律失常。其病理特征为心室内存在异常粗大的肌小梁和交错的深隐窝，左心室心肌存在致密化和非致密化两层，以心尖部和左心室游离壁中部最为多见。NVM患者心肌隐窝中容易形成血栓，脱落可导致脑栓塞、肾动脉栓塞、四肢动脉栓塞等严重并发症。

心律失常是成年NVM常见的临床表现，以心脏传导阻滞和室性心律失常最常见（图20-9）；传导阻滞可能与进行性心内膜纤维化有关，室性心律失常可能与心肌进行性缺血及随后形成瘢痕有关。常见心律失常包括室性期前收缩、室性心动过速、心房颤动、心房扑动、完全性右束支传导阻滞等。左心室非致密性心肌病室性心律失常的基质是异质性的，起源于心室流出道，与浦肯野系统有关，类似于非缺血性心肌病的瘢痕类型。

左心室致密化不全症状体征无特异性，临床容易漏诊。目前并没有一个明确的国际通用的诊断标准。左心室造影、MRI等手段有助于左心室致密化不全的诊断，但是左心室造影和MRI需要配备高档仪器，有些操作有创，且费用昂贵，限制了其推广应用。超声心动图具有方便、价廉、无创等优越性，应作为首选诊断手段。

左心室致密化不全具有超声心动图特征性改变，主要表现为①心腔内见粗大丰富肌小梁，其间可见呈网状结构的交错管道，血流可以从心腔内进入管道中。②主要累及心尖部，可波及室壁中段，基底段一般不受累。游离壁受累多，很少出现室间隔病变。③病变区外层致密心肌菲薄，运动幅度降低。④可伴发室间隔缺损等先天性心脏病。⑤乳头肌受累可导致二尖瓣重度关闭不全。⑥晚期多出现心力衰竭，包括射血分数降低、左心室增大等。2020年《超声心动图诊断心肌病临床应用指南》中，NVM诊断标准为①心室收缩末期非致密化层与致密化层比值＞2；②病变区域主要位于心尖部、侧室和下壁；③彩色多普勒血流显像可测及深陷隐窝内有血流灌注并与心腔交通，而不与冠状动脉相通；④排除其他心脏畸形。超声心动图新技术的发展提高了诊断准确性。当怀疑NVM但经胸二维超声成像不能清晰显示窦隙状非致密化心肌时，可应用声学增强剂显示心腔。左心声学增强剂经上肢浅静脉注入，随血流通过肺循环进入左心室，填充在隐窝内，使得粗大的肌小梁结构及小梁间隐窝显示更为清晰，并清晰显示心内膜，有助于更准确地评估左心室容积和射血分数。相对于二维超声心动图，实时三维超声更直观地显示NVM患者粗大肌小梁和深陷隐窝的空间位置关系，较好地区分致密层和非致密层心肌，评估病变范围。

三、梗阻性肥厚型心肌病

梗阻性肥厚型心肌病是一类致病因素不明，有遗传倾向，以心室（室间隔）不对称、非均匀性肥厚和心室腔变小为特征的心肌病。患者左心室舒张功能障碍，血液充盈受阻，易致室性心律失常；室性心动过速发展为心室颤动、心搏骤停，可导致猝死。研究显示肥厚型心肌病患者左心室肥厚的程度与危险性室性心律失常发生率呈正相关，左心室肥厚越严重，发生危险性室性心律失常的可能就越大。危险性室性心律失常的发生率与最大心室壁厚度、左心室流出道的梗阻情况有关，而肥厚部位与心律失常类型有关，缓慢性心律失常患者的肥厚部位位于室间隔中下部及心尖部的比例明显高于快速性心律失常患者（图20-10）。亚洲人群心尖肥厚型心肌病（aHCM）的临床过程比室间隔肥厚型心肌病（sHCM）倾向良性，法裔加拿大人心尖肥厚与

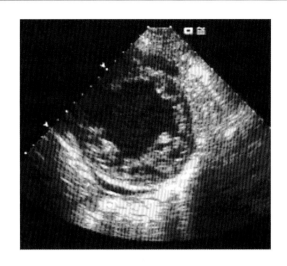

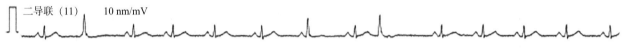

图20-9　左心室致密化不全，偶发室性期前收缩

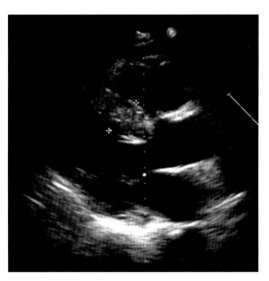

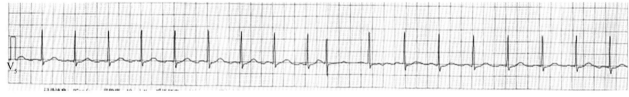

图20-10　肥厚型心肌病，偶发房性期前收缩

室性心律失常风险增加有关。

　　室性心动过速在HCM患者的危险分层中具有重要的意义。非持续性室性心动过速（NSVT）的发作提示肥厚型心肌病患者随后发生心源性猝死（SCD）的风险显著增高。NSVT时间越长、速度越快，需要埋藏式心脏自动复律除颤器（ICD）治疗的可能性越高。心房颤动与HCM患者的不良结局

（包括脑卒中）相关。尽管一些研究表明50%的患者存在无症状心房颤动，但目前尚不清楚无症状心房颤动（尤其是持续时间短的心房颤动）是否会导致不良后果。

　　心脏成像在HCM的诊断和临床决策中起着重要的作用。超声心动图是大多数患者的主要成像方式，用于确定诊断（或排除其他诊断）、确定肥厚

类型、评估肥厚的严重程度，以及伴随的心脏结构异常（是否存在左心室心尖处狭窄与继发室壁瘤）和功能异常（如左心室收缩与舒张功能、瓣膜功能）。超声测量最大室壁厚度、心腔尺寸、收缩功能和左心室心尖部室壁瘤的存在，有助于评估表型严重程度和SCD风险分层。超声心动图检查HCM的突出优势是能动态显示左心室流出道（LVOT）有无梗阻及梗阻程度。LVOT压力梯度是动态变化的，受负荷条件的影响，卧位静息超声心动图往往低估了动态LVOT梗阻的存在和严重程度，高达50%的阻塞性生理病患者在静息超声心动图上被漏诊。如果静息梯度＜50 mmHg，则必须进行刺激性动作，如Valsalva动作或蹲下站立（或简单站立）动作，以发现LVOT梗阻的存在。

确诊的梗阻性肥厚型心肌病患者需要根据病情进行相应治疗。超声心动图在引导治疗和治疗后的疗效评估中都有重要作用。术中TEE是HCM手术切除和辅助修复的标准部分。TTE或TEE成像指导酒精性间隔消融，可提高手术成功率，缩短介入时间，缩小梗死面积，降低心脏传导阻滞率。近年在全球获得广泛赞誉的丽文术式是在影像引导下经皮经心外膜到达心肌内，在心脏不停搏的情况下治疗心脏疾病的一种新技术。超声引导下经皮心肌内室间隔射频消融术（percutaneous intramyocardial septal radiofrequency ablation，PIMSRA）是丽文术式中的一种，用于治疗梗阻性肥厚型心肌病，可以避免室间隔旋切术和酒精消融术的严重的并发症——传导束损伤或阻滞。

四、扩张型心肌病

扩张型心肌病（DCM）是心力衰竭的第三常见病因，也是最常见的心肌病。DCM定义为在没有异常负荷条件（高血压和瓣膜疾病）或冠状动脉疾病足以引起整体收缩功能损害的情况下，左心室扩张和左心室收缩功能障碍的存在。扩张型心肌病病因不明，起病缓慢、隐匿，临床上多以室性心律失常或心功能不全就诊。心律失常发生率高，是扩张型心肌病患者的主要死因之一。室性心律失常发生的病理基础：①心腔扩张，腔内压力增大，室壁变薄，心肌广泛变性、萎缩、纤维化，心肌细胞电稳定性降低；②病变累及心脏节律点及传导系统，

传导系统受累程度与心脏扩大、心力衰竭的程度相关。扩张型心肌病患者室性心动过速风险与心肌瘢痕关系密切。扩张型心肌病的重塑过程以细胞外基质和间质纤维化的改变为特征，纤维组织导致传导缓慢和不均匀，形成回路并产生威胁生命的室性心动过速。心律失常可能起源于纤维组织的不均匀分布，包括斑片状、局灶性、弥漫性分布，或存在活/非存活心肌细胞周围分布。研究显示非缺血性扩张型心肌病患者心肌纤维化的程度与心律失常相关，类似梗死后患者的相关性。左心室显著扩张时恶性室性心律失常发生率增加。极度左心室扩张及室壁变薄后残存心肌细胞减少，单位心肌细胞负荷增加，加之心肌纤维化，尤其是毛细血管周围纤维化、心肌供氧不足、心肌能量代谢障碍是扩张型心肌病恶性心律失常发生的病理生理基础。

室性心律失常的程度与左心室舒张末期内径和左心室后壁厚度之比、左心房内径显著相关，随左心室扩张程度的加重，室性心律失常发生率与恶性程度增加。在扩张型心肌病患者中，持续性室性心律失常的年事件率约为4.5%。高血压、既往（非）持续性室性心律失常、左心室射血分数降低、左心室扩张和基因突变的年轻患者的风险尤其高；可能需要考虑植入心律转复除颤器。心房腔增大后容易发生房性心律失常，尤其是心房颤动，原因包括左心房做功增加，左心房不均匀肥大，左心房肌应激性增强、传导和不应期不一致等。心律失常又进一步加重扩张型心肌病心脏增大和心力衰竭：室壁运动不同步、不协调导致室壁负荷重新分布，心室内压力分布不均匀，左心室扩大，收缩功能进一步下降。

超声心动图可以动态监测心房、心室大小，有助于各种房性、室性心律失常风险评估和治疗；它还可以通过左心室射血分数，E峰速、A峰速及其比值，左心室短轴缩短率等评价心功能，评估室性心律失常严重程度，评估扩张型心肌病患者病程和预后。

扩张型心肌病治疗困难，近年来，开始对电机械运动不协调的心力衰竭患者使用心脏双腔或三腔起搏，修正心室不协调运动，从而改善患者的心脏血流动力学和心功能。起搏治疗后心肌收缩力增强，可能促进心腔内附壁血栓脱落，引起血管栓塞甚至猝死；对需要安置起搏器的患者，应当在术前行超声心动图检查排除心腔内血栓。临床上对起搏

效果的判断及随访观察也有赖于超声心动图。

扩张性心肌病有一些特殊类型,如遗传性扩张型心肌病、围生期心肌病等。

最近数据表明,可能至少1/3的特发性扩张型心肌病有遗传因素。能用于区分家族性和非家族性扩张型心肌病的只有阳性家族史,没有明确的临床表现可用于区分二者。同一家族内同一基因型的成员,表型特征也可能有所不同。目前主张用心电图和超声心动图临床筛查确诊病例的所有一级亲属,以鉴别家族性疾病,并确定家庭中的受累人数。无症状家庭成员应定期复查超声心动图,以发现疾病的早期迹象。

妊娠以前健康的妇女,在妊娠的最后1个月和分娩后5个月发生病因不明的扩张型心肌病,为围生期心肌病(PPCM),可出现以心动过速为主的多种心律失常。PPCM的最终诊断取决于超声心动图:识别孕产妇在该时间段内新发的心力衰竭,并排除心力衰竭的其他原因:心肌梗死、败血症、重度子痫前期、肺栓塞、瓣膜疾病和其他形式的心肌病。PPCM患者的超声表现与心力衰竭患者的表现一致:射血分数降低、全身扩张、心壁变薄。超声心动图是无创的,可以对孕妇进行系列随访评估,监测病情变化,了解局部和整体左、右心室功能,瓣膜结构和功能,可能的心包病变和并发症。

第七节　先天性心脏病与心律失常

由于心脏结构异常和传导系统异常,先天性心脏病患者容易出现房性和室性心律失常。介入和外科手术修复结构异常时改变了电生理基质,可导致围手术期早期或术后晚期心律失常。先天性心脏病本身导致的血流动力学异常和姑息性手术后的血流动力学异常也使患者易患房性和室性心律失常。先天性心脏病心律失常的原因既包括心脏传导系统的先天异常或后天损伤,也包括心肌和心腔病变、血流动力学变化。

由于外科手术的进步和产前诊断技术的发展,现在患先天性心脏病的成年人比儿童多,全世界约有300万患者。房性快速心律失常影响成人先天性心脏病发病和死亡,存在房性心律失常时死亡率增加50%,且发病率增加100%。心律失常与血流动力学异常互相影响,可导致病情恶化,甚至猝死。

一、几种先天性心脏病常见心律失常与超声心动图

(一)房性心律失常

心房扑动是先天性心脏病患者最常见的心律失常,术前发生的心房扑动是右心房增大的结果,心室和瓣膜病变都可导致右心房增大。房间隔缺损、心内膜垫缺损、完全性肺静脉异位连接、三尖瓣闭锁、肺动脉闭锁、二尖瓣闭锁、主动脉闭锁、三尖瓣狭窄、双入口单左心室、右心室双出口等均可引起心房扑动。

心房颤动可能发生于高达30%的先天性心脏病患者,主要见于可导致高心房压、后负荷过重和心房扩张的先天性心脏病。

成人先天性心脏病伴发的房性快速心律失常很难控制,导管消融有效,但复发率很高。

(二)缓慢性心律失常

窦房结功能障碍可以是先天性的,也可以是术后并发,由先天性心脏病引起的长期血流动力学损害或术后窦房组织进行性纤维化导致。

超声心动图诊断先心病结构病变,评估心房的大小和压力,有助于指导心律失常治疗和预后判断。

(三)室性心律失常

室上性心动过速、频发室性期前收缩、室性心动过速常见。涉及的先天性心脏病包括室间隔缺损、矫正性大动脉转位、心室憩室、各种左向右分流先心病晚期出现的艾森门格(Eisenmenger)综合征等。

二、特定先天性心脏病的心律失常

(一)房间隔缺损

房间隔缺损可出现以房性心律失常为主的多种心律失常,如房性期前收缩、房性心动过速、心房扑动、心房颤动。右心房扩张可导致房内传导延缓,表现为PR和PA间期延长。房间隔缺损可直接影响传导系统,引起左束支传导阻滞、房室旁道介导的快速性

心律失常。静脉窦附近的继发孔房间隔缺损可出现窦房结功能异常。房间隔缺损患者出现房室阻滞是因为房室结位于缺损后部，房室束位于室间隔上缘，这些部位易受分流血流影响（图20-11）。心律失常发生率随年龄增长而增加，通常由肺血流增加和（或）肺动脉阻力增加导致。进展到艾森门格综合征后，可出现心房颤动和其他房性快速心律失常。

频发室上性期前收缩、频发室性期前收缩、室性心动过速等。

（三）Ebstein 畸形（三尖瓣下移畸形）

部分Ebstein畸形病例，右心室发育不全和房室旁路可能并存，引起心律失常；其发生率随年龄增长逐渐增加。其典型的心电图表现是P波时限延长、PR间期延长与右心房扩大，多伴右束支传导阻滞（图20-12）。P波延长的发生机制是三尖瓣位置下移导致右心房扩大，继而心房中激动传导延迟，其延长程度与三尖瓣下移的程度呈正相关。右

（二）室间隔缺损

心律失常的发生与室缺引起的血流动力学改变相关，而与室缺部位关系不大。常见心律失常包括

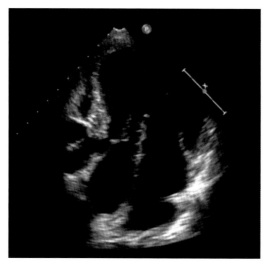

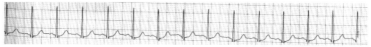

图20-11　左心室双入口、永存动脉干、房间隔缺损、窦性心动过速

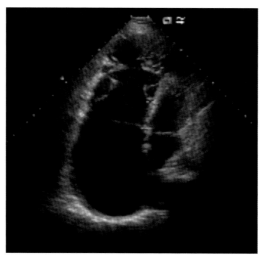

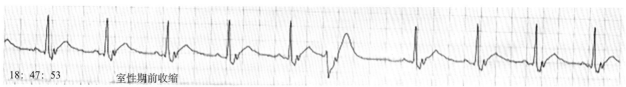

18：47：53　　　室性期前收缩

图20-12　Ebstein畸形，完全性右束支传导阻滞，偶发室性期前收缩

束支传导阻滞见于75%～90%的患者，反映了激动在房化右心室中的传导延迟。Ebstein畸形易伴发预激综合征，基础是胚胎时期三尖瓣的发育异常。Ebstein畸形相关的房性心律失常为旁路介导的心动过速（预激综合征）。旁道几乎总是右侧的，在Ebstein畸形患者中发生率高达25%。心房扑动和心房颤动通常在患者年龄超过35岁时才会出现，由右心房增大和右心房压力增高导致。

（四）肺动脉瓣狭窄

疾病早期或狭窄程度较轻时，心电图可正常；疾病的中晚期或严重狭窄病例右心室肥大后可出现右束支阻滞。

（五）动脉导管未闭

收缩期和舒张期持续左向右分流导致左心房和右心室容量负荷增加，从而引起心律失常。在婴幼儿和青少年患者，心律失常极少见，而未经治疗的患者在50～60岁时，会出现心房颤动伴充血性心力衰竭症状。

（六）先天性右上腔静脉缺如可合并窦房结功能不良

最常合并的心律失常为窦房结功能不良与房室阻滞。窦房结功能不良的病理解剖基础为右上腔静脉与右心房连接处呈完全闭锁或缺失，位于邻近的窦房结发育受到影响，以及冠状窦异常扩大压迫周围心脏传导组织。

（七）左心室流出道梗阻

室性心律失常尤其是室性期前收缩的发生率较高。先天性主动脉瓣病变并发感染性心内膜炎患者易发生传导阻滞。

（八）先天性矫正性大动脉转位

此病患者室上性心动过速的发生率较高，原因可能是患者易同时合并左侧三尖瓣的Ebstein畸形，出现左侧附加通路的频率增加。

（九）心室憩室和左心室假腱索

先天性心室憩室合并心律失常主要为非持续性和持续性室性心动过速。左心室假腱索是连接室间隔和左心室其他部位的索状结构，其在健康人群中的发生率可超过50%；假腱索内证实有浦肯野纤维，受到牵拉时可能导致室性期前收缩和持续性室性心动过速。

（十）单支左上腔静脉

（没有右侧上腔静脉，不是双上腔静脉）不伴随复杂先天性心脏病时，虽然血流动力学没有异常，但与心源性心律失常高度相关。这类患者即使没有症状，也要长期监测具有临床意义的心律失常。

（十一）单心室有发生室上性心动过速和缓慢性心律失常的风险

由于长期血流动力学不良，还有发生室性心动过速的风险。交界性异位心动过速是一种危及生命的心律失常，可能继发于慢性心房高压。心房扑动、心房内折返性心动过速、异位房性心动过速、室性心律失常和猝死则由长期容量负荷过大、心室肥大和纤维化引起。

以上各种先天性心脏病房室、瓣膜、腱索结构改变和血流动力学变化都可以通过超声心动图显示，对于判断心律失常病因有重要价值。

超声心动图也用于合并心律失常先天性心脏病患者的长期监测。先天性心脏病患者，无论是单纯型还是复杂型，都应该定期监测心律失常。PACES-HRS关于成人CHD心律失常的专家共识声明指出，复杂或中度复杂的先天性心脏病患者应每年进行常规心电图和超声心动图血流动力学评估。如果超声心动图图像质量不好，应用计算机断层扫描或磁共振成像。

先天性心脏病患者的心源性猝死率是普通人群的25～100倍。发绀型病变（如法洛四联症和完全性大动脉转位）和主动脉阻塞性病变（如主动脉瓣狭窄和主动脉缩窄）猝死率最高，这类患者经过20～25年的随访，猝死风险可能高达10%～15%。儿童期先天性心脏病修补后常出现心律失常，可导致青年晚期心源性死亡。室性心律失常已成为不同类型先天性心脏病心源性猝死共同的危险因素。通常先天性心脏病患者出现晕厥或非持续性室性心动过速应进行血流动力学和电生理评价。超声心动图可以监测猝死危险因素如矫正术后残余血流动力学功能障碍、右心室流出道斑块等。

三、先天性心脏病术后心律失常与超声心动图

多数先天性心脏病手术是在全身麻醉、低温、体外循环条件下进行的，术后早期常发生各种心律失常，这与手术操作范围及方式、循环阻断时间、

术中失血量等因素相关。

（一）术后心律失常的常见类型

1.房性心律失常　术后，在缝合线和瘢痕之间有许多不同的回路，这些回路可以发生在任何涉及心房的外科手术之后。它们比典型的心房扑动更难定义和消融，产生复杂的房内折返性心动过速。心房内折返性快速性心律失常可发生在房间隔缺损修补术、Mustard 和 Senning 手术、Fontan 姑息性修补术和肺静脉回流异常修补术后。由于房室同步性丧失，会危害血流动力学，甚至导致心房血栓形成。Mustard 和 Senning 手术房性心律失常的发生率超过50%，包括缓慢性心律失常和异位性心律失常。它们是术中窦房结、窦房结动脉、血管内通路或房室结本身损伤的直接结果。因为 Mustard 和 Senning 手术心律失常并发症危害大，现在已经基本被动脉转位手术取代。法洛四联症矫正术后，约1/3的成人患者发生房性心律失常，多见于肺动脉瓣反流、左心室功能不全和右心房容量过大的患者。肺动脉瓣替换术有可能减少心房扑动的发作。心外导管和侧壁隧道技术等改良术式减少了心房内手术的数量并降低心房压，可减少单心室术后房性心律失常的发生。

2.室性心动过速　交界性异位心动过速是一种室性心动过速，通常发生在特定先天性心脏病矫治术后的前24 ～ 72h（围手术期）。术后最易发生交界性异位心动过速的先天性心脏病（矫治术）如下：法洛四联症（室间隔缺损修补术）、大动脉右旋移位（Mustard 和 Senning 手术）、室间隔缺损闭合、完全性静脉回流异常、单心室（Fontan 手术）。其病理生理学尚不清楚，可能与术后炎症、缺氧或直接手术创伤有关。法洛四联症矫治时使用肺动脉瓣替换术有可能减少术后室性心动过速的发作。完全型大动脉转位传统 Mustard 和 Senning 术式要切开心房，并使用右心室作为全身心室，可在手术后数年内由于长期的右心室功能不全而发生室性心动过速。

3.缓慢性心律失常　继发孔房间隔缺损或静脉窦型房间隔缺损修补后，窦房结或房室结直接损伤可导致缓慢性心律失常。窦房结功能障碍可以发生在任何外科手术后，但主要发生在涉及广泛的心房修复的术式，如 Mustard 手术，Senning 手术，Glenn 手术，Fontan 手术和 Ebstein 手术。90%的

Mustard 手术后患者在10年内会出现窦房结功能障碍。单心室通过 Fontan 手术将腔静脉血直接导向肺动脉，广泛的心房内手术可导致窦房结功能不全。上腔静脉窦缺损修复后也会出现窦房结功能障碍，这是因为上腔静脉靠近窦房结。房室传导阻滞的发生与房室结附近的缺陷和手术有关。这些包括室间隔缺损闭合，尤其是膜周室间隔、房室间隔缺损、主动脉瓣修复或主动脉瓣下狭窄手术。

超声心动图可以显示手术方式对心脏结构和血流动力学的影响，寻找引起心律失常的相关因素如心房心室结构损伤、心功能不全、瓣膜反流等。

（二）术后心律失常发生的时间

1.先天性心脏病矫正术后即刻出现的心律失常　与下列因素有关：①心室肌收缩功能受损所致的心腔大小变化；②心内膜下心肌缺血；③特殊传导系统受损；④残余畸形的影响；⑤代谢异常或中枢神经系统受损；⑥术后心内膜感染。超声心动图可以迅速发现心腔大小变化、心肌缺血、残余畸形、心内膜感染病灶，协助及时准确地判断心律失常病因，从而有效指导治疗，改善预后。

2.先天性心脏病矫正术后晚期发生的心律失常

（1）心房手术后：窦房结功能异常见于 Mustard 手术、Fontan 手术、房间隔缺损修补术及肺静脉畸形引流矫正术后。形成房性心律失常的常见原因：①手术对心房肌的损伤。大部分的心肌变性、心腔的扩张和心肌的增生肥厚及纤维化都可能导致心动过速，心房上的长切口或补片可导致折返环的形成。②心房压力的增高导致心房肌纤维的延长。③手术对窦房结及其供血的损害导致窦房结功能低下。④手术改变心脏静脉系统解剖结构。⑤术后房室瓣关闭不全所致的血流动力学变化。超声心动图可以显示心房结构及血流动力学变化，判断房室瓣关闭不全程度，寻找各种心动过速的发病机制及可能影响病死率及对心律失常耐受性的因素。

（2）心室手术后：累及心室的先天性心脏病手术后可发生各种心律失常，常见为传导异常和室性心律失常。室性心律失常多见于法洛四联症术后晚期，发生率和严重性与手术时的年龄、右心室收缩压及右心室功能有关，若手术时的年龄较大，右心室收缩压和舒张末压明显增高，心功能下降，则术后易发生室性心律失常。其中室性心动过速常见，产生机制为折返激动，心室内的手术瘢痕、室间隔

缺损和右心室流出道补片可能是折返环路内的缓慢传导区。

术后室性心动过速患者需进行全面检查，包括动态心电图、运动试验及有创性心电生理检查，评价血流动力学状态，以期找到可以纠正的异常（如残留右心室流出道狭窄）并行手术纠正。超声心动图可以清楚显示心腔结构、右心室流出道补片，实时评价血流动力学，发现残留狭窄。对于无症状但动态心电图或运动试验存在严重室性心律失常的患者，需要根据血流动力学状况决定是否需要治疗：如果患者血流动力学状况良好，可随访观察；如果血流动力学状况欠佳，可做电生理检查并根据检查结果进行相应治疗。超声心动图简单、无创，是评价无症状患者心脏血流动力学状况的最佳选择。

（三）超声心动图在先天性心脏病新术式与心律失常中的应用

先天性心脏病患儿在经导管介入封堵术治疗中，封堵器压迫心脏组织、操作牵拉迷走神经等因素可明显影响心脏传导系统功能，增加患儿心律失常的发生率。室间隔缺损介入术后患儿有发生束支传导阻滞风险。超声心动图不仅可以帮助选择适当大小的封堵器（图20-13），还可以实时引导介入操作，减少对心脏的不良影响。

随着先天性心脏病外科及介入治疗技术的发展，先天性心脏病术后心律失常日益受到重视，超声心动图应用于术前、术中和术后，有助于制订改进手术方法、减少心律失常并发症、改善患者预后。

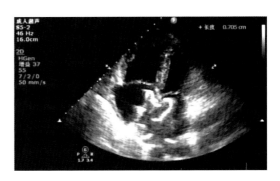

图20-13　房间隔封堵器

第八节　胎儿心律失常

一、胎儿心律失常概况

胎儿心律失常通常指在无宫缩时，胎儿心律不规律变化或者胎儿心率持续超过160次/分或低于120次/分。胎儿心律失常发病率约为1%，大多数不需要临床特殊处理，随着胎儿的生长发育会自行消失，但复杂严重的胎儿心律失常若未及时正确诊断与治疗，可导致胎儿心力衰竭、水肿，甚至死亡。报道显示，10%的胎儿心律失常与胎儿心血管和（或）神经系统畸形、胎儿死亡及新生儿死亡率增加相关，准确诊断并恰当处理对母亲及胎儿都非常重要。

胎儿心律失常一般分为三类：胎儿心动过速（主要包括窦性心动过速、阵发性室上性心动过速、心房扑动及心房颤动）、胎儿心动过缓（主要包括窦性心动过缓和房室传导阻滞）和不规则心律（主要为期前收缩）。

90%的胎儿心律失常为房性或室性期前收缩，房性期前收缩的发生率远多于室性期前收缩。期前收缩时心房心室同步搏动丧失，S波幅度降低或无S波（房性期前收缩未下传），该心动周期每搏量降低。绝大多数期前收缩是良性的，常与迷走神经或交感神经张力改变有关，母体感染、摄入咖啡因、吸烟或服药、环境因素、母亲的精神状态、妊娠中晚期的不规律子宫收缩等均可成为其诱因。因为期前收缩为偶发，对心功能影响相对较轻，无心脏结构异常者预后良好，可随访观察，不需要治疗。心脏结构正常的一过性胎儿心律失常（包括期前收缩、心动过速等）危害小，其发生可能与孕妇精神状态、胎儿宫内缺氧等因素有关，不需要特殊处理，定期监测即可。

严重的心律失常包括室上性心动过速、心房颤动、心房扑动、室性心动过速、完全性房室传导阻滞。频发期前收缩，特别是频发房性期前收缩未下传者心排血量降低，导致循环功能下降，供血不足。持续发生的房室传导阻滞、心动过缓所致的心室率缓慢，以及心房颤动、持续性室上性心动过速所致的舒张晚期心室充盈不足，均可导致心排血量明显下降，胎儿心力衰竭，表现为胎儿水肿，可引起严重的神经系统病理损害甚至导致胎儿宫内死亡。胎儿心动过缓常伴发心脏结构异常，存活率低，预后较差，其发生可能与胎儿窘迫、脐带或胎头受压、缺氧等因素有关。此类心律失常确诊后应密切监测并积极治疗，治疗方法包括消除病因、通过母体用药经胎盘治疗胎儿，药物无效的危重病例可以考虑促早产后起搏治疗。

室上性心动过速、持续发作的心律失常、房室传导阻滞等缓慢型心律失常胎儿出现心脏结构异常的概率高。文献报道室上性心动过速胎儿心脏畸形的比例为5%～10%。约50%的完全性房室传导阻滞合并潜在的心脏畸形，最常见的心脏畸形为心内膜垫缺损，此外，还有矫正性大动脉转位、右心室双出口、大动脉转位、肺动脉闭锁、主动脉狭窄及主、肺动脉瓣狭窄等。合并心脏结构异常的胎儿，其心律失常可能由病理性应激反应引起，多为持续发作。胎儿容易于宫内发生心力衰竭，病死率高。

二、超声心动图检查胎儿心律失常的方法

因为胎心听诊和无创方法获得的胎儿心电信号诊断价值有限，目前超声心动图是检查胎儿心律失常的最主要方法，临床广泛应用于诊断与鉴别诊断胎儿心律失常。超声心动图通过M型超声观察房、室壁运动曲线，多普勒超声评估左心室流入道与流出道交汇处、肺动脉与肺静脉相邻处、下腔静脉与腹主动脉相邻处、脐动脉与脐静脉相邻处的血流频谱，可以分析房、室壁的节律关系，诊断心律失常，直观显示由胎儿心律失常引起的胎心机械运动变化、血流动力学异常。二维灰阶与彩色血流显像结合，可发现合并的胎儿心脏结构畸形，协助治疗方案的制订。

M型超声具有良好的时间和空间分辨率。M型取样线同时通过心房壁、心室壁，显示心房和心室的运动，观察房室激动顺序（图20-14）。胎儿心房壁运动曲线不同于成人，幅度显著。彩色M型超声心动图取样声束置于心室流入道和流出道交界区，可以同时取得流入道彩色M型血流信号（反映心房的活动规律）及流出道彩色M型血流信号（反映心室的活动规律），展示心房和心室活动的相互关系。

脉冲多普勒取样容积置于左心室流出道与左心室流入道之间，同时记录心室收缩期S波、舒张早期E波、心房收缩期A波，分析各波形态、时相及相互关系。经左心室流出道测得的S波反映了心室肌的激动和复极过程，其节律代表心室率，S波幅度大小反映了每搏量的大小。经二尖瓣（左心室流入道）测得的过瓣血流的E波反映由心室舒张引起的快速充盈，其后的A波代表心房除极过程，其节律为心房活动节律。因为胎儿心室充盈主要是在舒张晚期，A波幅度降低提示心室充盈不良。AS间期反映了从心房除极到心室除极的时间，即房室传导占用的时间。EA间期反映从快速充盈期经缓慢充盈期到下一次心动周期心房除极的时间。正常胎心心律规整，心率120～160次/分，S、E、A波节律整齐，各个波的形态和时相及彼此间的关系相对固定。胎儿心律失常时各波特点及相互关系发生改变。根据S、E、A波的形态、时相、相互关系可以了解心律失常的性质，如频率异常、传导异常、异常起搏及异常起搏的位置等，并根据其特点对心律失常做出诊断。

常见胎儿心律失常的超声心动图表现如下所示。

（一）期前收缩

定义为每10次正常搏动中至少发生一次心房、心室的提前收缩。

1. **房性期前收缩**　最常见的胎儿心律失常，心房壁提前收缩，A波提前出现，与其前的E波靠近甚至融合；房性期前收缩下传时心室壁提前收缩，主动脉瓣提前开放，A波后出现提前的低振幅S波（振幅低是因为提前收缩的心室充盈不足，心排血量减少），其后的代偿间期不完全，房性期前收缩无下传时，期前收缩周期无心室壁收缩及主动脉瓣开放，A波后无S波出现，其后的E波也缺失。

2. **室性期前收缩**　心室壁提前收缩，其前无心房壁收缩，E波后无A波，接着出现提前的低振幅S波（也是因为提前收缩的心室充盈不足，心排血量减少），代偿间期完全，多普勒频谱显示半月瓣前向血流峰值低于正常，速度降低。

（二）心动过速和心动过缓

胎儿心率小于110次/分为胎儿心动过缓，胎儿心率大于180次/分为胎儿心动过速，两者持续时间均在10s之上，各波形态及时相、间距规则。

1.窦性心动过速 胎儿心率180～200次/分,用M型超声及频谱多普勒均可观察到正常的1:1房室下传。

2.窦性心动过缓 胎儿心率小于100次/分,M型超声及脉冲多普勒显示1:1房室传导。

3.室上性心动过速 阵发性室上性心动过速是胎儿心动过速最常见的类型,心率220～240次/分,M型超声可见心房壁的收缩在前,心室壁的收缩在后,1:1房室传导。由房性期前收缩激发。

4.室性心动过速 由室性期前收缩激发。

5.心房扑动 心房壁运动极快,可达400次/分,搏动规则,而心室壁的运动相对较慢,约200次/分。

6.心房颤动 心房收缩增快而不规律,M型超声及频谱多普勒显示心房率及心室率不规则,完全失去正常对应关系。房室瓣血流频谱呈单峰,振幅、时距不等。

(三)房室传导阻滞

1.一度房室传导阻滞 没有心动过缓,产前超声不能诊断。

2.二度房室传导阻滞 胎儿心率减慢,E波规则或不规则间隙性脱落,仅有A波出现,E波未脱落时,A波之后有S波出现,E波脱落的A波之后无S波出现,即部分心房搏动不能下传到心室,S-S时距等于2倍A-A时距。

3.三度(完全性)房室传导阻滞 心房壁的收缩与心室壁的收缩不一致,心房率正常,节律规整,心室率缓慢,仅40～80次/分,心房搏动与心室搏动完全无相关性,各自搏动。

胎儿心律失常超声诊断最佳妊娠为18～26周,此时胎儿心脏结构清晰显示,最有利于诊断。最早妊娠16周时已可进行检查,最晚到妊娠32周仍可进行检查。小于妊娠16周时心房心室结构过小,大于妊娠32周后由于肋骨干扰,图像质量差,均影响检查效果。

三、超声心动图检查胎儿心律失常的优势和意义

胎心听诊及胎儿心电监护虽然能显示胎儿心率的改变,但不能诊断心律失常类型。胎儿心电图可以对常见胎儿心律失常如心动过速、心动过缓、期

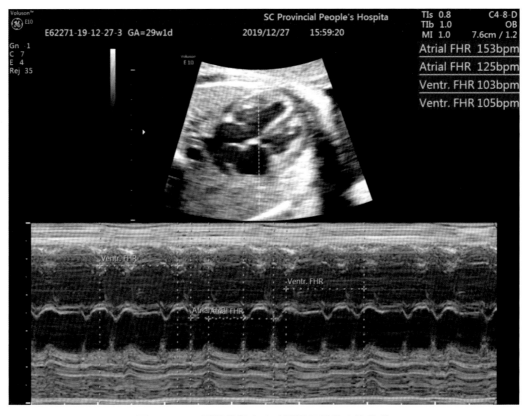

图20-14 M型胎儿超声心动图显示胎儿心律失常

前收缩等做出较为可靠的诊断，并能对胎儿QRS时限增宽、ST段改变等胎儿心电活动异常做出诊断，但传统的经母体腹部胎儿心电图不易记录到心房收缩信号，妊娠28～34周由于宫颈绝缘效应无法记录胎儿心电信号。胎儿ECG不能获得胎儿心血管形态结构及血流动力学方面的信息，其普及应用的程度也远不及超声心动图。

超声心动图不但可以诊断胎儿心律失常的类型，还可显示胎儿心脏结构功能情况及血流动力学方面的改变，对于探讨胎儿心律失常原因、指导治疗均有重要价值，在一定程度上还能评估心律失常胎儿的预后。经超声心动图发现心律失常时可根据病情分别采用终止妊娠、手术和（或）药物治疗、随访观察等处理。治疗方式包括母体用药经胎盘作用于胎儿，或经脐带直接给药，通过超声心动图可以反复监测胎儿心律，指导治疗，评价药物疗效。

应当注意，虽然胎儿超声心动图诊断心律失常为非侵袭性检查，但无临床需要时最好不要在妊娠早期反复检查，以免多普勒检查的能量累积过多，对胎儿造成潜在损害。此外，胎儿心律失常常给准父母和产科医师带来极大的忧虑，这种忧虑常超过其本身生理学和临床的重要性，应告知他们多数胎儿心律失常均有良性预后（如房性期前收缩可在出生时消失，妊娠晚期的室上性心动过速可通过提前分娩转律），以减少不必要的焦虑和过度检查。

第九节　心律失常与心脏结构和功能

一、心律失常影响心脏结构

异常的心脏结构可以出现心律失常，心律失常也可以导致心脏结构异常。

心律失常性心肌病是一种特殊类型的心肌疾病，其发病机制为各种心律失常导致血流动力学发生改变，首先出现心肌电重构，继而出现心肌机械重构。

心动过速性心肌病（T-CM）是指因心室率加快而引起的可逆性左心室功能不全。发生T-CM的风险取决于心动过速的类型、频率和持续时间。据报道，高达37%的顽固性房性心动过速患者发生T-CM；持续性结性折返型心动过速因其常为顽固性室上性心动过速，T-CM的发生率最高（20%～50%）。

室性期前收缩所致心肌病（PVC-CM）是指频发室性期前收缩引起的心脏扩大（图20-15）、左心室功能不全，根除室性期前收缩以后心功能改善，心脏扩大逆转，排除其他原因和其他类型的心肌病后，可以诊断为室性期前收缩所致心肌病。通常认为室性期前收缩负荷≥10%时足以引起该病。然而室性期前收缩也有可能是隐匿型心肌病的早期表现，所以很难判定具体患者室性期前收缩与心肌病的因果关系。大多数患者并不会发生室性期前诱导型心肌病，据报道室性期前收缩负荷＞10%的

患者PVC-CM的发生率为7%。

心律失常性房性心肌病是由于出现紊乱的房性心律失常导致心房肌纤维化出现心房肌功能障碍。心律失常导致的心房心肌病早期以心肌细胞病变为主，到终末期以心肌细胞病变和纤维化为主，提示在治疗上早期治疗能够逆转心肌细胞病变，终末期出现纤维化后治疗效果较差。

心肌梗死患者治疗时如果发生再灌注心律失常，尤其是恶性心律失常，会加重患者心肌缺血，扩大心肌梗死面积，加重早期心室重构，影响左心室功能的恢复，对心功能产生不利影响。预防和控制再灌注性心律失常发生可以降低急性心肌梗死的病死率及改善心功能预后。

二、心律失常与心功能

心力衰竭与心律失常有着互为因果的关系。

左心室射血分数＜30%的患者心房颤动的发生率明显增加，严重心律失常的发生率明显升高，抗心律失常药物治疗效果差，常规临床治疗后心功能无明显改善，心腔内径不易缩小。心功能不全时，由于前负荷、后负荷增加，室壁应力增高，心肌受损发生纤维化，心室腔扩大，心肌细胞受到牵拉后动作电位2、3相缩短，心肌细胞膜不应期变短，4期除极增强，自律性增高，容易诱发室性心律失常。

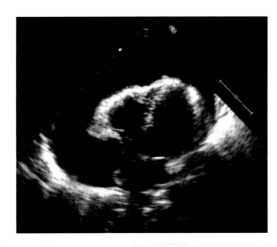

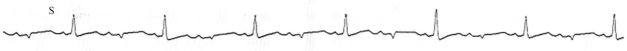

图20-15　心脏压塞，窦性心动过速，电交替

心律失常本身也会影响血流动力学的变化，从而加重心功能的恶化。心房颤动可导致血流动力学异常，降低心功能，增加心源性梗死事件的发生率。有研究发现，早发型室性期前收缩（T波后0.05s以内），每搏量只有窦性心律时每搏量的20%以下，晚发型室性期前收缩（T波后0.06s至u波之间），每搏量只有窦性心律时每搏量的60%以下。孙毅平等研究显示，期前收缩患儿期前收缩的平均EF为非期前收缩的68.6%，平均CI为非期前收缩的51.9%。期前收缩多于10次/分者期前收缩EF、平均EF和平均CI均下降。

LBBB患者左心室兴奋、收缩延迟于右心室，三尖瓣开放早于二尖瓣，右心室充盈时间早于左心室，形成室间隔压力梯度向左心室移位，室间隔运动异常，左心室射血分数减少；同时左心室等容舒张时间延长，二尖瓣开放时间延迟，左心室充盈时间缩短，流入左心室血量减少，左心室收缩末期残余血量较多，影响左心室舒张期充盈。

心律失常作为一种病理状态，可使患者心脏结构、心脏血流动力学和心功能产生相应的损害；超声心动图具有无创伤、简便、可动态观察的优点，成为定量评价心律失常对心脏影响的重要手段。

通过频谱多普勒技术测定二尖瓣及主动脉瓣血流频谱时间参数和容量参数，可以获得多项收缩功能指标：①左心室等容收缩时间（ICT）；②主动脉射血前期时间（PET）；③主动脉射血时间（LVET）；④每搏量（SV），SV＝主动脉血流速度时间积分×主动脉的横截面积，主动脉的横截面积用在胸骨旁长轴测量的主动脉直径算出；⑤左心室等容舒张时间（IRT）；⑥左心室充盈时间（LVFT）；⑦充盈量，即二尖瓣口血流量，用二尖瓣血流速度时间积分（MVTI）代表。通过二维超声心动图技术测量左心室舒张末期内径（EDD）、收缩末期内径（ESD）、RR间期（RR），按照相关公式可以计算心功能指数：每搏输出量（SV）、射血分值（EF）、左心室短轴缩短率（FS）。

借助以上两项技术可以便捷地观察心律失常引起的血流动力学变化，协助临床诊治。例如，血流频谱可显示室性期前收缩时主动脉瓣、肺动脉瓣过瓣血流速度降低，主动脉瓣口流速积分明显低于正常心搏。室性期前收缩后的流速积分虽然高于正常窦律，但不能完全代偿。二尖瓣口流速积分结果显示室性期前收缩时心脏的舒张充盈率受到抑制，室性期前收缩出现越早，对二尖瓣血流E峰干扰越大，期前收缩瞬间二尖瓣口血流量明显减少，室性期前收缩后不能完全代偿。室性期前收缩时FS、EF显著降低，而且室性期前收缩后不能完全代偿。

对于心力衰竭伴心律失常的患者，在常规药物治疗无明显效果后，超声心动图检查能直观和定量地分析左心室的不协调运动及血流动力学异常改变，为心力衰竭的再同步化治疗提供理论依据，并指导临床是否适合应用三腔起搏治疗。

第十节　心律失常治疗与超声心动图

引起心律失常的原发疾病（如瓣膜病、心肌病、先天性心脏病）的治疗常需要超声心动图引导，如肥厚心肌病消融的超声引导，瓣膜置换术中的超声监测，先天性心脏病封堵术中的超声引导等。直接治疗心房扑动、阵发性室上性心动过速等心律失常疾病的药物和射频消融，其治疗过程也常需要超声心动图辅助。

一、心律失常药物治疗与超声心动图

心房颤动是临床常见的心律失常之一，发病率随年龄增长而升高，其发生及延续不但损害心功能，也大大增加了左心房血栓形成及瓣膜赘生物形成的危险性，可导致脑卒中、血栓栓塞、心肌梗死、心力衰竭等，影响患者寿命和生存质量。随着年龄增大，发病率增加，2016年统计全球心房颤动患者已超过3350万，人群发病率为2.5%～3.5%。常用治疗方法包括药物、射频消融和左心耳封堵，目的是改善左心室功能，降低血栓栓塞风险，改善血流动力学，缓解症状并提高患者生活质量。药物治疗仍然是心房颤动心律控制的重要手段，治疗前要用超声心动图观察有无左心房左心耳血栓，以选择适当的治疗方案；治疗后测量心脏结构和功能参数评估治疗效果。

心房扑动在儿童时期少见，多发生于有器质性心脏病（先天性心脏病、心肌炎、心脏术后）的患儿，如果儿童心房扑动发作频繁、持续时间长，可引起心动过速性心肌病，需要积极治疗。儿童心房扑动以药物治疗为主，其转复率为40%。药物治疗前后必须做超声心动图检查，以明确心脏是否有器质性病变，了解治疗后血流动力学改善情况。

二、心律失常消融治疗与超声心动图

导管射频（热）消融术、化学消融术、冷冻消融术已经成为临床治疗心律失常最有效的手段之一，超声心动图在消融术治疗心律失常中的应用日益广泛。

导管射频消融术是治疗心动过速的可靠方法，但传统术式使用放射影像引导，X线曝光时间可长达几十分钟之久，对患者及手术医师构成潜在威胁。换用超声［经食管超声心动图（TEE）、心腔内超声心动图（ICE）］进行引导，可以不受曝光时间限制，增加导管电极定位的精确性，了解导管电极与组织的接触程度，并对消融造成的病变范围进行估测。

超声心动图是心房颤动射频消融转律术前的常规检查项目，以检出左心房血栓，防止转律过程中血栓脱落的严重后果。对有效抗凝至少3周的患者，经食管超声引导的转律虽然不能减少术后血栓危险，但可以在术前及时发现血栓。

超声心动图还可用于预测转律效果：右心室增大，室壁变薄和室壁瘤都可能降低右心室室性心动过速射频消融的成功率；如果频发室性期前收缩的异位起搏点位于心外膜，在心腔内心内膜上进行的消融治疗是无效的。Antonielli Emanuele等用TEE测量心房颤动患者的左心耳血流排空峰值速度，并在成功转律后随访1年，发现仍然维持窦性心律者左心耳血流排空峰值速度高于复发心房颤动者，提示TEE监测的左心耳血流排空峰值速度可用于非瓣膜病变所致心房颤动转律术前预测长期效果。

转律后的心脏结构和功能的评价也有赖于超声心动图。心房颤动的迷路手术产生组织瘢痕，导致术后二尖瓣前向血流E/A比值升高，左心房转运功能下降，术后双侧心房内径变小。用心内超声指导肺静脉起源心房颤动的消融，可监测急性肺静脉改变，如消融后肺静脉轻度狭窄等。

ICE和三维电解剖标测系统的结合使得无须X线透视就可以进行经室间隔穿刺，消融治疗不同类型的左侧心动过速。ICE引导能比X线透视更好地显示介入操作相关的心脏解剖结构，并能早期识别并发症。可安全有效地应用于成人和儿童。

三、左心耳封堵术与超声心动图

心房颤动血栓栓塞事件发生率升高，需要口服抗凝药物，预防缺血性脑卒中，但许多患者合并出血等禁忌证或抗凝药依从性差不能长期服抗凝药。90%以上的非瓣膜性心房颤动患者的血栓来源于左心耳（LAA）。LAA内有丰富的梳状肌及肌小梁，是胚胎发育过程中原始左心房的残余。窦性心律时，LAA具有正常的收缩力及有效排空能力，很少形成血栓；心房颤动时，LAA扩大，收缩力下降，容易发生血流淤滞，形成血栓。Di Biase 等根据解剖形态将LAA分为仙人掌形（30%）、鸡翅形（48%）、风向袋形（19%）和菜花形（3%）。LAA分型与血栓的发生密切相关。国内外多项临床研究显示，经皮左心耳封堵（LAAC）可降低心房颤动患者缺血性脑卒中事件的发生。LAAC是在LAA入口处植入封堵器，防止LAA内血栓脱落到心房的微创手术，目前已成为替代终身服用抗凝药的首选方式（图20-16）。

TEE便携、无辐射、可实时显示心脏内血流动力学状态，对血栓检出的灵敏度及特异性均较高，具有其他影像技术不可替代的优势，已成为LAAC术中常规影像监测手段。TEE在LAAC术中起重要的引导、监测作用，可引导房间隔穿刺点定位，跟踪导丝和猪尾导管在左心房内走向、判断鞘管头端在LAA内的位置，即时评价封堵效果，观察牵拉试验时封堵器的稳定性，并监测封堵器对周围组织结构的影响。LAAC术前评估也主要依靠TEE。术前TEE检查精确测量LAA最大开口直径与深度，协助选择合适的封堵器型号，LAAC的难点绝大多数为左心耳变异（如左心耳深度过浅、靠近口部近端粗大的梳状肌、多分叶等），因此术前对LAA内部形态的充分评估显得尤其重要。三维（3D）-TEE可直观显示LAA的立体结构，精确评估个体LAA特征，目前市面上多种封堵器之间的优势各不相同，TEE有助于选择合适的封堵器，扬长避短。TEE还用于LAAC术后随访，评估长期封堵效果，观察有无封堵器表面血栓形成、封堵器旁瘘等并发症。

（李　爽）

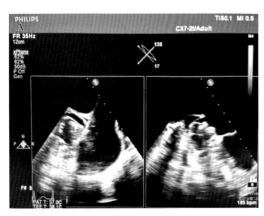
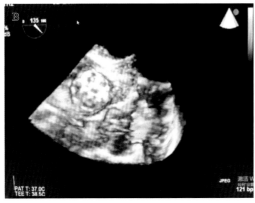

图20-16　TEE显示左心耳内封堵器
A.双平面显示；B.三维显示

参 考 文 献

陈波，冯凰，梁婧，2020. 心脏瓣膜置换术后并发严重室性心律失常危险因素的探讨及风险列线图模型的建立. 临床心血管病杂志，36（6）：530-535.

何兵，江钟炎，庹虎，2019.《儿童心肌炎诊断建议》（2018年版）. 中华儿科杂志，57（2）：90-92.

吉晓丽，郎玉凤，张红卫，2015. 胎儿心律失常的超声心动图诊断. 中国优生与遗传杂志，23（3）：123-124.

梁峰，沈珠军，方全，等，2016. 2015年欧洲心脏病学会关于心肌病、遗传性心律失常、小儿和先天性心脏病患者室性心律失常治疗和心脏性猝死预防指南. 中国心血管杂志，21（5）：413-418.

刘丽文，左蕾，周梦垚，等，2019. 经胸超声心动图引导下经皮心肌内室间隔射频消融术治疗梗阻性肥厚型心肌病的安全性和有效性. 中华心血管病杂志，（4）：284-290.

马伟东，侯文振，邓育芬，等，2011. 静脉溶栓后再灌注心律失常对心功能的影响. 广东医学，32（3）：323-324.

任宇超，张琳，焦晓琪，2020. 探讨先天性心脏病患儿经导管介入封堵术治疗前后心律失常的变化. 医药论坛杂志，41（4）：102-105.

施仲伟, 2017. 2016 年欧美《超声心动图评价左心室舒张功能建议》新指南极大简化超声心动图评价左心室舒张功能. 诊断学理论与实践, 1 (v. 16): 43-46.

孙毅平, 马沛然, 韩秀珍, 等, 1996. 早搏与心功能的关系及影响因素的研究. 中华儿科杂志, 7 (34): 249-251.

童鸿, 2019. 心律失常所致心肌病. 心电与循环, 38 (6): 539-543.

吴志霞, 李春梅, 苏叶, 2019. 心肌声学造影与心肌造影负荷超声心动图在冠心病中的临床应用进展. 心血管病学进展, 40 (2): 112-116.

张宾, 张二箭, 田福利, 2017. 心律失常性心肌病. 临床荟萃, 32 (7): 561-564.

中华医学会超声医学分会超声心动图学组, 中国医师协会心血管内科分会超声心动图委员会, 2020. 超声心动图诊断心肌病临床应用指南. 中华超声影像学杂志, 29 (10): 829-845.

Arbustini E, Disertori M, Narula J, 2017. Primary Prevention of Sudden Arrhythmic Death in Dilated Cardiomyopathy Current Guidelines and Risk Stratifification. JACC Heart Fail, 5 (1): 39-43.

Asinger RW, 2000. Role of transthoracic echocardiography in atrial fibrillation. Echocardiography, 17 (4): 357-364.

Biagini E, Shaw LJ, Poldermans D, et al, 2006. Accuracy of non-invasive techniques for diagnosis of coronary artery disease and prediction of cardiac events in patients with left bundle branch block: a meta-analysis. Eur J Nucl Med Mol Imaging, 33 (12): 1442-1451.

Cipriani A, Bauce B, 2020. Ventricular arrhythmias in mitral valve prolapse: new explanations for an old problem. Heart, 107 (5): heartjnl-2020-318086.

Cook TS, Zimmerman SL, Jha S, 2015. Analysis of statistical biases in studies used to formulate guidelines: the case of arrhythmogenic right ventricular cardiomyopathy(ARVC) the case of ARVC. Acad Radiol, 22 (8): 1010-1015.

D'Andrea A, Caso P, Severino S, et al, 2005. Association between intraventricular myocardial systolic dyssynchrony and ventricular arrhythmias in patients with hypertrophic cardiomyopathy. Echocardiography, 22 (7): 571-578.

Donatella T, Paola PG, Sergio C, et al, 2015. Ventricular arrhythmias in aortic valve stenosis before and after transcatheter aortic valve implantation. Europace, (7): 1136-1140.

Ellis ER, Shvilkin A, Josephson ME, 2014. Nonreentrant ventricular arrhythmias in patients with structural heart disease unrelated to abnormal myocardial substrate. Heart Rhythm, 11 (6): 946-952.

Furer SK, Gomes JA, Love B, et al, 2005. Mechanism and therapy of cardiac arrhythmias in adults with congenital heart disease. Mt Sinai J Med, 72 (4): 263-269.

Gregory YHL, Coca A, Kahan T, et al, 2017. Hypertension and cardiac arrhythmias: executive summary of a consensus document from the European Heart Rhythm Association (EHRA) and ESC Council on Hypertension, endorsed by the Heart Rhythm Society (HRS), Asia-Pacific Heart Rhythm Society (APHRS), and Sociedad Latinoamericana de Estimulación Cardíaca y Electrofisiología (SOLEACE). Eur Heart J Cardiovasc Pharmacother, 3 (4): 235-250.

Harjai KJ, Samal A, Shah M, et al, 2002. The relationship between left ventricular shape and QT interval dispersion. Echocardiography, 19 (8): 641-644.

Johnson-Coyle L, Jensen L, Sobey A, 2012. Peripartum Cardiomyopathy: Review and Practice Guidelines. Am J Crit Care, 21 (2): 89-98.

Kawada S, Joens C, Chakraborty, et al, 2020. Impact of catheter ablation for atrial arrhythmias on repeat cardioversion in adults with congenital heart disease. Canadian Journal of Cardiology. Can J Cardiol, S0828-282X (20) 31107-31107.

Kline J, Costantini O, 2019. Arrhythmias in Congenital Heart Disease. Med Clin North Am, 103 (5): 945-956.

Muñoz JJS, Muñoz-Esparza C, Verdú PP, et al, 2021. Catheter Ablation of Ventricular Arrhythmias in Left Ventricular NonCompaction Cardiomyopathy. Heart Rhythm, 18 (4): 545-552.

Ommen SR, Mital S, Burke MA, et al, 2021. 2020 AHA/ACC Guideline for the Diagnosis and Treatment of Patients With Hypertrophic Cardiomyopathy. J Thorac Cardiovasc Surg, 162 (1): e23-e106.

Peters S, Brattstrom A, Gotting B, et al, 2002. Value of intracardiac ultrasound in the diagnosis of arrhythmogenic right ventricular dysplasia-cardiomyopathy. Int J Cardiol, 83 (2): 111-117.

Phillips RA, Diamond JA, 1999. Ambulatory blood pressure monitoring and echocardiography--noninvasive techniques for evaluation of the hypertensive patient. Prog Cardiovasc Dis, 41 (6): 397-440.

Ratnasamy C, Idriss SF, Carboni MP, et al, 2009. Arrhythmias in children having a single left superior vena cava and minimal structural heart disease. J Cardiovasc Electrophysiol, 20 (2): 182-186.

Renke M, Zegrzda D, Liberek T, et al, 2001. Interrelationship between cardiac structure and function and incidence of arrhythmia in peritoneal dialysis patients. Int J Artif Organs, 24 (6): 374-379.

Rogers PA, Bernard ML, Madias C, et al, 2018. Current Evidence-Based Understanding of the Epidemiology, Prevention, and Treatment of Atrial Fibrillation. Curr Probl

Cardiol，43（6）：241-283．

Rujirachun P，Wattanachayakul P，Charoenngam N，et al，2020．Prevalence of atrial arrhythmia in patients with arrhythmogenic right ventricular cardiomyopathy：a systematic review and meta-analysis．J Cardiovasc Med，21（5）：368-376．

Sammani A，Kayvanpour E，Bosman LP，et al，2020．Bosman，et al．Predicting sustained ventricular arrhythmias in dilated cardiomyopathy：a meta - analysis and systematic review．ESC Heart Fail，7（4）：1430-1441．

Saxena A，Soni NR，2005．Fetal echocardiography：where are we? Indian J Pediatr，72（7）：603-608．

Sen-Chowdhry S，Lowe MD，Sporton SC，et al，2004．Arrhythmogenic right ventricular cardiomyopathy：clinical presentation，diagnosis，and management．Am J Med，117（9）：685-695．

Simmons MA，Elder RW，Shabanova V，et al，2018．Ventricular arrhythmias immediately following transcatheter pulmonary valve implantation：A cause for concern? Catheter Cardiovasc Interv，91（5）：920-926．

Stanescu C，2004．Exercise echocardiography in coronary artery disease．Rom J Intern Med，42（3）：473-489．

Tanabe T，Deguchi Y，Handa S，et al，2001．Longer longitudinal atrial dimension in patients with idiopathic paroxysmal atrial fibrillation：A possible cause of atrial fibrillation．Am Heart J，142（4）：669-678．

Zouridakis EG，Parthenakis FI，Kochiadakis GE，et al，2001．QT dispersion in patients with mitral valve prolapse is related to the echocardiographic degree of the prolapse and mitral leaflet thickness．Europace，3（4）：292-298．

第21章 组织多普勒显像技术在心脏电－机械兴奋评价中的应用

第一节 概　　述

由于组织多普勒显像能够提供心肌运动的速度和加速度及其衍生参数在心室切面上的瞬间分布、大小和方向。因此，该技术可被用于检测由心肌细胞电兴奋而导致的心肌收缩运动在心室切面上的瞬间变化情况。通过对正常人特定时相心室切面上速度、加速度、应变、应变率的分布、大小和方向的检测，并以其作为基线，可以确认各种心律失常发生时，在特定的时相内心室壁心肌的异常运动，包括心肌异常运动状态发生部位及时间顺序的分布和变化。

从目前已有的动物和人体实验结果来看，心肌电兴奋与组织多普勒显像检测出的心肌收缩运动之间在部位和时相方面有很好的相关性。以往研究所发现的心肌电兴奋与机械收缩之间的时间延迟，在局部心肌实际上非常短暂。我们的动物实验结果表明这一时间延迟在7ms之内。因此，组织多普勒显像所显示的心肌收缩运动间接反映了心肌电兴奋的起始部位和分布情况。

在组织多普勒显像的4种主要显示模式中，加速度模式反映了速度在时间顺序上的变化情况，可以敏感地检测出局部心肌的极其轻微的运动。在速度模式尚未能显示心肌的低速运动时，由于高帧频技术和速度高分辨率技术的应用，加速度模式已可显示较高的心肌加速度二维图像，以反映加速度在特定时相内的分布和大小。

心肌电兴奋及其诱导的心肌收缩运动是一个非常快速的过程，因此需要一个对心肌收缩运动非常敏感的手段，在心室心肌尚未完全达到有序收缩之前，即能检出心室壁局部的心肌收缩运动。只有这样，才能准确地反映心肌收缩运动的起始位置和随后的全部心肌运动状态变化过程。

由加速度计算公式（加速度＝速度/时间）可知，加速度的变化主要由速度和时间这两个因素确定。相对于速度因素，主要由仪器的两个方面的功能决定加速度的检测，其一为对低速度的检测能力，亦即能否反映组织的低速度运动；其二为对低速度改变的分辨能力，亦即对组织运动的速度变化（速度差）的表现能力。对于时间因素，其主要由仪器采集图像的帧频决定，亦即较高的帧频不仅可以获得较高的时间分辨力，而且还能够在极短的时间内获得不同的加速度表现。超声仪器在这两个方面的功能，缺一则不能准确地检测心肌组织的快速运动信息。此外，对心肌应变、应变率参数的显示和分析能够更为真实有效地反映局部心肌的收缩状态（图21-1）。

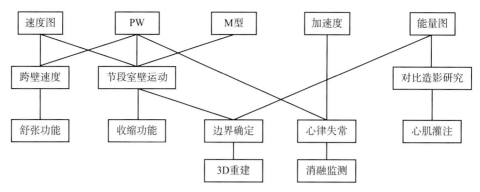

图21-1　组织多普勒显像临床应用流程图

通过对各种组织多普勒显像技术的综合运用，能够为心脏功能评价、冠心病、心律失常和各种心肌病变的诊断和治疗提供全新的诊断内容

第二节　正常心室壁心肌收缩顺序的检测

正常人心室电兴奋由房室结传入，经结希区、房室束和左右束支传导至浦肯野纤维系统，从而导致整个心室心肌的机械收缩。正常人心肌电兴奋与机械收缩偶联关系正常，因此，组织多普勒显像加速度模式所检测到的心室心肌机械收缩起始点和顺序能够反映心室心肌电兴奋起始点和顺序。

从动物实验和人体试验结果来看，由于组织多普勒显像加速度模式能够显示心室壁局部心肌的轻微收缩运动，大大缩短了以往研究所确认的电兴奋与机械收缩之间的时间延迟。电脉冲刺激试验表明，电兴奋与局部心肌加速度出现的时间之间的延迟在7ms之内。因此，正常人心室壁机械收缩所导致加速度的初始位置位于右冠瓣下方室间隔上份（图21-2），其时相在心电图的R波之前。这一初始的加速度被认为是结希区或房室束的电兴奋首先诱导了该部位心肌收缩所致。这一现象的发现改变了

传统的心电图R波波峰为心室舒张终末和心室收缩起始点的概念。在实际观察中，心室壁心肌加速度起始和分布在传统的舒张末期中具有以下变化过程（图21-3～图21-9）。

（1）在心电图P波终末，有一轻微的心室心肌加速度发生。这一加速度由心房收缩造成，因此这一加速度的分布为整个心室壁心肌，其方向为离心性，以左心室后壁最为明显。

（2）在这一加速度发生后，有一短暂时间，整个心室壁心肌处于相对静止的状态。

（3）在心电图R波之前，室间隔上份出现局部心肌的加速度分布，其方向为向心性。对于正常人心室壁心肌加速度起始位置、传导顺序和出现的时相的正确认识将为室性心律失常异位起搏点、预激综合征旁道和束支传导阻滞的检测建立坚实的基础。

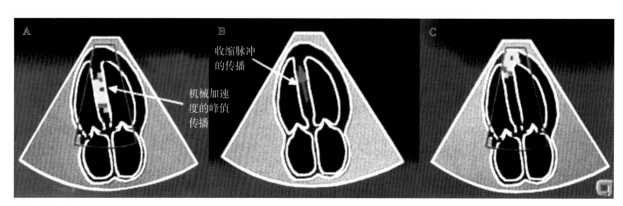

图21-2　正常和异常心室壁内心肌激动起始点及其传播顺序模式图

A、B.显示正常心室壁内心肌激动起始点位于室间隔上份并向心尖方向传导；C.心室壁内异位心肌激动起始点位于左心室心尖

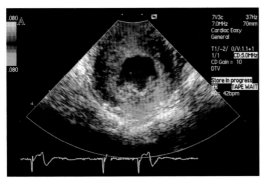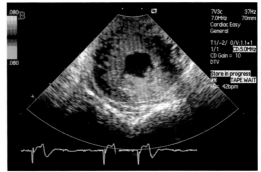

图21-3 左心室短轴切面组织多普勒速度显像显示舒张期（图A）和收缩期（图B）跨壁速度梯度分布

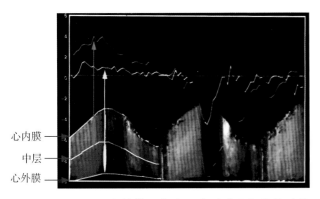

图21-4 组织多普勒显像左心室后壁心肌收缩功能评价

通过对室壁不同层次心肌的跟踪采样可以获取收缩时相不同层次心肌的速度差异，从而准确反映局部室壁的收缩功能状况

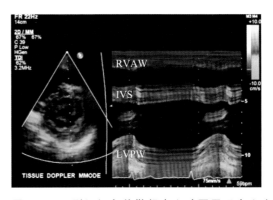

图21-6 M型组织多普勒超声心动图显示右心室前壁、室间隔和左心室后壁心动周期内壁内心肌的机械兴奋状态和时相（右图）

左图为左心室短轴切面组织多普勒速度显像。RVAW：右心室前壁；IVS：室间隔；LVPW：左心室后壁

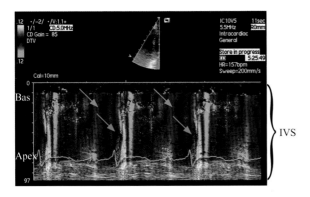

图21-5 心腔内M型彩色组织多普勒超声室间隔显像

通过将取样线放置于室间隔内获取窦性心律时室间隔上份长轴方向不同部位舒张末期和收缩早期速度起始点心肌运动速度频谱。显示以此方法有可能确定室间隔不同位置心肌机械收缩的时间顺序。橙色箭头提示机械运动由心房心肌收缩诱导产生；绿色箭头提示真实室间隔壁内心肌收缩早期的初始较高速度

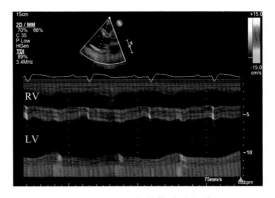

图21-7 组织多普勒速度显像

左心室长轴切面引导2区M型组织多普勒超声心动图显示右心室前壁、室间隔和左心室后壁心动周期内壁内心肌的机械兴奋起始时相，以及复杂的壁内心肌机械兴奋顺序和过程。RV：右心室；LV：左心室

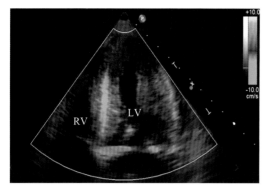

图21-8　二维组织多普勒速度显像

心尖四腔心组织多普勒超声心动图显示右心室、室间隔和左心室壁心动周期内壁内心肌的机械兴奋起始时相。RV：右心室；LV：左心室

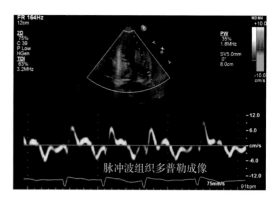

图21-9　心尖四腔切面脉冲波频谱组织多普勒超声心动图

显示心动周期内左心室侧壁基底部壁内心肌机械兴奋速度变化起始时相、方向和测值

第三节　室性心律失常异位起搏点的检测

组织多普勒显像技术不仅能够检测心室壁心肌收缩所产生的加速度，与常规灰阶显像技术相结合还可以确认局部心肌收缩所产生的加速度起始点在心室壁结构中的具体位置。该项技术具有较高的空间和时间分辨力，因此该技术不仅可以用于单源性的室性心律失常的异位起搏点的定位，而且还可以应用于多源性的室性心律失常的多个异位起搏点的定位。该技术的另一重要临床应用价值为可以区分异位起搏点在心室壁内心肌各层次（心内膜下中层和心外膜下心肌）中的位置（图21-10）。从而弥补了心脏电生理检查只能检测异位起搏点在心室结构中的大致空间位置，而不能检测异位起搏点在心室壁内心肌各层次中位置的缺陷。这一技术特点在决

定室性心律失常患者治疗方式方面具有重大意义。

基于以上发现，对于异位起搏点在心外膜心肌内的患者则不能采用心导管射频消融的治疗方法，而只能采用手术方法进行治疗。在实际检测中，室性心律失常在心室壁的异位起搏点于组织多普勒加速度图像上表现为在正常的心室心肌加速度起始点以外出现的其他空间位置的异常心肌初始加速度。该初始加速度的分布范围和加速度值大小不一（图21-11）。其主要由以下两个方面因素决定：其一，电兴奋发生时间点与观察时间点之间的时间间隔；其二，异位电兴奋的强度和范围。因此，在电兴奋与观察时间点之间的时间间隔固定的情况下，异位的初始加速度分布范围和加速度值能够反映异位起搏点电兴奋的范围和强度。

由于该技术受若干影响因素（尤其是呼吸因素）的干扰及右心室壁形态的复杂性，其对起源于右心室的室性心律失常的检测难度较大。在进行检测时，正确控制呼吸并进行多角度和多切面的观察是准确检出右心室源异位起搏点位置的技术保障。在进行室性心律失常异位起搏点检测时，对其他心内心外干扰因素的控制和排除亦是准确检出异位起搏点的关键。在"R-on-T"时，心室收缩尚未结束，因而难以区分由异位电兴奋诱导的初始加速度位置。

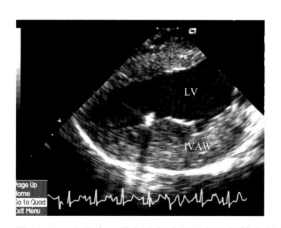

图21-10　心腔内二维灰阶超声显示螺旋起搏电极准确定位于左心室前壁心肌内（红色箭头）

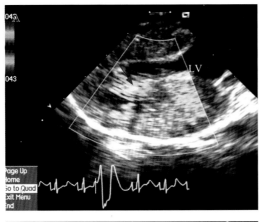
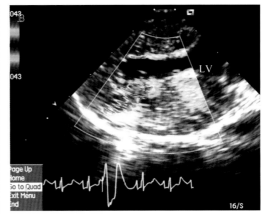
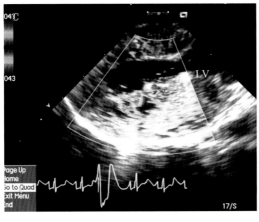

图21-11 心腔内二维灰阶超声标测左心室壁内室性期前收缩异位起搏点

A.显示左心室后壁心内膜下心肌有一初始的心肌电机械兴奋区域（箭头）；B、C.显示由室性期前收缩诱导的跨壁心肌加速度增高传播过程。LV：左心室

第四节　预激综合征旁道的检测

目前临床所采用的检测预激综合征旁道的方法如下：在X线透视的辅助下采用多电极的心内标测导管插入冠状静脉窦标测预激电位，并根据预激电位与标测电极之间的位置关系推断旁道的位置。该方法为一介入性和放射性的检测方法。与此同时，缺乏心室结构与标测导管及标测导管与消融导管之间的准确位置关系。因此，长期以来临床心血管介入治疗需要一个既能准确检出旁道位置，又能引导消融导管到达旁道位置并提供准确的解剖位置关系，同时还能随时评价消融效果和并发症、确认终止治疗时机及术后随访的无创性的检测方法。

组织多普勒技术的若干特点能够基本上满足上述准确标测要求。首先，组织多普勒显像技术能够正确评价心室心肌的局部收缩运动；其次，该技术能够提供心室解剖结构和功能，以及导管在心内确切位置的图像；再次，该技术无创，可在术前、术中和术后随时随地进行检测。因此，组织多普勒显像技术不仅能够在术前确认旁道位置，而且在术中

能够准确引导射频消融导管至旁道位置进行消融治疗，并随时评价消融效果、确立终止治疗时机。在术后可以不受限制地进行随访评价。同时可进一步评价射频消融治疗的长期疗效，以及有无旁道残留或多条旁道并存等。

组织多普勒显像应用于预激综合征旁道检测的前提条件是旁道必须是前向传导的，也就是心室心肌必须由旁道前传的电兴奋首先诱导心室壁预激区域的心肌收缩，并在心室壁内心肌产生一个局限性的速度或加速度（图21-12）。从目前情况来看，只有显性预激综合征能够满足这一条件（图21-13）。

但是随着食管调搏和心房刺激技术及药物阻滞技术的改进，可使心肌电兴奋经由旁道前向传导的时间缩短，而将电兴奋经由房室结传导的时间延长，从而诱导预激综合征的前向旁道传导或增强前向的旁道传导。已有学者报道在采用经食管超声心动图进行室壁运动相位分析以检测旁道时，给患者静脉滴注腺苷类药物可以提高该方法检测预激综合

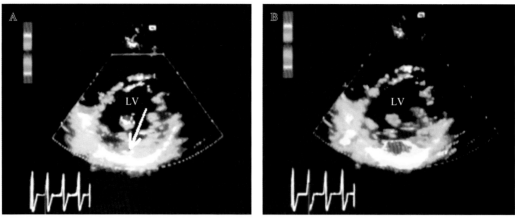

图 21-12　A 型预激综合征左心室后壁预激心肌组织多普勒加速度显像
显示左心室后壁心外膜下心肌有一初始的心肌电 - 机械兴奋区域（箭头）。LV：左心室

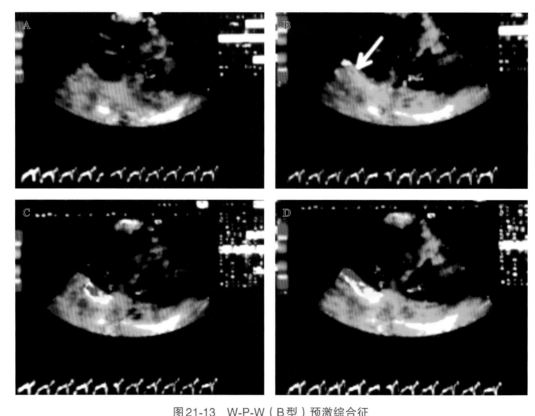

图 21-13　W-P-W（B 型）预激综合征
心底部左心室短轴切面二维组织多普勒加速度显像清晰观察到心电图δ波时相旁道导致的右心室后壁心内膜
下预激心肌收缩导致的较高起始加速度（B）及其传播过程（C、D）。该例患者适合进行心内膜射频消融治疗

征旁道的敏感度 60%。笔者和其他学者的研究结果均表明，在实际临床应用过程中，组织多普勒显像技术能够确认大多数的显性预激综合征旁道，其中左侧旁道的检出率高于右侧旁道的检出率（图 21-14）。此外，还有学者认为预激综合征患者心室心肌初始加速度或速度的分布范围与旁道的粗细或旁道的数量有关。我们采用组织多普勒显像技术对 8 例

房室结双径路患者进行了检测，已确认该类患者的心室激动起始点位于右冠瓣下方室间隔，与正常人心室心肌激动起始点位置重叠。但在实际射频消融治疗过程中，组织多普勒显像仍可引导射频消融治疗的全过程并及时评价消融过程中心室结构和功能的改变。

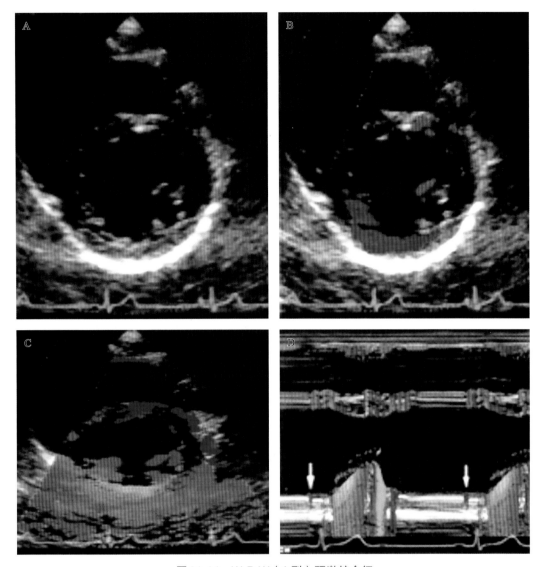

图21-14 W-P-W（A型）预激综合征

A、B和C.心脏左心室二尖瓣口短轴切面，二维灰阶和组织多普勒速度显像提示A型预激综合征左心室后壁心肌提前收缩导致的心室壁异常运动。D.M型组织多普勒速度显像显示左心室后壁旁道所致提前心肌收缩

引自 Nakayama et al.，Am Heart J，1998 Jan；135（1）：99-106．doi：10.1016/s 0002-8703198770349-7.

第五节 束支传导阻滞的评价

在束支传导阻滞时，被阻滞束支所分布的心室心肌区域的心肌电兴奋和机械收缩的时间将出现延迟。采用组织多普勒显像技术检测束支传导阻滞患者心室心肌的加速度的起始位置及其分布，并与正常人在相同的时相和心室切面进行比较，就可以评价受束支传导阻滞影响的心室壁心肌的位置和范围。在心室壁心肌运动功能正常时，通过对束支传导阻滞所致局部心室壁心肌机械收缩异常的位置、范围和程度的评价，可以为各种不同类型束支传导阻滞对心室局部或整体功能的影响提供分类评价的准确依据（图21-15，图21-16）。但是，在冠心病患者，其束支传导阻滞往往与心肌缺血和（或）心肌梗死合并存在。由心肌缺血和（或）心肌梗死导致的心室心肌节段性运动异常将会干扰组织多普勒显像技术对束支传导阻滞所致心室心肌机械收缩延迟现象的观察。

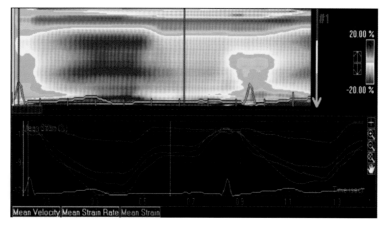

图21-15 右束支阻滞组室间隔各节段应变曲线（大致同正常）

随着心肌收缩，应变从0值向负值发展，在T波终末前后达最大负值，舒张早期恢复至0值，并维持
这一水平至舒张晚期向正向发展，在下一心动周期的R波顶点前后达最大正值。中段应变变化趋势大

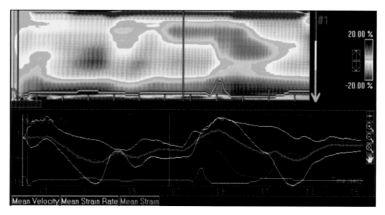

图21-16 左束支阻滞组室间隔各节段应变曲线

曲线紊乱，舒张期出现两个负向波，说明存在收缩后收缩。基底段（绿色）达最大负值时间延
迟，运动减弱

第六节 起搏电极起搏效果的评价

　　起搏器人工起搏心室心肌将导致心室壁局部异位的心肌电兴奋和机械收缩。该异位的心室心肌电兴奋和机械收缩起始点与正常的心室心肌电兴奋和机械收缩起始点相比较具有以下特点：①心肌电兴奋直接由起搏电极诱导；②心室心肌电兴奋与机械收缩的起始点往往位于右心室心尖部；③起搏电极所接触的心肌特性和构筑状态将影响起搏效果；④起搏电极所释放的电刺激脉冲的各种参数的改变将导致异位起搏点心肌电兴奋与机械收缩初始分布范围和加速度值的变化。

　　由于人工心脏起搏具有以上这些特点，使我们有可能将组织多普勒显像技术应用于评价人工异位起搏点的心肌电兴奋和机械收缩状态，以此反映人工异位起搏点的心肌力学特性，以及构筑和起搏电极的效能。笔者的研究表明，组织多普勒显像加速度模式能够准确反映起搏电脉冲所诱导发生的局限性心肌收缩，该局限性心肌收缩可被确认为位于心室壁心肌的某一特定层次（图21-17，图21-18）。当起搏器电池耗竭时，起搏电极所诱导的心肌机械收缩呈间歇性，机械收缩的速度与加速度均明显减低。当起搏电极脱位时，则不能诱导人工异位的心肌电兴奋和机械收缩。

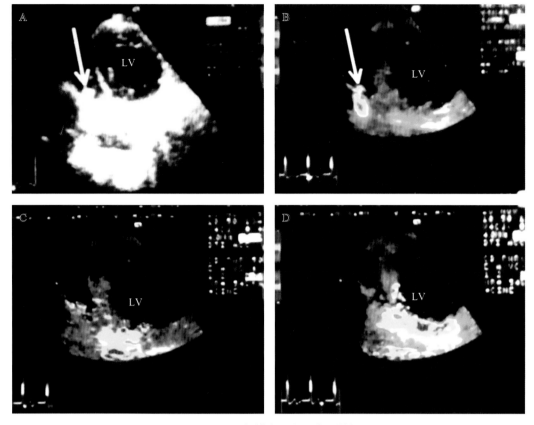

图21-17 VVI起搏左心室心尖短轴切面

A.可见刺激电极位于右心室心尖下壁；B.电刺激脉冲发放后在电极周围心肌立即（25ms内）出现了较高的加速度分布；C、D.显示该起始心肌机械兴奋导致的较高加速度向邻近心肌组织传导的过程。LV：左心室

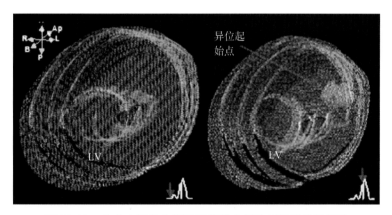

图21-18 左心室异位心肌激动起始点超声三维重建透视图

通过对序列切面的组织多普勒加速度图进行三维重建，可以清楚显示左心室前壁内心肌异位起搏点的准确空间位置及其传播过程。LV：左心室

第七节 组织多普勒显像在冠心病诊断中的应用

如前所述，心肌缺血和（或）梗死后，由于心肌细胞功能的丧失和心肌细胞结构的破坏，局部缺血和（或）梗死区域的心肌运动将会出现异常表现。这一异常的心肌运动在心肌缺血后15s就可出现。因此，检测这一心肌的异常运动可以早期敏感地诊断心肌缺血并确认其部位和范围。以往对于这一类型的心肌运动异常和检测，主要依靠目测法来判断心肌的异常运动。虽然目测法也可达到较高的

诊断心肌缺血和（或）梗死的特异度和敏感度，但是在确认轻微和复杂的心肌运动异常方面及在确认心肌运动异常范围和量化心肌运动异常等方面，仍然存在明显的缺陷。组织多普勒显像技术能够准确地反映心室壁心肌运动的速度、加速度、能量及应变的大小、方向和分布，从而为心肌缺血和（或）梗死的确认和量化分析提供了一个新的手段。

一、心绞痛

心肌缺血的组织多普勒表现可分为若干类型。在急性心肌缺血区域、心肌运动的速度、加速度、应变和能量均明显减低。在二维及M型格式上，表现为某一时相的色温减低和（或）缺如；在多普勒频谱格式上，心肌缺血区域的运动速度频谱变化以舒张期e峰的明显减低和（或）a峰的相对增高和（或）代偿性增高为其主要表现。在慢性心肌缺血区域，心肌运动异常类型依心肌缺血的程度、范围和

部位，可表现为速度、加速度、应变和能量减低伴或不伴速度方向异常；速度、加速度和能量增高伴或不伴速度方向异常等若干组合。其中，速度、加速度、应变和能量的减低又可分为若干个等级。在二维和M型格式上表现为局限性色温的减低或色温异常增高伴或不伴速度方向的异常。在多普勒频谱格式上，心肌缺血区域的运动速度频谱变化通常表现为e峰和a峰的减低或增高伴或不伴速度方向异常。

二、急性心肌梗死

急性心肌梗死的组织多普勒表现主要如下：小范围急性心肌梗死区域的速度、加速度、应变和能量明显减低。在二维和M型格式上各时相内色温明显减低或缺失；在多普勒频谱格式上，舒张期e峰和a峰峰值明显减低，与此同时收缩期S峰也明显减低（图21-19～图21-22）。大范围急性心肌梗塞区域可出现心肌运动速度方向的异常。

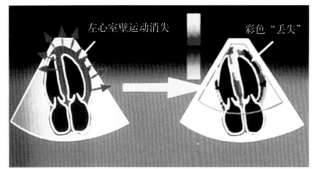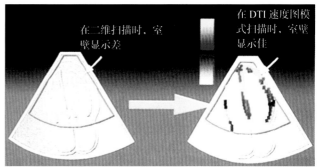

图21-19　组织多普勒室壁心肌缺血显像模式图
心室壁缺血部位心肌功能减低或丧失造成心肌运动速度和方向的异常变化。组织多普勒显像可清楚显示室壁心肌缺血导致的心肌运动异常的部位、范围和严重程度

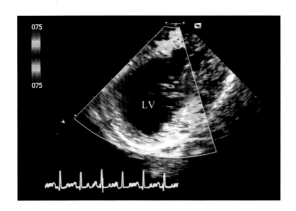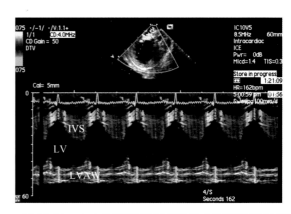

图21-20　左心室前壁前间隔急性心肌梗死组织多普勒加速度显像
心腔内超声左心室长轴切面显示心肌梗死部位心肌运动加速度明显减低。LV：左心室

图21-21　左心室前壁前间隔急性心肌梗死组织多普勒M型速度显像
与室间隔相比，左心室前壁梗死部位室壁变薄、运动速度明显减低。IVS：室间隔；LV：左心室；LVAW：左心室前壁

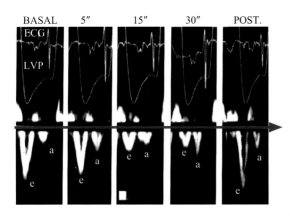

图21-22 急性心肌缺血和再灌注局部心肌舒张功能组织多普勒显像

急性心肌缺血和再灌注局部心肌舒张功能的局部组织运动多普勒频谱e峰和a峰随时间的演变，反映缺血部位心肌舒张功能由减低至恢复的全过程。LVP：左心室压力曲线；ECG：心电图

引自Garcia-Fernandez MA，Zamorano I，Azevedo J. Doppler tissue imaging: Echocardiograhy. McGraw-Hill，1998：109-128

三、陈旧性心肌梗死

陈旧性心肌梗死的组织多普勒显像主要表现：陈旧性心肌梗死区域心肌运动速度、加速度、张力和能量的不同程度减低，可伴有速度方向的异常。在二维和M型格式上表现为色温减低或缺血伴或不伴速度方向异常。由于陈旧性心肌梗死部位心肌纤维化变薄，可导致陈旧性心肌梗死部位心室壁着色范围变窄。合并室壁瘤或血栓时表现如下：瘤壁的色温明显减低或颜色缺失；血栓通常与附着室壁的速度标测颜色相同或不同，但色温较低或较高。在多普勒频谱格式上，陈旧性心肌梗死区域心肌运动速度频谱表现如下：收缩期S峰和舒张期e峰a峰峰值减低，伴或不伴速度方向异常。在心肌梗死区域内可检出加速度值相对较高的带状或岛状分布。这一局限性的较高加速度值分布提示该陈旧性心肌梗死区域内仍有心肌存活。在二维格式上，在陈旧性心肌梗死区域周围的相对正常心肌内可检出树枝状的流动色块；采用多普勒频谱格式可检出动脉的血流频谱，提示迂曲增粗、血流速度减低的冠状动脉。

四、辅助超声心动图药物负荷试验

组织多普勒显像技术能够为心肌运动的检测

提供一个客观、准确和快速的手段（图21-23，图21-24）。因此，该技术可以在超声心动图药物负荷试验中辅助判断心室壁心肌的异常运动。该技术在判断目测法不能区别或确认的心室壁心肌轻微异常运动、小范围异常运动和复杂异常运动时特别有用。

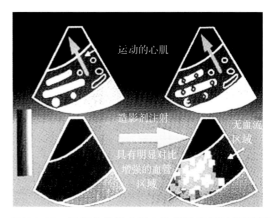

图21-23 组织多普勒心肌血流灌注能量显像原理图

心肌声学造影剂可增强心肌血流灌注缺失和正常血流灌注区域能量差异，更为清晰准确地显示心肌缺血部位和范围

在药物负荷试验中，组织多普勒显像技术还为顿抑（stunt）心肌的检出提供了一个可行的方法。在药物负荷试验中，基础图像色温较低或缺失伴或不伴速度方向异常的区域，在一定剂量的药物负荷后，该区域色温增高速度方向转变为正常，则提示该区域心肌为顿抑心肌。对顿抑心肌检测的重要价值在于可为各种冠状动脉介入治疗和手术的术前疗效评价提供参考标准，以决定最终采用何种治疗方法。日本Osaka研究小组的研究结果表明，采用组织多普勒心肌速度梯度的检测方法可辅助评价心肌缺血所致的心室壁心肌运动异常，在亚极量多巴酚丁胺药物负荷时具有很高的敏感度。常规的目测法往往不能检出这些轻微的异常室壁心肌运动。在正常心肌区域，心肌运动速度在药物负荷后增加；在心肌缺血区域，心肌运动速度在药物负荷前后无显著性差异。正常心内膜下心肌的运动速度与药物负荷剂量之间并没有确切的关系。其他学者的研究结果表明，在除外心尖节段的情况下，极量药物负荷时组织多普勒显像技术对心肌缺血检出的平均敏感度为96%，特异度为81%，准确度为86%。

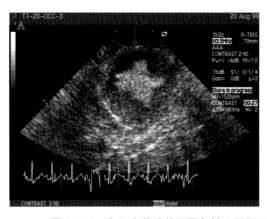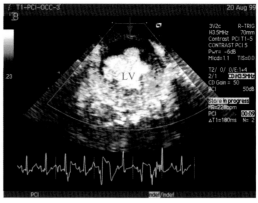

图21-24　左心室前壁前间隔急性心肌梗死造影谐波和组织多普勒造影谐波能量显像

A、B.均显示左心室前壁前间隔内造影剂缺失（箭头），提示该部位心肌血流灌注明显减低。LV：左心室

第八节　组织多普勒显像在心肌疾病中的应用

任何原因所导致的心肌病变都将使受累的心肌结构和功能发生改变。不同类型的心肌病变，其病变心肌的结构和功能改变也会有所不同。这就为通过评价病变心肌的结构和功能变化反映心肌病变性质提供了可能。多普勒血流信号分析和常规的灰阶超声已成为超声波评价心肌病变时心室整体异常血流动力学状态和解剖结构功能变化的主要手段。但是这些方法所提供的均为心室整体的功能和结构变化，不能进一步评价心肌病变局部的功能和结构异常。组织多普勒显像技术可以在病理解剖结构的基础之上评价局部心肌病变所导致的功能异常，从而使心肌病变性质的评价成为可能。

一、肥厚型心肌病

肥厚型心肌病的基本病理改变包括心肌纤维结构异常、心肌细胞排列紊乱和大量的心肌细胞纤维化。总体的病理表现如下：心室壁局部或整体的不同程度增厚伴舒张功能减低和舒张末压增高及收缩功能亢进。但是，与局部病变心肌的异常构造和几何结构相关联的病理解剖和病理生理等许多方面的变化仍未能得到满意的解释。

组织多普勒显像可对局部和整体的心室心肌病变导致的心肌运动异常进行定性和定量的评价。其中二维格式和M型格式主要用于定性评价，多普勒频谱格式主要应用于对局部心肌异常运动的定量评

价。组织多普勒显像在肥厚型心肌病中的主要发现包括：①舒张期局部病变心肌e峰峰值时间延长；②早期心肌舒张的不同步现象；③舒张期室间隔e／a值的反转；④在所有的收缩时相，局部病变心肌的速度梯度明显减低或反转。

这些异常组织的多普勒表现所反映的心肌结构和功能异常包括：①心肌细胞的排列紊乱，肌浆钙清除障碍和过度减低的收缩期负荷均可以使心肌舒张过程减缓；②局部心肌纤维化；③等容舒张期室壁应变和应变率减低，其可以导致心肌舒张功能受损；④心室壁在等容收缩期的外向运动减低了心室壁厚度，同时增加了局部心室壁的面积；⑤局部心肌缺血尤其是心内膜下心肌缺血，可导致局部心肌舒张过程减慢和不同步等。

在应用组织多普勒显像评价肥厚型心肌病时，应当注意到由于其心肌病变在心室分布的不均匀性，仅对某一两个局部进行分析不能代表整个心室的心肌病变情况。全面的评价应包括肥厚区域和非肥厚区域。

二、扩张型心肌病

扩张型心肌病的病理基础主要为大量的淋巴细胞浸润和心肌细胞的纤维化。其总体的病理表现为心室壁变薄伴收缩功能重度减低和舒张功能异常。

我们的研究表明，在收缩期病变局部心肌和二

尖瓣环的组织多普勒运动速度频谱s峰峰值明显减低，峰值时间延长并出现了s峰的多峰现象。多峰现象与心室整体的EF值有明显的相关性。舒张期局部病变心肌和二尖瓣环的组织多普勒显像运动速度频谱的a峰和e峰峰值均明显减低，但e/a值未见明显改变。s峰峰值的明显减低和峰值时间的明显延长，反映了心肌收缩性能的减低；s峰多峰现象的出现代表了心室心肌收缩的不均匀性和不协调性。尽管在心室舒张功能明显异常的情况下，e/a值仍未反转，这并不代表心室舒张功能正常。其主要原因可能为心房心肌同样受累，导致a峰峰值亦明显减低。

与此同时，由于心室壁心肌在收缩期和舒张期运动的不协调性和运动速度减低，在组织多普勒显像二维和M型格式上可出现心室壁心肌运动速度、加速度和张力分布的不均匀性及速度、加速度和应变的减低。

三、限制型心肌病和心肌淀粉样变

限制型心肌病的病理基础主要为心内膜下弹性纤维的大量增生。其总体的病理表现为心内膜增厚伴舒张功能的重度减低。采用脉冲波多普勒血流检测技术检测二尖瓣口、肺静脉、腔静脉和肝静脉的血流频谱已能对该病的诊断提供某些指标。但是这些指征并非特异性的，心室负荷的变化可明显影响这些指征的可靠性。

Cleveland Clinic研究小组的研究结果表明，采用组织多普勒显像频谱格式所检测到的二尖瓣环运动速度较正常人和限制性心包炎患者明显减低。该指标较少受到心室负荷的影响。与此同时，二尖瓣环运动速度频谱e峰的峰值时间较二尖瓣口血流频谱E峰峰值时间短。

心肌淀粉样变主要原因为酶代谢障碍（包括单克隆轻链A1型的变异）。某些慢性疾病（如淋巴瘤、结核和风湿性关节炎等）亦可导致心肌的淀粉样变性。由于大量淀粉浸润可使心肌纤维僵硬，淀粉浸润还可累及传导系统和动脉管壁。

常规的超声心动图和多普勒技术可以检出淀粉样变性患者增厚的心室壁和舒张功能减低，但缺乏直接针对病变心肌的评价指征。心肌淀粉样变性在组织多普勒显像速度模式二维格式上表现为心室壁的中层心肌缺乏心肌运动速度表现，其速度分布呈特征性的所谓"三明治"改变。组织多普勒显像频谱格式发现：与正常人心肌运动速度频谱相比较，淀粉样变心肌运动的峰值速度均较平坦，提示心肌运动的加速度和减速度均有明显减低。与此同时，其峰值速度亦明显减低，减低的幅度与心肌淀粉样变性的程度有一定的相关性。病变心肌局部的e/s值均低于-1.3，在正常人该比值范围为-2.0～-1.5。在淀粉样变性的心脏，其心肌舒张中期与舒张早期运动速度相反的速度表现消失。在舒张晚期，心肌运动速度亦明显减低。

必须指出的是，上述改变在心肌淀粉样变性的不同阶段可显示不同的表现形式。在心肌淀粉样变性早期，可仅仅表现为某一舒张期时相的心肌运动速度减低。在心肌淀粉样变性的患者，其心肌电兴奋与心肌收缩期峰值速度之间的时间延迟也明显延长〔超过150ms，正常人为（129±23）ms〕。与此同时，心电图P波与舒张末期心室充盈的峰值速度（a峰）之间的时间延迟也明显延长〔超过50ms，正常人为（31±12）ms〕。心肌淀粉样变性的其他组织多普勒显像表现还包括其整体的心脏运动速度高于正常人等。

四、高血压性心脏病的评价

心室后负荷过重可以导致心脏结构和功能的一系列改变。其病理改变的主要表现为心室壁肥厚伴舒张功能减低。在心室功能失代偿之后，心室的整体收缩功能也将减低。在高血压的病程进展过程中，有许多方面的问题仍未能得到揭示。例如，不同年龄的心室肥厚和不同类型的心室肥厚在心室舒张功能减低中的不同作用等。这些结构和功能异常发生的时间、程度、范围及病因机制均有待在更深层次上加以阐明。美国弗莱明汉高血压研究中心的研究表明，心室肥厚是较血压、血脂等其他心血管危险因素更为敏感的预后危险因素。因此，采用更先进准确的方法对心室肥厚所带来的一系列病理生理的改变进行深入的研究具有十分重要的意义。

以往的研究结果表明，超声心动图是评价心室肥厚和功能异常的一个敏感和特异的方法。组织多普勒显像技术还可以提供整体和局部的肥厚心肌运动的定性和定量评价。多普勒组织显像技术的二维和M型格式可以提供心室心肌在收缩和舒张过程中的速度、加速度和张力的分布及其在时间顺序上的变化情况。采用这一方法可对局部心肌的收缩和舒张功能进行定性评价。多普勒频谱格式则可为正常和异常的局部心肌运动评价提供量化指标。有研究表明，在正常人群和运动员心室肥厚人群，其多普勒运动速度频谱的形态和测值并无显著性差异。这一发现为评价正常和病理的心肌肥厚提供了基础。但是，也有研究表明，尽管在正常心室壁厚度的人群，不同部位的局部心室心肌其多普勒运动速度频谱表现出了不均匀性。此外，由于高血压患者的心室壁肥厚也表现出不均匀性。因此，在具体的评价中应检测尽可能多的节段，综合进行评价。然而，大量的研究结果还表明，即使是同一心室壁节段，在不同的心肌层次之间也存在心肌运动速度的差异。例如，心内膜下心肌的运动速度高于心外膜下心肌的运动速度。因此，在同一节段分层次进行评价才能真正揭示心室壁肥厚心肌运动速度的细微变化。

在高血压所致心室壁肥厚的局部心肌，其多普勒运动速度频谱表现如下：舒张早期e峰峰值速度减低；舒张晚期a峰峰值速度增高；a/e值大于1.0（正常人群，a/e小于1.0）。与此同时，局部心肌的等容舒张时间亦明显延长。组织多普勒显像技术还能为早期轻微左心室舒张功能异常的评价和高血压某些阶段二尖瓣口多普勒血流频谱的假性正常化的鉴别等提供有用的指标。这些指标主要包括等容舒张时间、舒张期峰值速度（e峰和a峰）、峰值时间和a/e值等。进一步研究速度、加速度和张力在心室壁内心肌组织中的分布和变化情况，将有可能揭示心肌组织结构与功能异常的关系。

第九节　组织多普勒显像在限制性心包疾病中的应用

限制性心包疾病所致心室壁心肌运动异常无论在原理上还是在病理表现上均明显有别于限制型心肌疾病。限制性心包疾病主要是由于中量至大量心包积液和（或）心包增厚缩窄限制了心室壁心肌的舒张运动。而限制性心肌病则主要是由心肌本身组织构成异常而导致心肌的舒张和收缩功能异常。如前所述，在限制性心肌疾病中，心室心肌在长轴方向上的扩展速度明显减低。而在限制性心包疾病中，其心室长轴方向上的扩展速度则无明显改变。这充分反映了心肌病变本身和限制心肌运动在心肌舒张期运动上的差异。这一差异与病理生理的理论推论相吻合。这一指标可以作为限制性心肌疾病和缩窄性心包疾病的鉴别依据。

1998年，日本OKi等又提出了限制性心包疾病的一些新的诊断指标。他们测量了正常人和限制性心包疾病的室间隔、左心室后壁和右心室前壁长轴、短轴方向上的舒张早期峰值速度及舒张晚期心房收缩所致的峰值速度。与此同时，还测量了主动脉瓣第二心音距舒张早期峰值速度的时间。结果发现，在限制性心包疾病组，其长轴方向的舒张早期峰值速度和主动脉瓣第二心音距舒张早期峰值速度的时间分别高于和短于正常人组；短轴方向上的舒张期室间隔运动方向向后，在舒张早期峰值速度之前表现为一个尖锐的峰值或舒张早期运动速度频谱为双峰；在长轴方向上右心室前壁、室间隔和左心室后壁在舒张期最大峰值速度之后有一个方向向后的运动速度。这些组织多普勒显像的特殊表现在任何正常人中均未能发现。因此，这些特殊表现可以作为诊断限制性心包疾病的依据。

第十节　组织多普勒显像在心脏移植排斥反应中的应用

心脏移植排斥反应早期征象的建立和确认一直是临床心脏病学研究的一个热点。以往的研究表明，无创的超声心动图技术能够在排斥反应早期发现心室舒张功能减低和等容舒张时间缩短。但是，这些指标均是负荷和时间依赖性的，其可靠性较低。

有学者采用组织多普勒显像速度模式的M型格式研究了心动周期中各时相的心肌运动情况。其研究结果表明，在排斥反应时舒张早期心肌运动的峰值速度减低。这一心肌运动峰值速度减低可以在中等程度的心脏移植排斥反应时采用组织多普勒显像频谱检测出来。这一指标对检测心脏排斥反应的敏感度为76%，特异度为88%，其阴性预测值为92%。在抗排斥反应治疗后，心室心肌舒张早期峰值速度均有回升。与此同时，正常人群和无排斥反应的患者，在心动周期的收缩期各时相和舒张早期各时相中室间隔与左心室后壁的心肌运动速度频谱指标均无显著性差异。但是，在舒张晚期移植心脏

的心室心肌运动速度则有减低。在受体心房收缩时相发生于心室舒张晚期时，移植心脏的心室心肌运动速度则有增高。

还有学者发现，尽管无急性排斥反应的患者其舒张期心肌运动速度高于收缩期心肌运动速度，心内膜下心肌运动速度亦高于心外膜下心肌运动速度，但是，其室间隔的心肌运动速度则明显低于正常人；在有急性排斥反应的患者，其心肌运动速度在收缩期和舒张期均呈持续性减低。其中，中度和重度排斥反应的心室心肌运动速度较轻度排斥反应的心室心肌运动速度明显减低；舒张早期左心室后壁心肌运动速度的减低具有最高的检测心脏移植排斥反应的敏感度。

第十一节　组织多普勒显像技术的发展前景

组织多普勒技术与任何一种新的诊断技术一样，必将有一个逐步完善并最终界定其应用范围的过程。组织多普勒显像技术局限性的确认及其解决方法的建立是决定该技术发展前景的主要因素。医学影像学的发展已走出了静态观察检测的阶段，其进一步的发展方向将是建立与宏观和微观组织结构相关联的动态的功能检测和自动化分析。组织多普勒显像技术作为医学影像技术中的一个分支也不例外。

从目前该项技术的国内外研究现状来看，其今后的发展前景极为广阔。从单纯的技术角度来看，该项技术已与其他的高分辨率的超声诊断技术相结合（如心腔内超声导管、经食管超声探头等）。与此同时，各种自动的定量分析技术也在进一步的发展完善之中，其可以提供实时的动态心室各部位和各层次的运动信息。该项技术的各种从一维到四维的显示方法均已出现并在进一步的发展和完善之中。这将有助于揭示局部心肌运动与心室壁心肌结构之间的动态的和立体的关系。

与其他检测技术（如心肌声学造影、心脏电刺激和检测技术、药物负荷和阻滞技术）的结合，将有助于该技术提供包括心肌灌注与心肌存活、心肌除极与心律失常、心肌功能与心功障碍的全部完整

信息。

（尹立雪　陆兆龄）

参 考 文 献

Capasso F，Giunta A，Stabile G，et al，2005. Left ventricular functional recovery during cardiac resynchronization therapy: predictive role of asynchrony measured by strain rate analysis. Pacing Clin Electrophysiol，28 Suppl 1: S1-4.

Chen L，Shen XD，Cai LS，et al，1996. Experimental studies of cardiac wall movement and exciting sequence by color Doppler tissue imaging. Chinese Ultra Imag，11：1.

Cheung MM，Smallhorn JF，McCrindle BW，et all，2005. Non-invasive assessment of ventricular force frequency relations in the univentricular circulation by tissue Doppler echocardiography: a novel method of assessing myocardial performance in congenital heart disease. Heart，91（10）：1338-1342.

Dohi K，Pinsky MR，Kanzaki H，et al，2006. Effects of radial left ventricular dyssynchrony on cardiac performance using quantitative tissue Doppler radial strain imaging. J Am Soc Echocardiogr，19（5）：475-482.

Dohi K，Suffoletto M，Ganz L，et al，2005. Utility of echocardiographic tissue synchronization imaging to redirect left ventricular lead placement for improved cardiac resynchronization therapy. Pacing Clin Electrophysiol，28（5）：

461-465.

Huang QH, Wang TF, Li DY, et al, 2004. Research of myocardial velocity characteristics of paced canine heart based on ultrasonic Doppler tissue imaging. Space Med Med Eng（Beijing）, 17（2）: 130-134.

Ji R, Wang X, Cheng TO, et al, 2002. Experimental study of assessment on ventricular activation origin and contraction sequence by Doppler tissue imaging. J Huazhong Univ Sci Technolog Med Sci, 22（1）: 52-57.

Jin C, Ma P, Kang YJ, et al, 1996. Doppler tissue Imaging on study of locating the abnormal exciting pre-mature ventricular contraction. Chinese J Ultra Imag, 3: 9.

Knebel F, Reibis RK, Bondke HJ, et al, 2004. Tissue Doppler echocardiography and biventricular pacing in heart failure: patient selection, procedural guidance, follow-up, quantification of success. Cardiovasc Ultrasound, 2（1）: 17.

Matsushita K, IshikawaT, Sumita S, et al, 2004. Assessment of regional wall motion by strain Doppler during biventricular pacing in patients with conventional indications for a pacemaker. Pacing Clin Electrophysiol, 27（9）: 1284-1291.

Notabartolo D, Merlino JD, Smith AL, et al, 2004. Usefulness of the peak velocity difference by tissue Doppler imaging technique as an effective predictor of response to cardiac resynchronization therapy. Am J Cardiol, 94（6）: 817-820.

Pham PP, Balaji S, Shen I, et al, 2005. Impact of conventional versus biventricular pacing on hemody namics and tissue Doppler imaging indexes of resynchronization postoperatively in children with congenital heart disease. J Am Coll Cardiol, 46（12）: 2284-2289.

Tada H, Toide H, Naito S, et al, 2005. Tissue Doppler imaging and strain Doppler imaging as modalities for predicting clinical improvement in patients receiving biventricular pacing. Circ J, 69（2）: 194-200.

Takagi M, Doi A, Shirai N, et al, 2005. Acute improvement of atrial mechanical stunning after electrical cardioversion of persistent atrial fibrillation: comparison between biatrial and single atrial pacing. Heart, 91（1）: 58-63.

Yin L, Zheng C, Cai L, et al, 2003. Cardiac conductive system excitation maps using intracardiac tissue Doppler imaging. Chin Med J（Engl）, 116（2）: 278-283.

Yin LX, Li CM, Fu QG, et al, 1996. The atlas of Doppler tissue imaging-clinical application. Practical Ultrasonic Medicine, 3-4: 64.

第22章 二维灰阶斑点跟踪功能成像技术在心脏电－机械兴奋评价中的应用

第一节 心肌应变与应变率成像及其量化评价

一、概述

近年来，超声心肌应变与应变率显像作为一种无创评价心脏局部收缩和舒张功能的方法，已在临床广泛应用。应变（strain）及应变率（strain rate）的概念是由 Mirsky 和 Parmley 于 1973 年首先系统阐述的。20 世纪 90 年代初才用创伤性的植入声学测微计或钽标记物的实验模型得到应变或应变率数据。20 世纪 90 年代中后期，人体非侵入性测量应变力的技术首先应用于 MRI：MRI 测量心肌应变和应变率的优点在于在可取的空间分辨率的情况下，提供三维的速度信息，但其帧频低于 30 帧/秒，不能提供足够的随时间变化信息，且费用昂贵，不能广泛应用于临床。1998 年，Heimdal 等用超声显像方法实时评估应变率，组织多普勒成像可以在高帧频的情况下提供实时的局部速度信息，同时在二维模式下具有高的轴向和足够的侧向分辨率，可以实时测量心肌各点的运动速度，根据两点间的运动速度变化和距离变化得到心肌的应变率，但由于受角度依赖、帧频、测值的重复性差等因素的影响，目前此种方法还仅限于局部心肌长轴应变和应变率的评价。

而心肌的机械运动是一种螺旋扭转运动，这与心肌纤维独特的螺旋层状排列结构有关。心肌纤维沿逆时针方向逐层旋转，从心内膜到心外膜纤维旋向与水平方向的夹角从 -60° 线性变化到 60°，形成了不同方向心肌纤维的复合现象（图 22-1）。而这种心肌纤维结构使心肌在心动周期中发生纵向、横向、径向、周向运动，导致心脏室壁的增厚或变

薄、长径上的缩短或伸长、扭转等，每种运动对心脏功能都有很大的影响（图 22-2）。因此，测定心肌横向、径向和周向的运动对观测心脏运动和功能具有重要意义。二维心肌应变和应变率成像是基于斑点追踪技术的一种全新方法，采用二维动态图像来测定心肌全切面、节段、各点的应变和应变率，并可分别测定心肌局部节段和各点在纵向、横向、径向、周向 4 个方向的应变和应变率（与解剖定位系统一致）。通过彩色编码图、矢量图、曲线解剖 M 型、三维立体拓扑图形及应变－时间曲线、应变率－时间曲线显示。与组织多普勒应变率成像相比，它能测量除纵向以外的 3 个方向的应变和应

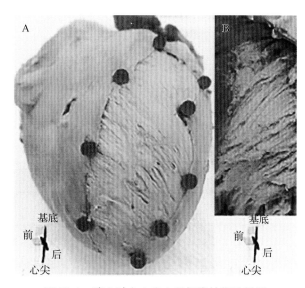

图 22-1 猪心脏左心室心肌纤维的螺旋排列

A. 心外膜下肌纤维呈左手螺旋排列；B. 心内膜下心肌呈右手螺旋排列

引 自 Sengupta PP, Korinek J, Belohlavek M, et al. Left ventricular structure and function：basic science for cardiac imaging.J Am CollCardiol, 2006, 48（10）：1988-2001

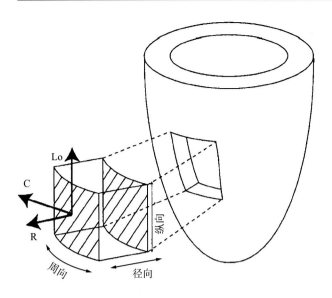

图22-2　局部心肌运动的坐标系定位

引自：D'Hooge J，Heimdal A，Jamal F，et al. Regional strain and strain rate measurements by cardiac ultrasound：principles，implementation and limitations.Eur J Echocardiogr，2000，1（3）：154-170

变率，因而能更加全面、精确地评价心肌的运动（表22-1）。

表22-1　TVI（组织多普勒速度成像）应变与二维应变的比较

	TVI应变	二维应变
来源	组织多普勒图像	二维灰阶图像
技术原理	多普勒成像	二维斑点追踪成像
角度依赖	有	无
扫查切面限制	有（短轴切面受限）	无
指标	速度、应变、应变率、组织追踪	速度、应变、应变率、位移、背向散射积分、旋转角度、旋转率、旋转速度

二、应变及应变率的基本原理

1. 应变（stain）　又称为应变力，是外力作用于物体，产生形态或体积的改变。物理学上指相对变形，线性应变可以用Lagrangian应变或Cauchy应变公式表达为

$$\varepsilon = \Delta L/L_0 = （L-L_0）/L$$

式中，ε是应变值（%）；ΔL是心肌长度的改变量；

L_0是心肌原始长度。

周向应变、长轴应变为正值时表示心肌舒张，长轴方向上的伸长；为负值时表示心肌收缩，长轴方向上的缩短。径向应变、横向应变为正值时表示短轴方向上室壁增厚，为负值时表示短轴方向上的变薄。

2. 应变率（strain rate，SR）和SRI　SR是心肌应变力随时间的变化率，它描述的是变形速率。公式如下

$$SR = \varepsilon/\Delta t = \Delta L/\Delta t/L_0$$

SR的计算单位是［1/s］或者［s^{-1}］。应变率还可以通过心肌运动速度计算得出（图22-3）。

$$SR = （V_1-V_2）/d$$

（V_1-V_2）表示两点间的即时速度差，d表示两点之间的即时距离。SRI是将SR计算结果进行彩色编码显示。

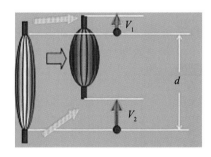

图22-3　应变率计算方法示意图

三、二维应变的临床应用

1. 定量评价整体心室的功能　在临床工作中，以心室整体的应变与应变率作为心室收缩功能参数，比对各节段逐一分析更直接、准确。Reisner等应用STI采集27例心肌梗死患者和12例正常人的心尖两腔、三腔和四腔长轴的超声二维灰阶动态图像，测量左心室整体长轴应变和应变率，以室壁运动评分为参考指标。结果发现心肌梗死组的长轴应变和应变率测值均明显低于对照组，并与室壁运动评分有良好的线性相关。在评价心肌梗死患者左心室收缩功能异常方面，整体长轴应变和应变率具有较高的诊断准确性（敏感度分别为92%、92%，特异度分别为89%、96%）。杨颖等研究发现，心力

衰竭患者的左心室整体长轴和轴向收缩峰值应变和应变率均显著低于正常组，而且这些参数与射血分数均有良好的相关性，应变和应变率越小，射血分数越低。由此可见，整体的应变与应变率是能够客观、量化评价心室收缩功能的新指标，有较高的敏感度和特异度，而且更简便、快捷，便于临床应用。

2. 定量评价局部心肌的收缩功能　心肌应变和应变率直接反映心肌的力学状态，收缩期峰值应变和应变率测量的是心肌的变形，可以准确反映心肌局部收缩功能，是反映心肌收缩功能的直接、客观指标。

尹立雪等研究发现，正常人左心室侧壁、室间隔各节段心肌应变达峰时间基本一致，应变峰值较为接近，表明各节段心肌收缩协调同步；侧壁应变值变化趋势依次是基底段—中间段—心尖段，室间隔应变峰值是心尖段＞中间段＞基底段。而左心室侧壁、室间隔各节段心肌位移达峰时间也基本一致，表明各节段心肌收缩协调同步；室间隔、侧壁位移峰值变化依次是基底段＞中间段＞心尖段，以侧壁心尖段最小，室间隔基底段最大（图22-4）。

Becker等采用STI检测64例左心室节段性异常的患者，分别测量左心室16个节段心肌的径向应变、周向应变、径向应变率和周向应变率，同时通过心脏磁共振检测定标三种心肌收缩功能状态：正常、运动功能减退和无运动功能。结果显示，径向应变测值的重复性最好，在正常收缩功能节段，功能减退节段和无运动节段，径向应变峰值依次降低。径向应变峰值是区分运动功能减退节段和无运动节段的敏感指标（灵敏度83.5%，特异

度83.5%），对检测无运动节段更加敏感（灵敏度82.7%，特异度94.5%）。而周向应变和应变率峰值的变化与径向应变相似。

Serri等在应用STI对26例非对称性肥厚型心肌病进行研究的过程中发现，尽管这些患者的左心室射血分数正常，但左心室心肌在纵向、横向、径向、周向的应变值均较对照组明显降低。纵向间隔应变明显低于左心室其他节段。由此可见，非对称性肥厚型心肌病的应变值改变早于左心室射血分数，故二维应变技术能够检测早期收缩功能异常，为临床鉴别肥厚型心肌病亚型、治疗疗效评价和随访提供了简便、有效的工具。

3. 定量评价局部心肌的舒张功能　超声心动图评价心脏舒张功能的方法主要有：二尖瓣血流频谱、肺静脉瓣血流频谱、声学定量技术、彩色室壁动态技术、组织多普勒成像技术等。研究已证实，应变率是定量评价局部心肌舒张功能的一个强有力的指标。Liang等采用二维应变技术测量39例冠状动脉狭窄（≥70%）患者的左心室心肌的纵向应变和应变率，缺血节段的收缩期应变率（SRs）和舒张早期应变率（SRe）明显低于正常节段，缺血心肌的舒张功能降低，SRe对鉴别心肌缺血区有很高的敏感度（93%）和特异度（93%）。因此，STI不仅可以准确评估左心室舒张功能的不均匀性，还有助于精确定位心肌缺血区域。

4. 定量评价心肌梗死　在临床超声工作中，对心肌梗死的评估最常基于二维灰阶显像所显示的室壁运动和室壁增厚率，但是这种方法的局限性既有

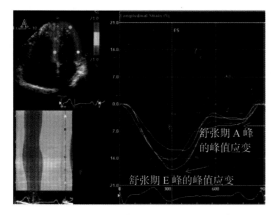
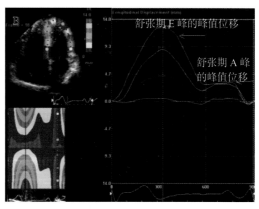

图22-4　STI观测正常人左室侧壁和室间隔心肌应变和位移

A.各节段应变-时间曲线：应变峰值较为接近，侧壁应变值变化趋势依次是基底段-中间段-心尖段，室间隔应变峰值是心尖段＞中间段＞基底段；B.各节段位移-时间曲线：各节段心肌位移达峰时间也基本一致，室间隔、侧壁位移峰值变化依次是基底段＞中间段＞心尖段，以侧壁心尖段最小，室间隔基底段最大

观察者的经验，也包括肉眼对快速短暂运动的分辨能力。应变和应变率成像已证实能够量化评价局部心肌功能异常，较早发现异常节段心肌，收缩期应变峰值在梗死区降低，梗死区周围轻度降低，梗死区远段正常。但基于组织多普勒的应变和应变率成像因其受角度依赖影响，对与声束垂直的节段心肌应变和应变率的测量欠准确。而基于斑点追踪的二维应变不受角度影响，可以更加敏感而准确地识别异常节段运动（图22-5）。

Becker等用STI检测47例心肌梗死患者的左心室16个节段心肌，测量各节段的径向应变峰值、周向应变峰值、径向应变率峰值和周向应变率峰值。同时用对比增强心脏磁共振检测并以此为参照标准。结果显示，径向应变（截值16.5%）能够准确区分透壁性心肌梗死区和非透壁性心肌梗死区（敏感度70%，特异度71.2%），透壁性心肌梗死区的径向应变显著低于正常心肌或非透壁性心肌梗死区。而Chan等研究发现，透壁性心肌梗死区的周向应变明显低于非透壁性心肌梗死区，而径向应变无明显差异。总之，应变和应变率显像可以无创性检测心肌梗死后的透壁瘢痕和无活性心肌区域。

5. 定量评价右心室功能　近年来，对右心室功能失调与矫正的问题日益受到重视，但由于右心室形态复杂而难以准确评价右心室功能。目前，临床评价右心室功能常用的方法包括放射性核素、心血管造影、磁共振和超声心动图。超声心动图由于具备无创、便捷等优点，许多方法（双平面Simpson法、Tei指数、组织多普勒显像技术、自动边缘检测技术、造影超声心动技术等）已被用于评价右心

室功能。而最近的研究结果表明，二维应变在右心室功能评价方面也有很好的应用前景。

Borges等对37例肺动脉高压患者和38例正常人采用STI和组织多普勒技术评价右心室功能，在心尖四腔切面测量右心室游离壁基底段和心尖段的应变，同时测量6min步行距离和肺血管阻力（pulmonary vascular resistance）。结果显示，肺动脉高压患者都有轻度到中度的右心室功能异常（游离壁基底段纵向应变为-8.8%±4.1%，对照组-24.3%±4.7%，$P < 0.001$）。这些患者经扩血管治疗6～11个月后复查超声心动图，6min步行距离增加和肺血管阻力降低，右心室游离壁基底段纵向应变增加为-13.3%±6.2%，并与前两个指标有很好的相关性（R分别为-0.44、-0.197，$P < 0.05$）（图22-6）。Bahar等的研究也表明，二维应变测得的右心室游离壁基底段的应变是区分肺动脉高压不同程度（轻度、中度、重度）的最佳指标，右心室游离壁基底段的收缩期应变和应变率与肺动脉压、右心室舒张末期面积、右心室横径、三尖瓣反流速度呈显著负相关，右心室游离壁基底段的应变是评价右心室功能的量化指标。

6. 评价心电-机械激动传导异常　尹立雪等研究发现，安置右心房右心室双腔起搏器患者左心室侧壁和室间隔各节段心肌应变达峰时间、峰值明显不同，侧壁应变峰值变化趋势依次是基底段—中间段—心尖段；室间隔基底段应变峰值明显大于心尖段，而且中间段应变峰值非常接近基底段。各节段心肌位移达峰时间、峰值也明显不同，室间隔、侧壁位移峰值变化基本是基底段＞中间段＞心尖段，

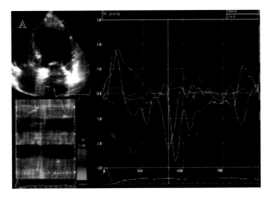
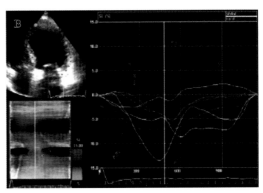

图22-5　心肌梗死患者室间隔和侧壁各节段心肌速度和应变

A. 节段速度-时间曲线；B. 节段应变-时间曲线；在梗死区（前间隔和下后壁）速度和应变减小

引　自 LeitmanM，Lysyansky P，Sidenko S，et al. Two-dimensional strain-a novel software for real-time quantitative echocardiographic assessment of myocardial function. J Am Soc Echocardiogr，2004，17（10）：1021-1029

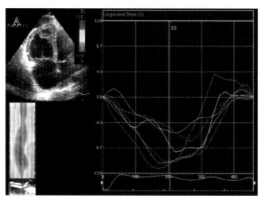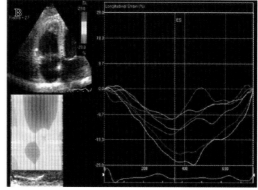

图22-6　肺动脉高压患者在扩血管治疗前后右心室游离壁各节段平均应变－时间曲线

A.治疗前右心室游离壁应变值降低，绿线表示室间隔心尖段（收缩期应变最大值－12%），黄线表示室间隔基底段（收缩期应变最大值－10%）；B.治疗后18个月右心室游离壁应变值增加，室间隔心尖段收缩期应变最大值－15%，室间隔基底段收缩期应变最大值－29%，游离壁的基底段和中段可见收缩后收缩

引　自Borges AC，Knebel F，Eddicks S. et al. Right ventricular function assessed by two-dimensional strain and tissue Doppler echocardiography in patients with pulmonary arterial hypertension and effect of vasodilator therapy. Am J Cardiol，2006，98（4）：530-534

以侧壁心尖段最小，室间隔基底段最大（图22-7）。由此表明，非生理性的电－机械激动传导会导致心肌运动失协调。

心脏再同步化治疗（CRT）是应用双心室起搏使心肌再同步化来改善心力衰竭患者心功能的技术，是近期发展起来的一项有前途的新技术。利用STI技术对左心室心肌应变和应变率进行评价有助于判断心室间和心室内的室壁运动不协调，有助于认识并理解双室起搏器如何起作用来改善患者的心功能，有助于优化起搏程序、筛选病例、评价并随访疗效。

Matthew等将左心室径向运动不协调（室间隔和后壁的径向应变达峰时间≥130ms）作为预测CRT疗效评价和随访的指标。Mani等发现测量CRT治疗后心肌径向和周向的应变和应变率是非常重要的，双室起搏后心肌纵向收缩力明显增强，而周向收缩功能改善不明显，这也许可以解释CRT治疗后临床症状短暂地得以部分改善。Bedi等研究还发现，用STI判断左心室最晚机械激动位点，如果起搏位点离它越近，那CRT治疗疗效越好（QRS波时长减小，左心室舒张末期容积降低）。由此可见，二维应变可以帮助起搏器置放点的定位，使起搏位点尽量靠近最晚机械激动位点。

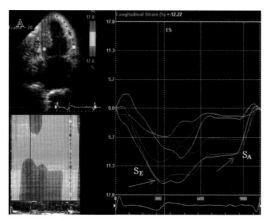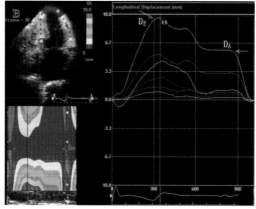

图22-7　STI观测安置起搏器患者左心室侧壁和室间隔心肌应变和位移

A.各节段应变－时间曲线：各节段心肌应变达峰时间、峰值明显不同，侧壁应变峰值变化趋势依次是基底段-中间段-心尖段；室间隔基底段应变峰值明显大于心尖段，而且中间段应变峰值非常接近基底段。B.各节段位移－时间曲线：各节段心肌位移达峰时间、峰值也明显不同，室间隔、侧壁位移峰值变化基本是基底段＞中间段＞心尖段，以侧壁心尖段最小，室间隔基底段最大

第二节 心肌旋转角度与旋转率成像及其量化评价

一、概述

自从1941年Harvey证实了心肌呈螺旋状排列后，人们就开始了对心室扭转形变的研究。Streeter等研究发现，心肌纤维角度在心肌收缩时比舒张时心尖部增加约19°，心底部增加约7°，提示左心室收缩时存在扭转运动。大量研究已表明，当从心尖往心底方向观察，左心室心尖水平收缩期呈逆时针旋转，舒张期呈顺时针旋转，而基底水平则恰恰相反。这种扭转运动在左心室的射血和舒张充盈过程中都起了很大作用。收缩期的扭转可以使室壁通过弹性伸长来储存能量，并在等容舒张期释放能量，造成左心室解扭转，其是心室舒张早期抽吸的重要组成部分。通过心脏标志物的X线示踪法、MRI和二维超声心动图已证实，心室扭转是评价左心室整体和局部收缩（舒张）功能的敏感指标，而且它不受心脏前后负荷的影响，与心肌自身的收缩力有关，因而能更加客观、量化地评价左心室功能。

然而，心室扭转是难以测量的。早在1975年，Ingels就在心脏外科手术中将钽丝植入患者左室心外膜下心肌内，用X线电影照相术使心肌显像来检测左心室的扭转。近十几年来，心血管磁共振和超声多普勒技术迅速发展，都可用以无创检测心室的扭转运动。加标记MRI（tagged MRI）在对心脏的研究中已经取得了大量心室在生理和病理情况下扭转运动的规律，使之成为心脏生物力学研究的重要参考标准。但由于MRI帧频低（＜30帧/秒），获取的信息量较少，不能精确反映心室的快速运动，并且费时、价昂，其临床应用受限。超声组织多普勒技术有较高的时间分辨率，通过室壁心肌的速度值计算心室的扭转角速度（angular velocity，单位：radians/s），但因其仅能评价心室整体的功能和角度依赖性，也未能得到广泛应用。

基于超声斑点追踪技术的心肌旋转角度与旋转率成像有较高的时间和空间分辨率，通过测量心肌的旋转角度和旋转率评价左心室的扭转运动已取得良好的效果，特别是在评价局部的心室功能方面。

而且此种方法简捷、快速、价廉，便于临床应用。

二、原理

斑点的旋转角度是由舒张末期、收缩末期斑点位置与心肌重心的连线的夹角计算而来的（图22-8）。根据众多心肌斑点的角度位移可推算出心室的旋转角度。从心尖观察，收缩期左心室心尖水平逆时针旋转，基底水平顺时针旋转，两者相对旋转的梯度造成左心室的扭曲运动（图22-9）。

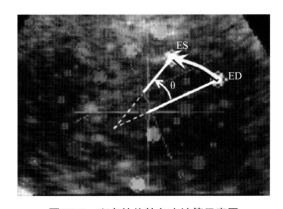

图22-8 斑点的旋转角度计算示意图

斑点的旋转角度是由舒张末期、收缩末期斑点位置与心肌重心的连线的夹角计算的。ES：收缩末期；ED：舒张末期

引 自Notomi Y，Facc TS，Popovi ZB，et al.Measurement of ventricular torsion by two-dimensional ultrasound speckle tracking imaging.J Am Coll Cardiol，2005，45（12）：2034-2041

三、心肌旋转角度与旋转率成像的临床应用

1.评价正常人心室扭转运动 心室旋转运动是心脏生物力学的重要表征，是影响心室正常射血和抽吸的重要因素，可以反映心室肌机械激动的传播和肌纤维间的联系。因此，研究正常人心室扭转运动有助于理解正常心室肌生物力学机制、心肌纤维的结构和形态对心脏疾病的影响。

Masaaki应用STI研究了113例健康人的左心室旋转角度，在收缩期，左心室心尖呈逆时针旋转，基底顺时针旋转。平均左心室旋转角度峰值是7.7°±3.5°，随着年龄增长，旋转角度峰值增大。

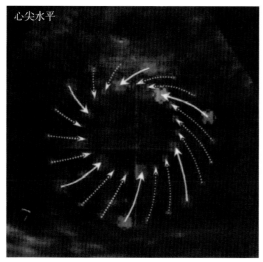
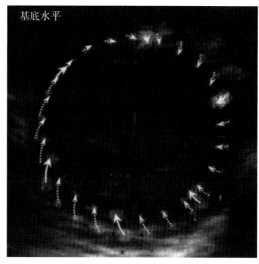

图 22-9　收缩期左心室心尖和基底水平的旋转示意图

箭头的尾端是舒张末期斑点位置，头端是收缩末期同一斑点位置；从心尖观察，收缩期左心室心尖水平逆时针旋转，基底水平顺时针旋转

引　自 Notomi Y，Facc TS，Popovi ZB，et al.Measurement of ventricular torsion by two-dimensional ultrasound speckle tracking imaging.J Am Coll Cardiol，2005，45（12）：2034-2041

在舒张早期，左心室即出现快速解扭转，随着年龄增长，解扭转率减小，且达峰时间延迟，这可能与老年人舒张功能降低有关。Bachner 等发现正常人的左心室扭转也存在不均衡性。在心尖水平，心内膜下心肌旋转角度大于心外膜下心肌，而后壁的旋转角度最大，室间隔最小。我们的研究发现，正常人心尖旋转角度大于基底，在基底水平，室间隔的旋转角度最大（图 22-10）。

2. 评价肥厚型心肌病的舒张功能　舒张早期左心室的解扭转对左心室的抽吸和早期充盈有重要意义。Carasso 等应用 STI 研究 50 例室间隔增厚的肥厚型心肌病患者的舒张期力学指标。结果显示，达到旋转角度峰值的时间减少 13%，而解扭转时间延长 16%。纵向应变率 e 峰值降低 23%，而周向应变率 e 峰值增加 37%。纵向应变率 e 峰值与心功能 NYHA 分级有良好的相关性。Li 等研究 30 例左心室肥大患者和 17 例正常人，发现正常人的收缩期心尖旋转速度为（1.9±0.2）cm/s，舒张期心尖解旋转速度为（1.7±0.1）cm/s，两者无显著差异。而在左心室肥大患者中，收缩期心尖旋转速度为（2.3±0.2）cm/s，舒张期心尖解旋转速度为（1.1±0.1）cm/s，两者有显著差异。由此可见，异常的心尖解扭转是舒张功能障碍的力学基础之一。Carasso 在另一研究中还发现，肥厚型心肌病患者的室壁中份收缩期

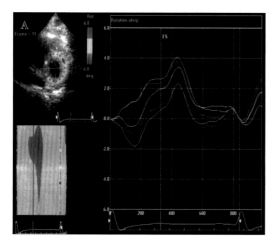
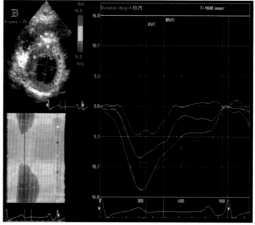

图 22-10　STI 测量正常人心尖和基底水平各节段的旋转角度-时间曲线

A.心尖水平呈逆时针旋转，为正向单峰曲线，达峰时间基本一致；B.基底水平呈顺时针旋转，为负向单峰曲线，达峰时间基本一致

旋转速度和旋转角度均明显高于正常，而室壁基底部则与正常相同。

3.在评价电-兴奋传导异常中的应用 电-兴奋传导异常会导致心室运动不协调，使心功能降低。Peng等采用STI测量伴或不伴射血分数降低的左束支传导阻滞患者的心尖旋转速度，结果显示，左束支阻滞患者的心尖旋转速度均低于正常对照，伴有射血分数降低的患者心尖旋转速度更低［正常组（1.82±0.17）cm/s，正常EF的LBBB组（1.25±0.18）cm/s，低EF的LBBB组（0.46±0.09）cm/s，$P < 0.05$］。尹立雪等研究了右束支传导阻滞患者和安置右心室起搏器患者的各室壁旋转角度，结果发现，右束支传导阻滞患者的前壁、侧壁、后壁和下壁的旋转角度明显低于正常对照，说明在右束支传导阻滞时，左心室心肌收缩力普遍降低，心脏的旋转变形运动幅度减小，右束支传导阻滞可能对心脏的力学运动存在潜在影响。而安置右心室起搏器患者的前间隔、前壁的旋转角度明显低于正常对照，这可能与电极的起搏部位有关，起搏部位心肌先收缩，但其应变值小（图22-11）。

4.评价心肌缺血 应用STI技术观察犬心室扭转的实验研究发现，阻断冠状动脉左前降支血流后，左心室心尖缺血，心尖旋转角度明显减小（从-4.1°±1.2°降低到-1.8°±1.3°，$P < 0.001$），而心底旋转角度无明显变化。即缺血区域的心肌旋转角度降低，而非缺血区无变化，由此旋转角度可用以鉴别心肌的缺血区域。当犬注射多巴酚丁胺后，心尖和心底的旋转角度均增加，心尖旋转角度达峰时间缩短，而心底达峰时间不变。

由于心肌旋转角度与旋转率成像技术是近2年才发展起来的新技术，其临床应用研究还较少，潜在的应用价值如下：评价左心室整体和局部的收缩功能；评价心脏同步化治疗的疗效；主动脉瓣狭窄瓣置换术后疗效评价等。

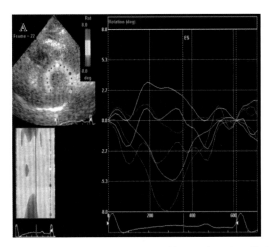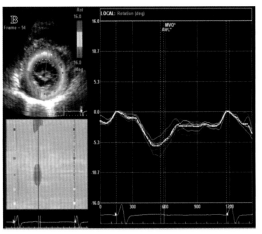

图22-11　STI测量安置起搏器患者心尖和基底水平各节段的旋转角度-时间曲线

A.心尖水平呈逆时针旋转，各节段曲线紊乱，前间隔、前壁幅度降低，达峰时间不一致；B.基底水平呈顺时针旋转，节段曲线紊乱

第三节　二维灰阶斑点跟踪功能成像的心脏电生理学观测内容

研究发现，心肌在心动周期中的运动是多相的、不均衡的。二维灰阶斑点跟踪成像技术（STI）可精确定量不同室壁、不同节段心内、外膜的心肌运动的方向与大小，反映心肌机械收缩情况，而电激动与机械收缩是密切相关的，通过这些力学指标和心电图的关联，能够准确提供心肌电机械偶联的信息，评价心肌激动起源、传导顺序，收缩的协调性。TDI技术仅能提供心肌纵向的运动信息，而STI还可测量心肌横向、径向和周向的力学运动指标，因而能更加全面地反映心肌的形变和电机械偶联状态。本节将对STI在心脏电生理学中的观测内容做介绍。

一、识别激动起源点

采用加速度TDI技术，以心电图Q波为参照，最早出现红黄亮斑部位为速度变化最早点，反映激动起源位置。冀瑞平等应用TDI技术观察9只杂种犬开胸心肌正常激动起源及收缩顺序，发现窦性激动时室间隔中段最早出现红黄亮斑，而左心室后壁异位起搏时，以电刺激信号结束为参照，左心室后壁中段最先出现红黄亮斑。而STI技术可通过曲线M型、速度矢量图识别异常起源点和相关的电极起搏空间位置。

二、观测心肌激动传导方向和顺序

采用STI技术测量不同室壁心肌的应变率或速度曲线的收缩波（S峰）到心电图R波的时间，可以估测心室收缩期的激动传导顺序。而测量舒张早期波（E峰）到心电图T波的时间，可估测心室舒张期的激动传导顺序。同样，通过这种方法也可估测心房的收缩期和舒张期激动传导顺序，可用以此评价传导系统的功能状态（如束支阻滞）和旁路传导，以及起搏状态下的传导顺序等。

TDI技术已用来评价心室的激动传导顺序，但它仅能以纵向的运动信息估测激动传导顺序。由于心内膜、心外膜下心肌的交叉排列和螺旋走行，同一室壁心肌的运动是多相的。在等容收缩期和等容舒张期心内膜、心外膜下心肌的运动是反向的，如在等容收缩期，心内膜下心肌缩短，而心外膜下心肌出现短暂的伸长。而且跨壁应力也从心内膜向外膜降低。STI能够测量心肌在四个方向的力学指标，可以提供全面的心肌运动信息。以心电图为参照，我们不仅能得到不同方向上激动传导的顺序，还可得到同一心肌在不同方向上运动的先后顺序。我们应如何分析理解它们之间的相互关系及对整体心脏运动和功能的影响？哪些方向的运动是最主要的，是与心脏功能密切相关的？针对这些问题的研究有可能会带来突破性的新发现，有助于我们对心脏运动机制的理解。目前初步的研究表明，径向应变、周向应变比纵向应变在心肌的运动评价方面更有意义。Sengupta等研究证实，正常人心外膜下心肌应变低于心内膜应变，在心内膜下心肌中，射血

期周向应变大大超过纵向应变。而心尖的纵向应变缩短早于基底（图22-12，图22-13）。

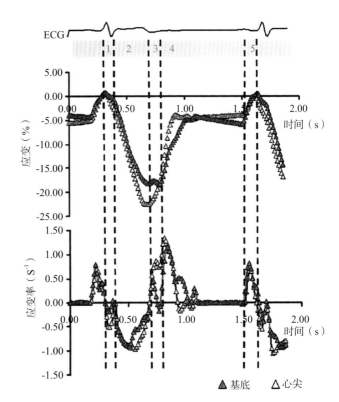

图22-12　STI测量正常人左心室前壁纵向应变和应变率曲线

在等容收缩期心肌纵向缩短，心尖比基底出现早，前间隔基底段延迟到等容舒张期。1：等容收缩期；2：射血期；3：等容舒张期；4：舒张早期；5：舒张晚期

引　自Sengupta PP，Korinek J，Belohlavek M，et al. Left ventricular structure and function.basicscience for cardiac imaging.J Am CollCardiol，2006，48（10）：1988-2001

三、观测心房颤动的心脏电生理状态

研究已证实阵发性心房颤动患者有心房内和心房间的传导延迟。心房有效不应期缩短与心房间传导延迟可能会导致持续性心房颤动。Gilligan等对阵发性心房颤动患者采用双心房起搏，缩短心房除极时间，改善心房间传导，减少了心房颤动的复发。临床上通过评价心房内及心房间传导时间的变化，可以预测心房颤动的发生，指导阵发性心房颤动的治疗。崔琪琼等应用TDI技术研究发现，阵发性心房颤动患者左、右心房和双心房交界处的P-A和A均比对照组显著延长，说明阵发性心房颤动患者不但有心房传导时间和电机械收缩偶联时间的延

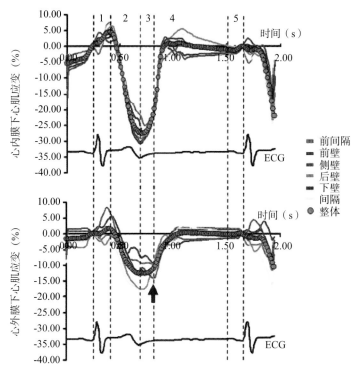

图22-13 STI测量正常人左心室心尖心内膜和心外膜下心肌的周向应变和应变率

在等容舒张期，应变曲线为正向，心肌伸长；心内膜下心肌应变高于心外膜；心外膜下局部心肌缩短的峰值出现在主动脉瓣关闭后；箭头所指处收缩后缩短。1：等容收缩期；2：射血期；3：等容舒张期；4：舒张早期；5：舒张晚期

引自 SenguptaPP, Korinek J, Belohlavek M, et al., Left ventricular structure and function. basicscience for cardiac imaging.J Am CollCardiol, 2006, 48（10）: 1988-2001

长，同时也存在心房收缩时间延长。但是TDI对垂直于声束的房壁运动难以估测，而STI不受角度影响，因此比TDI更能反映左、右心房的电生理状态。

四、观测心脏运动的同步性

维持正常的心脏功能，需要协调有序的心脏同步化运动，而不是同时运动。心脏同步运动按部位可分为房间、房室间、室间和室内的同步运动，按发生时期又可分为收缩运动同步和舒张运动同步。如果同步性丧失，就会导致心脏不同步运动。引起心脏不同步运动的疾病如下：①心电传导异常，包括房室传导阻滞、心房颤动、左（右）束支传导阻滞和安置起搏器等；②各种原因引起的心脏扩大、心力衰竭，包括缺血性心肌病、扩张型心肌病、肥厚型心肌病等。

目前评价心脏同步化运动的检查方法很多，包括心电图、超声心动图（包括二维、M型、频谱多普勒、组织多普勒等）、核素心血池扫描、MRI等。

多项研究显示，超声心动图尤其是TDI是评价心室同步性的较好方法，评价室间不同步应用TDI测量左心室基底段和右心室侧壁段收缩期S波起始之间的时间差，心室间机械延迟时间＞40ms定义为室间不同步。CM YU等应用TDI测量左心室壁各节段达到收缩峰值速度的时间的标准差，室内不同步定义为标准差大于33ms。收缩同步指数越低，提示同步性越好。

而TDI存在角度依赖性，对某些节段的测值准确度差。STI技术能够克服角度依赖性，因此能更加准确地评价心脏运动的同步性。Vannan等采用STI测量CRT治疗后患者的左心室侧壁基底段和中段的径向速度、周向应变的达峰时间差，结果显示，在未启用CRT时，这两个节段的达峰时间差明显延长，表明左心室内收缩不同步。Suffoletto等应用STI测量64例心力衰竭患者的左心室间隔和后壁的径向应变达峰时间差，并以达峰时间差≥130ms为评价左心室收缩不同步的标准，其测值与TDI的测值有高度的相关性。Cannesson等以相对应室壁的速度峰值的最大时间差为指标，预测CRT治疗的疗效。心肌旋转角度或旋转率是反映左心室整体运动的指标，也可用以评价心脏运动的同步性。

另外，心肌运动的强度对心脏运动的同步性也很重要。在心肌缺血和心肌肥大等情况下，局部受损心肌运动强度降低，导致心脏不同步运动，心脏功能下降。TDI由于受角度依赖影响，某些节段测值偏小，而STI可以真实测量各节段运动的大小，因此STI能更准确地评价心脏运动的同步性。

五、测量电机械偶联时间

在心脏传导系统的分支末端电激动和心肌细胞之间发生偶联，即电机械偶联，偶联间期为$40 \sim 70ms$。这是心肌细胞的电活动转变为机械活动的过程，Ca^{2+}起着至关重要的中介作用，因此，任何影响Ca^{2+}转运、分布、结合的因素均可引发心肌兴奋收缩偶联障碍。应用STI测量局部心肌应变率、速度S峰的起始点至心电图Q波起始点的时间，即为电机械偶联时间。当心力衰竭、酸中毒和高钾血症时，心电机械偶联时间延长。而当在严重心脏病的终末期，会出现电机械的不偶联，虽其发生机制尚未完全明了，但推测与心肌的弥漫性缺血或病变有关；心肌细胞内Ca^{2+}的代谢异常，细胞内酸中毒和ATP的耗竭可能使电机械不能偶联。

第四节　二维灰阶斑点跟踪功能成像的心脏电生理学临床应用

由于超声斑点跟踪显像技术发展的时间较短，基础研究和临床应用研究才刚刚开始。目前超声斑点跟踪显像技术的临床应用范围仍然较小，但已经成为超声医学研究的热点，其临床应用范围正在不断拓展。本节重点介绍二维灰阶斑点跟踪显像技术在心脏电生理方面的临床应用。

一、正常心室壁心肌机械兴奋起源点和传导顺序的检测

STI通过测量不同室壁节段收缩时间的先后反映心室壁激动起源和收缩顺序。有创电生理研究表明，正常心室激动顺序为从室间隔基部及中部延至室间隔心尖，再至左、右心室心尖部、右心室前壁及前部，最后到达左心室前侧壁基底部。尹立雪等应用STI测量正常人的左心室壁旋转角度，结果显示，室壁旋转角度有从后间隔依次递减趋势，即后间隔＞下壁＞后壁＞侧壁＞前壁＞前间隔，但无统计学差异。而室间隔基底段旋转角度大于下后壁基底段旋转角度，心尖段的旋转角度大于基底段。从整个心脏看，室间隔激动最早，左心室后壁激动最晚；不同心室不同节段的激动收缩顺序不同，表明STI可以定位心肌激动起源，评价激动收缩顺序。

可用于识别异位起源点，确定起搏电极位置，显示异常传导顺序和途径（如预激综合征）。

二、束支传导阻滞的评价

左、右束支传导阻滞（LBBB/RBBB）是临床常见的心律失常，主要通过体表心电图诊断，STI技术能准确对阻滞部位定位并实时动态显示异常除极顺序。尹立雪等发现，RBBB患者的心室除极起源与对照组无显著差异，均位于室间隔；侧壁基底段应力大于侧壁心尖段，室间隔心尖段应变大于基底段应变。RBBB患者各室壁旋转角度变化趋势同对照组，但旋转角度值明显低于对照组。说明RBBB患者虽然电除极顺序正常，但心肌收缩力较正常降低。Peng等发现LBBB患者的心尖旋转速度、纵向心肌收缩速度、周向应变和应变率均低于对照组，伴有射血分数降低的LBBB患者更低。由此可见，左束支阻滞后左心室内电传导纤曲紊乱，导致左心室心尖段收缩力降低。Vannan等用VVI评价1例扩心病合并LBBB患者的左心室径向速度矢量，结果显示，正常人各节段径向速度矢量的大小和方向是基本一致的，而LBBB患者侧壁的速度矢量朝向相反方向（图22-14）。

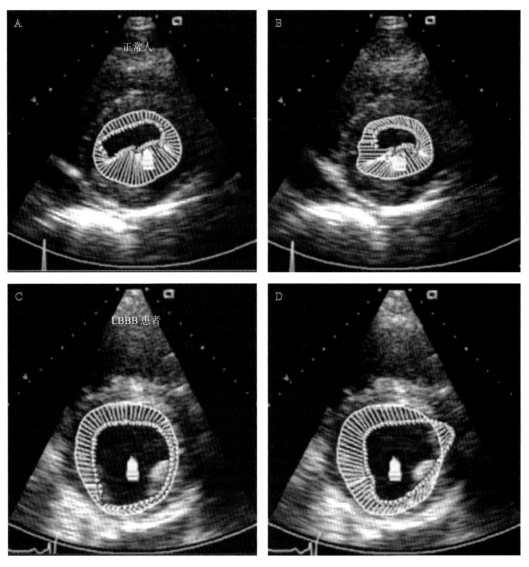

图22-14　正常人和LBBB患者的心尖短轴的径向速度矢量图

A.正常人收缩早期速度矢量图；B.正常人收缩晚期速度矢量图；C.LBBB患者收缩早期速度矢量图；D.LBBB患者收缩晚期速度矢量图；正常人各节段径向速度矢量的大小和方向基本一致，LBBB患者侧壁的速度矢量在收缩晚期朝向相反方向

引　自VannanMA，Pedrizzetti G，Lip et al. Effect of Cardiac Resynchronization Therapy on Longitudinal and Circumferential Left Ventricular Mechanics by Velocity Vector Imaging：Description and Initial Clinical Application of a Novel Method Using High-Frame Rate B-Mode Echocardiographic Images. Echocardiography，2005，22（10）：826-830

三、起搏电极起搏效果的评价

安置人工起搏器后，将发生心电激动-传导顺序的重构，不同的起搏方式和电极位置会导致不同的传导顺序，对心功能影响亦不同。我们发现安置DDD起搏器患者的前间隔、前壁的旋转角度最大值较对照组明显减小，侧壁和后壁心尖的旋转角度大于基底的旋转角度，侧壁心尖段的纵向应变小于对照组。

心力衰竭患者心室电-机械运动存在不同程度的不协调，双心室起搏可使其心室电-机械运动协调得以恢复。Bedi等对28例心力衰竭患者安置双室起搏器（CRT）前后进行了研究，分别采用TDI和STI测量左室壁最晚激动位点，用双平面X线显示起搏位点。结果显示，STI测量的最晚激动位点有后壁11例、后侧壁8例、前侧壁6例、侧壁3例，侧壁与后壁相比，其体表心电图的QRS波时限更长。如果起搏位点离左心室壁最晚激动位点越近，CRT疗效越好，在安置CRT后24h，左心室收缩末期和舒张末期容积明显减小，QRS波时限缩短。Suffoletto等研究显示，STI评价左心室壁运动不同步，以室间隔和后壁的径向应变波峰的时间差≥130ms为标准，这个指标对预测CRT治疗的疗效有很高的敏感度（91%）和特异度（75%），同时对评价CRT的长期疗效也有很高的敏感度（89%）和特异度（83%）。由此可见，STI不仅能评价左心室壁运动的不同步程度，选择适宜病例，还能指导左心室电极置入，提供最佳起搏位点（左心室延迟最晚部位），也能为术前的疗效预测和长期的疗效评价、随访提供便捷、可靠的工具。Vannan等用VVI评价1例扩心病合并LBBB患者CRT治疗疗效，结果显示，治疗前左心室侧壁基底段和中段的径向速度达峰时间分别是357ms和502ms，经CRT治疗后，达峰时间明显缩短为231ms和191ms。治疗前周向应变达峰时间为（723±98）ms，治疗后明显缩短为（481±227）ms。治疗前患者左心室侧壁的径向速度矢量在舒张早期朝向相反方向，CRT治疗后室间隔和侧壁径向速度矢量同步，说明CRT治疗明显改善了左心室壁心肌同步性（图22-15）。

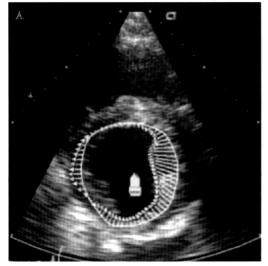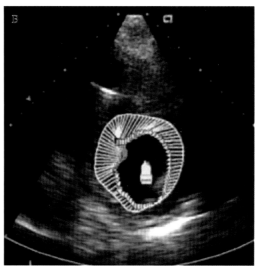

图22-15　CRT治疗前后心尖短轴的径向速度矢量图

治疗前（A）患者左心室侧壁的径向速度矢量在舒张早期朝向相反方向，CRT治疗后（B）室间隔和侧壁径向速度同步

引自Vannan MA，et al. Effect of Cardiac Resynchronization Therapy on Longitudinal and Circumferential Left Ventricular Mechanics by Velocity VectorImaging：Description and Initial Clinical Application of a Novel Method Using High-Frame Rate B-Mode Echocardiographic Images.Vol. Echocardiography，2005，22（10）：826-830

第五节　二维灰阶斑点跟踪功能成像心脏电生理学检测的局限性

STI采集基于二维灰阶图像，受图像质量、呼吸及心脏的整体移动的影响，其帧频多小于100帧/秒，是影响观察心肌除极激动全过程准确性的重要因素。基于二维平面的观测，容易造成斑点的失关联，准确性降低。随着三维斑点追踪技术的发展，不断提高时间和空间分辨率，更加真实、准确地观测心肌运动。STI是一种直观和无创评价心脏电生理现象极有潜力的新技术，有良好的临床应用前景。

（罗安果　尹立雪）

参 考 文 献

罗安果，尹立雪，李春梅，等，2006. 超声斑点跟踪显像技术对左心室收缩期旋转角度的初步研究. 中华超声影像学杂志，15（7）：641-645.

孟庆国，尹立雪，李春梅，等，2006. 超声斑点成像技术评价左心室心肌长轴节段应变和位移. 中华超声影像学杂志，15（10）：721-724.

Bedi E，Suffoletto M，Tanabe M，et al，2006. Effect of concordance between sites of left ventricular pac ing and dyssynchrony on acute electrocardiographic and echocardiographic parameters in patients with heart failure undergoing cardiac resynchronization therapy. Clin. Cardiol, 29: 498-502.

Chan J, Hanekom L, Wong C, et al, 2006. Differentiation of subendocardial and transmural infarction using two-dimensional strain rate imaging to assess short-axis and long-axis myocardial function. J Am Coll Cardiol, 48 (10): 2026-2033.

Helle-Valle T, Crosby J, Edvardsen' T, et al, 2005. New noninvasive method for assessment of left ventricular rotation: speckle tracking echocardiography. Circulation, 112: 3149-3156.

NotomiY, LysyanskyP, Setser RM. et al, 2005. Measurement of ventricular torsion by two-dimensional ultrasound speckle tracking imaging. J Am Coll Cardiol, 45 (12): 2034-2041.

Suffoletto MS, Dohi K, Cannesson M, et al, 2006. Novel speckle-tracking radial strain from routine black-and-white echocardiographic images to quantify dyssynchrony and predict response to cardiac resynchronization therapy. Circulation, 113 (7): 926-928.

Takeuchi M, Nakai H, Kokumai M, et al, 2006. Age-related changes in left ventricular twist assessed by Two-dimensional Speckle-tracking Imaging. J Am Soc Echocardiogr, 19: 1077-1084.

Vannan MA, Pedrizzetti G, Li P, et al, 2005. Effect of cardiac resynchronization therapy on longitudinal and circumferential left ventricular mechanics by velocity vector imaging: description and initial clinical application of a novel method using high-frame rate B-mode echocardiographic. Images. Vol. Echocardiography, 22 (10): 826-830.

第23章 心腔内超声技术在心脏电生理学诊断和治疗中的应用

第一节 概　　述

心腔内超声心动图是介入性可视化观察和量化评价心脏解剖结构、血流和血流动力学、心肌电机械兴奋的重要超声可视化技术手段。由于其能够贴近特定心脏结构进行观察，能够避免声束传播过程中的心脏结构和心脏外组织器官的声学干扰，在此条件下其能够采用较高发射频率超声波扫描技术获得具有较高分辨率的心脏解剖结构超声图像。同步进行的多普勒血流速度和心肌组织运动速度或加速度显像能够提供丰富的可视化心脏结构和功能信息。

在心脏靶点起搏和精确消融过程中，对于医学影像导航技术和量化评价技术的要求是各不相同的。在心脏电生理学的介入治疗过程中，采用经静脉插管方式进行心脏超声显像观察（图23-1），可以在不干扰常规X线导航和心内电标测过程的情况下为心脏起搏和治疗提供更为准确可靠的局部空间靶点组织定位和介入导航，确保诊断和治疗电极在较短时间到位，缩短心脏电位标测、靶点组织确定和介入导管定位导航操作时间及X线曝光时间，同时最大限度减少医源性损伤。在介入治疗过程中，能够即时观察起搏和消融治疗效果并为有效治疗终点的确定提供客观可靠的指标，同时能够及时发现并发症。

在心脏起搏治疗方面，已知起搏位点与心脏传导系统组织距离的远近是影响心脏起搏效果的重要因素。人工电刺激心脏后所诱导的心房内、心室内、心房间和心室间的电兴奋传导顺序和时间间期的长短均会严重影响心脏功能的实现。同时，已知病变心脏心肌的电兴奋传导顺序与心肌的机械兴奋传导顺序存在明显的时间延迟和空间分布差异，心

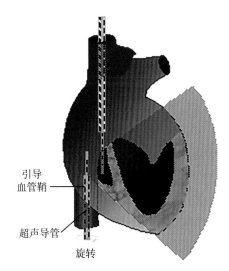

图23-1　心腔内超声心动图经右侧心脏观察左侧心脏解剖结构模式图

心腔内超声可由上腔或下腔静脉进入右心房和右心室；通过旋转心内超声导管获取大部分心脏解剖结构、血流及其组织运动信息

引导
血管鞘

超声导管

旋转

肌的电位标测结果不能代替心肌的机械兴奋标测结果。而心肌机械兴奋的程度、顺序和时间间期则是心脏功能和血流动力学的动力源泉和更为直接的影响因素。尤为重要的是心脏基础病变的性质（如缺血性和非缺血性心肌病变）对心脏起搏的最终结果具有至关重要的作用。

现有的超声造影技术能够床旁实时观察心肌缺血或梗死的准确位置、范围和严重程度。在缺血性心肌病变状态下避免起搏缺血坏死心肌和危险心肌将有效提高起搏效率并预防起搏导致的恶性致死性心律失常发生。由此可见，在心脏起搏适应证的确定和起搏位点的选择方面，心腔内超声心动图较其他医学影像技术和方法能够更好地解决以上几个方面的问题。高频高分辨率的心腔内超声心动图技

术能够较常规超声和其他医学影像技术和方法更好地辨别病变心脏组织的位置、范围、性质和严重程度。有助于辨别起搏位点靶组织是否为病变组织，以及病变的类型和病变导致的心脏局部及整体功能异常是否适宜心脏靶点起搏。应用心腔内超声心动图技术和方法能够确定心脏传导系统解剖标志的空间位置和心脏机械兴奋传导顺序，这将有助于选择恰当的心脏起搏位点，并通过与超声显像技术配套的引导释放装置准确引导心脏起搏电极到达预先确定的靶点组织，在心脏传导系统组织或距离心脏传导系统组织较近的心脏组织进行起搏。在心脏起搏电极到位并开始起搏后，即时评价优化调节起搏参数所诱导的心脏机械兴奋顺序和时间间期是否能够得到最大限度的优化或接近正常生理状态，以实现最佳的心脏血流动力学结果，并最终确定起搏治疗的终点。

在心律失常心脏射频消融治疗方面，直接消融异位起搏点或封闭和阻断异常的电兴奋传导路径是消融治疗的根本目的。对异位起搏点或异常电兴奋传导路径的准确标测是实现有效地消融治疗目的的基础。如前所述，任何正常或异常的电位变化均是以心脏解剖结构为基础的。常规的心肌电位标测技术所标测到的异常电位变化仅以标测电极在X线二维图像上的空间位置和心脏轮廓影作为异常电位空间定位的依据，其空间定位可靠性和准确性较差。要做到精确的心脏消融治疗，必须在精确的解剖结构空间定位的基础上确定心脏异位起搏点或异常电兴奋传导路径的空间位置并引导消融电极到达靶点组织进行消融。

应用心腔内超声心动图技术和方法能够在同时准确观察心脏细微解剖结构和心腔内标测导管及其电极的情况下评价心肌电机械兴奋的起始点及其传播过程，从而为消融电极导航提供可靠的异位起搏点或异常电兴奋传导路径空间定位，以进行精准和恰当的消融。在右心系统的射频消融过程中常需要较大的射频消融能量，这一点对致心律失常右心室发育不良和房室结双径路的消融治疗尤为重要。如何在保障心室壁不穿孔和不损伤或较少损伤正常心脏传导组织的情况下，进行可以控制的消融治疗是保证射频消融有效性和最大限度减少射频消融医源性损伤的关键。采用高频率的心腔内超声心动图能够较好地实时观察到射频消融损伤的形态并进行精确地测量，有助于实现可控制和精确消融的目的。在心肌梗死室性心律失常射频消融方面，由于异位起搏点常位于梗死心肌的边缘，通过心腔内超声心动图确认该边界将大大提高射频消融的效率。在消融的有效性评价方面，与消融位点同样重要的是消融的透壁程度。现有研究已经表明，消融术中心肌回声密度的改变能够作为消融有效透壁的重要指标，心肌回声密度增高的透壁性能够反映射频消融心肌坏死的透壁性。

采用同一影像技术手段实时在体同步最大限度地分层次获取各种心脏起搏状态下心脏解剖、血流和血流灌注，以及电机械兴奋信息，并关联心脏功能信息间的时空关系，是全面客观评价心脏电生理学治疗效果和实现真正生理性心脏电生理学诊断和治疗的必由之路。心腔内超声心动图所具有的多种功能和技术方法有可能较好地满足上述临床引导、监控和评价的要求。

第二节　心脏传导系统解剖结构定位

通过移动和转动心腔内超声导管能够在不同心脏节段和部位观察到详细的心脏解剖结构并进行精确的测量，同时能够观察到解剖结构内心肌的电-机械兴奋起始点和传导顺序。心腔内超声心动图所具有的上述技术特点将有助于实时在体观察并确定心脏传导系统重要解剖结构的空间位置和内部组织结构及其功能状态。

一、窦房结的空间定位

对窦房结的观察通常情况下仅能够在离体新鲜大体标本的切面涂以碘剂或采用组织切片染色才能够观察到。目前尚无其他医学影像技术方法能够实时在体观察到窦房结的解剖结构并予以准确空间定位。

采用心腔内超声心动图技术和方法能够准确观察到窦房结的解剖空间定位标志：右心耳上嵴、界嵴和上腔静脉前壁与右心房的管房交界心外膜下。超声波显像技术具有穿透性，因此能够在观察到上述解剖结构心内膜轮廓的同时观察到上腔静脉和右心房壁内的肌层和外膜。由于不同的组织具有不同的声学密度和内部组织结构回声特征，从而造成不同的组织结构表面的大反射界面和结构内部的小反射界面，使得超声波显像技术能够区分上腔静脉和右心房壁内的细微解剖和组织结构。采用较高发射频率的超声波能够进一步提高超声波显像的细微结构分辨率。超声波显像的这一技术特点有助于可视化地检测到窦房结的解剖结构并予以准确空间定位。在实际超声波显像观察中检测到的上腔静脉前壁与右心房的管房交界、右心房界嵴强回声外膜下方及中等回声中层肌层浅面的卵圆形的较低回声区域即为窦房结的短轴切面。众所周知，窦房结的解剖结构和形态多变，其整体形态与超声波显像短轴切面所观察到的卵圆形组织结构有所不同。

采用组织多普勒显像速度或加速度图能够进一步帮助确认心腔内超声心动图所观察到的上腔静脉前壁与右心房的管房交界、右心房界嵴强回声外膜下方及中等回声中层肌层浅面的卵圆形的较低回声结构是否即为窦房结组织（图23-2）。

如前所述，窦房结内细胞仍然存在着具有收缩功能的肌原纤维结构，其在T细胞内的密度小于正常的心房心肌细胞。T细胞在传导电信号的同时，不能除外其内的肌原纤维也会发生与正常心房心肌细胞相同的收缩运动，只是T细胞内的肌原纤维缩短所产生的微弱收缩运动可能不易被常规检测技术所观察到或被随后发生的心房心肌收缩运动所掩盖。

实验研究证实，组织多普勒显像速度或加速度图显像具有足够的多普勒频移信号检测敏感性，能够观察到心房壁内局部的心肌收缩运动所产生的速度或加速度改变，尽管局部的整体心肌尚未发生收缩和位移，组织多普勒显像速度或加速度图同时能够提供较好的时间和空间分辨，能够有效区分壁内心肌开始出现的速度和加速度增高的空间位置和时间顺序。以此为基础，以心电图P波起始为时相标

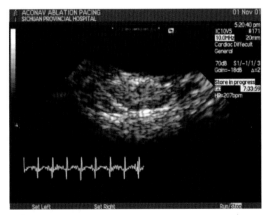

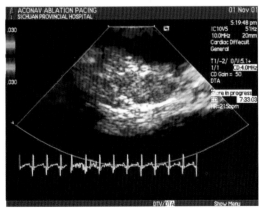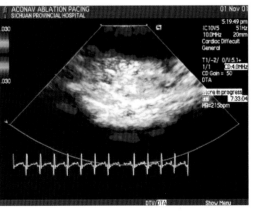

图23-2　采用心腔内超声心动图扫描窦房结短轴切面
通过与组织多普勒加速度图技术结合清楚显示窦房结结构内首先出现的局限性较高加速度分布

志，如果观察到上述解剖结构内率先在P波起始前或起始处出现较高的速度或加速度分布，与此同时该组织结构周围的心肌组织尚处于较低的速度或加速度状态，即可认定所观察到的该解剖组织结构为窦房结组织。

在心腔内超声心动图的引导下，同时进行该部位及其周围组织的电位标测将有助于再进一步确认心腔内超声心动图所观察到的上腔静脉前壁与右心房的管房交界、右心房界嵴强回声外膜下方及中等回声中层肌层浅面的卵圆形的较低回声结构是否为窦房结组织。理论推断：多点双极标测电极从该部位所标测到的电位变化首先应由窦房结所在部位发生，而窦房结周围组织所发生的电位变化的时相通常在此一电位发生时相之后。

二、心房优势传导路径的空间定位

众所周知，心房壁内心肌组织中是否存在结间束的解剖组织学基础尚存在争议。一部分意见认为所谓的特征性的结间束组织结构并不存在。但是，窦房结发放电脉冲后，在右心房壁内仍然存在所谓的优势传导路径。其主要电学特征为在某些特定右心房壁内结构以其作为载体的电脉冲传导时间较其他部位右心房壁内电脉冲传导时间短并首先到达房室交界区。

采用超声显像技术手段检测右心房电脉冲优势传导路径的理论依据如下：提前获得电脉冲信号的电学优势传导路径，心肌细胞将早于其他部位右心房壁内心肌细胞发生机械收缩并产生组织多普勒超声显像速度或加速度图能够检测到的速度和加速度变化。

所能够采用的超声显像技术和方法包括M型灰阶和组织多普勒超声心动图、二维组织多普勒超声心动图和脉冲波频谱组织多普勒超声心动图。

应用常规M型灰阶超声心动图能够在右心房界嵴长短轴切面、左心房肺静脉切面、房间隔左心房切面和右心耳长轴切面（分别能够观察左右心房的后部、中部和前部）的引导下按序获取左右心房前后各壁的M型运动曲线。以心电图P波起始点为标志，测量从该起始点至被检测房壁开始发生收缩起点间的时间间期。通过比较不同部位房壁的该时间间期并按长短排序就能够确定较早发生电脉冲信号

所诱导壁内心肌收缩的左右心房壁空间位置。通过进一步将左右心房上、中、下部位较早发生壁内心肌收缩的部位连接起来即可获得所谓的自上而下的优势传导路径（图23-3，图23-4）。

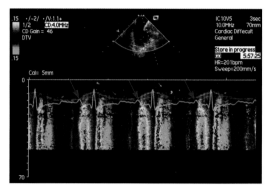

图23-3 心腔内超声心动图右心房壁显像

M型组织多普勒速度显像揭示右心房壁心肌机械激动过程。通过不同部位壁内心肌激动起始时相（箭头）比较，可得到右心房各壁心肌的机械激动顺序

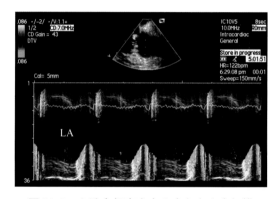

图23-4 心腔内超声由右心房向左心房扫描

M型组织多普勒速度显像清楚显示左心房壁内心肌在心房收缩期和舒张期中的运动速度分布、方向和平均值。通过调整M型取样线位置，对左心房壁不同部位心肌运动时相进行测量和比较可以确定心房壁心肌的机械激动顺序并进而确定心房优势传导路径的解剖位置。LA：左心房

由于以上M型灰阶超声心动图所采取的左右心房壁运动曲线在心力衰竭的状态下收缩幅度较低，目测观察判断房壁内心肌开始收缩的起点存在一定的随机性，可导致较大的时间间期测量误差并造成比较不准。采用M型彩色组织多普勒超声心动图技术方法能够直观地观察到心房各壁心肌开始收缩导致的速度或加速度起始点的时间位置。依据该方法判断的心肌开始收缩时间起始点的位置所进行的时间间期测量具有较高的准确性和可重复性。但是，在确定心肌开始出现收缩的时间起始点时，彩色速

度范围和滤波的调节将会影响观测结果的判断。当调高彩色速度范围和滤波时，将导致漏过较低速度范围内的心肌运动速度观察，从而导致所判断的心肌开始出现收缩的时间起始点后延，而非真实的时间起始点位置。因此上述参数的调节不当将导致时间间期测量的准确性减低。同时由于多普勒技术具有较高的角度依赖性，对声束方向与心房壁运动方向成角较大的心房壁内心肌收缩运动速度进行观察时，其彩色速度范围和滤波的调节尤为重要，角度大将导致测量到的心肌运动速度明显减低。在此情况下，不恰当地调高上述参数将更容易漏过该部位心房壁内较低的心肌收缩起始运动速度检测，并导致不同部位心房壁内心肌收缩时间起始点时间间期测量值的可比性明显减低。解决上述问题的唯一方法是在不产生频率混叠的前提下尽可能地调低彩色速度范围和滤波，以检测出由于角度依赖或心肌功能减低所导致的较低心肌起始运动速度，据此确定心房内心肌开始收缩的起始时间点。同样以心电图P波起始点为标志，测量左右心房各壁从该起始点至被检测房壁开始发生收缩起点间的时间间期，并按时间间期长短排序就能够更为准确地判断左右心房各壁优势传导路径所导致的较早壁内心肌收缩区域，推断心房优势传导路径的准确空间位置。

采用二维组织多普勒超声心动图在右心房界嵴长短轴切面、左心房肺静脉切面、房间隔左心房切面和右心耳长轴切面等各个心房和房间隔切面观察，通过恰当地调节彩色速度范围和滤波（即在不产生频率混叠的前提下，尽可能地调低彩色速度范围和滤波）能够定性地观察到心房各壁壁内心肌开始收缩所导致的速度和加速度增高起始位置及其传导分布过程。与M型彩色组织多普勒超声心动图技术方法的局限性相同，较高的彩色速度范围和滤波将会导致漏过较低的起始心肌运动速度检测。特别要注意的是，该检测观察方法同样会受到多普勒角度依赖性的限制，过大的声束方向与心房壁运动方向角度同样会导致对较低心肌起始收缩速度和加速度的漏检。观察早期出现的心房心肌收缩起始速度和加速度的起始位置及其分布，有助于判断左右心房壁较早出现的心房心肌起始收缩空间位置并据此推断心房壁心肌的优势传导路径准确空间位置。

脉冲波频谱组织多普勒超声心动图能够定点获取左右心房切面所显示的几乎所有心房壁位置壁内

的心肌收缩运动所产生的速度时间频谱。该技术方法较前述技术方法在获取心肌收缩起始速度方面具有更高的准确性和可重复性。尽管仍然受到彩色速度范围、滤波调节和角度依赖性的影响，但由于使用该项技术只是观察和确定心肌开始收缩所导致的速度起始时间点，因此，该技术方法相对受多普勒角度依赖性小。如前所述，通过比较心房各壁心肌收缩起始时间与心电图P波起始点同一位置间的时间间期就能够准确获得基于左右心房各壁解剖结构基础之上的心肌电机械兴奋起始和激动顺序信息。较早出现心肌电机械激动的区域即为心房的优势传导路径。

在房室顺序起搏过程中，心房间的电-机械兴奋传导也将直接影响房室顺序起搏的效果。存在明显的心房间电机械传导阻滞将会造成左心房与左心室收缩和舒张功能的严重不同步，从而导致明显的左心室每搏量和每分钟心排血量减低等起搏器综合征症状。众所周知，心房间的电信号传导主要经由位于左右心房顶部和主动脉根部后方的Bachman束。采用以上检测方法检测左心房心肌的电和机械兴奋起始点位置将有助于确定该传导束在左心房传入电和机械兴奋信号的入口位置。通过确定正常左右心房传导的入口位置和电机械兴奋传入时间，可以较为客观地推断病变状态下房间传导入路、左右心房电-机械兴奋时间间期和左心房电机械激动过程是否存在异常。

三、房室交界区的空间定位

房室交界区有明确的解剖标志。右心房下部左侧以冠状静脉窦口前后径为基底、以室间隔膜部为顶点、以三尖瓣隔瓣瓣环为下沿，以及右侧心内膜下心肌下方的区域即为房室交界区传导组织所在的空间位置。房室结只是房室间传导组织的膨大部分。

采用常规二维灰阶心腔内超声心动图不仅能够观察到右心房下部心内膜面，而且能够显示该区域内左右两侧心内膜下的解剖结构断面图像，非常准确地确定上述解剖标志的空间位置。在临床实践中，心腔内超声心动图还能观察到与房室交界区相关联的其他重要心脏传导组织解剖结构，如肌部室间隔上份、主动脉无冠窦窦壁、与房室交界区相连接的右心房下部结构等（图23-5）。

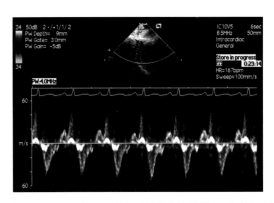

图23-5 脉冲波多普勒显示冠状静脉窦内血流速度频谱

显示心房向冠状静脉窦血流回流速度明显增高

应用二维组织多普勒心腔内超声心动图能够观察到作为房室间唯一正常通道的房室交界区及其周围组织的心肌电-机械兴奋和传导过程，有助于进一步确定心房与心室间的电-机械兴奋传导关系异常的具体环节。M型和脉冲波组织多普勒心腔内超声心动图能够显示房室交界区上份和下份的心肌收缩运动起始时间差值，从而有助于量化评价该区域内的心肌电-机械兴奋传导过程是否正常。

四、房室束的空间定位

房室束为房室交界区内心脏传导组织向心室间隔延伸的束状心脏传导组织。以其穿越的中心纤维体为界将其分为房段和室段两个部分，也可称为房室束的上部（或结希区）和下部（主干）。房室束房段位于右心房下部房室交界区心内膜下心肌深面和中心纤维体的右侧浅面，其位于三尖瓣隔瓣瓣环前段上方、中心纤维体右侧和室间隔膜部上沿之间。

由于心腔内超声心动图显像技术具有穿透能力，采用较高频率的超声波能够实时提供该区域内的不同角度系列化解剖断面成像和其内的组织声学特征，以确定上述解剖标志，因此其能够较其他影像技术方法更为准确地确定房室束上部的空间位置。房室束在穿越中心纤维体后进入室间隔上份左侧心内膜下心肌，其解剖标志为中心纤维体左侧下沿与室间隔膜部下缘之间的束状心脏传导组织即为房室束主干。心腔内超声心动图能够较为准确地确定上述解剖标志的空间位置（图23-6，图23-7）。

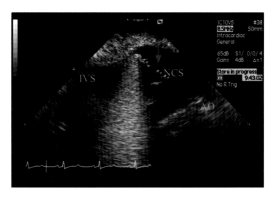

图23-6 AcuNav心腔内超声显示主动脉无冠窦内标测引导导管尖已接触无冠窦窦壁（红色箭头）

IVS：室间隔；NCS：无冠窦；AO：主动脉

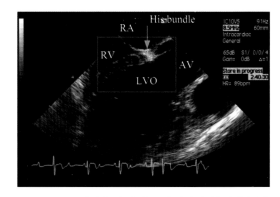

图23-7 心腔内超声由右心房腔内向希氏束扫描

该二维灰阶图像清楚显示房室束解剖空间位置（橙色箭头）及其毗邻解剖结构。His bundle：房室束；RA：右心房；RV：右心室；AV：主动脉瓣；LVO：左心室流出道

由于房室束的超声波声学特征尚不足以直接通过超声波显像区分房室束与其他心脏组织的空间位置，通过定位与其在空间结构上相关联的特征性组织解剖结构，能够间接较好地确定房室束各个部分的准确空间位置。在临床实践中，常通过同步房室束电位标测和观察测量起搏超声定位靶点组织在起搏状态下心脏房室和交界区电位标测和体表心电图综合电位的形态和时间间期，这有助于进一步确定心腔内超声心动图所标定的心脏解剖结构是否为房室束解剖结构（图23-8）。但是，笔者团队进行的动物实验实践经验发现，尽管采用心腔内电位标测的方法能够标测到确切的房室束电位，但是心腔内超声心动图显示标测电极并未与房室束所在位置的心内膜接触，有时甚至间隔了相当的空间距离。例如，在三尖瓣隔瓣瓣环附近的三尖瓣通道内就能够检测到明显的房室束电位。因此，目前临床仅以标测到房室束电位作为房室束空间定位的依据是远远

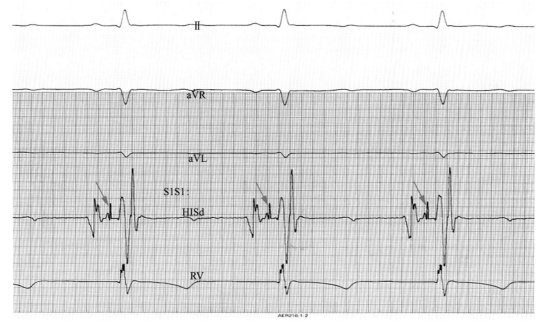

图23-8　心内电生理标测到的房室束电位（绿色箭头）及其体表心电图QRS波形态

不够的。心腔内超声心动图技术和心腔内电位标测技术的充分结合将有助于在准确解剖结构空间定位的基础上显示其电-机械兴奋过程，从而更为可靠地确定房室束的空间位置。

五、左右束支的空间定位

房室束继续向下穿行较短距离后将首先分出左束支，继续向下延续成为右束支主干。两条束支主干将各自继续分为多条前后束支。房室束以下左右束支的分叉部具有明确的解剖标志，其位于主动脉右冠窦和无冠窦联合部窦壁外。心腔内超声心动图能够非常清晰地显示该解剖结构，从而推测房室束分叉及左右束支起始部的准确空间位置。

左束支位于主动脉右冠窦和无冠窦联合部窦壁外至前室间隔中下1/3交界处左心室心内膜下。单纯的心腔内超声心动图二维灰阶显像不能从组织声学密度区分束支组织和正常心室心肌组织。只能够提供大致的解剖学层次定位。

采用M型组织多普勒显像速度图在心脏四腔、五腔心斜行切面和室间隔左心室长轴切面及其变异切面从不同角度的前室间隔壁内定位取样，并测量心肌收缩运动速度增高起始点距离心电图Q波起始点的不同时间间期，通过比较该时间间期并按时间间期长短排序就能够定量评价前室间隔壁内心肌

电-机械兴奋的起始点和传导顺序。

采用二维组织多普勒超声心动图在心脏四腔、五腔心斜行切面和室间隔左心室长轴切面观察，通过恰当地调节彩色速度范围和滤波（即在不产生频率混叠的前提下，尽可能地调低彩色速度范围和滤波）能够定性地观察到前室间隔壁内心肌开始收缩所导致的速度和加速度增高起始位置及其传导分布过程。与M型彩色组织多普勒超声心动图技术方法的局限性相同，较高的彩色速度范围和滤波将会导致漏过较低的起始心肌运动速度检测。特别要注意的是，该检测观察方法同样会受到多普勒角度依赖性的限制，过大的声束方向与室间隔运动方向角度同样会导致对较低心肌起始收缩速度和加速度的漏检。

脉冲波频谱组织多普勒超声心动图能够定点获取上述前室间隔切面所显示的几乎所有前室间隔壁内的心肌收缩运动所产生的速度时间频谱。通过比较前室间隔各部位壁内心肌收缩起始时间与心电图Q波起始点同一位置间的时间间期就能够准确获得基于解剖结构基础之上的心肌电-机械兴奋起始和激动顺序信息。

通过观察早期出现的前室间隔壁内心肌收缩起始速度和加速度的起始位置及其分布，能够判断前室间隔左心室肌带壁内较早出现的心肌起始收缩空间位置，并据此推断左束支的准确空间位置。

有研究认为在房室束和左右束支主干内的电脉冲信号较少诱导束支主干周围心肌产生明显的收缩运动，而组织多普勒超声显像所观察到的增高的起始心肌速度和加速度有可能为心房心肌等周围心肌组织收缩牵拉所致。但是，在笔者团队进行的临床和动物实验中仍然发现在前室间隔上份首先出现了早于心室壁其他任何部位的速度和加速度改变，而且该增高的速度和加速度与房室交界区电-机械兴奋所导致增高的速度和加速度具有完整的连续性，而在同一时相与心房相连的其他心室基底解剖结构并未产生与前室间隔相同的增高的心肌运动速度和加速度。表明该部位心肌仍然有可能为左心室电-机械兴奋的传入通道。笔者团队认为造成现有研究结果与先前研究结果和结论不同的差异的主要原因是：新近的研究采用了对心肌运动更为敏感的心腔内组织多普勒超声检测技术和方法，该技术方法能够观察到更为局限和微弱的心肌收缩所导致的毫米/毫秒级心肌运动。

右束支位于主动脉右冠窦和无冠窦联合部窦壁外至右心室肌带室间隔面隔侧乳头肌、右心室调节束和右心室前乳头间心内膜下的广泛区域。二维灰阶心腔内超声心动图能够非常清晰地显示右束支的

上述解剖结构标志，从而推测右束支的空间位置。

由于左右束支的各个分支间具有广泛的横向联系和交通，采用心腔内超声心动图和组织多普勒超声检测技术和方法仍然难于区别二级及其以下分支所诱导的区域性心肌电-机械兴奋起始，从而不易判断左右束支二级及其以下分支的准确空间位置。

六、心室壁浦肯野纤维系统的空间定位

浦肯野纤维系统位于左右心室壁心内膜下与心室心肌之间，呈网状广泛分布于心室各壁的窦隙壁内，其内的电信号传播主要通过浦肯野细胞间的丰富闰盘连接。在人类浦肯野纤维系统穿入心室壁心肌层较浅。因此，心室心肌间的电信号主要通过心肌细胞间的连接蛋白、缝隙和闰盘等离子通道传导。其中连接蛋白在电信号传递方面起主要作用。

采用高频率二维灰阶心腔内超声心动图能够较好地观察到心室壁从心内膜到心外膜（包括心内膜和心外膜）之间所有解剖层次的细微解剖构造，能够区分心内膜和心内膜下心肌组织及心室壁心肌浅面窦隙状结构，从而有利于推测浦肯野纤维系统在心室壁内层次的确切空间位置（图23-9）。

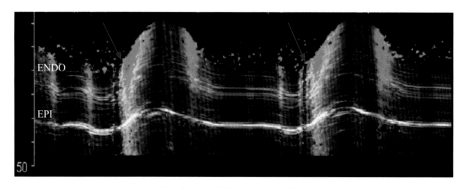

图23-9　M型组织多普勒超声心动图左心室后壁显像
显示包含浦肯野纤维系统心内膜下心肌较早获得较高的速度分布（绿色，红色箭头）。
ENDO：心内膜下心肌；EPI：心外膜下心肌

第三节　心脏电-机械兴奋标测

现有研究表明，能够采用多种心腔内超声心动图技术和方法进行心脏电-机械兴奋起始点和传导过程的标测。在进行心脏电-机械兴奋顺序评价时，应当充分注意被观察心脏不同节段心肌收缩运动的直接与心脏功能实现相关联的多个特性，即同

步性、顺序性、方向性和有效性。心室功能的正确实现不存在所谓的绝对同步，同步性仅代表心室特定部位不同节段心肌收缩在时间上的一致，亦即该区域内各节段心肌在较短的时间内或在一个时间点上均发生了收缩；顺序性是指心室不同节段心肌收

缩应当具有一定的先后顺序，如此才能由心肌顺序性收缩在心腔内产生合理的压力阶差和压力场分布，使血液能够顺序流出；方向性是指心肌收缩运动不仅需要有正常的同步性和正常的顺序性，同时心肌收缩还需要导致室壁节段整体运动具有正确的方向性，亦即心肌收缩导致了正确的心脏室壁各个节段整体朝向心腔中心点的收缩运动。除此之外的任何心脏室壁收缩运动均会减低心脏收缩功能或者抵消心脏其他节段正常的收缩运动功能。不正常的心脏室壁节段收缩顺序和收缩运动异常的方向性将有可能导致心腔内血液分流的发生。有效性是指心脏室壁各节段心肌收缩不仅需要正确的同步性、顺序性和方向性，同时需要有效性，亦即心肌收缩应当产生有效的心内膜位移、心腔内压力阶差、心腔内节段容量的变化，以实现正常的心脏功能和血流动力学。基础心肌病变的类型、范围和严重程度是影响上述所有心肌收缩功能特性的主要因素。在进行心脏电-机械兴奋标测时应当充分重视上述心肌收缩特性并进行全面的评价。在此基础上才有可能建立针对不同心脏疾病状态的个体化治疗方案，真正做到精确有效的诊断和治疗。

一、M型灰阶超声心动图

M型灰阶超声心动图是评价心脏电-机械兴奋过程的最为基础的方法。通过测量和比较M型灰阶超声心动图心脏心房、心室壁不同部位心内膜位移起始点及最大位移点时间与心电图P波起始点（心房电兴奋起始时间参考点）、心电图Q波起始点（心室电兴奋起始时间参考点）的时间间期的长短就能够确定心脏房室壁心肌机械兴奋的先后次序。在心脏房室壁心肌无病理变化和电-机械兴奋偶联正常的情况下，通过该时间间期确定的心肌机械兴奋顺序能够代表心肌的电兴奋顺序。但是，在心肌存在病变和电-机械兴奋失偶联的情况下，M型灰阶超声心动图所测得的该心肌机械兴奋顺序就不能够代表心肌的电-机械兴奋顺序。因此，在临床实践中经常会出现电位标测所获得的心脏电兴奋起始和分布顺序结果与M型灰阶超声心动图所标测到的心脏机械兴奋起始和分布顺序结果不一致的情况。此种不一致情况的出现反过来提示心肌可能存在病变或电-机械兴奋严重延迟或失偶联的情况。

在缺血性心脏病或其他心肌疾病存在的情况下，如何正确解读M型灰阶超声心动图所检测到的时间参数对准确判断心脏电-机械激动顺序尤为重要。对于病变或缺血梗死心肌的非传导因素电机械运动异常，其心肌机械收缩的时间起始点在心脏房室同一水平面常明显滞后于相对正常的心肌，但可能领先于其他不同水平面的正常心肌。正确判断心脏各房室各壁心肌的激动顺序有赖于M型灰阶超声心动图技术方法与各种心肌血流灌注显像技术和方法的充分结合，以明确心肌缺血和（或）梗死的准确位置、范围和严重程度。在此基础上，明确心脏房室壁运动异常是由心肌病变或心肌缺血梗死导致的结构性心脏房室壁运动异常，还是由传导系统和心肌传导功能障碍导致的功能性心脏房室壁运动异常。针对此两种心脏房室壁运动异常的治疗方案明显不同，其对起搏或消融治疗的反应也有明显的不同。因此，鉴别此两种传导或非传导不同基础病因导致的心脏房室壁运动异常对选择适当的治疗方案具有重要的意义。

在临床实践中，由于受到心腔内超声心动图切面获取和取样线角度的限制，不易进行较为充分的同一水平的心脏房室壁的运动时间比较。如果不能够进行心脏房室同一水平面对应各个房室壁运动起始点和最大位移点的比较，就不能够在不同的水平面上确定心肌激动先后顺序。而不能够在不同的心脏房室水平面确定各个对应心脏房室壁的心肌激动先后顺序，也就不可能确定心脏房室各壁整体的心肌电-机械激动顺序。这一情况有可能影响检测结果的准确性和可靠性。

全方位M型超声心动图能够于同一长轴或短轴切面上在三个方向上同时放置三条取样线，观察同一水平面（短轴）6个节段或不同水平面同一室壁6个节段的心脏室壁整体心内膜和心外膜位移的情况。通过同步心电图作为时相参考点比较同一水平面不同室壁部位心内膜收缩运动起始时间点的先后顺序，就能够同时确定6个节段的室壁整体收缩运动先后顺序。在此基础上以相同的时间参考点为基础进一步比较不同水平面各个室壁的心内膜收缩运动起始时间点先后顺序，就能够确定整个心室不同部位室壁整体收缩运动起始的先后顺序。该时间顺序在特定条件下可以作为判断心脏室壁机械兴奋时间顺序的依据。

必须要再次指出的是：该室壁起始机械收缩运动时间顺序代表的是室壁整体收缩运动的起始时间顺序，而非真正局部室壁内心肌收缩运动的起始时间顺序。影响心脏室壁整体收缩运动的因素较为复杂。心脏室壁整体收缩运动与室壁内心肌收缩运动间既有相关性，又有差别。通常情况下，心脏室壁内局部心肌的收缩起始时间要早于室壁整体收缩运动的起始时间。理论上可解释为心脏室壁内局部心肌首先出现的收缩运动导致了随后的室壁整体收缩运动。因此，两者间不仅应当具有时间上的差异，而且应当具有运动内容上的明显差异。全方位M型超声心动图的不足之处在于其仅仅能够观察到局部室壁的整体收缩运动。在技术层面，全方位M型超声心动图的M型灰阶成像质量仍然有待进一步的改进，以提供更为精确可靠的解剖结构信息，以利于更为准确地确定室壁整体收缩的时间起始点。

二、M型组织多普勒超声心动图

M型组织多普勒超声心动图在二维灰阶和组织多普勒融合显像的解剖结构空间方位及标志的引导下，通过采用取样线获取M型心脏房室壁各个节段心内膜和壁内心肌收缩所导致的运动速度，并在此基础上确定局部心肌收缩速度开始增高的时间起始点。与M型灰阶超声心动图不同，M型组织多普勒超声心动图能够在获取局部心脏房室壁心肌整体收缩运动信息的同时获取壁内不同层次心肌的收缩运动信息。

如前所述，心脏室壁内局部心肌的收缩运动起始时间点早于室壁整体收缩运动的起始时间点，观察心脏房室电-机械兴奋时壁内不同层次心肌收缩的时间起始点较观察室壁整体收缩运动的起始时间点更能够精确反映局部心肌的收缩运动起始同步性和顺序性。除此之外，由于M型组织多普勒超声心动图能够揭示心脏房室壁内不同层次心肌收缩运动所产生的速度方向和大小，因此能够被应用于定性和半定量评价心肌收缩功能的方向性和有效性。简而言之，M型组织多普勒超声心动图能够较M型灰阶超声心动图提供更为丰富的心肌收缩功能特性信息。

在具体的分析评价中，分别以观察到的局部心肌收缩运动时间起始点、心电图P波起始点（心房电兴奋起始时间参考点）和心电图Q波起始点（心

室电兴奋起始时间参考点）的时间间期长短确定心脏房室壁内心肌机械兴奋的先后次序。进行充分的各个水平面心脏房室各壁的时间间期参数比较仍然是保证进行正确心脏激动顺序评价的基础。与M型灰阶超声心动图技术局限性相同，基于心腔内超声心动图的M型组织多普勒超声心动图要达到上述目标在技术层面上仍然存在一定的难度，不易在较短的时间内同时实现心脏房室同一水平面各壁的时间参数比较。

近年来，解剖M型组织多普勒超声心动图的出现为解决上述问题提供了可能。解剖M型组织多普勒超声心动图技术能够实现在同一心脏超声切面获取得到房室壁内任意位点心肌收缩运动导致的开始增高的速度、应变和应变率的起始时间点，较为直观地展示该切面内房室壁内不同位点心肌收缩运动导致的开始增高的速度、应变和应变率的起始时间点的先后顺序，同时也能够提供不同标测位点心肌运动的方向和速度、应变应变信息，从而有助于在较短时间内定性或半定量地评价同一切面内不同节段的心肌收缩特性。配合定点心肌运动速度、应变和应变率信息提取，所获得的心肌运动速度、应变和应变率时间曲线同时能够提供量化的心肌收缩功能特性评价。系统性地在短轴不同水平切面和长轴不同对应室壁切面获取上述相关信息并进行充分比较就能够较为全面地评价心脏房室各壁壁内心肌的电-机械兴奋顺序。

该项技术的技术缺陷如下：由于在同一切面房室壁内预先设定的取样点在心动周期内不能够自动跟踪房室壁内心肌的收缩和舒张运动，因而应用该技术所获得的速度、应变和应变率信息可能不是来源于预先设定的相同部位心肌。据此变异信息比较所进行的心脏房室不同节段心肌功能分析评价结果的可靠性和准确性将会受到严重影响。发展具有自动跟踪功能的解剖M型组织多普勒超声心动图势在必行，对在此基础上进行的基于同一取样位点所获得心肌速度、应变和应变率信息的比较才能够正确揭示同一位点上心脏壁内心肌的真实功能变化情况。

三、二维组织多普勒超声心动图

二维组织多普勒超声心动图能够在二维心脏房

室壁切面观察并定性和半定量评价心脏房室各壁断面内的心肌收缩运动所导致的心肌速度、加速度、应变和应变率改变。该显像模式有助于直观观察和评价心脏房室壁内的心肌速度、加速度、应变和应变率增高的起始点位置、分布范围、传播过程。以同步心电图作为时间参考点，二维组织多普勒超声心动图有利于直观观察和理解不同长短轴切面心脏房室壁内心肌的电机械兴奋过程。二维组织多普勒超声心动图较M型组织多普勒超声心动图能够提供更为丰富、空间定位更为准确的解剖结构信息，在此基础上进行观察和检测所获得的心肌速度、加速度、应变和应变率信息具有更为准确的时间和空间定位。二维组织多普勒超声心动图同时能够提供更多的心脏病变信息，有助于对基础疾病进行明确诊断并在此基础上充分理解心脏病变与心肌功能改变的时空关系。

基于二维组织多普勒超声心动图，能够衍生出多种心脏房室壁心肌电-机械兴奋评价技术和方法。主要的技术方法有组织跟踪技术（tissue tracking imaging，TTI）、心肌组织同步显像技术（tissue synchronization imaging，TSI）等。但是在现有的商品化心腔内超声导管系统中，上述技术尚未得到应用。而目前处于研发阶段的新型心腔内超声系统已经具备以上技术和功能。

该项技术仍然存在声束角度依赖性。在临床实践中，应当通过调节心腔内超声导管换能器位置使发射的声束方向始终保持与被观察心脏结构运动方向平行。这一技术要点是正确获取组织多普勒频移信号的关键。与此同时，应当通过调节心腔内超声换能器位置，使之尽量靠近被观察物体，以获取较强的组织运动频移信号。此外，由于心腔内超声导管所获取的标准切面与常规经体表或经食管超声切面有较大差异，除非经过专业训练，否则其空间解剖结构位置关系不易被临床医师理解。心腔内超声导管在心腔内的空间位置不易精确控制，导致同一标准切面重复检测难度增大，最终导致比较观察结果的误差增大。

四、脉冲波频谱组织多普勒超声心动图

脉冲波频谱组织多普勒超声心动图在二维灰阶和组织多普勒融合显像的解剖结构空间方位及标志

的引导下，通过采用取样容积获取心脏房室壁各个部位的壁内心肌收缩所导致的运动速度频谱，并在此基础上确定心肌速度改变的时间起始点。与M型灰阶超声心动图标测心脏房室壁机械运动时序技术方法相同，分别以被标测部位心肌开始收缩并导致速度或应变增高的时间起始点与心电图P波起始点（心房电兴奋起始时间参考点）和心电图Q波起始点（心室电兴奋起始时间参考点）的时间间期长短确定心脏房室壁心肌机械兴奋的先后次序。进行充分的各个水平面心脏房室各壁的时间间期参数比较仍然是保证进行正确心脏激动顺序评价的基础。但是对基于心腔内超声心动图的脉冲波频谱多普勒超声心动图，要达到上述目标在技术层面上仍然存在一定的难度，不易在较短的时间内实现心脏房室同一水平面各壁的时间参数比较。

临床实际应用中多采用针对特定重要心脏传导解剖结构的局部观察和评价方法以确定该部位是否为首先产生电-机械兴奋的部位。例如，在鉴别患者是否处于窦性心律状态时，此方法能够提供心电图不能提供有用的简便鉴别信息。如果在上腔静脉周围房壁内心肌所检测到的心肌收缩运动导致的速度增高起始时间早于右心房其他部位心肌收缩所导致的速度增高起始时间，则高度提示患者的心律为窦性心律。反之，如果在上腔静脉周围房壁内心肌所检测到的心肌收缩运动导致的速度增高起始时间明显晚于右心房其他部位心肌收缩所导致的速度增高起始时间，则高度提示患者的心律不是窦性心律。该方法在药物或射频消融治疗房性心律失常时特别有用，能够在心电图不能确定患者是否为窦性心律时提供鉴别信息，进而指导采取进一步的正确诊断和治疗措施。

该方法同时也能够应用于确定心室壁电-机械兴奋的传入通道位置。通过详细比较心室各壁心肌收缩所导致的速度增高时间起始点的先后顺序，然后确定所有心室壁节段中最早出现速度增高的位点，通常情况下此部位可被认为是心室电-机械兴奋的入口。正常的左心室电-机械兴奋入口位于左心室基底部前室间隔。如果左心室首先被激动的部位位于心室其他部位，则高度提示存在异常的心室传入通道，如显性预激综合征。在使用此方法确定心室心电-机械兴奋入口时，常受到临床医师的质疑。他们认为在此一位点所检测到的初始增高的速

度也有可能是由早于心室收缩的心房心肌收缩牵拉导致的，因而不能代表该部位心肌首先被传入心室的电兴奋信号所激动并产生机械收缩。但是在临床实践中，采用脉冲波频谱组织多普勒超声心动图在正常人群中所检测到的最早出现的初始增高的速度只位于前间隔的特定位置，而且其出现的时间点大大领先于左心室基底部的其他任何部位心肌速度初始增高的时间点。此现象具有高度的可重复性。如果收缩早期心室基底部心肌的初始增高速度由心房心肌收缩导致，则应当在环左心室口的同一平面心肌同时诱导出广泛性的初始增高速度，而非仅仅在心室基底特定部位导致一个提前出现的心肌较高初始速度。

除此之外，在心脏舒张晚期由心房心肌的收缩运动导致的增高速度必须通过房室交界区才能够传递到心室基底部，因此相对而言，由心房心肌收缩而导致的被动心室心肌速度增加应当低于由心室心肌主动收缩导致的速度增加。最后，心室心肌主动收缩导致的初始速度增加与由心房心肌收缩而导致的被动心室心肌初始速度增加间仍然应当存在一个合理的时间间隔。尽管这两个初始的增高速度在持续的时间上有可能存在一定程度的重叠，但其起始位置和峰值的时间点应有明显不同。心室心肌主动收缩导致的初始速度增加和峰值时间点应当晚于由心房心肌收缩而导致的被动心室心肌初始速度增加和峰值时间点。因此，通过仔细检测并分析标测所获得的心室基底特定部位提前出现的心肌较高初始速度的时间和空间位置，该心肌较高初始速度能够作为心室电-机械兴奋的起始时间和空间标志。

五、速度向量超声心动图

速度向量超声心动图是基于心内膜或心肌声学特征点进行心内膜或心肌运动跟踪显像并通过提取其运动速度及其方向信息计算心内膜运动的速度向量、应变和应变率、旋转角度等心肌力学参数的超声功能显像技术。

该项技术要求所获取的原始图像具有较高的清晰度和时间空间分辨率，以更好地确定被跟踪的心脏组织声学特征点。由于心腔内超声心动图能够采用较高的超声波发射频率贴近被观察心脏解剖结构进行扫描，避免声束发生器与被观察物体间由于距离过大、其中间隔较多非观察结构导致的过多声学界面干扰，因而能够获得较高时空分辨率和较高清晰度的超声切面图像。

采用心腔内超声心动图所获取的心脏二维灰阶图像进行心内膜或心肌速度向量分析，由于其更有利于对心脏组织声学特征点的跟踪而有可能得到较采用经胸超声心动图心脏二维灰阶图像更为准确和可靠的心肌力学评价结果。不足之处是，心腔内超声心动图多被应用于对心脏局部解剖结构的观察和图像获取，而对心脏整体解剖结构的观察和图像获取存在一定的限制。采用心腔内超声心动图获取心脏图像时，被观察心脏解剖结构与声束发生器间过大的距离（即探测深度过大）仍然会导致远场超声解剖结构分辨率的明显减低。必须要注意的是，当被观察心腔声场内存在其他介入诊断或治疗装置（如心腔内导管）时，由于介入诊断或治疗装置导致多次的声学反射和折射等原因，心脏二维灰阶解剖结构成像可能会发生较为明显的图像畸变和（或）成像质量明显减低。在此种情况下进行心脏解剖结构观察和图像获取并应用于速度向量超声心动图分析时，应当特别注意排除这一干扰因素的影响，以避免对检测结果的误判和误读。

第四节　介入治疗导航

心腔内超声心动图能够提供实时在体的精确可靠心脏解剖和功能信息，以及介入诊断和治疗装置结构与空间位置信息，因此在目前临床心脏病的诊断和治疗中，尤其是在精确介入性诊断和治疗中，心腔内超声心动图的应用日益广泛。

在临床实践中，心腔内超声心动图已经能够与心房颤动射频消融和高度选择性的心脏起搏治疗技术紧密结合，为上述心脏电生理学治疗技术提供精确可靠的心脏特定靶点组织空间定位，以及在此解剖结构基础上的功能变化信息。由于超声波扫描具有穿透性，不仅能够观察到被检测心脏结构的表面，同时还能够观察到心脏解剖结构表面以下心脏组织结构及其心肌机械收缩。在此细微解剖和组织结构观察的基础上，能够为确定特定的心脏解剖结构和组织提供更多的定位特征参考信息。心腔内超声心动图同时能够提供同步的可靠血流动力学信息。

介入治疗之前，全新的心腔内超声心动图技术同时能够提供解剖结构基础上的精确心肌机械兴奋信息，弥补了传统心脏电位标测与血流动力学状态检测间脱节的状况。有助于串联解剖、电、机械和血流动力学等实现心脏功能的环节，以建立上述生理现象的时空关联关系，有助于预测各种干预治疗措施在心脏功能实现过程中的各个环节所可能产生的结果。介入治疗过程中，在精确的心脏解剖结构和功能观察的基础上，同时观察和准确确定心腔内介入治疗导管的结构和空间位置，尤其是起搏或消

融电极的准确空间位置，最大限度地可视化显示电极与特定心脏解剖结构和组织间的空间位置关系，借助于专用引导释放装置，在起搏治疗时确保将起搏电极释放固定于预先设计确定的特定靶点组织；在消融治疗时使消融电极到达待消融解剖结构并确保电极在整个消融治疗过程中与待消融组织良好接触。介入治疗后，即时确定介入治疗的解剖结构和功能矫正效果，检出并发症并确定治疗终点。

在引导和监控介入性心脏诊断和治疗的过程中，各种技术条件的相互匹配极为重要。如前所述，在具体操作中由于经胸和经食管超声在心脏电生理治疗过程中应用可能干扰操作、导致患者不适或不适宜于儿科患者或需要全身麻醉带来额外风险，而采用心腔内超声心动图则可以按照临床心脏电生理治疗监测的需要，通过调节心腔内超声心动图导管位置，在不影响心脏电生理基本操作的情况下，同步进行任何可能的心脏电生理治疗干预。

第五节　高度选择性心脏起搏

现有的心脏起搏治疗均在X线透视引导下完成。如前所述，X线透视能够显示心脏和大血管的轮廓并提供特定解剖结构的大致空间位置，X线显像同时能够提供单平面或双平面的整体介入性诊断及治疗导管在胸腔内的空间位置信息。但是由于X线显像所提供的心脏解剖结构信息未能包括心腔和血管腔内的准确解剖结构信息，将导致心脏起搏电极释放位置的不确定并最终导致心脏起搏治疗效果的较大变异。与此同时，在目前常规心脏起搏治疗过程中，并未对心脏的电-机械兴奋过程和血流动力学状态进行全面的评价，日常工作大多仅以患者的临床症状改变作为治疗效果的评价指标，导致起搏治疗及其疗效评价具有较大的盲目性。多数情况下，心脏起搏治疗仅成为挽救生命的治疗措施而并没有成为进一步改善患者生命质量的治疗措施。尽管生命得到挽救，但是在心脏起搏治疗以后有相当多的患者生活质量出现了明显的降低和较多的并发症。导致上述问题的根本原因是不确定的心脏起搏位点在复杂的心脏基础疾病状态下其所诱导的非正常心脏电-机械兴奋顺序导致了不确定的心脏功能和血流动力学后果。

在准确的心脏基础疾病诊断基础上，通过充分的心脏电-机械兴奋顺序和血流动力学评价，建立个体化的心脏起搏治疗方法，选择性地起搏心脏特定部位，获取最大限度的心脏电-机械兴奋顺序和血流动力学的恢复应当成为心脏起搏治疗的发展方向和最终目标。心腔内超声心动图能够提供实时在体动态的精确心脏局部解剖、心肌电机械兴奋顺序、整体与局部的功能及血流动力学等信息，同时能够提供起搏导管和电极的走行方向及准确空间位置。该项技术与传统X线显像技术的结合将能够为心脏起搏位点的选择和优化提供可视化的可靠技术手段。

需要特别指出的是，任何类型的常规心脏起搏只能在已有的心脏心肌解剖和功能状态上发挥作用，而不能治疗或改变心脏心肌已经存在的病理改变。心脏起搏仅能够不同程度地纠正心肌收缩在同步性和顺序性方面已经存在的问题，而较难改进心脏心肌收缩的方向性和有效性，尽管在同步性和顺序性改善后，心脏整体功能和血流动力学状态将会得到一定程度的改善。不恰当的位点起搏反而会导致心脏电-机械兴奋过程甚至解剖结构的异常重构，进一步减低或损伤心脏功能和血流动力学状态。

新近出现的能够改善心脏心肌收缩功能的心脏收缩调制技术（cardiac contraction modulation，CCM）等尽管也涉及电场电极的选点置放和电极间距离设定等问题，但是其主要通过电场效应调控心肌细胞膜离子通道蛋白功能以达到增强心脏心肌收缩功能的目的，而非改善心脏心肌收缩的同步性和顺序性。在目前阶段，这一技术并未能够与调节心脏心肌电-机械兴奋同步性和顺序性的高度选择性心脏起搏技术充分有效结合以弥补这两种技术在心脏疾病治疗方面各自的缺陷。

毫无疑问，心腔内超声心动图在提供精确可靠的在体实时动态解剖结构、功能信息、评价方法，预先设计电极置放位置，准确引导起搏电极到达预定位点，以及依据起搏后心肌机械兴奋标测结果调整电极位点等方面也将发挥其他医学影像技术不能替代的引导监控作用。

第六节　心脏精确射频消融治疗

与高度选择性心脏起搏相同，精准有效的心脏射频消融治疗同样需要精确可靠的心脏解剖结构和功能定位。不仅如此，在准确确定、设计消融点线与推测消融后可能的心脏解剖、电机械功能及血流动力学改变的同时，在消融过程中还需要实时地监控消融电极与被消融心脏解剖结构的接触程度、消融的程度和并发症，及时确定射频消融治疗的终点。

心腔内超声心动图能够确定大部分的心脏传导系统重要解剖结构的空间位置和形态特征，同时能够观察到心脏传导系统重要解剖结构内心肌的电机械兴奋过程及与之密切相关的心腔内血流动力学变化。新型的心腔内超声导管具有较高的穿透性能，不仅能够清晰地观察到心脏右侧的特定重要解剖结构、功能和血流动力学状况，而且能够从心脏右侧房室清楚地观察到心脏左侧房室的重要解剖结构、功能和血流动力学状况。与此同时，心腔内超声心动图能够较好地监控左右两侧电位标测电极和射频消融治疗电极的空间位置，并能够引导上述电极的到位释放和监控消融过程。

在临床实践中，心腔内超声心动图技术已经成为射频消融治疗心房颤动、不恰当窦性心动过速及顽固性室性心律失常的主要引导和监控技术方法。该项技术所采用的具有较高穿透力和分辨率的超声导管能够清晰地从右心房观察到左心房房壁及其相连肺静脉管壁解剖结构及腔内的血流状态；同时还能够应用脉冲波多普勒定点采集肺静脉腔内的血流速度频谱，从而进行量化评价，以及时判断肺静脉口狭窄和血栓形成等并发症的发生。

在心房颤动的射频消融治疗过程中，最为重要的是消融过程对房壁心肌损伤的连续性和有效性。所谓连续性即射频消融导致的连续性消融损伤对异位兴奋点或折返环的完全有效封闭或阻断，消融所导致的线形损伤必须是连续的，其间没有任何的间断；所谓有效性亦即射频消融损伤所导致的心肌损伤必须是透壁的，任何遗留的非透壁性心肌损伤将造成对异位兴奋点或折返环的不完全封闭和阻断。真正有效的心房颤动射频消融治疗，上述两个要素缺一不可。

然而在现有的医学影像引导监控技术条件下，如何确保射频消融线性损伤的连续性及透壁性是临床心脏电生理学所面对的必须解决的重大问题。近年来出现的解剖型电位标测技术能够提供舒张末期依据标测电极标测结果所推算的三维心脏内膜解剖重建图像上射频消融电极的位置信息。但是由于该三维心脏内膜解剖重建图像为固定时相推算的心脏内膜解剖结构信息，其所能够显示的心脏内膜解剖位置和形态与真实的心脏内膜解剖位置和形态间存在一定的差异。在搏动的心脏，单一时相所显示的心脏内膜解剖结构空间位置明显不能代表在心动周期中所有不同时相的心脏内膜解剖结构位置。因此，舒张末期依据标测电极标测结果所推算的三维心脏内膜解剖重建图像上射频消融电极的位置信息并不能够切实保证正确确定消融电极位置在所有时相的准确空间位置。因此，该项技术在保障射频连续线性消融等方面仍然存在一定的局限性，仍然可能存在漏点的情况。与此同时，该项技术也不能完全保证射频消融的有效性即透壁性。尽管解剖型电位标测结果显示射频消融损伤的在消融即刻造成了有效的电位传播的阻断，但是仍然可能由于射频消融损伤未透壁等原因，导致术后被消融损伤组织水肿消退或损伤恢复后异位电兴奋信号再次传出或折返环再次形成。

对于顽固性室性心律失常和特定部位室性心律失常（如乳头肌异位起搏点），尤其是来源于左心室的室性心律失常，在射频消融治疗监控方面，由于心室壁厚度较心房壁厚度明显增大，常规的射频消融能量较难造成完全透壁性的心肌损伤，而射频消融的透壁程度是影响室性心律失常射频消融治疗效果的决定性因素。采用恰当的医学影像学技术手段实时标测室性心律失常异位起搏点的准确空间位置并引导射频消融电极到位释放确保接触，消融过程中精确监控射频消融室性心律失常异位起搏点心肌组织损伤程度是确保射频消融术成功和提升消融治疗效率的关键。

在不恰当窦性心动过速的射频消融治疗过程中，对于与窦房结传导组织密切关联的界嵴的解剖确认和准确定位尤为重要。临床实践已经证实，通过射频消融技术对窦房结传出的重要通道界嵴上份进行透壁性消融能够有效地减低过快的窦房结电脉冲向下传导的频率，从而减慢心率。临床实践中，常规医学影像标测技术不能提供准确可靠的实时动态界嵴定位和解剖结构观察，同时缺乏界嵴射频消融电极引导释放和消融过程中的心肌射频消融损伤监控技术手段。

心腔内超声心动图技术能够在动态的心脏解剖结构上实时确定消融的靶点组织空间位置并准确引导射频消融电极到位消融、精确观察消融电极与被消融组织的接触程度，能够实时确定每一个消融点消融的消融程度和有效程度亦即透壁程度（即消融位点心肌组织声学密度增高是否穿透房室壁和微小气泡产生而非巨大气泡生成等）情况。同时能够实时监控射频消融的并发症，如心肌组织碳化、血栓、心内膜下血肿和房室壁穿孔等的发生，避免由于定位不准造成的过度心脏心肌消融损伤。

新型的心腔内超声导管同时具有组织多普勒显像技术，能够实时观察到被消融位点心肌组织在消融前中后的整体和局部电-机械兴奋及血流动力学变化情况，在心肌功能的层面对射频消融的治疗效果做出更为全面和客观的评价。因此，心腔内超声心动图将在未来的心脏疾病射频消融治疗中发挥越来越重要的作用。

（尹立雪）

参 考 文 献

Calo L，Lamberti F，Loricchio ML，et al，2002．Intracardiac echocardiography：from electroanatomic correlation to clinical application in interventional electrophysiology．Ital Heart J，3（7）：387-398．

Chu E，Fitzpatrick AP，Chin MC，et al，1994．Radiofrequency catheter ablation guided by intracardiac echocardiography．Circulation，89（3）：1301-1305．

Chu E，Kalman JM，Kwasman MA，et al，1994．Intracardiac echocardiography during radiofrequency catheterablation of cardiac arrhythmias in humans．J Am Coll Cardiol，24（5）：1351-1357．

Cohen TJ，Ibrahim B，Lazar J，et al，1999．Utility of intracardiac echocardiography（ICE）in electrophysiology：ICE in the CAKE（catheter ablation knowledge enhancement）．J Invasive Cardiol，11（6）：364-368．

Epstein LM，2000．The utility of intracardiac echocardiography in interventional electrophysiology．Curr Cardiol Rep，2（4）：329-334．

Hynes BJ，Mart C，Artman S，et al，2004．Role of intracardiac ultrasound in interventional electrophysiology．Curr Opin Cardiol，19（1）：52-57．

Kalman JM，Olgin JE，Karch MR，et al，1998．"Cristal tachycardias"：origin of right atrial tachycardias from the crista terminalis identified by intracardiac echocardiography．J Am Coll Cardiol，31（2）：451-459．

Kalman JM，Olgin JE，Karch MR，et al，1997．Use of intracardiac echocardiography in interventional electrophysiology．Pacing Clin Electrophysiol，20（9 Pt 1）：2248-2262．

Lesh MD，Kalman JM，Karch MR，1998．Use of intracardiac echocardiography during electrophysiologic evaluation and therapy of atrial arrhythmias．J Cardiovasc Electrophysiol，9（8 Suppl）：S40-S47．

Martin RE，Ellenbogen KA，Lau YR，et al，2002．Phased-array intracardiac echocardiography during pulmonary vein isolation and linear ablation for atrial fibrillation．J Cardiovasc Electrophysiol，13（9）：873-879．

Ren JF，Marchlinski FE，Callans DJ，et al，2002．Clinical use of AcuNav diagnostic ultrasound catheter imaging during left heart radiofrequency ablation and transcatheter closure procedures．J Am Soc Echocardiogr，15（10 Pt 2）：1301-1308．

Ren JF，Marchlinski FE，Callans DJ，2004．Left atrialthrombus associated with ablation for atrial fibrillation：identification with intracardiac echocardiography．J Am Coll Cardiol，43（10）：1861-1867．

Ren JF，Schwartzman D，Callans D，et al，1998．Imaging

technique and clinical utility for electrophysiologic procedures of lower frequency（9 MHz）intracardiac echocardiography. Am J Cardiol, 82（12）: 1557-1560.

Rodrigues AC, d'Avila A, Houghtaling C, et al, 2004. Intrapericardial echocardiography: a novel catheter-based approach to cardiac imaging. J Am Soc Echocardiogr, 17（3）: 269-274.

Shalganov TN, Paprika D, Borbas S, et al, 2005. Preventing complicated transseptal puncture with intracardiac echocardiography: case report. Cardiovasc Ultrasound, 3（1）: 5.

Simon RD, Rinaldi CA, Baszko A, et al, 2004. Electroanatomic mapping of the right atrium with a right atrial basket catheter and three-dimensional intracardiac echocardiography. Pacing Cl-in Electrophysiol, 27（3）: 318-326.

Stellbrink C, Siebels J, Hebe J, et al, 1994. Potential of intracardiac ultrasonography as an adjunct for mapping and ablation. Am Heart J, 127（4 Pt 2）: 1095-1101.

Szili-Torok T, Kimman GP, Theuns D, et al, 2003. Visualization of intra-cardiac structures and radiofrequency lesions using intracardiac echocardiography. Eur J Echocardiogr, 4（1）: 17-22.

Szili-Torok T, McFadden EP, Jordaens LJ, et al, 2004. Visualization of elusive structures using intracardiac echocardiography: insights from electrophysiology. Cardiovasc Ultrasound, 2（1）: 6.

Tardif JC, Vannan MA, Miller DS, et al, 1994. Potential applications of intracardiac echocardiography in interventional electrophysiology. Am Heart J, 127（4 Pt 2）: 1090-1094.

Yin LX, Li CM, Fu QG, et al, 1999. Ventricular excitation maps using tissue Doppler acceleration imagings potential clinical application. J Am Coll Cardiol, 33（3）: 782-787.

Zanchetta M, Maiolino P, 2004. Intracardiac echocardiography. Do we need a new ultrasonographic window? Ital Heart J, 5（3）: 173-177.

第24章　超声心动图心脏电－机械兴奋顺序标测方法临床应用

第一节　概　　述

长期以来，由于医学技术手段和方法的限制，在心脏电生理临床实践中，尤其是在实时在体的心脏电－机械兴奋标测中，忽略了作为重要中间环节的对有效实现正常心脏功能和血流动力学状态至关重要的心脏机械兴奋的标测和量化评价，同时没能够将机械兴奋与诱导心脏机械收缩的电兴奋过程及最终实现的心脏功能和血流动力学状态紧密结合进行全面、客观的心脏功能量化评价。

有效的心脏泵血功能必须通过心脏收缩功能的基本单元心肌纤维细胞的协调一致的有效收缩和舒张才能够得以实现。如前所述，心脏功能的正常实现不仅需要心肌纤维细胞具有正常的收缩性能，同时需要心脏各个不同部位心肌纤维细胞的收缩具有合理的同步性和顺序性。在心脏疾病状态下，由于心脏传导系统或心肌纤维细胞本身的病变不仅导致心肌自身收缩有效性和方向性的异常，同时还将导致心脏不同部位心肌收缩的同步性和顺序性遭到破坏，并造成进一步的心脏功能和血流动力学的减低。在心肌纤维细胞收缩的方向性和有效性损伤程度确定的情况下，通过人工心脏起搏或射频消融等介入治疗技术手段调节不同基础疾病状态下心脏不同部位心肌纤维细胞收缩的同步性和顺序性，将有可能不同程度地改善由心脏疾病导致的心脏功能和血流动力学异常。

实现上述心脏电生理学治疗目的的关键是对不同基础心脏疾病的病变本身和在此基础上的心脏电－机械兴奋过程、心脏功能及其血流动力学异常状态做出准确、可靠的观察标测和量化评价，唯此才有可能针对不同类型的心脏基础疾病、心肌纤维构造损伤和心脏电－机械兴奋异常情况确定采用恰

当有效的介入干预治疗措施。既往的心脏电生理学诊断和治疗缺乏可靠实用的机械兴奋顺序评价技术方法，多以标测心脏电位分布及其传导过程替代。通常仅仅依据心内膜电位标测结果做出治疗方式的选择或监控介入性治疗过程并评判最终治疗效果。众所周知，在心脏疾病状态下存在着大量的心肌纤维细胞电和机械兴奋脱偶联的情况，与此同时，尽管单个或少数的心肌纤维细胞存在电和机械收缩的全或无现象，以及正常的电兴奋传导过程，但是对于病变的整体心脏房室壁，有效的机械收缩所需要的是壁内多数的心肌纤维细胞有效一致的正常电－机械兴奋。因此，单个或少数心肌细胞正常的电－机械兴奋偶联及其传导过程并不能产生真实有效的整体心脏房室壁收缩运动，尽管此时电位标测到的心肌电兴奋过程可能是正常的。

心脏电生理介入治疗的根本目的不仅是要校正疾病状态下异常的心脏电兴奋过程，同时更为重要的是要矫正疾病状态下异常的心脏机械兴奋过程。正常心脏功能和血流动力学的实现最终依靠的是正常的心脏机械收缩过程。与此同时，在临床实践中，心脏电生理学诊断和治疗的心脏功能及血流动力学评价仍然局限于应用介入性的心脏导管测量心脏或血管内压力（如肺动脉楔压等）或少量的超声心动图功能指标测定作为评价治疗效果或确定治疗终点的技术手段，未能建立起全面的系统性心脏功能和血流动力学状态评价体系，以全面、真实、敏感地反映心脏电生理学介入治疗手段所可能产生的复杂系统性心脏解剖、功能和血流动力学变化。上述心脏电生理学诊断和治疗现状将会导致临床实践中的误判或偏差。

构建正常或不同疾病状态下心脏整体和局部的电兴奋、机械兴奋、心脏功能及其血流动力学状态的各种不同类型电、机械和心脏功能参数的时空量化关联关系，进行充分的串联或并联以把握上述特定环节在不同疾病状态下特定功能参数变化所可能产生的系列连锁反应，并以此作为精确心脏电生理学介入治疗的依据，应当成为心脏电-机械兴奋顺序标测和量化评价的最终目的。唯此，才能实现精确可靠的真正生理性心脏电生理学治疗目的。

基于以上原因，对心脏机械兴奋过程的标测和量化评价应当成为心脏电生理学诊断和治疗中最为重要的一环。在临床实践中能够应用于标测心脏机械兴奋性的医学影像技术方法选择范围较小。MRI、多排螺旋CT、核素心脏血池显像和超声心动图均曾被应用于心脏机械兴奋顺序的评价。MRI通过标记心动周期内特定部位心肌组织的位置移动，然后经过计算能够得到心脏房室壁心肌运动的速度、应变和应变率等量化评价参数。但是，MRI心脏扫描所需时间较长，现有技术条件尚不能实时获取和显示上述参数。同时，由于MRI显像帧频较低（平均约24帧/秒），可能会漏过重要的心肌运动过程，从而导致计算参数的变异性增大、可靠性减低。多排螺旋CT和核素心脏血池显像通过获取心脏整体或节段房室壁内膜在心动周期内的位置移动情况，计算局部节段心肌运动的速度。但是与MRI技术相同，这两种技术显像帧频较低，仍然不能实时获取心肌收缩运动所产生的速度等机械参数。上述几种技术方法通过比较心脏房室壁运动所产生的速度、应变和应变率在心动周期中改变的起始位置及其改变的时间先后顺序，推测心脏房室壁心肌机械兴奋的起始位置及其传播过程。MRI和多排螺旋CT在整体的心脏解剖结构空间观察上具有一定的优势，将心脏房室壁运动信息与立体三维解剖结构进行融合显像，有可能较为直观地揭示整体心脏的机械兴奋过程，尽管现有技术水平导致其时空分辨率仍然较低。MRI、多排螺旋CT和核素心脏血池显像检测设备体积庞大，MRI不能监控由金属成分构成的介入诊断治疗导管、核素心脏血池显像需要放射屏蔽，实时监控心脏电生理介入治疗过程存在设备条件和技术方面的限制。

自20世纪70年代中期以来，超声心动图技术开始被应用于心脏机械兴奋现象的检测。超声心动图技术具有实时在体高帧频精确显示心脏动态解剖结构的能力。现代超声显像相关功能显像技术（如彩色和频谱多普勒、组织多普勒、斑点跟踪成像、三维成像技术等）的不断出现，为在精确的心脏解剖结构基础上进行心脏功能的深入观察和研究提供了全新的技术方法和手段。基于心肌组织细胞位移信息计算心肌机械运动功能的组织多普勒和斑点跟踪成像技术，为临床在体实时的心脏机械功能评价提供了直接的可视化研究和临床诊断工具。本章将着重探讨传统和新型的超声显像技术在心脏电机械兴奋顺序标测中的应用。

第二节　窦房结电-机械兴奋超声标测

窦房结是控制心脏电和机械兴奋节律的主要器官。传统的窦房结功能评价采用经食管调搏心电图或心腔内电位标测心电图观察窦房结电位及窦房电位传导的电位值参数和传导时间参数，反映窦房结及窦房结和心房间的电兴奋信号传递过程。

采用组织多普勒显像和新型心内超声探头用图像处理与分析等方法能够在体观测心脏传导系统中心电活动的起源——窦房结的细微解剖结构及其机械运动，并定量描述心电活动与机械运动的关系。通过组织多普勒图像序列分析，获得窦房结区域组织机械运动的信息，并将其与心电活动的时相相关联，定量表征心电活动与组织运动的关系，为在体评价心电传导功能提供一种无创的方法。现已完成的研究内容如下。

（1）在体研究窦房结的解剖结构和功能：利用新型心内超声导管，以常规B型灰度方式观察窦房结的解剖结构、形状、大小，以组织多普勒彩色成像方式在体、同步观察窦房结的机械兴奋和兴奋传导情况。

（2）超声组织多普勒图像处理和定量分析方法：利用计算机图像处理和图像分析方法，对采集到的组织多普勒图像进行处理分析，从中提取描述窦房结机械兴奋和兴奋传导的加速度、速度数据和随时间的变化数据，进行多种方式的分析和直观的显示。

（3）传导系统电兴奋与机械运动的相关性：将窦房结区域组织运动信息与同步记录的心电信号相关联，从中观察窦房结电兴奋和机械运动之间的关系。

一、在体研究窦房结的结构和功能的技术方法

由于超声成像技术具有无创、非介入和可以显示脏器的动态变化情况等特点，其被广泛应用于心脏的研究和疾病的诊断。但是常规的体外成像方式因为受到肺等器官及组织的阻碍，不能对心脏结构和功能情况进行精细的观察和评价。

自1992年以来，超声组织多普勒成像技术不断取得新进展并应用于临床。组织多普勒显像技术是基于与彩色多普勒血流成像（CDFI）同样的原理，使用具有对多普勒频移信号适当门控功能的低通滤波器（低频、高振幅），选择性显示组织运动频移信号。该技术适用于显示心脏解剖结构中与心肌电兴奋的起始和传播相关联的心脏传导系统中各部分心肌的组织运动，其中M型组织多普勒显像常用于心肌运动时相参数测量，二维组织多普勒速度和加速度模式常用来呈现速度和加速度的分布、大小及方向。新型心内超声导管已同时具备从M型二维灰阶显像到多普勒血流和组织显像等多种功能。

窦房结电机械兴奋标测利用组织多普勒显像技术作为实时、直观地观察心肌运动方向和速度及其分布的有效手段，采用美国Acuson公司Sequoia C256彩超系统和AcuNav心腔内超声探头，可以经过上腔静脉或下腔静脉到达窦房结部位，依据解剖位置和灰阶显像定位窦房结，并采用组织多普勒成像，实时、在体观察窦房结的结构及运动情况。成像位置如图24-1所示。

对窦房结区域的确定依据了以下三个方面的信息。

（1）解剖结构上的参照，即窦房结位于上腔静脉与右心耳交界处，在超声图像中先定位上腔静脉和右心耳，然后由二者的位置来定位窦房结。

（2）二维B型超声图像中窦房结区域与周围组

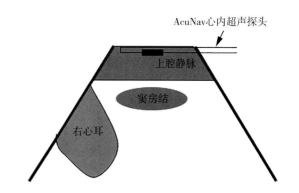

图24-1 心内超声探头、窦房结、上腔静脉和右心耳位置示意图

织图像特征的差别。因为窦房结区域与周围组织结构上存在差异，超声图像上回声存在较大差别，可以依据灰度图像中的图像特征来定位窦房结的位置和形状。

（3）彩色组织多普勒加速度图像窦房结区域与周围组织的差别。窦房结是整个心脏电兴奋的正常起点，在彩色组织多普勒加速度图像中，加速度的最大值首先出现在窦房结区域，然后再向周围扩散。在心脏舒张中期窦房结区域内加速度较低，而在心电图P波起始处，窦房结区域内加速度急剧上升，且较周围组织明显增高，呈周期性变化。

综上所述，此处采用的三层的BP神经网络结构，输入层有2个神经元，隐层有10个神经元，输出层有1个神经元。隐层神经元的个数是综合考虑了处理速度和精度后决定的。网络输入为图像中颜色分量R、G、B之差R－B、G－B，输出为对应的加速度值，一次完成了Doppler信息的分离和加速度值的映射，将图像中的颜色信息转化为相应的加速度值。

二、图像处理和分析方法

从采集到的图像可以看出，窦房结区域在短轴切面图像中近似为一个椭圆形，因此可以采用一个椭圆形的取样框来覆盖窦房结区域，然后对取样框内的图像进行各种处理和分析。取样框的作用是将图像中感兴趣的区域（ROI，region of interest）同其他部分分开，使得计算和处理只在取样框之内进行，可以根据所关心的组织的不同形状选择矩形、椭圆形或多边形取样框（图24-2）。

利用计算机编程进行图像分析的过程如下。

（1）选取标准样本，对用于加速度映射的BP神经网络进行训练，使其进行的映射能达到所要求的精度，将训练结果（即权值矩阵）保存下来。

（2）对于一个心动周期内的每一幅图像，固定取样框的大小，由经验丰富的医师调整取样框的位置，取得图像中感兴趣的区域，即窦房结区域的图像，并记录窦房结区域的位置信息。

（3）将窦房结区域图像色彩信息输入神经网络，经过神经网络映射得到窦房结图像中各点的加速度值。

（4）记录特征区域的加速度值，计算加速度-时间曲线和加速度分布的累积直方图，存储于磁盘文件中。

（5）反复进行以上过程，直至一个心动周期内的图像分析完毕。最后根据存储的数据绘制相应的曲线。

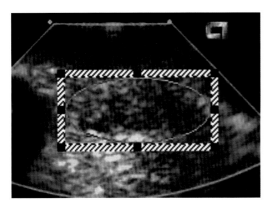

图24-2　椭圆形取样框位置、大小示意图

三、组织机械运动及其与电兴奋之间相关性的描述

本项目中主要采用两种方式来描述窦房结区域机械运动特征，以及机械运动和电兴奋之间的相关性：加速度-时间曲线（acceleration-time curve，ATC）和加速度累计分布函数（cumulative distribution function，CDF）。

加速度-时间曲线是通过计算心动周期内不同时刻窦房结区域内所有点的加速度均值得到的，即加速度-时间曲线上的一点对应于相应时刻窦房结区域内所有点的加速度的均值。

$$ATC\,(\,t,\,a\,) = mean\{a\,(\,x,\,y,\,t\,)\,|\,(\,x,\,y\,) \in ROI\}$$
$$(24.1)$$

累计直方图CDF采用标准的定义。

$$F_t\,(\,a\,) = P_t\,(\,X \leqslant a\,) = \int_{-\infty}^{a} p_t\,(\,x\,)\,\mathrm{d}x \qquad (24.2)$$

加速度-时间曲线用来显示在心动周期内的不同时刻加速度随时间的变化情况，加速度概率分布函数用来显示在心动周期内某时刻窦房结区域内加速度的分布情况，因此心动周期不同时刻的加速度概率分布曲线将呈现不同的特征。

为了更进一步地描述窦房结区域内加速度的分布情况，此处又将窦房结椭圆形区域采用几种方式来细分为各种子区域（图24-3）。第一种是将椭圆形区域按上下左右分为左上、右上、左下、右下四个子区域；第二种是将椭圆形区域分为左、中、右（对应于实际解剖上的下、中、上）三个区域；第三种是将椭圆形区域二分为内、外两层，内层为一同心的小椭圆，外层为整个大椭圆除去中心小椭圆后所余部分；第四种是将整个窦房结区域作为一个大椭圆。这几种方法中，相比较而言，第三种方法与窦房结的解剖及功能特点对应较好，因为窦房结的中心部分在细胞组成和功能上与周围细胞有一定的差别，中心部分更多的是自律细胞P细胞，其具有起搏功能，周边部分多是过渡细胞，不具有自律性，其作用是将P细胞自动产生的兴奋向外传播到心房肌。

四、DTA方式表现的窦房结激动过程

采用组织多普勒加速度模式可以清楚地显示窦房结的激动过程。图24-4中箭头所指为窦房结区域，SVC（superior vena cava）指示上腔静脉，RAA（right atria auricle）指示右心耳，并且所用加速度的范围是-0.057 ～ 0.057m/s²，图像下方为同步记录心电图曲线，红线指示了图像当前在心动周期内所处时相。

五、多普勒信息的分离结果

多普勒信息的分离方法在实际实现时还可以根据具体情况加以简化。因为此处所用的DTA图像为Color bar1类型，它有一个非常有用的特点就是总有一个颜色分量为零，即

$$\min\left[\,f_i^{D}\,(\,x,\,y\,)\,\right] = 0 \qquad (24.3)$$

利用这个特点分离过程可做以下简化处理：

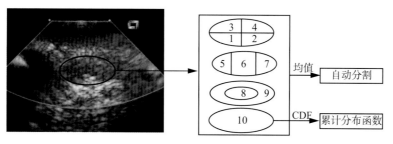

图24-3　窦房结区域的细分：1.左下；2.右下；3.左上；4.右上；5.左；6.中；7.右；8.内；9.外；10.全部

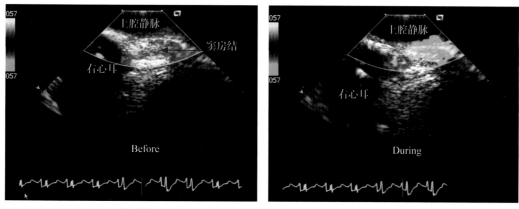

a. 激动前　　　　　　　　　　　　　　　　　　b. 激动中

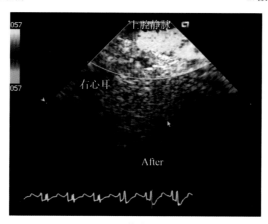

c. 激动后

图24-4　DTA方式表现的窦房结激动过程

A.心电图T波后、P波前，窦房结区域以蓝色为主，表明加速度较低；B.心电图P波处，窦房结区域出现亮绿色，表明加速度急剧升高；C.心电图R-S波后，窦房结区域以黄色为主，加速度为反向

对式24.3两边取最小值，得

$$\min\left[f_i^F(x,y)\right]=\min\left[f_i^D(x,y)+\eta\right]$$
$$=\min\left[f_i^D(x,y)\right]+\eta=\eta \qquad (24.4)$$

即只要对采集到的DTA图像颜色分量取最小值，就可一次得到灰度图像的颜色分量值，再从DTA图像中减去灰度图像即可得到彩色编码的多普勒图像。

图24-5是采用此方法进行多普勒信息分离的结果，并把分离得到的灰度图像与相同条件下采得的常规的B型超声图像进行了对比。

Colorbar 的映射结果

应用三层BP神经网络，采用多个训练样本进行训练后的结果如图24-6、图24-7和图24-8所示。其中对Color bar1类型进行了两种方式的映射处理，一种是区分加速度正负值的映射，另一种是只计算加速度绝对值的映射。因为后面在计算加速度－时间曲线时采用的是计算区域内加速度均值的方式，因此有可能出现虽然区域内加速度值较高，但因为有正有负，出现正负抵消的情况，导致总的加速度均值并不高。为避免这种情况，后面的处理采用了加速度的绝对值映射方式。

对Color bar2类型，因为其本身就没有方向之

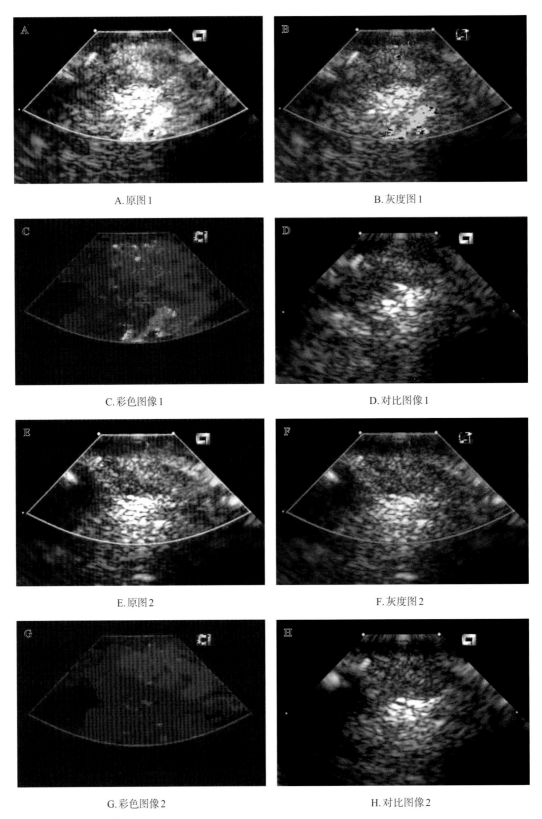

A.原图1 B.灰度图1

C.彩色图像1 D.对比图像1

E.原图2 F.灰度图2

G.彩色图像2 H.对比图像2

图24-5 多普勒信息的分离结果图

分，所以只有一种绝对值映射方式。

有一点需要说明，理想情况是指 Color bar 为完全的线性映射时的情况。实际组织多普勒图像中的 Color bar 只有很有限的十几个到几十个级别，也就

是说组织多普勒图像中的加速度或速度值的精度是很有限的，所以实际映射得到的曲线应该已经非常接近于组织多普勒图像中的实际映射曲线，其精度是能够满足定量分析需要的。

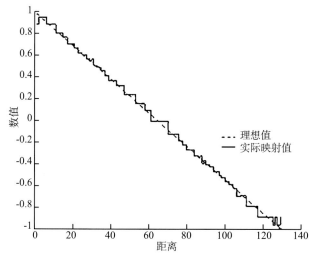

图24-6　Color bar1神经网络映射结果（1）

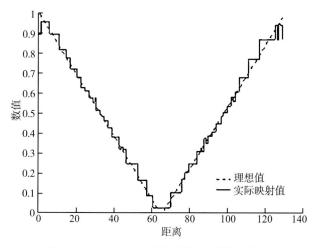

图24-7　Color bar1神经网络映射结果（2）

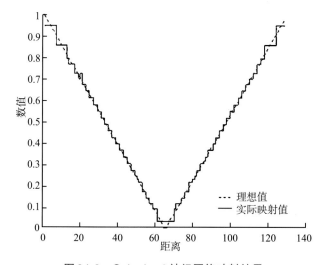

图24-8　Color bar2神经网络映射结果

六、加速度－时间曲线

利用本项目的定量分析软件，按照前述方法序列处理窦房结DTA图像，计算每一时刻窦房结区域加速度的平均值，绘制加速度－时间曲线。

（一）部分原始图像序列

图24-9是了窦房结区域的彩色组织多普勒加速度图像序列中的一部分，显示了窦房结从舒张中期加速度值较低（蓝色为主）的状态，经历收缩期加速度值急剧升高（亮绿色和亮黄色）之后，又恢复到加速度较低状态的过程。

该段图像序列共有约三个心动周期（图24-9中给出了一个心动周期的图像），后面得出的加速度－时间曲线（图24-10，图24-11）和概率分布曲线（图24-12）均是采用的此图像序列。该图像序列在每个心动周期内约有12帧图像，实验时犬的心率约为每分钟145次，所以相邻两帧图像之间的时间间隔约为34.5ms。

（二）加速度－时间曲线（1）

对窦房结DTA图像序列，采用神经网络映射的方法，在有经验的超声专家指导下确定窦房结区域的位置和形状，然后再序列处理所有图像后绘制窦房结区域的加速度－时间曲线，如图24-10所示。

1.从图24-10中可以看出：三个心动周期中窦房结区域的加速度－时间曲线呈现出很好的一致性。

（1）在每一个心动周期中都有三个比较明显的峰值，分别对应于心电图的P波、QRS波和T波处，其中以QRS波处的峰值最高。

（2）加速度－时间曲线和心电图曲线表现出很好的相关性。

（3）加速度－时间曲线的变化情况反映了窦房结区域在连续的心动周期中的激动情况。

2.对此曲线的解释如下。

（1）三个峰值可能分别对应于窦房结自身、心房和心室的激动过程。

（2）窦房结区域在心电图P波处首先激动，出现第一次加速度的峰值。

（3）在心电图PR间期至QRS波处，因受到心房激动的影响，窦房结区域出现第二个波峰，并且是最大的一个，这可能是因为窦房结解剖位置位于上腔静脉与右心房交界处，所以受心房激动影响最大，故在心房激动时出现一个很大的加速度峰值。

（4）在心电图T波处，窦房结区域受到心室激动的影响出现第三个波峰。虽然在整个心脏的激动过程中，心室的激动过程最剧烈，但是由于窦房结

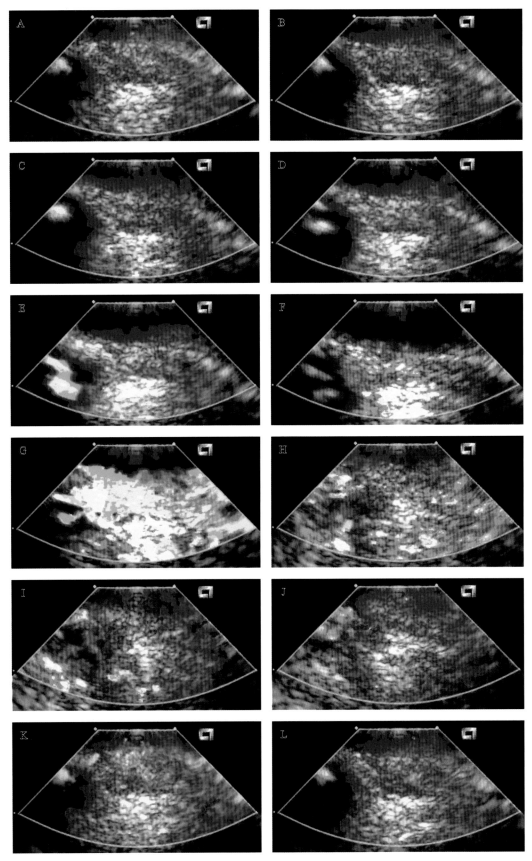

图24-9　窦房结DTA图像的部分原始图像序列

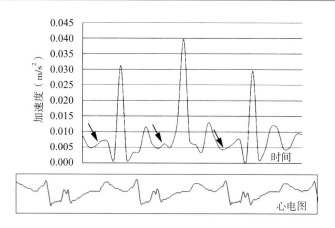

图24-10 通过对上腔静脉前壁与右心耳上嵴之间梭形低回声内组织运动速度进行采样分析获得该加速度－时间曲线（1）

该曲线显示，在ECG P波起始之前该区域内组织运动加速度已经开始增高（红色粗箭头），提示为窦房结兴奋所致；P波之后出现一较高的加速度值，从时相分析为心房收缩所致。通过对该窦房结区域内组织运动加速度－时间曲线的分析，可以量化评价窦房结功能

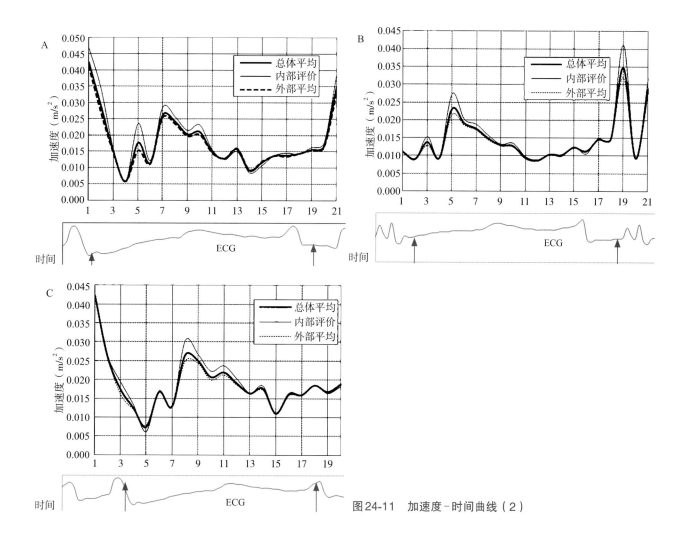

图24-11 加速度－时间曲线（2）

在位置上远离心室，心室的激动对窦房结区域加速度的影响反而不如心房激动的影响大，所以第三个波峰不如第二个波峰高。

总体来看，窦房结的加速度曲线与心电图表现出很好的相关性，且在三个心动周期内呈现出非常好的相似性。这种加速度曲线和心电图曲线的相关性，在一定程度上反映了窦房结区域机械运动和心电兴奋之间的相关性，对加深窦房结及心脏电活动

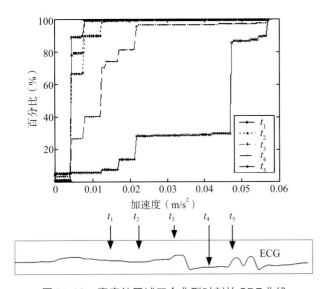

图24-12 窦房结区域五个典型时刻的CDF曲线

和机械活动的认识提供了新的有价值的信息。

（三）加速度-时间曲线（2）

采用与前面同样的处理方法，对另外三段窦房结区域的DTA图像序列进行了处理和分析，得到了它们相应的加速度-时间曲线，如图24-11所示。

这三段DTA图像序列的帧频更高一些，在犬的心率同样约为每分钟144次的情况下，每个心动周期内约有30帧图像，连续2帧图像之间的时间间隔约为13.9ms。这三段DTA图像序列在时间上主要集中在心电图R-S波之后到PR间期之间的部分，所以主要反映的是窦房结区域在舒张期的加速度变化情况。联系图24-10，可看出以下规律。

（1）加速度-时间曲线所反映的总的规律与图24-10是一致的，心电图P波处和T波处的加速度峰值非常明显，只是因为没有心电图QRS波处的图像，所以相应的加速度峰值表现不出来。

（2）因为图像的时间间隔更小，心电图T波处的加速度波峰处包含了更多的细节信息。

（3）心电图P波处对应于窦房结自身激动的加速度峰值明显，提示了心房激动前窦房结区域的加速度的剧烈变化。

（4）窦房结区域中心部分的加速度值在几个波峰处比窦房结边缘部分要高。

七、概率分布曲线

概率分布函数反映的是某一时刻加速度的统计特征。采用前面累计直方图的定义，对图24-9中所示DTA图像序列中不同时刻的图像分别计算其CDF曲线，图24-12中显示了对应于心电图P波前后的五个典型时刻的CDF曲线。其中t_1、t_2对应心电图P波之前，t_3对应P波，对应于窦房结自身激动过程；t_4处于PR间期，t_5对应心电图R-S波，对应于心房的激动对窦房结区域加速度的影响。表24-1是图24-12中CDF曲线在给定加速度值点的以CDF函数值。

从图24-12和表24-1中可以清楚地看到不同时刻窦房结区域加速度值的分布特征。

（1）在t_1、t_2、t_3三个时刻的CDF曲线中，t_2时刻的曲线有更多的加速度位于较高的水平（$0.009 \sim 0.013m/s^2$），显示在t_2时刻窦房结自身的激动引起加速度的一次增高。

（2）在t_4、t_5时刻，大量的加速度值分布在较高的水平（$0.010 \sim 0.057m/s^2$），显示了心房的激动对窦房结区域加速度的明显的影响。

（3）CDF曲线的结果显示的规律与加速度-时间曲线的结果是一致的。

表24-1 给定加速度值点的以CDF函数值

加速度（m/s^2）	t_1	t_2	t_3	t_4	t_5
0.01	100	90.06	99.82	40.34	5.52
0.02	100	99.68	100	81.54	13.49
0.03	100	99.95	100	97.04	28.35
0.04	100	99.95	100	97.04	29.03
0.05	100	100	100	97.4	86.87
0.06	100	100	100	100	100

应用心腔内的超声组织多普勒显像技术能够在体、实时、同步观察窦房结解剖结构和窦房结区域组织运动情况，并对窦房结功能进行定量表征。以上研究成果填补了国际空白，在国际上首次建立了基于反向传播神经网络的多普勒图像解剖结构信息和功能信息分离方法，创新地对窦房结区域组织机械运动和电兴奋之间的相关性进行了表征，提出并建立了一种从组织多普勒图像中提取组织运动信息的方法，开发出的软件系统可供临床做心血管疾病的计算机辅助诊断和治疗。

第三节　心房壁内和心房间电－机械兴奋超声标测

心房壁内的电－机械兴奋过程通常仅在快速性房性心律失常的心脏电生理学诊断和治疗过程中得到重视。在心房颤动的射频消融治疗过程中，异常的心房壁内电和机械兴奋起始位点和传导顺序的确认对确定射频消融的点线设计具有特别重要的意义。唯此，射频消融的损伤才有可能导致精确有效的对异常心肌电和机械兴奋传导路径的阻滞，从而终止房性心律失常的发生。而在心脏DDD起搏电极置放过程中，对右心耳或右心房固有房壁电极的不同置放位置所可能产生的不同心房壁内心肌电－机械兴奋过程和血流动力学后果通常没有得到足够的重视。在DDD起搏人群中，相当比例患者的心房电极未能产生有效起搏或心房的异常起搏过程导致了不合理的心房电和机械兴奋过程。

在临床实践中，目前对心脏房壁内电－机械兴奋标测广泛使用解剖型心内膜电位标测方法。此类方法能够提供心房大致的舒张末期心内膜轮廓及其在此基础上的电位变化信息，以及射频消融电极的大致空间位置及其与特定部位电位变化间的空间位置关系。由于心脏是一个动态的功能器官，心脏房室壁解剖在心动周期不同时相的空间位置具有较大的差异。单纯以心动周期中某一特定时相的心内膜空间位置作为标测到的电位变化空间位置的定位标志，有可能导致所标测到的电位空间位置的显示不准确和不可靠。以此作为引导射频消融治疗的空间位置标志有可能产生射频消融损伤位置的偏移和线性射频消融损伤连续性的缺失。

在精确的实时在体动态心房解剖结构和电机械兴奋过程的观察和评价基础上，确定射频消融点和线的靶点位置，引导射频消融电极准确到位消融，并即时评价射频消融治疗所产生的心脏解剖和电机械兴奋后果应当成为精确、有效、快速诊断和治疗房性心律失常的方向。其中基于精确心房解剖结构的心肌电－机械兴奋标测能够为精确有效快速房性心律失常的诊断和治疗提供重要的功能时空信息。

现已发现，在DDD起搏时，不仅应当优化调整房室间电机械兴奋的传导时间，同时应当充分考虑

心房内和心房间的电－机械兴奋传导过程。已知左右心房间的电－机械传导阻滞是导致起搏器综合征发生的重要原因之一，而左右心房内的异常电－机械传导也必然会参与或影响心房间的电－机械兴奋传导。在右心房起搏电极的置放过程中，将心房电极置放于心房电机械兴奋房室间和左右心房间传导的优势路径将大大提高心房起搏的有效性和起搏效率，同时避免心房电极被置放于非优势传导路径甚至阻滞区域内所带来的起搏有效性或效率的减低。

现有的超声心动图及其相关技术能够较为准确地直接检测心房壁的机械运动过程。通过对左右心房壁局部心肌收缩运动起始位置和先后顺序的观察，就有可能以观察局部心肌机械收缩运动替代心肌电兴奋过程观察。实现以上技术目的的前提条件是心房心肌本身没有明显的病变和（或）电－机械脱偶联现象。在临床实践中最常采用的检测技术方法包括：常规灰阶和组织多普勒速度M型超声心动图、二维组织多普勒速度或加速度超声心动图、组织频谱多普勒超声心动图。可采用经胸、经食管和心腔内超声等多种探查途径。其中经胸超声较为简便易行，而经食管和心腔内超声操作较为复杂，需要麻醉和血管心脏介入，但所获取的图像质量明显高于经胸超声，能够较为清晰地观察到心房的细微解剖结构、血流和功能状况。

经胸超声探查，可采用心尖：四腔、五腔、两腔和左心室长轴切面；胸骨旁：左心室长轴、右心室流入道、主动脉短轴切面；剑下：四腔、双心房和主动脉短轴、上下腔静脉流入切面等。双平面经食管超声探查，可采用横轴切面系列：四腔、双心房、左心水平切面；纵轴切面系列：上腔静脉长轴、左心矢状切面。多平面经食管超声探查，可采用食管上段和中段多角度切面。心腔内超声探查可采用心房相关切面（详见第17章）。右心房侧重观察上腔静脉与右心房壁交界部、界嵴、右心耳、主动脉窦部后壁房间隔顶部为一个解剖结构、冠状静脉窦主干及其分支、下腔静脉口与冠状静脉窦口间峡部；左心房侧重观察左右肺静脉口及其相邻房壁。

采用M型灰阶超声心动图能够观察到由心房心肌收缩导致的心房壁整体运动情况。传统的M型灰阶超声心动图由于取样线角度的限制，仅能从有限的特定角度获取心房壁心肌运动M型曲线。新近出现的全方位M型灰阶超声心动图能够从任意角度获取心房壁的心肌运动M型曲线，并能够在同一显示屏上同步显示三条M型取样线所获得的三幅M型曲线，便于心房壁心肌收缩起始点和其他相关特征性运动的时相比较。采用全方位M型灰阶超声心动图能够对不同空间位置的心房壁的整体收缩起始时间点及其收缩过程进行比较，通过时间排序能够有助于确定心房壁心肌整体收缩的时间顺序，从而有助于确定心房壁心肌优先机械兴奋的区域。尽管该项技术提供了基于心房解剖结构的不同部位心房心肌整体收缩时间顺序的信息，但是由于技术本身的局限性未能提供壁内局部心肌的机械兴奋信息。

采用M型组织多普勒超声心动图能够观察到由心房壁内心肌收缩导致的心房壁整体和局部运动情况。该方法能够观察到心房壁内局部心肌的收缩运动状况，对心肌起始收缩运动的检出将更为敏感，因而检测到的壁内局部心肌收缩的起始时间较M型灰阶超声心动图能够检测到的心房壁整体运动起始时间早，较少受到随后产生的周围整体心房心肌收缩运动的影响。该方法的局限性是仍然受限于多普勒技术的角度依赖性，在房壁运动方向与声束方向角度过大（如大于20°）时可导致所检测到的多普勒频移信号明显减低，在测速范围确定较高的情况下将会遗漏心房壁内局部心肌起始收缩导致的较低的起始速度或加速度改变，从而导致对标测结果的误判。在采用多普勒技术进行心肌运动速度检测时，应当始终注意声束方向与可能的心房心肌运动方向间角度过大所产生的影响。角度过大时应当通过调节探头位置或患者体位减低角度对多普勒频移信号强度的影响。以同步显示的心电图P波起始点作为时相参考，按照各检测点的心肌起始速度或加速度起始时间与该参考时间点的时间距离长短先后排序，就能够获得心房壁和心房间心肌机械兴奋的时间顺序。在临床实践中，采用此类方法全面评价心房内或心房间的心肌激动顺序需要耗费较长的时间，将会影响介入治疗操作，不易被临床心脏电生理医师接受。因此，通常依据不同的治疗目的和治疗措施，采用对重点部位进行观察和比较的方法简

化观察和标测过程，在较短的时间内获得临床必需的心房内或心房间心肌激动顺序信息。

二维组织多普勒超声心动图能够整体观察心房壁内整体和局部心肌收缩运动的情况。该方法只能够提供定性的观察，不能进行精确的量化评价和分析。在实际临床应用中，需要超声标测医师接受较长时间的训练，才能对心房内和心房间心肌兴奋顺序做出正确的判断。采用该方法进行心房心肌机械兴奋顺序观察需要超声扫描和成像具有较高的帧频。过低的帧频将会遗漏快速传播的心肌收缩起始运动过程，从而导致误判。同时确定恰当的速度标测范围也是影响观察的重要因素。过高的速度标测范围将会漏过较低的心房心肌收缩起始速度和加速度；而过低的速度标测范围又将导致低速伪像产生。两者均将导致观察结果的误判。正确的速度标测范围设置应当由最低速度标测范围开始，逐步调高速度标测范围直至低速伪像消失。必要时应当采用局部放大功能观察重点心房结构，同时可以大幅度提高二维超声成像的帧频。

现有的频谱组织多普勒超声心动图能够选点检测重要心房壁内心肌起始收缩运动信息。由于能够多点同步选点显示心肌运动速度、应变和应变率时间曲线，以同步心电图P波起始点作为时间参考点进行比较，就能够快速确定心房不同部位的壁内的心肌机械兴奋起始点。通过比较将能够得到心房内和心房间心肌机械兴奋的顺序和时间延迟程度（图24-13～图24-15）。

采用先进的超声斑点跟踪成像或基于斑点跟踪成像技术的速度向量成像能够在二维心房切面快速获得整体或局部心房心肌的收缩运动信息，并提取速度、应变、应变率、旋转角度和旋转率等量化评价参数。通过比较同一心动周期内心房壁各个不同部位上述参数时间曲线在同步心电图P波起始后测值改变的起始时间位置，就能够获得心房各壁心肌机械兴奋的起始顺序。特别应当指出的是上述参数的峰值时间并不能反映心房心肌收缩的起始时间，其只能够代表心房各部位心肌收缩或形变达到最大值的时间点。心房不同部位该时间点的一致性能够反映心房不同部位心肌收缩参数峰值的同步状态，而不能反映心房不同部位心肌收缩起始的顺序状态。在上述参数时间曲线中，采用应变和应变率等参数时间曲线评价心肌收缩运动的特异度和敏感

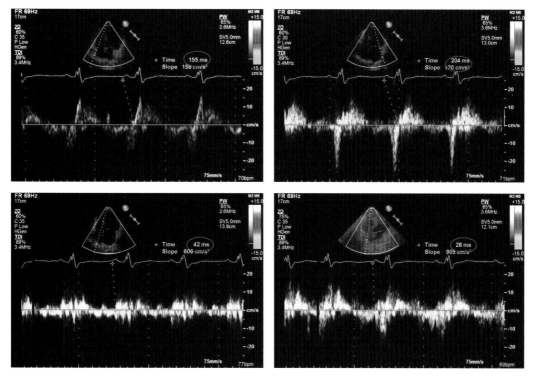

图24-13　组织多普勒速度显像（一）

　　心尖四腔心脉冲频谱组织多普勒超声心动图显示心动周期内窦房结相关左右心房壁内心肌机械兴奋速度变化起始时相。比较各窦房结相关部位心肌起始收缩的时间顺序有助于确定心房电－机械兴奋的最初起始位置。正常窦性心律诱导的心房心肌电－机械兴奋应当靠近上腔静脉口和界嵴。上述技术方法有可能被应用于判断是否为窦性心律或房性心律

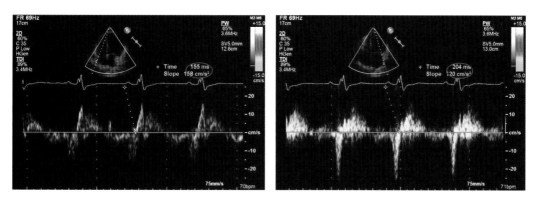

图24-14　组织多普勒速度显像（二）

　　心尖四腔心脉冲频谱组织多普勒超声心动图显示心动周期内窦房结相关左右心房侧壁内心肌机械兴奋速度变化起始时相。比较左右心房侧壁电－机械兴奋起始时间间期有助于判断左右心房心肌机械兴奋的同步性和顺序性

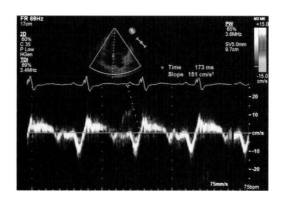

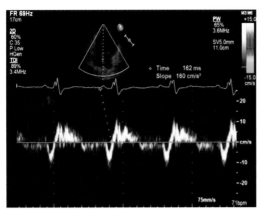
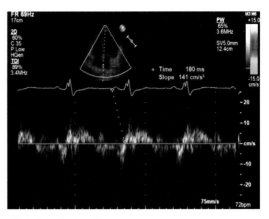

图24-15 组织多普勒速度显像（三）

心尖四腔心脉冲频谱组织多普勒超声心动图显示心动周期内房间隔上、中、下不同解剖部位心肌机械兴奋速度频谱。比较房间隔不同部位收缩起始时间顺序有助于确定房间隔的机械兴奋顺序

度明显高于速度参数。目前已知，心房壁内心肌运动速度或加速度的改变明显受心房其他部位或其他类型运动的影响。而应变和应变率参数时间曲线则可以避免心房其他部位或其他类型运动的影响，能够更为准确可靠地反映局部心肌收缩运动产生的形变及其相关的包括心肌收缩起始和峰值时间等时间参数。

第四节　房室交界区内电－机械兴奋超声标测

心脏房室交界区可在二维或三维超声灰阶超声显像获得明确的解剖标志指引。二维或三维超声心动图能够准确地确定三尖瓣隔瓣瓣环、冠状静脉窦口和室间隔膜部等心脏房室交界区解剖标志（图24-16）。从组织学角度来看，房室交界区的组织成分主要为包含T细胞和P细胞的传导组织，以及以胶原纤维为主要成分的中心纤维体结构。在传导组织中，T细胞为主要成分。T细胞内仍然具有一定数量的具有收缩功能的肌原纤维。在房室结的右侧浅面有来源于右心房房间隔的薄层心肌纤维覆盖，直至三尖瓣隔瓣瓣环。

临床实践中，常采用房室束电位标测的方法获取心房与房室束和房室束与心室之间电信号传导过程的时间信息。在X线监视下，通过观察获得希氏

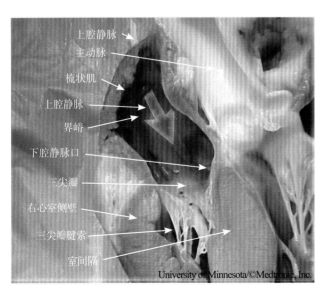
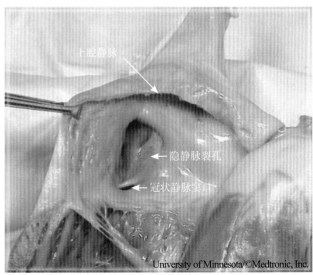

图24-16 冠状静脉窦解剖、三尖瓣隔瓣瓣环、室间隔膜部和主动脉无冠窦解剖

束电位的电极空间位置，也能够提供房室交界区的大致空间位置信息。但是在房室束起搏的动物实验中发现，尽管标测电极获得了明显的房室束电位，通过心腔内超声所观察到的标测电极位置并没有恰当地贴近房室交界区房室束解剖结构。例如，尽管标测电极位于三尖瓣瓣环口内隔瓣附近，没有与任何心脏解剖结构直接接触但是仍然获得了较高的房室束电位，而一旦将标测电极位置调整至接触房室束的解剖结构时，房室束电位反而减低。这一现象提示单纯依据房室束电位大小的标测结果来推断房室交界区的准确空间位置可能存在着一定的空间位置误差。临床所标测到的房室束电位大小明显受房室束走行方向空间位置及其在其解剖结构基础上的电位传导方向的影响。此外，临床实践中还经常采用将标测电极导管经主动脉逆行向上插管至主动脉无冠窦窦壁作为房室交界区空间定位标志等间接的房室交界区空间定位方法。

与心内电位标测不同，由于超声波具有穿透性，因此有可能观察到心内膜下壁内解剖结构及解剖结构基础上的壁内心肌的机械兴奋过程。但是，由于常规经胸M型和二维灰阶超声的分辨率有限，仅能够观察到房室交界区的大致解剖结构，未见采用组织多普勒等功能显像手段观察房室交界区机械兴奋过程的报道。采用经食管超声心动图从理论上考虑应当较经胸超声心动图具有较高的心脏细微解剖结构分辨能力和较少的周围组织干扰。但是，其灰阶成像的最大超声发射频率仅为5MHz，而其组织多普勒成像的最大超声发射频率也仅为2.5MHz左右，加之经食管超声心动图操作过程对患者会造成呕吐反射等不良反应，影响或干扰临床电生理的操作过程。因此，目前尚未见到采用经食管超声心动图标测房室交界区心肌机械兴奋的报道。

国内外现有的可视化房室交界区解剖结构观察方法均采用心腔内超声诊断技术进行房室交界区的检测。由于心腔内超声具有较高的二维灰阶（10MHz）和组织多普勒超声显像（5MHz）发射频率，能够贴近被观察心脏解剖结构进行观察，避免非观察组织结构对超声波声束的各种干扰和影响。因而能够获取明显高于常规超声显像技术方法的解剖结构和组织运动分辨率，从而有利于对心脏内部细微解剖结构的观察。早期的心腔内超声技术已经能够获得房室交界区的解剖结构信息。1998年以后，

随着心腔内超声技术的改进和与组织多普勒超声技术的结合，心腔内超声心动图技术已经能够在详尽房室结解剖结构观察的基础上观察该结构内由于心肌收缩运动所产生的速度变化。

在心腔内超声二维灰阶显像切面由前至后显示冠状静脉窦以后，逐步向左前方向旋转声束，即能够获得包括冠状静脉窦、三尖瓣隔瓣瓣环、右侧中心纤维体和室间隔膜部等房室交界区解剖标志及其室间隔肌部上份在内的房室交界区解剖结构的系列二维超声切面图像。已知房室结传导组织位于右侧中心纤维体的浅面。由于中心纤维体组织致密，二维超声灰阶显像为较高的回声区域，而其浅面的房室交界区传导组织和覆盖其表面的右心房心肌组织的二维超声显像为较高的中心纤维体回声区域右侧表面较低的回声区域。其中，靠近冠状静脉窦的切面所显示的上述较低回声区域为房室交界区的房结区；而靠近室间隔膜部的上述较低回声区域为结希区；两者之间的较低回声区域为结区。结希区同时还具有以下解剖标志：主动脉无冠窦壁外下方的房室交界区域、三尖瓣隔瓣瓣环的前沿上方的房室交界区域等。在动物实验中常通过先行射频消融房室交界区获得三度房室传导阻滞后，再在射频消融损伤的前下方房室交界区内安置起搏电极以获得可靠的房室束起搏。准确的房室交界区定位能够获得非常迅速和可靠的房室结射频消融传导阻断效果（图24-17）。心腔内超声二维灰阶显像能够同时清晰地观察到射频消融电极和房室束起搏电极的空间位置关系，从而有利于房室交界区不同区域的准确空间定位。

在准确的房室交界区空间定位和解剖结构观察的基础上，采用基于组织多普勒显像技术的多种心肌功能显像技术方法能够观察到房室交界区内具有收缩性能的传导组织及其周围心肌收缩所产生的组织运动速度、加速度和应变、应变率等参数时间变化的起始、分布和传导过程。房室交界区右侧表面覆盖有薄层的心房心肌，而该薄层心房心肌分布止于三尖瓣隔瓣瓣环，因此，采用组织多普勒超声显像技术获得的由房室交界区的传导组织和表面覆盖心肌收缩所导致的运动速度或加速度信息的观察和分析较为复杂。

国外有学者认为，采用组织多普勒超声心动图所检测到的房室交界区组织运动的起始速度或加速

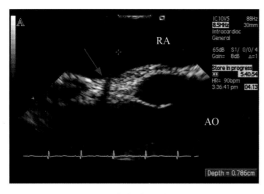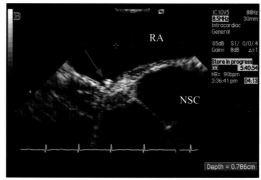

图24-17 心腔内超声由右心房腔内向房室交界区扫描，引导并监控射频消融导管经上腔静脉到达房室交界区进行靶组织起搏或消融治疗

RA：右心房；AO：主动脉；NSC：无冠窦

度均是由心房心肌收缩所导致的，房室交界区传导组织不能产生有效的收缩并产生能够被组织多普勒超声显像所能检测到的速度或加速度改变。有学者更进一步认为，室间隔上份心肌在收缩早期的运动亦是由心房心肌收缩所造成的。但是，通过我们的直接房室束起搏实验证明，在射频消融造成完全性的房室传导阻滞之后，直接起搏房室束时，在房室束及其周围心肌局部诱导产生了组织多普勒超声能够检测到的明显组织运动速度或加速度变化，说明房室束及其周围心肌具有在电刺激下产生有效收缩的能力。而在心房心肌的电机械兴奋传导过程中，正常的房室间电位传导必须通过房室结才有可能得以实现。在这一情况下，难以理解由直接房室束起搏能够诱导产生房室束及其周围心肌的机械兴奋过程，而经由房室结下传电位变化就不会诱导产生房室束及其周围心肌的电机械兴奋。但是，要明确地区分由心房心肌收缩导致的房室交界区组织初始运动和由房室交界区自身电机械兴奋所导致的起始组织运动仍然需要精确的时空量化分析。非常明显，尽管存在两种组织运动形式一定程度上的时空重叠，但是两种不同机械运动形式的起始运动时间、运动方向和运动速度的大小一定会存在差异。这一差异将有助于鉴别不同部位心脏组织电机械兴奋时序及其准确空间位置。

从宏观的角度来看，无论房室交界区壁内组织的机械收缩运动主要是由传导组织电兴奋所诱导产生的，还是主要由覆盖于其表面的薄层心房心肌收缩牵拉所致，房室交界区内组织正常的机械兴奋过程和其所导致的运动状态仍然能够较好地反映房室交界区整体的组织收缩运动时间顺序和收缩运动

状态。

采用心腔内组织多普勒显像技术对房室交界区整体组织的收缩运动状态进行全面的评价仍然能够反映房室交界区域内正常或异常传导状态所可能导致的不同组织机械兴奋状态（图24-18）。区别不同的机械兴奋状态反过来将有助于识别房室交界区域组织的电-机械兴奋传导异常。

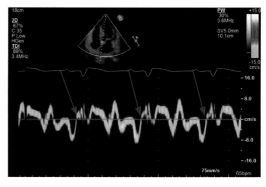

图24-18 频谱组织多普勒显像对房室交界区进行选点取样以获取该部位组织的运动速度频谱

以同步心电图P波起始时间点作为时相比较的参考点，通过比较房室交界区不同部位的组织机械兴奋起始时间获得房室交界区的时间顺序和机械兴奋状态评价

采用心腔内M型组织多普勒超声心动图，通过调节取样线位置能够获取从房室交界区上份到房室交界区下份直至室间隔上份的心腔内M型组织多普勒图像。以同步心电图P波起始时间点作为时相比较的参考点就能够获取房室交界区域内不同部位机械兴奋的时间顺序和兴奋状态。在心腔内M型组织多普勒超声心动图上能够通过测量房室交界区上份与下份组织起始运动的时间间期间接反映房室交界区的机械兴奋时程。采用心腔内频谱组织多普勒显

像能够对房室交界区的不同部位进行选点取样以获取该部位组织的运动速度频谱，以同步心电图P波起始时间点作为时相比较的参考点，通过比较房室交界区不同部位的组织机械兴奋起始时间，同样能够获得房室交界区的时间顺序和机械兴奋状态。心腔内二维组织多普勒超声心动图能够直观地观察到房室交界区的解剖结构及其空间位置，以及在此解剖结构和空间位置基础上的组织机械兴奋由房室交界区上份向房室交界区下份及室间隔上份传导的全部过程。

第五节　房室间电-机械兴奋超声标测和传导优化

由于房室交界区传导组织的特殊细胞组织结构和构成导致房室交界区域电兴奋信号传导的迟缓，通常这一区域内电信号的传导时间小于20ms。这一电兴奋传导时间在房室交界区域的延迟有利于心室的有效舒张充盈，并进而实现有效的心室收缩功能。在人工心脏起搏状态下，心房和心室间的电兴奋顺序将由于起搏位点的不同而出现不同类型的异常改变，并进而导致心脏心肌机械兴奋顺序的异常变化。如何在心脏起搏状态下恢复正常的心脏房室传导顺序是临床心脏电生理学必须解决的基本问题。

作为心肌电兴奋的直接结果，心肌机械兴奋是实现正常心脏功能和血流动力学状态的最为重要的中间环节和动力来源。对心脏房室间的机械兴奋标测能够更直接地反映心脏房室间的机械兴奋时空关系。在临床实践中，不仅需要电位标测作为评价房室传导过程的量化指标，同时也更需要直接的心肌机械兴奋标测作为房室间机械兴奋传导和时间间隔的可靠量化指标。只有通过直接评价房室间机械兴奋过程的时空关系才有可能避免各种异常的电兴奋传导过程和电机械兴奋脱偶联所可能导致的单纯电位标测技术方法对房室传导及其房室间电机械兴奋过程时空关系的误判。

M型灰阶超声心动图是早期采用的最为简便的心脏房室间机械兴奋传导的评价技术方法。在胸骨旁切面获取四腔心切面。通过设置取样线使之分别通过室间隔上份和房间隔下份，在同一M型灰阶图像得到室间隔上份和房间隔下份心肌回声的运动时间曲线。以同步心电图P波起始点作为测量时间参考点，分别测量P波起始点距离室间隔上份和房间隔下份心内膜起始收缩的时间间期，两个时间间期的时间差即心脏房室机械兴奋传导的时间。

M型灰阶超声心动图甚至与全方位M型灰阶超声心动图亦难以同时获取室间隔上份和房间隔下份的M型运动曲线，因此必须分别测量两者心内膜起始收缩距离P波起始的时间间期。此时如果心率出现波动就有可能导致两个时间间期的不可比较。因此，在进行上述两个时间间期测量时，应当严格监测心率变化情况。在心率稳定一致的情况下所测得的两个时间间期才能够进行比较，得到可靠的心脏房室间机械兴奋传导时间。采用M型组织多普勒超声心动图并采用恰当的速度检测范围，将较M型灰阶超声心动图能够更为准确地确定室间隔上份和房间隔下份心内膜下心肌的起始机械兴奋时间。从理论上讲，通过该项技术所获取的时间间期及其心脏房室传导时间应当具有更高的准确性和可靠性，同时具有更高的敏感性。但是，任何多普勒技术的检测结果均受声束入射角度等多种因素的影响，在检测时应当充分注意声束方向与组织运动方向间的较小角度和一致性，避免角度过大或两次检测入射角度差异过大导致的对较低心肌运动速度的漏检或对不同部位心肌收缩速度检出范围的不对称，以确保检测结果的可靠性。

如前所述，采用频谱组织多普勒超声心动图能够任意选点获取心脏不同部位的心肌组织运动速度频谱。通过在胸骨旁或心尖四腔心切面分别选点置放取样容积于室间隔上份和房间隔下份，能够较为容易地获取两个取样点间壁内心肌组织运动的速度时间频谱。以同步心电图P波起始点作为时间参考点，分别测量室间隔上份和房间隔下份壁内心肌速度时间频谱收缩运动起始点至同步心电图P波起始点的两个时间间期，通过比较即可获取心脏房室机械兴奋传导的时间（图24-19）。

通过上述方法获得的心脏房室机械兴奋传导时间有可能作为评价心脏传导系统疾病房室电-机械兴奋不同步严重状态及其治疗措施疗效评价的量化

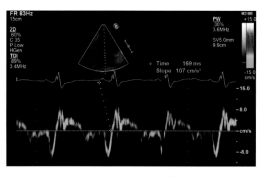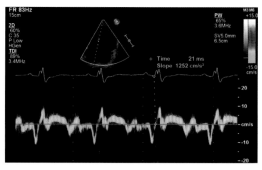

图24-19　组织多普勒速度显像，心尖四腔心脉冲频谱组织多普勒超声心动图

显示心动周期内房间隔下份和室间隔上份速度频谱及其壁内心肌机械兴奋速度变化起始时相。比较房间隔下
份和室间隔上份心肌起始收缩的时间间期有助于确定心脏房室电-机械兴奋的时间间隔

指标，如房室传导阻滞和预激综合征的起搏和消融治疗的实时监控等。上述指标还应当与其他心脏功能和血流动力学参数的同步评价充分结合，以全面反映心脏电机械兴奋、房室电机械兴奋不同步状态对心脏整体功能和血流动力学的影响。

在临床心脏电生理学起搏治疗过程中，常需要在床旁通过超声心动图方法实时评价程序控制调节不同房室起搏时间间期状态下心脏血流动力学的变化情况，以确定不同心脏病理状态下最佳的房室起搏时间顺序。目前临床最为常用的方法是Ritter法。其采用长的房室延迟时间（如240ms或280ms）起搏心脏，在起搏状态下测量该长房室延迟起搏状态下心电图Q波起始点至二尖瓣口血流A峰终点间的时间间期（QA）（图24-20）。然后以短的房室延迟时间（如240ms或280ms）起搏心脏，在起搏状态下测量该较短房室延迟起搏状态下心电图Q波起始点至二尖瓣口血流A峰终点间的时间间期。以较长房室起搏延迟时间加上此状态下QA时间的总时间长度减去较短房室起搏延迟时间加上此状态下Q-A时间的总时间长度，即可得到长短房室延迟起搏的时间差。该时间差加上短的房室延迟时间即为优化的房室延迟起搏时间。

具体公式为

SAV Long（240ms）+ QA Long（86ms）= 326ms

SAV Short（120ms）+ QA Short（125ms）= 245ms

Difference = 326ms-245ms = 81ms

SAV Short = 120ms

Optimal AV Delay = 81ms + 120ms = 201ms

式中，SAV Long为测试采用的长的房室起搏延迟时间；SAV Short为测试采用的短的房室起搏延迟时间；QA Long为在长的房室起搏延迟时间状

态下心电图Q波起始至二尖瓣口舒张末期血流速度频谱A峰的终止时间；QA Short为在短的房室起搏延迟时间状态下心电图Q波起始至二尖瓣口舒张末期血流速度频谱A峰的终止时间；Optimal AV Delay为计算所得到的优化最佳房室起搏延迟时间。

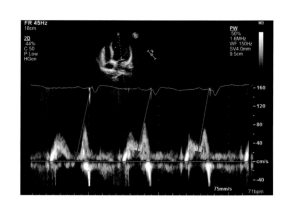

图24-20　脉冲波多普勒二尖瓣口血流显像

房室顺序起搏状态下测量该长房室延迟起搏状态下心电图Q波起始点至二尖瓣口血流A峰终点间的时间间期（QA）

在此基础上可采用重复检验法来进一步确定最佳或优化的房室延迟起搏时间是否正确。具体方法是在长的房室起搏延迟时间（如280ms）基础上，通过程序控制调节以10～20ms的时间间隔从高至低逐步减低心房感知和心室起搏时间间期，直至二尖瓣口血流速度频谱A峰与E峰完全隔断分离，然后开始逐步以10～20ms的时间间隔延伸心房感知和心室起搏间的时间间期；同步观察不同心房感知和心室起搏间时间间期二尖瓣口舒张期血流频谱E峰与A峰相对比值的变化情况，重点观察血流速度频谱A峰与E峰的切断状况。

当调节心房感知和心室起搏时间间期至二尖瓣

口舒张期血流速度频谱A峰与E峰的融合消失，独立A峰出现时即认为此时的心房感知和心室起搏时间间期为最佳的房室起搏时间顺序。

该类方法主要通过评价不同房室起搏延迟时间对心脏舒张晚期左心室充盈功能的影响，来优化并最终确定最佳的房室起搏延迟时间间期。

在具体的临床操作中，为确保房室起搏时间顺序的最大限度优化，应当特别注意以下操作要点。

（1）要有清晰的恰当幅度的同步心电图作为时间和时相判断的参考。

（2）采用心尖四腔心切面进行观察。

（3）采用局部放大功能重点观察二尖瓣口解剖结构，确定准确的二尖瓣口位置。

（4）采用二维彩色血流显像，观察二尖瓣口舒张期血流通过状态及血流束最窄位置，协助判断二尖瓣口准确位置。

（5）取样容积调节至1～2mm，并准确置放于二尖瓣口。

（6）所获得的二尖瓣口血流速度频谱扫描速度应设定为100mm/s。同时注意调节速度范围，避免过高或过低的速度显示范围。

（7）通过调节增益、滤波等参数优化所获得的血流速度频谱。

（8）通过将取样容积逐步向二尖瓣环移动的方法，获取清晰的A峰和E峰速度频谱。

（9）通过同步心电图设定准确的时间间期测量标记点。

在此基础上还可采用脉冲波频谱多普勒技术获取右肺上静脉口的血流频谱，进一步确认优化得到的最佳房室起搏延迟时间对心室舒张功能的影响。当所采用的最佳房室起搏延迟时间导致舒张末期肺静脉口血流速度频谱反向A峰明显减低和正向D峰明显增高时，就能够提示所采用的房室起搏延迟时间导致了较为明确的心室舒张功能改善。

上述方法是最为基本的超声心动图评价房室顺序起搏心室舒张功能改善和优化调节房室起搏延迟时间的方法。必须指出的是，目前对于上述评价方法的临床价值仍然存在一定程度的争议。但是，通过应用上述技术方法在某些房室顺序起搏患者确实能够改善心脏舒张功能。但是，尽管如此真实的最佳房室起搏延迟时间可能仍然存在在优化值在50～100ms的变化范围。

第六节 心室壁内电－机械兴奋超声标测

心室壁内的心肌电－机械兴奋过程的同步性、顺序性、方向性和有效性是维持心脏正常功能和血流动力学状态的最为重要的环节。心脏功能能否得以正常实现的关键就在于左右心室自身能否正常地实现其功能。心室内部的电－机械传导过程异常不仅会导致心电图QRS波的形态和宽度异常，同时还会造成心室壁心肌收缩和舒张机械功能的异常。

现有的超声技术方法能够较好地对心室壁内由电兴奋传导异常所导致的心室壁内整体和局部的心肌机械收缩、舒张功能异常进行有效和准确的评价。但是导致心脏室壁心肌运动异常的基础原因较多，导致心脏室壁内心肌电机械兴奋异常的基础疾病通常同时也能够导致心肌细胞自身结构的损伤并进一步导致其运动功能的异常（如心肌缺血、心肌病变、纤维瘢痕等）。在临床常规实践中难以对此进行有效鉴别。通常需要首先确定基础病变的类型、影响范围及其程度，在此基础上结合电位标测结果才有可能对基础疾病所导致的由电兴奋传导异常所造成的心室壁机械兴奋异常进行可靠判断。

在心室壁内的电机械兴奋评价过程中，应当注意两个关于心室壁心肌收缩不同步状态的概念。其一是完全不同步（asynchrony）；其二是部分节段不同步（dysynchrony）。完全不同步状态通常由充血性心力衰竭合并传导组滞（如LBBB）造成，这一状态导致了心室各个节段的完全不同步；而心室部分节段不同步仅指特定对应节段的收缩不同步或不协调。当心室所有节段收缩的达峰时间标准差大于30ms时，即认为存在心室壁收缩的完全不同步；而当特定对应节段收缩的达峰时间大于50ms时，即认为存在部分节段的不同步（图24-21）。

目前有多种超声技术方法能够应用于心室壁内的电机械兴奋超声标测。M型灰阶超声心动图是最为常用的评价心室电－机械兴奋传导异常的超声显像技术，主要通过观察和分析一维心脏结构的时间

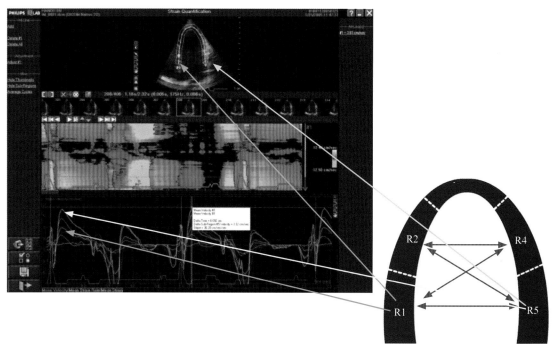

图 24-21　组织多普勒速度显像，心尖四腔心曲线 M 型组织多普勒超声心动图显示心动周期内左心室各对应室壁壁内心肌速度 - 时间曲线

通过比较左心室水平对应或交叉对应室壁心肌起始收缩的时间间期有助于确定左心室心肌收缩的同步性和顺序性

运动灰阶图判断特定部位心脏室壁运动状态。其中全方位 M 型超声心动图能够从不同角度获取不同室壁位置的心内膜运动曲线。其具体分析步骤如下。

（1）获取左心室长轴和系列短轴切面。

（2）将取样线置放于与被观察心脏室壁解剖结构心内膜面垂直的位置。

（3）确定被观察心室壁解剖结构心内膜在收缩期的最大位移点，测量该位移点与对应心室解剖结构心内膜位移点间的时间间隔（图 24-22）。

正常左心室室壁对应心内膜峰值位移的时间间期应当小于 50ms。对应心内膜峰值位移的时间间期大于 50ms 时应当提示心室壁机械兴奋同步性异常；而当非对应心室的心内膜峰值位移时间较正常参考节段迟后大于 60ms 时也应当提示心室壁机械兴奋同步性异常（图 24-23，图 24-24）。采用此方法可以对心室壁的同步性、方向性和有效性进行大致评价，但是尚不能够对心室机械收缩的顺序性进行判断。

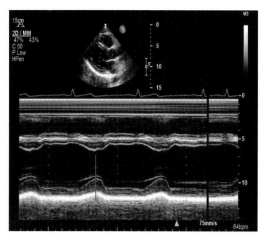
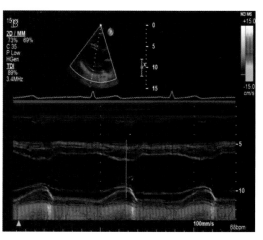

图 24-22　M 型灰阶（A）和组织多普勒速度（B）显像

显示心动周期内室间隔和左心室后壁心内膜最大位移时相。通过比较室间隔和左心室后壁最大位移时相可以确定左心室壁机械兴奋的顺序性和同步性

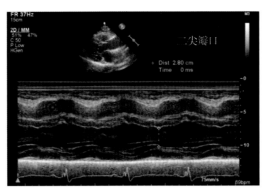

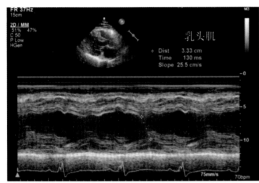
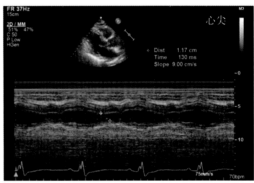

图24-23 M型灰阶显像

显示分别显示心尖、乳头肌和基底水平心动周期内室间隔和左心室后壁心内膜最大位移时相。通过对比左心室不同水平面室间隔和左心室后壁最大位移时相可以确定整体左心室壁机械兴奋的顺序性和同步性

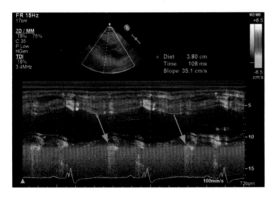

图24-24 M型组织多普勒显像检测缺血性心肌病室间隔和左心室后壁速度分布及其起始速度变化时间点（箭头）

能够更为清晰地显示左心室后壁收缩延迟情况

将心电图Q波起始作为参考时间点，通过多切面测量不同心室壁节段心内膜峰值位移时间点与该参考时间点间的时间间期，通过比较时间间期的长短将有可能确定心室壁不同节段的机械兴奋顺序。如前所述，通过M型灰阶超声心动图所得到的心内膜峰值位移时间点，仅能够反映心室壁整体的收缩或舒张期心肌运动状况，不能反映心室壁壁内心肌的初始收缩或舒张运动情况。因此，采用该技术方法和指标对异常心脏室壁机械运动的检出敏感度可能较低而特异度较高。

M型组织多普勒超声心动图不仅能够检测到心室内膜运动状态，同时还能够检测到心室壁内心肌初始收缩所产生的早期速度变化情况。因此，该项技术方法对心室壁早期收缩运动检出的敏感度高于单纯的M型灰阶超声心动图（图24-25）。

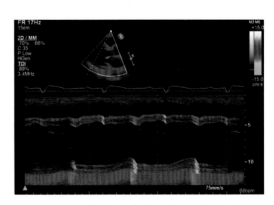

图24-25 M型组织多普勒显像检测扩张型心肌病室间隔和左心室后壁速度分布及其起始速度变化时间点（绿色三角）

清晰显示室间隔收缩延迟

二维超声心动图是定性评价心室壁运动和心腔内血流状态的简便方法。该项技术通过对心脏室壁运动的直接观察，有助于确定心脏室壁运动的同步性、方向性和有效性，同时确定有无心腔内异常血

流存在。具体分析步骤如下。

（1）获取系列长轴切面：心尖四腔切面、心尖两腔切面和心尖左心室长轴切面。重点观察整体和节段室壁运动状态。

（2）获取胸骨旁系列短轴切面：左心室二尖瓣口、乳头肌和心尖标准短轴切面。观察整体和节段室壁运动状态及左心室功能状况。

（3）在观察上述切面时应当采用彩色多普勒血流显像观察有无二尖瓣反流存在。重点观察反流的类型（如中央型和偏心型等）及其严重程度。

二维超声心动图所能获取的心脏解剖结构及其运动功能信息较M型超声心动图丰富，能够同时观察到相邻或相关心脏解剖结构间的运动状态，有助于进行心脏室壁运动状态和时相的比较，并进而检出心脏室壁运动异常的部位、范围、类型和严重程度（图24-26，图24-27）。但是在临床实践中依据

上述观察内容仅能够做定性或半定量分析（如将室壁运动异常的类型分为5级等），而不能做心脏室壁运动量化的评价。

组织多普勒超声心动图是能够被应用于量化评价心脏室壁运动状态的有效方法。采用该项技术方法中的脉冲频谱组织多普勒显像技术，通过将取样容积置放于心室壁结构内不同部位获取局部壁内心肌运动的速度频谱，确定收缩期该心肌运动速度频谱速度增高的起始点并测量其与同步心电图Q波起始点间的时间间期，就能够获得心脏室壁壁内心肌收缩运动状态的量化评价信息并据此确定心脏室壁收缩的先后时序。

心室壁心肌收缩运动具有方向性，因此通常将采用不同的观察切面来评价心脏室壁运动在不同方向上的功能表达。具体分析步骤如下。

（1）心室长轴功能分析：获取系列长轴切

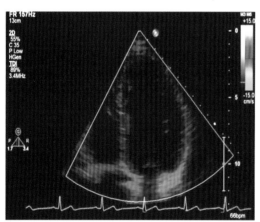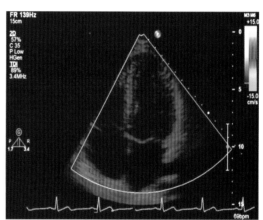

图24-26 心尖四腔心切面，二维组织多普勒速度显像
检测缺血性心肌病左心室速度分布，清晰地显示左心室各壁收缩和舒张期一致性收缩和舒张情况。室间隔和左心室侧壁相对运动消失，提示左心室壁收缩存在不同步状态

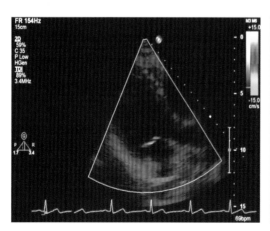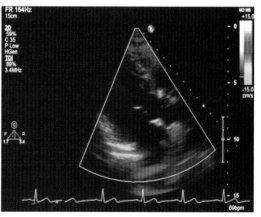

图24-27 心尖两腔心切面，二维组织多普勒速度显像
检测缺血性心肌病左心室速度分布，清晰地显示左心室各壁收缩和舒张期一致性收缩和舒张情况。室间隔和左心室侧壁相对运动消失，提示左心室壁收缩存在不同步状态

面——心尖四腔切面、心尖两腔切面和心尖左心室长轴切面。分别将取样容积置放于左心室前壁、后下壁、侧壁、前室间隔和后室间隔的基底段、心室中段和心尖段，获取心室壁内心肌长轴方向收缩运动的时间速度频谱。

（2）心室短轴功能分析：获取胸骨旁系列短轴切面——左心室二尖瓣口、乳头肌和心尖标准短轴切面。分别将取样容积置放于左心室前壁、后下壁、侧壁、前室间隔和后室间隔的基底段、心室中段和心尖段，获取心室壁内心肌短轴方向收缩运动的时间速度频谱。

（3）测量上述观察心室壁节段壁内心肌收缩期起始速度起点与同步心电图Q波起始点间的时间间期，并按时间间期长短排序，获取不同方向上的收缩期心室壁各节段不同方向心肌机械收缩时间顺序。

通过采用超声频谱多普勒速度显像的上述技术方法，已经能够对心脏室壁运动的整体和局部心肌机械兴奋的同步性、顺序性、方向性和有效性做出较为准确可靠的量化评价（图24-28，图24-29）。但是由于多普勒超声显像的角度依赖性固有缺陷，在检测心脏室壁运动初始速度时，较大的声束入射与心肌收缩运动方向间的角度将会导致对较低初始心肌收缩速度的漏检。此时，如果存在速度检测范围的调节不当，则必将导致检测和分析结果的可靠性减低。因此，在进行上述分析和测量时应当充分注意测量方法的标准化问题和有关参数的非标准化设置及角度校正，以避免对分析结果的错误分析和误判（图24-30）。

现有的解剖M型组织多普勒超声心动图能够在二维切面上任意选点，同时获取多点心室壁节段内心肌运动速度–时间曲线、应力应变率–时间曲线。通过对上述曲线进行分析，就能够得到各节段心肌收缩期的初始和峰值速度、应力应变率的时间。以同步心电图Q波起始点作为时间参考，比较不同心脏室壁节段的初始和峰值速度、应力应变率的时间

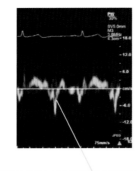
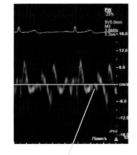
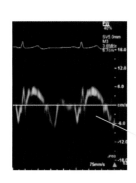
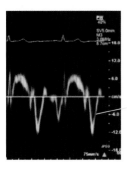
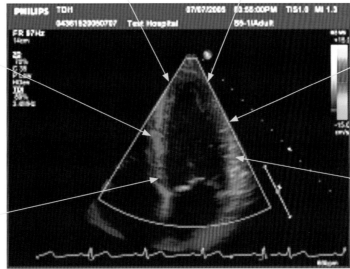
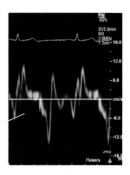
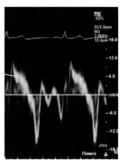

图24-28 心尖四腔心切面，脉冲波频谱组织多普勒速度显像

检测左心室速度分布，清晰地显示左心室各壁收缩期心肌运动速度频谱。通过比较左心室各壁心肌收缩起始时间点，可以评价左心室壁收缩的同步性、顺序性、方向性和有效性

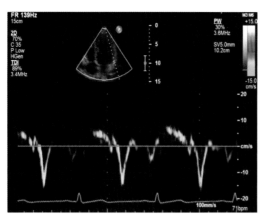
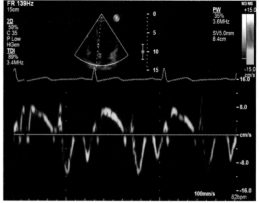

图 24-29　心尖四腔心切面，脉冲波频谱组织多普勒速度显像

检测左心室侧壁和室间隔相同水平面心肌收缩速度频谱。通过比较左心室侧壁和室间隔心肌收缩起始时间点，可以评价左心室特定室壁心肌收缩的同步性、顺序性、方向性和有效性

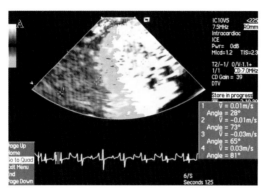
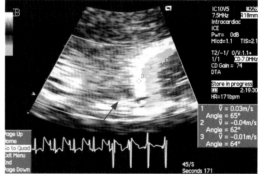

图 24-30　时间序列局部放大左心室游离壁二维组织多普勒速度显像

显示电刺激脉冲发放前（A）和刺激过程中（B）心肌速度传播过程的改变。红色箭头指示电刺激位点

就能够获得心脏室壁收缩运动时间顺序、方向和有效程度（图 24-31）。采用心肌收缩运动应力-时间曲线能够较心肌运动速度时间曲线更为真实和准确地反映心肌的收缩状态。而心肌运动速度时间曲线常受到心脏整体运动或相邻心脏解剖结构运动的影响，不能准确反映局部心肌自身的收缩状态。在采

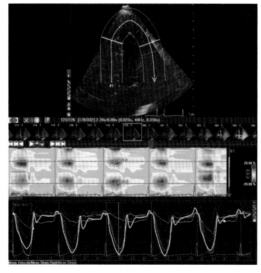
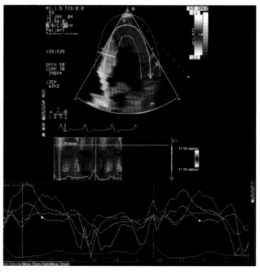

图 24-31　曲线 M 型组织多普勒显像

可以获取左心室壁任意节段的速度和应力应变率-时间曲线参数。有助于不同心室壁节段的机械兴奋状态多参数比较，从而确定左心室壁心肌的整体机械兴奋状态是否正常

用解剖M型组织多普勒超声心动图进行心脏室壁心肌运动功能评价时，应当特别注意此项功能有无取样点的自动跟踪功能。

如果此项技术没有取样点的自动跟踪功能，就将导致在不同时间心肌运动信息的取样点位置漂移，最终造成所获得的同一条心肌速度-时间曲线和应力应变率-时间曲线的速度和应力应变率在不同的时间来自不同的心脏室壁位置，无法进行有效的时间参数和心肌运动功能参数的比较。

新近出现的基于组织多普勒超声显像原理的组织同步化超声显像可分析心脏室壁各节段心肌收缩达峰应力时间的延迟程度并设定异常迟后的阈值（通常为250ms），以可视化方式直接显示心脏室壁明显迟后收缩的节段。其检测步骤如下。

（1）首先采用二维灰阶显像技术获取心尖四腔、两腔和左心室长轴切面。

（2）在图像优化之后启动组织多普勒显像功能获取相同切面二维速度显像。

（3）进入图像工作站，启动应力显像功能；通过计算机处理获得相同切面二维应变显像。

（4）启动组织同步化显像功能，设定异常迟后阈值，实现二维组织同步化显像。

通常将250ms以内达到峰值收缩应变的心脏室壁节段均编码为绿色，而将此后达到峰值收缩应力的心脏室壁节段编码为红色。该方法的技术特点是能够较为直观地显示心脏室壁迟后收缩节段的部位和范围。但是由于迟后阈值是人为设定的，过高的迟后阈值使该项技术只能检出收缩明显迟后的心脏室壁节段，而对轻微迟后收缩的心脏室壁节段则有可能漏检。而过低的迟后阈值将导致大量伪像的产生。如何确定恰当的迟后检出阈值是临床应用中需要重点解决的问题，有待于进一步研究摸索。同时该技术方法仅能够应用于检测心脏室壁收缩的同步性，而不能够对室壁收缩的顺序性、方向性和有效性做出判断。

以动态三维的可视化显示方式显示三维立体的组织应力同步化图像，将有助于更为准确地确定迟后收缩的心脏室壁节段的准确空间位置（图24-32）。但是由于现有的应用于组织应变同步化显像的三维重建技术的局限性（如用于重建的二维切面仅为三幅，需要大量插值和平滑，最终导致图像失真等）在心脏室壁内心肌机械兴奋的检测中，包括实时三维超声心动图技术的多维多参数超声显像新技术已经被应用于实验研究或临床实践。中国香港学者CM Yu应用容积三维心脏超声显像技术检测左心室腔内节段容积-时间变化曲线，采用统计学方法分析评价左心室腔内节段容积达到的收缩期最小容积的容积时间离散程度，以此作为左心室壁收缩运动不同步的新指标。

我们采用容积三维心脏超声显像技术检测左心室腔内节段容积-时间变化曲线，同时采用组织多普勒显像技术分析与节段容积对应的心脏室壁节段壁内的心肌应变-时间曲线，获得对应心脏室壁节段的收缩期最大应力值，然后对相同节段的收缩期最小容积和收缩期最大应变值进行统计分析，结果发现，在正常对照组，左心室的所有节段的收缩期最小容积和室壁收缩期最大应变值均呈具有显著统计学意义的负相关，而在宽QRS波的束支传导阻滞组和心脏起搏组，仅有部分左心室节段仍然保持收缩期最小容积与室壁收缩期最大应变值间的负相关关系（其中，右束支传导阻滞组为60%；左束支传导阻滞组为30%；心脏起搏组为50%）。

提示采用左心室收缩期最小容积与室壁收缩期最大应变值具有显著统计学意义的负相关节段数占左心室所有节段数的比例的方法有可能作为评价左心室室壁节段收缩与节段容积变化失同步的全新量化评价指标。该心室同步化的量化评价指标与以往的心同步化评价指标相比，突破了在同一心室功能层面横向评价其同步性的局限性，将心肌有效收缩和心腔内节段容积变化有效地结合起来，在心室功能的两个相关层面上反映其纵向的心室功能同步化状态。更有利于检测心室壁收缩运动不同步状态对心室血流动力学的影响。

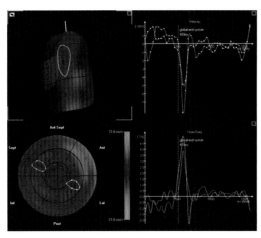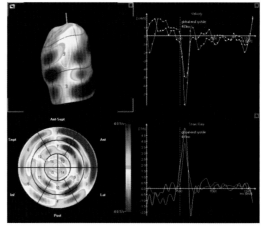

图24-32　16节段的三维和牛眼靶图

显示左心室机械收缩的时序及其感兴趣区的机械兴奋多参数时间曲线。可进行心室机械兴奋的量化分析

第七节　室间电−机械兴奋超声标测

心室间的心肌电−机械兴奋超声标测技术主要侧重于观察左右心室间心肌收缩的机械协调性及其对心脏整体功能的影响。目前应用于临床的超声评价技术包括传统的M型超声心动图、组织多普勒超声心动图、室间机械延迟分析和双室起搏的超声优化调节等。

在胸骨旁左心室长轴二维切面上，能够同时观察到右心室前壁、室间隔和左心室后壁等左右心室重要解剖结构。在此二维切面的引导下，将M型超声心动图的取样线置放于2区即可得到包括右心室前壁、室间隔和左心室后壁的左右心室壁解剖结构的灰阶运动时间图。在该心脏2区灰阶运动时间图上能够清晰同步观察到右心室壁和左心室壁的运动状态，有利于比较左右心室间的室壁收缩起始时间和达峰时间，从而有助于判断左右心室的机械收缩协调性。

在临床实践中，由于右心室前壁的解剖结构观察经常受到肺内气体等心脏周围结构的干扰，导致其解剖结构显示不清。如前所述，采用二维和M型组织多普勒超声显像技术有助于区分较高的右心室前壁运动速度分布和较低的右心室前壁周围组织运动速度分布，从而准确确定右心室前壁的准确空间位置和解剖结构。以同步心电图Q波起始作为时间参考点，分别测量右心室前壁、左心室后壁的收缩期室壁收缩运动的起始时间和达峰时间与同步心电

图Q波起始点时间的时间间期。通过比较左右心室室壁两个时间间期，就能够确定左右心室室壁收缩的同步性和顺序性。正常的左右心室收缩期右心室前壁与左心室后壁的起始收缩时间和达峰时间存在一定的差距，右心室前壁收缩期的最大位移达峰时间迟后于室间隔和左心室后壁收缩期位移达峰时间。

在二维超声心动图的基础上采用组织多普勒超声心动图脉冲频谱检测技术能够定点选取左右心室室壁的不同部位进行取样观察，以对比分析相同水平节段和不同水平对应室壁节段的壁内心肌起始收缩时间和达峰时间。

具体检测方法如下。

（1）在心尖四腔切面，将脉冲波多普勒取样容积分别置放于右心室侧壁和左心室侧壁相同水平或不同水平节段获取速度时间频谱或速度−时间曲线。

（2）确定收缩期室壁壁内心肌起始收缩时间和达峰时间。

（3）以同步心电图Q波起始作为时间参考点，比较右心室侧壁和左心室侧壁相同水平或不同水平节段心肌起始收缩时间和达峰时间与Q波起始时间间期的长短，获取左右心室收缩期心肌收缩运动的同步性和顺序性信息（图24-33）。

采用该技术方法评价左右心室间电机械兴奋同步性和顺序性时，同样存在多普勒频移信号角度依

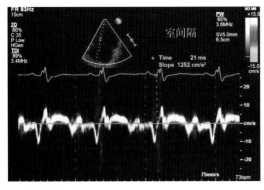
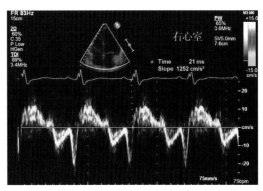
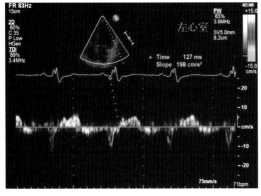

图24-33　频谱组织多普勒超声检测左右心室壁内和室间隔同一水平心肌机械兴奋同步性

心尖四腔心脉冲频谱组织多普勒超声心动图显示心动周期内同一水平面右心室侧壁、室间隔和左心室侧壁速度频谱及其壁内心肌机械兴奋速度变化起始时相。以同步心电图Q波起始点作为时相参考点，比较上述部位心肌起始收缩的时间间期有助于确定心脏左右心室电–机械兴奋的时间间隔

赖、中心点矫正、取样点自动跟踪和检测速度范围调节等影响因素。标准化的检测方法将有助于减少测量误差，避免对左右心室收缩同步性和顺序性的误判。

目前临床常采用心室间机械延迟时间（intraventricular mechanic delay，IVMD）来评价左右心室机械收缩同步性和顺序性。其采用脉冲波频谱多普勒的方法分别检测左心室流出道和右心室流出道收缩期血流频谱，以获取该部位的血流速度频谱。以同步心电图的Q波起始作为时间参考点分别测量心电图Q波起始点至收缩期肺动脉瓣下和左心室流出道血流速度频谱起始点间的时间间期，以上测量所得

到的两个时间间期的时间差即为心室间机械延迟时间。其具体计算公式如下。

$$IVMD = QLVOT-QRVOT$$

式中，QRVOT为同步心电图Q波起始点位置与收缩期肺动脉瓣下右心室流出道血流速度频谱起始点间的时间间期（ms）；QLVOT为同步心电图Q波起始点位置与收缩期左心室流出道血流速度频谱起始点间的时间间期（ms）（图24-34）。

正常状态下，IVMD小于40ms。如果大于此值，则提示左右心室机械收缩不同步；如此值为负值，则提示左右心室机械收缩顺序异常。

评价左右心室收缩同步性和顺序性的最终目的

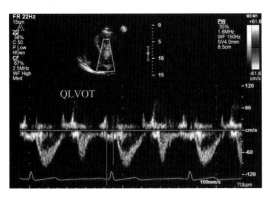
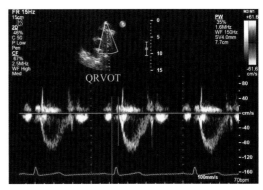

图24-34　IVMD检测方法

A.显示同步心电图Q波起始点位置至收缩期左心室流出道血流速度频谱起始点间的时间间期测量方法；B.显示同步心电图Q波起始点位置至收缩期肺动脉瓣下右心室流出道血流速度频谱起始点间的时间间期测量方法

是了解心脏传导阻滞所导致的左右心室不同步对心脏功能和血流动力学的影响。在确认存在左右心室机械兴奋不同步和顺序异常的情况下，临床通常可以采用双心室起搏的方法予以校正，以改善由左右心室机械兴奋不同步和顺序异常所导致的心脏功能和血流动力学障碍。

在进行双心室起搏时，如何确定左右心室间的电刺激时间间隔并诱导产生恰当的左右心室机械兴奋顺序和同步状态，以达到心脏功能和血流动力学改善的治疗目的。目前临床常用多普勒超声心动图，通过检测左心室流出道收缩期速度时间积分的方法来协助心室间电刺激时间间隔的优化调节。其具体监测调节方法如下。

（1）获取标准心尖左心室长轴切面。

（2）将取样容积大小调节至0.5～1.0mm并置放于主动脉瓣下。

（3）将血流速度时间频谱的扫描速度调节至100mm/s。

（4）获取并优化左心室流出道收缩期血流速度频谱，测量并计算该收缩期血流频谱的速度时间积分。

（5）以30ms的时间间隔调节左右心室电刺激延迟时间；在每一个调控的时间间隔上测量并计算左心室流出道收缩期血流频谱的速度时间积分。

（6）在每一设定的左右心室电刺激时间间期测量三个心动周期的左心室流出道收缩期血流频谱的速度时间积分。

（7）比较不同左右心室时间间期状态下所获得的左心室流出道收缩期血流频谱的速度时间积分大小，以最大左心室流出道收缩期血流频谱的速度时间积分时的左右心室电刺激时间间期为最佳的优化左右心室电刺激时间间期（图24-35）。

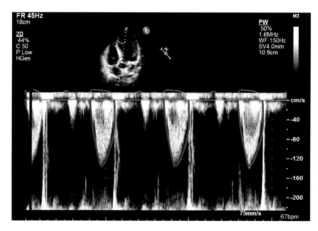

图24-35　双室起搏，心尖五腔心，脉冲波多普勒
获取左心室流出道收缩期血流速度频谱后，测量和计算射血频谱的速度时间积分。通过调节双室起搏的时间间期获取最大的左心室流出道收缩期速度时间积分。此时的双室起搏间期为获得最大左心室每搏输出的最佳双室起搏时间间期

（尹立雪）

参考文献

Blecker GB，Kaandorp TA，Lamb HJ，et al，2006. Effect of posterolateral scar tissue on clinical and echocardiographic improvement after cardiac resynchronization therapy. Circulation，113（7）：969-976.

Bleeker GB，Bax JJ，Fung JW，et al，2006. Clinical versus echocardiographic parameters to assess response to cardiac resynchronization therapy. Am J Cardiol，97（2）：260-263.

Bleeker GB，Schalij MJ，Nihoyannopoulos P，et al，2005. Left ventricular dyssynchrony predicts right ventricular remodeling after cardiac resynchronization therapy. J Am Coll Cardiol，46（12）：2264-2269.

Boriani G，Muller CP，Seidl KH，et al，2006. Resynchronization for the hemodynamic treatment for heart failure management II investigators. Randomized comparison of simultaneous biventricular stimulation versus optimized interventricular delay in cardiac resynchronization therapy. The

Resynchronization for the Hemodynamic Treatment for Heart Failure Management II implantable cardioverter defibrillator (RHYTHM II ICD) study. Am Heart J, 151 (5): 1050-1058.

Breithardt OA, Breithardt G, 2006. Quest for the best candidate: how much imaging do we need before prescribing cardiac resynchronization therapy? Circulation, 113 (7): 926-928.

Bulmer BJ, Sisson DD, Oyama MA, et al, 2006. Physiologic VDD versus nonphysiologic WI pacing in canine 3rd-degree atrioventricular block. J Vet Intern Med,20(2): 257-271.

Dohi K, Pinsky MR, Kanzaki H, et al, 2006. Effects of radial left ventricular dyssynchrony on cardiac performance using quantitative tissue Doppler radial strain imaging. JAm Soc Echocardiogr, 19 (5): 475-482.

Flachskampf FA, Voigt JU, 2006. Echocardiographic methods to select candidates for cardiac resynchronization therapy. Heart, 92 (3): 424-429.

Flevari P, Theodorakis G, Paraskevaidis I, et al, 2006. Coronary and peripheral blood flow changes following biventricular pacing and their relation to heart failure improvement. Europace, 8 (1): 44-50.

Jansen AH, Bracke F, van Dantzig JM, et al, 2006. Optimization of pulsed wave tissue Doppler to pre-dict left ventricular reverse remodeling after cardiac resynchronization therapy. J Am Soc Echocardiogr, 19 (2): 185-191.

Kayano H, Ueda H, Kawamata T, et al, 2006. Improved septal contraction and coronary flow velocity after cardiac resynchronization therapy elucidated by strain imaging and pulsed wave Doppler echocardiography. J Cardiol, 47 (2): 51-61.

Nii M, Shimizu M, Roman KS, et al, 2006. Doppler tissue imaging in the assessment of atrioventricular conduction time: validation of a novel technique and comparison with electrophysiologic and pulsed wave Doppler-derived equivalents in an animal model. J Am Soc Echocardiogr, 19 (3): 314-321.

Parreira L, Santos JF, Madeira J, et al, 2005. Cardiac re-synchronization therapy with sequential biventricular pacing: impact of echocardiography guided VV delay optimization on acute results. Rev Port Cardiol, 24 (11): 1355-1365.

Porciani MC, Macioce R, Demarchi G, et al, 2006. Effects of cardiac resynchronization therapy on the mechanisms underlying functional mitral regurgitation in congestive heart failure. Eur J Echocardiogr, 7 (1): 31-39.

Salukhe TV, Francis DP, Morgan M, et al, 2006. Mechanism of cardiac output gain from cardiac resynchronization therapy in patients with coronary artery disease or idiopathic dilated cardiomyopathy. Am J Cardiol, 97 (9): 1358-1364.

Schuster I, Habib G, Jego C, et al, 2005. Diastolic asynchrony is more frequent than systolic asynchrony in dilated cardiomyopathy and is less improved by cardiac resynchronization therapy. J Am Coll Cardiol, 46 (12): 2250-2257.

Suffoletto MS, Dohi K, Cannesson M, et al, 2006. Novel Speckle-tracking radial strain from routine black-and-white echocardiographic images to quantify dyssynchrony and predict response to cardiac resynchronization therapy. Circulation, 113 (7): 960-968.

Vernooy K, Dijkman B, Cheriex EC, et al, 2006. Ventricular remodeling during long-term right ventricular pacing following His bundle ablation. Am J Cardiol, 15, 97 (8): 1223-1227.

Vidal B, Sitges M, Marigliano A, et al, 2006. Relation of response to cardiac resynchronization therapy to left ventricular reverse remodeling. Am J Cardiol, 97 (6): 876-881.

Wu LQ, Gu G, Cao M, et al, 2006. Optimization of atrioventricular delay by surface electrocardiography during dual chamber pacing. Chin Med J (Engl), 119 (6): 454-457.

Zhang Q, Yu CM, Fung JW, et al, 2005. Assessment of the effect of cardiac resynchronization therapy on intraventricular mechanical synchronicity by regional volumetric changes. Am J Cardiol, 95 (1): 126-129.

Zhang X, Ramachandra I, Liu Z, et al, 2005. Noninvasive three-dimensional electrocardiographic imaging of ventricular activation sequence. Am J Physiol Heart Circ Physiol, 289 (6): H2724-H2732.

第25章 超声心动图心脏功能和血流动力学评价方法

第一节 概 述

心脏是血液循环的动力装置，其基本功能是舒张期接受来自上、下腔静脉及肺静脉的回流血液，收缩期将这些血液射入相应的动脉系统以满足机体新陈代谢的需要。心脏功能的测定主要是提供反映心脏舒张、收缩功能的客观指标。超声心动图可显示心脏的解剖结构、各结构在心动周期中运动的实时动态图，以及心内血流的动态信息，具有准确、简便、安全、价廉等优点，如今已成为无创性心功能检测的首选技术。传统的超声心动图主要是通过M型、二维超声心动图及多普勒血流信号评价心功能，临床应用中仍受到一定的限制。近年来，新技术的出现（如超声斑点追踪技术、三维超声心动图、超声造影等）提供了更多评价心功能的指标和方法，在一定程度上弥补了传统超声的不足，它们的综合应用使得我们可以更加全面、准确地定性、定量分析心脏的功能状态。本章将综合超声心动图的新、老技术，就其评价心脏功能和血流动力学的基本理论、方法与指标做一介绍。

第二节 左心室功能测定

一、左心室收缩功能测定

左心室收缩包括等容收缩期和射血期两个时相。等容收缩期从二尖瓣关闭到主动脉瓣开放，这一段时间内左心室仅有压力而无容量的改变；从主动脉瓣开放到主动脉瓣关闭的这一段时间为射血期，左心室内不仅有压力的变化而且有容量的变化。左心室心肌收缩的最终结果是将回流血液泵入主动脉，以供应全身脏器代谢的需要。

（一）左心室整体收缩功能的评价

1.左心室容量测定 左心室舒张末期容积（EDV）和收缩末期容积（ESV）的测定是计算左心室泵血功能指标的基础，超声心动图计算左心室容积的方法简述如下。

（1）长椭圆体模型法（图25-1）

$$V = \frac{4\pi}{3} \times \frac{L}{2} \times \frac{D_1}{2} \times \frac{D_2}{2} = \frac{\pi}{6} \times L \times D_1 \times D_2$$

式中，D_1、D_2为左心室腱索水平短轴径（前后径和横径），单位为cm；L为自二尖瓣环连线中点至心尖内膜面的长轴径，单位为cm；V为左心室容积，单位为ml。

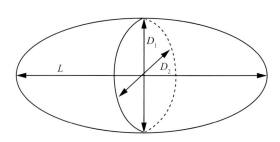

图25-1 左心室长椭圆体数学模型

（2）立方体积法与Teichholtz公式：从上法简化而来，假设左心室内径$D_1 = D_2$、长径$L = 2D$，则

$$V = \frac{\pi}{6} \times L \times D_1 \times D_2 = \frac{\pi}{3} \times D^3 = 1.047D^3 \approx D^3$$

此公式为M型超声心动图计算左心室容积的

方法，适于计算正常形态的左心室，当左心室扩大时，L/D会变得＜2，用上述公式常明显高估左心室容积。为此，Teichholtz等提出了矫正立方公式。

$$V=\frac{7.0}{(2.4+D)}\times D^3$$

Teichholtz公式是目前临床日常超声心动图检查中最常用的一种计算左心室容积的方法。操作简单、实用，具有较高的准确性和重复性。但须注意的是，在节段性室壁运动异常的患者中，该公式仍有较大的误差。

（3）组合几何模型法：在这一类方法中，左心室腔的形态被假设为多个简单几何体之和，包括圆柱-半椭圆体法、圆柱-圆锥体法及圆柱-截头圆锥-圆锥体法，实际测量中较为少用，在此不再赘述。

（4）面积-长度法：双平面面积-长度公式来源于心导管左心室造影技术，假设左心室为长椭圆形，容积计算公式为

$$V=\frac{8\pi}{3}\times\frac{A_1}{L_1}\times\frac{A_2}{L_2}\times L$$

式中，V为左心室容积（ml），A_1、L_1分别为心尖四腔切面中左心室面积（cm^2）与长径（cm），A_2、L_2分别为心尖两腔切面中左心室面积与长径，L为左心室最大长径（cm）。假设$A_1=A_2$，$L_1=L_2=L$，该公式可以进一步简化为

$$V=\frac{8\pi A^2}{3L}$$

此即单平面面积-长度公式，式中，A、L分别为心尖四腔切面中的左心室面积与长度。

（5）Simpson法：根据Simpson原理，较大的几何体的体积可由一系列具有相似形状的较小几何体的总和求得。采用这一方法，将左心室沿长轴分割为若干等间距的圆柱体，每个圆柱体体积可由以下公式计算。

$$V=\pi\times\frac{D_1}{2}\times\frac{D_2}{2}\times H$$

式中，H为圆柱体的高（cm），D_1、D_2分别为圆柱体横截面上两条正交的直径（cm），左心室容积V则为所有圆柱体体积之和（ml）。

$$V=\frac{\pi}{4}\times H\times\sum_{0}^{N}D_1\times D_2$$

该方法的优点是不需要对心室形态进行几何假设，尤其适于不规则腔室容积的计算，但计算方法比较复杂。

1）双平面Simpson法：二维超声心动图分别记录心尖四腔和两腔切面，手动勾画心内膜边界，计算机自动沿左心室长轴将左心室分割为数十个节段，并计算出相应的左心室容积（图25-2）。研究表明，双平面Simpson法计算左心室容积具有较高的准确性，但该方法不能显示左心室全貌，难以准确测量局部室壁运动异常患者的左心室容积。

2）多平面Simpson法：三维超声技术能够显示心室全貌、获取左心室的数个至数十个切面图像，勾画各平面心内膜边界，三维软件同样能够自动计算左心室容积（图25-3）。三维超声心动图技

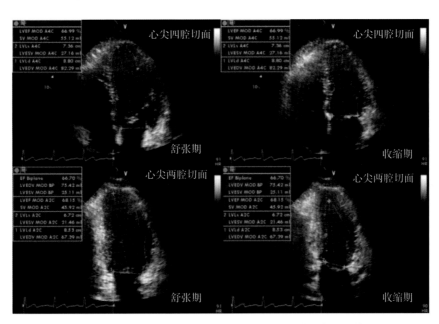

图25-2 二维超声心动图双平面Simpson法测量左心室容积

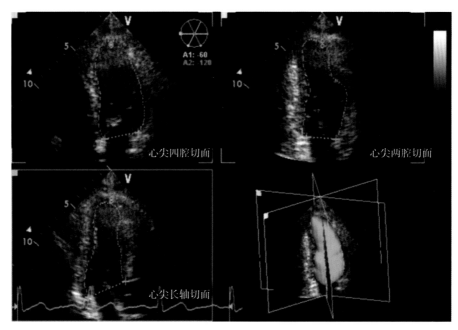

图 25-3 实时三维超声心动图

心尖三平面法测量左心室容积，以左心室心尖与二尖瓣环中心的连线为轴线，三维超声显示
3 个连续正交的左心室平面（心尖四腔、心尖两腔、心尖左心长轴），相邻 2 平面间的交角为 60°

术目前被公认具有最高的准确性，在局部室壁运动异常的左心室容积测量中，其准确性显著高于二维超声技术的双平面 Simpson 法。

2. 左心室射血功能指标

（1）每搏量（stroke volume，SV）与心搏指数（stroke index）：每搏量是指每个心动周期左心室排出的血流量，正常值为 60～120ml，其测量方法主要有以下两种。

1）按照上述左心室容量测量方法，分别计算左心室舒张末期、收缩末期容积，代入公式 SV=EDV-ESV（ml）即可求得。

2）多普勒超声技术计算左心室每搏量：以主动脉瓣瓣环血流测量法为例

$$SV = AAV \times TVI$$

式中，AAV 为主动脉瓣环面积（cm^2），TVI 为瓣环处收缩期脉冲多普勒频谱图时间流速积分（cm）。

心搏指数是每搏量与体表面积的比值，正常值为 40～80ml/m^2。

（2）心排血量（cardiac output，CO）与心脏指数（cardiac index，CI）：心排血量是指每分钟左心室排出的血流量（L/min），测量每搏量后，代入以下公式即可求得

$$CO = SV \times HR$$

式中，HR 为心室率（次/分），心排血量的正常值为 3.5～8.0L/min。

心脏指数为心排血量与体表面积的比值，正常值为 2.2～5.0L/（min·m^2）。

（3）射血分数（ejection fraction，EF，%）：左心室射血分数是临床上最为常用的反映左心室收缩功能的指标，不受心率和前负荷的影响，为左心室每搏量（ml）与左心室舒张末期容积（ml）的百分比值，计算公式为

$$EF = SV/EDV \times 100\%$$

左心室射血分数正常值为 67%±8%，静息状态下，EF＜50% 被认为左心室收缩功能减低，左心室射血分数 40%～50% 为轻度减低，30%～40% 为中度减低，＜30% 为重度减低。

（4）左心室短轴缩短分数（short-axis fractional shortening，FS，%）：主要反映左心室短轴方向上的缩短，可由短轴缩短率评估左心室收缩功能，但不适用于节段性室壁运动异常患者左心室功能的评价。计算公式为

$$FS = \frac{(D_d - D_s)}{D_d} \times 100\%$$

式中，D_d 为左心室舒张末期直径（mm），D_s 为收缩末期直径（mm）。FS 的正常值为＞25%。

（5）平均左心室周径向心缩短率（mean velocity of circumferential fiber shortening，MVCF，周/秒）：指单位时间内左心室周长的相对缩短率，计算公式为

$$MVCF = \frac{(\pi D_d - \pi D_s)}{(\pi D_d \times ET)} = \frac{(D_d - D_s)}{(D_d \times ET)}$$

式中，ET为左心室射血时间（s）。MVCF同样不适于节段性室壁运动异常的患者，其正常值为≥1.1周/秒。

3.反映左心室收缩功能的时间指标

（1）射血前期（pre-ejection period，PEP）：测量方法如下。自心电图Q波至M型超声心动图主动脉瓣开放的时段。自心电图Q波至多普勒超声心动图主动脉血流频谱起点。正常值为（95.7±11.4）ms。

（2）等容收缩时间（isovolumic systolic time，IVST）：同步记录主动脉瓣、二尖瓣M型活动曲线，测量二尖瓣关闭至主动脉瓣开放的时间。心电图R波至主动脉瓣口多普勒血流频谱起点时间减去心动图R波至二尖瓣口多普勒血流频谱止点的时间。多普勒二尖瓣口血流频谱A波终点至主动脉瓣口血流频谱起点的时间。正常值为（34±11.9）ms。

（3）主动脉血流频谱加速时间：即主动脉血流频谱起点至峰值流速之间的时间，正常主动脉血流频谱呈非等腰三角形，峰值速度出现在频谱前半部分（图25-4）。左心室收缩功能减退时，加速时间延长，频谱形态呈等腰三角形，且峰值速度随呼吸呈周期性变化。

4.其他综合指标

（1）左心室心肌重量：左心室心肌肥厚是适应左心室压力负荷增加的基本改变，其肥厚的程度与负荷增加的程度成正比。左心室心肌重量计算方法如下。

1）三维计算法：利用三维技术计算左心室心肌重量具有较高的精确性和重复性，计算公式为
LV$_{mass}$（g）＝［1.05（g/cm³）×（左心室总容量－左心室腔容量）（cm³）］

2）M型超声计算法：根据美国超声心动图协会标准，在左心室M型曲线上分别测量室间隔、左心室后壁厚度（cm）及左心室内径（cm），采用立方体积公式计算左心室重量（g），其公式为

LV$_{mass}$ ＝ 0.80×\{1.04［（D_d＋PWT＋IVST）³－D_d^3］\}＋0.6

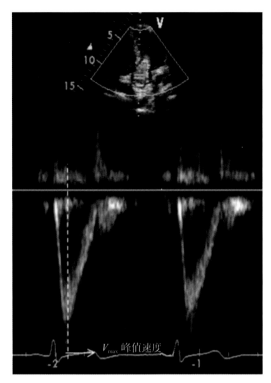

图25-4　主动脉血流频谱图（心尖五腔切面，取样容积置于主动脉瓣上）

式中，PWT、IVST及D_d分别为左心室后壁厚度、室间隔厚度及左心室腔内径。

3）二维超声计算法：二维超声技术采用面积-长度法能够计算左心室重量，公式为

LV$_{mass}$ ＝ 1.05［5/6（A$_{Epi}$×L$_{Epi}$）－（A$_{Endo}$×L$_{Endo}$）］

式中，A$_{Epi}$与A$_{Endo}$分别为左心室乳头肌水平短轴切面心外膜与心内膜面积（cm²），L$_{Epi}$与L$_{Endo}$分别为左心室心尖四腔切面左心室心外膜与心内膜长径（cm）。

左心室心肌重量正常值＜104g/m²；轻度肥大105～151g/m²；中度肥大152～175g/m²；重度肥大＞175g/m²。

左心室心肌重量受性别、年龄、体型、肥胖和种族等因素影响，因此测量时需要考虑到BSA（体表面积）的影响。目前以左心室心肌重量指数（left ventricular mass index，LVMI）进行标化，公式为LVMI＝LV$_{mass}$/BSA。M型超声计算法LVMI的参考值为男性49～115g/m²，女性43～95g/m²；二维超声计算法LVMI的参考值为男性50～102g/m²，女性44～88g/m²。

（2）左心室压力最大上升速率（dP/dt_{max}）：左心室压力曲线中，曲线的上升速率最大值即为dP/

dt_{max}，可以由二尖瓣反流压差的上升速率进行估测（图25-5）。

$$dP/dt = (4V_2^2 - 4V_1^2)/t$$

假设$V_1 = 1m/s$，$V_2 = 3m/s$，t为V_1至V_2的时间间距（s），则

$$dP/dt = [4(3^2) - 4(1^2)]/t = 32mmHg/t$$

dP/dt_{max}的正常值为（1650 ± 300）mmHg/s，该指标能够敏感地反映心肌收缩力的变化，且不受左心室后负荷的影响，其值越大，心肌收缩力越强。

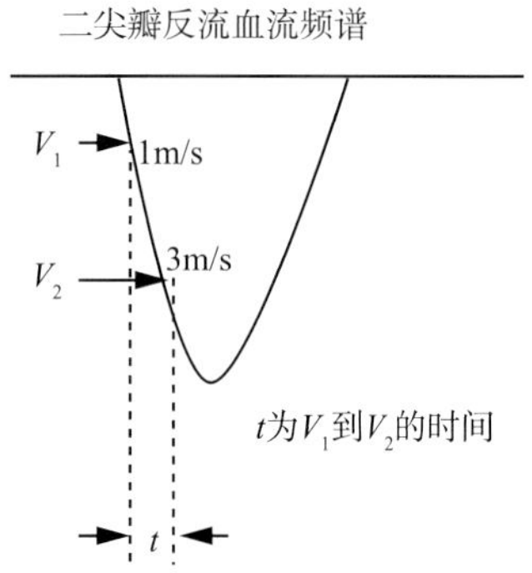

二尖瓣反流血流频谱

V_1 →1m/s

V_2 →3m/s

t为V_1到V_2的时间

t

图25-5　左心室dP/dt多普勒频谱检测示意图（两点测量法）

（3）二尖瓣前叶E峰与室间隔左心室面的距离（E-point septal separation，EPSS）：即M型超声心动图记录二尖瓣前叶活动曲线，其E峰至室间隔的垂直距离或者至室间隔左心室内膜面最低点的距离（图25-6）。正常值＜10mm，左心室收缩功能受损时，距离增大。

（4）二尖瓣环收缩期运动幅度及速度：从心脏的解剖生理角度来看，左心室心肌纤维有环形、纵行及斜行之分，其中纵行纤维占70%，主要分布于心内膜下，在心脏收缩射血的过程中起着更为重要的作用。传统超声评价心室收缩功能的方法主要是对心室短轴方向收缩功能的评价，却难以评价心肌长轴方向的收缩功能。收缩期二尖瓣环向心尖部的运动是反映左心室心肌纵轴力学方面的重要参数，对其测定可以评价左心室整体收缩功能。相关研究表明，二尖瓣环收缩期位移、收缩期峰值速度均与传统的反映左心室整体收缩功能的指标——左心室射血分数呈高度正相关。而且，由于二尖瓣环的运动不受左心室容量负荷的影响，主要反映的是左心室纵向心肌的收缩功能，因此较之左心室射血分数能够更为敏感地反映左心室功能状态。应用M型超声心动图及组织追踪技术可以测量二尖瓣环收缩期最大位移（图25-7），正常人≥12mm，小于8mm时提示左心室收缩功能低下；组织多普勒（tissue doppler imaging，TDI）频谱图及速度图可以测量二尖瓣环收缩期峰值运动速度（图25-8），正常值为9～16cm/s。

（二）超声新技术在左心室整体收缩功能评价中的应用

1. 斑点追踪技术

（1）基本原理：斑点追踪技术是以二维超声图

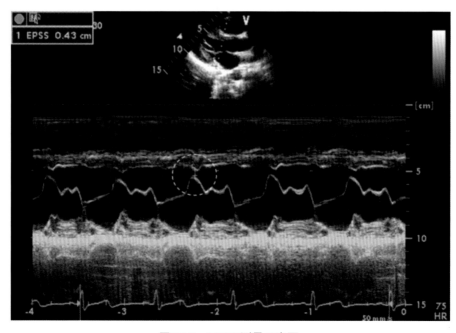

图25-6　EPSS测量示意图

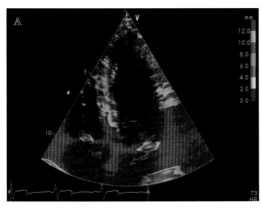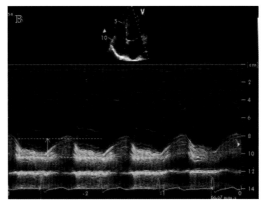

图25-7　二尖瓣环收缩期最大位移

A.左心室收缩末期组织追踪成像,图中二尖瓣环处显示为紫色,表明其收缩期最大位移＞12mm;B.M型超声心动图测量二尖瓣环收缩期最大位移

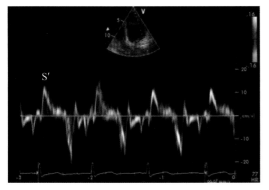

图25-8　二尖瓣环组织多普勒频谱图（S′为收缩期峰值速度）

像为基础,在一个心动周期内逐帧追踪感兴趣区心肌像素的位置,并与上一帧图像中的位置相比较,进而计算该感兴趣区内心肌的变形程度。其基本原理如下:超声成像过程中,入射超声波与小于超声波波长的组织结构发生散射、反射等作用,形成了二维图像中的"斑点回声"信息。心肌组织内包含众多均匀分布的声学斑点,这些自然声学标志与组织同步运动,相对位置非常稳定,在心动周期中逐帧追踪感兴趣区内心肌组织中的斑点运动,运用空间和时间处理算法计算其空间位移大小,由此获得心肌组织在心动周期内的运动速度、应变及扭转角度等多个运动参数信息。

（2）应变种类及参数:应变是表示变形大小的一个物理量,描述为一个物体相对于它原始形状的变化大小。应变率描述变形的速率（即变形发生的速度）。根据Lagrangian公式,应变可由物体受力后的长度变化来表示:$\varepsilon = \Delta L/L_0 = (L-L_0)L_0$,这种应变称为线性应变,式中,$\varepsilon$为应变;$L_0$为初始长度;$L$为改变后的长度;$\Delta L$为长度的改变值。心肌

应变是指心动周期中局部心肌随着心脏的收缩与舒张运动发生的形变。

心肌由三层肌纤维组成,每一层的肌纤维排列和运动方向不同。在心外膜层由心脏基底到心尖逆时针地倾斜走行,呈左手螺旋;在心内膜层呈右手螺旋倾斜排列;在中层心肌呈环形走行。不同方向的心肌纤维收缩使左心室沿着纵向、径向和圆周方向变形（图25-9）。

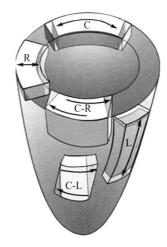

图25-9　各种应变示意图

L:纵向应变;R:径向应变;C:圆周应变;C-L:圆周（C）和纵向（L）平面（相当于心外膜平面）上的剪切应变;C-R:圆周（C）和径向（C）平面（相当于左室短轴平面）上的剪切应变

1）纵向应变:纵向应变是从侧面观察相对于心尖的侧向位移,在心尖位二维图像切面中勾画感兴趣区（region of interest,ROI）心肌节段,斑点追踪技术的分析软件将自动追踪心肌组织中各个斑点在心动周期中的运动轨迹,计算感兴趣区内各室壁心肌节段沿心肌纵行纤维方向上的平均应变值。

心肌缩短时应变为负值，伸长时则为正值。目前多数超声心动图研究均采用整体纵向应变（global longitudinal strain，GLS）作为评价左心室应变的常规指标。2015年美国超声心动图学会的指南推荐GLS在-20%以上。

2）径向应变：径向应变是观察短轴方向心肌厚度的变化。在心脏短轴二维图像切面中勾画感兴趣区心肌节段，斑点追踪技术的分析软件自动追踪心肌组织中各个斑点在心动周期中的运动轨迹，计算感兴趣区内各室壁心肌节段径向，即向心方向的平均应变值，该值反映了室壁收缩期的增厚程度。心肌节段室壁增厚时应变为正值，变薄时则为负值。

3）圆周应变：圆周应变是从横断面观察的顺时针或逆时针旋转。在左心室短轴二维图像切面中勾画感兴趣区心肌节段，斑点追踪技术的分析软件自动追踪心肌组织中各个斑点在心动周期中的运动轨迹，计算感兴趣区内各室壁心肌节段沿着左心室短轴切面圆周方向上的平均应变值。心肌节段缩短时应变为负值，伸长时则为正值。

4）剪切应变：心动周期中心肌节段的运动除了在长度上发生变化，其方向也会发生变化，这种方向上的变化即为剪切应变。在左心室短轴切面上，心尖部和心底部左心室短轴的旋转方向不一致。另外，在同一左心室短轴切面上，心内膜下和心外膜下心肌的旋转角度也不一样，这种现象正是由剪切应变引起的。因此，平行于心外膜平面的剪切应变可用心底部和心尖部的旋转角度差来表示；平行于心脏短轴平面的剪切应变可用心外膜下和心内膜下的旋转角度差来表示。

5）旋转及扭转：心肌纤维的不同排列方式决定了心肌收缩时不仅表现为长轴上的缩短、短轴上的室壁增厚，还产生立体空间的扭转运动。从心尖向心底观察，收缩期左心室基底部做顺时针方向旋转，同时心尖部做逆时针方向旋转，使左心室产生扭转变形；舒张期则表现为与上述相反的解旋转运动，左心室心肌纤维的迅速弹性回缩释放了扭转时储存的弹性势能，造成左心室抽吸作用，促使左心室早期充盈。

采用超声斑点追踪技术测量心肌旋转角度，在心脏短轴二维图像切面中勾画感兴趣区，软件将自动计算感兴趣区内各心肌节段心肌的旋转角度，一般是用正值表示逆时针旋转，负值表示顺时针旋转。正常左心室的扭转角度为7.7°±1.5°。

6）速度向量显示：速度向量成像（velocity vector imaging，VVI）是在超声斑点追踪技术基础上，运用实时心肌运动跟踪算法，以带有方向和速度大小的矢量信息方式显示感兴趣区心肌组织运动的新技术。该技术不受多普勒取样角度的限制，且具有较高的时间、空间分辨率，能够直观地显示心肌在心动周期中收缩和舒张的过程，提供心肌及血管壁在多个方向的运动速度和形变等量化指标，在临床评价心肌运动特征，尤其是心肌激动顺序、心肌运动同步性及血管弹性方面具有重要的应用价值。

（3）心肌做功：经典的左心室压力-容量环（pressure-volume loop）的面积反映每搏量，与心肌耗氧量呈高度正相关。同理，心肌应力-长度环（myocardial force-length loop）亦可反映局部心肌做功和氧耗。因心肌应力的测量较困难，通常用压力代替应力。在此基础上，Russell等提出用估测的左心室压替代心肌应力，在无左心室流出道梗阻的情况下，用上臂收缩压代替左心室最大压力，根据主动脉瓣及二尖瓣开放/闭合时间对预置的左心室压力曲线进行变换，估测实时的左心室压力，同时用左心室整体长轴应变替代心肌长度，得到左心室压力-应变环（pressure-strain loop）（图25-10）。压力-应变环的面积与心肌代谢高度相关。

基于上述理论，研究者进一步提出了无创性心肌做功，将心肌形变及左心室压力整合于同一参数，校正了后负荷对左心室心肌应变的影响。将某时间点的心肌应变率（strain rate）与实时左心室压（LVP）的乘积定义为心肌做功功率（power），对其进行时间积分，得到心肌做功（myocardial work）。功率和做功均为瞬时参数，具有方向性，可正可负。心肌做功的单位为mmHg%。压力-应变环的面积定义为心肌做功指数（myocardial work index，MWI），反映心肌做功在一个完整的心动周期后的改变量。MWI与心肌氧耗量呈高度正相关。有用功（constructive work）包括收缩期（含等容收缩期及射血期）心肌缩短所做的功，以及等容舒张期心肌伸长所做的功。反之，收缩期心肌延长及等容舒张期心肌缩短所做的功为无用功（wasted work）。各参数定义及计算原理如图25-11所示。无

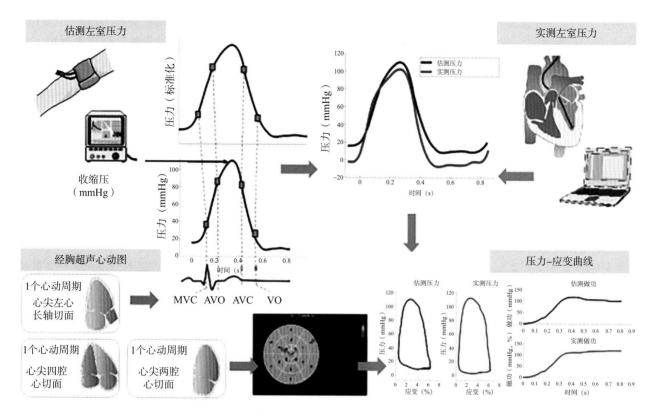

图25-10　无创性获取左心室压力-应变环的方法学示意图

MVC：二尖瓣关闭；AVO：主动脉瓣开放；AVC：主动脉瓣关闭；MVD：二尖瓣开放

引　自 Hubert A，Le Rolle V，Leclercq C，et al. Estimation of myocardial work from pressure-strain loops analysis：an experimental evaluation. Eur Heart J Cardiovasc Imaging，2018，19（12）：1372-1379

创性心肌做功评价左心室整体收缩功能的其他主要参数还包括以下几个。

整体做功指数（global work index，GWI）：即左心室压力-左心室整体应变环的面积。

整体有用功（global constructive work，GCW）：左心室心肌各节段有用功的平均值。

整体无用功（global wasted work，GWW）：左心室心肌各节段无用功的平均值。

整体做功效率（global work efficiency，GWE）：左心室心肌各节段有用功总和/（各节段有用功总和＋各节段无用功总和）。

（4）超声斑点追踪技术的临床应用

1）评价亚临床心肌功能异常：心内膜下心肌纤维收缩引起纵向缩短，而心外膜下心肌纤维收缩引起圆周方向缩短。各个方向收缩均引起径向增厚。一些心肌疾病在早期主要引起心内膜下纤维的功能异常，心外膜心肌肥厚代偿纵向功能降低，并减少心内膜下心肌的室壁应力，从而增加圆周和旋转机械应力，使每搏量和LVEF维持在正常范围。

长期存在的心血管危险因素，如高血压、糖尿病、肥胖等可以破坏心肌间的基质导致微血管缺血、心肌纤维化，或者胶原降解产物聚积。这些改变常导致心内膜水平的亚临床心肌功能异常，表现为GLS降低和圆周应变代偿性增高，左心室肥厚和舒张功能异常。对于EF正常的无症状糖尿病患者，GLS是亚临床收缩功能障碍的重要指标，与病程、微量蛋白尿、视网膜病变分期和肾病分级具有相关性。类似的改变还会发生在轻型浸润性心脏疾病的早期亚临床阶段。GLS较其他参数重复性更高，变异更小，因此其可能是识别和随访这些患者最重要的参数。

需要注意的是，后负荷会对心肌功能产生影响，Chan等研究发现，尽管高血压人群的左心室GLS正常，GWI较正常人群显著增加，而GWE无明显差异；缺血性心肌病患者GLS和GWI均下降，同时，由于GCW减少，GWW增加，导致GWE较正常降低。Andrew等则发现，运动负荷诱导的心肌缺血患者在静息状态下左心室GLS与正常人群无差异，而GWE较之下降。血压（后负荷）增加致使心脏每搏量减少，在疾病早期，左心室增加氧

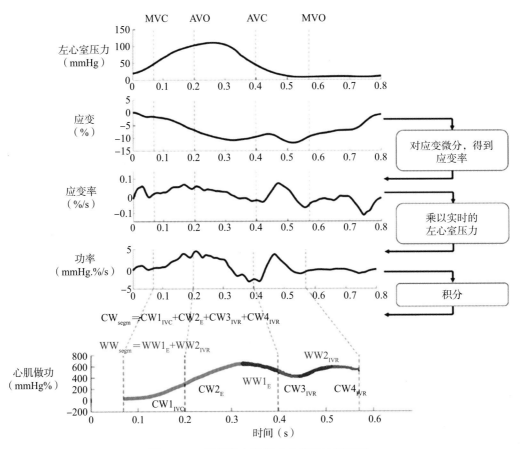

图 25-11　无创性心肌做功各参数计算原理

MVC：二尖瓣关闭；AVO：主动脉瓣开放；AVC：主动脉瓣关闭；MVO：二尖瓣开放；CW_{segm}：心肌节段有效功；CW_{IVC}：等容收缩期有效功；CW_E：射血期有效功；CW_{IVR}：等容舒张期有效功；WW_{segm}：心肌节段无效功；WW_E：射血期无效功；WW_{IVR}：等容舒张期无效功。

引自 Galli E，Hubert A，Le Rolle V，et al. Myocardial constructive work and cardiac mortality in resynchronization therapy candidates. Am Heart J，2019；212：53-63

耗，代偿增加每搏量，因此 GLS 和 EF 尚正常，不能反映早期心肌收缩功能的损伤，而无创性心肌做功参数则可反映这一变化。

2）对早期缺血性心脏病的评估：常规二维超声心动图能够识别明显的室壁运动异常，然而，心肌梗死的最早阶段或严重冠状动脉狭窄时微循环阻塞，此时左心室心内膜下长轴纤维功能受损却未出现明显的室壁运动异常。对可疑稳定型心绞痛患者的研究显示，在静息和多巴胺负荷超声心动图检查中，GLS 是严重冠状动脉病变的预测因子。对于慢性缺血性心脏病，GLS 与心肌梗死总范围显著相关，在识别中小面积心肌梗死时优于 LVEF。ST 段抬高型心肌梗死后，降低的 GLS 与后续的缺血相关，是预后不良的重要预测因子。非 ST 段抬高型心肌梗死患者，左心室 GLS 可以区分能够恢复左心室功能和发生左心室重构的患者。

3）对瓣膜病心脏功能的评价：对于已有心力

衰竭症状而常规超声心动图 LVEF 正常的重度瓣膜病患者，LVEF 能否真正代表左心室功能尚有争议。如重度二尖瓣关闭不全的患者，容量负荷增加引起细胞外基质发生改变，表现为 GLS 降低而 LVEF 依然在正常范围。主动脉瓣关闭不全的压力和容量负荷导致左心室重构，GLS 较 LVEF 更早反映这一改变。主动脉瓣狭窄的患者，GLS 与瓣膜病变的严重程度相关，是病死率的强预测因子。在 LVEF 正常的无症状主动脉瓣狭窄患者中，随访发现 GLS 降低与活动耐量异常和心血管事件增加相关。

4）肿瘤心脏病学中的应用：对于化疗所致的心肌毒性，目前临床仍以 LVEF 评估，但是越来越多的研究增加了 LV-GLS 进行多次的动态应变评估。值得注意的是，目前研究结果中所引用的 LVEF 和 GLS 的变异度均源于研究中心对健康志愿者仅两个时间点的研究。实际上，化疗患者通常需要在多个不同时间点评估心脏功能，在测量 LVEF

的同时测量应变，对于临床可疑心脏毒性提供附加的支持性证据。肿瘤存活的患者，心肌应变减低并不常见，但研究表明应变降低与蒽环类药物治疗和放疗总剂量有关。

5）判断心脏移植术后排斥反应中的应用：二维应变超声心动图还可用于快速准确评价移植心脏左心室收缩功能，在排异反应诊断方面具有潜在价值。研究发现无排异反应的心脏移植受者心尖各切面观心肌总的峰值收缩应变及左心室整体平均峰值收缩应变均较正常显著降低。急性排异反应的心脏移植受者心尖四腔观心肌总的峰值收缩应变较无排异反应的心脏移植受者则显著降低。对移植心脏患者进行随访评估发现，移植后2年GLS可以恢复至正常水平。

2.三维超声　三维超声技术在采集全部左心室容积数据后，使用脱机分析软件，可无须几何假设直接测量心腔容积和收缩功能，与心脏MRI结果具有较好的一致性，较常规二维超声心动图更具优势。

（1）左心室大小的测量：使用三维超声心动图进行左心室容积量化有两种方法。

1）三维导向的多平面Simpson法：该方法基于多平面技术，使用3DE矩阵探头在同一心动周期下同时获取左心室的多个切面图像，勾画各平面心内膜边界，利用Simpson双平面法计算左心室容积。[详见本章第二节一、（一）、1、（5）]

2）全容积三维量化法：实时三维超声心动图

测量左心室容积的过程中，采用自动边界识别技术可以实现心内膜边界的自动勾画，结合时间因素可以获得左心室的容积-时间曲线（图25-12），测量左心室容积。该方法与三维导向的多平面Simpson法相比，具有不依赖几何建模的优势。

（2）左心室心肌重量测量（详见本章前文）。

（3）左心室形态的观察：左心室球形指数为描述左心室形态最常用和简易的指标。三维左心室球形指数定义为实际左心室体积与直径等于左心室长轴长度的球体体积之比。

（4）三维应变：二维应变将心肌组织视为在平面内运动的二维斑点，追踪心肌斑点在平面上的移动轨迹。然而真实的心肌是在三维空间中运动的。因此，二维斑点追踪技术会出现感兴趣区域心肌跳出二维平面的可能，使得追踪失败。近年来发展的三维斑点追踪成像（3DSTE）技术克服了上述局限，成为一种更加健全的分析左心室形变及力学变化的形态学评价手段。获取三维全容积图像后，从心内膜和心外膜边界自动生成感兴趣区域（ROI），然后自动将左心室分成17节段模型。每个ROI包含带有特定的自然声学标记的三维区块，通过3DE斑点追踪在心动周期中进行匹配和搜索，这个过程称为"区块匹配（blocking matching）"。三维斑点追踪可测量左心室整体长轴应变（GLS）、整体圆周应变（GCS）、整体径向应变（GRS）及整体面积应变（GAS）。面积应变是一种反映纵向和圆周缩短作用下相对面积变化的新的形变参数，计算公

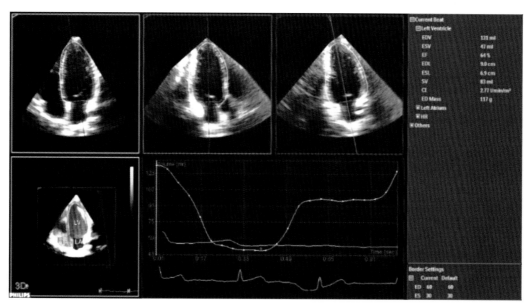

图25-12　结合自动边界识别技术，实时三维超声心动图自动获取左心室的容积-时间曲线

式为（Aes-Aed）/Aed×100%（Aes 为收缩末期心肌面积，Aed 为舒张末期心肌面积）。面积应变整合了长轴应变及圆周应变两个参数，因此用于评价亚临床的心功能受损可能有潜在意义。

3.超声造影 由于谐波成像的应用，超声二维图像的显示效果得到了很大改善，但仍有部分患者由于肥胖、肺气肿、胸壁畸形等原因成像效果不佳，导致心内膜无法辨认，左心室整体收缩功能得不到精确的评估。超声造影是一项成熟和适宜的心血管疾病诊断技术，在常规超声心动图检查基础上应用超声造影剂，可清晰显示左心室心内膜边界，极大提高左心室射血分数测量的准确性，并在判断左心室室壁运动、心脏解剖结构、心肌血流灌注等方面为临床提供了重要的诊断信息。

（1）造影剂：造影剂又称超声增强剂（ultrasonic enhancing agent，UEA），目前所使用的造影剂是与红细胞直径差不多大小的微气泡，由包裹气体和外壳组成。为保持微气泡的稳定性，一般使用扩散性较差的气体，如低溶解度的高分子气体，外壳为脂质、蛋白质的微气泡。

（2）心脏超声造影检查操作流程及图像分析：①常规超声心动图检查，优化图像参数。②采用低机械指数（MI＜0.2）实时超声造影检查模式。③将聚焦点置于二尖瓣环水平，调节增益使图像有轻的噪声背景，调节扇区大小和深度，保持图像帧频＞25Hz，尽可能最大范围地将左心室心腔完整置于扇形中部。④抽取 0.5～1.0ml 配制好的 SonoVue 悬浮液经静脉团注，紧接着用0.9%氯化钠溶液快速冲洗。⑤根据需求及时采集造影图像。⑥所有图像采用双平面 Simpson 法来测量左心室射血分数。

心腔超声造影通过增加心腔与心内膜的对比度而使心内膜边界清晰显示，明显提高了图像显示质量，更有益于成像效果不佳患者左心室射血分数的精确测量。大量多中心、双盲、随机对照研究证实左心腔造影可提高静息、运动或负荷状态下超声心动图定性和定量评价左心室结构和功能的可行性、准确性和重复性。

（3）超声造影的临床应用

1）心脏结构和功能的评估：美国超声心动图协会指南建议当二维超声图像显示不佳，即任一心尖长轴标准切面有2个或2个以上连续心肌节段的

心内膜结构显示不清时，应进行心脏声学造影检查。心脏声学造影明显改善了左心室心内膜边界的显像效果，可准确评估心室容量和左心室射血分数，清晰辨别室壁运动异常，提高操作的可重复性。在临床需要精确定量评估左心室容积和左心室射血分数时，如需进行动态左心室功能评估者（接受化疗、已知心功能不全患者在临床状态变化时的重新评估、心肌梗死后心室重构、心脏移植、瓣膜反流患者瓣膜置换术的时机确定、评价是否应当安置心内装置等）应行心脏声学造影检查。

2）精确观测心脏病理解剖结构功能：①左心室心尖部结构异常如心尖肥厚型心肌病、心尖部血栓、心尖部室壁瘤、心尖部憩室等，当怀疑心尖部结构异常但图像不能清晰显示或无法排除时，应进行超声造影检查。如果存在心尖肥厚型心肌病，增强图像上可见左心室腔舒张期呈特征性锹样改变，伴有明显的心尖心肌室壁增厚，心尖肥厚相关的并发症也易于发现，如心尖室壁瘤和血栓形成。②左心室心肌致密化不全，当怀疑左心室致密化不全但二维成像无法充分显现时，非致密层特征性的深小梁间隐窝可通过左心室小梁之间造影剂填充进行判断。③心内血栓，包括食管超声难以鉴别的左心耳血栓，其表现为心腔内的"充盈缺损"。④鉴别心腔内占位病变，心腔内占位可以是心脏结构的正常变异，如粗大肌小梁等，也可以是病理性的，如血栓、赘生物、肿瘤等。任何疑有心腔内占位的情况，如二维图像显示不清，可使用造影剂改善结构的显示，以证实或排除心腔内占位的存在。超声血流灌注显像可评估左心室占位的组织特性，帮助鉴别其为血流丰富的恶性肿瘤还是良性肿瘤，或血栓。肿瘤的完全增强或过度增强提示多血管肿瘤的存在，而多血管肿瘤通常是恶性的；间质肿瘤的血液供应不足，呈部分增强（如黏液瘤）；血栓则无增强。⑤有助于确定或排除心肌梗死后并发症如左心室假性室壁瘤、游离壁破裂，以及心肌梗死后室间隔缺损、血栓形成等。⑥右心室形态和结构异常的评估，包括局部右心室壁运动异常、右心肿物和血栓等。

3）负荷超声心动图的声学造影：负荷状态时使用声学造影剂能明显改善左心室心内膜边界的显像效果，准确评估心室容量和左心室射血分数，清晰辨别室壁运动异常，提高操作的可重复性，增强

医师的诊断信心。

4）禁忌证：对磷脂或白蛋白过敏者、过敏体质者禁用。

（三）左心室局部收缩功能的评价

在冠心病患者中，评价左心室局部收缩功能对于估测缺血范围、治疗效果及远期预后具有十分重要的临床意义。按照美国超声心动图学会推荐标准，左心室被划分为16个心肌节段（图25-13），通过肉眼观察各切面室壁节段运动幅度，或者采用更为客观的定量、半定量的方法测定各心肌室壁节段收缩功能。常用的分析方法如下。

1.室壁运动计分指数（WMSI）　这是一种半定量分析方法。将每个心肌室壁节段按照室壁运动状况予以计分：1分，运动正常；2分，运动减弱；3分，运动消失；4分，矛盾运动；5分，室壁瘤形成。将观察的室壁节段所得分数相加并除以观察的室壁节段数目即为WMSI，该值越大，说明左心室收缩功能受损越严重。如WMSI＝1，表明左心室收缩功能正常；WMSI＝1～1.5，左心室收缩功能

轻度减退；WMSI＝1.5～2.0，左心室收缩功能中度减退；WMSI＝2.0，左心室收缩功能重度减退，此时左心室射血分数常＜30%。

2.室壁收缩期增厚率（$\Delta T\%$，%）　获取相应室壁节段的M型活动曲线，分别测量收缩末期厚度T_s及舒张末期厚度T_d（mm），代入以下公式即得

$$\Delta T\% = \frac{T_d - T_s}{T_d} \times 100\%$$

正常值为＞35%，当发生心肌缺血或梗死时，局部室壁增厚率则显著降低。

3.收缩期室壁运动幅度和速度　组织多普勒技术直接获取心肌运动产生的低频高振幅的多普勒频移信号，测定室壁运动幅度和速度，以及局部心肌组织的形变信息，从而精确分析室壁运动状况。应用组织追踪技术测量局部室壁运动幅度，组织速度成像技术测量各节段室壁收缩期峰值速度，应变与应变率成像技术测量各室壁节段的峰值应变、应变率指标，由此反映局部室壁收缩功能。组织多普勒技术主要反映的是沿纵向排列的心肌功能，而位

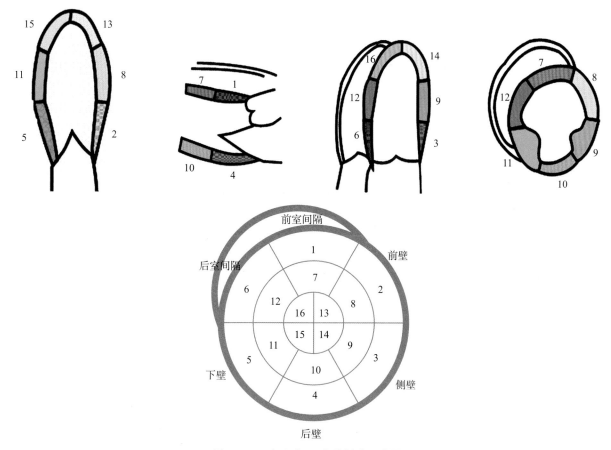

图25-13　左心室16节段划分示意图

图中1～16依次为前室间隔基底段、前壁基底段、侧壁基底段、后壁基底段、下壁基底段、后室间隔基底段、前室间隔中段、前壁中段、侧壁中段、后壁中段、下壁中段、后室间隔中段、前壁近心尖段、侧壁近心尖段、下壁近心尖段、后室间隔近心尖段

于心内膜下的纵行心肌是心肌缺血损伤最敏感的部位，多项研究表明该技术能够早期、敏感地检出运动异常的室壁节段，结合小剂量多巴酚丁胺负荷实验，还能够进一步判断局部心肌的存活性，从而为观察室壁运动提供了客观的方法。该方法的主要缺点是受多普勒声束与室壁运动方向之间夹角的影响，而且图像分析过程中要求有较高的帧频。

4.局部心肌收缩期应变　超声斑点追踪技术可以测量每个心肌节段的心肌应变，各个节段需要在舒张末期划分，如节段是由分析软件自动划分的，则需要手动调整使相对于节段的划分更加准确。最常用的应变参数是左心室收缩期纵向应变。正常人左心室纵向应变从心底部到心尖部逐渐减低。同水平各节段之间无显著差异。而在心肌梗死患者，梗死节段心肌纵向应变减低（图25-14）。笔者团队分析了冠心病患者不同狭窄程度冠状动脉所供血的心肌节段的应变，虽然在常规二维超声检查时，这些节段无明显的室壁运动异常，但冠状动脉狭窄≥75%所供血的心肌节段的纵向收缩期峰值应变明显低于冠状动脉狭窄小于75%所供血的节段，这说明二维应变技术能够在静息状态下识别冠状动脉狭窄≥75%所供心肌节段。

二、左心室舒张功能测定

自主动脉瓣关闭至二尖瓣关闭为左心室舒张期，包括两个时相，即等容舒张期和充盈期。充盈期可分为快速充盈期、缓慢充盈期及心房收缩期三个时相。在快速充盈期，影响左心室舒张功能的主要因素是左心室心肌的松弛性；而在缓慢充盈期和心房收缩期，主要影响因素是左心室心肌的被动弹性或僵硬度。

（一）概述

2016年《欧洲急慢性心力衰竭诊治指南》根据左心室射血分数（LVEF）的数值将心力衰竭分为射血分数降低的心力衰竭（亦称为收缩性心力衰竭，LVEF＜40%）、射血分数保留的心力衰竭（亦称为舒张性心力衰竭，LVEF≥50%）和射血分数中间值的心力衰竭（LVEF 40%～49%）。舒张性心力衰竭的临床诊断指有心力衰竭的症状和（或）体征，左心室收缩功能正常或仅轻度异常（LVEF≥50%），存在左心室舒张期充盈、舒张期扩张、左心室僵硬度不正常。舒张性心力衰竭通常表现为以左心室充盈压力升高或抽吸能力受损的舒张功能障碍。在左心室舒张末期容积没有增加的情况下，左心室舒张期充盈压力升高是舒张期功能障碍的有力证据。

（二）超声参数

1.左心室等容舒张期指标

（1）左心室等容舒张时间（isovolumic relaxation time，IVRT）：指从主动脉瓣关闭至二尖瓣开放所需要的时间。采用脉冲多普勒超声检测，取样容积放置于左心室流出道与流入道之间，测定主动脉瓣血流频谱结束到二尖瓣血流频谱开始之间的时间；二尖瓣环

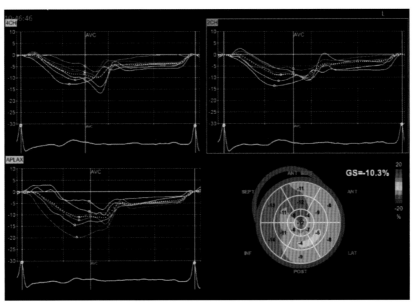

图25-14　心肌梗死患者，梗死节段心肌纵向应变减低

的组织多普勒速度曲线中，收缩期s′峰的终点Sm至舒张期e′峰起点之间的时间（图25-15）。IVRT的正常值为80～90ms，舒张功能轻度减退时该时间延长，而晚期舒张功能严重损害时该时间可缩短。

（2）左心室压力最大下降速率（-dP/dt$_{max}$）：左心室等容舒张期仅有压力的变化，而心室容量不变。在压力下降的过程中，心室内压力对时间的一阶微分的最大值即为压力最大下降速率。在心导管检测的左心室压力曲线中，逐点测量曲线下降斜率并取其最大值即为-dP/dt$_{max}$，其时间点位于主动脉瓣关闭之后。-dP/dt$_{max}$的绝对值越大，左心室心肌松弛速度就越快。超声心动图可以利用连续多普勒检测的二尖瓣反流频谱计算-dP/dt$_{max}$。在二尖瓣反流频谱的减速支中，每隔20ms测量反流速度，用简化Bernoulli方程转化为反流压差，计算每两点之间的压差下降速率并进行比较即可得到最大值，即-dP/dt$_{max}$。-dP/dt$_{max}$正常值为（1825±261）～（2922±750）mmHg/s。

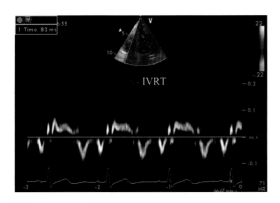

图25-15 二尖瓣环的组织多普勒速度曲线中测量等容舒张时间（IVRT）

（3）左心室心肌松弛时间常数（T）：T值的生理学含义是左心室压力从-dP/dt$_{max}$点的压力P$_0$下降到P$_0$/e = 0.37P$_0$所需要的时间。式中，e为自然对数。左心室压力曲线中，可测量从P$_0$到0.37P$_0$之间的时间，即为T值（ms）。张运等建立了利用二尖瓣反流血流频谱计算T值的方法，计算公式为

$$T = \frac{(P_0 + \text{LAP})}{2\text{d}P/\text{d}t_{max}}$$

式中，2dP/dt$_{max}$为左心室压力最大下降速率（kPa/s），P$_0$为2dP/dt$_{max}$点的左心室瞬间压力（kPa），LAP为左心房压（kPa），取10mmHg（1mmHg = 0.133kPa）。将左心房压输入软件程序后，计算机可自动包绕二尖瓣反流频谱轮廓，并计算出P$_0$、2dP/dt$_{max}$和T值。T的正常值为<40ms，该值增大，表明左心室心肌松弛性减退。

2.左心室充盈期指标

（1）二尖瓣口血流频谱参数：脉冲多普勒超声检测舒张期二尖瓣血流频谱，是目前评价左心室舒张功能常用的简便、准确的方法。二尖瓣口舒张期血流频谱，正常人呈双峰，快速充盈期形成E峰，舒张晚期心房收缩产生A峰（图25-16）。其检测指标如下。

1）E峰峰值速度：快速充盈期峰值血流速度，正常值为60～100cm/s，并随年龄的增长而减低。

2）A峰峰值速度：心房收缩期峰值血流速度，正常值为40～60cm/s，随年龄的增长逐渐上升。

3）E/A比值：正常情况下，E/A>1；当左心室松弛性降低时，E/A<1；但当左心室僵硬度和舒张早期左心房压力升高时，E/A>1，称为"假性正常化"。E/A比值受年龄影响较大，随着年龄的增长，E/A比值逐渐变小，至55岁时E/A比值为1。

4）E峰加速时间：正常值为40～90ms。

5）E峰减速时间：正常值为150～200ms。

6）舒张早期充盈分数（RFF）：二尖瓣E峰血流速度积分与总血流速度积分的比值，间接反映左心室舒张早期充盈量。舒张早期功能减退时，此值减小，正常值为>50%。

7）舒张晚期充盈分数（AFF）：二尖瓣A峰血流速度积分与总血流速度积分的比值，间接反映左心室舒张晚期充盈量。舒张晚期功能减退时，此值增大，>30%。

8）Valsalva动作所致二尖瓣口血流频谱的变化：连续记录患者进行深吸气后屏住呼吸再用力呼气10s时二尖瓣血流频谱，观察Valsalva动作释放前后二尖瓣E速度变化和E/A的变化。正常人Valsalva动作释放后E峰、A峰同时减小，E/A不变。在Valsalva动作时，E/A降低≥50%或A波速度增加（不是由E、A峰融合引起的），此变化是左心室充盈压增高的特异表现。

（2）肺静脉血流参数：正常肺静脉血流频谱可通过经胸超声心动图心尖四腔切面于右上肺静脉内，取样容积置于入口1cm处获得。经食管超声于左上肺静脉更易探及。正常肺静脉血流频谱多呈三相峰（图25-17）。

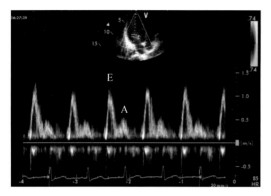

图25-16 二尖瓣口血流频谱

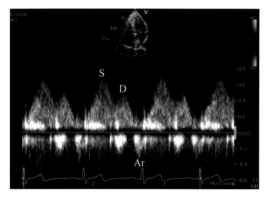

图25-17 肺静脉血流频谱图

S峰：左心室收缩期左心房舒张，左心房压下降，加之二尖瓣环下降所形成的抽吸作用，使肺静脉快速充盈形成。血流方向为正向。D峰：左心室舒张期二尖瓣开放，左心房血液快速进入左心室，左心房压再次降低，肺静脉血流再次回流左心房形成。血流方向为正向。Ar峰：左心室舒张晚期心房收缩，心房内血流逆流至肺静脉形成Ar峰，为逆行方向。正常时Ar峰较小，持续时间小于二尖瓣血流A峰的持续时间，正常值＜0.2m/s

1）肺静脉S峰速度与D峰速度比值（S/D）：正常值为＞1。

2）收缩指数：S峰血流速度积分与总血流速度积分的比值。正常人收缩期前向血流占优势，收缩指数40%～60%。当肺毛细血管楔压≥15mmHg时，舒张期血流占优势，收缩指数＜40%。

3）Ar-A持续时间：肺静脉Ar波持续时间大于二尖瓣A波持续时间30ms表明左心室舒张末压增加。

（3）组织多普勒成像技术检测二尖瓣环运动速度：TDI成像模式下，取样容积置于心尖两腔或四腔切面二尖瓣环处，并使声束方向平行于瓣环运动方向（图25-18），频谱图显示舒张期负向双峰波形，即舒张早期e'波与舒张晚期a'波。正常值e'（14.8±3.7）cm/s，a'（12.5±2.1）cm/s，e'/a'＞1，随年龄增长，e'/a'逐渐减小，年龄≥55岁时e'/a'=1，以后可出现e'/a'＜1。研究表明，组织多普勒超声

测量二尖瓣环运动速度为左心室舒张功能的评价提供了重要的依据，具有相对不受心脏负荷状态影响的特点，e'/a'比值可作为鉴别血流频谱假性正常化的指标之一，在左心室松弛异常、限制性充盈等二尖瓣血流频谱出现伪正常情况下，e'/a'均＜1。TDI成像模式下可获得间隔及侧壁二尖瓣环处e'，正常室间隔e'＞7 cm/s、侧壁e'＞10 cm/s，常取间隔及侧壁e'的平均值，正常时二尖瓣E/e'＜8，E/e'＞14高度提示左心室充盈压增高。

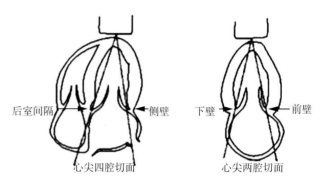

图25-18 组织多普勒检测二尖瓣环运动速度方法示意图

（4）多普勒技术评价左心室舒张功能的指标及分型（图25-19）。

3.其他指标

（1）左心房最大容积指数：在心尖四腔心和两腔心切面，选择二尖瓣开放之前1～2帧图像，用面积-长度法测量左心房容积，并用体表面积BSA进行校正所得。左心房容积测量时不要包含左心耳和肺静脉，左心房最大容积指数正常上限为34ml/m²。左心房容量反映了左心室充盈压力增加随时间推移的累积效应。

（2）三尖瓣口收缩期最大反流速度：胸骨旁和心尖四腔切面，利用连续多普勒测量三尖瓣口收缩期最大反流速度，正常值＜2.8m/s。收缩期肺动脉压和左心房压之间存在显著相关性，在没有肺部疾病的情况下，收缩期肺动脉压增加提示左心房压升高，收缩期肺动脉压可以用作平均左心房压的辅助参数。

（3）彩色M型血流传播速度Vp：心尖四腔心切面，利用M型彩色血流成像，Vp的含义为频谱中左心室心底到心尖血流播散最大速度的斜率，Vp与左心室充盈密切相连，成为评价左心室舒张功能的新指标。Vp与左心室松弛的时间常数（T）相关，二尖瓣E/Vp比值与左心房压相关。

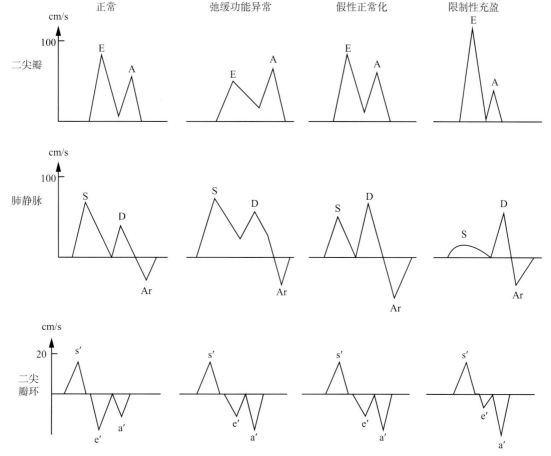

图25-19　多普勒技术评价左心室舒张功能示意图

（三）舒张功能的综合评估

第一，舒张功能的评估相对复杂，许多因素相互影响。第二，每个参数有其正常值范围，除了与舒张功能有关外，还受其他因素的影响，如年龄、收缩功能等。第三，舒张功能的评估缺乏金标准。第四，没有哪一个参数，包括有创的，能全面反映舒张功能，必须多个参数综合考虑。第五，松弛异常和（或）充盈压增加可伴有或不伴有收缩功能异常，可伴有或不伴有心力衰竭症状。最后，患者的症状与左心房压的升高程度有关。因此，超声评估左心室舒张功能应综合评估多个指标（表25-1）。

1.左心室射血分数正常的患者左心室舒张功能的评估（图25-20）。

2.左心室射血分数减低的患者及射血分数正常的心肌病患者左心室充盈压和舒张功能分级评估（图25-21）。

表25-1　各级舒张功能的左心室松弛、左心房压，以及二维、多普勒指标

	正常	Ⅰ级舒张功能障碍	Ⅱ级舒张功能障碍	Ⅲ级舒张功能障碍
左心室松弛	正常	受损	受损	受损
左心房压	正常	减低或正常	升高	升高
平均E/e′	<10	<10	10～14	>14
三尖瓣收缩期反流峰值速度（m/s）	<2.8	<2.8	>2.8	>2.8
左心房最大容积指数	正常	正常或升高	升高	升高

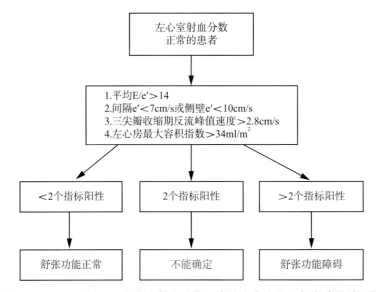

图25-20　2016版ASE左心室射血分数正常的患者左心室舒张功能的评估

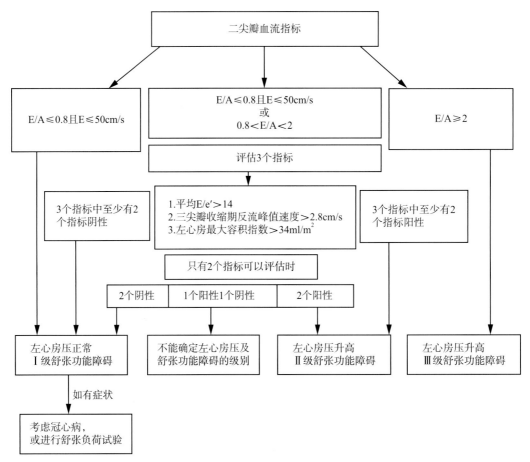

图25-21　2016版美国超声心动图协会左心室射血分数减低的患者及射血分数正常的心肌病患者左心室充盈压和舒张功能分级评估

第三节　右心室功能测定

右心室因其独特的新月形、非对称性的解剖结构，使得右心室功能的评价至今仍是超声心动图临床工作中的薄弱环节。然而，随着新技术的不断出现和改进，更多的方法和测量指标将不断增强超声心动图全面、准确地评价右心室功能的能力。

一、右心室收缩功能测定

与左心室一样，右心室收缩期包括等容收缩期与射血期两个时相。等容收缩期是从三尖瓣关闭至肺动脉瓣开放之间的时段；射血期是从肺动脉瓣开放至肺动脉瓣关闭，这一时段右心室将血液泵入肺动脉进入肺循环。

右心室收缩时间指标如下所示。

1.射血前期（PEP）

（1）心电图Q波至M型超声心动图肺动脉瓣开放时间。

（2）心电图Q波至肺动脉瓣口多普勒超声心动图血流频谱起点时间。

（3）正常值为77～115ms。

2.射血时间（ET）

（1）M型超声心动图肺动脉瓣活动曲线开放至关闭的时间。

（2）脉冲多普勒超声心动图肺动脉瓣口血流频谱起点至终点的时间。

3.PEP/ET　射血前期与射血时间的比值比单纯的指标更敏感，正常值为0.24。

（一）右心室容积及相关指标

1.右心室容积的测量　右心室腔形态不规则，且肌小梁丰富，准确的容积测量十分困难。目前提出的方法简述如下。

（1）简单几何形态假设：文献提出了多种模拟右心室几何形态的数学模型，如长椭圆形、平行六面体、棱柱体及棱锥体等，用上述模型计算右室容积方法复杂，而且准确性欠佳，故临床应用价值不大，本节不再赘述。

（2）Simpson法：此方法为二维超声心动图测量右室容积的主要方法。获取心尖四腔切面及右心室两腔切面计算右心室容积（方法同"左心室容量测定、Simpson法"）。该方法的测值与实际右心室容积高度相关，但存在严重高估，主要是由于右心室短轴切面呈弯月形而非椭圆形，属于系统误差。

（3）三维超声心动图测量法：三维超声心动图能够获取完整的右心室形态，并且在不依赖心室形态几何假设的情况下计算右心室容积，体外模型及动物实验表明该方法能够准确地计算右心室容积，为右心室容积测定提供了新途径（图25-22）。

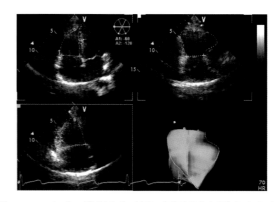

图25-22　实时三维超声心动图三平面成像测量右心室容积

（4）右心室舒张末期容积正常值为（91±27）ml，收缩末期容积正常值为（48±23）ml。

2.右心室射血分数（right ventricular ejection fraction，RVEF，%）　右心室射血分数不受右心室前负荷的影响，是定量右心室收缩功能的常用指标。其计算公式为

$$RVEF＝（EDV-ESV）/EDV×100\%$$

式中，EDV、ESV分别为右心室舒张末期、收缩末期容积（ml）。

3.右心室每搏量（right ventricular stroke volume，RVSV）　每搏量是指每心动周期右心室排出的血流量（ml）。计算公式如下：

$$RVSV＝EDV-ESV$$

另外，应用多普勒技术获取肺动脉瓣环或者三尖瓣环血流频谱亦可以计算右心室每搏量，计算方法与利用主动脉瓣血流频谱计算左心室每搏量相同。

（二）肺动脉血流频谱指标

采用脉冲多普勒技术记录肺动脉血流频谱（图25-23），可以获得以下相关指标。

1.肺动脉收缩期最大血流速度（PV_{max}）：即肺动脉血流频谱中的峰值流速，正常值为60～90cm/s。

2.肺动脉血流平均加速度（PMA）：即肺动脉最大血流速度与加速时间的比值，正常值为270～515cm/s²。

3.肺动脉血流加速时间（PAT）：即肺动脉血流频谱起点至最大血流速度的时间，正常值为110～160ms。

肺动脉血流频谱指标虽然一定程度上能够反映右心室收缩功能，但却受到右心室前、后负荷的影

响，肺动脉压力增高对于这些指标的影响甚大。因此，肺动脉血流频谱指标仅适用于无右心室流出道梗阻时右心室收缩功能的评价。

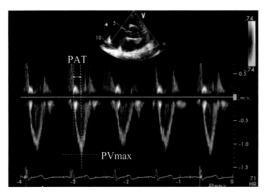

图25-23　肺动脉血流频谱图

（三）组织多普勒测量三尖瓣环运动速度

无创性评价右心室收缩功能仍然是目前超声心动图检查的一个难点。研究表明，三尖瓣环运动能够反映右心室心肌组织的运动机制，采用组织多普勒技术于心尖四腔切面或右心室两腔切面上获取三尖瓣环运动速度频谱（图25-24），测定收缩期峰值速度s'。三尖瓣环收缩期峰值速度＜11.5cm/s时提示右心室收缩功能异常，右心室射血分数＜45%，其敏感度和特异度分别为90%、85%。

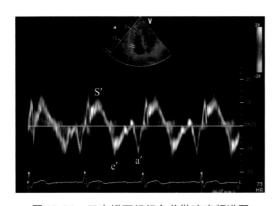

图25-24　三尖瓣环组织多普勒速度频谱图
　图中的s'、e'、a'分别代表收缩期峰值速度、舒张早期峰值速度与舒张晚期峰值速度

（四）右心室面积变化分数

在心尖四腔心切面测量右心室面积变化分数（FAC）来反映右心室收缩功能。FAC＝（右心室舒张末期面积－右心室收缩末期面积）/右心室舒张末期面积×100%，FAC能反映右心室纵向和径向收缩功能，与磁共振技术测出的右心室收缩功能具有相关性。右心室FAC小于35%提示右心室收缩功能减低。

（五）三尖瓣环收缩期位移

将M型取样线置于三尖瓣侧瓣环，测量三尖瓣环从舒张期至收缩期末的位移，即为三尖瓣环收缩期位移（TAPSE）（图25-25）。这种方法简单，重复性好，能反映右心室纵向收缩功能，缺点是用一维的方法代表结构复杂的整体右心室功能，仍有其局限性。TAPSE＜17mm高度提示右心室收缩功能减低。

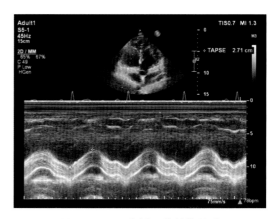

图25-25　三尖瓣环收缩期位移

（六）右心室总体纵向应变

应用二维斑点追踪技术在心尖四腔心切面测出右心室总体纵向应变（RVGLS），无角度依赖性，对一些心脏疾病的预后有评估价值。实际应用中还可以在四腔心切面上测量右心室游离壁的纵向应变（图25-26）。一般认为，如果右心室游离壁纵向应变小于20%，则提示右心室收缩功能异常。

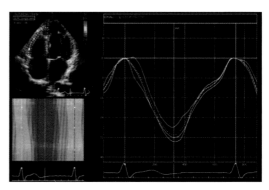

图25-26　右心室游离壁纵向应变

二、右心室舒张功能测定

（一）三尖瓣口舒张期血流频谱

右心室充盈与左心室相似。应用三尖瓣口舒张

期血流频谱可以评估右心室舒张功能，由于三尖瓣口充盈速度低于二尖瓣口，充盈时间稍长，常用的指标与二尖瓣口血流频谱相似（图25-27）。

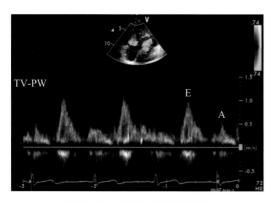

图25-27　三尖瓣口血流频谱

1.E波参数　E峰峰值血流速度、E峰加速度、E峰减速度、E峰加速时间、E峰减速时间及E峰血流速度积分。三尖瓣口舒张早期峰值速度，即E峰峰值速度受呼吸的影响，吸气时增高，呼气时减低。正常值为50～70cm/s。

2.A波参数　A峰峰值血流速度，A峰血流积分。呼吸对三尖瓣心房收缩期峰值流速，即A峰峰值速度亦有明显影响，吸气时增高，呼气时减低。正常值为30～40cm/s。

3.E/A比值　（同左心室）正常值＞1。

（二）三尖瓣环运动舒张功能指标

组织多普勒记录三尖瓣环运动速度频谱，同样可以获取舒张期负向双峰频谱（图25-24），测量舒张早期峰值速度e'、舒张晚期峰值速度a'，它们的比值e'/a'同样有助于鉴别三尖瓣口血流频谱E/A比值的假性正常，是反映右心室整体舒张功能的可靠指标。

第四节　左心房功能的评价

在维持窦性节律的前提下，左心房有效地做功对于维持左心室功能具有重要的意义。左心房功能包括三个方面：①存储器功能，即于左心室射血期积存来自肺静脉回流的血液，该功能的增强可以提高左心房舒张早期排空，从而提高左心室舒张早期充盈，并通过增加左心房收缩前负荷而增强其收缩功能，进而增加左心室舒张晚期充盈；②管道功能，左心室舒张充盈早期，左心房充当肺静脉与左心室之间的"管道"，输送血液由肺静脉进入左心室；③助力泵功能，左心室舒张晚期，左心房收缩可以增加左心室的充盈，左心室功能正常时，大部分左心室充盈已在舒张早期完成，仅有25%或者更少的左心室每搏量来自左心房助力泵功能的贡献，但当左心室舒张功能障碍尤其是左心室肥厚时，左心房助力泵功能的代偿性增强对于维持左心室充盈具有重要的意义。

左心房功能的变化不仅影响左心室舒张期的有效充盈，由此还会导致心房内血液淤滞及血栓形成，增加脑卒中、血栓栓塞及心房颤动的发生机会，因此，十分有必要对左心房功能进行准确、有效的评价。

以前，心血管造影法是测定左心房容积的变化、评价左心房功能的主要方法，该方法虽然准确性高，但具有有创性、风险高、难以被患者接受。近年来，随着左心房功能研究的深入及超声技术的迅速发展，人们开始探讨利用无创性超声技术评价左心房功能，并取得了一定的成效。目前，超声心动图主要从左心房构型、二尖瓣口、肺静脉血流频谱、二尖瓣环运动频谱及左心房应变这几个方面对左心房功能进行评价。

一、左心房构型及其相应指标的测定

（一）左心房容积的计算方法

1.二维超声心动图　二维超声心动图是目前无创性评价左心房容积（left atrial volume，LAV）（ml）的首选方法。目前提出的方法简述如下。

（1）立方体积法：它首先假设左心房为立方体模型，采用以下公式计算其容积。

$$LAV = \frac{4\pi}{3} \times \frac{D_1}{2} \times \frac{D_2}{2} \times \frac{D_3}{2}$$

式中，D_1、D_2、D_3分别为心尖四腔切面测量左心房上下径、胸骨旁短轴切面主动脉水平测量左心房左右径和前后径（mm）。

（2）Simpson法：此方法为二维超声心动图测量左心房容积的主要方法。获取心尖四腔切面及心尖两腔切面计算左心房容积（方法同"左心室容量测定、Simpson法"）。

（3）面积-长度法：采用以下公式计算其容积。

$$LAV = \frac{8\pi}{3} \times \frac{A_1 \times A_2}{L}$$

式中，A_1、A_2分别是心尖四腔切面、心尖两腔切面左心房面积（mm^2），L是左心房共有最小长径（mm），即取心尖四腔、心尖两腔切面房顶部至二尖瓣环中点间距离的最小值。

2.三维超声心动图　实际上，左心房的解剖形态极不规则，因此，采用传统的切面超声的方法计算左心房容积在原理上存在一定的局限性。虽然二维测量结果在一定程度上反映了左心房的容积与功能，但与真实值仍然存在一定的差异。三维超声心动图不需要对腔室形态进行几何假设，在准确测量腔室容积方面具有显著的优势。实时三维超声心动图能够实时获取心房的立体形态，快速计算出左心房容积，如今其已成为左心房功能评价的一个重要方法。

在心动周期中，左心房容积是变化的，一般根据与超声同步显示的心电图来确定相应的左心房容积。心电图P波起点测量左心房开始收缩的容积，即左心房收缩期前容积（ml），记为LAV_p，该间期内左心房容积趋于恒定；于R波顶点测量的左心房容积为最小容积（ml），记为LAV_{min}；T波终末处测量左心房容积为最大容积（ml），记为LAV_{max}。

（二）左心房功能相关指标的测定

由上述方法测定的左心房容积指标可以计算出以下左心房功能相关指标。

1.左心房被动排空容积（LAPEV，ml）及被动排空分数（LAPEF，%）　计算公式分别为

$$LAPEV = LAV_{max} - LAV_p$$

$$LAPEF = LAPEV/LAV_{max}$$

两者的正常值分别为（3.58±1.21）ml，77.40%±7.89%。

2.左心房管道容积（LACV，ml）　计算公式为

$$LACV = LVSV - (LAV_{max} - LAV_{min})$$

式中，LVSV为左心室每搏量（ml）。左心房管道容积正常值为（14.29±12.66）ml。

3.左心房总排空容积（LAVT，ml）　为一个心动周期中左心房总的容积变化值，反映了左心房的存贮功能，由下式计算。

$$LAVT = LAV_{max} - LAV_{min}$$

正常值为（38.82±14.72）ml。

4.左心房搏出量（LASV，ml）与左心房射血分数（LAEF，%）

（1）左心房搏出量又被称为左心房主动排空容积，为左心房收缩期排出的血量，反映了左心房的助力泵功能，计算公式为

$$LASV = LAV_p - LAV_{min}$$

正常值为（8.43±4.70）ml。

（2）左心房射血分数，亦为左心房主动排空分数，也是反映左心房泵功能的指标，计算公式为

$$LAEF = LASV/LAV_p$$

正常值为22.60%±7.84%。

二、二尖瓣口血流频谱图中左心房功能相关指标的测定

（一）左心房射血力

Manning等描述的左心房射血力的原理基于牛顿第二定律，反映了左心房在心房收缩期加速收缩时间的射血质量及射入左心室的血液容积产生的加速度，是评价左心房收缩功能的良好指标。计算公式如下。

$$左心房射血力 = \frac{1}{2} \times \rho \times MVA \times A^2$$

式中，MVA为二尖瓣口面积（cm^2）；A为二尖瓣口血流频谱心房收缩期峰值速度（cm/s）；ρ为血液密度（$1.06g/cm^3$），正常的心房机械功能规定左心房射血力 $> 7 \times 10^{-5}N$。

（二）左心房动能

Stefanadis等通过左心房导管插入术证实由压力面积环的方法计算的左心房收缩功能参数与左心房动能高度相关，表明左心房动能是反映左心房收缩功能的良好指标。其计算公式为

$$左心房动能 = 0.5 \times \rho \times LASV \times A^2$$

式中，ρ 为血液密度 1.06g/cm³；A 为二尖瓣口血流频谱曲线心房收缩期峰值流速（cm/s）。

（三）左心房灌注分数

左心房灌注分数（left atrial flow fraction，LAT，%）计算公式为

$$LAT = （AVTI/TVTI） \times 100\%$$

式中，AVTI 为二尖瓣口心房收缩期（舒张晚期）血流频谱速度时间积分，TVTI 为二尖瓣口整个舒张期血流频谱速度时间积分。该指标同样反映的是左心房的助力泵功能，正常值为 34.0%±7.0%。

（四）左心房收缩期峰值流速 A

二尖瓣口血流频谱中，心房收缩期峰值速度，即 A 峰的峰值，正常值＞50cm/s。

三、二尖瓣环心房收缩期组织运动速度的检测

采用组织多普勒技术检测的二尖瓣环组织运动速度与左心室回弹及左心房的收缩有关，并克服了前负荷、左心房顺应性及肺静脉血流对左心房容积的影响，在二尖瓣血流频谱假性正常化、限制性充盈障碍时具有特征性表现。其测量方法简便，只需在组织多普勒模式下，于心尖四腔观或心尖两腔观获取二尖瓣环的组织速度频谱，测量心房收缩期即心电图 P 波之后的峰值速度，即为二尖瓣环心房收缩期组织运动速度。该指标使得左心房功能的测定更加简便易得，精确性强，是评价左心房收缩功能的重要指标。

四、肺静脉血流频谱在左心房功能评价中的作用

肺静脉血流速度在分析疾病状态下左心房、左心室间血流动力学关系中具有重要的临床价值。尤其是肺静脉血流频谱 S 波（左心室收缩期所形成 S 峰），其是反映左心房充盈功能的重要指标。在左心室扩大的心力衰竭患者中，肺静脉血流收缩期峰值流速、收缩期时间-流速积分及左心房射血分数均显著低于单纯心房颤动、肥厚型心肌病及正常对照组患者。经食管超声心动图更易获取

肺静脉血流频谱，研究表明，其收缩期血流频谱测值是评价心房颤动患者左心房充盈功能的有效指标。

如果收缩期肺静脉流速显著增加并达到一平台期，表明左心房储备功能受限；随着左心房压力的增高，舒张期肺静脉流速显著增加。总之，左心房容量负荷的变化会导致肺静脉血流的改变，由此可以评价左心房的功能。

五、斑点追踪技术在左心房功能评价中的作用

斑点追踪超声通过追踪感兴趣区内左心房心肌组织中的斑点运动，运用空间及时间处理算法计算其空间位移大小，可获得左心房心肌组织在心动周期内的运动速度、应变及应变率等多个运动参数信息。二维应变是超声斑点追踪技术能够检测心肌应变的成像方法。

由于左心房心肌薄且处于声束远场、肺静脉入口和左心耳等因素影响，EACVI/ASE 共识文件建议采用左心房整体纵向应变来评估左心房心肌形变，不建议测量左心房节段应变、横向应变及径向应变。左心房形变是一个周期性的过程，可以分为三个阶段：①存储阶段，即左心室舒张晚期（二尖瓣关闭）至二尖瓣开放，包括左心室等容收缩期、射血期及等容舒张期；②"管道"阶段，即二尖瓣开放至左心房收缩，如果是心房颤动患者，则持续至二尖瓣关闭；③泵阶段，即左心房收缩至二尖瓣关闭。左心房应变测量有两种方法（图 25-28A、B）：①以心电图 QRS 波作为测量左心房应变的追踪起始点，适合所有患者（窦性心律或是心房颤动），这种方法为 EACVI/ASE 共识文件所建议；②以心电图 P 波作为测量左心房应变的追踪起始点，这种方法不适合心房颤动或是心房扑动患者。两种方法均可以测量左心房三阶段应变，分别对应于左心房的三个功能，即①存储期应变（LAS$_r$）对应左心房存储器功能，LAS$_r$＝二尖瓣开放时应变-二尖瓣关闭时应变，LAS$_r$ 正常参考范围 39%（95%CI，38%～41%）；②"管道"期应变（LAS$_{cd}$）对应左心房管道功能，LAS$_{cd}$＝心房收缩时应变-二尖瓣开放时应变，LAS$_{cd}$ 正常参考范围 23%（95%CI，21%～25%）；③左心房收缩期应变（LAS$_{ct}$）对应

左心房助力泵功能，LAS$_{ct}$＝二尖瓣关闭时应变－心房收缩时应变，LAS$_{ct}$正常参考范围17%（95%CI，16%～19%）。存储期左心房心肌是扩大伸长的，应变值为正值，"管道"期和左心房收缩期，左心房心肌是缩短的，应变值为负值。

与上述左心房应变定义相似，左心房三阶段应变率分别定义为：存储期应变率（LASR$_r$）对应左心房存储器功能，为正值；"管道"期应变率（LASR$_{cd}$）对应左心房管道功能，为负值；左心房收缩期应变率（LASR$_{ct}$），对应左心房助力泵功能，为负值（图25-28C、D）。

斑点追踪超声不受多普勒角度的限制，能够更直接、准确地反映左心房心肌运动，且能够定量心肌在各个时相的运动速度、位移、形变。其不再局限于左心房收缩期心肌速度的测量，而是可以直观地测量整个心动周期左心房的各运动参数。评价左心房功能的同时，可为早期评估各临床疾病的左心室收缩及舒张功能提供依据。

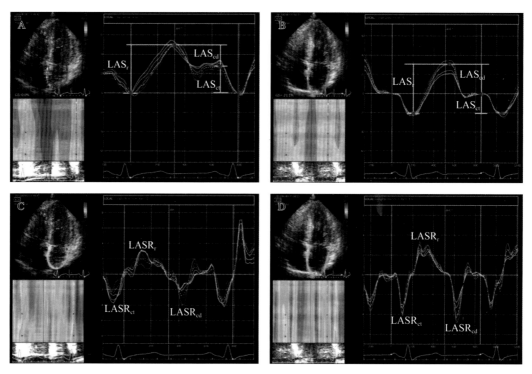

图25-28　左心房应变曲线图（A、B）及应变率曲线图（C、D）

A.以心电图QRS波作为测量左心房应变的追踪起始点；B.以心电图P波作为测量左心房应变的追踪起始点。C.以心电图QRS波作为测量左心房应变率的追踪起始点；D.以心电图P波作为测量左心房应变率的追踪起始点。LAS$_r$：存储期应变；LAS$_{cd}$："管道"期应变；LAS$_{ct}$：左心房收缩期应变；LASR$_r$：存储期应变率；LASR$_{cd}$："管道"期应变率；LASR$_{ct}$：左心房收缩期应变率

第五节　心室心肌功能的综合评价——心肌做功指数（Tei指数）

应用超声心动图评价心脏收缩与舒张功能的方法和指标很多，但是有的依赖于心腔的几何形态假设，并因年龄和心脏前、后负荷等因素的影响，使其临床应用受到一定的限制。实际上，心脏的收缩与舒张功能的异常往往是同时发生的，综合评价心脏的整体功能则更加合理。1995年，日本学者Tei提出了一个新的综合评价心脏收缩与舒张功能的指标——心肌做功指数（myocardial performance index，MPI），又称Tei指数。大量研究表明Tei指数不依赖心室的几何形态及瓣膜反流，能够准确、简便地评估心脏功能，具有敏感度高、重复性好等优点。如今，该指标已被广泛应用于多种心脏疾病心室功能的评价，并成为胎儿心室功能评价的一个新方法，临床应用前景广阔。本节将逐一介绍

Tei指数评价心室功能的原理、方法及其临床应用情况。

一、Tei指数的定义与测量方法

（一）Tei指数的定义

Tei指数为心室等容收缩时间（ICT）与等容舒张时间（IRT）之和与心室射血时间（ET）的比值，即

Tei指数＝（ICT＋IRT）/ET

（二）Tei指数评估心功能的原理

等容舒张期、等容收缩期及射血期都是心动周期中非常重要的时相，尤其是等容舒张期和等容收缩期，因为ATP的利用、钙离子内流与外流均发生于这两个时相。当心脏收缩功能不全时，ICT延长，ET缩短；舒张功能不全，IRT延长，ET缩短；由于心脏收缩、舒张功能不全往往同时存在，因此心功能不全时Tei指数出现增高。Tei指数与心导管检查公认指标的对比研究发现，Tei指数与应用导管技术同步测量的收缩功能指标如左心室压力最大上升速度、舒张功能指标即左心室压力最大下降速度及tau指标之间均有良好的相关性，证实Tei指数确实是一项有效的评价心功能的无创性指标。

（三）Tei指数的测量方法

以左心室Tei指数为例，主要介绍3种Tei指数测量方法。

1.脉冲多普勒超声Tei指数测量

（1）传统的Tei指数测量方法（图25-29）：是采用脉冲多普勒超声心动图分别记录二尖瓣口舒张期血流频谱与左心室流出道血流频谱，测量左心室流出道收缩期血流频谱持续时间即为ET（b），二尖瓣口血流A峰终止处至下一心动周期E峰开始处的时间间隔（a）与ET（b）之差即为（ICT＋IRT），代入Tei指数公式即为Tei指数＝（a-b）/b。该方法的缺点是时间间期a和b的测量不在同一心动周期内。

（2）另一种脉冲多普勒测量方法：是在心尖左心长轴切面上，脉冲多普勒取样容积置于主动脉瓣下方1～2cm左心室流出道与流入道交界处，同时显示左心室流出道和流出道的血流频谱，在同一心动周期内测量a值与b值，计算公式同上。该

方法的不足之处在于：①较难获取清晰的血流频谱，影响测量的准确性；②心脏显著扩大时，由于二尖瓣血流存在明显的偏心性流动，主要沿左心室侧壁方向流动，故难以同时获得左心室流入道与流出道血流频谱；③不适用于右心室Tei指数的测量。

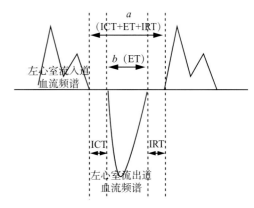

图25-29　Tei指数测量方法示意图（ICT、IRT、ET分别为左心室等容收缩期、左心室等容舒张期及射血期时间）

2.组织多普勒技术测量Tei指数　于心尖四腔切面与心尖两腔切面上，分别获取二尖瓣环后间隔位点、左心室侧壁位点、左心室前壁位点及下壁位点的组织多普勒运动速度频谱，在各位点的频谱图上分别测量收缩期间期（b）、等容舒张时间与等容收缩时间之和（a）（图25-30），计算公式同前，分别计算上述4个位点的Tei指数，取平均值作为左心室整体功能指数。目前认为，组织多普勒测量的Tei指数与频谱多普勒测值之间没有显著的差异，但测量过程中，该方法受影响的因素更少，因此被认为是最为理想的测量Tei指数的方法。

（四）Tei指数的正常值

既往研究以心导管检查为金标准，认为正常人左心室Tei指数范围为0.39±0.10。Tei指数在成人中随年龄变化幅度很小。研究表明，Tei指数从出生后至3岁有所下降，但3岁后至成人阶段保持相对稳定。

二、Tei指数的临床应用

（一）Tei指数评价左心室功能的研究

1.充血性心力衰竭　心脏的收缩与舒张功能

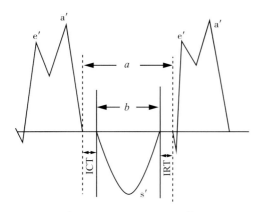

图25-30 应用二尖瓣环组织多普勒频谱图测量左心室Tei指数示意图

的异常常同时存在，而Tei指数反映的正是心室收缩与舒张的整体功能，因此较单独应用EF值或二尖瓣血流E/A比值更为敏感和准确。Bruch C等对43名轻度到中度心力衰竭患者的Tei指数进行了研究，结果表明，尽管充血性心力衰竭组的射血分数轻微下降，但该组的Tei指数显著长于对照组（0.39±0.10 vs. 0.16±0.18，$P<0.001$）；并且，Tei指数与左心室舒张末压显著相关，Tei指数 >0.47作为心力衰竭的分界点的敏感度为86%，特异度为82%。Harjai等在观察60例（EF<30%）心力衰竭患者Tei指数的预后价值中发现，Tei指数与长期的预后有很好的相关性，而且其独立于其他已证实有预后价值的临床和超声的指标，如年龄、性别、EF、冠心病、NYHA分级、二尖瓣反流、右心室收缩功能和舒张早期减速时间（DT）。Tei指数 >1.14可作为心力衰竭患者在未来2年内发生死亡和心脏移植的一个独立的预测因子，且其比NYHA分级和EF值有更好的预测能力。Larina等研究发现，Tei值≥0.6的慢性心力衰竭患者生存率显著低于Tei<0.6的患者，可用于检测患者心功能及预后评估。另在肺动脉高压患者中，右心室Tei指数与肺动脉高压的程度呈正相关，可以敏感、准确地评价心力衰竭，反映右心室功能受损的严重程度。

2.冠心病 在急性心肌梗死患者中，IVCT和IVRT明显延长，ET明显缩短，Tei指数显著高于正常对照组。在比较心肌梗死后有、无并发症患者Tei指数的研究中发现，与没有并发症发生的心肌梗死组相比，有并发症组的Tei指数显著增高，且主要是由于IVCT的延长和ET的缩短。Tei指数

≥0.47在判定患者是否有并发症的敏感度为90%，特异度为68%，表明Tei指数具有预测冠心病严重程度的价值。Kamishirado等的研究表明Tei指数还能作为评价陈旧性心肌梗死患者经皮腔内冠状动脉成形术（PTCA）后有无再狭窄的指标，陈旧性心肌梗死患者PTCA后如无再狭窄发生，其Tei指数值较术前有显著降低。Ling等在27例多巴酚丁胺负荷超声研究中发现，与正常对照组相比较，心肌缺血组Tei指数明显增高。而且，随负荷试验进行，Tei指数在心肌缺血组进一步增高，而对照组则无明显改变。在心肌缺血时，IVCT和IVRT明显延长，ET明显缩短，结果是Tei指数增高。Tei指数在超声负荷试验中可以作为识别心肌缺血和左心室功能不全的标志。

3.高血压 Yakabe等报道了55例高血压病史≥1年的患者，分为25例有心肌肥厚和30例无心肌肥厚两组。与正常对照相比较，三组间左心室收缩功能无差异，但Tei指数在两组高血压患者均明显增高（差异有显著性）。作者认为，高血压尚无心肌肥大时左心室整体功能已受损，且主要为舒张功能受损。而且，Tei指数不受年龄的影响，因而适合在高血压患者（多数为中年或老年）中评价治疗效果，随访心脏功能的改善。Vazquez Blanco等妊娠高血压研究也得出相似结论。另外，近年研究发现，随着病程的增加，高血压患者左、右心室Tei指数变化具有显著差异，同时发现病程少于3年的高血压患者和病程3～8年的高血压患者相比，左心室的Tei指数变化差异无统计学意义，但右心Tei指数存在显著性差异，提示高血压患者右心室Tei指数比左心室Tei指数变化更早。

4.心脏移植 Vivekananthan等观察了心脏移植排异期间心功能的改变，评价Tei指数在心脏排异反应中的价值。在20例接受心脏移植后中度排异反应［国际心肺移植协会（ISHLT）分级为3A］的患者中，用多普勒测定其基础状态（无排异时）、排异反应治疗期间及恢复后的心功能指数（MPI或Tei指数），20例无排异反应（ISHLT分级为1A）者作为对照组。结果表明，在排异期间，Tei指数增加98%（$P<0.001$），治疗后恢复到基础水平；对照组一直无明显变化。Tei指数≥基础值的20%，其检测心脏移植排异反应的

敏感度为90%,特异度亦为90%,表明Tei指数可以作为心脏移植排斥期的一个预测指标,并能够评价移植心脏排异反应的发展与恢复状态。在另外一个对13名心脏移植患者同时进行多普勒检查、Tei指数计算及心内膜活检的研究中,等容收缩及等容舒张时间在统计学上明显延长,ET随活检指数的增加而进行性延长。Tei指数是更明显增高。多因素逐步回归分析显示了Tei指数在心脏移植后是和活检指数相关的独立的预测因子。左心室Tei指数对急性排异反应有很大的价值,但对于慢性排异反应,Tei指数监测价值则受心肌纤维化、获得性冠状动脉粥样硬化影响而降低。

5.鉴别二尖瓣血流假性正常化 用多普勒方法检测心功能,正常人二尖瓣血流E/A>1,在左心室舒张功能减低时,E/A<1;随着左心室舒张功能进一步减低,左心室充盈压升高,二尖瓣E/A比值反而表现为正常(E/A>1),甚至出现增高的E峰,被称为假性正常化。目前,已有很多无创检查指标可评价心室的收缩和舒张功能,但多单一用常规方法测量舒张功能。左心室充盈压升高可引起收缩和舒张功能两个方面的障碍,因此,同时评价收缩和舒张功能的指标比分开评价两者的指标更能准确地反映左心室功能。Zhang H等的研究中将Tei指数≥0.65作为二尖瓣血流假正常的标准,其诊断敏感度为82%,特异度为96%,诊断准确度为91%。

(二)Tei指数评价右心室功能的研究

由于右心室形态结构的复杂性,目前临床上尚缺乏一种有效评价右心室功能的指标,Tei指数不依赖心室几何模型的假设,测量方法简便,因此在右心室功能的评价中具有重要的临床意义。右心室Tei指数的计算方法与左心室大致相同,从常规右心室流入道和流出道多普勒血流图获得:右心室Tei指数=(右心室等容收缩时间+右心室等容舒张时间)/右心室射血时间=(三尖瓣关闭至开放时间-右心室流出道射血时间)/右心室流出道射血时间。亦可以从三尖瓣环组织多普勒速度频谱获得。研究表明,正常人的右心室Tei指数范围为(0.28±0.04)~(0.38±0.04)。

Eidem等对189例正常人、85例房间隔缺损患者(容量负荷加重)及21例单纯肺动脉瓣狭窄患者(后负荷增加)患者的Tei指数进行了研究,结果表明,正常人右心室Tei指数为0.32±0.03,房间隔缺损患者Tei指数为0.35±0.09,肺动脉瓣狭窄患者Tei指数为0.32±0.06,三组之间无显著性差异,表明Tei指数不受心脏前、后负荷的影响;原发性肺动脉高压是一种原因不明的、以肺动脉压力和肺血管压力升高为特征的疾病,临床上并不少见,通常均会导致右心功能不全甚至死亡,研究表明,肺动脉高压患者右心室的Tei指数值(0.93±0.34)明显高于正常人(0.28±0.04),且基本上不受心率、右心室扩张程度和三尖瓣反流程度的影响。由此说明右心室Tei指数是定量评估右心室功能的可靠指标。Ebstein畸形患者右心室形态不规则,难以采用常规的方法评价其右心功能,而运用多普勒超声测量右心Tei指数则显示出其优越性,Eidem等研究发现Ebstein畸形患儿Tei指数明显高于对照组(0.49±0.12 vs 0.32±0.03,P<0.01),表明Tei指数能够定量反映复杂几何形态心室的心功能。

(三)Tei指数评价胎儿心功能的研究

胎儿心功能不全的早期诊断及治疗疗效的准确评价是决定胎儿预后的重要因素。无创可靠地评价胎儿心功能为诸多因素所限制,包括胎儿期心脏体积较小、心室内膜显示欠清、较难标准化心血管结构的方位、胎动及母体腹壁声窗欠佳等,因此,采用常规评估成人和儿童左心室功能的方法较难准确地评价胎儿心室功能。无论是胎儿或成人,在导致心功能变化的许多疾病中,收缩功能和舒张功能的异常往往同时出现,并相互影响,因此对胎儿心室功能进行整体评价应该更为合理。

Tsutsumi等对35例宫内发育迟缓胎儿、30例母亲为糖尿病患者胎儿、50例正常胎儿及20例正常婴儿的研究显示,正常胎儿在孕龄18~33周时,左心室Tei指数随孕龄增加呈线性下降。在孕龄34周后,Tei指数下降加快。在孕龄18~41周时,右心室Tei指数随孕龄的增加呈轻度下降。新生儿Tei指数在出生时出现一过性升高,24h后达到稳定。在孕龄18~26周,宫内发育迟缓胎儿和母亲为糖尿病患者胎儿Tei指数与正常胎儿之间差异无显著性意义,而在孕龄27~40周,其Tei指数明显高于正常组。研究认为随着孕龄的升高,Tei指数的下降代表心肌的发育和成熟,而宫内发育迟缓胎儿和母亲为糖尿病患者胎儿在妊娠晚期出现心功能的异常，因此，Tei 指数升高。有学者对比研究了孕龄＜28周及孕龄≥28周正常胎儿左心室与右心室Tei 指数，发现不同孕龄胎儿的左、右心室Tei 指数无显著性差异，这可能与胎儿时期右心优势和肺循环未开放，左、右心室功能均受抑制有关。

总之，Tei 指数作为一种新的评价心功能的指标，测量简便、重复性好，不受心率和心室几何形状等因素的影响，较其他一些指标更敏感、更准确，而且在不同的临床疾病中是很好的预测因子，因此具有较高的临床应用价值。但是该方法仍然存在一些局限性：①Tei指数在反映心脏整体功能时，不能进一步明确是收缩还是舒张功能障碍，而临床处理收缩舒张功能障碍不尽相同，限制Tei指数的临床指导意义；② Tei 指数不适用于以下情况，如心房颤动、频发室性期前收缩、房室传导阻滞、安装永久起搏器或多普勒图像质量太差等；③ 仍有学者对 Tei 指数的临床应用价值提出不同的意见，而且目前应用Tei指数研究的疾病有限，能否广泛的应用于临床仍需要深入的研究证实。

第六节　心脏血流动力学评价

血流动力学即血液在心血管中流动的力学，主要研究血液运行的方向、流速与流量，以及心腔和血管腔中压力和容积的变化。流体力学的基本公式是：$Q \propto P/R$，即流量（Q）与灌注压（P）呈正比，与血流阻力（R）呈反比。长期以来，心脏血流动力学的评价有赖于有创性的心导管检查。超声心动图的问世，尤其是多普勒超声技术的应用，为无创性评价心脏血流动力学提供了新的途径。如今超声心动图基本上已替代心导管检查成为心脏血流动力学研究的首选方法。本章节在简要介绍多普勒超声心动图基本原理的基础上，着重阐述超声心动图评价心脏血流动力学的各项指标、方法及其临床应用。

一、多普勒超声心动图基础

（一）多普勒的基本原理

当声源与声接收器之间出现相对运动时，声波的发射频率和接收频率之间将出现差别，这种频率差别即多普勒频移，此种物理学现象被称为多普勒效应（图25-31）。

在多普勒超声检查过程中，探头发射的脉冲波被血流中移动的红细胞接收、反射，由此产生的多普勒频移受移动物体即红细胞运动速度的影响，其公式为

$$f_{\mathrm{d}} = 2f_0 \times V \times \cos\theta/c$$

式中，f_0 为探头发射频率（kHz）；V 为运动物体

的速度即血流速度（m/s）；θ 为声束与血流方向间的夹角（°）；c 为声波在人体组织中的传播速度（1540m/s）。由以上公式我们可以看出，在已知探头发射频率的前提下，多普勒超声能够测定血液循环中任意点的血流速度。

$$V = (f_{\mathrm{d}} \times c) / (2f_0 \times \cos\theta) = (K \times f_{\mathrm{d}})/\cos\theta$$

式中，K 为常数。显然，为了精确测定循环中某点的血流速度，应使探头的发射声束与血流方向尽可能平行。临床研究表明，当声束与血流方向的夹角＜30°时，基本上能够准确地测定血流速度，不需要做角度校正。

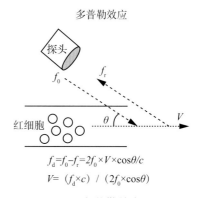

多普勒效应

$$f_{\mathrm{d}} = f_0 - f_{\mathrm{r}} = 2f_0 \times V \times \cos\theta/c$$
$$V = (f_{\mathrm{d}} \times c) / (2f_0 \times \cos\theta)$$

图25-31　多普勒效应原理图

（二）多普勒超声心动图的类别

多普勒超声技术主要包括脉冲多普勒、连续多普勒及彩色多普勒3种类型。脉冲型多普勒采用的是单晶片探头，在发射超声脉冲波一定时间之后，

又作为接收器接收反射的回声。脉冲多普勒最大的优点是具有对不同深度的多普勒信号进行定位探查的能力，即距离选通，但该方法所测定的血流速度却受到脉冲重复频率的限制，在测定狭窄口高速血流信号时往往会出现频谱倒错的现象，倒置频谱形态的失真。连续型多普勒使用的是双晶片探头，一个晶片连续地发射超声脉冲波，另一个则连续接收红细胞反射的回声信号，脉冲波的发射不存在时间延迟，因此理论上连续多普勒的脉冲重复频率为无穷大，对高速血流的探测基本不受限制。实际应用中，连续多普勒测定的血流速度可以达到7m/s以上，基本能够满足临床的需求。尽管连续多普勒在高速血流的探测方面明显优于脉冲多普勒，但由于它记录的是沿多普勒声束内的所有的回波信号，因此不具备距离选通的能力，称之为距离不定。由此看来，为了获取异常血流的位置与速度信息，结合使用脉冲与连续多普勒技术是十分必要的。彩色多普勒是一种基于脉冲多普勒的技术，它采用自相关技术将血流速度信息用彩色编码的方式显示，红色表示朝向探头的正向血流，蓝色表示远离探头的负向血流，而由红、黄、绿、蓝、青混杂的"五彩镶嵌"（color mosaic）则代表紊乱的湍流血流，另外，血流速度快慢的信息采用红蓝两种明暗不同的颜色辉度来显示，即流速越快，红、蓝色越鲜亮；而流速越慢，红、蓝色越暗淡。彩色多普勒血流成像能够直观形象地显示血流方向、速度及范围等信息，对于心脏血流动力学的定性评价具有重要的应用价值。

（三）多普勒超声血流动力学基本公式

1.Bernoulli方程　多普勒超声心动图的一个重要的临床应用就是测量狭窄性病变的压力阶差。当具有恒定容积的血流通过某狭窄部位时，局部血流发生加速，血流的部分动能会由于黏性摩擦作用和血流加速作用而消失。由此产生的狭窄部位两端的压力阶差用流体力学的Bernoulli方程表示为

$$\Delta P = 血流迁移加速度＋局部加速度＋黏性摩擦力$$

$$\Delta P = 1/2 \times \rho\ (v_2^2 - v_1^2) + \rho \mathrm{d}\bar{v}/\mathrm{d}t \times \mathrm{d}\bar{s} + R\ (\bar{v})$$

式中，ΔP代表压力阶差（mmHg），ρ代表血液密度（1.06gm/cm³），v_1为狭窄部位上游的峰值流速（m/s），v_2为狭窄部位下游的峰值流速（m/s），$\mathrm{d}v/\mathrm{d}t$为血流通过狭窄部位时的加速度（m/s²），$\mathrm{d}s$为加速距离（m），R为血液的黏性摩擦力。压力阶差分别由血流迁移加速度、血流局部加速度及黏性摩擦所造成的压差组成。

在临床实际应用中，由黏性摩擦力和局部血流加速所造成的压力阶差往往可以忽略不计，因此以上公式可以简化为

$$\Delta P = 1/2 \times \rho\ (v_2^2 - v_1^2)$$

如果公式中ΔP的单位为mmHg，v的单位为m/s，而且狭窄部位下游的血流速度（v_2）远远大于上游的流速（v_1），即$V_2^2 \gg V_1^2$时，代入血液密度ρ的数值，即可进一步将公式简化为

$$\Delta P = 4v_2^2$$

上式称为简化Bernoulli方程。

临床中简化Bernoulli方程主要用于：① 狭窄性病变两端压力阶差的测量，如二尖瓣狭窄、主动脉瓣狭窄；② 反流性病变两侧心腔间压力阶差的测量，如二尖瓣关闭不全、三尖瓣关闭不全；③ 分流性病变心腔间或心腔大血管间压力阶差的测量，如室间隔缺损、动脉导管未闭。实际应用中，以下几点值得注意：① 式中ΔP与v_2为同一瞬间的压差和流速；② 应用简化Bernoulli方程测量平均压差时，该压差来源于瞬时跨瓣压差时间积分后的平均，而不是简单的代入平均流速来计算跨瓣压差；③ 简化Bernoulli方程不适用于黏性摩擦力显著存在的病变两端压差的测量，如较长的管状狭窄；④ 对于连续性狭窄性病变，如同时存在瓣膜狭窄与瓣下狭窄，压差的测量也不适用于简化Bernoulli方程；⑤所测的压力阶差为最大瞬时压力阶差。

2.血流容积（volumetric flow）　多普勒超声心动图另一个重要的临床应用就是测量血流容积。血流容积指单位时间内流经心脏瓣口或者大血管某一截面的血流量。当血流以匀速（v, cm/s）通过一横截面积为A的圆形管道时，那么单位时间（T, s）内的血流容积（Q, ml）可由以下公式计算。

$$Q = v \times T \times A$$

在利用超声心动图测量血流容积的过程中，通常首先采用多普勒超声获取心脏、大血管某部位的速度频谱图，勾画频谱轮廓由计算机自动计算出时间-流速积分（time velocity integral, TVI, cm），

然后由二维超声心动图测量相应部位的横截面积（area，A，cm^2），两个数值的乘积即为所测得的血流容积（图25-32）。

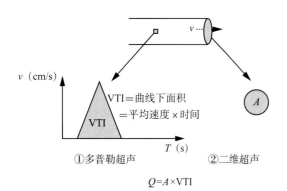

$$Q = A \times VTI$$

图25-32　超声心动图测量血流容积示意图

在应用以上公式计算血流容积时必须满足以下条件：①瓣口或管腔为环形，且其横截面积变化较小；②血流为层流，空间流速分布基本一致；③测量过程中，取样容积的位置相对固定，多普勒声束尽可能平行于血流方向。

3.连续方程式　流体力学中的质量守恒定律表明，在流管中连续流动的流体，等时间内通过任意截面的流体质量是相等的。如图25-33所示，如果此流体具有不可压缩性，即流体密度恒定不变，那么流经各截面1、2、3的流量（Q，ml）是不变的，设通过1、2、3截面的流速分别为v_1、v_2、v_3（cm/s），各截面面积分别为A_1、A_2、A_3（cm^2），由此可得

$$Q = A_1 v_1 = A_2 v_2 = A_3 v_3$$

上式即为连续方程式，这一方程适用于流体中的任意两个截面，从该公式可以看出，当血液流经不同直径的血管时，由于流量恒定不变，面积的缩小必然会使流速增高，反之截面积增加流速就会降低。临床中，该公式多用于狭窄瓣口面积的估测，尤其是主动脉瓣口面积的计算。

4.血流汇聚法　是利用彩色多普勒混叠现象对血流进行定量分析的方法。其原理如下：当血流接近狭窄口时，呈逐渐加速状态向狭窄口集中，由此产生一系列半球形的"等速度表面"（proximal isovelocity surface area，PISA）；在彩色多普勒血流显像时，可以观察到狭窄口近端彩色辉度逐渐增大，当其超过Nyquist速度极限时，狭窄口处则

呈现由于频谱倒错而形成的半球形的血流汇聚区（图25-34）；根据连续方程式原理，通过狭窄口的流率等于任一等速度表面面积A与该处血流速度V的乘积，由此可以得出以下计算公式。

$$F = v \times A = 2\pi r^2 \times v$$

式中，F为通过狭窄口的瞬间流率（ml/s），r为等速度表面距狭窄口中央的距离（cm），A（$2\pi r^2$，cm^2）为等速度表面面积，v为等速度表面处的Nyquist速度（cm/s）。

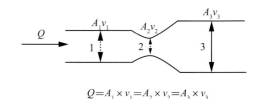

$$Q = A_1 \times v_1 = A_2 \times v_2 = A_3 \times v_3$$

图25-33　连续方程式原理图

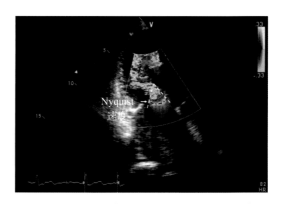

图25-34　二尖瓣狭窄时，彩色多普勒显示狭窄口近端的血流汇聚显像

血流汇聚法计算血流的流率时不受反流口形状、反流束走向、彩色增益及脉冲重复频率等因素的影响，适用于二尖瓣反流、主动脉瓣反流，以及房、室间隔缺损分流的定量分析，结合频谱多普勒的方法还可用于定量分析二尖瓣、主动脉瓣狭窄瓣口的面积。血流汇聚法的计算公式基于等速度表面为一半球形的假设，而且彩色多普勒所显示的血流亮度受超声声束与血流方向夹角的影响，其形成的血流汇聚区并非一定代表真正的血流汇聚的形状，因此，临床实际应用中，选择合适的Nyquist速度、使得血流汇聚区成为真正的半球面以适用于计算公式是非常必要的。

二、心脏血流动力学评价方法与临床应用

（一）压力阶差与瓣膜面积的测量

超声心动图目前已成为无创性评价心脏狭窄性病变的首选方法，通过测量狭窄口两端平均、峰值压力阶差及狭窄口的面积能够分别从血流动力学与形态学的角度提供病变狭窄程度的信息。以下将详细介绍这些方法在不同狭窄性病变中的应用。

1. 主动脉瓣狭窄

（1）主动脉瓣瓣口血流速度的测量：主动脉瓣狭窄时，瓣口血流加速，利用连续多普勒技术可于狭窄的主动脉瓣口记录到收缩期高速血流频谱，狭窄程度越严重，流速越高，最高可达到7m/s；利用脉冲多普勒与彩色多普勒技术检测血流最大流速的部位（主动脉瓣下、瓣口、升主动脉内），有助于狭窄部位的判断，从而与膜性主动脉瓣瓣下狭窄、主动脉瓣瓣上狭窄相鉴别。

（2）主动脉瓣跨瓣压力阶差的测量

1）峰值压力阶差：利用连续多普勒技术测定主动脉瓣口收缩期峰值流速，代入简化Bernoulli方程（$\Delta P = 4v^2$）即可获得主动脉瓣峰值压差（图25-35），该值反映的是左心室与主动脉之间收缩期最大瞬时压力阶差。值得一提的是，多普勒超声所测量的峰值压差有别于心导管技术测量的压力阶差，后者计算的是左心室峰值压力与主动脉峰值压力之差，称为峰-峰压差（peak-to-peak gradient），由于左心室与主动脉不是同时达到峰值压力，因此，心导管技术并非生理性测量，仅仅是一种算术计算（图25-36）。尽管如此，大量研究仍表明多普勒技术与心导管技术所测量的压力阶差具有良好的相关性。

2）平均压力阶差（mean gradient）：主动脉瓣平均压力阶差是准确反映狭窄瓣口两端压力变化的敏感指标，能够准确地反映瓣膜狭窄的程度。现在多数超声诊断仪都自带了相应的计算软件包，只需利用频谱多普勒获取瓣口完整的血流频谱，然后手动勾画出主动脉瓣口血流频谱的轮廓，仪器将自动计算出峰值速度、平均速度、峰值压差及平均压差等指标（图25-35）。

（3）主动脉瓣口面积的测量：主动脉瓣狭窄时所产生的压力阶差是血流依赖性的。当每搏量降低

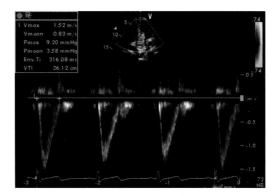

图25-35 主动脉瓣平均压力阶差测量图

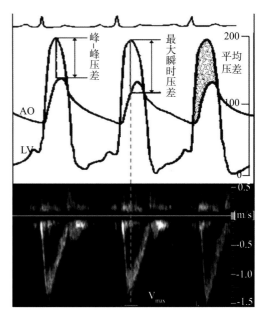

图25-36 传统的心导管技术测量的峰-峰压差与多普勒超声测量的主动脉瓣峰值压力阶差（最大瞬时压力差）的比较

时，平均压力阶差亦随之下降，因此，在心排血量降低的情况下，单纯的测量主动脉瓣瓣口压差往往会低估瓣膜狭窄的程度。

狭窄瓣口的面积是反映病变狭窄程度的重要依据。主动脉瓣口形态不规则，且狭窄后瓣口难以清晰显示，故常规的经胸二维超声心动图难以准确测量主动脉瓣口的面积，目前主要的计算方法如下。

1）连续方程式法：根据连续方程式原理，在心内无分流及反流性病变的情况下，通过主动脉瓣口的血流量与通过其他瓣口的血流量相等，即

$$VTI_1 \times A_1 = VTI_2 \times A_2$$

式中，VTI_1、A_1分别为非狭窄瓣口（如二尖瓣）的血流时间流速积分（cm）与瓣口面积（cm^2），VTI_2、A_2分别为狭窄的主动脉瓣瓣口时间流速积分

与瓣口面积。频谱多普勒技术获取各瓣口血流频谱，计算相应时间流速积分，二维超声测量非狭窄瓣口（如二尖瓣）面积，代入以上公式，即可求得狭窄的主动脉瓣口面积。

$$A_2 = \frac{\text{VTI}_1 \times A_1}{\text{VTI}_2}$$

在不存在左心室流出道狭窄性病变时，测量左心室流出道面积与相应部位的时间流速积分，代入以上连续方程式，同样可以计算狭窄主动脉瓣口面积。由于左心室流出道与主动脉瓣口具有相似的频谱轮廓，以上计算公式可以进一步简化为

$$A_{\text{AV}} = \frac{v_{\text{LVOT}} \times A_{\text{LVOT}}}{v_{\text{AV}}}$$

式中，v_{LVOT}、A_{LVOT} 分别为左心室流出道峰值流速（cm/s）与左心室流出道面积（cm^2）；v_{AV}、A_{AV} 分别为主动脉瓣口峰值流速（cm/s）与瓣口面积（cm^2）。

2）格林（Gorlin）公式：格林公式来源于心导管技术中计算主动脉瓣口面积，用于频谱多普勒技术时，其公式为

$$A_{\text{AV}} = \text{SV}/0.88 \times v_{\text{max}} \times \text{ET}$$

式中，SV为每搏量（ml），v_{max} 为主动脉瓣口峰值流速（cm/s）；ET为左心室射血时间（s），均可由多普勒法测出；A_{AV} 分别为狭窄主动脉瓣口面积（cm^2）。

3）经食管超声：二维经食管超声心动图可以清晰地显示主动脉瓣瓣膜结构，有学者在此基础上直接勾画、测量主动脉瓣瓣口面积，由于该方法为半侵入性检查，临床上较少应用。

综合多普勒超声心动图的各项指标能够提供判断主动脉瓣狭窄程度的可靠信息，详细的判断指标见表25-2。

表25-2　主动脉瓣狭窄严重程度分级

	峰值血流速度（cm/s）	平均跨瓣压力阶差（mmHg）	瓣口面积（cm^2）
轻度	2.6～2.9	<20	>1.5
中度	3.0～4.0	20～40	1.0～1.5
重度	≥4.0	≥40	<1.0

资料来源：Helmut B，et al. Am J Cardiol，2017，30：372-392.

2.二尖瓣狭窄

（1）二尖瓣跨瓣压差：将超声探头置于左心室

心尖处，利用频谱多普勒很容易获取二尖瓣口的血流频谱，并由此计算出二尖瓣峰值、舒张末期压差及平均压差（图25-37）。二尖瓣口平均跨瓣压差在一定程度上能够反映二尖瓣狭窄的程度，与传统的心导管技术相比，多普勒技术能够更为准确地测量二尖瓣平均跨瓣压差，因此被认为是测量二尖瓣跨瓣压差的金标准。

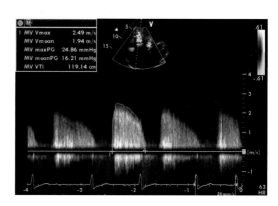

图25-37　利用二尖瓣口血流频谱测量二尖瓣口峰值与平均跨瓣压差

（2）二尖瓣口面积的测量

1）压差减半时间（pressure half-time，PHT）法：连续多普勒技术获取二尖瓣口血流频谱后，利用经验公式MVA＝220/PHT可以测量自然瓣二尖瓣狭窄瓣口的面积，测量方法如图25-38所示。压力减半时间法测量狭窄的二尖瓣口面积不受许多因素影响，但在某些左房顺应性显著改变（如二尖瓣膜成形术、二尖瓣膜置换术后早期）、左心室顺应性改变（如左心室肥厚、限制性充盈及严重的主动脉瓣反流）的测值不能够准确反映狭窄瓣口的面积。另外，该方法在估测严重二尖瓣狭窄患者瓣口面积时重复性好，而在非严重二尖瓣狭窄时重复性差。

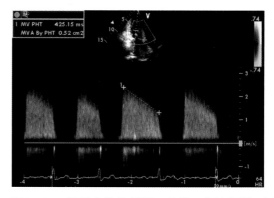

图25-38　连续多普勒探测二尖瓣口血流频谱，测量压力半降时间并由此估测二尖瓣口面积

2）连续方程式法：连续方程式可用于狭窄的二尖瓣口面积的估测，其中最为精确的方法是分别测量左室流出道与二尖瓣口的血流频谱，由以下公式可计算出二尖瓣口面积。

$$A_{MV}=\frac{(A_{LVOT}\times TVI_{LVOT})}{TVI_{MV}}$$

式中，A_{MV}为二尖瓣口面积（cm^2）；TVI_{MV}为二尖瓣口时间流速积分（cm）；A_{LVOT}、TVI_{LVOT}分别为左心室流出道面积（cm^2）与时间流速积分（cm）。该方法不适用于合并有二尖瓣反流及心律失常（如心房颤动）的患者，所测量的瓣口面积为有效面积而非解剖面积。

3）近端血流汇聚法：二尖瓣狭窄时，舒张期瓣口血流加速，于心尖左心长轴切面、两腔切面及四腔切面上可见二尖瓣口左心房侧近端形成一半圆形的血流汇聚区，由此可计算二尖瓣口面积（图25-39），计算公式为

$$MVA=F/v$$
$$F=2\times\pi\times r^2\times AV\times\alpha/180$$

式中，MVA为二尖瓣口面积（cm^2）；F为经过二尖瓣口的最大瞬时流量（ml/s）；v为经过二尖瓣口的最大流速（cm/s）；r为心动周期中最大血流汇聚区红蓝交错界面至二尖瓣口（两瓣尖连线）的距离（cm）；AV为Nyquist速度（cm/s）；α为二尖瓣前后叶瓣尖的夹角（°）。

4）二维超声直接测量：舒张早期二尖瓣最大限度开放时，在二尖瓣水平左室短轴切面可以直接勾画、测量二尖瓣口面积，该方法所测得的是二尖瓣口解剖面积。

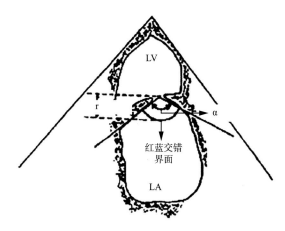

图25-39　应用血流汇聚法计算二尖瓣口面积示意图
LV：左心室；LA：左心房

3. 梗阻性肥厚型心肌病（左心室流出道梗阻）多普勒超声心动图可用于判断肥厚型心肌病梗阻的部位与程度。多普勒检测左心室流出道速度时，多选择心尖切面，将脉冲多普勒取样容积从室间隔中部的左心室腔面逐步移行二尖瓣靠近室间隔的部位，检测各部位血流速度，寻找梗阻部位，然后用连续多普勒检测舒缩中-晚期加速的高速血流频谱，测量峰值流速及峰值、平均压力阶差。

4. 右心室流出道梗阻　在心底短轴切面上，结合应用脉冲、连续多普勒技术同样可以准确地探测右室流出道梗阻的部位，测量梗阻部位的峰值流速与压力阶差，并对梗阻的程度进行定量评价。

（二）反流性病变与分流性病变的定量分析
1. 反流量的定量分析

（1）二尖瓣关闭不全：二尖瓣关闭不全时，左心室收缩期部分血液从左心室经二尖瓣进入左心房，左心房同时接收来自肺静脉的回流血流与反流的血流，容量增加，压力增大。二尖瓣反流量的大小是决定二尖瓣关闭不全血流动力学变化的重要因素，对于病情判断、预后评估及治疗方式的选择均有重要的临床意义。以下就超声技术定量评价二尖瓣反流量的几种主要方法做一简要介绍。

1）近端血流汇聚法：二尖瓣关闭不全时，大量的左心室血流经过反流口进入左心房，在反流口的左心室侧形成血流汇聚区，调节Nyquist速度，尽量使得血流汇聚区呈半球形的几何形态，由此可以计算二尖瓣反流量。

$$Q=2\times\pi\times r^2\times AV\times VTI/v$$

式中，Q为一个心动周期中反流量（ml）；r为血流汇聚区半径（cm）；AV为Nyquist速度（cm/s），VTI为二尖瓣反流频谱的时间流速积分（cm）；v为二尖瓣反流峰值流速（cm/s）。

2）反流口的大小：通常情况下，二尖瓣关闭不全时反流量取决于反流口的大小，反流口越大，经反流口反流的血流量越大，估测反流口大小的方法主要有以下几种。①彩色多普勒血流显像时测量反流束起始处的直径，研究表明，食管超声心动图检查中反流口直径≥5.5mm时，相当于血管造影中3度或4＋度反流；②血流汇聚法所测定的二尖瓣反流峰值率（F）与峰值流速（v）的比值：RO＝F/v，当其＞0.7cm^2时则判定为重度反流；

③有效反流口面积：即反流量与反流的时间流速积分的比值。

3）反流量与反流分数：根据连续方程式原理，在无二尖瓣反流的情况下，主动脉瓣口血流量等于二尖瓣血流量，在单纯二尖瓣反流的情况下，舒张期二尖瓣前向血流（总排血量）与收缩期主动脉瓣前向血流量（有效每搏量）的差值即为收缩期二尖瓣反流量。反流量受心搏量等多种因素的影响，因此计算反流血流与每搏排血量的比值即反流分数则更具有临床意义，其计算公式为

$$RF = \frac{F_{MV} - F_{AV}}{F_{MV}} = 1 - \frac{F_{AV}}{F_{MV}}$$

式中，RF代表反流分数（regurgitant fraction，RF，%）；F_{AV}为主动脉瓣口收缩期血流量（ml）；F_{MV}为二尖瓣口舒张期血流量（ml）。一般来说，RF＜30%表明轻度反流，RF＞60%表明重度反流。

4）反流束的大小：彩色多普勒血流显像中，测定左心房内反流束的长度、宽度及面积等参数是半定量估测二尖瓣反流程度的一种简单、易行的方法。对于反流束的长度，当其局限在二尖瓣环附近为轻度，达到左心房中部为中度，达到左心房顶部则为重度；左心房反流束的最大宽度与左心房最大宽度的比值亦为衡量反流程度的指标，比值≤1/3时为轻度，1/3～2/3时为中度，≥2/3时为重度；根据最大反流束面积进行分级的标准如下：＜4cm²为轻度，4～8cm²为中度，＞8cm²为重度。尽管这种根据反流速大小进行半定量反流程度的方法存在很多的局限性，但因其易操作、重复性好，故在临床上仍然得到了广泛的应用。

5）二尖瓣反流频谱灰度：利用连续多普勒获取二尖瓣反流血流频谱，由于频谱灰度的深浅代表着探查声束内所包含的各种不同速度红细胞相对数量的多少，因此，对比反流频谱与舒张期前向血流频谱的灰度可以粗略地评估二尖瓣反流的程度。二尖瓣反流程度越重，那么相应反流频谱的灰度亦越深。

6）二尖瓣反流频谱形态：当二尖瓣反流频谱呈对称圆顶高速图形时，左心房压力上升不明显，表明二尖瓣反流较轻；当反流频谱轮廓呈三角形，即收缩中晚期流速迅速减低时，表示左心房压力明显上升，提示二尖瓣重度反流，反流频谱的峰值前移越明显，频谱形态越不对称，则反流越重。

（2）主动脉瓣关闭不全：主动脉瓣关闭不全时，舒张期血流自主动脉反流入左心室，导致左心容量负荷增加。主动脉瓣反流量的大小取决于瓣膜关闭不全的程度、舒张期时限及主动脉瓣口两端的压差，其定量分析的方法主要如下。

1）压差减半时间法：主动脉反流速度频谱曲线反映了舒张期升主动脉与左心室之间压差变化的动态过程。重度主动脉瓣反流时，舒张期主动脉内压力迅速下降而左心室内压力迅速上升，两者之间的压差迅速减小，主动脉瓣反流频谱中反流速度迅速下降，频谱形态呈三角形，压差减半时间缩短（＜300ms）；主动脉瓣反流程度较轻时，整个舒张期内升主动脉与左心室间保持较高的压差，因此反流速度下降相对缓慢，频谱形态呈梯形，压差减半时间通常＞600ms。值得注意的是，压差减半时间受外周血管阻力、心室顺应性、主动脉弹性及舒张期长短的影响，因此，采用该方法定量分析主动脉瓣反流程度时应当尽量排除以上影响因素。

2）反流量与反流分数：单纯主动脉瓣反流的情况下，收缩期主动脉瓣口血流量（总排血量）与舒张期二尖瓣口血流（有效每搏量）的差值即为舒张期主动脉瓣反流量。反流量与总排血量的比值即为反流分数。一般认为：反流分数＜30%为轻度反流，30%～60%为中度反流，＞60%为重度反流。

3）左心室内反流束的大小及主动脉瓣反流频谱灰度：这两种方法的判断分析原理与二尖瓣反流基本相同，在此不再赘述。

（3）其他反流性病变临床应用中，三尖瓣反流束的大小是判断三尖瓣反流程度的主要方法，另外，一个重要指标即肝静脉内收缩期逆向血流。

2.分流量的定量分析

（1）房间隔缺损：① 单纯房间隔缺损患者，采用多普勒超声心动图测量肺动脉、左心室流出道血流量，两者分别代表右心室与左心室每搏量，其差值即为房间隔缺损的分流量。② 通过测量穿过房间隔血流的平均流速积分来计算分流量。房间隔缺损的有效缺损面积与缺损处血流的时间流速积分之间的乘积即为分流量。

（2）室间隔缺损：与房间隔缺损分流量计算方法一样，通过测定室间隔缺损面积及缺损处时间流速积分，两者相乘即为室间隔缺损分流量。

（3）动脉导管未闭：动脉导管未闭时，血液自主动脉经动脉导管分流入肺动脉，分流量的大小取

决于导管的粗细，以及主、肺动脉之间的压差。单纯动脉导管未闭时，采用多普勒超声心动图或者三维超声测量左、右心室每搏量，其差值即为分流量的大小。

（三）心腔、大血管压力的估测

在存在瓣膜反流或心内分流的情况下，利用简化Bernoulli方程（$\Delta P = 4v^2$）与频谱多普勒技术，超声能够无创性估测各心腔、大血管压力，具体方法如下。

1. 左心房压力的估测　二尖瓣反流时，应用频谱多普勒记录二尖瓣反流的血流频谱曲线和最大流速，由简化Bernoulli方程可推算出收缩期二尖瓣跨瓣压差（ΔP，mmHg），即左心室与左心房间的压差。在左心室流出道无梗阻的情况下，左心室收缩压（PLVs，mmHg）与肱动脉收缩压（PBAs，mmHg）十分接近，采用血压计测量肱动脉收缩压代替左心室收缩压，代入下式可求得左心房收缩压（PLAs，mmHg）。

$$PLAs = PLVs - \Delta P = PBAs - \Delta P$$

2. 左心室压力的估测

（1）左心室收缩压：在左心室流出道无梗阻的情况下，左心室收缩压与肱动脉收缩压十分接近，采用血压计测量肱动脉收缩压代替左心室收缩压。存在左心室流出道梗阻性病变如主动脉瓣下狭窄、主动脉瓣狭窄或主动脉瓣瓣上狭窄时，采用连续多普勒测量狭窄部位的最大流速并转化为最大压力阶差，此压力阶差反映的是左心室收缩压与主动脉收缩压的差值，因此，用测量的肱动脉收缩压代替主动脉收缩压并加上压力阶差即为左心室收缩压。

（2）左心室舒张压：主动脉瓣反流时，测得舒张末期主动脉瓣反流速度，可以推算出左心室与主动脉间压力阶差（ΔP，mmHg）。已知舒张末期主动脉压力等于肱动脉舒张压（BDP，mmHg），根据简化Bernoulli方程能够估测左心室舒张末压（LVEDP，mmHg）为

$$LVEDP = BDP - \Delta P$$

（3）右心房压力的估测：右心房压力的测量是估测右心室、肺动脉压的前提条件。右心房压力通常采用估测法，临床工作中主要采用以下两种方法。

1）由颈静脉充盈的高度进行推算：患者取半卧位，观察颈静脉最高充盈点，测量此点至胸骨角的距离（cm），加上5cm即为颈静脉充盈的高度，将此值除以1.36即为右心房压力（mmHg）。

2）三尖瓣反流频谱：一般来说，多普勒超声探测无三尖瓣反流或轻度三尖瓣反流，右心房大小正常时，右心房压估测为5 mmHg；中度三尖瓣反流，右心房轻度扩大时，右心房压估测为10 mmHg；重度三尖瓣反流，右心房显著扩大时，右心房压估测为15 mmHg。

右心房压力的正常值为0～5 mmHg，值得注意的是，深吸气时右心房压可以下降到-7 mmHg；呼气时可超过5 mmHg。一般认为右心房压力超过10 mmHg为异常。

（4）右心室收缩压的估测

1）三尖瓣关闭不全时，连续多普勒于心尖四腔切面获取三尖瓣反流血流频谱，由反流峰值流速计算收缩期右心室、右心房间的压力阶差（ΔP，mmHg）。由颈静脉充盈的高度估计右心房压（RAP，mmHg），代入公式可估测右心室收缩压（RVSP，mmHg）为

$$RVSP = RAP + \Delta P$$

2）室间隔缺损时，收缩期血流自左心室经缺损处进入右心室，收缩期分流速度反映的是左、右心室间压力阶差，因此，左心室收缩压减去压差即可求得右心室收缩压。

3）胸骨旁左心室长轴、短轴切面上观察心动周期中室间隔的运动是定性估测右心室压力的一种方法，M型超声心动图是观察室间隔运动简单、有效的方法，当右心室压力增高超过左心室压时，室间隔变平甚至与左心室后壁呈同向运动。正常情况下，右心室收缩压＜30 mmHg。右心室舒张压等于右心房压，因此估测右心房压的方法即可得出右心室舒张压。

（5）肺动脉压力的估测

1）肺动脉收缩压：在无肺动脉狭窄的情况下，肺动脉收缩压等于右心室收缩压，因此，右心室收缩压的估测方法同样适用于肺动脉收缩压的测量。另外，如果存在动脉导管未闭，左心室短轴切面上，取样容积置于未闭动脉导管肺动脉侧，连续多普勒测量收缩期峰值流速并转化为收缩压峰值压

差，其与主动脉收缩压的差值即为肺动脉收缩压。正常值为15～25 mmHg。

2）肺动脉舒张压：舒张期肺动脉瓣反流频谱可用于肺动脉舒张压的估测。肺动脉瓣反流的舒张末期速度可以推算出肺动脉与右心室间舒张末期压力阶差（ΔP，mmHg），已知舒张末期右心室压力接近于右心房压（RADP，mmHg），故右心房压与压差之和即为肺动脉舒张压。正常值为8～14 mmHg。

3）平均肺动脉压：计算公式为

$$mPAP = PADP + 1/3（PASP-PADP）$$

式中，mPAP为平均肺动脉压（mmHg）；PASP、PADP分别为肺动脉收缩压与舒张压（mmHg）。正常值为10～20 mmHg。

4）肺动脉瓣活动曲线：获取肺动脉瓣M型曲线，"a"波消失、收缩中期关闭现象为肺动脉压力增高的可靠征象。

5）肺动脉加速时间（PAT，s）：即肺动脉血流频谱的起点至峰值流速之间的时间，肺动脉高压时，加速时间缩短，PAT＜80ms为肺动脉压力增高的表现。

6）肺毛细血管楔压（PCWP）与左心室充盈压的无创性估测：肺毛细血管楔压是临床血流动力学监测的一项重要指标，其测量通常是采用漂浮导管侵入性检查。1997年，Gaicia提出通过测量二尖瓣口Doppler血流频谱E峰峰值流速与M型彩色多普勒舒张早期血流传播速度（V_p），其比值能够有效地估测肺毛细血管楔压，E/V_p比值与心导管所测量的PCWP呈高度正相关。肺毛细血管压与左心房压近似，在无二尖瓣狭窄时，可以代表左心室充盈压。

左心房与左心室压的改变可以导致二尖瓣和肺静脉血流速度的变化，因此二尖瓣、肺静脉血流频谱能够提供左心室舒张充盈的大量信息。一般认为当二尖瓣血流频谱表现为限制性特征、E/A比值增高、IVRT和DT缩短时，左心室充盈压增高；正常人肺静脉心房收缩期反流速度低于35cm/s，速度增高提示左心室充盈压增高；肺静脉A′峰较二尖瓣A峰时间长30ms提示左心室充盈压＞15mmHg；二尖瓣A峰时间/肺静脉A′峰时间小于0.9提示左心室充盈压＞20mmHg。近年来，E/e′比值被认为是无创性估测左室充盈压的简单、可靠的指标，E、e′分别代表二尖瓣口血流频谱E峰峰值速度与二尖瓣环组织多普勒频谱舒张早期峰值速度，E/e′＞14时提示左室充盈压增高，＜8则提示左室充盈压正常。

（邓又斌　刘娅妮　刘红云）

参考文献

廖玉华，杨杰孚，张健，等，2020. 舒张性心力衰竭诊断和治疗专家共识. 临床心血管病杂志，36（1）：1-10.

刘娅妮，邓又斌，刘冰冰，等，2005. 评价实时三维多平面成像超声心动图测量左室容积准确性的体外模型研究. 中国超声医学杂志，21（10）：730.

陆永萍，邓又斌，刘娅妮，等，2005. 组织多普勒技术评价妊娠期糖尿病胎儿心脏作功指数. 中国医学影像技术，21（11）：1735.

谢明星，王新房，王良玉，等，2003. 实时三维超声心动图评价冠心病左心房功能的初步研究. 中华超声影像学杂志，12（7）：391.

张运，1999. 心脏功能测定//王新房. 超声心动图. 3版. 北京：人民卫生出版社：276-298.

章鸣，周启昌，彭清海，等，2005. 组织多普勒成像评价正常胎儿左、右室Tei指数的研究. 中国超声医学杂志，21（2）：136.

朱天刚，靳文英，张梅，等，2019. 心脏超声增强剂临床应用规范专家共识. 中华医学超声杂志（电子版），16（10）：731-734.

Badano LP, Kolias TJ, Muraru D, et al, 2018. Standardization of left atrial, right ventricular, and right atrial deformation imaging using two-dimensional speckle tracking echocardiography: a consensus document of the EACVI/ASE/Industry Task Force to standardize deformation imaging. Eur Heart J Cardiovasc Imaging, 19（6）：591.

Borrie A, Goggin C, Ershad S, et al, 2020. Noninvasive Myocardial Work Index: Characterizing the Normal and Ischemic Response to Exercise. J Am Soc Echocardiogr, 33（10）：1191-1200.

Cameli M, Mandoli GE, Sciaccaluga C, et al, 2019. More than 10 years of speckle tracking echocardiography: Still a novel technique or a definite tool for clinical practice? Echocardiography, 36（5）：958-970.

Chan J, Edwards NFA, Khandheria BK, et al, 2019. A new approach to assess myocardial work by non-invasive left ventricular pressure-strain relations in hypertension and dilated cardiomyopathy. Eur Heart J Cardiovasc Imaging, 20（1）：31-39.

Collier P, Phelan D, Klein A, 2017. A Test in Context: Myocardial Strain Measured by Speckle-Tracking Echocardiography．J Am Coll Cardio，69（8）：1043-1056．

Deng YB，Matsumoto M，Munehira J，1996．Determination of mitral valve area in patients with mitral stenosis by the flow-convergence-region method during changing hemodynamic conditions．Am Heart J，2（3）：633．

Friedberg MK，Rosenthal DN，2005．New developments in echocardiography methods to assess right ventricular function in congenital heart disease．Curr Opin Cardiol，20（2）：84．

Galli E，Hubert A，Le Rolle V，et al，2019．Myocardial constructive work and cardiac mortality in resynchronization therapy candidates．Am Heart J，212：53-63．

Guta AC，Badano LP，Ochoa-Jimenez RC，et al，2019．Three-dimensional echocardiography to assess left ventricular geometry and function．Expert Rev Cardiovasc Ther，17（11）：801-815．

Helmut BC，Judy HC，Javier B，et al，2017．Recommendations on the echocardiographic assessment of aortic valve stenosis：a focused update from the European Association of Cardiovascular Imaging and the American Society of Echocardiography．Eur Heart J Cardiovasc Imaging，18（3）：254-275．

Huang ZQ，Li T，2018．Left ventricular Tei-index for evaluation of cardiac function in hypertensive patients with left ventricular hypertrophy after radiochemotherapy．Nan Fang Yi Ke Da Xue Xue Bao，38（6）：761-764．

Hubert A，Le Rolle V，Leclercq C，et al，2018．Estimation of myocardial work from pressure-strain loops analysis：an experimental evaluation．Eur Heart J Cardiovasc Imaging，19（12）：1372-1379．

Lang RM，Badano LP，Mor-Avi V，et al，2015．Recommendations for cardiac chamber quantification by echocardiography in adults：an update from the American Society of Echocardiography and the European Association of Cardiovascular Imaging．J Am Soc Echocardiogr，28（1）：1．

Lang RM，2015．Recommendations for cardiac chamber quantification by echocardiography in adults：an update from the American Society of Echocardiography and the European Association of Cardiovascular Imaging．J Am Soc Echocardiogr，28（1）：1-39．e14．

Larina VN，Bart B，Dergunoua EN，et al，2013．Prognostic value of the myocardial performance（Tei）index in patients with chronic heart failure．Kardiologiia，53（11）：37-44．

Ling LH，Tei C，Mccully RB，et al，2001．Analysis of systolic and diastolic time intervals during dobutamine-atropine stress echocardiography：diagnostic potential of the Doppler myocardial performance index．J Am Soc Echocardiogr，14（10）：978-986．

Mehmet Y，Hayrullah A，Alaaddin Y，et al，2019．Prediction of the development of pulmonary arterial hypertension with Tei Index in congenital heart diseases with left-to-right shunt．Turk Kardiyol Dern Ars，47（6）：466-475．

Muraru D，Niero A，Rodriguez-Zanella H，et al，2018．Three-dimensional speckle-tracking echocardiography：benefits and limitations of integrating myocardial mechanics with three-dimensional imaging．Cardiovasc Diagn Ther，8（1）：101-117．

Nagueh SF，Smiseth OA，Appleton CP，et al，2016．Recommendations for the Evaluation of Left Ventricular Diastolic Function by Echocardiography：An Update from the American Society of Echocardiography and the European Association of Cardiovascular Imaging．J Am Soc Echocardiogr，29（4）：277-314．

Pathan F，D'Elia N，Nolan MT，et al，2017．Normal Ranges of Left Atrial Strain by Speckle-Tracking Echocardiography：A Systematic Review and Meta-Analysis．J Am Soc Echocardiogr，30（1）：59．

Porter TR，Mulvagh SL，Abdelmoneim S S，et al，2018．Clinical application of ultrasonic enhancing agents in echocardiography：2018 American Society of Echocardiography guidelines update．J Am Soc Echocardiogr，31（3）：241-274．

Qin JX，Jones M，Shiota T，et al，2000．Validation of real-time three-dimensional echocardiography for quantifying left ventricular volumes in the presence of a left ventricular aneurysm：*in vitro* and *in vivo* studies．J Am Coll Cardiol，36：900．

Quinones MA，2005．Assessment of diastolic function．Progress in Cardiovascular Disease，47（5）：340．

Russell K，Eriksen M，Aaberge L，et al，2012．A novel clinical method for quantification of regional left ventricular pressure-strain loop area：a non-invasive index of myocardial work．Eur Heart J，33（6）：724-733．

Sadie B，Chun WW，Timothy G，et al，2020．The prognostic value of Tei index in acute myocardial infarction：a systematic review．Echo Res Pract，7（4）：49-58．

Senior R，Becher H，Monaghan M，et al，2017．Clinical practice of contrast echocardiography：recommendation by the European Association of Cardiovascular Imaging（EACVI）2017．Eur Heart J Cardiovasc Imaging，18（11）：1205-1205af．

Smiseth O A，Stoylen A，Ihlen H，2004．Tissue Doppler imaging for the diagnosis of coronary artery disease．Curr Opin Cardiol，19（5）：421．

Stefanadis C，Dernellis J，Toutouzas P，2001．A clinic appraisal of left atrial function．European Heart Journal，22（1）：22．

Sugeng L，Weinert L，Lang RM，2003．Left ventricular assessment using real time three dimensional echocardiography．Heart，89：29．

Tuller D，Steiner M，Wahl A，et al，2005．Systolic right ventricular function assessment by pulsed wave tissue doppler imaging of the tricuspid annulus．Swill Med Wkly，135（31-32）：461．

Voigt JU，Pedrizzetti G，Lysyansky P，et al，2015．Definitions for a common standard for 2D speckle tracking echocardiography：consensus document of the EACVI/ASE/Industry Task Force to standardize deformation imaging．J Am Soc Echocardiogr，28（2）：183-193．

第26章　超声心动图在心脏起搏治疗中的应用

自1958年世界上第一台埋藏式心脏起搏器植入人体以来，迄今全球已有数百万以上的患者受益于心脏起搏治疗。人工心脏起搏器是一种医用电子仪器，它通过发放一定形式的电脉冲刺激心脏，使之激动和收缩，即模拟正常心脏的冲动形成和传导，以治疗由于某些心律失常所致的心脏功能障碍，临床上主要用于治疗缓慢性心律失常。随着电子、生物医学工程技术的进步，起搏系统的设计和制造工艺不断改进和完善，起搏功能复杂、多样，起搏器植入适应证不断扩大，从单纯的缓慢性心律失常扩展至梗阻性肥厚型心肌病、阵发性心房颤动、慢性心力衰竭、长Q-T间期综合征等。起搏方式从原先的单腔起搏发展到双腔、三腔或四腔和频率应答起搏，以及带有起搏功能的植入型心律转复除颤器（ICD）。起搏模式由最初的心室非同步起搏模式发展到心房同步起搏、心室按需起搏、房室顺序起搏、房室全能型起搏、频率应答起搏和抗心动过速起搏等，起搏器的工作状态更加接近生理性心脏激动。目前心脏起搏器的应用主要朝着多功能、多参数的生理性起搏方向发展，这就要求根据患者的自身状态，不断调整起搏参数，使心脏功能达到最佳，在这一方面，超声心动图有着独特的优势。

第一节　人工心脏起搏的基本概念

一、人工心脏起搏系统的组成和分类

（一）组成

人工心脏起搏器由4个部分组成：①起搏脉冲发生器（含电池）；②起搏导线系统；③心脏与导线接触界面；④起搏程控仪。

（二）分类

人工心脏起搏的分类方法很多，以下是几种临床常用的分类方法。

（1）依据起搏器应用时间分类：①体外备带式心脏起搏，也称临时性心脏起搏，起搏应用时间一般不超过4周；②埋藏式心脏起搏，既往称之为永久性心脏起搏，起搏器植入人体内，起搏工作时间可长达5～10年。

（2）依据导线与心脏接触界面分类：①心内膜起搏；②心外膜起搏；③心肌起搏。

（3）依据起搏心腔分类：①心房起搏；②心室起搏；③心房、心室顺序起搏；④双心房及单心室起搏；⑤双心室起搏；⑥单心房及双心室起搏；⑦双心房及双心室起搏。

（4）依据起搏器种类分类：①单腔起搏；②双腔起搏；③三腔起搏；④频率应答起搏；⑤抗心动过速起搏；⑥植入型心脏自动复律除颤器。

二、人工心脏起搏器的编码和类型

（一）人工心脏起搏器编码

为统一对起搏器性能的识别，1987年，北美心脏起搏和电生理学会（NASPE）及英国心脏起搏和电生理学会（BPEG）对Parsonnet、Furman和Smyth三人提出的起搏器5位编码进行了修改和补充，形成目前广泛应用的NBG编码（表26-1）。2001年，NASPE组委会主席David和Layes倡导修订了该编码（表26-2），去掉了一些不常用和不必要的编码，使之更为简单、更易理解。

根据起搏器编码，我们可以了解起搏器的类型和功能，其中编码表中 Ⅰ～Ⅲ 为起搏器的基本功能，Ⅴ 和 Ⅵ 为起搏器的特殊功能。

表26-1　起搏器NBG编码表

	编码排列				
	Ⅰ	Ⅱ	Ⅲ	Ⅳ	Ⅴ
作用	起搏心腔	感知心腔	反应方式	程控、遥测、频率应答	抗快速心律失常
编码字母	A	A	T	P	P
	V	V	I	M	S
	D	D	D	R	D
	S	S	O	C	O
	O	O	O		

注：Ⅰ 起搏心腔：A＝心房起搏；V＝心室起搏；D＝心房、心室顺序起搏；S＝特定的心房或心室起搏；O＝不起搏。

Ⅱ 感知心腔：A＝心房感知；V＝心室感知；D＝心房和心室双腔感知；S＝特定的心房或心室感知；O＝不感知。

Ⅲ 反应方式：T＝感知后触发；I＝感知后抑制；D＝触发＋抑制；O＝不感知。

Ⅳ 体外程控及频率应答方式：P＝单一程控方式；M＝多程控功能；R＝频率应答功能；C＝遥测功能。

Ⅴ 抗快速心律失常功能：P＝起搏抗心动过速；S＝电击；D＝P＋S；O＝遥测功能。

表26-2　2001年修订后的NASPE/BPEG起搏器编码注释

编码	意义
VOOVOOOVOOOO	非同步心室起搏，无感知、频率应答或多部位起搏
VVIRV	心室抑制型起搏，有频率应答功能和多部位心室起搏（双心室起搏，或单心室多部位起搏），这一起搏方式常用于心力衰竭、慢性心房颤动或室内传导延迟的患者
AAIAAIOAAIOO	可感知同步心房除极的心房起搏，无频率应答及多部位起搏
AATAATOAATOO	有触发功能的心房起搏，在心房警觉期感知时不延迟，无频率应答及多部位起搏
AATOA	有触发功能的心房起搏，在心房警觉期感知时不延迟，无频率应答。但有多部位起搏（双心房起搏或单心房多部位起搏）
DDDDDDODDDOO	双腔起搏（在VA间期内房、室感知后有正常的抑制，在AV间期可感知心室信号，在程控的PV间期后，在VA间期感知到P波后可触发心室起搏），无频率应答及多部位起搏
DDIDDIODDIOO	无心房同步的心室起搏（心房感知后不再发放脉冲，但不影响逸搏周期），无频率应答及多部位起搏
DDDRDDDRO	双腔、频率应答起搏，无多部位起搏
DDDRA	双腔、频率应答起搏，无多部位心房起搏（即双心房起搏或单心房多部位起搏）
DDDOV	双腔起搏，无频率应答功能，但有多部位起搏（双心室起搏或单心室多部位起搏）
DDDRD	双腔起搏，有频率应答功能和多部位起搏（双心房起搏，或单心房多部位起搏；双心室起搏，或单心室多部位起搏；或双心房、双心室起搏）

资料来源：PACE，2002；25（2）：260-264.

（二）人工心脏起搏器的类型

埋藏式心脏起搏器的类型大致分为6类：①单腔起搏器；②双腔起搏器；③三腔起搏器；④频率应答起搏器；⑤抗快速性心律失常起搏器；⑥植入型心脏自动复律除颤器（表26-3）。

表26-3　心脏起搏器类型

一、单腔起搏器

1.非同步型心室起搏（VOO）

2.抑制型按需心室起搏（VVI）

3.触发型按需心室起搏（VVT）

4.非同步型心房起搏（AOO）

5.抑制型按需心房起搏（AAI）

6.触发型按需心房起搏（AAT）

二、双腔起搏器

1.非同步房室起搏（DOO）

2.房室顺序起搏（DVI）

3.心房和心室抑制型房室顺序起搏（DDI）

4.房室同步型（心房跟踪型）心室起搏（VAT）

5.心房同步心室抑制型起搏（VDD）

6.房室全自动型起搏（DDD）

三、三腔起搏器

1.双心房及右心室起搏，又称双心房同步起搏

2.右心房及双心室起搏，又称双心室同步起搏

四、频率应答起搏

1.频率应答心室起搏（VVIR）

2.频率应答心房起搏（AAIR）

3.频率应答心房同步心室抑制型起搏（VDDR）

4.频率应答房室全自动型起搏（DDDR）

5.双传感器频率应答单腔起搏器（dual sensor SSIR）

6.双传感器频率应答双腔起搏器（dual sensor VDDR和DDDR）

五、抗快速性心律失常起搏器

六、植入型心律转复除颤器（ICD）

1.单腔起搏器

（1）心房起搏：心房起搏是将起搏导线放置于右心耳、右心房外侧壁或房间隔右房面，以起搏心房。其起搏模式有非同步型（固定频率）心房起搏（AOO）模式和按需型心房起搏（AAI）模式，固定频率型起搏器因无感知功能，不能与心脏自身节律保持同步，当自身心率快于起搏器设定的频率时，将与自身节律产生竞争，因此，目前该种心房

起搏模式已不用于埋藏式心脏起搏，临床上一般应用按需型心脏起搏器，采用心房按需起搏（AAI）模式工作。AAI起搏模式是指在自身P波出现时，心电活动信号经导线反馈到起搏脉冲发生器，起搏器感知后受到抑制，不再发放脉冲，当自身心率慢于起搏器设定的频率时，起搏器则发放起搏脉冲，刺激心脏激动。心房按需起搏可避免起搏频率与自身节律产生竞争。AAI是生理性起搏的一种模式，这种起搏模式能够保存房室激动的同步性，对于窦房结功能不良而房室结功能良好的患者，这种起搏方式最为适宜。慢性房性快速性心律失常（心房颤动、心房扑动、房性心动过速等）不宜选用这种起搏模式。

（2）心室起搏：心室起搏是将起搏导线放置于右心室心尖部或室间隔右心室面，以起搏心室。与心房起搏一样，目前，固定频率的心室起搏模式也已不用于埋藏式心脏起搏，临床上一般采用按需型心室起搏（VVI）模式。VVI的导线兼有刺激和感知功能，当自身节律被感知，起搏器的刺激释放机制受到抑制，当无自身节律或自身心率过于缓慢（低于起搏器设定的起搏频率）时，起搏器便以固定频率释放刺激，起搏心室（VOO工作模式）。这样可避免与自身心律发生竞争。VVI起搏产生的心律为室性逸搏心律。

目前，临床上单腔心室起搏部位多选择右室心尖部（右室心内膜）。左室起搏的部位多选择心外膜，但极少用。

VVI为非生理性起搏模式，但在我国目前的经济条件下仍然是临床应用较为广泛的一种起搏模式。VVI起搏为心动过缓（窦房结功能不良、房室传导阻滞等）患者提供心率支持，在某种程度上改善了患者的生活质量。VVI起搏的缺点：①房室不同步；②可能引起室房传导；③起搏频率固定，不能随生理需求增加起搏频率；④不能改善心功能。

2.双腔起搏器

双腔起搏即于右心房和右心室分别植入一根具有起搏和感知功能的导线，并与DDD起搏脉冲发生器连接后，使之具有心房起搏、心房感知、心室起搏、心室感知等功能。双腔起搏器是一种生理性（或半生理性）起搏器，其发挥起搏功能时，可保持心房和心室激动的顺序性，保持心房对心室排血的辅助作用。

双腔起搏器按其工作模式可分为①DVI起搏

器；②VAT起搏器；③DDI起搏器；④VDD起搏器；⑤DDD起搏器。目前临床上普遍选用DDD起搏器，这种起搏器可根据患者的临床需要，程控为各种工作模式，故又称为全自动型起搏器。

DVI起搏模式具有心房、心室起搏功能和心室感知功能。当心房率低下又有房室传导阻滞时，它先刺激心房，经AV延迟后再刺激心室。但心房起搏脉冲的输出与自身心房电活动无关，因此心房活动并不抑制心房起搏脉冲的输出，心房起搏脉冲可能落入自身心房律的易损期而触发房性心律失常。这种起搏模式目前已基本不用。

VAT起搏模式是植入DDD起搏器后常见的一种模式，也是最为生理的起搏模式之一。其保存了心房和心室激动的生理顺序，该模式尤其适用于窦房结功能正常的房室传导阻滞患者。

在DDI工作模式中，心房、心室均有感知和起搏功能。心房感知后抑制心房起搏，心室感知后抑制心房和心室起搏，不存在心室跟踪起搏，故可以避免一过性房性心动过速引起快速心室起搏跟随。在这种工作模式下，如果患者有正常的房室传导功能，则起搏器基本上像AAI起搏模式一样工作；如果存在房室传导阻滞，在心房起搏时可以保持房室同步，而在心房感知时，房室同步则不能保持。

在VDD工作模式中，心房和心室两者均能感知，但仅在心室发放起搏脉冲，因此适用于房室传导阻滞而窦房结功能正常的患者。其优点是心室起搏频率跟随窦性频率，即可随生理需要而改变起搏频率，从而改善心脏功能，增加患者的运动耐受力。由于心房不能被起搏，故VDD起搏模式不适用于窦房结功能低下的患者，当自身心房率低于设定的起搏频率时，VDD起搏模式便等同于VVI起搏模式。

DDD起搏器之所以被称为全自动起搏器，是因为其既能起搏心房和心室，又能感知这两个心腔，感知后的反应方式为抑制和触发起搏刺激。同时由于其工作模式齐全及自动模式转换功能，使得DDD起搏器可以以各种起搏工作模式进行工作。

DDD起搏模式的优点：①心房、心室按生理顺序先后激动，可保持心房收缩对心室充盈的作用，从而提高心排血量；②起搏频率可随自身的窦性心房率进行调整，从而增加患者的运动耐受力，改善心脏功能。

3.三腔起搏器　三腔起搏是基于部分难治性心力衰竭患者房室间激动不协调，双室间及室内激动不同步，导致心室收缩不同步，从而影响血流动力学，降低心排血量的基础之上。起搏的目的是通过调整房室间期时间和心室间期时间，使房室、室间、室内心肌收缩同步，故又称心脏再同步化治疗（cardiac resynchronization therapy，CRT），是目前难治性心力衰竭主要的治疗方法之一。

心脏再同步化治疗是常规将右心房、右心室导线分别固定于右心房和右心室，导线固定位置同普通双腔起搏，左心室导线则通过冠状静脉窦插至心侧静脉或心侧后静脉，通过脉冲刺激左心室心外膜以达到起搏左心室的目的。

4.频率应答起搏器　频率应答起搏器亦称频率自适应式起搏器，属于生理性或半生理性起搏器。由于其系统中具有能反映代谢需求的生物传感器，故能感知身体代谢的增高和运动时的效应，再通过微处理器的算法，改变其起搏频率，适应机体的需求。频率应答起搏器主要分两类：①频率应答单腔起搏器，这种起搏器根据其工作模式又分为频率应答心房起搏器（AAIR）和频率应答心室起搏器（VVIR）；②频率应答双腔起搏器。频率应答起搏可以对变时功能不良的患者提供良好的心率反应，以适应机体代谢的需要。对于窦性节律患者，DDDR起搏提供了可能超过最大窦性心率的更加适宜的心房起搏；对于慢性心房颤动的患者，VVIR起搏为心室起搏提供了适宜的心率反应。

目前常用的频率自适应感知方式有如下几种。①感知体动：由起搏器外壳内面的压电陶瓷晶体感知人体运动时产生的机械振动，驱动起搏频率的变化；②感知每分钟通气量：通过呼吸时胸腔阻抗变化间接计算出每分钟通气量，再根据每分钟通气量的变化调整起搏频率；③感知QT间期：通过测量起搏脉冲与T波之间的时间来计算QT间期值，从而调整起搏频率；④感知中央静脉血温度：导线中置有陶瓷微型温度计，当导线植入心腔后，温度计的位置位于右心室腔内，可感知腔内温度，当运动时，静脉血的温度升高，温度计的阻抗即发生变化，从而驱动起搏频率的变化；⑤感知右心室 dp/dt 的变化：传感器为压电陶瓷晶体，位于导线的前部，通过感知右心室 dp/dt 的变化，调整起搏频率。

5.抗快速性心律失常起搏器　抗心动过速起搏

器具有感知和及时终止心动过速的功能，伴发心动过缓和窦性静止时有按需起搏功能，适用于折返型心动过速的终止。但是，目前由于射频消融术治疗快速性室上性心动过速效果不理想，故此类起搏器已极少应用于临床。

近年来，抗快速性心律失常起搏器的进展多体现在起搏治疗和（或）预防心房颤动上，一些起搏器新功能的临床应用如自动频率夺获心房起搏方式、频率平稳功能、频率适应性功能等，以及起搏技术的改进如双心房同步或心房多部位起搏等，使得心房起搏已成为预防和（或）治疗心房颤动（以下简称房颤）的重要而有效的方法之一。

心房起搏治疗和（或）预防房颤的作用机制如下。

（1）抑制房性期前收缩：适时的房性期前收缩可以引发房颤，应用较高频率的心房起搏对房性期前收缩起超速抑制作用，常选用的起搏频率为80～95次/分。

（2）缩短房性期前收缩引起的房内缓慢传导时间：房性期前收缩诱发房颤的原因之一是房性期前收缩引起房内传导时间的延长，加大了左、右心房电活动的离散。采用双房或多部位心房起搏，可缩短房性期前收缩后可能在这些部位引起的缓慢传导，从而阻止房性期前收缩诱发房颤。

（3）缩短房内传导时间：房内缓慢传导是房颤发生的电生理基质之一，引起缓慢传导的因素如下。①生理性因素：心房肌的不应期和传导性都有频率自适应性，即心率越快，不应期越短，传导性则强，反之亦然。因此，当心率缓慢时，心房肌可以出现生理性传导缓慢。②解剖学因素：心房内的缓慢传导区常位于心房病变区域或房内的解剖屏障周围，如上、下腔静脉、冠状静脉窦开口、肺静脉周围、界嵴、卵圆窝、房室瓣环及房间隔等部位。上述两种传导缓慢常呈现心动过缓依赖性。因此，频率较快的心房起搏可以缩短房内传导时间，减少房颤的发生。

（4）逆转异常的心房不应期：房颤患者的心房不应期的频率自适应性下降，在心率较慢时，心房不应期也缩短。而不应期的缩短或传导速度的下降可使折返波长变短，使同样大的心房中存在更多的折返子波，房颤就容易发生和持续。这种心房不应期的异常常呈缓慢心率依赖性，通过较高频率的心

房起搏可以使之部分逆转。

（5）降低心房节律周期的变异性：部分阵发性房颤的患者，房颤发生前心房节律周期的变异性有增大的趋向，应用较高频率的心房起搏可减少心房节律周期的变异性，减少房颤的发生。

（6）血流动力学作用：双房或右心房多部位起搏，能够提高心房收缩质量，增加心房的排空，改善血流动力学状态，血流动力学改善的直接效果是心房内压力下降，心房容积缩小。而心房容积的缩小减少了折返子波存在的空间，从而减少房颤的复发，达到治疗和（或）预防房颤的目的。

治疗和（或）预防房颤的心房起搏方式可分为两种。①单部位心房起搏：起搏位置可在右心耳、高位右心房、右侧房间隔、界嵴、冠状静脉窦开口附近等部位。右心耳是目前最常采用的部位，但就治疗和预防房颤的效果而言，高位右房起搏可能最差，房间隔部位起搏或许是最好的选择，因为房间隔是房内缓慢传导或阻滞最常发生的部位，同时，房间隔距右心房、左心房都较近，起搏时可减少右心房和左心房除极与复极的离散程度。②多部位心房起搏：分成双心房同步或右心房多部位起搏两种。双心房同步起搏是在原有的右心房起搏的基础上，将特殊的冠状窦导线送入冠状静脉窦中段起搏左心房。

起搏治疗和（或）预防房颤除了应用心房起搏技术外，起搏器本身的一些重要功能必须充分应用：如频率平滑功能，可减少心动周期的变异，预防长短周期现象启动房颤的作用；频率适应性功能，可使患者活动时仍保持持续的心房起搏；自动频率夺获心房功能，既能使超速抑制时患者不适感降至最低，又能持续达到心房起搏超速抑制的作用。

6.植入型心律转复除颤器（implantable cardioverter defibrillation，ICD）于1980年首次应用于临床。40多年来，ICD的技术日渐成熟和完善，已经从仅具有除颤功能的第一代产品发展为具有抗心动过速起搏、低能量心律转复、高能量电击除颤、抗心动过缓起搏、信息存储及双腔起搏和感知的第三代、第四代产品。近年来世界各地的大量临床实践及数个前瞻性大规模随机多中心试验结果证实，ICD降低恶性室性心律失常患者死亡率的效果明显优于抗心律失常药物，因此ICD成为治疗恶性室性心律失常的首选方法。

ICD的最基本的组成结构如下。

（1）脉冲发生器：包括感知和处理信号的电路，以及决定治疗的线路装置、用于通过电极导线释放治疗电能的电池装置。

（2）电极导线系统：用于监测心电信号和放电。电极导线一端与患者的心室肌或心房肌接触，另一端与埋在患者皮下或胸大肌下的脉冲发生器相连接。当患者发生了室性心动过速或心室颤动时，脉冲发生器通过感知线路对其进行识别和再确定，然后根据医师事先编入的治疗程序对其进行处理。处理的方法有3种。①抗心动过速起搏：当患者室性心动过速的频率不很快，如在200次/分以下时，脉冲发生器采用固定频率的短阵快速刺激（Burst）或自动递减扫描刺激起搏心室，使室性心动过速受到抑制而被终止。②低能量电复律：采用5J以下的电击能量，用于终止室性心动过速，特别是对于抗心动过速起搏无效，或室性心动过速血流动力学不稳定的患者。③高能量除颤：当患者室性心动过速频率较快或发生心室颤动时，则以除颤器最大释放能量30～36J放电，从而终止室性心动过速或心室颤动，使心脏恢复窦性心律。

三、起搏器植入术后的随访

对已植入埋藏式心脏起搏器的患者进行定期随访是起搏器治疗过程中必不可少的重要环节之一，通过随访可以了解起搏器的工作状态和治疗效果、及时发现和处理手术并发症及起搏器本身的故障、调整起搏器的参数使其处于最佳工作状态，让患者得到最优治疗效益。近年来，随着起搏器工程技术的迅速发展，不断有新型或带有新功能起搏器在临床上应用，因此对起搏器患者进行随访显得更为重要。

起搏器的随访工作应由专门的起搏门诊负责执行。随访的主要内容：①了解起搏器工作状况；②测试起搏阈值等各项起搏参数，进一步评价其工作状况，近年来对于安置生理性起搏器的患者，多建议其在超声心动图的指导下调整起搏参数；③发现起搏故障；④程控起搏器，使其工作在最优状态并处理起搏故障；⑤预测和确认电池耗竭；⑥治疗原发病，防止和处理并发症；⑦对患者及其家属进行有关起搏器知识的宣传及教育。

随访时间及方法因人而异，可根据患者基础心脏病的状况、起搏器的种类和植入时间、患者居住地医疗条件、与随访门诊的路途远近及交通等而定。一般情况下，起搏器的随访时间分为三个阶段：①植入起搏器最初6个月内，随访频度要多，随访内容包括评价起搏器效果、患者症状改善情况及心功能状态，检查有无新的并发症并测试相关起搏参数；②植入起搏器6个月后，一般起搏器工作稳定，可每6个月到1年随访1次，以保持起搏器以最优状态工作；③预计快到起搏器电池寿命耗竭时，应加强随访，可每月1次。1984年美国健康保健财务管理局（HCFA）建议的随访方案是单腔起搏器植入后的头6个月应每3个月随访1次，此后每年1次；双腔起搏器植入后的头6个月应每3个月随访1次，此后每6个月随访1次。

随访工作的重点是确定起搏的疗效，评价心功能状态，分析诊断起搏系统故障和明确起搏器更换指征。常规更换起搏器是指起搏器电池正常耗竭。每种起搏器均有自己的正常使用寿命，双腔起搏器一般为6～8年，有的更长。

心脏起搏器安装后不对患者进行随访或忽视随访是不完整的起搏器治疗。随访门诊应规范，随访方案可视患者病情及起搏器类型个体化。避免医源性意外的发生。

四、埋藏式心脏起搏器的程控

起搏器程控是利用起搏器程控仪从体外将设定的参数传输到起搏器中去，从而改变或调整起搏器工作参数。

起搏器程控的目的：①根据对起搏器功能的测试及患者的具体情况设置最佳起搏工作参数，实现最佳起搏，以提高患者生活质量；②在确保安全的基础上，选择合适的起搏方式、频率、输出能量，以节省能源，延长起搏器使用寿命；③检测和排除起搏器故障及其导致的并发症。

（一）单腔起搏器程控

（1）基本起搏频率：出厂时设置在60～70次/分。心力衰竭、异位搏动较多、缺钾等因素引起QT间期延长时可调高起搏频率。减慢起搏频率主要用于鼓励自身心律，不能耐受较快心率起搏的患者，减慢起搏频率可节省电能。

（2）频率滞后：旨在鼓励自身心律。不同公司的起搏器表达方式不同，有的用滞后频率表示，如50次/分、45次/分等；有的用比程控的基本起搏频率减少多少次/分表示，如10次/分、20次/分等。有些起搏器还设置了重复频率滞后、扫描频率滞后、滞后频率搜索等参数、目的是进一步鼓励自身心律。

（3）输出能量，可程控的参数有两项：输出脉冲电压幅度和脉宽。一般调至测量阈值的2倍。电极植入早期，少数患者由于导线电极头周围组织水肿明显，起搏阈值可明显升高，从而导致出厂设置的能量不能夺获心室（心房），此时应调高输出能量；水肿消退，阈值回落后再调低输出电能。植入后由于心肌纤维化，阈值升高导致夺获失败时，可调高输出能量。电极头微脱位时部分可通过调高输出能量恢复夺获功能，如仍不能夺获，或虽能夺获，但已无安全范围，则需重新放置导线。一般植入1～3个月，根据测试结果，可降低出厂时设置的输出能量，以延长起搏器的使用寿命。出现胸肌或膈肌刺激时，也可通过降低输出能量来缓解症状，如仍不能缓解症状，则需重新植入导线。

（4）感知灵敏度：感知灵敏度程控时既要保证能感知自身心律，又要避免感知干扰信号。对心室电路而言，灵敏度设置为2.0～3.0mV较为合适。由于心室肌纤维化等原因引起感知不良时，可适当调高灵敏度。心房除极波振幅较低，因而需要设置较高的灵敏度，否则可导致感知不良，但过高的灵敏度有可能导致感知干扰信号而抑制发放心房脉冲（AAI）或出现起搏器介导的心动过速（DDD，VDD）。起搏器植入后1周、电极头微脱位或心房肌纤维化时可适当调高感知灵敏度；发生误感知时，宜降低感知灵敏度。

（5）电极极性：单极导线柔软，使用寿命长于双极导线，起搏脉冲信号明显，易识别，但抗干扰能力不及双极。双极电极抗干扰性能好，但起搏脉冲信号小，在心电图上不易识别。因此，程控为双极感知，单极起搏是比较理想的方式，值得注意的是，当起搏脉冲发生器与单极导线连接时，不可程控为双极，否则将导致感知起搏失败。

（二）双腔起搏器的程控

1.房室延迟间期（AV delay） 分为感知后AV delay和起搏后AV delay，感知后AV delay应比起搏后AV delay短。对自身房室传导好的患者，AV delay应适当延长，鼓励自身的房室传导，节省电能。对于心力衰竭患者，需设置合理的AV delay，以利于心室充盈，一般在90～100ms。对于梗阻性肥厚型心肌病患者，为了确保心室起搏，AV delay应短于自身PR间期。

频率适应性房室延迟（开、关）：处于开放状态时，AV delay随着心率增快而自动缩短，自动缩短的程度在不同厂家的起搏器是不同的。有的起搏器还设置低、中、高三挡，有的挡位则更多。应根据患者具体情况进行调节。

房室延迟滞后（开、关）：应用此功能时，可促进自身的房室传导，有利于改善血流动力学。当出现自身房室传导时，AV delay将延迟若干毫秒，当出现房室传导障碍时，起搏器自动恢复程控的AV delay。

负性房室延迟滞后（开、关）：启用此功能时，当出现自身房室传导时，自动缩短AV delay，以确保心室起搏，主要用于梗阻性肥厚型心肌病。

房室延迟搜索：监测到连续32个周期AS-VP或AP-VP时启动，通过延长房室延迟自动搜索自主房室传导。

2.心房不应期 心房不应期等于AV delay＋PVARP（心室后心房不应期），心房不应期越长，上限跟踪频率越低。对于年轻人及运动量较大的患者，心房不应期应短一些。对于有室房传导、出现起搏器介导心动过速的患者，应延长PVARP，使逆传的心房激动落在心房电路的感知不应期内，某些起搏器在感知室性期前收缩后可以自动延长PVARP，以防止感知逆传的P波，避免起搏器介导的心动过速的发生。

3.上限频率 即最大跟踪频率，指起搏器感知快速心房激动时所出现的最快心室起搏频率。年轻人及活动量较大者，设置的频率应高些，可设置为150次/分；活动量小或老年人、出现过起搏器介导性心动过速者，一般设置为120～130次/分，最低可设置为100次/分。

4.抗起搏器介导性心动过速（PMT） 不同厂家的起搏器有不同的设置，主要有室性期前收缩后自动延长PVARP（开、关）；室性期前收缩后同步发放心房脉冲（开、关）：室性期前收缩后同步发放心房脉冲引起心房除极，使室性期前收缩的逆传激动落在心房不应期内，避免PMT；室性期前收缩后模式转换，转换成DVI等。

5.避免跟踪快速房性心律失常

（1）改变起搏模式：无自动模式转换功能的起搏器患者在发生快速房性心律失常时可程控至DDIR、DDI、VVIR和VVI，如快速房性心律失常发作次数不多，则快速心律失常中止后再程控回原来的起搏模式，如DDDR、DDD、VDDR和VDD。

（2）自动模式转换（mode switch）：启用此功能，当发生快速房性心律失常时，起搏器自动地把起搏模式转换成非心房跟踪起搏模式（如DDIR、DDI、VVIR和VVI）。应用此功能时，可程控的参数有①房性心动过速检测频率；②检测间期（时间）或超过检测频率心房激动的个数；③恢复原来起搏模式的参数，如Sigma起搏器设置的参数为平均心房率低于检测频率或连续5次心房起搏时模式转换治疗结束。Vitatron起搏器有即刻模式转换，即当一个房性期前收缩出现时，起搏器即刻转换模式，不再跟踪，同时在感知房性期前收缩后250～400ms（可程控）处发放一个心房脉冲，恢复房室同步。Biotronik公司的Philos起搏器多用X/Z of 8形式。X为提前出现的自身心动数，Z为心房起搏心动数。连续8个心动中有X个提前出现的心动时，即判断为存在快速房性心律失常，随即实施模式转换，不再跟踪，当转换模式后连续8个心动中有Z个起搏心动时，即恢复原来的起搏模式。

（三）起搏器特殊功能的程控

（1）频率应答功能的程控：频率适应性起搏器内置有生物传感器，能感知某种生理指标的变化，将其转换成电信号，传入起搏器，调节起搏频率，其可程控的参数如下。

1）最大传感器频率：不同的起搏器有不同的可调范围。

2）感知阈值：有的分为低、中、高三挡，有的分级更细，增加低中、中高二挡；Biotronik公司的起搏器采用感知灵敏度表示，设置高、中、低三挡；感知阈值和感知灵敏度所表达的意思是不同的，感知阈值低者，感知灵敏度高，在程控时应注意。

3）反应速度：有几种表示方式，①快、中、慢，或很快、快、中、中慢、慢；②1～10或1.0、1.5、……、7.0，数值越高，反应速度越快；③用反应所需时间表示，15s、30s、60s，如Kappa700起搏器。

4）恢复速度：一种表示为快、中、慢；另一种用恢复时间表示，2.5min、5min、10min或2min、3.5min和5min等。

程控时应熟悉不同厂家的不同起搏器的表达方式，根据患者的具体情况进行调整。

双感知频率应答起搏器有两个传感器，除程控体动传感器参数外，还需程控另一个传感器参数，如感知QT同期的传感器的参数有T波感知灵敏度等。

（2）抗血管迷走性晕厥功能的程控：由于生产厂家不同，起搏器型号不同，可以程控的参数也不同。

1）Kappa700起搏器采用频率骤降方式，可程控的参数有①低频识别，骤降识别；②检测窗口；③识别心搏次数；④骤降频率；⑤骤降幅度；⑥干预频率；⑦干预的时间。

2）Pacesetter 5346起搏器采用频率滞后方式，可程控的多数有①滞后频率；②搜集周期数；③介入频率；④介入时间；⑤恢复时间。

3）Vitatron 860起搏器也采用频率骤降方式。

4）Biotronik起搏器采用扫描滞后和重复滞后方式。

5）Ela 213起搏器采用Rate Smoothing方式。

（3）抗房颤功能的程控：Vitatron 900E起搏器可程控的参数有①房性期前收缩抑制；②房性期前收缩后反应；③运动响应；④起搏调控等。

Pacesetter 5346起搏器可程控的参数有①DAO（开、关）；②低频超速抑制；③高频超速抑制；④超速抑制起搏的次数；⑤DAO频率恢复等。

（4）自动阈值夺获功能，为了保障起搏夺获，并减少能源浪费，设计了具自动阈值夺获的起搏器，Pacesetter公司生产的起搏器可程控的参数有自动阈值夺获（开、关）及ER感知灵敏度，ER感知灵敏度由测得的ER值确定。美敦力Kappa700起搏器可程控的参数有①夺获管理（关，自适应）；②振幅安全范围；③脉宽安全范围；④最小自适应振幅；⑤最小自适应脉宽；⑥夺获测试频度。

（5）睡眠功能，可程控的参数有睡眠频率、上床时间及起床时间或休息频率。

第二节　超声心动图在心脏起搏治疗中的应用

现代科学技术日新月异的飞速发展推动了超声医学的进步。自20世纪60年代M型超声心动图应用于临床，20世纪80年代末、90年代初二维超声心动图、多普勒超声心动图、经食管超声心动图，以及血管内和腔内超声心动图、三维超声心动图的相继问世，大大拓宽了超声心动图的临床应用范围，加之许多可用于定量分析的超声新技术的不断出现，使超声心动图不仅已成为心血管疾病不可缺少的诊断方法，而且还可用来指导心血管疾病的介入治疗、术中监测及术后的随访。

在心脏起搏治疗过程中，超声心动图作为一种非侵入性诊断方法，目前已成为不可缺少的检查工具。其术前可用于评价心脏的结构、功能，明确病因。术中可用于监测导管的植入及并发症的观察，术后可用于患者的随访及指导起搏参数的调整。

一、心脏起搏术前，超声心动图的作用

（一）了解心脏结构

心脏起搏器安装术前，需要对患者的心脏结构和血流动力学的状态进行评估，超声心动图可清晰地显示心脏的内部结构，准确地测量心室腔、心房及大血管的内径和室壁厚度，对心脏结构的异常做出明确的判断，可直观显示心内血流状态，尤其可对瓣膜狭窄和（或）关闭不全的程度进行量化分析。

通常，左心房大小的测量多取胸骨旁左心室长轴切面，调节M型取样线，取4区图像。左心房大小的测量取主动脉根部后壁（左心房前壁）与左心房后壁收缩末期的垂直距离。正常成人左心房内径在40mm以内。除了胸骨旁左心室长轴切面以外，心尖四腔切面、胸骨旁短轴切面、剑下四腔切面均可观察左心房的形态、结构。但是，经胸二维超声心动图检测左心耳有其局限性。经食管超声心动图则可清晰显示左心耳，其二维图像呈楔形。

M型超声心动图探测右心房有其局限性。故右心房大小的测量多选二维超声心动图的心尖四腔切面、胸骨旁短轴切面、大血管短轴切面及右心室流入道二腔切面，这些切面均可探及右心房。右心房与右心室之间有三尖瓣。三尖瓣隔瓣（内侧瓣）在室间隔上的附着点较二尖瓣的附着点位置低。同时，右心室有节制束且右心室面较粗糙，从而可鉴别左右心腔。

右心房的大小对于心脏起搏中导线的选择十分重要。通常情况下，心尖四腔切面测右心房左右径小于35mm，可选用被动电极，大于38mm则应选用主动电极为宜，否则易导致导线电极脱位。

右心房的前部为固有心房，后部为静脉窦。右心房内侧的后部为房间隔，其下1/3部为卵圆窝，窝壁为很薄的膜性结构。胚胎期卵圆窝闭锁不全即形成继发孔型房间隔缺损。超声检测时，声束与其相平行，所产生的回声弱，可出现回声失落，不能据此假性回声中断误判为房间隔缺损，应综合胸骨旁四腔切面、剑下四腔切面及多普勒超声检测做出正确的诊断。右心房有三个入口和一个出口，即上腔静脉口、下腔静脉口，以及位于右心房室口的后下内方、卵圆窝前下方、下腔静脉口前上方的冠状静脉窦口。右心房室口为右心房的出口。由于埋藏式心脏起搏导线多经上腔静脉径路进入右心，双心室起搏还将利用冠状静脉窦作为导线径路，临床起搏导线有时需从下腔静脉进入，故判断右心房入口有无异常或畸形尤为重要，常见的异常包括①右上腔静脉异常；②左上腔静脉残存；③下腔静脉及肝静脉连接异常；④冠状窦异常等。

1.右上腔静脉异常　并不常见，主要有以下两种。

（1）右上腔静脉缺如：此时右侧头臂静脉通过右无名静脉与残存的左侧上腔静脉连接。这种畸形在内脏心房正位的情况下发生率仅约为0.1%。

（2）右上腔静脉与左心房连接：此种畸形甚为少见。右上腔静脉位置正常，下行入心包腔内以后，右上腔静脉向左行，引流至左心房的顶部。右上腔静脉发育不良或仅遗留纤维束时必有左上腔静脉、桥静脉或支气管静脉存在，而且左上腔静脉将

与冠状静脉窦连接，造成冠状静脉窦扩张，此时多伴有窦房结的发育不良而出现窦房结功能不全的心律失常。右上腔静脉的低位连接最少见，主要由胚胎发育时右侧窦房皱褶发育不良及右前心主静脉进入静脉窦右支时吸收不完全导致右上腔静脉在下腔静脉右房连接处后方进入右心房。

2.左上腔静脉残存　发生率为0.5%，在先天性心脏病患儿中占3%～10%。左上腔静脉残有4种类型：①左上腔静脉残存并通过冠状窦回流至右心房；②左上腔静脉持续存在连接冠状静脉窦，同时存在冠状窦隔缺损；③左上腔静脉直接连接左心房顶部；④左上腔静脉与左肺静脉连接。左上腔静脉持续存在汇入冠状静脉窦最常见，占90%以上。左上腔静脉连接左心房者常合并其他心脏畸形，如房间隔缺损、法洛四联症、房室间隔缺损等。左上腔静脉残存易被伴有的畸形如青紫型先天性心脏病（如法洛四联症），左向右分流型先天性心脏病（如室间隔缺损、房间隔缺损等）掩盖。

3.下腔静脉异常　包括以下几种类型：①下腔静脉中断伴奇静脉延续；②下腔静脉回流入左房；③下腔静脉右心房汇合处狭窄。

最常见的是下腔静脉肝上段缺失而由奇静脉延续至上腔静脉。在此情况下，奇静脉作为引流下半身体静脉血回流至心房的主要静脉通道，而肝静脉直接回流入右心房。其发生率占所有先天性心脏病患儿的0.6%，占左心房异构患儿的80%。在心房正位患儿中较少见，发生率不足0.3%。延续的奇静脉位于右侧，半奇静脉位于左侧，亦有少数为双侧。偶见奇静脉直接连接右心房。值得注意的是，下腔静脉中断奇静脉延续可在任何复杂型先天性心脏病中存在。

少数学者报道下腔静脉异位引流入左心房，此类病例中，膈下段下腔静脉走行正常，在膈上，下腔静脉向左行进入左心房。在所有病例中，房间隔均完整，均存在扩张的奇静脉与上腔静脉相连。

肝静脉异常多数存在于心房异构的病例中。包括①右下腔静脉正常，肝总静脉直接引流入右心房；②肝总静脉引流入左心房；③一支肝静脉入左心房、另一支入下腔静脉；④一支肝静脉入冠状窦、另一支入下腔静脉。

4.冠状窦异常　冠状静脉窦扩张可为右心房容量或压力负荷过重所引起，但多数情况下为体、肺静脉血汇入冠状静脉窦的表现。此外，冠状动静脉瘘、肝静脉异位引流至冠状窦也可使冠状窦异常扩大。冠状窦口发育不全或缺如时，冠状窦引流入左上腔静脉或通过心脏自身静脉引流入心房。房室间隔缺损时，冠状窦可开口于左房侧。冠状静脉窦口狭窄可孤立存在，但室隔完整伴肺动脉闭锁、左上腔静脉汇入无顶冠状静脉窦（unroofed coronary sinus）及完全性肺静脉连接异常合并冠状静脉窦口狭窄的病例均有报道。罕见者尚有冠状静脉窦左心室瘘。无顶冠状静脉窦为冠状静脉窦隔缺损，低氧饱和度血液自冠状静脉窦进入左心房，是少见的畸形，可单独存在或合并房间隔缺损或伴有左上腔静脉残存。在二尖瓣狭窄或闭锁伴房间隔完整时，无顶冠状窦是常见的肺静脉血回流通路。

在发现冠状静脉窦扩大征象后进一步检查可发现左上腔静脉残存。冠状静脉窦扩大的征象在胸骨旁长轴及心尖四腔等切面中可以见到。在胸骨旁左心室长轴切面中扩大的冠状静脉窦在二尖瓣后叶的后上方呈圆形，旋转探头90°则可见冠状静脉窦的纵行切面，开口于右心房。在胸骨旁左心室长轴切面中，降主动脉呈圆形位于心包的后方，可与扩大的冠状静脉窦区别。左上腔静脉与冠状静脉窦连接时，胸骨上切面中彩色血流显示左上腔静脉中呈现蓝色（向下）的血流，血流向上可见于肺静脉连接异常或为二尖瓣闭锁及房间隔完整时的左侧心房主静脉。左上腔静脉与左心房连接在胸骨上短轴切面中也可见到。尤其值得注意的是，当在剑突下、心尖或胸骨旁检查发现有明确的冠状静脉窦扩张时，更应仔细检查有无左上腔静脉的存在，发现有左上腔静脉残存时必须仔细检查有无桥静脉与左、右上腔静脉连接及其大小。当发现有左上腔静脉直接入左心房并伴有房间隔缺损未能显示冠状静脉窦时，应警惕有无无顶冠状静脉窦。自剑突下及心尖四腔切面探头向下倾斜或在剑突下短轴切面横向扫查可显示扩大的冠状窦口及冠状窦隔缺损，多普勒超声可显示左向右分流。其他体静脉异常需在多个切面综合检查才能获得准确的诊断。需注意的是，超声心动图检查对心外大血管检查有一定局限性，有时正确的诊断需要依赖磁共振或心导管检查，但超声心动图常能获得初步的线索。

左心室的结构及运动状态可通过M型和二维超

声心动图获得。M型超声心动图中的心室波群（2a区）可清晰显示左心室腔、腱索、左心室后壁。室间隔分割左右心室。该区为右心室前壁、右心室内径、室间隔、左心室内径和左心室后壁的测量部位。正常情况下，室间隔与左心室后壁呈逆向运动，表现为收缩期室间隔与左心室后壁均向左心室心腔移动，室间隔与左心室后壁相互靠近。收缩末期左心室后壁厚度最厚，正常值14～16mm。舒张期室间隔与左心室后壁均背离左心室心腔移动，室间隔与左心室后壁相互背离。舒张末期左心室后壁厚度最薄，正常值7～11mm，左心室后壁的运动幅度8～12mm。该区左心室内径随心脏舒缩而发生变化，舒张期增大，收缩期变小，其正常值为舒张末期内径37～55mm（平均46mm），收缩末期内径为22～38mm（平均29mm）。

二维超声心动图可观察到整体左心室壁的厚度、室壁运动状况及左心室腔的大小。

胸骨旁左心室长轴切面显示左心室体部，左心室腔呈椭圆形，左心室后壁的厚度与室间隔相对称，两者随心脏舒缩，产生有规律的运动，收缩期均向左心室腔移动，舒张期背离左心室腔移动，即室间隔与左心室后壁呈逆向运动。左心室后壁的运动幅度大于室间隔。心尖四腔切面显示的左心室腔呈圆锥形，左心室壁显示的部位为左心室侧壁和心尖部。左心室壁与室间隔随心脏舒缩协调运动。室壁内膜回声清晰，呈细线状，内膜面光滑。探头略向后倾斜，可显示左心室后内侧乳头肌；向前倾斜，可显示前外侧乳头肌。心尖二腔切面显示左心室腔为左心室流入道和左心室流出道，显示的左心室壁部位为左心室前壁、下壁和后壁。二尖瓣水平短轴切面可显示左心室流入道、左心室前壁、外侧壁和后壁。正常室壁运动协调，收缩期向心运动，舒张期离心运动，运动幅度均匀一致。乳头肌水平短轴切面、二尖瓣水平短轴切面，可显示左心室腔、左心室前壁、外侧壁、后壁和下壁，以及前外和后内两组乳头肌。同样可见室壁运动协调，收缩期向心运动，舒张期离心运动，运动幅度均匀一致。心尖水平短轴切面显示心尖部的左心室腔，呈圆形，心腔较小。心室壁收缩期增厚，舒张期变薄，室壁运动协调一致。

近年来，随着心脏再同步化治疗在临床上常规应用，应用超声心动图判断心室壁各节段运动协调性，显得尤为重要，具体内容详见本节四：超声心动图在心脏再同步化治疗中的应用。

目前心脏起搏治疗的心室导线多置于右心室，因此，需详细了解右心室的形态、大小和运动状态。M型超声心动图的心底波群（4区）显示位于胸壁曲线和主动脉根部曲线之间的无回声区为右心室流出道。正常右心室流出道的内径（舒张末期）为21～33mm。心室波群（2a区）显示胸壁后为右心室前壁活动曲线，收缩期向心腔方向运动。右心室前壁与室间隔右心室面之间为右心室腔，此腔显示为右心室前后径。右心室前壁与室间隔呈同向运动。

二维超声心动图主要用于观察右心室壁的厚度和运动状况，以及右心室腔的大小。自标准的左心室长轴切面，探头向右下倾斜，可显示右心室流入道切面，在此切面，可显示三尖瓣的前瓣及隔瓣、部分右心房、冠状窦及右心室的流入道部分。同时尚可显示右心室前壁及部分室间隔。自标准左心室长轴切面，探头向患者左肩侧旋转，可显示右心室流出道的长轴，该切面可观察右心室的漏斗部、肺动脉瓣及肺动脉总干。该切面所显示室间隔的下1/3部分为前部小梁间隔。大动脉根部短轴切面可显示部分右心房、部分右心室流入道及流出道。心尖四腔切面可用于观察右心室的解剖特征：①粗糙的肌小梁；②有调节束连接右心室游离壁与室间隔；③三尖瓣隔瓣的腱索与室间隔相连；④三尖瓣隔瓣附着点低于二尖瓣前瓣附着点。剑突下四腔切面与心尖四腔切面相似，可显示右心室的解剖特征。

此外，房、室间隔是否完整，房室瓣（尤其是三尖瓣）有无异常，对于心脏起搏术前的心脏评估亦十分重要。

（二）评价心脏功能

心脏起搏术前需详细了解和评价患者的心功能状况，以指导起搏方式的选择和术后的随访。心脏功能测定包括左、右心室收缩功能和舒张功能。超声心动图是目前临床上应用最广泛的评价心脏功能的无创性检查技术。

1. 左心功能测定

（1）左心室收缩功能：超声评价左心室收缩功能的基础是分析心室大小及容积的变化。因此，观察和测量重点应包括心脏大小、面积、容积等参数。

1）M型超声心动图

A.左心室容积测定：取胸骨旁左心室腱索水平，即2a区进行测量。若无节段性室壁运动异常存在时，可根据左心室舒张末期和收缩末期内径（LVED和LVES）、舒张期左心室室间隔（IVS）和左心室后壁（LVPW）厚度计算出左心室容积。

目前通用的M型超声计算容积的方法为Teichholz校正公式。

$$V = [(7.0/(2.4 \pm D))] \times D^3$$

式中，V为左心室容积；D为左心室内径。根据LVED、LVES分别计算出左心室舒张末期容积（LVEDV）和收缩末期容积（LVESV）。

B.每搏输出量（SV）＝LVEDV－LVESV

C.心排血量（CO）＝SV×HR。

D.左心室短轴缩短率（FS）：LVFS＝（LVED－LVES）/ LVED，FS正常范围为25%～45%。

E.射血分数（LVEF）：LVEF＝（LVEDV－LVESV）/ LVEDV；LVEF的正常值为59%±6%。LVEF＜50%表示左心室收缩功能减退。

F.局限性：M型超声心动图缺乏二维或三维空间相关信息为其一主要限制，不适用于室壁瘤及存在显著节段性室壁运动异常等的患者。

2）二维超声心动图：二维超声心动图可实时显示心腔形态、结构和功能的变化，美国超声心动图学会推荐应用二维超声心动图测量左心室大小和评估其功能。

A.左心室容积的几何模型：左心室容积为一不规则的几何形态，为便于计算，需假设一接近于左心室腔形态的规则的几何模型。扁椭圆体是计算左心室容积常用的几何学形态。

B.左心室容积测定：目前超声诊断仪上普遍应用Simpson法，即取心尖相互垂直的两切面（四腔和二腔），沿左心室长轴（二尖瓣环水平至心尖）将左心室分成20等分椭圆形圆柱体，各圆柱体容积之和即为左心室容积。

左心室容积正常值：左心室舒张末期容积（LVEDV）（70±20）ml/m²，收缩末期容积（LVESV）（24±10）ml/m²。

C.左心室收缩功能测定：与M型超声心动图计算LVEF一样，根据二维超声心动图测定的LVEDV和LVESV，计算出LVEF。二维超声心动图测定的LVEF≥55%。静息状态下，LVEF＜50%可认为存在左心室收缩功能减退。

3）多普勒超声心动图

A.每搏量测定：脉冲多普勒测定主动脉瓣口血流速度时间积分（VTI），结合二维超声测量主动脉瓣口面积（A），可计算出通过主动脉瓣口的血流量（SV）。

$$SV = VTI \times A$$

B.左心室收缩时间间期（STI）：射血前期（PEP）指心电图Q波至主动脉血流频谱起始点的时间；射血期指主动脉血流频谱的起始点到终止点的时间。

C.心肌做功指数（Tei指数）1995年，Tei等提出可用于评价心脏收缩和舒张功能的多普勒指数即Tei指数，又称心肌做功指数，其计算方法为等容舒张时间和收缩时间之和除以左心室射血时间（LVET）。左心室收缩功能不全导致等容收缩时间延长和射血时间的缩短；收缩和舒张异常均可引起心肌迟缓异常，从而延长等容舒张期。

（2）左心室舒张功能：左心室舒张功能包括左心室主动松弛功能和被动充盈功能。舒张早期心室的舒张与左心室主动松弛有关；舒张中、晚期心室的舒张与左心室被动充盈密切相关。心室被动充盈取决于心室顺应性和心室负荷状态。左心室顺应性即左心室僵硬度；为左心室扩展的弹性度，左心室僵硬时少量血液即可造成左心室舒张压迅速上升，左心室柔顺性好时，心室充盈并不引起左心室舒张压的升高。

常用的评价左心室舒张功能的方法如下。

1）M型超声心动图

A.二尖瓣前叶EF斜率：取M型超声2b区，获得清晰的二尖瓣前后叶运动曲线，直接测量EF斜率，即二尖瓣前叶E点至F点的垂直距离与两点间时间的比值。二尖瓣前叶EF斜率反映左心室舒张早期的充盈速率，其正常值＞60mm/s。

B.AC斜率：取M型超声2b区，获得清晰的二尖瓣前后叶运动曲线，测量A峰顶点至C点的斜率，即AC斜率。AC斜率反映舒张晚期左心室的功能。AC斜率降低提示左心室顺应性减退和左心房压力增高。

2）多普勒超声心动图

A.左心室等容舒张期指标：等容舒张时间（IVRT）取心尖五腔切面，将取样容积置于左心室流出道，同时获取收缩期左心室流出道血流频谱和舒张期二尖瓣血流频谱，测量左心室流出道血流频谱终点至二尖瓣血流频谱起点的时间，该时间为IVRT。正常值（75±11）ms。

IVRT是指从主动脉瓣关闭到二尖瓣开放所需的时间。IVRT延长提示左心室松弛性减低。心率、主动脉压、左心房压均影响IVRT。

B.左心室压力最大下降速率（$-\mathrm{d}p/\mathrm{d}t$）：连续波记录二尖瓣反流频谱，在反流频谱减速支上每隔20ms测量反流速度，并根据简化Benoulli方程换算成反流压差，测量每两点间的压差下降速率，即两点间的压差除以20ms。比较各点压差下降速率，其中最大值为$-\mathrm{d}p/\mathrm{d}t_{max}$。

$-\mathrm{d}p/\mathrm{d}t_{max}$反映左心室心肌的舒张速度。其绝对值越大，表示心室心肌松弛速度越快。其正常值为1825～2922mmHg/s。

C.左心室心肌松弛时间常数（T）：有两种测量方法。①通过主动脉瓣反流进行测量：取心尖五腔切面，将取样容积置于主动脉瓣下，记录主动脉瓣反流频谱，测量从主动脉瓣反流开始到主动脉瓣反流最大速度的$(1-1/e)^{1/2}$倍点的时间间期，该间期即为左心室心肌松弛时间常数（T）。②通过二尖瓣反流进行测量：$T=P_0/-\mathrm{d}p/\mathrm{d}t_{max}$；$P_0$为$-\mathrm{d}p/\mathrm{d}t_{max}$点的左心室压力；$P_0=P_{gi}\pm\mathrm{LAP}$；$P_{gi}$为$-\mathrm{d}p/\mathrm{d}t_{max}$点求得的最大瞬时压差，LAP为左心房压。

左心室心肌松弛时间常数反映等容舒张期左心室压力下降的速率，其不受心脏负荷和心率的影响，是评价左心室松弛功能的较好的指标。其正常值<40ms。

D.左心室充盈期指标：左心室充盈是指舒张期血液进入左心室，其受左心室弹性回缩、心肌松弛、左心室顺应性和左心房压等诸多因素的影响。左心室充盈主要发生于舒张早期和心房收缩期，当左心室压力下降低于左心房压力时，便形成舒张早期的压力梯度；当心房收缩压增加，左心房压力超过左心室压力时，形成了舒张晚期压力梯度。

a.二尖瓣舒张期血流频谱：取心尖二腔或心尖四腔切面，声束与血流方向平行，取样容积置于舒张期二尖瓣瓣尖，即可获得二尖瓣舒张期血流频谱。二尖瓣舒张期血流频谱由舒张早期血流快速充盈产生的E峰，以及舒张晚期左心房收缩，血流充盈产生的A峰组成；测量频谱可得到下列参数。

舒张早期最大血流峰值速度（E）：正常成人参考值0.6～1.3m/s。

舒张晚期最大血流峰值速度（A）：正常成人参考值0.4～0.7m/s。

E/A比值：正常1<E/A<2。E/A<1，提示左心室松弛功能受损，但此时左心室充盈压基本正常；E/A>2，提示左心室限制性充盈异常，顺应性减退，此时左心室舒张末压、充盈压及左心房压增高。在一部分心脏病患者中，其左心室舒张功能减退，但E/A比值正常，称之为假性正常化。假性正常化是左心室松弛功能异常和限制性充盈异常的过渡形式，故临床上若出现二尖瓣血流频谱E/A比值时，应结合其他评价左心室舒张功能的指标，排除假性正常化。

E峰减速时间（DcT）：二尖瓣E峰顶点至E峰降至最低点的时间。正常成人为16～240ms。DcT延长提示左心室松弛功能减退；DcT缩短提示左心室顺应性减退，左心室充盈压增高。

A峰充盈时间（ET_A）：A峰起点至A峰终点的时间。正常值60～180ms。

舒张早期充盈分数（RFF）：二尖瓣血流频谱中舒张早期血流的速度时间积分与全舒张期血流的速度时间积分之比。正常应>55%。

舒张晚期充盈分数（AFF）：二尖瓣血流频谱中舒张晚期血流的速度时间积分与全舒张期血流的速度时间积分之比。正常约30%。

b.肺静脉血流频谱：取心尖四腔切面，彩色血流显像引导多普勒取样线与肺静脉血流方向一致，取样容积置于右上肺静脉内距心房入口处1～2mm，记录肺静脉血流频谱。肺静脉血流频谱由收缩期波（S）、舒张期波（D）和舒张末期心房血流逆向波（AR）组成。S波为左心室收缩，左心房舒张，肺静脉血流向心房产生的顺向波；D波为舒张早期肺静脉血流向心房产生的顺向波。分析肺静脉血流频谱可得到以下指标：收缩期峰值速度（S）、舒张早期峰值速度（D）、S/D比值、AR峰值速度及AR持续时间。

左心室舒张功能正常者，左心室充盈大部分在舒张早期完成；故肺静脉血流频谱形态表现为

S波、D波基本相等，或D波略大于S波，AR波＜30cm/s，AR持续时小于二尖瓣舒张期血流频谱A峰充盈时间（ET_A）。

左心室松弛功能减退，顺应性正常，见于左心室舒张功能减退早期。肺静脉血流频谱形态表现为D波降低，S波代偿增加，AR正常或轻度增大。

左心室松弛性及顺应性均下降时，D波增大，S波降低，D/S＞1，AR波增大，时限延长。此阶段，二尖瓣舒张期血流频谱可表现为假性正常化。

左心室限制性充盈异常时，D波进一步增大，S波降低甚至缺如，AR波增大，时限延长，大于二尖瓣舒张期血流频谱A峰充盈时间（ET_A）。

c.二尖瓣环运动速度：采用组织多普勒成像技术，观察二尖瓣环运动状态。取心尖四腔切面，将取样容积置于二尖瓣环，记录二尖瓣环运动的多普勒频谱。其频谱由收缩期S峰、舒张早期e'峰及舒张晚期a'峰组成。分析频谱图可获得二尖瓣环运动速度、不同波峰之间的速度比值，以及加速度、减速度等。

舒张早期间隔部二尖瓣环运动速度（e'）：正常成人参考值＞8cm/s。

舒张早期侧壁部二尖瓣环运动速度（a'）：正常成人参考值＞10cm/s。

左心室舒张功能正常时，e'峰＞a'峰；当舒张功能减退时，e'峰＜a'峰；随着舒张功能减退的不断加重，e'峰进一步减低，a'峰增大，二尖瓣口舒张早期最大血流峰值速度与二尖瓣环舒张早期运动速度之比（E/e'）＞14。与二尖瓣舒张期血流频谱相比，该法无假性正常化。

d.M型彩色多普勒血流显像评价左心室舒张功能：取心尖四腔心或二腔切面，用彩色多普勒血流显像显示左心室舒张期血流束，调整M型取样线与血流束平行，并通过血流束中心，记录M型彩色多普勒图像。沿图像前缘选择一段颜色发生变化的线性节段，其起点为血流进入左心室的入口处，终止在左心室腔内线性节段达最低血流速度处，测量该线性节段的斜率，即为舒张早期左心室血流传播速度（FVP），单位为m/s。

舒张早期由于房室之间存在动力性压力阶差，驱动血流进入心室并迅速向心尖部传播，舒张早期心室内压力越低，血流自二尖瓣口传播到心尖的速度越快，FVP越大；舒张功能减退时，左心室舒张

早期压力增高，FVP减低。FVP正常值大于70mm/s。

目前，评价左心室舒张功能尚无公认的"金标准"，且存在诸多影响因素，如年龄、呼吸、心率等生理因素，超声束与血流方向的夹角、取样容积位置等技术因素的影响；同时心室舒张是一个极为复杂的生理过程，有多种因素共同参与，如心室松弛、舒张期心室腔的抽吸作用、心肌的柔顺性、心脏的负荷状态、心房的收缩、心包的限制、冠状动脉的充盈及右心室的协同作用等。因此，判断左心室舒张功能是否异常时，需结合临床，对比多项舒张功能检测指标进行综合评定。

2016年，美国超声心动图学会和欧洲心血管影像学会更新了关于超声心动图评估左心室舒张功能的建议，推荐了四个指标用于评价左心室舒张功能，其临界参考值分别如下：二尖瓣瓣环的e'速度（室间隔e'＜7cm/s，侧壁e'＜10cm/s）；平均的E/e'＞14；左心房容积指数＞34ml/m²；以及三尖瓣峰值流速＞2.8m/s。上述评估舒张功能的四个指标中，两者以上均未达到临界值，提示左心室舒张功能正常；而两者以上均超过临界值，提示左心室舒张功能异常；如果恰好两者未达到临界值，则结论不可确定（图26-1）。

2.右心室功能

（1）右心室收缩功能：由于右心室腔形态不规则，很难有接近的几何模型与之匹配，故基于心尖四腔的Simpson法容积测定右心室收缩功能不够准确，且受到后负荷的显著影响，临床并不常用。目前常用于右心室收缩功能测定的方法有以下几种。

1）右心室面积变化分数（FAC）：取心尖四腔切面，测定右心室舒张末期面积和右心室收缩末期面积，FAC＝（右心室舒张末期面积-右心室收缩末期面积）/右心室舒张末期面积×100%。FAC＜35%提示右心室收缩功能减低。

2）三尖瓣环收缩期峰值速度（s'）：取心尖四腔切面，组织多普勒取样容积置于右心室游离壁三尖瓣瓣环，记录瓣环运动频谱，测定收缩期峰值速度（s'），s'＜10cm/s提示右心室收缩功能减低。

3）三尖瓣环收缩期位移（TAPSE）：取心尖四腔切面，M型取样线置于三尖瓣侧瓣环，测量三尖瓣环从舒张末期至收缩末期的位移。TAPSE＜16mm提示右心室收缩功能减低。此法可评价右心

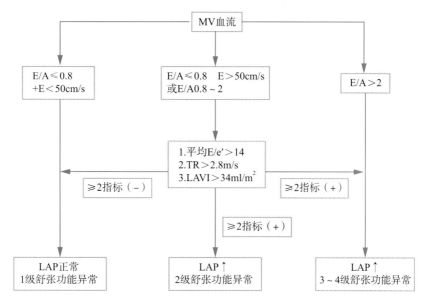

图26-1　舒张功能异常分级
MV：二尖瓣；E/A：二尖瓣血流E峰速度/A峰速度；TR：三尖瓣反流速度；LAVI：左心房容积指数

室游离壁在长轴方向上的收缩功能。

（2）右心室舒张功能

1）右心室等容舒张时间：从肺动脉瓣关闭到三尖瓣开放所需的时间。正常值40～90ms。

2）三尖瓣血流频谱：取心尖四腔心或大血管短轴切面，声束与血流方向平行，取样容积置于舒张期三尖瓣瓣尖，即可获得三尖瓣舒张期血流频谱。三尖瓣舒张期血流频谱由舒张早期血流快速充盈产生的E峰，以及舒张晚期左心房收缩，血流充盈超产生的A峰组成；测量频谱可得到下列参数。

舒张早期最大血流峰值速度（E）：正常成人参考值0.6m/s。

舒张晚期最大血流峰值速度（A）：正常成人参考值0.4m/s。

E/A比值：正常1＜E/A＜2。E/A＞1，提示右心室松弛功能受损；当右心室顺应性减退时，又可表现为E/A＞1，称为假性正常化。正常值：E/A比值1.5。

3.明确病因诊断　超声心动图可对心脏结构、血流动力学及心脏功能异常的心血管疾病做出明确的病因学诊断，如风湿性心瓣膜病、先天性心脏病、原发性心肌病、心脏肿瘤和心包积液等疾病在声像图上往往有其特征性改变。

二、心脏起搏术中，超声心动图的作用

（一）指导起搏电极的植入

永久起搏器的植入通常在X线的透视下完成超声心动图，一般不需要心脏超声医师的参与。但在一些特殊情况下，如紧急床边起搏、基层缺乏良好的X线设备等时，可应用超声心动图指导起搏电极的植入。

超声心动图指导电极植入的技术有其明显的优缺点。

（1）优点：起搏电极的超声影像清晰，操作简便易行；起搏电极位于冠状窦、左心房、左心室、心包腔等非预期位置而X线透视难以判断时，心脏超声可清晰显示电极位置；起搏电极嵌顿于三尖瓣、腱索或乳头肌难以移动时，超声心动图可快速诊断；超声定位较常规方法费用低，适合我国国情；医患双方可免受或少受X线辐射。

（2）缺点：由于超声切面和角度的不同，导管和心腔结构的空间位置缺乏直观性，可能获得"假电极尖端"和"假右室心尖部"图像，而起搏电极随心脏在三维空间活动，任何超声切面均不可能获得心内起搏电极的全貌，当电极打折、盘曲时，超声将误判电极尖端的位置；经胸超声心动图难以显示右心耳全貌，不能用于植入需安放右心耳电极的

起搏系统。

由于该技术存在明显缺点和优点，故尚未在临床广泛应用，但国内外已有一些学者利用超声心动图指导电极植入并获得成功。随着三维超声诊断技术的日益成熟，实时三维超声心动图（real-time three-dimensional echocardiography，RT-3DE）可清晰地显示起搏电极的路径、电极顶端在右心室的位置，以及与周边毗邻组织结构的关系，提供较二维图像更丰富、直观的信息。

（二）术中心肌穿孔和心脏压塞的快速诊断

当起搏植入手术过程中患者突然出现胸痛、呼吸困难、面色苍白、烦躁不安、上腹疼痛甚至休克等症状，查体发现患者心率增快、血压下降、颈静脉怒张、颈静脉搏动和吸气时扩张（Kussmaul征）、奇脉等体征时，需高度警惕手术引起心肌穿孔和急性心脏压塞。此时需立即行超声心动图检查。若M型超声心动图发现心包腔内出现无回声区，二维超声心动图发现舒张期右心房塌陷和右心室游离壁塌陷即可明确诊断。当心肌穿孔较大引起心肌破裂时，彩色多普勒血流显像可显示心壁和心包破裂部位的彩色血流束；脉冲多普勒取样容积置于血流束心壁起始部时，可记录到湍流频谱，并且随时间推移，流速可逐渐降低，说明心包腔内压力逐渐增高。

三、心脏起搏术后，超声心动图的作用

1982年，Shuster和Nanda首次报道多普勒超声心动图在评价心脏起搏患者中的应用后，超声心动图开始在评价起搏器植入患者的血流动力学变化、优化起搏参数、术后并发症等领域起重要作用。

多普勒超声心动图参数的获得：在心脏输出测量的研究和临床实践中，提倡在心尖窗使用脉冲多普勒（PW）模式。结合心尖五腔切面的图像，将取样置于主动脉瓣尖，可获得左心室流出道（LVOT）的血流速度，并通过换能器的细微角度调整优化。同样，在胸骨上窝窗通过连续多普勒（CW）亦可获得升主动脉的血流速度。二尖瓣口的血流频谱的获取则需在心尖四腔切面中将取样置于二尖瓣尖，则可获得舒张早期峰（E峰）和心房收缩期（A峰）频谱。现有的多数多普勒超声系统均带有可在屏幕上数分钟内即显示并测出血流速度和

每搏量的软件。

每搏量可通过测量CW或PW的波形曲线下面积获得。该面积称为速度积分或时间速度积分（VTI），当主动脉瓣环面积一定时，面积大小与每搏量直接相关。主动脉瓣环的面积（CSA）可由以下公式获得：$CSA = \pi r^2$（r为测量的主动脉瓣环根部的半径）。心脏的每分输出量＝CSA×心率×左心室流出道的VTI。由此方法得出的心脏输出量在静息和运动状态下与侵入法所测的结果具有很好的相关性。

自1992年Mc Dicken首次报道将彩色编码技术应用于模拟多普勒组织超声以评价心肌组织运动速度的大小和方向后，组织多普勒技术（tissue doppler image，TDI）已在心脏功能、心脏激动研究中广泛应用，超声心动图在心脏起搏治疗的基础研究和临床应用领域有了进一步的扩展。

TDI技术是一种观察心肌室壁运动的新技术。它摒弃了速度高而振幅低的信号，将低速度、高振幅的信号用彩色编码以色彩、频谱或曲线方式显示出来。

TDI主要有以下几种显示模式。

（1）TDI速度成像图：可以定性和定量显示各心肌节段的速度，包括彩色二维组织速度图（TSI）、脉冲TDI图、定量组织多普勒速度显像（QTVI）、解剖曲线M型TDI等。

（2）TDI加速度图：可直观半定量地反映局部心肌运动的速度变化率。

（3）TDI能量图：反映心肌运动能量在二维显示格式上的分布、测值和时间顺序变化。

（4）TDI应变及应变率成像：反映节段心肌运动的变化率。

（5）彩色M型TDI：主要反映心肌运动的相位速度变化和分布，时间分辨力高，结合心电图可定性和定量观测心肌的电和机械活动。

（一）超声心动图在起搏电生理中的基础研究

多普勒超声心动图可定量观察心脏的血流动力学变化，但对于心肌电激动顺序变化后局部心肌的运动观察却存在局限性。超声心动图主要通过TDI技术反映心肌内电激动和机械运动的联系。

TDI技术对于心肌激动的起始部位判断的准确度和敏感度分别为92%和88%，且较电生理检查具有更多的评价参数。通过TDI的速度及加速度成像

观察正常心肌发现：在正常窦性激动时，室间隔中部左室面最早激动，室间隔激动早于左心室后壁，心脏各节段心内膜激动均早于心外膜；从整个心脏看，前间隔中段左室面激动最早，左心室后壁基段外膜面激动最晚；不同心室不同节段的激动收缩顺序不同。

TDI可以清晰显示电极的植入部位，并显示电刺激后心肌的电激动扩布情况。正常心室肌的收缩起源位于室间隔中部，而右心室心尖部起搏组则显示室间隔心尖部最先收缩；右心起搏心肌的心室收缩顺序与正常心肌迥异，右心室游离壁心尖部和室间隔心尖最早除极收缩，右心室游离壁较室间隔中部、基底部心肌收缩早，左心室的侧壁、前壁和左心室后、下壁心肌的收缩明显延迟（$P <$ 0.005 ～ 0.05），并呈现由心尖至心底方向依次收缩减慢的特点。Yin等利用TDI加速度图对6只开胸后植入起搏电极的猪（电极从左心室前游离壁的心外膜置入心室肌壁内）进行评估，结果发现：心肌加速度的起始部位发生于电极末端的周围心肌，心肌激动发生于电刺激后33ms。

（二）起搏位点的评估

心房被动电极通常置于右心耳，主动电极可置于右心耳、房间隔、右心房游离壁或冠状窦附近，心房内各个起搏位点对血流动力学的影响差别较小。传统的右心室起搏位点为右室心尖部，常用的非右心室心尖部起搏位点包括右心室流入道间隔起搏、右心室漏斗部间隔起搏、右心室流出道间隔起搏、右心室心尖间隔起搏等。非右心室心尖部起搏的血流动力学优势多有报道，但由于目前研究的样本量较小，最佳起搏位点的选择仍存在争议。

Buckingham等对3个部位即右心室心尖部、右心室流出道和两者同时起搏进行比较发现：左心室功能障碍的患者，右心室流出道和右心室双部位起搏可轻度改善左心室舒张功能和收缩功能。Ishikawa等则认为无论心功能情况和起搏模式如何（DDD或VVI），右心室流出道起搏都能改善心功能。然而Alboni等认为在DDD模式，右心室心尖部、右心室流出道及邻近间隔的起搏，其血流动力学指标（血压、肺动脉楔压、肺动脉压、右心室舒张末压、平均右心房压、心指数及全身血管阻力）及左心室收缩功能（主动脉的搏动宽度、左心室射血分数）和舒张功能（等容舒张时间、Ve/Va、E

峰的减速时间）均无差别。

TDI技术对起搏位点的评估则通过局部心肌运动状态分析，判断心肌运动的同步性及对左心室收缩、舒张功能的作用（图26-2）。

心肌运动同步性分析：节段心肌达峰时间、应变及应变率。

左心室的收缩功能：节段心肌的位移、收缩期峰值速度、应变及应变率。

左心室舒张功能：节段心肌舒张早期及舒张晚期的峰值速度（Ve′、Va′）、Ve′/Va′、Ve/Ve′。

TDI-Tei指数：TDI-Tei指数能在同一心动周期测量舒张期运动波形终末至起始的时间和收缩期运动波形的起止时间，因而可降低心率波动带来的不准确性，且TDI观察的是心肌室壁运动，在判断心脏功能时可避免受到瓣膜反流、心率等因素的影响，也较基于血流多普勒的Tei指数的计算更为快捷。另外，传统的Tei指数与最大$\mathrm{d}p/\mathrm{d}t$高度相关，提示即使左心室收缩是恒定的，当前负荷明显改变时，可能会引起Tei指数较大的变化。而TDI反映的是心肌节段的运动，因而受前负荷影响较小，但这还有待进一步证实。

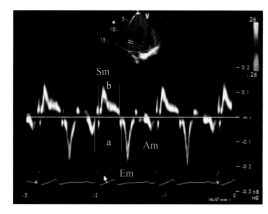

图26-2　舒张、收缩波的起始间期

a：舒张晚期Am波末至下一舒张早期Em波起始的间期；b：收缩期Sm波的间期

$$TDI\text{-}Tei指数＝（a-b）/b$$

Thambo等利用多普勒超声及TDI参数、应变率分析发现右心室心尖部的起搏增加了左右心室之间、左心室内的不同步和左心室心肌长径收缩的延迟。Huang等利用TDI加速度图在犬的动物实验中发现，当电极置于希氏束附近，在希氏束附近的心肌速度快于其他部位，且早期舒张速度/晚期舒张速度（Ve'/Va'）比值大于其他部位。

尽管尚有争议，但非右心室心尖部起搏尤其是右心室流出道起搏可使QRS电轴正常化，从而使不均匀传导减少，使左心室收缩更为有效。对于伴有RBBB、心功能不全的患者来说，选择非右心室心尖部起搏可能更有益的。

（三）AAI、DDD、VVI起搏模式对心功能的影响

近年来，大规模临床研究结果显示只有AAI起搏模式才是真正的生理性起搏。然而，对于完全性房室传导阻滞、心房颤动等必须植入起搏器的患者来说，VVI和DDD起搏仍是有益的选择。对于患者来说，个性化选择起搏模式并结合临床试验的结果是有利的。超声心动图技术对于患者选择起搏模式存在重要价值。

（四）优化房室间期

双腔起搏的房室间期对左心室收缩功能有重要影响，一方面，过短的AV间期时心房收缩发生在左心室收缩和二尖瓣关闭之后；另一方面，过长的AV间期导致收缩期前二尖瓣反流和心排血量（CO）的降低。当维持合适的AV间期时，适时的心房收缩维持心房的低充盈压，增加了静脉回流，协调房室瓣的关闭，可使瓣膜的反流降至最小，通过Frank-Starling机制增加了心排血量。几项侵入性研究显示在植入双腔起搏器的大多数患者中通过设置程控的房室间期可优化心排血量。Leonelli证实当最佳房室间期变化25ms时即可引起心排血量较少26%。Lascault等报道：以最佳AV间期DDD起搏的每搏量较VVI起搏时增加27%，较最差AV间期DDD起搏时亦有23%±10%的改变。在另一组24例植入DDD起搏器的患者的研究中，血流动力学最差的AV间期的DVI模式起搏时心排血量和VVI起搏时并无差别，部分患者甚至低于VVI起搏时。优化的AV间期较最差AV间期时其心排血量有25%的差别。

因此在DDD起搏时优化AV就显得尤为重要，超声心动图可提供快捷、准确的参数进行优化。

M型超声心动图在AV间期优化中常用的参数：左心室的短轴缩短率（FS）、LVEF（Teich法）、室间隔收缩增厚率、左心室后壁收缩增厚率等。耿登峰等通过以上参数对不同AV间期的患者评价左心室收缩功能时发现：适当的AV间期时FS、室间隔收缩增厚率、左心室后壁收缩增厚率较不适当的

AV间期时有明显增加。但相对于多普勒超声心动图来说，M型超声对AV间期的优化作用敏感度较低，主观性较大。

多普勒超声心动图是目前优化AV间期的主要技术方法，适合监测在房室间期变化中主动脉瓣和二尖瓣血流的一系列变化。

优化AV的方法：患者取仰卧位或左侧卧位，将起搏模式程控为DDD起搏模式，维持确保使心房和心室均能夺获的起搏输出电压、脉宽；将AV间期从90ms逐渐增至250ms，每次递增20ms，间隔时间为10min。每次递增5min后开始用多普勒超声心动图观察患者的收缩功能参数：LVEF（Simpson法）、每搏量LVOT的VTI、心排血量等，选择收缩功能参数最佳的AV间期。随着AV间期的继续逐渐拉长，大多数患者可观察到舒张期的二尖瓣反流，最先出现此现象的AV间期称为临界房室间期。临界AV间期通常长于最佳的AV间期。

国内外研究者均认为多数DDD起搏患者的最佳的房室间期为125～200ms。同时，以最佳房室间期的VDD起搏时心排血量的增加和心脏的舒张功能（早期峰值速度、达峰的速率、心房早期达峰速度、心房收缩对心功能的贡献的百分比）高度相关。

由于通过CO等指标优化AV间期耗时较长，步骤较多，易受操作者的经验影响。以下介绍两种快速预测优化AV间期的方法。

（1）Ishikawa法：Ishikawa等提出可通过多普勒超声结合心电图、心音图快速预测出最佳AV间期。该方法证实优化的AV间期与Swan-Ganz导管测的心排血量高度相关（图26-3）。

（2）Ritter法：Melzer等证实Ritter法预测的AV间期不仅适用于LVEF>35%的DDD患者，对于LVEF<35%的患者也同样有效（图26-4）。

心房增大和左心室早期舒张充盈受损的患者对心房收缩的时间非常敏感。预测房室间期敏感度时须看的指标是左心室舒张末内径，左心室不扩张的患者预测最准确。

在优化AV间期时，必须注意到三个因素对AV间期设置的影响。

（1）心房内传导时间：不同的人群中心房内传导时间亦不同，较长的心房内传导时间可能引起较长的最佳房室间期。Janosik等的研究中，平

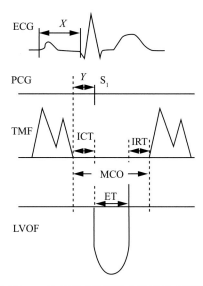

图26-3　Ishikawa法优化AV间期（优化的AV间期＝X-Y）

ECG：心电图；PCG：心音图；TMF：二尖瓣口血流脉冲多普勒频谱；LVOF：左心室流出道连续多普勒频谱；ICT：等容收缩时间；IRT：等容舒张时间；ET：收缩期射血时间

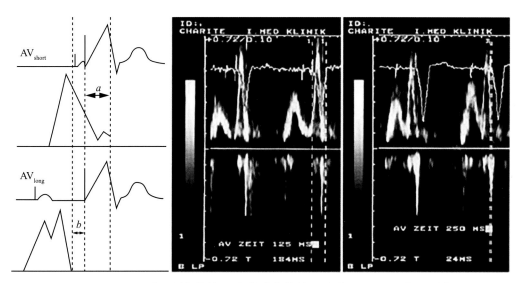

图26-4　Ritter法预测优化的AV间期〔优化的AV间期＝AV_long−（a−b）〕

均心房内传导时间为190ms。Wish和助手在一组房室顺序起搏的患者中已测出平均心房内传导时间为262ms：在M型超声心动图上从心房起搏脉冲到A峰顶点的时间。他们发现最佳房室间期为200～250ms的患者，其心房间传导速度较最佳AV间期为150ms或更少者明显延长。他们建议用这种测量心房内传导速度的方法针对单个患者在临床上选择最佳AV间期是有帮助的。因此对于心房内传导正常的患者，在不同的AV间期时有必要通过测量主动脉VTI来帮助选择，以确保最佳的血流动力学。

（2）心房率的变化：通过多普勒超声心动图发现，在DDD心率为100次/分时，最佳房室间期明显短于心率为70次/分时〔（145±56）ms vs.（176±44）ms〕。心室率变快时心脏的充盈期缩短，适当的心房收缩时间就显得更为重要。Mehta及助手应用多普勒技术检测房室间期在运动前后对血流动力学的影响。他们发现无论是休息时，还是直立时最佳房室间期均在140～150ms。然而在亚极量时，房室间期为75～80ms却可产生最大的心排血量。这些研究说明心率和房室间期相匹配是有利的。

（3）P波是起搏发生还是被感知：由于心房夺获和感知的存在，生理性的PR间期不可能和程控的房室间期绝对相等。当P波为起搏时，程控的房室间期开始于起搏脉冲，生理性PR间期由于开始于心房夺获而明显短于程控的房室间期。当P波被感知时，程控的房室间期开始于心房波被感知，生理性的PR间期由于开始于自身P波的顶点而明显长于程控房室间期。在心房起搏时，起搏脉冲和心房起搏时的除极及心房感知时P波的顶点至心房感知的潜在时间之间，生理性的PR间期和程控的AV间期的关系是相互依赖的。多普勒超声可判断起搏P波和感知P波时心房机械收缩时间的差别。Janosik等发现，起搏P波时二尖瓣口血流A峰顶点出现的时间较感知P波时迟（40±20）ms。Alt等证实M型超声心动图的二尖瓣的A峰顶点出现较感知时迟（46±24）ms，与前结果相似。作者还通过多普勒测得的每搏量发现，感知P波时，当房室间期较起搏的P波缩短（32±100）ms时可获得更大的心排血量。在各自的优化房室间期后，与VVI模式相比，VDD模式的心排血量平均增加36%，DVI模式平均增加33%。另外，在按P波为起搏而设置的最佳AV间期时，VDD模式的心排血量明显低于DVI模式。当P波为感知时的最佳AV间期同样也为P波起搏时的最佳时，其心排血量前者将高8%。这说明当需要了解静息时的最大心排血量时，根据P波是起搏还是感知来选择最佳房室间期是有利的。

TDI能提供比电生理检查更精确的参数优化房室间期，丰富了优化起搏参数的方法。D'Andrea等以22例DDD起搏的心率和AV间期程控为不同参数，并用脉冲组织多普勒（PW-TDI）观察左心室二尖瓣环和右心室三尖瓣环的心肌速度及心室的心排血量，发现起搏患者的心排血量与右心室TDI参数相关。作者认为PW-TDI可作为选择最佳起搏模式的工具。Gessner等通过PW-TDI对安装DDD的患者在AV间期＝100ms、150ms、200ms时测其室间隔基底段和左心室后壁的频谱及每搏量。发现在TDI频谱中，从A波结束到S波开始时间期为77ms时，其程控的AV间期为最佳。丁奉等利用QTVI技术对30例植入DDD起搏器的患者优化AV间期的研究发现，DDD起搏最佳的AV间期为（154±24）ms；且二尖瓣环的收缩期平均峰值速度（V_s）与心排血量明显正相关（$r=0.62$，$P<0.01$），V_s能快速、有效反映左心室收缩功能。

（五）频率适应性起搏对心功能影响的评价

M型超声心动图和多普勒超声心动图可对频率适应性起搏的心功能的影响进行有效地评价。

频率适应性起搏时，窦房结之外的感受器决定了起搏的频率。心房颤动伴慢心室率的患者最易从此类起搏中获益。Faerestrand和Ohm采用多普勒超声心动图和M型超声心动图连续监测了采用VVIR模式起搏的13名患者6个月后发现：和基础检查相比，左心室舒张末径缩小13%，M型超声心动图的左心室缩短分数减小16%，左心室心排血量减少17%。由于所有的患者临床表现较好，所以不能认为血流动力学恶化了。他们设想由左心室扩张和收缩的增强导致此时每搏量和左心室内容积的增加及缩短分数的增加。随着较快频率的起搏的作用，理论上可以通过快心率代偿这种作用维持心排血量。在这个研究中，他们还报道13位患者中的4位6个月后出现了新的二尖瓣或三尖瓣反流。由于这种反流的严重性还不能量化，所以反流的意义尚不明确。研究长期的频率适应性起搏对左心室功能和瓣膜功能的影响是有必要的。

一些试验已使用多普勒超声心动图比较了适当频率的心室起搏和频率适应性起搏在运动时的血流动力学变化。这些试验显示，相比适当频率的起搏，频率适应性起搏由于具有慢性变时效应而具有更好的运动耐受性和更高的心排血量。这些试验中，采用运动感受频率适应起搏器或采用呼吸感受频率适应起搏器，观察到的血流动力学变化结果相似。Lau和Camn证实，和适当的VVI起搏相比，休息和主动脉峰值血流速度、缩短分数（M型超声心动图）及运动持续时间的增加呈有统计学意义的弱的负相关。在他们的研究中，左心室功能受损的患者可从频率适应性起搏获得更大心排血量。然而，Buckingham发现休息时二维超声心动图测得的左心室射血分数和增加的百分数与VVI或VVIR模式并不相关。Iwase等认为在适当频率的心室起搏时，年龄和每搏量增加的百分数呈负相关，提示在老年人中适当频率的VVI起搏时，每搏量增加的能力已经受损。尽管研究中鉴别能从频率适应性起搏中获得最大受益的人群的观点有所偏差，但可以肯定，对于左心室功能较差和高龄患者，选择频率适应性起搏不是禁忌证。

TDI技术亦可在频率适应性起搏中显示它的价

值。目前利用TDI技术多采用PW-TDI技术和TDI-Tei指数分析不同频率时左心室的收缩和舒张功能。Antonello等利用PW-TDI观察15例右心双腔起搏的患者在不同心率（HR）和房室（AV）间期（分为HR＝70次/分 AV＝125ms、HR＝70次/分 AV＝188ms、HR＝89次/分 AV＝125ms、HR＝89次/分 AV＝188ms四档）下的表现，发现心率增加使收缩期射血时间缩短，在高HR长AV间期时舒张功能减退（E/A比值减小），而最大室壁运动速度不受心率和AV间期影响。Lin等利用PW-TDI分析左心室心肌运动，发现当起搏频率增加时，AAI起搏模式下节段心肌的收缩峰值速度（V_s）、舒张晚期速度（E_a）增加，而在DDD起搏模式时却下降。

（六）术后并发症的诊断

1.感染　当起搏术后切口皮肤出现破溃和脓性分泌物，经抗感染治疗后仍出现间歇发热等症状时，需高度警惕感染性心内膜炎的发生。此时须行超声心动图检查，若发现起搏电极或心脏瓣膜上出现条索状或絮状回声，则考虑有细菌性赘生物的形成。当患者存在肥胖、慢性阻塞性肺疾病导致桶状胸、胸廓畸形、人工瓣置换术后等因素时，可使经胸超声心动图发现赘生物的敏感性降低，此时可行经食管超声心动图检查以提高赘生物的检出敏感度。

2.电极附着血栓的检出　在起搏电极植入术后，若发现心腔内起搏电极上附着片状回声，并随血流而波动，并排除细菌性赘生物的可能，须考虑起搏电极上血栓附着。发生原因可能是手术前存在入路静脉血栓，随起搏电极进入心腔；起搏电极进入过程中静脉内膜撕裂，内膜附着在起搏电极上并随之进入心腔触发血栓形成等。因此，起搏手术后常规行超声心动图检查是有必要的。

四、超声心动图在心脏再同步化治疗中的应用

心脏再同步化治疗（cardiac resynchronization therapy，CRT）是目前临床上心力衰竭患者非药物治疗的重要手段，CRT作为慢性心力衰竭近20年来最重要的进展，其可有效地改善心功能、降低死亡率、改善预后。CRT的提出是基于在心功能Ⅲ或Ⅳ级的心力衰竭患者中，35%以上存在心室内电

传导延迟（尤其是左束支传导阻滞），这种传导障碍可导致心脏收缩的不同步、室间隔运动异常、左心室游离壁激动迟缓、舒张充盈时间缩短、二尖瓣舒张末期（收缩期前）反流，进而使二尖瓣反流加重，其结果进一步减少心排血量。1994年，首次将心房同步的双心室起搏装置用于心脏再同步化治疗。自2001年以来，国际上已进行了若干随机对照的CRT临床试验，诸如MUSTIC、MIRACLE、COTAKCD、COMPIOANION、CARE-HF。结果提示CRT可改善QRS增宽的心力衰竭患者心脏功能（NYHA心脏功能级的改善）、运动耐量（6 min步行试验及氧耗量峰值测试）及生活质量（Minnesota心力衰竭患者生活质量测试）。2002年，美国权威的心脏病学术机构ACC/AHA/NASPE将CRT列入植入型心脏起搏器临床应用指南中，属Ⅱa类适应证（即目前对其临床使用的证据或观点尚不一致，但较多的倾向认为是有效的，有临床使用价值）。2005年ACC/AHA更是将心脏再同步化治疗作为符合条件的充血性心力衰竭（CHF）患者的Ⅰa类适应证。2012年ACCF/AHA/HRS关于CRT的适应证指出：在指南指导的药物治疗基础上，将LVEF≤35%、窦性心律、LBBB且QRS时限≥150ms、NYHA心功能Ⅱ～Ⅳ级，作为患者接受CRT的Ⅰ类推荐。

心房同步的双心室起搏装置实现心脏再同步化治疗，主要通过：①使心脏失去的同步重建；②使二尖瓣反流减轻，尤其是舒张末期二尖瓣反流；③使心室充盈时间延长，以致最大程度地增加心室舒张期充盈。从而使具有传导障碍的心力衰竭患者的心功能得以改善。

随着CRT在临床心力衰竭的治疗中使用的日益增多，CRT临床应用研究发现，心力衰竭患者对CRT的反应并不一致，约35%的患者并未从中获益，甚至有可能恶化。因此，筛选合适的患者、进行CRT术前预测、术后优化起搏参数是提高CRT疗效的一个重要措施。近年来，超声心动图成为人们用以评价心脏运动不同步的重要方法。其在病例选择和优化治疗中的作用日渐凸显。正常心脏的房室之间和左右心室之间的运动是协调有序的，一旦某一部位的收缩提前或延迟，则导致心脏收缩运动的失同步化。根据失同步部位的不同，可将其分为房室间、心室间和左心室内不同步。目前用

于评价心脏运动同步化的超声心动图方法有如下几种。

（一）房室间失同步

心房和心室之间存在电-机械延迟，心电图表现为PR间期延长。左心房收缩相对提前，左心室充盈时间缩短，从而使左心室充盈减少，并出现不同程度的舒张晚期二尖瓣反流，或称为收缩期前二尖瓣反流。超声评价指标如下所示。

1.二尖瓣口脉冲多普勒血流频谱　显示①E峰与A峰融合；②左心室充盈时间（E波的起点至A波的终点）缩短，左心室充盈时间/RR间期＜40%；③二尖瓣收缩期前反流（舒张末期反流）。

2.彩色血流显像　二尖瓣口出现不同程度的舒张末期二尖瓣反流，可定性评价房室之间失同步。

（二）心室间失同步

心室间不同步发生于束支传导阻滞时，心室间电活动的不同步导致左右心室机械收缩的不协调。例如，完全性左束支传导阻滞（LBBB）时，左心室收缩迟于右心室收缩。左心室机械收缩延迟使左心室的每搏量降低。同时，由于右心室提早收缩导致右心室射血发生在左室舒张末期，右心室收缩期压力的增高使室间隔两侧压力梯度逆转，室间隔向左心室侧移位，也将影响左心室的每搏量。超声评价指标有以下几种。

1.主动脉和肺动脉射血前期时间之差值　分别记录主动脉瓣口和肺动脉瓣口的脉冲多普勒血流频谱，分别测量主动脉瓣口射血前期时间（QRS波起点到主动脉瓣口脉冲多普勒血流出现的时间）和肺动脉瓣口射血前期时间（QRS波起点到肺动脉瓣口脉冲多普勒血流出现的时间）。主动脉瓣口与肺动脉瓣口射血前期时间相差＞40ms，或主动脉瓣口射血前期时间＞160ms，提示存在左右心室之间收缩运动不同步。但该方法受诸多因素的影响，如左、右心室的前、后负荷等，同时由于两个流出道的测量不能同时完成，故存在测量的变异性。

2.组织多普勒显像（TDI）检测心肌运动　取心尖四腔切面同步显示三尖瓣环水平的右心室游离壁和左室基底段室壁的运动，采用TDI测量左心室基底段和右心室游离壁段收缩期S波起始之间的时间差，其差值＞40ms定义为心室间不同步。

（三）心室内失同步

评价心室内室壁运动不同步，对于CRT而言，

尤为重要。心力衰竭时，左心室逐渐扩大，室内传导延迟，从而导致左心室内室壁运动不同步。不同部位心肌产生的收缩力因时间的差异而部分抵消，导致左心室整体收缩能力减弱，心排血量下降。超声评价指标如下所示。

1.M型超声心动图　采用胸骨旁左心室长轴切面引导M型超声，取心室波群（2a区）测量左心室后壁和前室间隔的收缩峰值时间，若左心室后壁收缩峰值时间较室间隔延迟＞130ms，则提示存在心室内失同步。但该方法有其一定的局限性，如缺血性心肌病患者，当出现节段性室壁运动障碍时，则无法准确地进行测量。同时，M型超声心室波群（2a区）只能提供前间隔与左心室后壁两个壁段的信息，其临床应用受到一定的限制。

2.组织多普勒成像　TDI可以定量测定心肌不同部位的峰值收缩速度、与峰值收缩速度对应的时间，以及与心电活动之间的关系，以此评估室内收缩运动的协调性。

（1）定量组织速度图（quantitative tissue velocity imaging，QTVI）：通过定量扫描、原始数据存储和超高帧频技术，融合了速度信息和组织灰阶信息，可以同时自动定量分析若干个心肌节段同步组织多普勒曲线的速度和时相，通过测量从QRS起点到不同节段心肌收缩段收缩波起点或峰速时间间期，比较左心室不同节段起始收缩或峰速的先后，检出收缩延迟的节段，从而判断左心室内的不同步。现阶段，用于评价左心室内不同步运动的常用参数如下：心脏收缩同步指数、Ts最大差值等用于评价左心室收缩同步性，Te最大差值用于评价左心室舒张同步性。

1）心脏收缩同步指数（Ts-SD）：取心尖四腔、两腔、长轴切面各室壁的基底段和中间段，总共12个节段进行评估。计算所有12节段自QRS起点到峰速的时间间期的标准差，标准差＞32ms定义为室内收缩运动失同步。收缩同步指数越低，提示室内收缩运动同步性越好。

2）Ts最大差值：同法取12节段中任意两个节段收缩速度达峰值的时间之差，最大差值大于100ms定义为室内收缩运动不同步。

3）Te最大差值：同法取12节段中任意两个节段自Q波至E波峰值的时间之差，最大差值大于100ms定义为室内舒张运动不同步。

4）其他分析指标：如①在心尖四腔与二腔切面上的4个基底节段中，收缩速度达峰时间延迟≥65ms；②在心尖三腔或左室长轴切面上的2个基底节段中，收缩速度达峰时间延迟≥65ms；判断为室内收缩运动失同步。

（2）组织追踪成像（TTI）：用于测量任何一心肌节段在心动周期不同时相的纵向运动的距离，以2 mm作为间距转换颜色，共有7种不同色带显示不同的运动位移。从心尖四腔或二腔切面分析，最小运动位移位于心尖部，最大运动位移位于二尖瓣瓣环处。TTI不仅可以清晰地显示不同心肌节段在同一时相的位移情况，而且可以反映同一心肌节段在不同时相的位移变化，因此，可用于定量评价左心室的收缩功能和运动的同步性。Sogaard等应用TTI，观察心力衰竭患者的左心室收缩运动后，发现严重不同步的左心室节段可在舒张期产生移位而着色。提出局部心肌出现长轴延迟收缩（delayed longitudinal contraction，DLC，即主动脉瓣关闭后的左心室收缩）即代表左心室收缩失同步化。研究同时发现，在心力衰竭合并LBBB患者，尽管其心电图QRS波形相似，但出现DLC的心肌节段并非完全一致，故其认为TTI是一种优越的、快速的评价左心室的收缩功能和运动的同步性的方法。但是这种延迟的舒张期纵向运动可能更多地反映心肌缺血或心肌梗死所致的室壁运动异常，因此在评价心室收缩不同步中可能有其局限性。目前对其在评价缺血性心肌病左心室内的同步性方面，尚存在争论。

（3）组织同步显像（tissue synchronization imaging，TSI）：是基于组织速度成像的TDI技术，其对达峰流速时间进行彩色编码，通过将这些实时运动数据叠加在二维超声图像上，实时、直观显示不同步运动的节段，从而定性、定量分析心室壁运动的同步性。TSI中彩色编码的标准如下：绿色表示达峰时间正常（20～150ms），黄色表示达峰时间轻度延长（150～300ms），红色表示达峰时间中度到重度延长（300～500ms）。当室壁运动无异常时，整个左心室在同一心动周期的收缩期中运动显示为均一的绿色（同步）；有室壁运动延迟时相应的室壁节段显示为黄色或红色（失同步）。由此可见，TSI提供了一种简捷的目测方法，用于评判左心室壁各节段运动的协调性。随着超声技术的不断改进，新近

的TSI可将左心室各节段的峰速时间直接显示在同一平面图上（即所谓的牛眼图），可用于自动比较有关节段峰速时间的差值与标准差，使该技术的应用更加直观、简便。

（4）应变和应变率成像（strain rate imaging，SRI）：心肌应变是指心肌发生形变的能力，即心肌在外力作用下，心肌长度发生的变化，用心肌长度的变化值占心肌原长度的百分数来表示，其值为负值表示心肌纤维缩短，正值表示心肌纤维延长。应变率是指形变发生的速度，即单位时间内的应变，相对于QTVI而言，SRI不受心脏摆动和牵拉（即室壁被动运动）的影响，能更好地区别主动收缩和被动收缩。更为准确地反映心肌局部功能的变化。由于心肌应变是一个机械收缩功能指标，因此从理论上而言，该指标最能直接地反映心室壁运动的同步性，但是应用组织多普勒成像技术分析心肌的应变，由于受声束角度的影响，重复性较差，限制了其应用。

3.二维超声斑点成像技术（2D speckle tracking imaging，2D STI）　该成像技术是基于二维灰阶超声图像，实时跟踪心肌组织内斑点回声的空间运动，通过运算重建心肌组织实时运动和形变，定性和定量地显示心肌运动速度、应变、应变率和位移等，根据左心室各节段达峰的时间差判断室内是否存在失同步。是无创、客观评估左心室整体和局部功能的新方法。具体操作方法如下：取心内膜最清晰的冻结图像，手动勾划左心室心内膜，系统自动将左心室壁与室间隔分为基底段、中段和心尖段并进行跟踪分析，自动显示左心室各节段与心动周期各时相点对应的应变和位移的曲线，自QRS起点到心肌最大应变（或速度、位移）的时间间期称为峰缩时间。通过定量比较左心室各节段的时间差评估心室内收缩运动的同步性。心肌的最大应变是一项直接的机械收缩功能指标，且无角度依赖性，受周围组织运动影响较少，2D STI获取的心肌纵向应变敏感度、特异度及重复性高于TDI获取的应变，因而能够更为准确地反映心脏机械运动与收缩功能恢复的关系。

4.三维超声心动图　应用实时心脏全容积成像可获得容积时间曲线，通过计算收缩期左心室16节段或17节段局部心肌最小容积达峰时间，进而比较达峰时间差，判断室内是否存在失同步。实时

心脏全容积成像评价心脏运动协调性的优势体现在可在一个心动周期获取左心室16节段或17节段并进行分析，具有较好的重复性。

上述这些超声指标不但可用于患者的筛选、预测患者的疗效，而且可以协助心脏电生理医师进行术后疗效评价、调整起搏参数和随访，以达到最佳治疗状态。

（许 迪 陈晓栋）

参 考 文 献

陈晓栋，许迪，陆凤翔，等，2007．病态窦房结综合征伴房室传导延迟患者心房按需起搏与房室同步起搏模式左心功能的超声评价．中华超声影像学杂志，11：940-943．

丁奉，许迪，陆凤翔，等，2004．定量组织速度成像评价不同房室间期对双腔起搏左室收缩功能影响的研究．临床超声医学杂志，6（2）：69-71．

何安霞，许迪，雍永宏，等，2006．应用组织多普勒成像技术评价右心室起搏室壁收缩功能．南京医科大学学报，26（11）：1082-1085．

姚静，许迪，唐欢，等，2016．病态窦房结综合征患者DDD起搏器植入术后房室顺序下传及右心室心尖部起搏模式下左心室舒张功能评估．中华超声影像学杂志，25（3）：185-191．

姚静，许迪，张艳娟，等，2016．DDD起搏器植入患者房室顺序下传及右心室心尖部起搏模式下左心室功能评估．中华超声影像学杂志，25（2）：93-98．

朱天刚，2010．超声心动图实时心脏全容积成像．中华医学超声杂志（电子版），7（2）：238-244．

Artis NJ, Oxborough DL, Birch KM, et al, 2011. Short-axis 2D strain from speckle tracking predicts echocardiographic response to cardiac resynchronization therapy. Echocardiography, 28（1）：76-84.

Bank AJ, Kelly AS, 2006. Tissue Doppler Imaging and Left Ventricular Dyssynchrony in Heart Failure. J of Cardiac Failure, 12（2）：154-162.

Cavusoglu Y, Ata N, Timuralp B, et al, 2006. Visualization of the site of the onset of ventricular depolarization by acceleration mode Tissue Doppler imaging technique. J Cardiovasc Imaging, 22（2）：171-176.

Epstein AE, DiMarco JP, Ellenbogen KA, et al, 2013. 2012 ACCF/AHA/HRS Focused Update Incorporated Into the ACCF/AHA/HRS 2008 Guidelines for Device-Based Therapy of Cardiac Rhythm Abnormalities A Report of the American College of Cardiology Foundation/American Heart Association Task Force on Practice Guidelines and the Heart Rhythm Society. Circulation, 127（3）：e283-e352.

Fujii A, Inden Y, Yanagisawa S, et al, 2019. Discontinuous contraction in the left ventricle assessed by 2-D speckle tracking echocardiography benefits from CRT. Pacing Clin Electrophysiol, 42（9）：1204-1212.

Gregoratos G, Abrams J, Epstein AE, et al, 2002. ACC/AHA/NASPE 2002 Guideline Update for Implantation of Cardiac Pacemakers and Antiarrhythmia Devices--summary article：a report of the American College of Cardiology/American Heart Association Task Force on Practice Guidelines（ACC/AHA/NASPE Committee to Update the 1998 Pacemaker Guidelines）. J Am Coll Cardiol, 40（9）：1703-1719.

John Gorcsan, Abraham T, Agler DA, et al, 2008. Echocardiography for Cardiac Resynchronization Therapy：Recommendations for Performance and Reporting-A Report from the American Society of Echocardiography Dyssynchrony Writing Group Endorsed by the Heart Rhythm Society. J Am Soc Echocardiogr, 21：191-213.

Li YX, Zheng CQ, Cai L, et al, 2003. Cardial conductive system excitation maps using intracardiac tissue Doppler imaging. Chin Med J, 116（2）：178-283.

Nagueh SF, Smiseth OA, Appleton CP, et al, 2016. Recommendations for the Evaluation of LeftVentricular Diastolic Function by Echocardiography：An Update from the American Society of Echocardiography and the European Association of Cardiovascular Imaging J Am Soc Echocardiogr, 29：277-314.

Nii M, Shimizu M, Roman KS, et al, 2006. Doppler tissue imaging in the assessment of atrioventricular conduction time：validation of a novel technique and comparison with electrophysiologic and pulsed wave Doppler-derived equivalents in an animal model. J Am Soc Echocardiogr, 19（3）：314-321.

Sogaard P, Egeblad H, Kim WY, et al, 2002. Tissue Doppler imaging predicts improved systolic performance and reversed left ventricular remodeling during long-term cardiac resynchronization therapy. J Am Coll Cardiol, 40：723-730.

Thambo JB, Bordachar P, Lafitte S, et al, 2005. Asynchronism and right ventricular pacing. Arch Mal Coeur Vaiss, 98（5）：519-523.

van Everdingen WM, Zweerink A, Nijveldt R, et al, 2018. Comparison of strain imaging techniques in CRT candidates：CMR tagging, CMR feature tracking and speckle tracking echocardiography. Int J Cardiovasc Imaging, 34（3）：443-456.

Yin L, Belohlavek M, Douglas L, et al, 2000. Myocardial contraction maps using tissue Doppler acceleration imaging. Chinese Medical journal, 113（8）：763-768.

Yu C M，Abraham W T，Bax J，et al，2005．Predictors of response to cardiac resynchronization therapy(PROSPECT)--study design．Am Heart J，149（4）：600-605．

Yu C M，Chau E，Sanderson J E，et al，2002．Tissue Dop-pler Echocardio-graphic evidence of reverse remodeling and improved sychronicity by simultaneously delaying regional contraction after biventricular pacing in heart failure．Circu-lation，105：438-445．

第27章 超声心动图技术在心脏再同步化治疗中的应用研究

第一节 概　　述

心力衰竭是一种严重威胁人类生命健康的心血管疾病,全世界约有2200万心力衰竭患者,单美国就超过500万人。虽然心力衰竭的药物治疗发展很快,但每年死于心力衰竭的患者仍数以百万计,为此国内外许多研究机构开始致力于非药物心脏再同步化治疗(cardiac resynchronization therapy,CRT)的研究。QRS波增宽是心力衰竭患者共同的临床特点;许多不同类型的研究表明,QRS波增宽是一种独立的危险因素,特别是LBBB患者。上述研究结论均来自长期经起搏治疗的心力衰竭患者和已确诊为LBBB的人群调查和回顾性研究。QRS波明显增宽通常会在30%以上的中重度心力衰竭患者中发现。而中重度心力衰竭常为器质性心脏病的终末阶段,多存在不同程度的心房内、房室间、心室间/心室内传导障碍和电-机械运动不同步。CRT通过多部位起搏改善患者房室间、左右心室间和心室内各节段间的传导异常,从而恢复心脏电机械同步性,治疗心功能不全,减轻心室重构,提高患者的生活质量。临床常用的CRT治疗适应证如下:中

重度充血性心力衰竭患者,心功能≥NYHA Ⅲ级,左心室明显扩大(舒张末期内径≥65mm),左心室收缩功能明显下降(LVEF≤35%),完全性左束支传导阻滞,超声心动图二尖瓣血流频谱提示EA峰融合等。目前,在慢性心力衰竭患者双腔起搏治疗的一些临床试验中,近期与远期疗效已逐渐得到肯定,但仔细分析临床试验结果却发现接受CRT治疗后有超过30%的患者没有从中受益。尽管体表心电图上QRS波增宽已被最先认定为心电-机械不同步标志,但有研究表明,心力衰竭患者中不论QRS的宽度如何,均存在不同程度的心肌收缩不同步。大量研究报道,QRS波宽度不能完全反映心室机械收缩的同步性,CRT术前QRS波的宽度不能预测起搏后心功能的改善与否,机械不同步才是反映心肌收缩不同步的直接指标和评价预后的独立因素。一些研究表明左心室不同程度的收缩不同步能很好地反映CRT疗效,而左心室同步程度又可以通过许多技术,如MRI、超声、组织多普勒、超声造影和彩色多普勒等来评价。

第二节 常规组织多普勒超声心动图技术评价CRT

以往,超声心动图主要通过一些间接指标对心肌同步化治疗疗效进行检测。Xiao等在比较右心室起搏后的同步运动和完全性左束支传导阻滞对左心室功能的影响时,采用了估测室壁运动的协调程度、等容收缩时间等指标。利用同步ECG M型超声心动图观察室间隔和左心室后壁运动是否协调并测量二者收缩期增厚率。但是,M型超声心动图检

测由于只包含特定角度内一条扫描线上的有限信息而使临床应用受限。近期出现的全方位M型超声心动图有望克服这一缺陷。Micheal等运用二尖瓣血流频谱多普勒与阻抗心动描记法评价双腔起搏对高度房室传导阻滞患者房室延迟的优化,通过二尖瓣口血流多普勒超声来优化个体的AV延迟,从而达到左心的房室同步化;同时强调,双腔起搏的高度

房室传导阻滞患者，AV时间的调节对于优化左心室的血流动力学至关重要；每个个体需要适合自己的AV时间。

已知，组织多普勒在评价心肌组织同步化的临床应用最为广泛。1992年，McDicken首次报道组织多普勒成像（tissue Doppler imaging，TDI）评价心肌组织运动速度的大小和方向。其成像原理如下：组织运动和血流运动一样可以产生Doppler频移信号，不同之处是前者振幅大、频移小；后者反之。组织多普勒可以通过降低总增益和经过滤波器提取高振幅、低频移的低速运动心肌组织信号，再以M型二维彩色图像或频谱形式揭示心肌运动的信息。组织多普勒成像模式有速度模式、加速度模式、频谱模式，以及在组织多普勒的基础上衍生的应变及应变率成像、组织追踪和组织同步化显像。

一、组织多普勒速度模式

速度模式是将不同部位心肌组织活动的速度信息进行彩色编码加以显示，类似于常规血流多普勒的信号显示方式，是最常用的组织多普勒成像显示模式。根据组织运动的速度、方向、数值与信号强度，将速度用二维彩色或M型彩色显示；红、黄色表示组织朝向探头运动速度；蓝、绿色则表示组织背向探头运动速度；无彩色表示心肌无运动。此外，心肌运动速度也可用频谱多普勒（主要是脉冲多普勒）表示，其特点与常规频谱多普勒相同。速度模式的主要优点是能够对室壁运动进行定量分析，应用组织多普勒可对频谱图进行精确的时间和速度测量。Yu等观察了25例NYHA Ⅲ～Ⅳ级，QRS＞140ms的心力衰竭患者。经CRT治疗前，室壁节段收缩速度达峰时间明显不同，从最早的前间隔基底段到最晚的侧壁基底段 $[（148±25）ms\ vs.（216±52）ms，P＜0.01]$，双室起搏治疗后，两节段间的达峰时间的不同消失了 $[（191±32）ms\ vs.（213±44）ms，P＝NS]$，左心室所有节段间收缩时间比较从治疗前的差异 $P＜0.01$ 变成治疗后的无差异 $P＝NS$。双室起搏治疗后各节段心肌持续收缩达峰值时间（T_s）延迟和基础状态下的相应参数相比，在基底前间隔、基底后壁、基底前壁间隔中段和侧壁中间段都有明显差异。一些LBBB和室间隔矛盾运动患者，治疗

前 T_s 是延迟的，接受CRT后室间隔的矛盾运动和侧壁收缩延迟消失。通过TDI研究提示，CRT改善了左心室由最初的收缩不同步到基本同步收缩。CRT治疗3个月后，T_s-SD（偏离标准时间）侧壁、间隔基底段时间延迟缩短非常明显 $[（37.7±109）ms\ vs.（29.3±8.3）ms，P＜0.05]$；而在起搏器停止工作立即重复TDI测值 $[（41.1＋11.8）ms，P＜0.01]$ 和停止工作4周TDI测值 $[（37.8＋10.6）ms，P＜0.05]$ vs. 3个月 $[$与CRT治疗3个月后的时间（29.3＋8.3）ms比较$]$，节段心肌收缩和节段长轴位移在治疗前后没有明显差异。右心室基底段与间隔基底段相比 $[（182±37）ms\ vs.（185±33）ms，P＝NS]$，但与侧壁 $[（216＋52）ms，P＜0.05]$ 相比，T_s 明显提前，治疗后右心室与侧壁的 T_s 差异消失 $[（206±54）ms\ vs.（214±64）ms，P＝NS]$。双室起搏治疗前后TDI评价：治疗3个月后，d$p$/d$t$、EF值和心肌功能指数均明显提高，二尖瓣反流降低，LVEDV $[（205±68）ml\ vs.（168±67）ml，P＜0.01]$、LVESV $[（162±54）ml\ vs.（122±42）ml，P＜0.01]$ 和6min步行运动及生活质量明显改善。结果表明：①双室起搏改善左心室重构和心功能；②提高左心室机械收缩同步性可能是最佳的方式。Yu等采用心尖切面左心室基底段和中间段12个节段的收缩或舒张达峰时间的标准差（T_s-SD，T_e-SD）、12个左心室节段内任2个节段 T_s 的最大差值、基底段室间隔和右心室游离壁 T_s 的差值等作为评价心室机械同步性的指标，结果发现，12个左心室节段的 T_s-SD 是预测心室重构最有力的独立因素，特异度和敏感度均为100%，T_s-SD ＝ 32.6 ms 可以作为预测CRT有效的截点值。

二、组织多普勒加速度模式（常为2D形式）

加速度模式是在速度图的基础上计算两点间速度变化率，可反映心肌运动加速度在二维显示格式上的分布、方向、测值和时间顺序变化。尹立雪等运用心内组织多普勒超声显像标测心脏传导系统心肌兴奋——心肌电和机械兴奋。结果显示，心内超声能清晰显示窦房结、心房壁、房室交界区和室间隔及心室游离壁的细微解剖结构。心电图P波起始时相，窦房结区域内速度和加速度明显提高。窦性心律心房壁心肌收缩期和舒张期为均匀一致速度

和加速度分布。心电图P波起始后可见房室交界区内心肌较高的速度和加速度起始并向室间隔方向传导。人工电刺激诱导心室心肌速度和加速度增高的起始点位于电刺激局部，心内膜下和心外膜下心肌速度和加速度增高起始区域直径小于5mm；心肌机械收缩延迟小于7ms；心室壁内速度和加速度传播分布呈同心圆状。结果表明，通过观察心室壁内心肌速度和加速度时间顺序的分布和大小变化，有可能提示心室心肌纤维的结构和功能。Veronique等采用加速度模式分析预激综合征患者术前旁路及消融术后的传导及正常人的心室收缩，结果显示此种模式对检测预激综合征旁路非常有效，特别是前壁、侧壁及下壁这些区域。

三、组织多普勒频谱模式

频谱模式的特点是具有较高的时间分辨率，可量化测量室壁收缩先后顺序。所测速度为峰值速度，而彩色多普勒编码所测为平均速度，因而频谱模式所测速度比彩色多普勒编码大，其定量更为精确。缺点为需要逐点检测、对比分析费时费力。Yu等研究了141例患者，其中82%的患者为局部心肌缺血；124例QRS间期≤120ms的患者，17例LBBB和心室内收缩不同步QRS间期>120ms的患者，还有92例对照人群。研究采用了以下组织多普勒成像指标：等容收缩期峰值速度（IVCM）、心肌持续收缩达峰值速度（SM）、二者的达峰值的时间。结果显示，QRS波时限正常的患者与对照组相比，几乎所有节段的等容收缩期峰值速度（IVCM）、心肌持续收缩达峰值速度（SM）都明显降低，而二者的达峰值速度的时间均延长，结果表明，QRS波即使正常同样可能存在心室内的收缩不同步。同时针对以上的LBBB和心室内收缩不同步但QRS波正常的患者，Yu等亦发现通过双腔起搏治疗后心脏同步性明显提高。Sassara等同样证实了这一点。Bordancher等用频谱模式测量16例右心室起搏患者的机械同步与QRS宽度之间的关系。以心室间或心室内电兴奋机械收缩耦联延迟>50ms为不同步，结果表明QRS宽度和室内机械延迟间无明显关系；Frederic等研究了35例左心室起搏扩心患者心室间电-机械延迟（IMD）与QRS波宽度的相关性，结果显示存在非常好的相关性，r=

0.83。说明QRS波宽度对于心室间的不同步是很好的指标。而心力衰竭患者中不论QRS的宽度如何均存在不同程度的心肌收缩不同步，由此可以推测，心室内电机械不同步较心室间的不同步对心脏的影响更重要，而促进心室内协调、有效收缩更有临床价值。Yu等的另一项研究发现，30例患者中的13例术后无血流动力学、临床症状的改善，其中包括左心室收缩末容积进一步增大超过10%，建议筛选起搏患者时应直接测量收缩期不同步的程度，而不是测量QRS间期。只有这样才会提高疗效、降低起搏风险和减少不必要的医疗费用。双腔起搏的生理意义在于合理的房室延迟。为了评价合理的房室延迟与心肌收缩速度和时间的关系，Gesser等用TDI频谱分析模式对17例安装双腔起搏器的患者进行研究。结果显示，不同的房室延迟可影响S波的速度（室壁心肌运动时的多普勒曲线图，包括收缩期S波、舒张早期E波和舒张晚期A波），S波的速度与每搏量相关（$r = 0.45 \sim 0.57$，$P = 0.000\ 1 \sim 0.001$）。房室延迟不恰当时，S波速度明显下降；过短（100ms）时，S波的起始至结束时间会缩短（$P < 0.05$）。普通频谱模式为单点检测心脏室壁不同部位、不同心动周期的测值不易相互比较。定量组织速度成像（quantitative tissue velocity imaging，QTVI）由于可同时获得多条心肌运动速度曲线并且既能定量又能定位分析，从而克服了这一缺陷。常用参数有收缩速度、快速充盈速度、左心房收缩期充盈速度及收缩期各取样点向心尖方向峰值位移。张涓等应用定量组织速度成像技术评价21例扩张型心肌病患者和21例正常人的局部心肌，获得多普勒组织速度曲线，分别测量QRS波起点到射血期S波起点的时间（Q-Sb），计算心室内同步性指数（TSI）和各室壁壁内的同步性指数（RSI）。结果显示：DCM组患者各壁Q-Sb延长；TSI较对照组明显增高［（36.55±16.12）ms vs.（18.18±10.62）ms，$P < 0.001$］；左心室侧壁、后壁、室间隔的TSI明显增高。因此，利用QTVI技术对不同步进行准确评价，适当扩大双腔起搏再同步治疗的适应证，可以更主动地识别入选患者，而不是等到心力衰竭进展到终末阶段甚至不可逆时再考虑植入起搏器。而在植入起搏器再同步治疗过程中，可以利用QTVI技术来指导起搏的部位、评价起搏的效果，真正发挥超声新技术在临床实践中的指导作用。

四、M型模式

是组织多普勒成像中时间和空间分辨力最高的一种模式，其时间分辨力可达2ms（500帧/秒）。正常人心内膜下心肌的运动速度最大，其次为中层和外膜下心肌。M型模式可用来提取间隔和后壁的心内、外膜下心肌两点间瞬时速度、平均速度、加速度等信息，为明确除极顺序提供依据。更多学者联合运用组织多普勒成像中的几种模式，以便对心肌激动的起始部位、传导顺序等进行综合判断。Jeroen等研究显示一组患者室间隔和侧壁之间的延迟同步化治疗前为（97±35）ms，治疗后缩小至（28±21）ms。结果表明到峰值速度时间可以预示左心室收缩不同步，还可对起搏疗效进行评估。Ansalone等运用频谱模式及M型模式研究延迟区域，发现约有2/3伴有左束支传导阻滞的心力衰竭患者最晚激动区域并不位于左心室侧壁，认为组织多普勒可确定心肌收缩最延迟区域、指导双腔起搏的植入和评价同步程度。

第三节　超声心动图新技术评价CRT

一、应变及应变率成像

应变和应变率是对形态改变的测量。1973年，Mirsky和Parmley首先报道了应用应变和应变率描述心肌的机械运动。应变是指物体的形变，可以用公式表示，$\varepsilon = \Delta L/L_0 = L-L_0/L_0$。应变是个量纲，可以用小数或%来表示。$L$为即时长度；$L_0$为初长度。在活体心脏，心肌初长度常以舒张末长度来表示。负的应变指缩短，而正的则为伸长。应变率是单位时间内的应变，指变形的速度，即$SR = \varepsilon/\Delta t$，以$s^{-1}$表示。应变和应变率显像是从组织速度显像中衍生的新技术，故其研究的基础由组织多普勒速度显像发展而来，但其克服了普通组织多普勒受心脏整体运动的影响，对局部和节段心肌的评价更精确和稳定。通常分析一个心动周期的收缩期、等容收缩期及舒张期三个时相的应变和应变率。常规连接心电图有助于心动周期时相的判断（图27-1）。与组织多普勒成像相比，应变和应变率成像降低了心肌牵拉和心脏整体运动改变对心肌收缩运动观察的影响。在两种方法对CRT的评价中，Yu等发现应变率成像

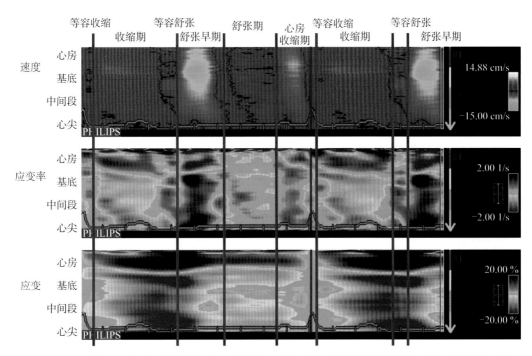

图27-1　曲线M型组织多普勒超声心动图显示左心房和左心室从基底到心尖多个节段的速度、应变和应变率在心动周期中的变化情况

在CRT后的心室可逆性重构方面具有最低限度的预测，而组织多普勒成像则对位移有更好的预测。Sun等评价了34例左心室起搏和双室起搏的心力衰竭患者心肌的同步性。发现在起搏模式变化的过程中，节段心肌的收缩速度峰值没有明显的变化；相比之下，左心室起搏节段心肌的位移有明显的提高，室间隔心尖段和侧壁的应变和应变率也提高了；而双室起搏只有侧壁心尖段的应变率增加；右心室起搏没有改变。常规超声多普勒评价CRT大多从心肌的长轴运动方向进行分析比较，Robert等用非超声的技术，通过长轴应变和短轴应变评价双室起搏和左心室起搏的实验，并指出，在评价心肌不同步性时，长轴方向的运动比短轴方向的运动缺少敏感性，并可能夸大CRT后患者的受益程度，由此提出，进一步支持和发展依据心肌短轴形变的方式评价同步化。

二、组织追踪

组织追踪是基于组织多普勒显像的超声定量新技术，它以原始数据存储和超高帧频（＞300帧/秒）技术为基础，克服了以往多普勒心肌成像受仪器低帧频率限制而不能同时比较心肌多节段运动的局限性，实现了超声系统实时采集心肌各节段运动的全部信息，提取其中的速度信息并积分可获取心肌各节段的多普勒轴向运动位移信息。结合心电图控制可以反映不同心肌节段在某同一时相的位移情况，也可反映同一心肌节段在不同时相的位移变化。可以检出和定量评价左心室的收缩功能和不同步性。Peter等运用组织追踪技术，发现在心脏再同步化的短期和长期随访过程中，左心室长轴收缩延迟（delayed longitudinal contraction，DLC）的程度可以预测左心室收缩功能的改善和可逆性重构；DLC代表着左心室机械收缩的不同步，其收缩功能可以通过心脏再同步化得以恢复；DLC节段的数量是预测短期和长期疗效的重要因素。DLC数量越多则患者获益的可能性越大。

三、心肌同步显像

心肌同步显像（tissue synchronization imaging，TSI）显示左心室各节段彩色编码时间和峰值速度，定量左心室基础状态下的收缩不协调和左心室对再同步治疗的急性反应。TSI能以不同颜色直接表示QRS起始至心肌峰值收缩速度的时间。绿色区域表示正常时限，平均20～150ms，也就是同步收缩；橙色（150～300ms）代表轻度延迟；红色区域代表（300～500ms）重度延迟。通过评价心尖3个切面各节段与对侧左心室壁的时间差，就可以判断是否存在心室收缩不协调：后间隔和侧壁（四腔心切面）；前壁和下壁（二腔心切面），以及前间隔和后壁（心尖长轴切面）。Gorcsan等用TSI研究了29例双室起搏治疗的患者。通过随访48h内心功能变化，结果显示，双室起搏治疗后患者的每搏量增加（$P = 0.001$），左心室射血分数升高（$P = 0.000\ 6$），其中15例患者每搏量增加超过15%，被确定为双室起搏治疗有反应者。他们发现，相对两个心室壁QRS起始部至心肌收缩峰值速度的时间差，反应组明显大于无反应组〔（120±148）vs.（35±153），$P < 0.05$〕。认为判断有效的再同步化治疗的标准如下：① 相对两个心室壁QRS起始部至心肌收缩峰值速度的时间差大于65ms；②治疗后每搏量的增加≥15%。以此标准预测患者对双室起搏治疗的反应敏感度达87%，特异度达100%。然而，他们对12例患者进行5个月±12个月的随访发现，所有12例患者左心室容积比在随访开始时均缩小（$P = 0.001$），包括被随访的7例无反应者。有5例左心室收缩末期容积缩小＞15%。因此，作者认为应用此法评价双室起搏的反应性可能有低估倾向。Sigurdsson通过对16例收缩功能受损患者（其中左束支传导阻滞7例、右束支传导阻滞4例、QRS间期正常者5例）的图像进行分析，认为心肌同步显像能检测出不同QRS间期患者的室壁运动不同步，提供有关室壁运动的大量信息（图27-2）。结果显示通过心肌同步显像所获取的数据在筛选心肌同步化治疗患者方面是有帮助的。

四、超声斑点跟踪显像技术

超声斑点跟踪显像技术是一种基于高帧频二维灰阶超声图像实时跟踪心肌内声学斑点的空间运动，通过运算重建心肌组织实时运动和形变，定性和定量显示心肌运动速度、应变、应变率、位移和背向散射积分，以及心脏的旋转角度、旋转率和旋转速度的非多普勒心脏超声新技术（图27-3）。

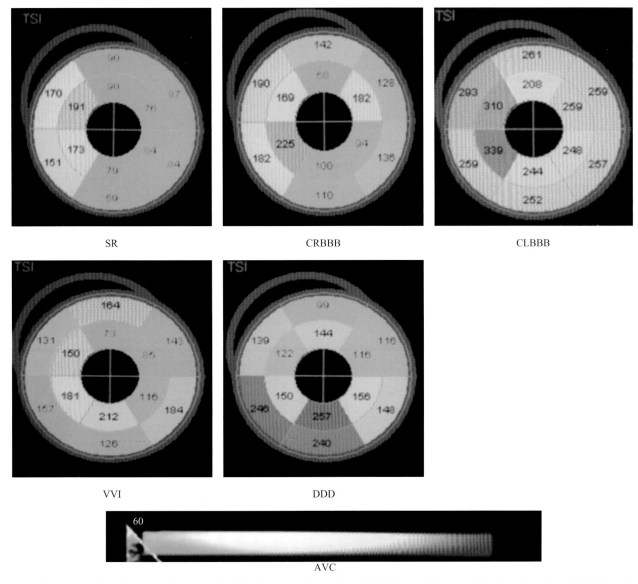

图27-2　窦性心律、完全性右束支传导阻滞、完全性左束支传导阻滞和VVI及DDD心脏起搏状态下，基于组织多普勒显像的组织运动同步化显像示意图

　　SR：窦性心律；CRBBB：完全性右束支传导阻滞；CLBBB：完全性左束支传导阻滞；VVI：右心室心尖起搏；DDD：房室顺序起博；AVC：全动脉瓣关闭

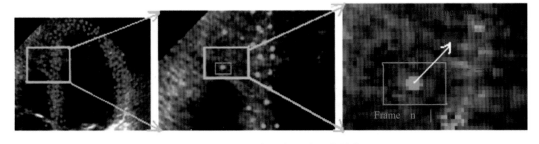

图27-3　二维灰阶超声斑点跟踪显像技术原理图

绿点和红点分别代表跟踪组织运动的声学标志的始末位置

　　其原理如下：基于二维灰阶超声图像，采用逐帧的心肌组织追踪来估测组织运动。实时观察超声波组织图像中包含的许多小的像素（这些像素的大小为20～40个像元），即稳定分布在心肌内的声学标志，而这些自然声学标志随同组织一起移动，但标志点的位置在相邻的帧频之间没有明显的改变，在连续的几个帧频超声图像，每个标志点可精确地被确定和追踪，而它们空间位置的改变和心肌组织运动是一致的。通过运算可以得到这些标志点的二维速度向量（图27-4）。相邻像素的相互间位移的相关改变反映了组织的收缩和舒张（二维应变和应变率）。超声斑点跟踪心肌应变显像是正在兴起的评价局域心肌运动的新方法，能够判断局部心肌的变形能力和评价整体左心室的舒缩功能（图27-5～图27-12）。其应变成像不以TDI为基础，而是基于二维灰阶超声图像，无角度依赖性且较少受周围组织运动的影响，对局部噪声的敏感度更小。

近期相关报道表明这种技术在定量评估整体和局部左心室的功能、后壁梗死的左心室收缩异常的敏感度和特异度、左心室旋转角度，以及组织位移等方面具有重要的价值。Marina等用二维应变显像技术评价了20例心肌缺血患者和10例健康志愿者；同时对另外10例患者，与TDI技术所测值进行比较。结果显示，80.3%的心肌缺血和97.8%的正常节段能被精确追踪。正常节段的速度、应变和应变率峰值均明显高于缺血节段，与TDI所测结果无明显差异。说明该技术在分析室壁运动的同时，可以精确地测量组织速度、应变和应变率，以及左心室的功能（图27-13～图27-23）。Ingul CB等用二维

组织追踪和TDI技术中的自动和或手动方法评价并比较了30例心肌缺血患者和30例正常人的收缩末应变率峰值（SR s）和收缩末应变（S es）。结果表明，自动加上部分手动的评价方法比单纯手动更快捷、更准确；但用组织追踪所测收缩末应变率峰值比TDI的偏低。以上研究发现足以证明该项技术可以用于心脏再同步化的评价。此外，新近基于类似组织斑点跟踪技术的速度向量成像（velocity vector imaging）技术亦可以用来评价心脏再同步化，可对起搏前后心肌的应变、应变率、节段容积、左心室整体和局部EF进行评价，但目前处于临床试验阶段。

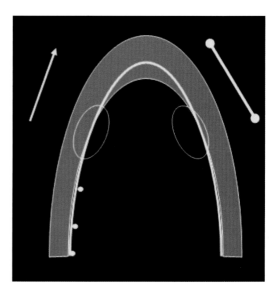

图27-6　沿心室投影的速度向量值为室壁切线速度

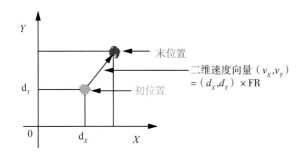

图27-4　二维灰阶超声斑点跟踪计算方法

v_X、v_Y分别表示X、Y轴方向的速度，d_X、d_Y表示位移，FR是帧频（frame）

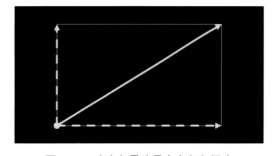

图27-5　速度向量均具有方向和幅度

实线箭头的长度是速度，同时箭头给出了组织运动的方向。该速度值投影到不同方向的值为速度向量

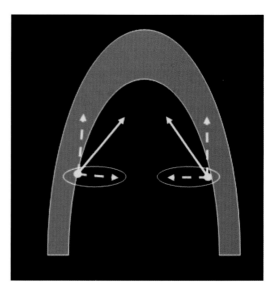

图27-7　沿心室长轴垂直线投影的速度向量值为室壁轴向速度

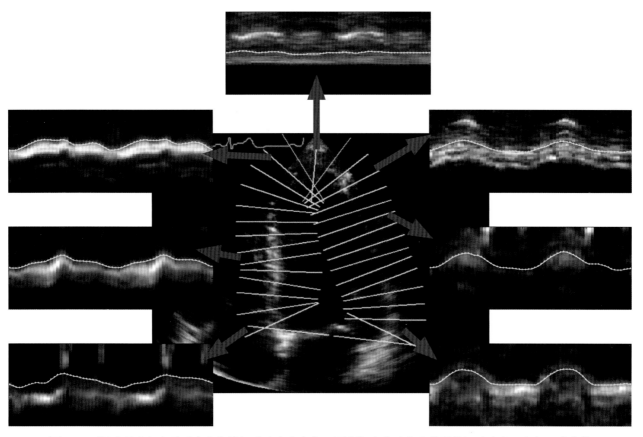

图27-8 通过跟踪心室壁垂直方向的运动速度和方向,可获取心室壁各个节段的运动速度、方向、速度值

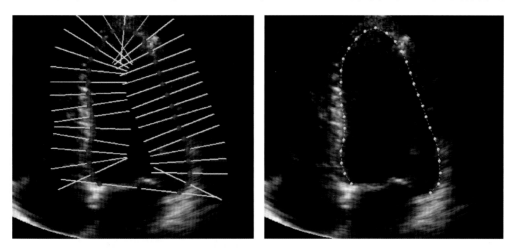

图27-9 通过方法对心室壁心肌的运动进行跟踪

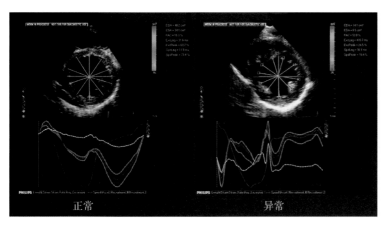

正常　　　　　　　　　异常

图27-10 基于超声斑点跟踪成像的左心室
短轴室壁二维灰阶位移角度显像
　　显示窦性心律和左心室收缩不同步状态下的左心
室壁位移角度-时间曲线

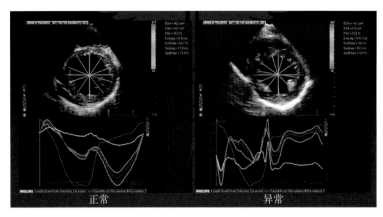

图27-11　基于超声斑点跟踪成像的左心室短轴室壁二维灰阶扭转角度显像
显示窦性心律和左心室收缩不同步状态下的左心室壁扭转角度−时间曲线

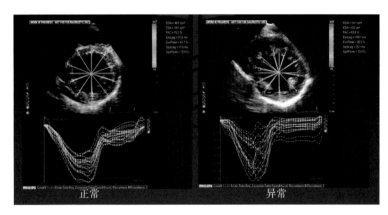

图27-12　基于超声斑点跟踪成像的左心室短轴室壁二维灰阶应变显像
显示窦性心律和左心室收缩不同步状态下的左心室壁轴向应变时间曲线

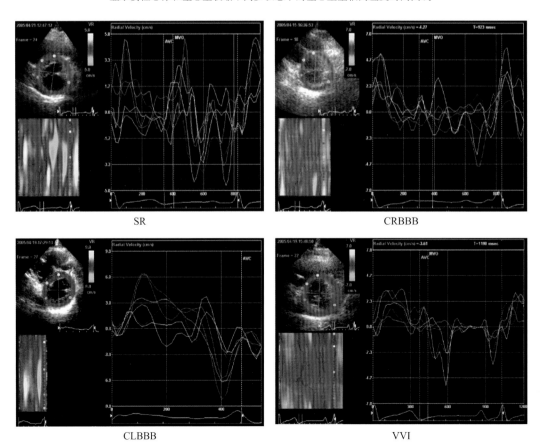

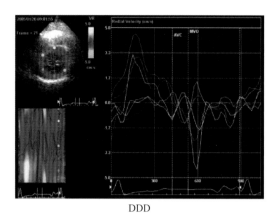

DDD

图27-13　基于超声斑点跟踪成像的左心室短轴室壁二维灰阶轴向速度显像
　　显示窦性心律、完全性右束支传导阻滞、完全性左束支传导阻滞时VVI及DDD心脏起搏状态下的左心室壁轴向速度M型和轴向速度-时间曲线

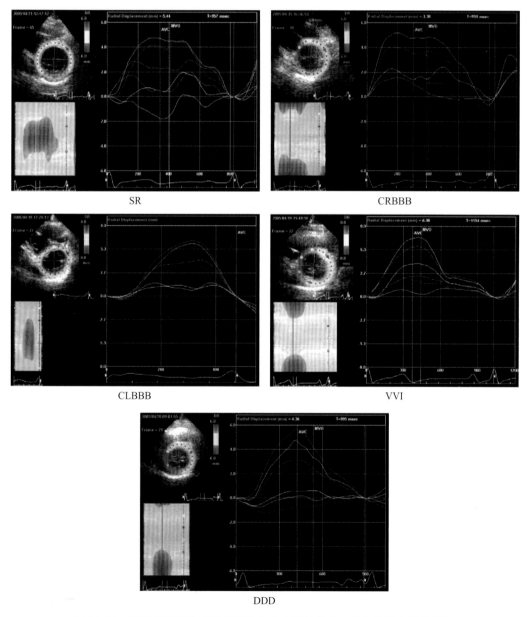

图27-14　基于超声斑点跟踪成像的左心室短轴室壁二维灰阶轴向位移显像
　　显示窦性心律、完全性右束支传导阻滞、完全性左束支传导阻滞时VVI及DDD心脏起搏状态下的左心室壁轴向位移M型和轴向位移-时间曲线

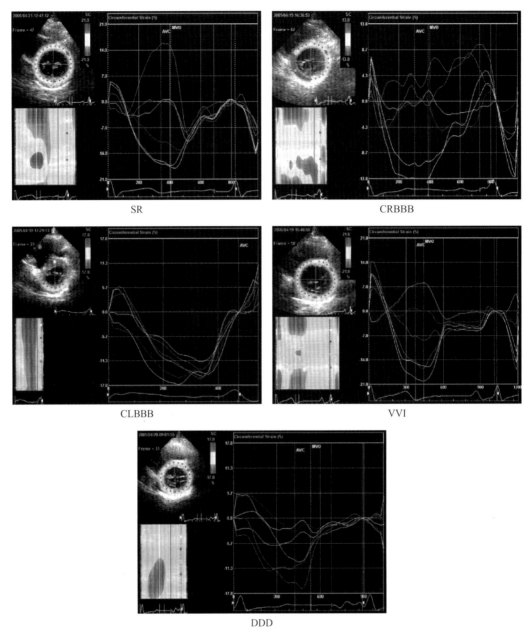

图27-15 基于超声斑点跟踪成像的左心室短轴室壁二维灰阶周向应变显像

显示窦性心律、完全性右束支传导阻滞、完全性左束支传导阻滞时VVI及DDD心脏起搏状态下的左心室壁周向应变M型和周向应变-时间曲线

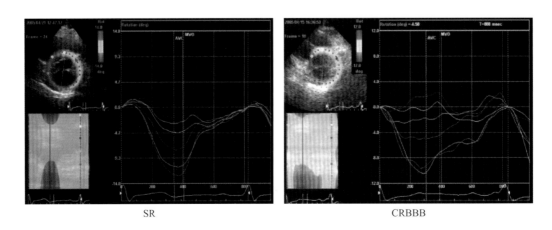

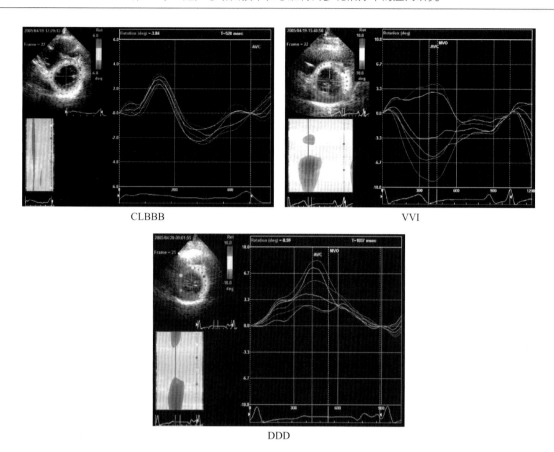

CLBBB　　　　　　　　　　VVI

DDD

图27-16　基于超声斑点跟踪成像的左心室短轴室壁二维灰阶旋转角度显像
　　显示窦性心律、完全性右束支传导阻滞、完全性左束支传导阻滞时VVI及DDD心脏起搏状态下的左心室壁旋转角度M型和旋转角度-时间曲线

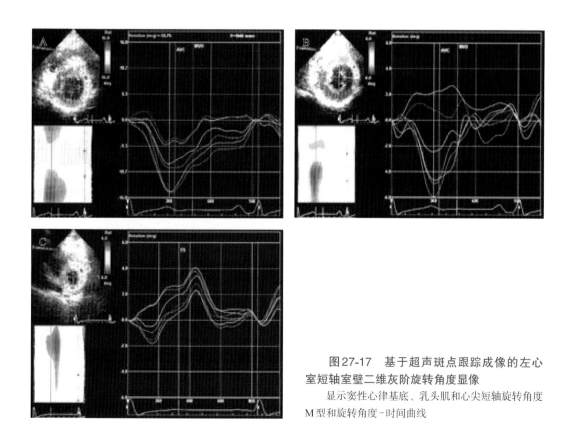

图27-17　基于超声斑点跟踪成像的左心室短轴室壁二维灰阶旋转角度显像
　　显示窦性心律基底、乳头肌和心尖短轴旋转角度M型和旋转角度-时间曲线

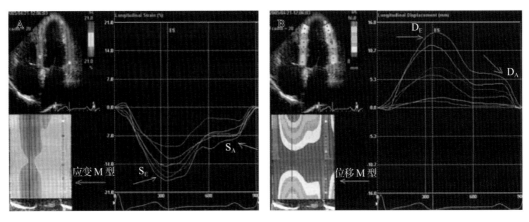

图 27-18　基于超声斑点跟踪成像的左心室长轴室壁二维灰阶应变显像（一）
显示窦性心律状态下的左心室壁长轴应变、位移 M 型和长轴应变、位移 - 时间曲线

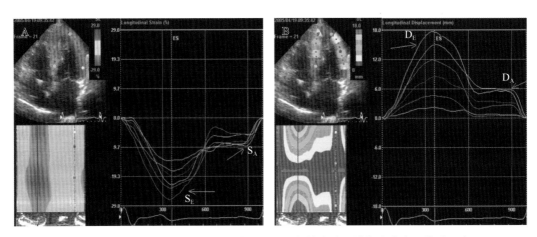

图 27-19　基于超声斑点跟踪成像的左心室长轴室壁二维灰阶应变显像（二）
显示右束支传导阻滞状态下的左心室壁长轴应变位移 M 型和长轴应变、位移 - 时间曲线

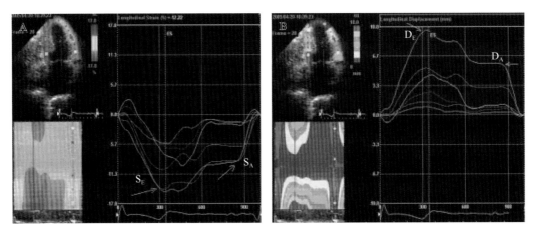

图 27-20　基于超声斑点跟踪成像的左心室长轴室壁二维灰阶应变显像（三）
显示心脏 DDD 起搏状态下的左心室壁长轴应变位移 M 型和长轴应变、位移 - 时间曲线

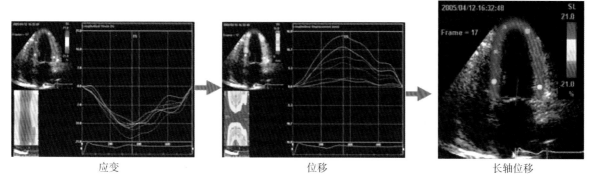

应变　　　　　　　　　　位移　　　　　　　　　　长轴位移

图27-21　基于超声斑点跟踪成像的左心室长轴室壁二维灰阶应变显像（四）
显示左心室壁长轴应变、位移和左心室长轴内径变化间的时空关系

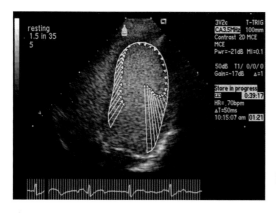

图27-22　基于超声斑点跟踪成像的左心室壁二维灰
阶超声造影速度向量显像
显示左心室壁各个节段的速度向量变化

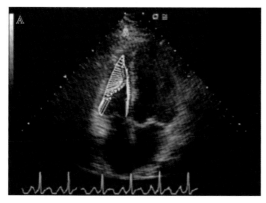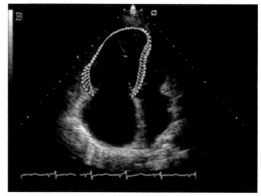

图27-23　基于超声斑点跟踪成像的心尖四腔左心室壁二维灰阶速度向量显像
A.显示正常左心室壁各个节段的速度向量变化；B.显示心肌病左心室壁各个节段的速度向量变化

五、三维超声技术

　　静态三维超声显像技术是在不同心动周期从各个方位上采集处于同一时相的二维图像，进而建立起能显示该时相的心脏立体结构图（图27-24）。动态三维超声心动图（dynamic three-dimension echocardiography，3DE）是在二维切面图像和静态三维超声成像基础上演进而来。检查时先用二维超声对心脏进行实时扫描，在每一方位获取完整心动周期的全部信息，而后用计算机处理，建立动态三维超声心动图。而实时三维超声则使用3D全容积模式，收集4个相邻的15°×60°的窄角"蛋糕块"立体图像，形成60°×60°的宽角"金字塔"样全容积成像三维数据库，然后用三维软件分析。一幅二维图像上，左心室的各节段不可能同时显示，故需要心尖四腔、心尖长轴和心尖二腔观等多个切面进行分析，因而各节段的参数比较是在非同一心动周

期的不同切面上，由此可能导致一定的计算误差。三维超声心动图可以克服二维超声的不足，在同一心动周期同时显示左心室各节段，并评价各节段容积的变化规律，以此探讨左心室收缩的机械同步性（图27-25～图27-30）。W Y，Kim等运用三维超声评估了双室起搏治疗对15例心力衰竭患者的血流动力学的影响。结果降低了左心室的舒张末容积和收缩末容积，分别平均为4.0（5.1）%（$P < 0.05$）和5.6（6.4）%（$P < 0.01$）；二尖瓣反流明显减少了11（12.1）%（$P < 0.003$），收缩前容积（FSV）增加了13.9（18.6）%（$P < 0.02$）。Peter等用三维超声和组织追踪技术评价了20例心室间延迟的患者，比较接受CRT的同时和之后的效果，结果后者明显提高左室收缩和舒张功能。尹立雪等运用动态三维组织多普勒与解剖灰阶的方法观察了起搏状

态下的心脏变化。结果如下：建立的可视化动态三维组织多普勒和灰阶解剖融合成像方式能准确显示窦性心律、DDD起搏和VVI起搏状态下心室壁心肌整体和局部心肌电机械兴奋所导致的较高速度起始点及其传播的时空变化过程（图27-31～图26-37）；动态三维组织多普勒和灰阶解剖融合显像图像可以任意角度旋转和切割，以显示心室壁不同层面的由心肌电机械兴奋导致的心肌运动速度变化及其分布；同时动态三维灰阶解剖成像清晰显示作为起搏位置参考点的起搏电极位置、形态和走行方向，该起搏电极位置与动态三维组织多普勒和灰阶解剖融合成像的速度起始点一致；窦性心律和心脏起搏装填下心室壁心肌电机械兴奋起始点及其传播类型的时空变化类型和过程完全不同。舒先红等研究了15例病例，A组为8例临床和超声均无异常发现者，

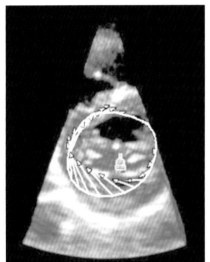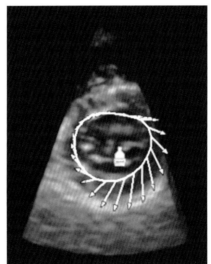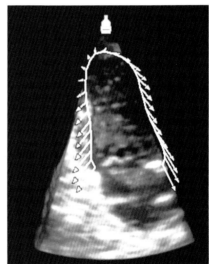

图27-24　基于超声斑点跟踪成像的左心室壁短轴三维灰阶速度向量显像
显示正常左心室壁各个节段的速度向量变化

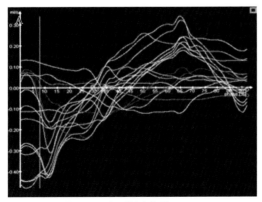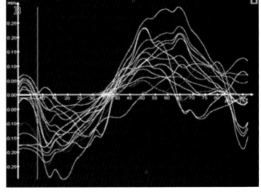

（EF=50%）不同步指数：2.3%　　　　　　（EF=24%）不同步指数：11.4%

图27-25　基于三维心脏成像技术的同步化治疗前后的左心室节段容积时间曲线、节段容积离散度变化情况
A.CRT治疗前节段容积离散度；B.CRT治疗后节段容积离散度

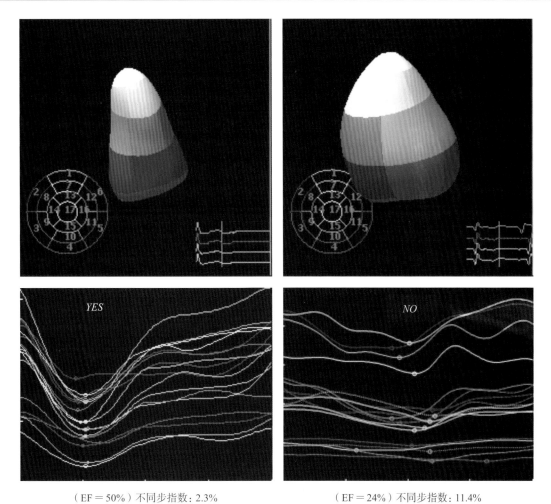

（EF＝50%）不同步指数：2.3%　　　　　　　（EF＝24%）不同步指数：11.4%

图27-26　同步化治疗前后的基于三维心脏成像技术的左心室节段容积时间曲线、节段容积离散度变化情况

A（Yes）.CRT治疗有效时的节段容积离散度；B（NO）.CRT治疗无效时的节段容积离散度

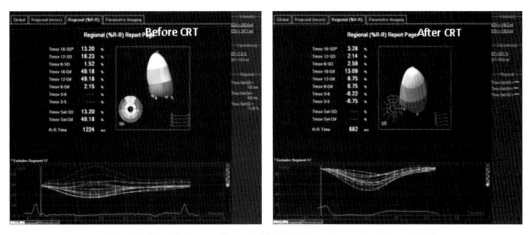

图27-27　同步化治疗前后的基于三维心脏成像技术的左心室节段容积-时间曲线

显示CRT治疗后左心室节段容积时间曲线同步性明显改善

引自Dr E. Saloux，Caen Fr

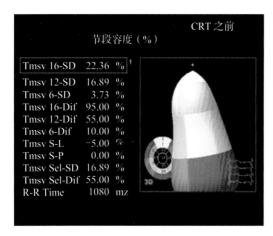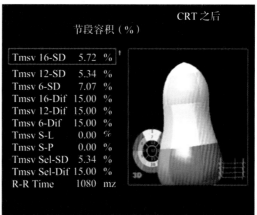

图 27-28　同步化治疗前后的基于三维心脏成像技术的左心室 16 节段容积−时间曲线的 CRT 治疗前后左心室总容积时间曲线

结果显示 CRT 治疗后左心室不同步参数明显改善

引自 Dr E. Saloux，Caen Fr

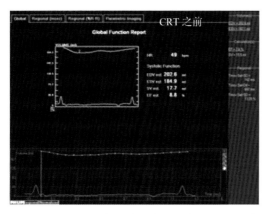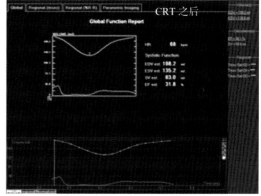

图 27-29　同步化治疗前后的基于三维心脏成像技术的左心室总容积−时间曲线的 CRT 治疗前后左心室总容积时间曲线及其衍生参数

显示 CRT 治疗后左心室总体射血分数增高

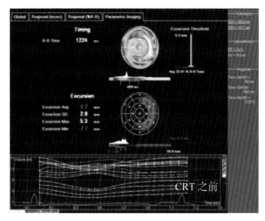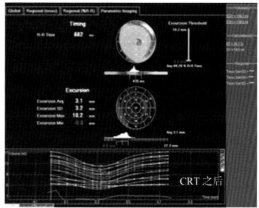

图 27-30　CRT 治疗前后左心室最小节段容积时间和位移牛眼靶图

可见 CRT 治疗后左心室节段容积−时间曲线、左心室最小节段容积时间和位移趋于同步和协调。分析位移值有助于判断心室壁心肌收缩的有效性

室间隔侧收缩早期心肌运动较高速度起始点

基底

心尖

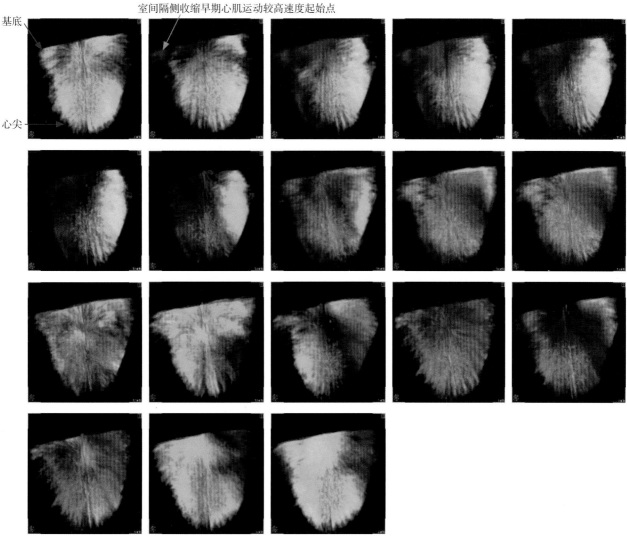

图27-31 窦性心律左心室动态三维组织多普勒速度显像（一）
清晰显示左心室壁心内膜下心肌机械兴奋导致的较高速度起始及其传播过程（红色区域）

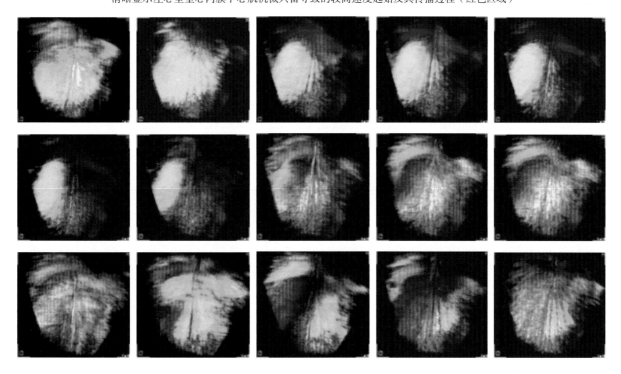

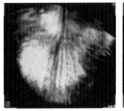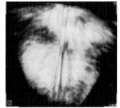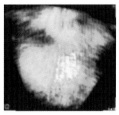

图27-32 窦性心律左心室动态三维组织多普勒速度显像（二）

清晰显示左心室壁心外膜下心肌机械兴奋导致的较高速度起始及其传播过程（红色区域）

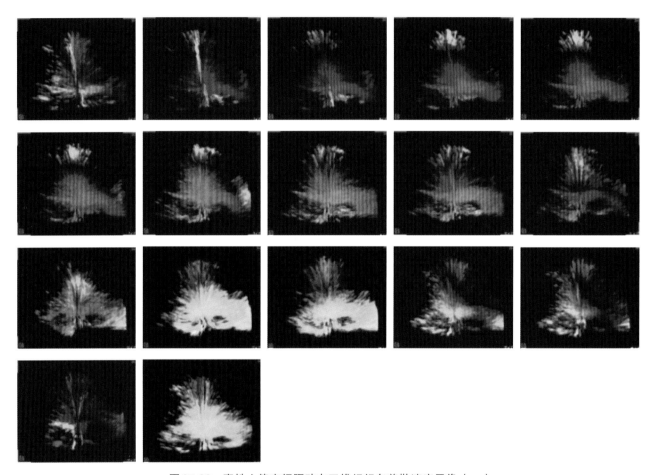

图27-33 窦性心律室间隔动态三维组织多普勒速度显像（一）

清晰显示室间隔右心室面心内膜下心肌机械兴奋导致的较高速度起始及其传播过程（红色区域）

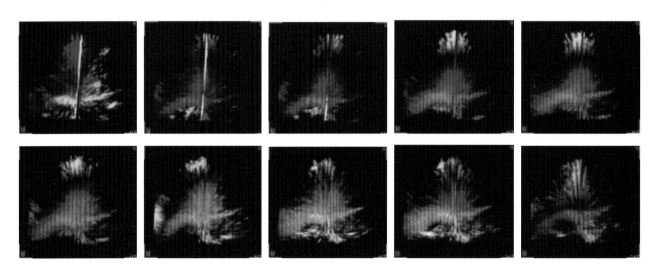

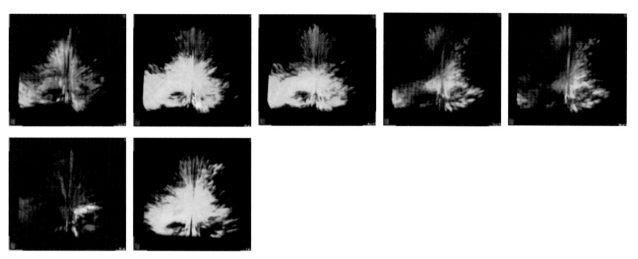

图27-34 窦性心律室间隔动态三维组织多普勒速度显像（二）
清晰显示室间隔左心室面心内膜下心肌机械兴奋导致的较高速度起始及其传播过程（红色区域）

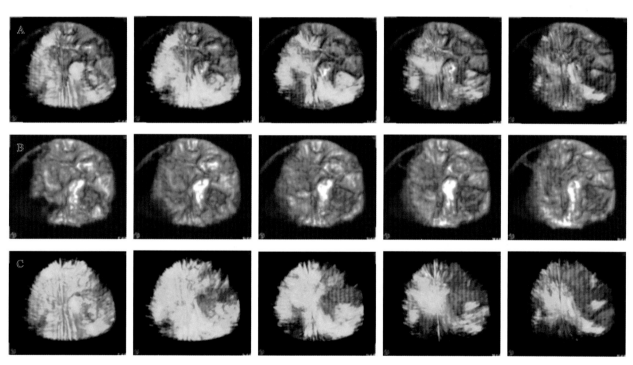

图27-35 心脏动态三维灰阶（B列）和组织多普勒速度（C列）及其融合（A列）显像
在心脏解剖结构基础上清晰显示壁内心肌的速度变化过程

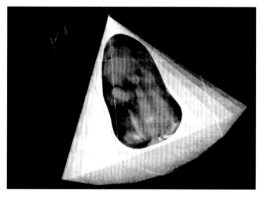

图27-36 左心室壁内心肌电机械激动心肌收缩速度
空间分布位置和形态动态三维重建图

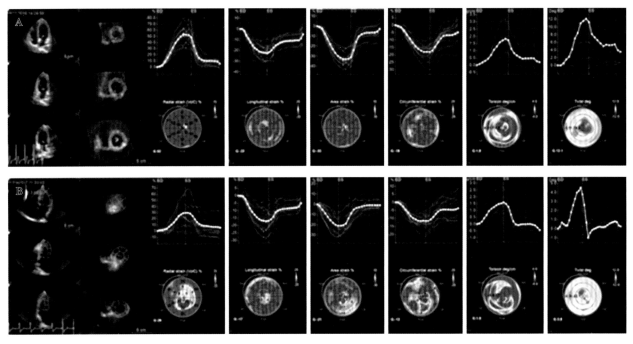

图 27-37　三维超声斑点追踪技术对右心双腔间隔起搏患者左心室功能的评估

A.分别为健康对照组左心室整体径向应变、长轴应变、面积应变、周向应变、扭转和拧转参数，心肌各节段应变达峰时间一致；B.起搏器组左心室整体径向应变、长轴应变、面积应变、周向应变、扭转和拧转峰值均较对照组减低，且心肌各节段应变达峰时间不一致，较为紊乱

B 组为7例超声发现有室壁运动异常者。对所有研究对象进行三维经胸超声心动图检查，得到左心室整体容积曲线、17节段容积曲线、舒张末容积（EDV）、收缩末容积（ESV）和左心室射血分数（LVEF）、17节段的平均最大容积（V_{max}）及其标准差（V_{max}-SD）、平均最小容积（V_{min}）及其标准差（V_{min}-SD），最小容积点距离心电图Q波起始点的平均时间（T）及其标准差（T-SD），17个节段中的最小容积点距离心电图Q波起始点的最大时间差（T_{max}）。结果显示，A、B两组的年龄、心率和EDV差异均无显著性意义（$P>0.05$），B组的ESV显著大于A组（$P<0.05$），B组的LVEF显著小于A组（$P<0.05$）。A组和B组的V_{max}、V_{min}和T差异均无显著性意义（均$P>0.05$），而V_{max}-SD、V_{min}-SD、T-SD和T_{max}差异均有显著性意义（$P<0.05$），尤其以T-SD和T_{max}更为显著（P分别为0.003和0.004）。说明实时三维超声心动图能够评价左心室心肌收缩同步性，T-SD和T_{max}可作为评价左心室心肌收缩同步性的有效指标。三维斑点追踪成像技术（3-dimensional speckle tracking

imaging，3D-STI）是在实时三维超声心动图及斑点追踪技术基础上发展起来的一项新技术。斑点追踪技术是通过识别心肌回声斑点来追踪心肌的运动轨迹，自动逐帧追踪感兴趣区内心肌组织像素的位置和运动，并与第一帧图像中的位置相比较，计算整个感兴趣区内的心肌的形变，从而从机械力学角度来评价心肌的收缩及舒张运动。心肌的运动是在三维空间的运动，局限于二维平面的回声斑点跟踪，不能完全跟踪斑点运动的空间位置。3D-STI技术通过采集心脏实时三维图像，从三维空间上追踪回声斑点的运动，因此较2D-STI能更准确评价心脏的运动。3D-STI是一项无创性定量评价局部心肌运动及功能的新技术。基于实时三维全容积超声心动图的3D-STI可以同步显示左心室壁不同节段在三维方向的运动和形变，克服了2D-STI"跨平面逸出"的局限性，大量的研究证实其是评价左心室壁机械运动同步性及左心室功能的有力工具。目前，更加拓展了研究领域，包括双房及右心室的功能和同步性等。

第四节　超声心动图技术在评价CRT的未来发展方向

超声可以观察导致心律失常和心力衰竭的基础疾病。例如，高血压心脏病压力超负荷时，胶原纤维平行增加、心肌细胞变厚，形成向心性肥厚；容量超负荷时，肌原纤维成长列增加、心肌细胞变长，导致心室扩张；心肌细胞外基质胶原纤维的过度沉积或不适当的降解，如梗死心脏的非梗死区、高血压心脏病的肥厚左心室和非肥厚右心室均有的间质纤维化；胶原纤维降解增加，如梗死区的延伸和扩张型心肌病；以及心肌缺血时节段室壁运动异常等。亦可以结合心肌超声造影、药物负荷试验、TDI等技术，通过从心肌的血流灌注、心脏收缩功能等方面标测不典型心肌缺血部位，以及辨认并区别存活心肌、坏死心肌和是否纤维化，对指导临床选择治疗方法、评价疗效及预后会有很大的帮助。随着计算机和微创技术的飞速发展，超声已不再局限于诊断疾病为临床提供更多的有价值信息，而是向在超声引导下的治疗方向发展。例如，心内超声引导下靶点起搏和精确消融使起搏和消融更为准确有效地符合正常心脏生理状态。实时动态三维超声技术，它不仅可以清楚地观察起搏器电极导线的路径、起搏器在心腔内的位置及周边相邻组织的立体空间结构，还可以引导心内膜穿刺、对心律失常室壁的精确消融、复杂先心病的诊断，引导和定位较X线更为安全、准确。研究提示，3-DE有助于引导心脏起搏电极的置放，在这方面的应用值得深入探讨。在可预见的将来，实时动态三维超声还有望应用在准确释放基因再建心肌和血管组织等治疗中。此外，超声可以对CRT术前、术后进行精确的血流动力学评估，如心功能测定等；能进行心肌力学的评价，如节段应力和应变率的改变等；并能够对心脏整体的电-机械兴奋传导进行标测，评价CRT疗效和预后情况。总之，我们有理由相信，超声在心力衰竭和心律失常的临床诊断和治疗中将会扮演越来越重要的角色。

第五节　超声心动图技术评价心肌同步化运动的局限性

1. 取样角度的影响　几乎是所有超声心动图技术面临的问题，衍生于组织多普勒的应变和应变率成像技术亦不例外，而基于二维灰阶图像的组织斑点追踪心肌应变成像技术克服了这一缺点，在临床和基础研究中得到广泛认可。但二维平面的追踪并不能完全反映心脏在实际三维空间上的变化，而且在追踪过程中追踪位点存在空间"逃逸"现象。

2. 帧频　目前，应用二维超声图像帧频多为50～70帧/秒，而＞90帧/秒则更符合临床需要。

3. 增益的影响　心功能下降，血流缓慢时，低速血流信号也可能被信号处理系统编码为心肌。调节系统增益到最低时，组织多普勒成像能清楚显示心内、外膜边缘，以及心内膜与心肌的边界，但心肌却得不到相应的彩色编码；当系统增益过大时，整个心脏均被彩色所充填。因此必须将增益调至最佳状态，并在整个研究过程中保持不变。

4. 组织多普勒成像受呼吸时胸廓的运动及心脏本身运动的影响　二维灰阶组织斑点应变成像较少受周围心肌的影响，对噪声的敏感度更小，在一定程度上优于TDI。

5. 实时动态三维超声临床应用在一定程度上受超声透声条件的影响　3D-STI能更好地反映心脏在三维空间上的运动，但由于现阶段技术发展的限制，3D-STI仍有不足之处。主要表现在以下几个方面：①该技术是在拼接的全容积图像上进行追踪，当有心律失常时，会出现拼接错位而影响分析结果，新近出现的单心动周期全容积成像技术可克服上述缺点；②现阶段三维斑点追踪帧频相对较小，而在数据分析时帧频越高，图像质量越好，数据准确性越高；③不管是二维还是三维斑点追踪，都需要手动追踪或调整心内膜边界，因此具有一定的主观性，且对操作者的经验有一定依赖性；④目前应用于临床的大部分超声诊断仪三维全容积最大取样角度是60°，当左心室显著增大时，无法采集完整的左心室，从而限制了该技术在左心室增大的患者中的应用。

（孟庆国　尹立雪）

参 考 文 献

舒先红，潘翠珍，施月芳，等，2005. 实时三维超声心动图评价左心室心肌收缩同步性的初步临床研究. 中华超声影像学杂志，14：645-648.

王新房，1999. 超声心动图学. 3版. 北京：人民卫生出版社，160.

尹立雪，蔡力，李春梅，等，2004. 心内组织多普勒超声显像标测心脏传导系统心肌兴奋-心肌电和机械兴奋多参数显像. 中华超声影像学杂志.

尹立雪，蔡力，李春梅，等，2003. 心脏内超声引导下希氏束起搏和房室结消融. 中华超声影像学杂志，12：492-495.

尹立雪，陆兆龄，李春梅，等，2004. 心脏起搏动态三维心室超声组织多普勒速度与灰阶解剖融合成像的初步研究. 中华医学超声杂志（电子版）：194-198.

余洋，尹立雪，李春梅，等，2004. 动态三维超声灰阶成像在犬心脏起搏电极置放中的初步应用. 中华医学超声杂志，2：331-333.

张涓，吴雅峰，杨新春，等，2005. 定量组织速度成像评价QRS波的扩张型心肌病患者心室内同步性研究. 中华超声影像学杂志，14：261-263.

Bax JJ, Ansalone G, Breit hardt OA, et al, 2004. Echocardiographic evaluation of cardiac resynchronization therapy: ready for routine clinical use? A critical appraisal. J Am Coll Cardiol, 44: 129.

Bleeker GB, Schalij MJ, Molhoek SG, et al, 2004. Relationship between QRS duration and left ventricular dyssynchrony in patients with end-stageheart failure. J Cardiovas Electrophysiol, 15: 544-49.

Cheuk-Man Yu MD Fracp, Elaine Chau, Mrcp Fhkam, John E Sanderson MD, et al, 2002. Tissue Doppler Echocardiographic evidence of reverse remodeling and improved synchronicity by simultaneously playing regional contraction after biventricular pacing therapy in heart failure. Circulation, 105: 438-445.

Cheuk-Man Yu, Hua Yang, Chu-Pak Lau, et al, 2003. Regional left ventricle mechanical asynchrony in patients with heart disease and normal QRS duration: implication for biventricular pacing therapy. PACE, 26 [Pt, I]: 562-570.

Ghioa S, Constantina C, Klersyb C, et al, 2004. Interventricular and intraventricular dyssynchrony are common in heart failure patients, regardless of QRS duration. Eur Heart J, 25: 571-578.

Gill EA, 2003. Live three-dimensional echo-a major incremental step in the development of cardiac ultrasound. J Cardiovasc Manag, 14: 13-17.

Jing Ping Sun MD, Pfacc Edward Chinchoy, PhD Erwan Donal MD, et al, 2004. Evaluation of ventricular synchrony using novel Doppler echocardiographic indices in patients with heart failure receiving cardiac resynchronization therapy. J AM Echocardiogr, 17: 845.

Li CH, Carreras F, Leta R, et al, 2010. Mechanical left ventricular dyssynchrony detection by endocardium displacement analysis with 3Dspeckle tracking technology. Int J Cardiovasc Imaging, 26（8）: 867-870.

Tanaka H, Hara H, Adelstein EC, et al, 2010. Comparative mechanical activation mapping of RV pacing to LBBB by 2D and 3D speckle track-ing and association with response to resynchronization therapy. JACC Cardiovasc Imaging, 3（5）: 461-471.

Tanaka H, Hara H, Saba S, et al, 2010. Usefulness of three-dimensional speckle tracking strain to quantify dyssynchrony and the site of latest mechanical activation. Am J Cardiol, 105（2）: 235-242.

Thebault C, Donal E, Bernard A, et al, 2011. Real-time three-dimensional speckle tracking echocardiograph: a novel technique to quantify global left ventricular mechanical dyssynchrony. Eur J Echocar-diog, 12（1）: 26-32.

W Y Kim, P Soggaard, P T Mortenson et al, 2001. Three dimensional echocardiography documents hemodynamic improvement by biventricular pacing in patients with severe heart failure. Heart, 85: 514-520.

Xiao HB, Brecker SJ, Gibson DG, 1993. differing effects of right ventricular pacing and left bundle branch block on left ventricular function. Br Heart J, 69: 166.

Yu CM, Fung W, Lin H, et al, 2002. predictors of left ventricular reverse remodeling after cardiac resynchronization therapy for heart failure secondary to idiopathic or ischemic cardiomyopathy. AM J Cardiol, 91: 684-688.

Yu CM, Fung WH, Zhang Q, et al, 2004. Tissue Doppler imaging is superior to strain rate imaging and post systolic shortening in the prediction of reverse remodeling in both ischemic and nonischemic heart failure after cardiac resynchronization therapy. Circulation, 110: 66-73.

第28章 超声心动图引导高度选择性和生理性心脏起搏

第一节 概 述

自20世纪50年代末以来，心脏起搏治疗技术已经广泛应用于临床心脏疾病的治疗，部分解决了心脏电机械兴奋异常问题，挽救了大量心脏病患者的生命。起搏频率响应、房室顺序起搏等基本心脏起搏技术已经得到临床认同和广泛应用。

20世纪90年代以后，随着心脏基础解剖和病理生理学研究的不断深入及医学影像技术的不断进步，人们对心脏起搏矫正心脏电机械兴奋的机制有了更深入的认识。与此同时，尽管采用了DDDR或多腔起搏等心脏电生理技术，人们在临床实践中仍然发现存在着大量的与起搏器植入或起搏状态相关的不同程度的并发症。

这些并发症产生的原因，究其病理机制可分为两大类：一是由于心脏起搏未能充分利用心脏正常的传导系统，起搏所诱导的心脏电机械兴奋顺序与正常生理性心脏激动顺序不符，导致心腔内血流动力学异常改变，心脏整体或局部血流动力学和功能未能得到根本矫正；二是对心脏基础疾病导致的心肌电机械兴奋异常认识不充分，导致起搏诱导的心脏激动程度不足、激动顺序不合理或强制起搏加速正常或病变的心肌损伤等。

随着心脏起搏技术的不断发展，心脏起搏的临床应用范围也正在逐步扩大，由之前的单纯缓慢性心律失常治疗向心力衰竭治疗等方向拓展。众所周知，在心脏疾病中广泛存在着心脏传导系统各种不同类型的电传导阻滞问题。以左束支传导阻滞为例，在左心室收缩功能中至重度减低的病例中，左束支传导阻滞的检出率为38%；在左心室收缩功能轻度受损的病例中左束支传导阻滞的检出率为24%。心脏电传导阻滞的存在将恶化心脏疾病已有的功能障碍，导致心脏房室间、房间、室间和房室内的电传导异常和心脏整体及局部的心肌机械收缩同步性、方向性和顺序性异常，最终造成心脏收缩功能减低、舒张功能下降、收缩后收缩和二尖瓣反流等严重后果。上述由心脏传导系统功能障碍导致的心脏血流动力学障碍，将直接造成心脏每搏量的减低和心排血量的下降。

体表心电图QRS波宽度，曾经被认为是反映心室电同步性和顺序性的可靠指标。有研究表明，当心电图QRS波宽度大于200ms时如同时合并心力衰竭，其死亡率是心电图QRS波宽度小于90ms心力衰竭人群的5倍。长期随访（45个月）研究表明，心电图QRS波宽度大于120ms和小于120ms心力衰竭人群的死亡率有明显差异，前者（49%）远远高于后者（34%）。

以此为基础，AHA和ESC先后制定了心脏再同步化起搏治疗（cardiac resynchronization therapy, CRT）的临床适应证，以期实现矫正心脏疾病导致的心脏电兴奋传导异常并进一步矫正由电兴奋异常导致的心脏机械功能异常。此即心脏起搏治疗的另一重要发展方向。但是在临床实践中仍然发现上述心脏起搏相关问题的根本解决，有赖于对心脏基础疾病的全面评价；有赖于心脏传导系统和心肌激动顺序的精确时空定位；有赖于建立精确的介入治疗导航系统；有赖于精准的心脏高度选择性靶点起搏（图28-1～图28-5）；有赖于全面的心脏功能和血流动力学评价。

心脏超声显像技术在近20年来获得了飞速的发展，已经能够提供动态或实时的二维或三维心脏解剖结构、血流和心肌血流灌注、心肌运动速度、

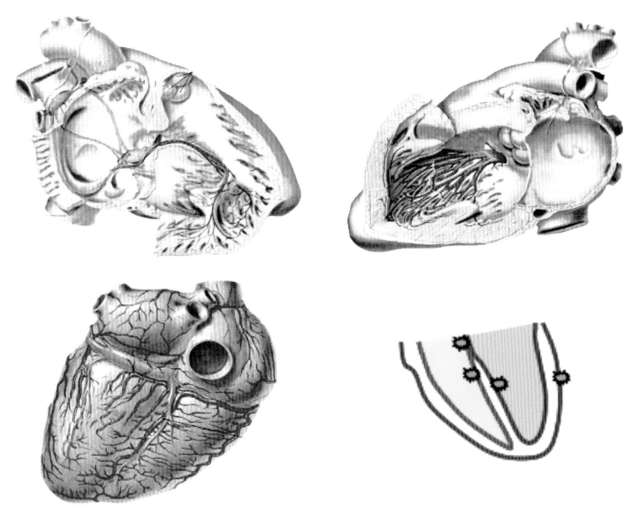

图 28-1　心脏解剖示意高度选择性心脏起搏的可能位点及其与传导系统间的空间位置关系

引自 Netter 人体解剖学图谱

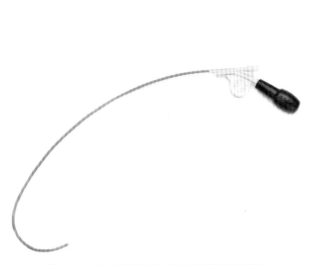

图 28-2　高度选择性起搏电极释放引导鞘管

引自 Medtronic Inc.

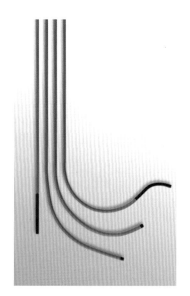

图 28-3　针对不同起搏位点的预塑形高度选择性起搏电极释放引导鞘管

引自 Medtronic Inc.

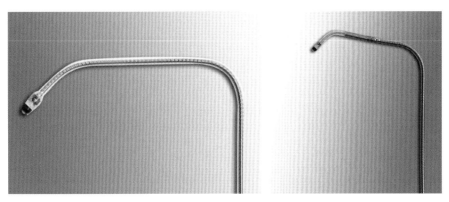

图28-4　适用于高度选择性心脏起搏的主动螺旋电极

引自 Medtronic Inc.

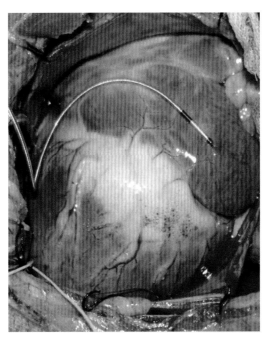

图28-5　开胸动物模型

显示右心耳、左心室侧壁等各种不同类型心脏选择性起搏电极置放位置

加速度和应变等大量结构和功能信息。超声显像技术与其他医学影像技术的结合，已经能够为上述问题的解决提供有效的技术手段。

在现代超声显像技术的精确引导下选择恰当的单点或多点心脏起搏位点，诱导产生基于心脏基础心肌病变解剖和功能重构的最有利于产生优化和持久的心脏功能和血流动力学状态的心脏激动顺序，是解决目前临床常规心脏起搏并发症的必由之路。超声引导高度选择性心脏起搏必将有助于上述治疗目的的实现。

在基础疾病诊断的基础上，高度选择性心脏起搏所诱导的生理性心脏电机械兴奋过程应当较好地满足以下条件。

（1）高度选择性人工电刺激所诱导产生的心肌机械兴奋应当使心房或心室壁内心肌在较短的时间内达成一致性的收缩，亦即具有同步性。单一心腔壁内或心房间及心室间不同部位心肌收缩的起始和峰值时间相差悬殊，将会导致心脏收缩和舒张功能的明显障碍。

（2）高度选择性人工电刺激所诱导产生的心肌机械兴奋不仅应当使心房或心室壁内心肌在较短的时间内达成一致性的收缩，还应当具备合理的顺序性。单纯的心脏各部位心肌在较短时间内达成一致性的收缩并不能最大限度地改善心脏功能状况，有时甚至会恶化心脏功能和血流动力学状态。心脏不同部位心肌合理的顺序收缩和舒张，才能在对应心腔内产生合理的心腔内压力梯度分布，有利于血液的顺序流入和流出。如果人工电刺激所诱导产生的心肌机械兴奋仅具有同步性而没有合理的依据基础病变确定的顺序性，尽管心腔不同部位心肌在较短时间内达成一致性收缩或舒张，仍将导致由心肌收缩和舒张导致的心腔内压力梯度分布的不合理状态，严重时将会产生心腔内分流。例如，当左心室流出道部位壁内心肌在较短的时间内先行收缩而左心室心尖心肌在较短时间内随后收缩的情况下，左心室流出道将会率先产生一个较高的压力场，随后心尖部心肌收缩导致该部位压力增高，驱动血液流出，流出的血液将会遇到左心室流出道预先增高的压力场的阻碍，导致血流不畅、每搏量减低。合理的心肌收缩顺序应当在心腔内诱导产生一个从心尖到流出道的由高至低的合理压力梯度分布，有利于血液的顺利流出。

（3）高度选择性人工电刺激所诱导产生的心肌机械兴奋不仅应当具有同步性和合理的顺序性，还应当具备正确的方向性。心脏房室各壁壁内心肌收缩时一致性地朝向中心点的收缩和舒张运动，才能达成有效的心肌运动做功。在病理状态下，心脏房室某些部位壁内心肌收缩运动的不一致（如矛盾运动的存在）将会抵消其他相对正常部位心肌收缩和舒张的做功，严重时同样会导致心腔内分流的发生。

（4）高度选择性人工电刺激所诱导产生的心肌机械兴奋不仅应当具有同步性、合理的顺序性和正确的方向性，还应当具备心肌收缩和舒张的有效性，亦即心肌收缩和舒张运动的有效程度。几乎所有的心脏疾病均具有不同程度的传导和（或）心肌细胞结构及功能的损伤。在病理状态下，正常或合理的心肌机械兴奋同步性、顺序性和方向性如果没有有效的心肌收缩和舒张功能作为基础，同样不能正常地实现心脏功能。

高度选择性心脏起搏的最终治疗目的是最大限度地恢复由各种不同类型心脏疾病所导致的异常心脏电机械兴奋顺序，以及最大限度地恢复心脏的正常功能和血流动力学状态。选点起搏的目的就是要依据每一个患者的不同基础疾病所导致的不同心脏电机械异常改变，选取具有针对性的起搏位点，对已经存在的心脏电机械兴奋异常予以纠正。毫无疑问，心腔内超声心动图能够在以上几个方面提供较为精确可靠的在体实时动态解剖结构及功能信息和评价方法，准确引导起搏电极到达预定起搏位点并依据起搏的电机械和血流动力学效应进行适当的起搏位点和起搏参数调节，从而有助于达成高度选择性心脏起搏的最终治疗目的。

目前，超声显像技术和起搏技术条件所能够允许的高度选择性心脏起搏包含了以下内容和治疗目的。

第二节　心房单点或多点高度选择性起搏

（一）起搏目的

减低房内和房间传导阻滞，改进房室传导，改善心房收缩和心室舒张功能（图28-6～图28-10）。

（二）起搏位点的选择

1.经冠状静脉窦左心房起搏。

2.经房间隔左心房起搏。

3.右房两点起搏。

4.双房起搏。

（三）起搏电极的导航和置放

采用经食管超声和心腔内超声技术，术前详尽评价心间隔、房壁和关联腔静脉及肺静脉解剖结构、腔内血流及血流动力学参数，确定起搏电极置放位置（图28-11）。术中实时二维超声导航起搏引导鞘管和电极至预定起搏位点。

（四）起搏效应评价

起搏状态下进行心房波形态和时间间期与常规经胸二维多普勒超声心房收缩功能、心室舒张功能、二尖瓣关闭时相关联评价。

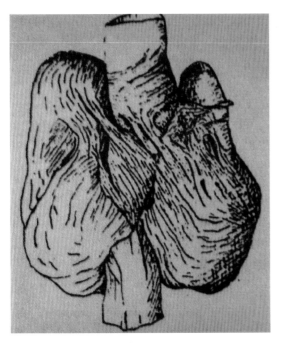

图28-6　心脏后面观，Bachmann束解剖图示，显示心房间电兴奋信号传导路径

引自 Berndt Lüderitiz. History of the disorders of cardiac rhythm. New York：Futura Publishing Company，1995

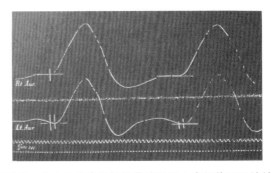

图28-7　左右心房电位标测曲线显示心房间传导系统被切断后左右心房电兴奋不同步，左心房电兴奋时间明显滞后

引自 Berndt Lüderitiz. History of the disorders of cardiac rhythm. New York：Futura Publishing Company，1995

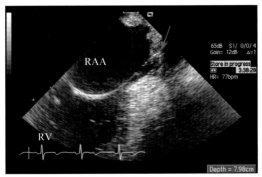
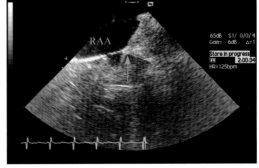

图28-8　心腔内超声二维灰阶显像（一）

显示高度选择性心脏起搏引导鞘管（红色箭头）和螺旋起搏电极结构（绿色箭头）及其置入右心耳壁内的过程监控。螺旋起搏电极结构（绿色箭头）置入右心耳壁内后回拉电极以确认电极已固定于右心耳壁的过程监控

RAA：右心耳；RV：右心室

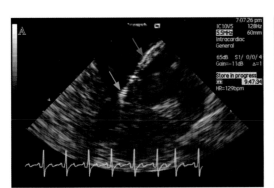
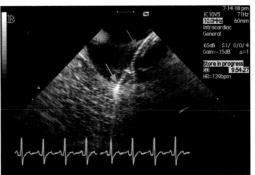

图28-9　心腔内超声二维灰阶显像（二）

显示高度选择性心脏起搏引导鞘管（红色箭头）和螺旋起搏电极结构（绿色箭头）及其置入心房壁的过程监控

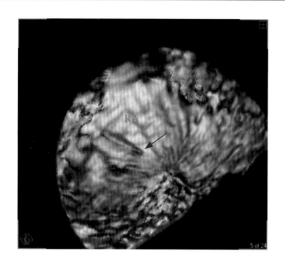

图 28-10　右心房三维重建超声图像
清晰显示心房螺旋起搏电极的结构和准确空间位置（箭头）
RA：右心房

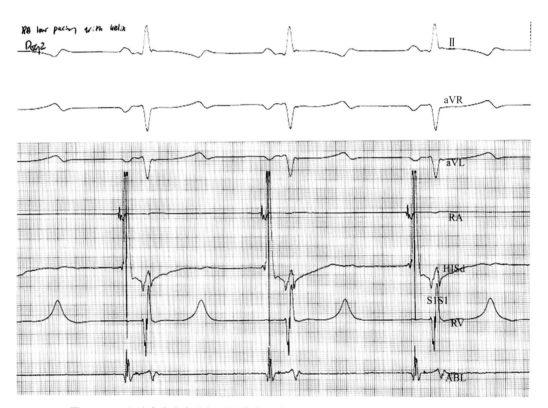

图 28-11　心腔内房室电位标测和体表心电图标测结果确定起搏位置位于右心房

第三节　心室单点或多点高度选择性起搏

（一）起搏目的

在心脏室壁内传导系统和心肌结构及功能正常的情况下，恢复正常左右心室心肌电机械兴奋顺序；在心脏室壁内传导系统和心肌结构及功能异常的情况下优化左右心室心肌电机械兴奋顺序。最终实现心脏功能和血流动力学最大限度的持久恢复。

（二）起搏位点的选择（图 28-12～图 28-14）

1. 右心室流出道起搏。

2. 右心室间隔左室侧壁起搏（经冠状静脉窦）。

3. 右心室间隔左室心尖起搏（经房间隔）。

4. 右心室心尖左室侧壁起搏（经冠状静脉窦）。

（三）起搏电极导航

采用动态三维超声和组织多普勒显像技术，术前精确观察和测量心室解剖结构，观测心室电机械激动顺序，预先设计心室起搏位点。术中实时三维超声引导起搏电极准确到位和监控电极释放。

（四）起搏效应评价

起搏状态下，采用动态三维超声和组织多普勒显像技术即时评价心脏激动顺序和功能状态及其血流动力学改变。依据评价结果调整心室起搏位点（图28-15～图28-24）。

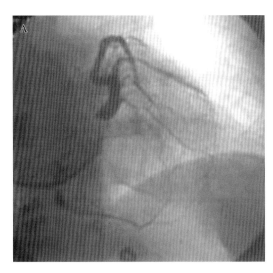
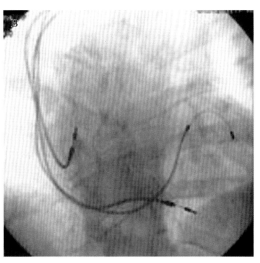

图28-12　冠状静脉窦X线造影

显示冠状静脉窦及其心脏静脉分布情况（A）。X线显示左心室起搏电极经冠状静脉窦放置于左心室侧壁（B）

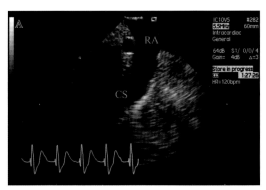
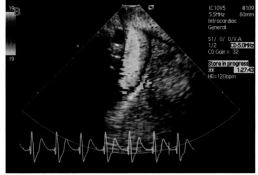

图28-13　心腔内超声由右心房腔内下部向右后方向扫描

显示冠状静脉窦解剖结构（A）及其内血流（B）

RA：右心房；CS：冠状静脉窦

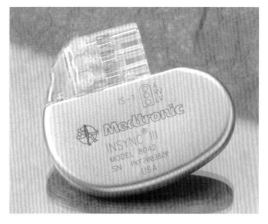
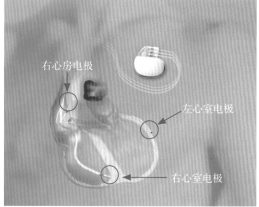

图 28-14　三腔心脏起搏器及其起搏电极的置放位点
引自 Medtronic Inc.

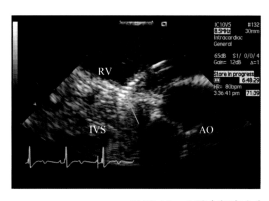
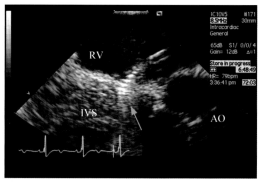

图 28-15　心腔内超声由右心房腔内向室间隔上份扫描
二维灰阶图像清晰显示主动式螺旋电极接触到室间隔上份心内膜面并准确置入室间隔上份右心室面
RV：右心室；IVS：室间隔；AO：主动脉

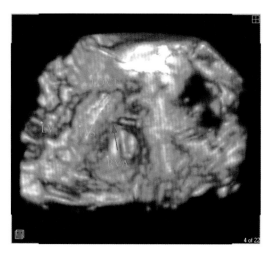

图 28-16　右心室和室间隔三维重建超声图像
清晰显示室间隔上份螺旋起搏电极的结构和准确空间位置
（箭头）
RVA：右心室心尖部；LV：左心室；IVS：室间隔；LOVT：
左心室流出道

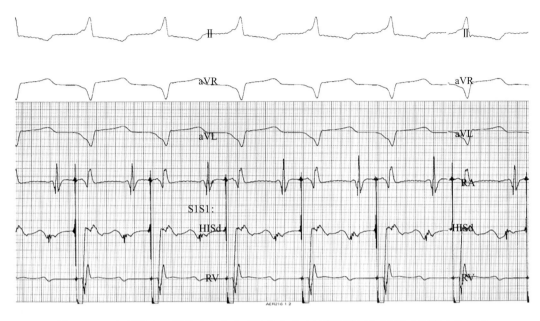

图28-17　室间隔上份起搏心内电生理和体表心电图标测证实已实现室间隔上份起搏

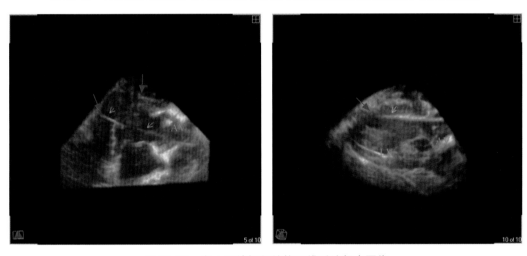

图28-18　左心系统解剖结构三维重建超声图像

清晰显示起搏电极经由主动脉逆行插管进入左心室心腔分别置放于室间隔上份左心室面和室间隔心尖部（箭头）

AV：主动脉瓣；LV：左心室

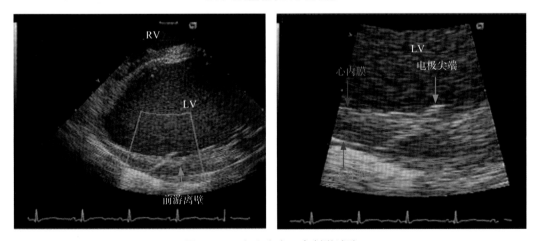

图28-19　左心室人工电刺激试验

心腔内超声由右心室向左心室扫描，清楚可见由左心室前游离壁心外膜插入的人工刺激电极与左心室前壁各层解剖结构之间的关系。该人工刺激电极由3个双电极构成，可以分别刺激左心室心内膜下心肌、中层心肌和心外膜下心肌

RV：右心室；LV：左心室

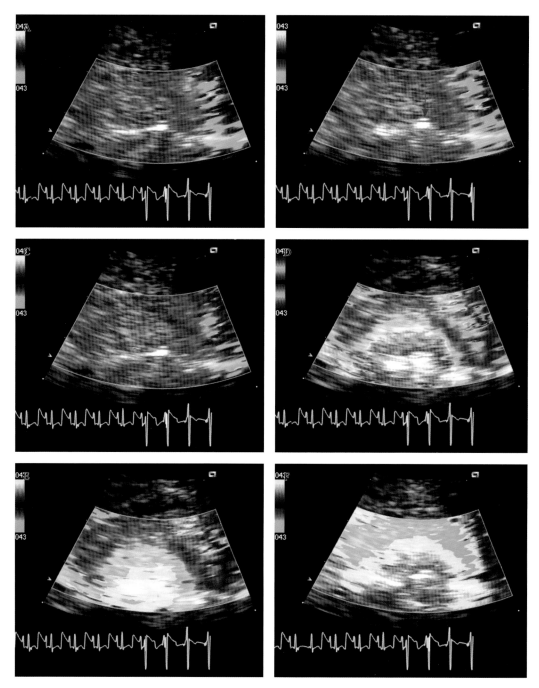

图28-20　左心室心外膜下心肌人工电刺激试验（一）

采用心腔内超声组织多普勒加速度图清楚显示心外膜下心肌人工刺激电极位起始的增高局限性加速度（红色箭头）及其传播过程

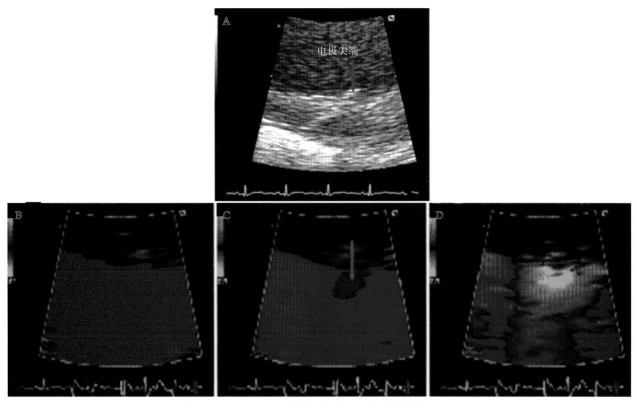

图 28-21　左心室心内膜下心肌人工电刺激试验（二）

采用心腔内超声组织多普勒加速度图清楚显示心外膜下心肌人工刺激电极位起始的增高局限性加速度（图C，红色箭头）及其传播过程

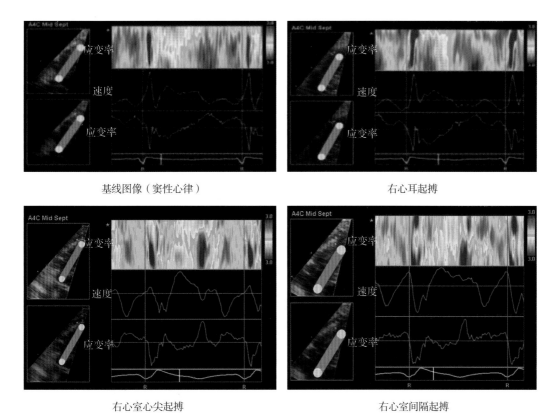

图 28-22　窦房结、右心耳、右心室心尖和右心室间隔起搏状态下，室间隔上份心肌的速度、应变时间曲线和M型应变率自动跟踪显像

与窦房结和右心耳起搏状态比较显示右心室心尖和右心室间隔起搏导致的室间隔上份混乱的心肌应变状态

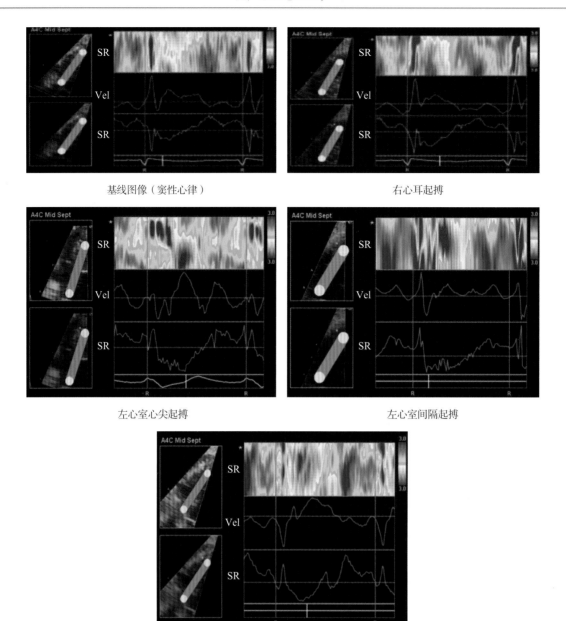

基线图像（窦性心律） 右心耳起搏

左心室心尖起搏 左心室间隔起搏

左心室侧壁起搏

图28-23 窦房结、右心耳、左心室心尖、左心室间隔和左心室侧壁起搏状态下，室间隔上份心肌的速度、应变时间曲线和M型应变率自动跟踪显像

与窦房结和右心耳起搏状态比较显示左心室室间隔面和左心室侧壁起搏导致了较为规则的室间隔上份心肌应变状态

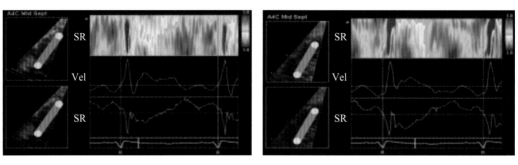

基线图像（窦性心律） 右心耳起搏

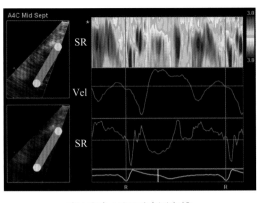
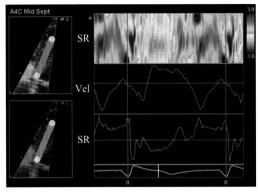

右心室尖＋左心室侧壁起搏　　　　　　　　右心室间隔＋左心室侧壁起搏

图28-24　窦房结、右心耳、右心室心尖＋左心室侧壁和右心室间隔＋左心室侧壁起搏状态下，室间隔上份心肌的速度、应变时间曲线和M型应变率自动跟踪显像

与窦房结和右心耳起搏状态比较显示右心室室间隔面＋左心室侧壁起搏导致了较为规则的室间隔上份心肌应变状态。SR：应变率；Vel：速度；AAC Mid Sept：心尖四腔心室间隔中段

第四节　房室顺序高度选择性起搏

（一）起搏目的

依据不同的心脏基础病变、房内传导阻滞、房间传导阻滞和房室传导阻滞程度，优化房内、房间和房室传导延迟时间，同时保证左右心室舒张期最大限度的有效充盈，改善心室舒张功能（图28-25）。

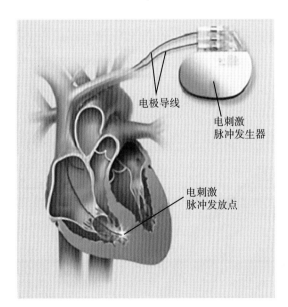

电极导线

电刺激脉冲发生器

电刺激脉冲发放点

图28-25　心脏房室顺序起搏示意图
引自Phillips

（二）起搏位点的选择

1. 双房右心室起搏。

2. 双房左心室起搏。

3. 房间优势传导路径左、右心室起搏。

（三）起搏电极导航

采用经食管超声或心腔内超声技术和组织多普勒成像技术术前精确观察左右心房解剖结构和房壁间隔心肌激动过程，确定心房壁心肌激动顺序及其优势传导路径。实时二维和三维超声引导起搏电极准确到达房内和（或）房间优势传导路径并监控电极释放。

（四）起搏效应评价

起搏状态下进行心房波形态和时间间期、房室间期与常规经胸二维多普勒超声心房收缩功能、心室舒张功能、二尖瓣关闭时相和舒张期二尖瓣反流关联评价。依据起搏状态下心室舒张功能改变情况，调整心房和心室起搏电极位置进一步优化心室功能。

第五节　心脏传导系统重要结构高度选择性起搏

（一）起搏目的

最大限度地利用正常的或残留的心脏传导系统，使心脏激动顺序更为符合正常的心脏激动时间和顺序，或充分利用残存的具有正常收缩功能的心肌产生与病变心肌解剖和功能能够承受的电机械兴奋过程，避免起搏导致的心肌结构病变，使起搏所获心脏功能和血流动力学改变更为持久和最大化。

（二）起搏位点的选择

1.心房优势传导路径（如界嵴上份）起搏。

2.三尖瓣隔瓣瓣环上方希氏束起搏。

3.室间隔上份希氏束起搏。

（三）电极导航

术前采用心腔内超声或动态三维超声和组织多普勒成像技术确定心脏传导系统解剖结构的空间位置。术中采用心腔内超声或实时、动态三维超声引导特制引导鞘管和其内的主动螺旋电极到位并监控电极释放（图28-26～图28-33）。

（四）起搏效应评价

起搏状态下，采用动态三维和组织多普勒成像技术即时评价心脏激动顺序和功能及其血流动力学改变。依据评价结果调整靶点起搏位点（图28-34~图28-43）。

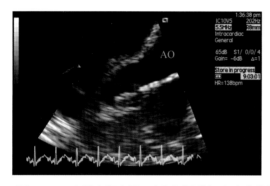 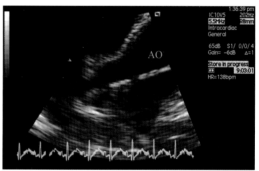

图28-26　心腔内超声显示电标测导管经主动脉逆行插入至主动脉无冠窦内，并逐步与无冠窦壁接触

电标测导管头端在X线透视下作为希氏束的指引

AO：主动脉

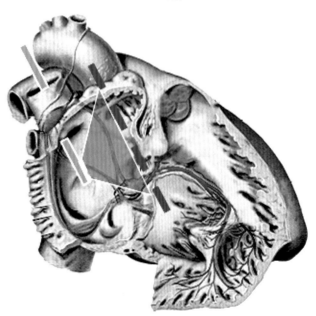

图28-27　希氏束的解剖定位与经上腔静脉入路心腔内超声观察方法

引自Netter人体解剖学图谱并修改

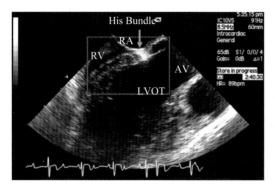

图28-28　心腔内超声由右心房腔内向希氏束扫描

该二维灰阶图像清楚显示希氏束解剖空间位置（橙色箭头）及其毗邻解剖结构

His bundle：希氏束；RA：右心房；RV：右心室；AV：主动脉瓣；LVOT：左心室流出道

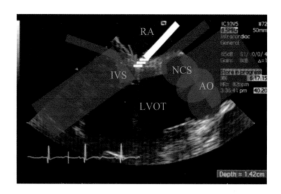

图28-29　超声引导下主动螺旋电极的置入方向和角度

AO：主动脉；RA：右心房；IVS：室间隔；NCS：无冠窦；LVOT：左心室流出道

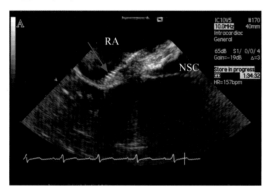
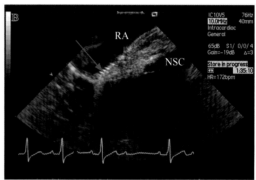

图28-30　心腔内超声由右心房腔内向希氏束扫描（一）

A.二维灰阶图像清楚显示在引导鞘的引导下主动式螺旋电极接触到希氏束心内膜面；B.显示该主动式螺旋电极准确固定于希氏束位。该结果同时得到了体表心电图和心内电生理标测结果的证实。心电图显示起搏前心脏为高度房室传导阻滞

RA：右心房；NSC：主动脉无冠窦

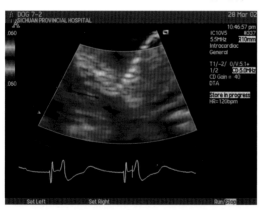
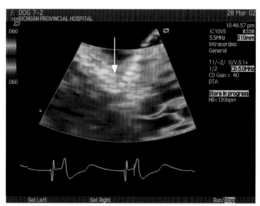
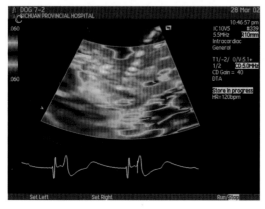
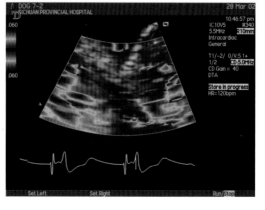

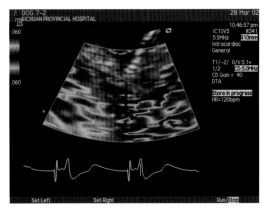
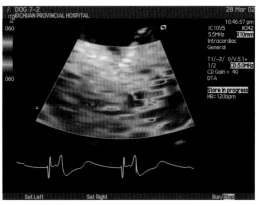

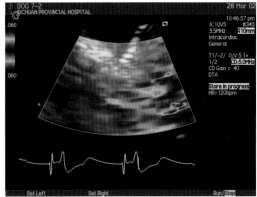

图28-31　心腔内超声由右心房腔内向希氏束扫描（二）

A～G.为希氏束起搏过程中按时间顺序组织多普勒加速度显像希氏束区局部放大图。A.为希氏束起搏时局部心肌尚处于较低的加速度分布；B.显示螺旋起搏电极周围心肌开始激动并导致一个初始的较高加速度发生（白色箭头）。C～G.显示希氏束起搏后较高的加速度向下传导的全过程。心电图标识显示希氏束起搏中各个观察图像的时相

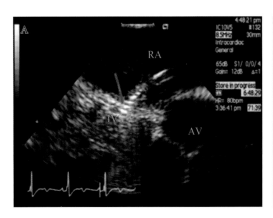
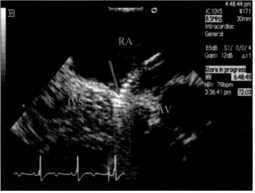

图28-32　心腔内超声由右心房腔内向室间隔上份扫描

二维灰阶图像清楚显示主动式螺旋电极接触到室间隔上份心内膜面并准确置入室间隔上份右心室面

RA：右心房；IVS：室间隔；AV：主动脉瓣

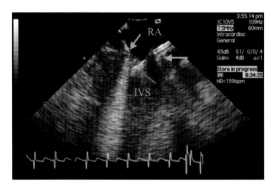

图28-33　心腔内超声显示希氏束起搏电极（红色箭头）和房室结射频消融电极（黄色箭头）之间的空间位置

希氏束起搏电极位于房室结射频消融电极下方（绿色箭头为起搏电极引导鞘管）

RA：右心房；IVS：房间隔

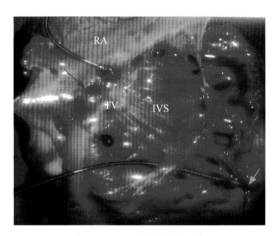

图28-34　心脏大体解剖

清楚显示希氏束电极（蓝色箭头）、右心室心尖电极（橙色箭头）和房室结射频消融损伤（绿色箭头）的确切解剖位置并证实希氏束电极被置放于正确的希氏束解剖结构内；射频消融损伤范围局限

RA：右心室；TV：三尖瓣；IVS：室间隔

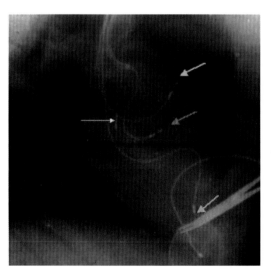

图28-35　X线胸片显示心腔内超声导管与各个部位起搏电极的空间位置关系

右心耳电极（灰色箭头）、希氏束电极（红色箭头）、右心室心尖电极（黄色箭头）和心腔内超声导管（绿色箭头）

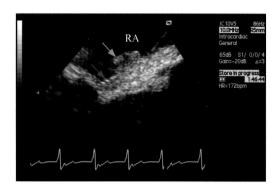

图28-36　心腔内超声由右心房向房室交界区扫描

二维灰阶显像显示附着于希氏束起搏电极（红色箭头）的微小血栓（绿色箭头）

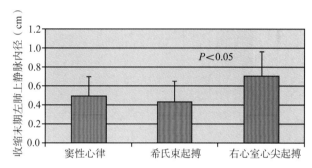

图28-37　窦性心律、希氏束起搏和右心室心尖起搏状态下收缩末期左肺上静脉内径测值比较

右心室心尖起搏状态下收缩末期左肺上静脉内径明显大于窦性心律、希氏束起搏状态下收缩末期左肺上静脉内径

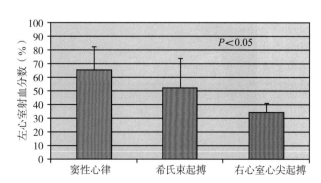

图28-38　窦性心律、希氏束起搏和右心室心尖起搏状态下左心室射血分数（LVEF）比较

右心室心尖起搏状态下左心室射血分数明显小于窦性心律、希氏束起搏状态下左心室射血分数

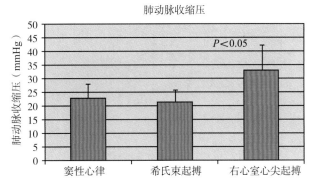

肺动脉收缩压

图28-39 窦性心律、希氏束起搏和右心室心尖起搏状态下肺动脉收缩压比较

右心室心尖起搏状态下肺动脉收缩压明显高于窦性心律、希氏束起搏状态下肺动脉收缩压

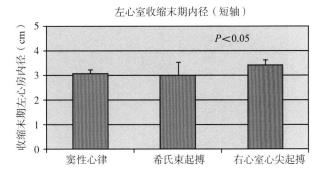

左心室收缩末期内径（短轴）

图28-40 窦性心律、希氏束起搏和右心室心尖起搏状态下收缩末期左心房内径比较

右心室心尖起搏状态下收缩末期左心房内径明显大于窦性心律、希氏束起搏状态下收缩末期左心房内径

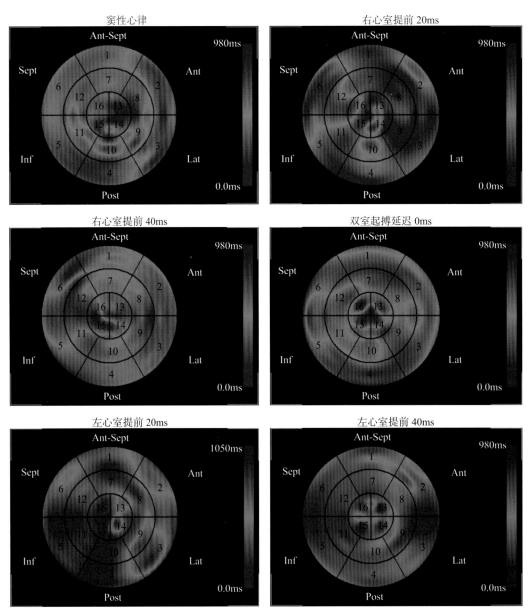

图28-41 基于心内膜位移检测的左心室收缩前沿标测（contraction front mapping，CFM）

显示双室起搏状态下通过调节左右心室电刺激的时间间期优化左心室协调收缩。图示在左心室提前40ms时获得了最佳的左心室机械激动顺序

引自 Stéphane Lafitte. Hôpital Cardiologique Pessac

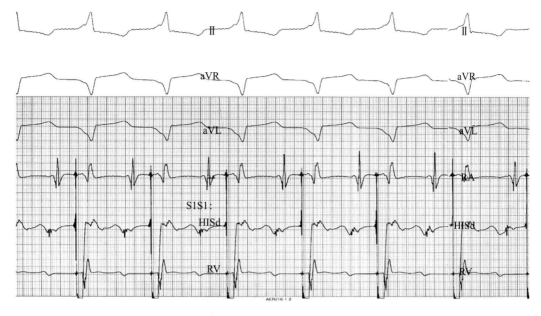

图28-42　室间隔上份起搏心内电生理和体表心电图标测证实已实现室间隔上份起搏

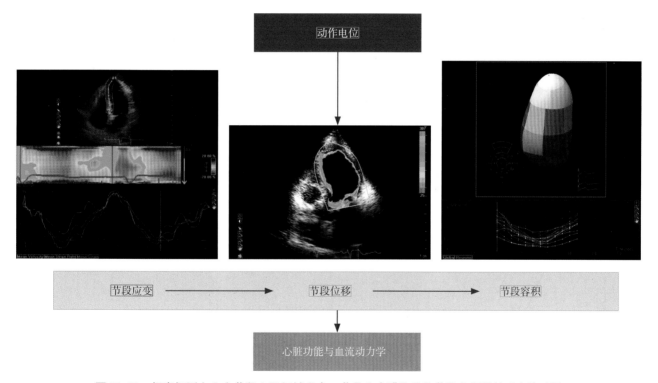

图28-43　超声标测左心室节段心肌机械兴奋、节段心内膜位移和节段容积及其时空关系图

第六节　特定目的高度选择性起搏

（一）起搏目的

通过起搏技术调节心室激动时间顺序，改变心室腔内压力场变化时间顺序及其分布部位，以达到减低特定部位（如左心室流出道）收缩期心腔内压力和压力阶差的目的。

（二）起搏位点的选择

1. 短房室传导间期和右心室心尖起搏。

2. 左心室基底前侧壁右心室心尖起搏。

（三）起搏电极导航

采用经食管超声或心腔内超声技术和组织多普勒显像技术术前精确观察左右心室解剖结构和室壁间隔心肌激动过程，确定心室壁心肌激动顺序。实时二维和三维超声引导起搏电极准确到达预定靶点并监控电极释放。

（四）起搏效应评价

起搏状态下，实时二维、动态三维超声和血流、组织多普勒显像技术即时评价心脏激动顺序和左心室流出道血流动力学改变。依据评价结果调整心室起搏位点（图28-44～图28-48）。

综上所述，通过以上几个方面的应用基础实

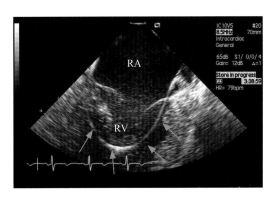

图28-44　心腔内超声由右心房腔内向三尖瓣口和右心室扫描（一）

二维灰阶图像清楚显示起搏电极导管通过三尖瓣的过程

RA：右心房；RV：右心室

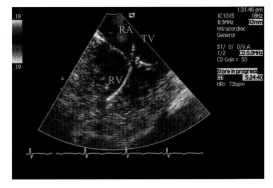

图28-46　心腔内超声由右心房腔内向三尖瓣口和右心室扫描（三）

二维彩色血流图像显示起搏电极导管导致的导管边沿三尖瓣反流

RA：右心房；RV：右心室；TV：三尖瓣

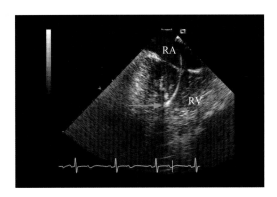

图28-45　心腔内超声由右心房腔内向三尖瓣口和右心室扫描（二）

二维灰阶图像清楚显示起搏电极已经置入右心室心尖

RA：右心房；RV：右心室

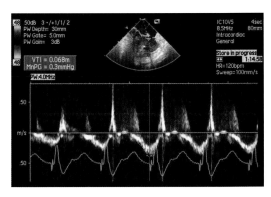

图28-47　心腔内超声由右心房腔内向三尖瓣口和右心室扫描（四）

脉冲波频谱多普勒显示起搏电极导管导致的导管边沿三尖瓣反流速度频谱

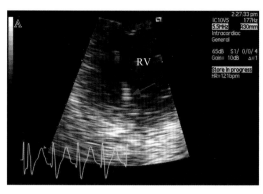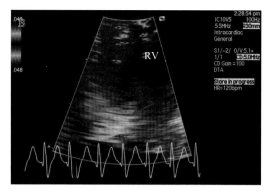

图28-48　心腔内超声由右心房腔内向三尖瓣口和右心室扫描（五）
二维灰阶和组织多普勒加速度图显示右心室腔内起搏电极位置（A）和起搏诱导的右心室壁局限性加速度增高（B）

RV：右心室

验或部分临床研究，结果表明：超声引导高度选择性心脏起搏通过多种心脏超声显像技术的综合应用，已经能够实现通过超声引导精确调控心脏单点或多点起搏位点起搏并实现同步相关的心脏功能和血流动力学评价，必将有助于最大限度地改进或优化疾病状态下心脏的激动顺序，并有可能进一步实现持久的生理性心脏的功能和血流动力学状态改善。

（尹立雪）

参 考 文 献

Bax JJ, Abraham T, Barold SS, et al, 2005. Cardiac resynchronization therapy: Part 2-issues during and after device implantation and unresolved questions. J Am Coll Cardiol, 46（12）: 2168-2182.

Bax JJ, Abraham T, Barold SS. et al, 2005. Cardiac resynchronization therapy: Part 1-issues before device implantation. J Coll Cardiol, 46（12）: 2153-2167.

Bleeker GB, Schalij MJ, Boersma E, et al, 2005. Does agender difference in response to cardiac resynchronization therapy exist? Pacing Clin Electrophysiol, 28（12）: 1271-1275.

Bleeker GB, Kaandorp TM, Lamb HI, et al, 2006. Effect of posterolateral scar tissue on clinical and echocardiographic improvemont after cardiac resynchronization therapy. Circulation, 113（7）: 969-976.

Breithardt OA, Breithardt G, 2006. Quest for the best candidate: how much imaging do we need before preseribing cardiac resynchronization therapy? Circulation, 113（7）: 926-928.

Bulmer BJ, Sisson DD. Oyama MA, et al, 2006. Phys-iologic VDD versus nonphysiologic WVI pacing in canine 3rd-degree atrioventricular block. J Vet Intern Med, 20（2）: 257-271.

Cozma D, Kalifa J, Pescariu S, et al, 2004. Global myocardial index in patients with multisite pacing. Rom J Intern Med, 42（3）: 521-531.

de Sisti A, Toussaint JF, Lavergne T, et al, 2005. Determinants of mortality in patients undergoing cardiac resynchronization therapy: baseline clinical, echocardiographic, and angioscintigraphic evaluation prior to resynchronization. Pacing Clin Electrophysiol, 28（12）: 1260-1270.

Flachskampf FA, Voigt JU, 2006. Echocardiographic methods to select candidates for cardiac resynchronization therapy. Heart, 92（3）: 424-429.

Gassis SA, Delurgio DB, Leon AR, 2006. Progress in cardiovascular disease: technical considerations in cardiac resynchronization therapy. Prog Cardiovasc Dis, 48（4）: 239-255.

Goitein O, Lacomis JM, Gorcsan J 3rd, et al, 2006. Left ventricular pacing lead implantation: potential utility of multimodal image integration. Heart Rhythm, 3（1）: 91-94.

Hoijer CJ, Meurling C, Brandt J, 2006. Upgrade to biventricular pacing in patients with conventional pacemakers and heart failure: a double-blind, randomized crossover study. Europace, 8（1）: 51-55.

Hozumi T, Ito T, Suwa M, et al, 2006. Effects of dual-chamber pacing on regional myocardial formation in patients with hypertrophic obstructive cardiomyopathy. Circ J, 70（1）: 63-68.

Jansen A. Bracke F. van Dantzin JM, et al, 2006. optimization of pulsed wave tissue Doppler to pre. dict left ventricular reverse remodeling after cardiac resynchronization therapy. J Am soc Echocardiogr, 19（2）: 185-191.

Kirsh JA, Stephenson EA, Redington AN, 2006. Images in

cardiovascular medicine. Recovery of left ventricular systolic function after biventricular resynchronization pacing in a child with repaired tetralogy of Fallot and severe biventricular dysfunctionCirculation, 113（14）：e691-692.

Parreira L, Santos JF, Madeira J, et al, 2005. Cardiac resynchronization therapy with sequential biventricular pacing: impact of echocardiography guided Wy delay optimization on acute results, Rev Port Cardiol, 24（11）：1355-1365.

Pham PP, Balaji S, Shen I, et al, 2005. Impact of conventional versus biventricular pacing on hemodynamics and tissue Doppler imaging indexes of resynchronization postoperatively in children with congenital heart disease. J Am Coll Cardiol, 46（12）：2284-2289.

Vernooy K, Dijkman B, Cheriex EC, et al, 2006. ventricular remodeling during long-term right ventri-cular pacing following His bundle ablation. Am J Cardiol, 97（8）：1223-1227.

Wagsoner AD, Faddis MN, Cleva M, et al, 2005. Improvements in left ventricular diastolic function after cardiac resynchronization therapy are coupled to response in systolic performance. J Am Coll Cardiol, 46（12）；2244-2289.

Yu CM, Bax JJ, Monaghan M, Nihoyannopoulos P, 2004. Echocardiographic evaluation of cardiac dyssym chrony for predicting a favourable response to cardiac resynchronisation therapy. Heart, 90 Suppl 6：17-22.

Yu CM, Wing-Hong Fung J, Zhang Q, et al, 2005. Understanding nonresponders of cardiac resynchronization therapy-current and future perspectives. J Cardiovasc Electrophysiol, 16（10）：1117-1124.

第29章　超声心动图与房性心律失常射频消融治疗

第一节　概　　述

随着心脏电生理疾病介入治疗方法学的迅速发展，房性心律失常的射频消融治疗已经成为心脏电生理治疗的主要技术手段。射频导管消融术引导方式由X线透视和心内电标测发展到非接触心内膜激动标测系统（EnSite3000，Carto/XP系统），该系统可以根据心肌电活动信息计算并重新构建心腔心内膜的三维立体几何图形，此类技术的主要局限在于不能使用同一技术获得实时同步的心脏解剖和功能图像，其所标测的电位变化和分布很难准确地与实际具体的心脏解剖结构、空间位置相关联。为了提高射频消融的疗效，减少操作时间，临床急需一种全新的能精确显示心腔内解剖标志和指导导管精确定位的技术。20世纪90年代初，心腔内超声心动图（intracardiac echocardiography，ICE）被应用于临床，作为一种以介入导管为基础的超声显像新技术，其能够可视化地在体实时显示大量心脏解剖结构和功能信息，在介入治疗性心脏电生理学领域的作用也日益重要。

第二节　心腔内超声心动图与心房重要结构观察

ICE检查是将小型化的超声换能器置于导管顶端，再将导管经周围血管插管或开胸手术时经心脏或血管切口直接插入心腔内进行心脏扫描的一种检查方法。右心系统检查时采用经颈内静脉或股静脉插管，检查中ICE导管经上腔静脉或下腔静脉插入右心房和右心室。对左心系统检查时，采用经股动脉插管，ICE导管经升主动脉逆行插入左心房和左心室。

临床所用ICE超声换能器主要有机械型和相控阵型两种。机械型换能器中又分为晶片旋转式和带镜反射式两类，两者所取得的效果是一致的。相控阵型换能器的表面积很小，为12～20mm，由64～128个晶片组成；其超声波发射频率为2～10Mz。换能器晶片经延迟电路电脉冲依次激活，不必旋转换能器或反射镜。Acuson AcuNav是近年来研制出并已进入临床应用的介入性超声诊断导管，具有灰阶二维显像、频谱和彩色多普勒显像功能。其采用相控阵型换能器，导管直径为8～10F（2.56～3.2mm），可变频率分别为5.5Mz、7.5Mz、8.5Mz和10Mz，穿透深度大于14cm。这种导管虽然只能显示二维平面解剖结构图像，但其导管尖端可向4个方向转动，从而获得多个角度的二维心脏图像。

心腔内超声能清晰地显示心腔内重要解剖标志，如窦房结、固有心房、心耳、界嵴、右心室、左心房、左心室终末嵴、欧氏嵴、右心耳、Koch三角内房室交界区、冠状窦口、三尖瓣隔叶瓣环、二尖瓣、室间隔上份、右心室流出道、卵圆窝、肺动脉、乳头肌、腱索和上腔静脉等，这些心内结构和解剖标志的显示，为指导心腔内的精确介入治疗提供了坚实的影像学基础（图29-1）。另外，心腔内超声还可在体实时同步观察心腔大小和局部室壁的活动，评价心室的收缩功能，检测血流动力学指标。心腔内超声多普勒显像技术能实时标测心脏传导系统解剖和与电活动相关的心肌机械运动，判断异位起搏点位置及传导路径，指导消融电极放置，还可以评价射频消融效果，较经胸超声多普勒显像　技术有更高的时空分辩力（图29-2）。

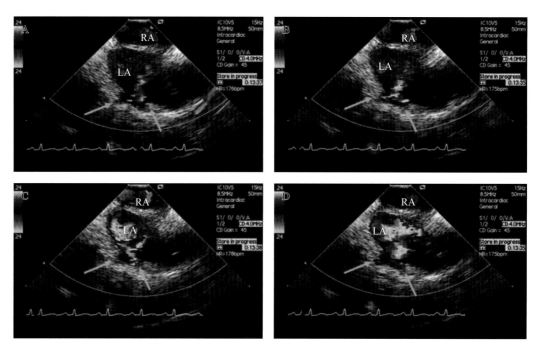

图29-1　心腔内超声换能器位于右心房内向左心房方向扫描
通过向左后旋转换能器，清晰显示与左心房和右肺上下静脉解剖结构及其内血流
RA：右心房；LA：左心房

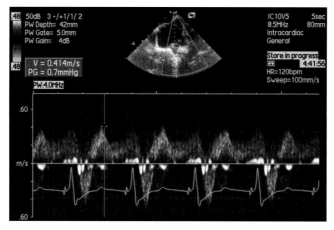

图29-2　消融治疗前窦性心律状态下心腔内超声检测到
的右肺下静脉血流速频谱

第三节　心腔内超声心动图在房性心律失常介入治疗中的应用

一、在心房颤动射频消融术中的应用

目前，射频消融主要依据X线透视和心内电标测引导进行。X线只能粗略显示导管和心脏影像的大致空间位置，而非接触式心内膜电位激动标测系统不能提供精确的实时同步的心脏的三维解剖结构，操作者只能根据所标测到的异常电位变化大致确定消融电极与异常电位变化的位置关系。由于定位欠准确，可能使消融范围扩大，从而增加损伤和并发症。ICE能够清晰显示心内膜及其膜下心肌结构，精确引导消融，从而提高了治疗成功率，减少了并发症和X线曝光时间。目前ICE在引导心房颤动的射频消融操作方面已取得明显成效。心房颤

动射频消融的适应证主要是局灶性心房颤动，即由激动方式恒定的单个或多个房性早搏诱发的心房颤动，在房性期前收缩的起源部位成功消融异位起源点后，心房颤动不再发生。有研究证实，局灶性心房颤动的异位起搏点位于右心房的游离壁、终末嵴、窦房结附近、冠状静脉窦口周围、左心房的游离壁的仅占5%左右；肺静脉入口则是心房颤动的主要异位起源部位，占90%以上，其中1/3以上在左上或右上肺静脉。

（一）引导房间隔穿刺

ICE导管经颈内静脉或股静脉插入，探头处于右心房卵圆窝水平，充分显示卵圆窝、肌部间隔、左右心房、主动脉及主动脉瓣（图29-3）。经卵圆窝穿刺导管可到达左心房，卵圆窝表现为较薄的膜状结构，当扩张器到达卵圆窝时可见特征性的"跳跃"征，扩张器继续向前接触到卵圆窝时ICE可见卵圆窝膜部顶起呈帐篷样，微移扩张器到卵圆窝中央。穿刺成功后膜部回缩，帐篷塌陷，导管鞘安全进入左心房，此时即可经导管鞘放置电极导管，同时还需注射肝素钠，防止血栓形成。Hanaoka等

对19例需行射频消融治疗的患者在ICE引导下行卵圆窝穿刺，结果显示ICE和X线测量的卵圆窝平均水平直径为7.6～12.4mm，平均垂直直径为11.6～25.4mm，19例患者全部穿刺成功，并且无并发症。据报道，X线引导的房间隔穿刺并发症发生率为2%～6%。故ICE能降低房间隔穿刺的难度，并且避免主动脉、左心房穿孔等并发症。

（二）消融导管的精确定位

X线透视不能精确实时显示心脏的解剖结构和导管位置及其相邻空间位置关系。ICE能够克服这些缺点，大头电极在超声场中呈强回声及声影，易于识别，因此ICE能准确引导消融导管顶端的消融电极定位到特殊的解剖部位。Chu等采用ICE将消融导管电极定位到右心房的5个消融点：上腔静脉与右心耳交界处的嵴部、下腔静脉与右心房交界处、右心耳基底部、卵圆窝和冠状窦口。对消融后的动物进行病理检查证实约74%的损伤点在既定目标点周围0.2mm以内，87%在2.0mm以内。ICE还能准确识别肺静脉口，测量肺静脉的直径，选择与之相匹配的环状电极，并指导其置于肺静脉口内

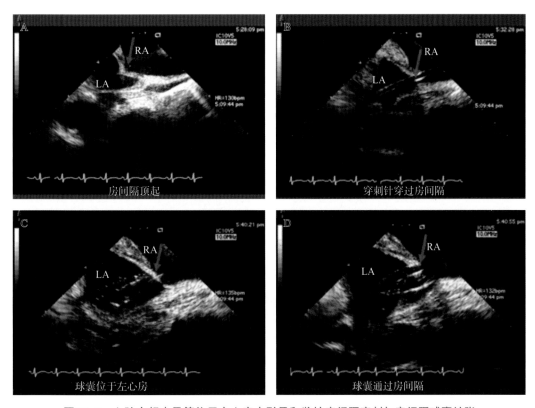

图29-3　心腔内超声导管位于右心房内引导和监控房间隔穿刺与房间隔球囊扩张

A.显示穿刺针将房间隔顶起；B.显示穿刺针过房间隔后引导球囊输送导管过房间隔；C、D.显示房间隔球囊扩张的全过程

RA：右心房；LA：左心房

3～4mm（图29-4～图29-6），可避免并发症，减少X线曝光时间，提高成功率。一项研究表明X线透视引导的心房消融导管电极定位的准确率仅为ICE引导的25%。

（三）电极与肺静脉接触程度

消融导管与组织间的良好接触是肺静脉异位起搏点消融成功的必要条件。目前运用X线透视与心内膜电位标测相结合判断导管顶端电极与组织接触的紧密程度，其所需放电能量往往较大。有研究表明，在应用X线透视与心腔电生理标测表明导管电极与组织接触良好的病例中，发现约1/3的患者实际上导管电极与组织接触不良，不仅降低了对组织的消融温度，也难于在肺静脉口实现连续性损伤，

无法保证消融的疗效，且增加了局部结痂和血栓形成的概率。ICE能直接显示消融电极呈强回声，电极与组织接触良好的指征是电极与心内膜间无缝隙，电极不跳离心内膜表面，并且无滑动。在射频消融放电过程中，常规的放电能量是通过温度和阻抗来调节，若组织过热会引起阻抗迅速增加，导致消融部位的微爆，在导管表面形成焦痂和血栓，并且可增大肺静脉狭窄的概率。而ICE能发现放电过程中导管与组织接触面形成的两种微气泡，这可能是血栓形成的前兆，可据此指导放电能量的调节，确认治疗终止时机。第一种气泡出现在消融导管附近，反映早期过热，在出现此类气泡前可增加放电能量；第二种浓密的气泡可扩展到左心房内，反映

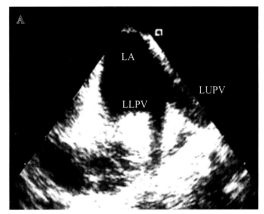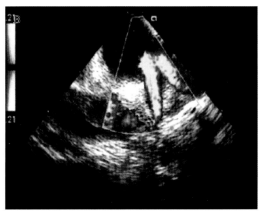

图29-4　心腔内超声位于右心房腔内向左心房后外侧扫描

A.清楚显示与左心房相连通的左肺上下静脉；B.显示肺静脉血流回流至左心房

LA：左心房；LLPV：左下肺静脉；LUPV：左上肺静脉

引自Lesh MD，Kalman JM，Karch MR，Vse of intracardiac echvcardiography during electrophysidcgic evaluation and theraphy of atrial arrhythmias. Jcardiorasc Electrophysiol 1998，9（8 Suppl）：540-547

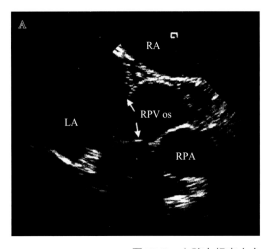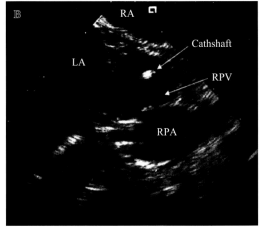

图29-5　心腔内超声由右心房向右肺静脉开口扫描

A.显示右肺静脉开口的解剖结构及其毗邻的重要心脏结构；B.显示在心腔内超声的引导下射频消融导管进入右肺静脉

RA：右心房；LA：左心房；RPV：右肺静脉；RPA：右肺动脉；RPV os：右肺静脉开口；Cathshaft：射频消融导管

引自同图29-4

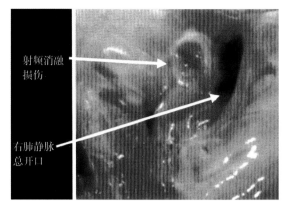

图29-6　右肺静脉开口大体解剖照片显示右肺静脉开口旁的射频消融损伤及其与肺静脉开口之间的位置关系
引自同图29-4

（图中标注）
射频消融损伤
右肺静脉总开口

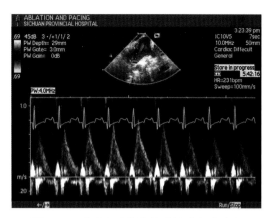

图29-7　消融术后增高的肺静脉血流速度

组织过热，这种气泡在阻抗增大前几秒就能出现，此时应立即停止释放能量，所以ICE能及早终止释放能量，从而减少肺静脉狭窄、穿孔、心包积液和脑栓塞的发生。

（四）监测并发症

ICE能即刻发现操作中的并发症，如结痂和血栓形成、肺静脉内膜撕裂、心脏穿孔和心脏压塞，极易发现心包积液和血流动力学改变引起的心脏塌陷，并能及时进行处理。肺静脉口狭窄和继发性肺动脉高压是心房和肺静脉射频消融术最重要的并发症，一般不会在术中即刻发生，可以通过测量肺静脉的血流速度预测是否发生肺静脉口狭窄（图29-7）。早期研究显示，X线透视引导的射频消融术中，肺静脉狭窄的发生率为8%～42%。Ren等对93例心房颤动患者采用ICE引导行肺静脉口消融治疗，并测量消融前后心脏收缩期和舒张期肺静脉口的血流速度峰值。结果显示，ICE能发现消融过程中肺静脉血流轻至中度增加，初次消融后血流速度峰值增加，超过（大于）158cm/s均为异常，约3个月后可恢复到基础状态（＜100cm/s）；13例患者重复消融，血流速度峰值增加约22cm/s，约5个月后其中83%的肺静脉血流速度峰值恢复到基础状态；7例患者在初次消融后血流速度峰值增加，大于158cm/s，约7个月后MRI检查证实肺静脉轻度狭窄（＜30%），患者无临床症状。研究表明，ICE引导肺静脉口的消融降低了肺静脉狭窄发生率，提高了远期疗效。这一结果已在Marrouche的回顾性研究中得到证实。其将315例行肺静脉消融的患者分为三组，第一组用常规X线透视引导；第二组用ICE引导置放导管电极；第三组除了用ICE

引导外，还通过ICE观察微气泡形成，指导消融能量的调节，随访（417±145）天。第一组患者心房颤动复发率为19.6%，第二组为16.8%，第三组为9.8%，最重要的是第三组患者中无严重的肺静脉狭窄（＞70%）或脑栓塞发生。

二、在典型心房扑动射频消融术中的应用

典型心房扑动为峡部依赖性心房扑动，包括逆钟向型心房扑动和顺钟向型心房扑动，两者有共同的解剖屏障。Olgin等采用电标测和拖带技术证实，心房扑动的后部屏障由全部终末嵴和欧氏嵴组成，前部屏障为三尖瓣环。折返激动在低位右心房有一共同出口，称为关键峡部，其位于三尖瓣瓣环、欧氏嵴、下腔静脉口后方之间。治愈心房扑动的关键是切断两个屏障间的折返环，因关键峡部相对狭窄，易于分断，所以心房扑动消融治疗主要针对峡部。X线和电标测引导消融峡部的成功率低，复发率高，关键在于不能准确定位峡部。Joseph B等采用ICE引导15例典型心房扑动患者的射频消融术，将ICE导管置于右心房与下腔静脉连接处上方1～3cm，探头指向右心室，可以观察到三尖瓣环、右心室流出道，在长轴切面清楚显示狭部的前后屏障（三尖瓣环和欧氏嵴），顺时针旋转探头可以显示冠状窦口，逆时针旋转探头可以显示右心房游离壁的肌小梁。结果表明，ICE能清楚显示狭部的解剖结构，准确引导消融电极的置放，提高射频消融术的成功率。此外，ICE还可使大头电极远离肌小梁，较X线引导减少了并发症的发生。ICE可通过测量左心耳排空速度、左右肺静脉和二尖瓣的血流

速度等指标评价消融后左心房的机械功能。

三、在局灶性房性心动过速射频消融术中的应用

局灶性房性心动过速相对少见，占室上性心动过速的10%，频率为110～250次/分，常规抗心律失常药物难以控制。房性心动过速的异位起搏点不是随机分布的，而是相对趋向集中于一些解剖区域。右心房心动过速的起搏点集中在终末嵴、三尖瓣环和冠状窦口周围，而左心房心动过速的起搏点集中在肺静脉口和左心耳。Carto系统标测的不足之处在于标测点较多，标测过程复杂和空间定位不准。利用ICE引导消融电极准确置放于以上部位，是射频消融术成功的关键。

第四节　超声引导消融治疗的局限性

目前，ICE已成为介入性治疗心脏电生理学中必要的显像和引导工具，但在临床应用中仍然存在一些问题：①导管直径较大，增加了血管方面的并发症；②不能显示多平面、广视野的图像，研究表明，ICE不能放大距探头3cm内的物体图像，不能定位距探头5mm内的取样容积，因而近场多普勒成像受限；③导管费用太高，且探头易损坏，重复使用率低。

随着ICE新技术的不断发展，必将克服这些缺点。ICE技术与其他介入装置如电生理标测电极、消融导管或球囊等的结合，将在介入性心脏电生理治疗中得到更为广泛的应用。

（罗安果　尹立雪）

参 考 文 献

胡大一，张建军，2000. 快速性心律失常射频消融的实用技术. 北京：人民卫生出版社.

商丽华，胡大一，1999. 应用心腔内超声指导局灶性心房颤动的射频消融. 中国心脏起搏与心电生理杂志，13（3）：140-142.

尹立雪，蔡力，等，2003. 心腔内超声引导下希氏束起搏和房室结消融、中华超声影像学杂志，12（8）：492-495.

Chu E，Fitzpatrick AP，et al，1994. RFCA guided by intracardiograhy. irculation，89：1301-1305.

Haissaguerre M，Jais P，Shah DC，et al，1998. Spontaneous initiation of atrial fibrillation by ectopic beats originating in the pulmonary veins. N Engl J Med，339：659-666.

Lesh MD，van Hare GF，Scheinman M，et al，1993. Comparison of the retrograde and transseptal methods for ablation of left free wall accessory pathways. J Am Coll Cardiol，22：542-549.

Ren J，Marchlinski FE，Callans DJ，et al，2002. Intracardiac Doppler echocardiographic quantification of pulmonary vein flow velocity：an effective technique for monitoring pulmonary vein ostia narrowing during focal atrial fibrillation ablation. J Cardiovasc Electrophysiol，13：1076-1081.

Ren JF，Marchlinski FE，Callans DJ，et al，2002. Clinical use of AcuNav diagnostic ultrasound catheter imaging during left heart radiofrequency ablation and transcatheter closure procedures. J Am Soc Echocardiogr，15：1301-1308.

Takeshi H，Kazuhiro S，et al，2003. Shifting of puncture site in the Fossa Ovalis during radiofrequency catheter ablation. Jap Heart J September，673-680.

Yin LX，Cai L，Li CM，et al，2000. Cardiac conductive system excitation maps using intracardiac ultrasound catheter with tissue Doppler imaging. Circulation，102（18）：2729.

第30章　超声心动图技术与心脏精确消融治疗

第一节　不恰当窦性心动过速窦房结消融改良

窦性心动过速是临床极为常见的心律失常表现，通常由某些非心血管系统的全身或局部基础疾病导致。例如：咽喉部感染将导致心脏β受体敏感度上调，造成心脏对交感神经分泌的相同剂量肾上腺素的反应亢进，出现窦性心动过速；肿瘤化学治疗造成心肌损伤时，心室舒张功能减低和自主神经功能失调也常导致窦性心动过速。

所谓不恰当窦性心动过速通常是指静息状态下窦性心律的不恰当增快和在活动用力状态下的过度反应。大多数的不恰当窦性心动过速患者通过药物（如β受体阻滞剂）治疗，其增快的窦性心律能够得到控制。但是也有少量病患即使是已经使用了较大剂量的β受体阻滞剂，其窦性心动过速的状况仍然不能得到控制。对于这一类患者就有必要采用射频消融等心脏介入治疗方法。已知窦房结不同部位自主神经功能的调节机制不同，如窦房结上份主要由交感神经控制；而窦房结下份主要由副交感神经控制。因此，如果要进行射频消融治疗，最理想的被消融部位应当是窦房结上份。

窦房结位于上腔静脉与右心耳交界沟的心外膜下，其组织体积较小，解剖形态存在一定程度的变异。要实施准确的窦房结上份消融需要极其准确精细的解剖结构空间定位和引导监控。对现有的消融和导航技术而言，要实现上述技术目的具有较大的难度。通常需要在同一标定部位进行多次反复消融，如5～110次或（41±31）次（Ren等报道），才能够最终实现射频消融的治疗目的。

现有的心腔内超声心动图技术已经能够通过观察与窦房结相关的解剖结构（如右心耳上嵴、上腔静脉汇入部前壁和界嵴等）很好地实现窦房结区域的解剖结构和其内的组织构造显像。如前所述，通过精确的灰阶图像分析已经能够依据窦房结的组织回声特点确认窦房结在心脏的准确空间位置及其解剖形态。通过组织多普勒显像技术和分区量化分析，心腔内超声心动图技术还能够对窦房结区域内不同部位的电机械兴奋功能做出评价。

除此之外，心腔内超声心动图能够显示并有可能准确引导射频消融导管和电极到达窦房结待消融部位（图30-1～图30-3）。但是从目前的临床研究结果来看，要实现准确可靠的到位并在搏动的心脏内进行局部较小接触面的稳定消融还需要更多的技术保障。研制和应用窦房结消融治疗专用的引导鞘管和消融电极是解决这一问题的另一个重要方面。

在射频消融治疗过程中采用心腔内超声心动图进行射频消融治疗监控对于有效治疗不恰当窦性心动过速尤为重要。心腔内超声心动图能够在射频消融损伤的定位、损伤的形态观察和测量、损伤的透壁性和射频消融的并发症等方面提供大量的有用信息。Ren等报道采用心腔内超声心动图能够依据射频消融的过程特点将观察到的超声心动图射频消融损伤分为三个时相：第一时相是指射频消融导致管

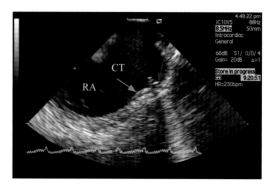

图30-1　心腔内超声位于右心房腔内，引导房性心动过速界嵴的射频消融治疗（一）

红色箭头指向射频消融电极

RA：右心房；CT：界嵴

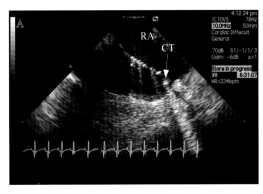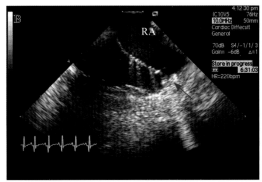

图30-2　心腔内超声位于右心房腔内，引导房性心动过速界嵴的射频消融治疗（二）

A.大头射频消融电极尚未与界嵴心内膜面接触；B.大头射频消融电极已经与心内膜充分接触。红色箭头指向界嵴

RA：右心房；CT：界嵴

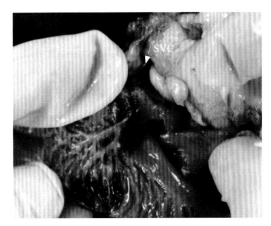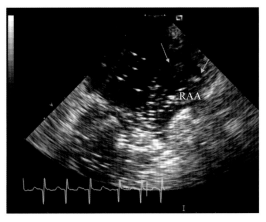

图30-3　右心房界嵴上端射频消融损伤病理大体解剖

解剖显示该射频消融损伤位于上腔静脉前壁与界嵴交界处（白色箭头）

SVC：上腔静脉

图30-4　心腔内超声由右心房腔内向房室交界区扫描，引导并监控射频消融导管进行界嵴靶组织消融（箭头）

靶组织在射频消融中出现局部气泡等征象，提示射频消融有效，RAA：右心耳

壁较基线厚度增加120%，管壁回声增强，提示局部管壁水肿肿胀；第二时相是指内膜小凹形成，管壁进一步增厚至基线水平的150%并伴有局部管壁回声的进一步增强；第三时相是指局部管壁损伤溃疡样凹陷形成，管壁进一步增厚、溃疡样损伤底部中央回声增强、边沿不规则回声减低。不规则的内膜面提示局部微小血栓形成。在实际射频消融治疗过程中，心腔内超声心动图观察到射频消融电极周围少量微小气泡产生也是射频消融治疗有效的指征之一（图30-4）。但是如果射频消融导致大量的粗大气泡，则提示消融导致了严重的炭化，消融治疗过度。

　　与其他所有不同类型心脏射频消融治疗一样，要保证射频治疗的最终有效性，射频消融损伤的透壁性是另一个重要的心腔内超声心动图观察指标。

射频消融损伤将会导致管壁组织水肿和凝固性坏死（图30-5），从而导致管壁的回声特征发生变化，如回声增强。公认的透壁射频消融的超声指征是管壁内回声增强改变，从心内膜达到心外膜。Ren等报道：采用这一指征在多次重复射频消融的情况下，15例病患在射频消融术后即刻全部获得了有效的窦性心律减低。17例不恰当窦性心动过速患者在复发后重复进行射频消融治疗［6～92次，（23±32）次］，其中12例（70%）维持了长期的［6～54个月，（32±17）个月］正常窦性心律状态。同时结合同步心电图窦性心律减慢至正常范围、肢体三导联P波低平或负向改变等，可以作为射频消融治疗不恰当窦性心动过速的终点指征。

　　射频消融治疗不恰当窦性心动过速目前存在

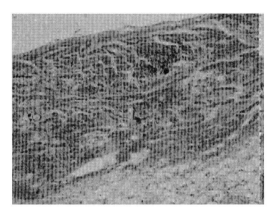

图30-5　右心房界嵴上端射频消融损伤组织病理切片
该切片显示射频消融导致界嵴内组织出血、水肿、血肿和坏死

的突出问题是多次重复射频消融治疗导致射频消融损伤过大术后上腔静脉口狭窄、患者接受治疗时间过长、并发症出现概率增大和可能的血栓栓塞等亟待解决的问题。造成上述问题的主要原因是位于上腔静脉和右心耳上嵴交界沟外膜下的窦房结处于较为复杂的管房交界区解剖结构中，心腔内超声心动图窦房结定位与引导射频消融电极到位消融之间存在技术鸿沟，以及目前常规射频消融导管导向和电极心内膜接触技术不能够较好地满足窦房结射频消融专用目的的需要，导致需要多次较大范围的射频

消融损伤才能够达到有效的窦房结消融功能改良的目的。

另一个更为严重的射频消融治疗不恰当窦性心动过速的并发症是完全性的窦房结解剖结构和功能损伤导致的窦房结功能丧失，需要安置心脏起搏器以代替由射频消融治疗导致的丧失功能的窦房结诱导控制整个心脏的电机械兴奋。有研究认为，由射频消融治疗不恰当窦性心动过速导致的窦房结功能丧失发生率可高达20%，尽管采用全新的超声引导监控技术有可能减低这一并发症的发生率。

因此，要达至快速有效的窦房结功能改良目标和避免严重射频消融并发症的发生，必须要对与不恰当窦性心动过速射频消融治疗相关的技术和方法进行较大的改进。例如：需要研发适用于超声引导监控环境的专用射频消融导管和电极，以便于超声能够准确引导电极到位并确定射频消融电极的空间位置；需要研制特殊的射频消融电极，确保射频消融过程中电极与搏动状态的窦房结所处复杂房室交界区解剖结构心内膜面的稳定接触和有效消融；研发精确的实时三维超声显像技术，以实现射频消融电极精确导航等。

第二节　预激综合征的射频消融治疗

显性预激综合征是心脏射频消融治疗技术的主要适应证。通常将显性预激综合征分为A型（左心室型）和B型（右心室型）两大类。临床常规通过心内膜电位标测所谓"碎裂电位"以推断心室预激区域的可能空间位置。在此基础上，将射频消融电极通过导管技术送达标测到所谓"碎裂电位"的标测电极附近进行消融治疗。应用上述方法进行显性预激综合征旁道标测并引导射频消融治疗具有明显的局限性，如由于旁道定位不准，常需要进行大面积的射频消融治疗，可能导致大量心肌毁损。此外，由于预激旁道可能位于心外膜下，采用经心腔的射频导管消融心内膜下心肌，可能不能消融到此类旁道。

现有的二维组织多普勒超声心动图能够标测到位于左右心室壁内不同心肌层次的预激旁道预激区

域的心肌预先初始收缩运动，尽管预激区域所在心室壁可能此时并未产生整体收缩运动。因此，该项技术有可能被用于鉴别预激旁道的准确空间位置。该项技术还能够引导心腔内的射频消融导管电极到达标定的心室壁预激区域进行消融治疗，以阻断预激旁道为主体的大折返环。

临床常采用射频消融术对房室结双径路折返性室上性心动过速病患的房室结进行改良消融治疗，常发生由于过度消融治疗造成的严重房室传导阻滞，进而需要安置起搏器以克服医源性损伤导致的心脏传导系统功能障碍。病理解剖发现房室结双径路折返性室上性心动过速患者的后室间隔通常较正常人的后室间隔局部增厚。这一发现有可能为房室结双径路折返性室上性心动过速的射频消融治疗提供新的解剖标志。常规经胸超声心动图就能够全面观察和测量室间隔各个部位的形态和厚度，从而引导射频消融电极对超声心动图标测到的局部增厚后室间隔进行消融并控制消融程度。但这一推论尚需临床射频消融实践的进一步证实（图30-6～图30-20）。

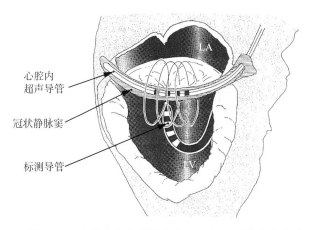

图30-6 心腔内超声引导左心室电标测导管定位和电位标测模式图

显示冠状静脉窦内的多晶片心内超声导管引导并确定左心室内标测导管的准确空间位置

LV：左心室；LA：左心房

引自 Stellbrink

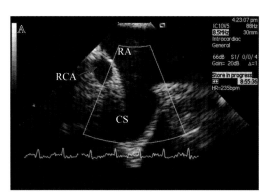
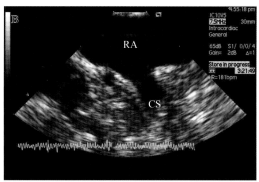
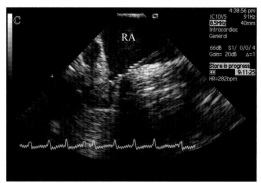

图30-7 心腔内超声由右心房腔内向冠状静脉窦和房室交界区扫描

A、B.二维灰阶图像清楚显示冠状静脉窦、房室交界区及后室间沟内的右冠状动脉主干；C.显示射频消融导管进入冠状静脉窦后回抽并向房室交界区转动（红色箭头）

RCA：右冠状动脉；CS：冠状静脉窦；RA：右心房

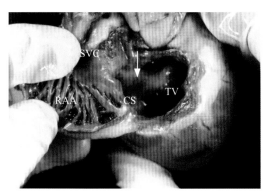

图 30-8　房室交界区射频消融损伤的病理大体解剖

在三尖瓣隔瓣瓣环上方和冠状静脉窦开口之间的三角形房室交界区内清楚可见射频消融所造成的局灶性组织损伤（白色箭头）

SVC：上腔静脉；RAA：右心耳；CS：冠状静脉窦；TV：三尖瓣隔瓣

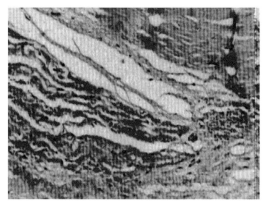

图 30-9　房室结射频消融术后房室交界区组织病理切片（一）

该切片显示射频消融导致房室交界区内正常传导组织出血、水肿和坏死

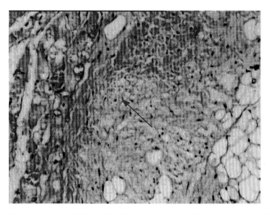

图 30-10　房室结射频消融术后房室交界区组织病理切片（二）

该切片显示射频消融导致房室交界区内正常传导组织变性和坏死、变薄（红色箭头）

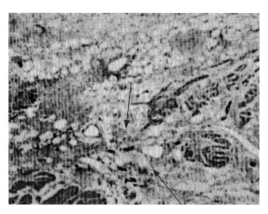

图 30-11　房室结射频消融术后房室交界区组织病理切片（三）

该切片显示射频消融导致房室交界区内正常传导组织坏死和中断（红色箭头）

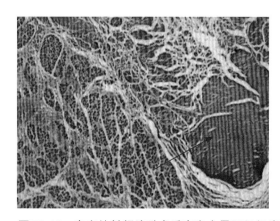

图 30-12　房室结射频消融术后房室交界区组织病理切片（四）

该切片显示射频消融导致房室交界区内正常传导组织局灶性凝固坏死（红色箭头）

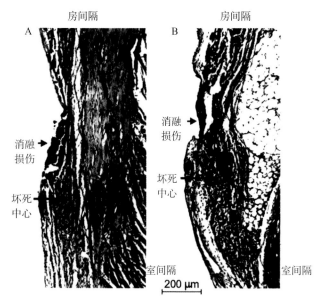

图 30-13　房室结射频消融术后房室交界区组织病理切片（五）

该切片显示射频消融导致房室交界区内正常传导组织局灶性损伤

引自 Stellbrink

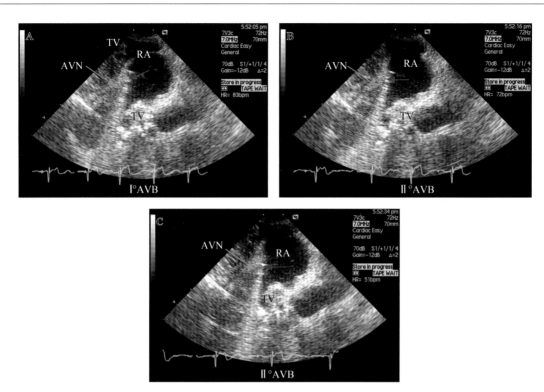

图30-14　心腔内超声由右心房腔内向房室交界区扫描，引导并监控射频消融导管经由下腔静脉到达房室交界区进行房室结靶组织消融

A.二维灰阶图像显示射频消融导管大头电极已到达靶组织并与心内膜面接触（红色箭头），消融后出现一度房室传导阻滞；B、C.显示继续射频消融后出现二度和三度房室传导阻滞。同步心电图提示房室传导阻滞程度

RA：右心房；AVN：房室结；TV：三尖瓣；AVB：房室传导阻滞

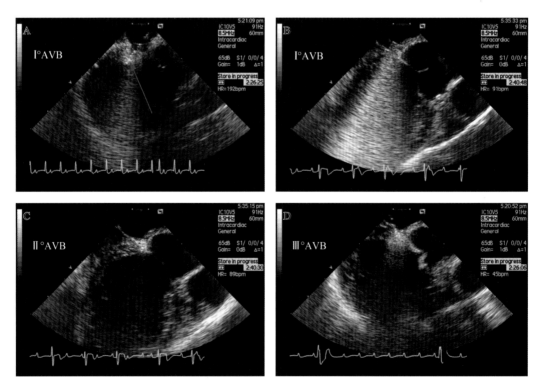

图30-15　心腔内超声由右心房腔内向房室交界区扫描，引导并监控射频消融导管经上腔静脉到达房室交界区进行房室结靶组织消融

A、B.二维灰阶图像显示射频消融导管大头电极已到达靶组织并与心内膜面接触（红色箭头），消融后出现一度房室传导阻滞；C、D.显示继续射频消融后出现二度和三度房室传导阻滞。靶组织在射频消融中出现局部回声增强、声影或尾声、气泡等征象。同步心电图提示房室传导阻滞程度

AVB：房室传导阻滞

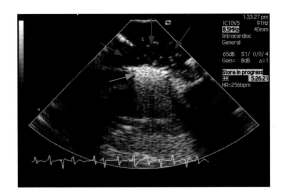

图30-16 心腔内超声由右心房腔内向房室交界区扫描，引导并监控射频消融导管到达房室交界区进行界嵴靶组织消融（箭头）

靶组织在射频消融中出现局部组织声学密度增高伴声影和局部飘动微小气泡等征象，提示射频消融有效

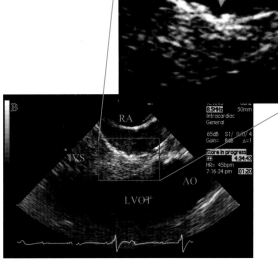

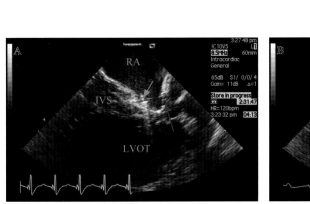

图30-17 心腔内超声引导射频消融和消融损伤

显示心腔内超声位于右心房腔内引导射频消融电极到达房室交界区（绿色箭头），同时可观察到已经到位的希氏束起搏电极（红色箭头）（A）；射频消融对心内膜和心内膜下心肌的消融损伤（黄色箭头）（B）

RA：右心房；AO：主动脉；IVS：室间隔；LVOT：左心室流出道

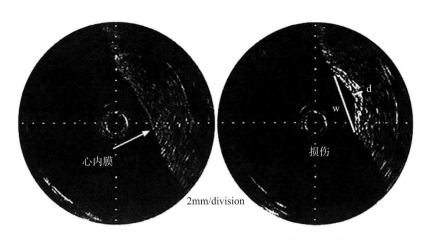

图30-18 心腔内超声位于心室腔内并靠近心内膜观察射频消融对心内膜和心内膜下心肌的消融损伤

A.显示正常的心内膜和心内膜下心肌（白色箭头）；B.显示射频消融后心内膜和心内膜下心肌的损伤

w：宽度；d：深度

引自 Kalman

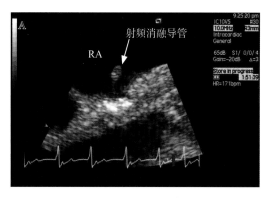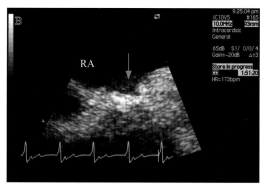

图30-19　心腔内超声位于右心房内引导和监控射频消融导管改良消融房室结

A.显示射频消融电极与消融损伤的关系（灰色箭头）；B.显示射频消融完成后靶组织的射频消融损伤，损伤呈溃疡状，底部回声明显增强（绿色箭头）

RA：右心房

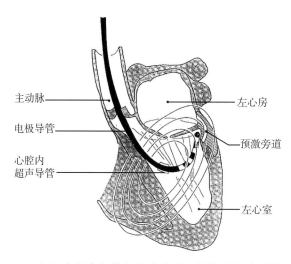

图30-20　心腔内超声导管由股动脉逆行插管过主动脉瓣至左心室，
监控A型预激综合征旁道预激区域的电位标测和射频消融模式图

该心腔内超声导管同时具有射频消融电极和标测电极。心腔内超声能够提供预激区域的准确解剖结构位置，引导射频消融导管准确到达该解剖位置，同时实时观察射频消融过程和消融效果并监控并发症的发生

引自Stellbrink

第三节　非特异性室性心动过速的射频消融治疗

超声心动图应用于射频消融治疗的另一个重要领域是非特异性室性心动过速的治疗。非特异性室性心动过速是一类没有明显心脏器质性病变的心律失常。既往通常采用超声心动图技术来除外心脏的器质性病变。但是，近年来有研究认为：以前所认为是非特异性室性心动过速的一些患者具有一些微小的心肌病变，如由MRI和DSA左心室造影等心脏显像技术发现的可能是由局灶性心肌炎或心肌缺血梗死导致的微小室壁瘤或纤维斑痕等。因此确切的非特异性室性心动过速的诊断有赖于高新医学影像技术的充分应用。

通过采用多种医学影像技术方法确认的非特异性室性心动过速异位起搏点大多位于肺动脉瓣下的右心室流出道或毗邻二尖瓣或主动脉瓣的左心室流出道。而维拉帕米敏感性非特异性室性心动过速的异位起搏点则多位于室间隔的基底部。尽管如此，上述可能的非特异性室性心动过速的异位起搏点位置范围仍然较大。单纯采用灰阶超声心动图技术不能够确定非特异性室性心动过速异位起搏点的准确空间位置。目前临床通常采用超声心动图与心内膜电位标测技术相结合的方法来确定异位起搏点的空间位置并引导射频消融治疗（图30-21～图30-24）。

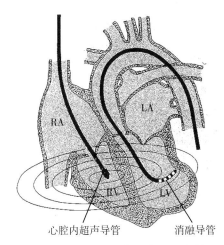

图30-21 心腔内超声由右心室监控左心室室壁瘤边沿室性心律失常异位兴奋点射频消融模式图

心腔内超声能够提供左心室室壁瘤的准确解剖结构信息，引导射频消融导管准确到达特定解剖位置，同时实时监控射频消融过程和并发症的发生

RA：右心房；RV：右心室；LA：左心房；LV：左心室

引自 Stellbrink

国外学者采用高频的心腔内超声心动图技术来引导、监控异位起搏点位于左心室流出道的非特异性室性心动过速的射频消融治疗获得成功。研究表明：较高频率的心腔内超声心动图能够较为准确地观察到被标定的待消融左心室流出道心内膜及其心内膜下心肌组织结构，能够引导射频消融电极到达

预先设定的靶点组织区域，能够实时监控射频电极与靶点组织心内膜的接触状态等射频消融治疗全过程。所观察到的射频消融损伤征象包括被消融局部心肌组织回声增强、消融局部微小气泡产生和消融损伤凹陷形成，其中被消融局部心肌的透壁性回声增强是射频消融异位起搏点成功消除非特异性室性心动过速的指征。

虽然较高的超声波发射频率可以使超声心动图显像具有较高的解剖结构分辨率，但是较高的超声波发射频率也必然会导致超声波穿透能力减弱。目前临床所采用的心腔内超声导管均为右心导管，通过经静脉插管将换能器置入右心房或右心室向左心方向扫描获取左心系统解剖结构和功能图像。超声换能器的位置在大多数情况下处于距离被观察的左心系统解剖结构位置较远的右心系统腔内，导致左心系统解剖结构反射信号减弱，图像显示分辨率减低。因此，应采用适当的超声波发射频率以保证足够的超声波穿透能力和空间分辨能力。目前临床所使用的具有多种中心发射频率的新型心腔内超声心动图能够清晰显示左右心室壁内心肌的纤维构造，有助于排除心肌斑痕或微小室壁瘤的存在，从而确认发生的室性心律失常是否为非特异性。

传统的引导钢丝引导的心腔内超声心动图技术首先需要将引导钢丝插入右心室流出道，然后通过引导钢丝的引导将机械旋转式心腔内超声导管也插入右心室流出道内，再采用逐步退出和插入的方法

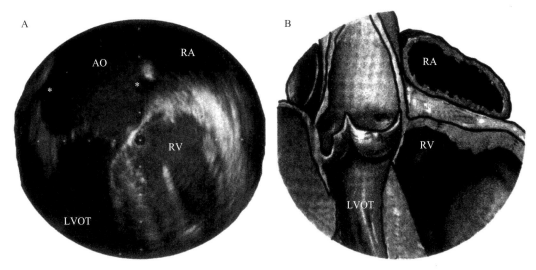

图30-22 心腔内超声导管位于室间隔上份右心室面向左心室流出道和主动脉瓣口扫描

A.二维超声显像显示左心室流出道、主动脉瓣和主动脉窦部解剖结构；B.左心室流出道和主动脉口解剖结构示意图

AO：主动脉；RA：右心房；RV：右心室；LVOT：左心室流出道

引自 Lamberti

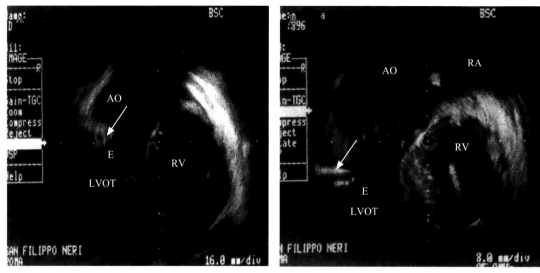

图30-23　心腔内超声引导和监控下左心室流出道特发性室性心动过速射频消融治疗

心腔内超声导管位于室间隔上份右心室面向左心室流出道和主动脉瓣口扫描。A.二维超声显像显示射频消融导管
电极已经到达左心室流出道心室壁；B.二维超声显像显示射频消融过程中消融局部心肌回声增强伴声影（白色箭头）

E：射频消融电极；AO：主动脉；RA：右心房；RV：右心室；LVOT：左心室流出道

引自 Lamberti

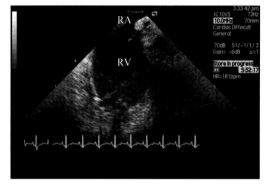

**图30-24　心腔内超声引导和监控下右心室游离壁射
频消融治疗**

心腔内超声导管位于右心房向三尖瓣和右心室方向扫描。二
维超声显像显示射频消融导管电极已经到达右心室游离壁

RA：右心房；RV：右心室

贴近右心室流出道解剖结构进行观察。这一传统心
腔内超声心动图方法存在明显的技术缺陷。首先，
引导钢丝引导的心腔内超声扫描减少了从多个方向
和多个角度观察心脏解剖结构的可能性；其次，引
导钢丝本身将会遮挡部分由机械旋转超声换能器发
射的超声波，从而导致观察盲区；再次，采用扫描
所获取的短轴方向上的心脏解剖结构切面图像，不
易观察到与心腔内超声导管平行的射频消融导管的
长轴全貌，从而不易可靠地引导射频消融电极准确
到位。此外，尽管传统心腔内超声心动图采用了
10MHz以上的超声波扫描发射频率，但是在临床

实践中所获得图像的分辨率并不能够令人满意。这
是因为决定超声显像分辨率的因素不仅仅是超声波
扫描的较高发射频率，还包括超声波波束形成的各
种调控技术、声束聚焦技术、反射回声的接收和原
始数模信号转换处理技术、信号放大滤波显示技术
等。超声波扫描的较高发射频率仅仅是获取较高分
辨率超声图像的基础之一。

应用具有尖端四个方向导向功能的新型心腔内
超声导管不需要插入右心室流出道，只需要将置于
右心室心腔内超声换能器发射超声波的方向调整至
朝向右心室流出道和肺动脉瓣，就能够较为容易和
清晰地显示肺动脉瓣下右心室流出道的解剖结构及
其运动状况。对于全新的心腔内超声心动图而言，
扫描观察左心室流出道腔和壁及室间隔基底部解剖
结构较观察右心室流出道更为容易。在临床实际操
作过程中，只需将置于右心房或右心室心腔内的超
声换能器发射超声波的方向调整至朝向左心室流出
道或室间隔基底部，即可获得上述解剖结构及其毗
邻重要心脏解剖结构的清晰图像。实际上，通过调
整超声换能器的位置或旋转超声导管尖端的长轴超
声换能器，新型心腔内超声能够获取几乎所有上述
与非特异性室性心动过速相关的心脏解剖结构整体
和局部的信息。

新型心腔内超声导管具有较大自由度的心脏解

剖结构观察方式，允许从多个角度在观察心脏解剖结构的同时还可观察到插入心腔内的介入治疗导管及其电极的长短轴结构。因此，新型心腔内超声导管可以更好地应用于射频消融导管和电极的引导到位，以及消融过程中电极与靶点组织接触状态的实时监控和调整（图30-25，图30-26）。

新型心腔内超声导管还具有多普勒血流和组织运动显像的功能，同时能够以多种显示方式予以成像和量化分析。采用二维和频谱多普勒血流显像技术方法，能够直观地观察到心腔内血流的来源、路径、分布和血流状态，能够量化评价心腔内各个部位血流动力学参数。应用二维组织多普勒和频谱组织多普勒显像，能够观察到心肌组织的收缩和舒张运动并进行可靠的量化评价。其中，通过对心室各壁壁内心肌收缩功能力学参数系统性的评价和分析，能够对心室壁心肌的机械收缩时序、收缩方向和有效性进行全面、系统的评价。通过进一步仔细的心肌收缩时序分析，确认心室壁内心肌收缩运动的起始点和传导顺序，能够标定并区分正常心室心肌收缩起始点的空间位置与非特异性室性心动过速

异位起搏点诱导产生的心室心肌收缩起始点的空间位置及其传导顺序的不同，从而能够推测非特异性室性心动过速异位起搏点的空间位置。现有的二维组织多普勒显像技术已经能够有效区分心室壁内心内膜下心肌、心外膜下心肌和中层心肌的机械兴奋起始点，因此应用这项技术将有助于鉴别非特异性室性心动过速异位起搏点在心室壁内的准确空间位置。在此基础上，选用射频消融或手术治疗方法将避免由非特异性室性心动过速异位起搏点定位不准导致的无效治疗或医源性损伤。

应用以上技术方法引导射频消融导管和电极对上述超声心肌机械兴奋标测所确定的非特异性室性心动过速异位起搏点心脏解剖结构进行消融治疗，将显著提高射频消融的效率和实现实时评价射频消融所产生的心室壁心肌收缩起始点和顺序的改变，结合多普勒血流显像技术，可以进一步评价射频消融治疗导致的心室壁心肌收缩起始点和顺序改变对心脏血流动力学的影响，最终对射频消融的疗效做出评判（图30-27～图30-31）。

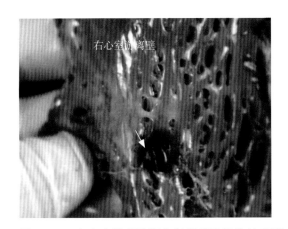

图30-25　右心室游离壁靶点射频消融损伤的病理大体解剖

在右心室游离壁清楚可见射频消融所造成的局灶性组织损伤（白色箭头）

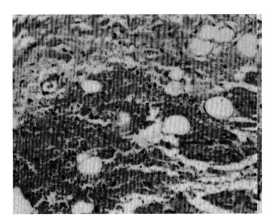

图30-26　右心室游离壁射频消融术后靶点组织病理切片

该切片显示射频消融导致靶点组织内心肌出血、水肿和坏死

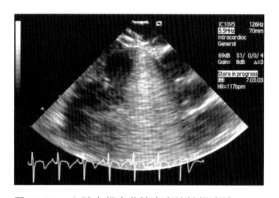

图30-27 心腔内超声监控房室结射频消融

射频消融电极强回声和消融过程导致局部心肌组织强回声和后方声影，可明显干扰心脏解剖结构和血流观察

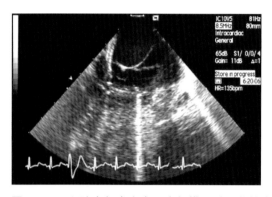

图30-28 心腔内超声由右心房扫描，引导监控房室多腔起搏和房室交界区射频消融电极释放

多条起搏和射频消融电极强回声导致局部心肌组织强回声和后方声影，严重干扰心脏解剖结构观察

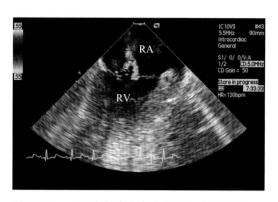

图30-29 心腔内超声由右心房向右心室扫描

二维彩色多普勒血流显像显示由通过三尖瓣的起搏电极导管（红色箭头）所导致的明显三尖瓣反流

RA：右心房；RV：右心室

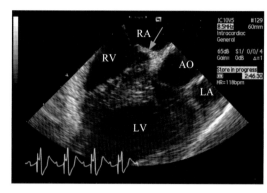

图30-30 心腔内超声由右心房向左心室方向扫描，获得心脏五腔心切面

二维灰阶显像显示射频消融所导致的三尖瓣损伤，表现为回声不规则增强增厚（绿色箭头）

RA：右心房；RV：右心室；AO：主动脉；LA：左心房；LV：左心室

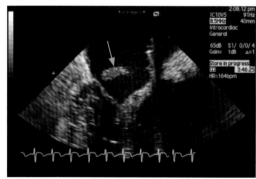

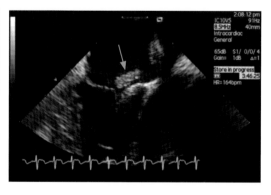

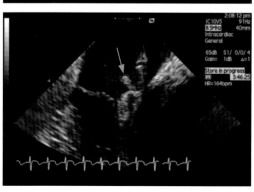

图30-31 心腔内超声由右心房向房室交界区扫描

二维灰阶显像显示附着于电极（红色箭头）的多个血栓（绿色箭头）在收缩期和舒张期通过三尖瓣口

第四节　室性心律失常的特点及导管射频消融进展

一、室性心律失常概述

室性心律失常是临床上十分常见的心律失常，其形式多种多样，从单一的室性期前收缩到持续性室性心动过速和心室纤颤。室性心律失常多发生于结构性心脏病患者，但在心脏结构正常的人群中亦不少见。室性心律失常的临床表现差异很大，患者可毫无症状，也可有明确的心悸或黑蒙，甚至发生心源性猝死。在许多基础心脏疾病患者中，室性心律失常多伴随出现，而在有些心脏异常的患者中，室性心律失常可能为患者最早或唯一的临床表现，12导联心电图及动态心电图即可诊断。植入型心律转复除颤器（ICD）虽然是预防心源性猝死的主要治疗手段，但只能在心律失常发生时提供治疗，并不能预防心律失常。内科药物治疗疗效有限，副作用较多。微创导管消融介入术目前已经发展成为治疗室性心律失常的一种主要手段。心腔内超声心动图（ICE）可进一步构建相关解剖结构模型，与三维电解剖模型融合，辅助指导消融精准到位并保证其安全性。

二、室性心律失常分类（表30-1）

表30-1　室性心律失常分类

分类	定义
室性期前收缩（室早）	希氏束及其分支以下心室肌的异位兴奋灶提前除极而产生的心室期前收缩
室性心动过速（室速）	连续3个或以上起源于心室的综合波、频率＞100次/分（周长＜600ms）的心律失常
心室扑动（室扑）	室性心律失常节律规则，频率约为300次/分（周长200ms），QRS波呈单形性
心室颤动（室颤）	快速且不规则，心室率超过300次/分（周长＜200ms），其QRS波形态、联律间期和振幅明显变异

（一）室早的定位及消融

对于室早诱导性心肌病患者，应积极推荐导

管消融，以期根治室早、改善心脏功能。对于症状明显的频发室早患者，可以推荐导管消融治疗，但具体室早负荷多少为导管消融的最强适应证尚无定论，实践中大多以室早24h＞10 000次或QRS间期PVC＞150ms为筛选标准。需要指出的是，部分无症状患者出于升学、就业或妊娠等原因而要求导管消融，待充分与患方沟通后，亦可尝试导管消融治疗。

12导联心电图对于室性心律失常的术前定位非常关键。不同的解剖位置呈现出独特的心电图特征，可以预测VA的可能起源和最佳手术方式。心电图特征可提示右心室起源与左心室起源、心内膜起源与心外膜起源和（或）传导系统邻近部位不同程度的标测复杂性和风险。

导管消融的成功取决于手术时室早的存在和诱导性。在预定的消融程序之前需停止抗心律失常药物治疗或通过静脉输注肾上腺素能药物（如异丙肾上腺素、肾上腺素或去甲肾上腺素）合并心房和心室起搏可以促进诱导。此外，患者个体之间对不同激发方案的反应存在显著差异。

1.心室流出道起源室早　左右心室流出道是室性早搏首要好发部位，此处消融成功率可达90%以上（图30-32）。

（1）起源于右心室流出道的室早心电图特征：V_1导联呈左束支传导阻滞；胸导联R波移行在V_3/V_4；Ⅱ、Ⅲ、aVF导联大单相R波；消融靶点多位于右心室流出道间隔与游离壁交界处。

（2）起源于左心室流出道的室早心电图特征：V_1导联呈右束支传导阻滞或左束支传导阻滞；胸导联R波移行在V_2；Ⅱ、Ⅲ、aVF导联大单相R波；消融靶点多位于主动脉窦左右窦之间。ICE可在零射线基础上构建主动脉窦、冠状动脉主干超声解剖结构模型与三维电解剖模型的融合，精确指导消融，避免伤及冠状动脉的风险。

2.三尖瓣环起源室早　其心电图特征如下（图30-33）。

Ⅰ导联QRS波均为正向（R或r型）；aVL导联

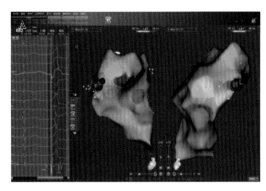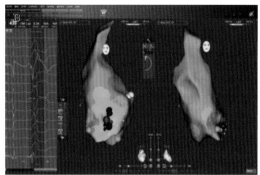

图 30-32　起源于右心室流出道的室早（A）和起源于左心室流出道的室早（B）

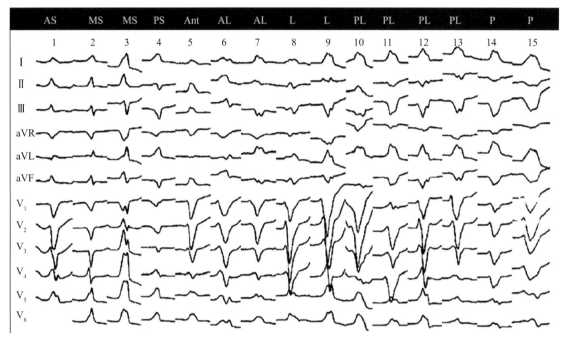

图 30-33　三尖瓣环各部位室早起源心电图

QRS波多为正向，少数有负向起始波；三尖瓣环游离壁起源室早的QRS波宽度大于间隔部起源室早；游离壁起源室早的肢体导联QRS波多可见"切迹"。V_1导联：游离壁起源室早多为rS型；间隔部起源室早多为QS型；游离壁起源室早的胸前导联QRS波移行多在V_3以后。

3.二尖瓣环起源室早　二尖瓣环与主动脉瓣相交处（AMC）起源室早临床上并不少见，在解剖学上二尖瓣环位于左心室的最后方，此处起源的室速/室早心肌除极方向正对胸前导联（图30-34）。故室速/室早有胸前导联R波移行早（V_2以前）、V_2～V_6导联均以正向波为主的特点。起源于二尖瓣环前上部位（前间隔、前侧壁）的室性心律失常除极方向由上向下，下壁导联以正向波为主，起源于二尖瓣

环后下部位（后间隔、后侧壁）的室性心律失常除极方向由下向上，下壁导联以负向波为主。

4.summit区起源室早　心脏summit区是指左心室心外膜下的一个特殊的三角区域，以左冠状动脉前降支（LAD）和左回旋支（LCX）为界的区域，并被心大静脉（GCV）一分为二，该区富含脂肪组织。由于该区域位于左心室流出道和右心室流出道的交汇处，故受到胚胎时期的发育或应力影响，成为心律失常的易发部位。

对于左心室summit区起源的特发性室速，绝大多数经心外膜导管消融效果不佳，因为该区域有大的冠状动脉毗邻及心外膜下脂肪垫存在。当心电图显示室速时aVL/aVR的Q波比值＞1.85，V_1导联的R/S比值＞2，且V_1导联没有q波时，经心外膜

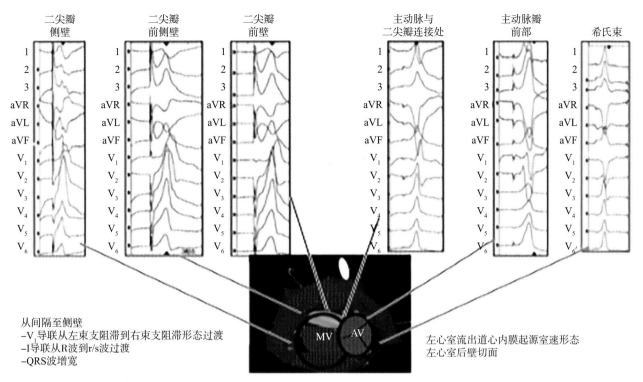

从间隔至侧壁
- V₁导联从左束支阻滞到右束支阻滞形态过渡
- I导联从R波到r/s波过渡
- QRS波增宽

左心室流出道心内膜起源室速形态
左心室后壁切面

图30-34　二尖瓣室早及主动脉瓣室早定位

导管消融的成功率高。

左心室summit区是最易发生心外膜下特发性室速的部位，且不易诊断与处理。Baman等报道约15%的特发性室速发生于心外膜下区域，可通过冠状窦行导管消融治疗。但有30%的特发性室速的患者不能经导管消融得到有效治疗。Yamada等报道约有1/3的室速起源于左心室summit区并不得不放弃导管消融治疗，因为导管到达不了心肌、心大静脉或冠状动脉近端行导管消融时呈高阻抗。左心室summit区的解剖结构包括冠状静脉近端的静脉结构、心外膜下的脂肪垫，使得经静脉和（或）经心包途径进行导管消融尚存一定的困难。而且，虽然冠状静脉窦起源的室速是消融导管最易达到的部位，但需要考虑并发症的风险，包括静脉闭塞、邻近冠状动脉的损伤与破裂。

5.乳头肌起源的室性早搏　左、右两侧心室皆可见乳头肌起源室早，其中以左心室后乳头肌最为常见，多见于无器质性心脏病患者。在特发性室速中，起源于左心室后乳头肌（PPM）者约占7.5%，而起源于左心室前乳头肌者（APM）约占4.4%，也有报道起源于右心室三组乳头肌者。乳头肌起源的室早发病率虽低，但消融较为困难，乳突肌会随着心动周期活动收缩舒张来控制瓣膜开闭，射频消融导管难以稳定贴靠局部，导致有效治疗难度较

大。ICE可指引消融导管在传统三维标测无法提供的复杂结构内直视下操作，从而提高手术成功率（图30-35）。

（二）特发性室速

室性心动过速（室速）常发生于各种器质性心脏病患者，但也可发生于无明确器质性心脏病证据的中青年患者，且性别差异不明显。临床表现为阵发性、反复发作单形室性心动过速，多数血流动力学稳定。因起源部位特殊、通常预后良好等特点，也称特发性室性心动过速。根据解剖部位对其进行分类如下：①流出道瓣上，包括肺动脉、主动脉；②流出道瓣下，包括右心室流出道、左心室流出道、主动脉瓣-二尖瓣结合部；③瓣环，包括三尖瓣、二尖瓣；④束支分支；⑤左心室外膜。

起源于传导系统分支部位此类室速（又称分支型室速）多见于青少年，易被程序刺激诱发和终止，能够被心室起搏拖带，属于大折返型特发性室速。其产生机制可能与钙通道依赖的阻滞相关，刺激迷走神经及腺苷无效，因维拉帕米药物可迅速终止此种室速，因此亦称维拉帕米敏感性室速。此类室速因起源于心脏间隔部位的特殊传导系统，QRS间期较其他类型室速略短。根据起源部位可将其进一步细分为3种类型：①最常见的是起源于左后分支，V₁导联呈右束支阻滞状，额面电轴

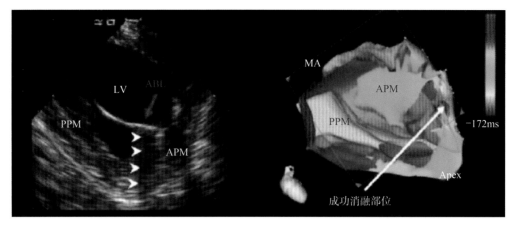

图30-35　ICE指引下消融治疗左心室前乳突肌起源的室性心律失常

ABL：消融大头电极；APM：前乳头肌；PPM：后乳突肌；LV：左心室；MA：二尖瓣环；Apex：心尖

左偏（Ⅱ、Ⅲ、aVF 导联呈 rS 型，S Ⅲ＞S Ⅱ，Ⅰ、aVL 导联呈 qR 型，V₆ 导联呈 rS 型）；②起源于左前分支，V₁ 导联呈右束支阻滞状，额面电轴偏右下（Ⅱ、Ⅲ、aVF 导联以 R 波为主，Ⅰ、aVL 导联呈 rS 型）；③起源于左上间隔室速，QRS 间期较短（约100ms），额面电轴不偏，胸前导联 R/S 移行在 V₃、V₄ 导联。

起源于心外膜流出道特发性心外膜室速主要分布于心室-大动脉交界处（如肺动脉瓣上，主动脉瓣上）和冠状血管周围（如心脏静脉系统行走区）。体表心电图特点如下：①起源于心大静脉远端的室速呈右束支阻滞形，起源于心大静脉近端的室速呈左束支阻滞形；②Ⅰ 导联呈 rS 型；③胸前导联 QRS 波 R 波上升支缓慢（呈假 Delta 波，类本位曲折时间≥85ms）；④V₁ 导联 r 或 R 波增宽，RS 间期≥121ms，延迟的胸导联最大转折指数≥55（即胸导联 QRS 起始到顶峰时间/QRS 波总时间≥55）；⑤胸前导联 R/S 移行在 V₃ 导联前后；⑥额面电轴偏下。

其余解剖部位起源室速的判断同室早。

1.标测技术　导管消融治疗室早主要基于两种标测技术，即激动标测和起搏标测。激动标测是通过调整导管至12导联 ECG 提示的区域，并参照室早 QRS 的起始来分析局部激活时间。记录的信号越早，标测导管越接近室早的起始点，并越能详细标测最早记录的激活部位和消融目标。

起搏标测通常在室早较少而不允许激动标测或证实激活标测的发现时使用。这种方法需要在同一标测导管位于可能的室早起源点的进行起搏，并将起搏后的体表12导联 QRS 形态与原室早体表 QRS 形态进行比较。但由于消融导管难于稳定贴靠局

部心肌而不激动邻近组织，且有时起搏输出功率不同，起搏形态也可能不同，从而可能影响判断（图30-36）

2.消融策略　室性心动过速的消融治疗有多种策略，最佳策略可能因情况而异。在血流动力学耐受的室性心动过速情况下，可使用拖带标测来识别折返性室性心动过速的通道。具体标准用于区分临界峡部、入口点、出口点和旁观者。通道关键峡部的消融成功可终止室性心动过速。在非血流动力学耐受的室性心动过速情况下，使用血流动力学支持装置如左心室辅助装置（LVAD），可以在持续室性心动过速期间进行拖带标测，同时保证终末器官灌注。

大多数特发性室早在单次消融后的手术成功率接近90%，总的并发症发生率约为1%。60%～80%消融失败的室早发生在靠近主要冠状动脉的左心室顶端，这里有复杂的三维解剖结构，导管难以稳定。

3.特殊电位　除流出道室早常见的翻转电位之外，我们在临床工作中还总结发现许多室早具有特殊电位（Special local potential，LSP），该电位特点：明显提前于心室主波、振幅高低不同但均低于主波1/2高度、形态不一呈粗钝或小尖峰状、多棘波或碎裂状，考虑与局部肌袖电位成分相关，尽可能寻找这类 LSP 或许是新的消融策略（图30-37）。

（三）结构性心脏病起源的室性心律失常

结构性心脏病患者由于瘢痕相关的心肌折返性病变，复发持续性室性心律失常的风险很高；典型的表现是单形性室速。多项临床研究已证实射频消融治疗瘢痕相关室性心动过速的益处。与药物治疗相比，导管消融可显著提高无复发室速的存活率，

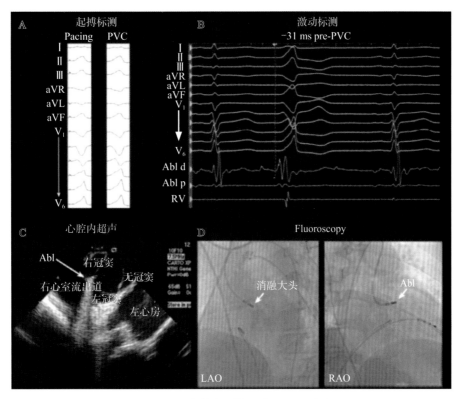

图30-36　起搏标测与原室早图形对比

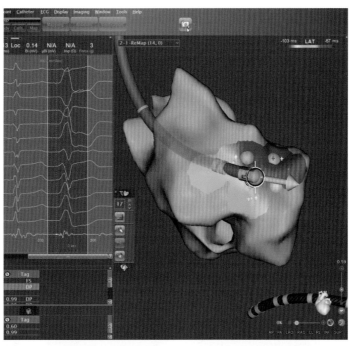

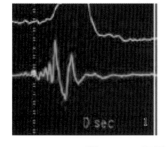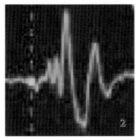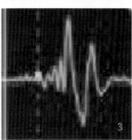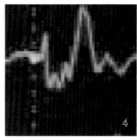

图30-37　标测点局部碎裂电位（LSP），粉点是相对提前部位，蓝点为成功消融靶点

减少植入ICD或因心血管原因住院，并降低死亡率。

在结构性心脏病患者中，据报道缺血性心脏病受试者的消融效果最好。多项随机对照试验显示导管消融治疗优于药物治疗。非缺血性心肌病患者是一个具有不同病因的异质性群体，在基质类型和消融结果方面存在显著差异。与缺血性心脏病患者不同，这些患者的心内膜下基质分布占优势，可以通过传统的经心内膜下方法进行靶向治疗，而非缺血性基质患者的壁内和（或）心外膜致心律失常基质的患病率较高。在没有心内直视手术或明显心包粘连的患者中，可以经皮进入心外膜间隙进行标测，并通过经皮低氧通道进行消融。这种方法显著

改善了临界心外膜基质发病率高的疾病状态的消融结果，如致心律失常性右心室心肌病、非缺血性扩张型心肌病伴游离壁左心室受累和Brugada综合征。非缺血性心肌病（最常见的涉及室间隔）的壁内临界致心律失常基质患者是一个特别具有挑战性的人群，因为标准消融方法可能不能有效地靶向深层基质。在这些情况下，同步单极射频消融、双极射频消融、酒精动脉/静脉消融或使用较低离子浓度的消融冲洗剂（如半生理盐水），均已显示可增加损伤大小，允许到达壁内室性心动过速回路，并在标准射频消融失败时改善结果。

第五节　其他快速心动过速射频消融治疗

顽固性室性心律失常的病因多种多样。其心律失常的病理机制可简单分为折返、自律性增高和触发等；其病理基础多为缺血、纤维斑痕、炎症、病变和退变等。由于心肌和传导系统病变的性质和部位的不同，室性心律失常的异位起搏点位置及其发生机制各不相同。对于自律性增高和触发机制的顽固性室性心律失常，应用常规超声心动图技术不仅能够检出基础心脏疾病的存在，同时应用二维组织多普勒显像技术能够确定室性心动过速异位起搏点在心室壁内不同层次的准确空间位置。但是，对于折返机制的顽固性室性心律失常应用二维组织多普勒显像技术则难于确定其折返环的准确空间位置。

由于病理基础的不同，同一患者顽固性室性心律失常的异位起搏点可能是多源的，其异位起搏的机制可能是多样的。在超声心动图确定基础心脏病理变化的情况下制定不同的射频消融治疗策略，对于提高射频治疗效率具有特别重要的意义。例如：对于由心肌梗死导致的顽固性室性心律失常，可首先采用常规超声心动图心室节段运动分析方法大致确定心肌梗死的部位、范围和严重程度；在此基础上采用超声心肌血流灌注显像技术进一步确认上述病理改变的边界。已知绝大部分的由心肌梗死导致的室性心律失常异位起搏点位于心肌梗死病灶的边缘。在此基础上，应用超声心动图引导射频消融电

极到达心肌梗死病灶的边缘区域进行消融治疗就有可能提高射频消融治疗效率，避免对正常心肌或梗死病灶进行不必要的射频消融治疗，导致新的心律失常发生。

致心律失常型右心室心肌病是一类需要精确引导和严密监控进行射频消融治疗的顽固性室性心律失常疾病。由于纤维脂肪病变的右心室壁较薄，不恰当的射频消融治疗易导致室壁穿孔；右心室心腔明显扩张导致消融电极定位难度增大。有研究表明，应用现有的心腔内超声心动图技术能够精确引导射频消融电极到达预先标定的右心室壁靶点组织、确认射频消融电极与心内膜的有效接触、监控消融导致的心肌损伤程度、确定消融治疗终点并通过及时调节射频消融参数防止射频消融并发症的发生。来源于主动脉瓣的顽固性室性心律失常异位起搏点射频消融治疗是另一种需要精确引导和严密监控进行射频消融治疗的顽固性室性心律失常疾病。不恰当的射频消融治疗将损伤主动脉瓣解剖结构，从而导致主动脉瓣的功能异常［如反流和（或）狭窄］，甚至有可能导致冠状动脉开口的结构性损伤，造成严重的冠状动脉开口狭窄。如前所述，心腔内超声心动图能够精确地确定靶点组织、消融电极及其两者之间的准确时空关系，能够可靠监控消融过程，从而有助于避免医源性的消融损伤。

第六节　化学消融治疗

通常心脏的化学消融治疗多被应用于梗阻性肥厚型心肌病的治疗。通过选择性冠状动脉注射化学消融剂（如：无水酒精）选择性地凝固性坏死梗阻左心室流出道的室间隔心肌组织使其纤维化变薄和收缩功能丧失，以达到增大左心室流出道、减低左心室流出道压力阶差的治疗目的。但是，能够采用化学消融治疗梗阻性肥厚型心肌病的前提条件是肥厚心肌部位存在供应其血流的冠状动脉分支。遗憾的是，一部分患者并不存在这一冠状动脉分支，因而丧失了化学消融的治疗机会。此外，介入性冠状动脉化学消融治疗技术同样存在消融治疗范围的控制问题。过大或者过小的化学消融范围将会导致心脏传导系统损伤或治疗效果减低。

我们研究了经穿刺直接进行心脏化学消融的可能性。结果发现在二维灰阶超声心动图的引导下，穿刺针能够较为准确地到达左心室壁内特定部位。二维灰阶超声心动图能够同时观察到无水酒精注射过程中产生的酒精经心内膜和心外膜外泄情况、能够实时观察到酒精化学消融所产生的被消融心肌局部回声增强变化的准确位置和范围。应用二维组织多普勒超声心动图还能够观察到局部心肌化学消融所导致的心肌功能异常改变。这些实验研究结果提示有可能采用直接穿刺的方法进行选择性的多部位左心室壁内心肌化学消融。而建立起来的穿刺直接化学消融技术方法不仅能够应用于肥厚型心肌病的化学消融治疗，同时也有可能应用于来源于左心室的室性心律失常异位起搏点的消融治疗（图30-38 ～图30-44）。

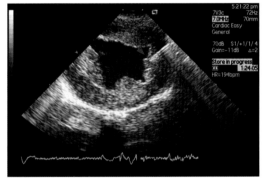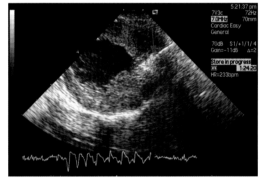

图30-38　开胸犬模型（一）

经心脏表面超声扫描，二维灰阶图像显示左心室短轴切面引导20G注射针头（红色箭头）穿刺进入左心室游离壁

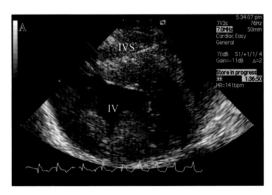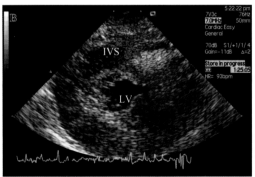

图30-39　开胸犬模型（二）

经心脏表面超声扫描，二维灰阶图像显示左心室短轴切面引导20G注射针头穿刺进入左心室游离壁中层后注射无水酒精2ml进行心肌消融治疗。图B可见消融区域局限性回声增强并伴有声晕（红色箭头）

IVS：室间隔；LV：左心室

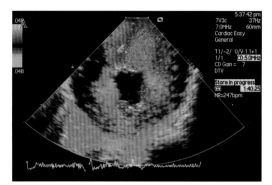
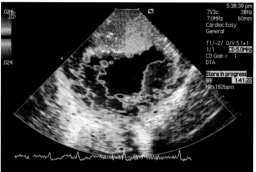
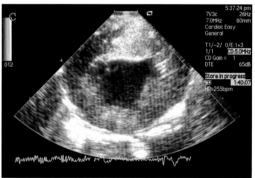

图30-40　开胸犬模型（三）

经心脏表面超声扫描，二维组织多普勒速度（A）、加速度（B）和能量图（C）显像，显示左心室短轴切面无水酒精化学消融区域局限性速度、加速度和能量分布异常

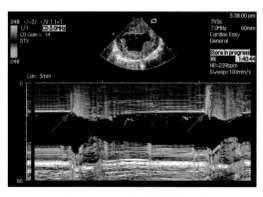

图30-41　开胸犬模型（四）

经心脏表面超声扫描，M型组织多普勒速度显像，显示左心室前壁无水酒精化学消融区域局限性速度分布异常（红色箭头）

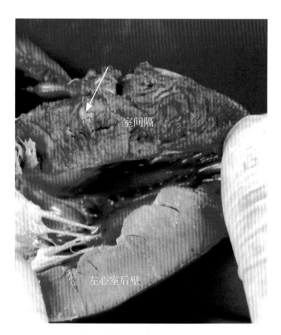

图30-42　开胸犬模型心脏大体解剖

左心室前壁无水酒精化学消融区域局限性心肌凝固性坏死（白色区域，白色箭头）。MV：二尖瓣

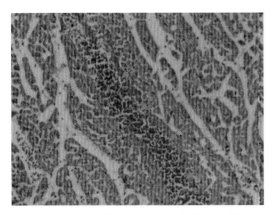

图30-43　开胸犬模型心脏左心室前壁穿刺部位病理切片

HE染色显示穿刺孔道内充满红细胞（绿色箭头）

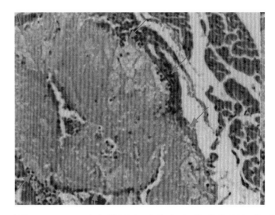

图30-44　开胸犬模型心脏左心室前壁穿刺部位病理切片

HE染色左心室前壁无水酒精化学消融区域局限性心肌细胞凝固性坏死（绿色箭头）

第七节　心房颤动的导管消融进展

一、房颤的定义及分类

心房颤动（atrial fibrillation，AF；简称房颤）是指规则有序的心房电活动丧失，代之以快速无序的颤动波，是临床实践中最常见的一种心律失常。全球房颤患病人数超过3300万，该病常可导致心力衰竭、脑卒中和其他部位的栓塞，降低患者的生活质量。据估计，我国房颤患病率为0.74%，小于60岁男女患病率分别为0.43%和0.44%，大于60岁男女患病率分别为1.83%和1.92%。心电图特征包括：①P波消失，代以不规则的心房颤动f波，频率为350～600次/分；②RR间期不规则，心室率通常为100～160次/分（图30-45）；③QRS波形态通常正常。临床上，按照房颤发作的频率和持续时间将其分为阵发性房颤、持续性房颤、长程持续性房颤和永久性房颤4类（表30-2）。

二、房颤导管消融术

目前房颤的治疗策略主要为控制心率、预防血栓形成，以及恢复和维持窦性心律。房颤的治疗主要分为药物治疗和非药物治疗。其中，药物治疗又包括抗心律失常治疗和抗凝治疗，抗心律失常治疗的目的是预防房颤的发生、控制房颤时快心率和房颤转复并维持窦性心律，抗凝的目的是避免血

表30-2　房颤的分类

分类	定义
阵发性房颤	发作后7天内自行终止或干预终止的房颤
持续性房颤	持续时间超过7天的房颤
长程持续性房颤	持续时间超过1年的房颤
永久性房颤	医师和患者共同决定放弃恢复或维持窦性心律的一种类型，反映了患者和医师对于房颤的治疗态度，而不是房颤自身的病理生理特征，如重新考虑节律控制，则按照长程持续性房颤处理

栓栓塞；非药物治疗包括射频消融治疗、外科手术治疗和起搏治疗等。导管消融术已成为症状改善和心率或节律控制的重要治疗策略。导管消融术目前是有症状的房颤患者的首选治疗方法。阵发性房颤和无明显器质性心脏病患者的射频消融成功率可超过80%，对于持续性房颤随访，2～5年的研究提示射频消融成功率为57%～63%。研究认为，85%～95%的阵发性房颤起源于肺静脉，已经成为所有基于导管的房颤消融策略的基石，并被推荐用于所有房颤消融术。这种经验性方法不需要详细评估阵发性房颤触发部位，而是以肺静脉为目标，实现电隔离，同时将肺静脉狭窄和膈神经损伤的风险降至最低。在过去的20年里，这种手术有了很大的发展，已被证明可减轻房颤负担并改善患者的生活质量。随着技术的进步，这种手术的有效性和安全性不断提高，手术持续时间不断缩短。

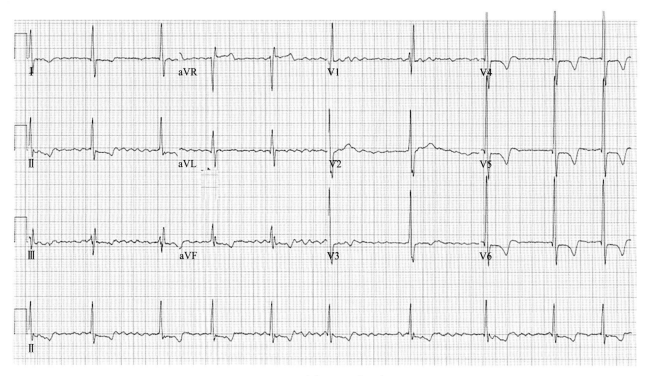

图30-45　房颤12导联心电图

（一）房颤消融的适应证及禁忌证

1.适应证

（1） I a类：症状性阵发性房颤患者，抗心律失常药物治疗效果差。

（2） II a类：①症状性持续性房颤和阵发性房颤患者。②伴有心力衰竭、肥厚型心肌病、年龄大于75岁的房颤患者。③伴有快慢综合征的患者。④特殊职业人群，如飞行员、军人、职业运动员。II b类：长程持续性房颤，权衡导管消融风险及疗效后，均可行导管消融。

（3） III类：存在抗凝药物治疗禁忌的房颤患者。

2.禁忌证　进行房颤消融之前，需充分考虑术者及所在中心的经验、患者的风险获益比、影响房颤成功转复和维持窦性心律的影响因素、患者的意愿。存在左心房/左心耳血栓是房颤导管消融的绝对禁忌证。

影响患者适应证选择和导管消融术后成功率的因素包括年龄、左心房大小、房颤类型及持续时间、有无二尖瓣反流及其程度、有无基础心血管疾病及其严重程度、术者经验等。对于左心房直径>55mm、心房肌纤维化、房颤持续时间过长和伴有明确器质性心脏病而未完全纠正者，导管消融术后复发率增高。

尽管随着射频消融术经验的积累及相关标测导航系统和导管设计生产技术的不断改进，房颤导管消融的并发症有减少的趋势，但仍可达3.9%～4.5%。主要并发症包括死亡（0.15%）、心房－食管瘘（0.04%）、卒中（0.23%）、心脏压塞（1.31%）、显著肺静脉狭窄（0.29%）等，开展房颤消融的中心应当具备处理这些并发症的能力，如具备心胸外科支持等。

（二）房颤消融策略的进展

1.肺静脉以外的触发灶　在过去的20年里，一系列辅助消融策略陆续出现，试图改善对肺静脉隔离无反应的患者的消融结果。各大电生理中心都建立了自己独特的术式，然而基于不同的房颤类型、不同的治疗中心，甚至不同术者的经验和认识，会对不同的房颤患者采取不同的治疗策略。现认为非肺静脉触发点包括左心房后壁、左心耳（LAA）、上腔静脉、界嵴、卵圆窝、冠状窦、马歇尔韧带和房室瓣环附近。由于非肺静脉触发点的定位存在困难，研究者曾尝试部署多极导管来帮助定位。鉴于许多患者无法实现精确的病灶定位，心脏电生理学家现已尝试了各种隔离策略，包括涉及左心房后壁、上腔静脉、冠状窦和左心耳的隔离策略。

2.转子（rotor）的识别与消融　20世纪80年代后期，房颤多子波假说成为人们广泛接受的主要的房颤理论。假说认为，房颤是多个独立的子波同时存在并随机分布于左、右心房。依据该房颤模型，心房内同时存在一定数量的子波，这些子波的存在取决于心房传导速度、不应期及可激动的心房质量。房颤的维持需要最小数量的共存子波、缓慢传导、缩短的有效不应期，而心房肌重构导致传导延迟和阻滞，增加了心房有效不应期的空间离散度，促进了房颤的维持，外科迷宫术就是建立在这一房颤理论基础上的。目前外科迷宫术取得了令人瞩目的成就，也是内科房颤射频消融参考和模仿的对象。2012年，Narayan通过心房进行局灶电激动和转子标测，直接观测到了持续性房颤患者存在稳定的房颤转子，这与以往认为房颤不存在转子或者转子不稳定的认识不同，这些转子稳定地存在于左心房或右心房，有些接近通常的房颤消融线，同时转子的轴心往往会发生相对缓慢的移位。术者通过将2个64极网篮电极分别放置在左、右心房，对自发或诱发的房颤进行多点同步标测，软件自动分析标测记录的电位，识别左心房和右心房中的转子，从而指导转子消融。尽管Narayan等报道消融转子可以终止86%的持续性房颤，然而不少经验丰富的房颤中心未能重复此结果。

3.碎裂电位消融 2004年，Nademanee首先提出（complex fractionated atrial electrograms，CFAEs）消融，将CFAEs定义为：①心房波有2个或以上波折，并在基线上下连续碎裂曲折超过10s；②心房电位超过10s的平均周长缩短＜120ms。2007年，Nademanee将CFAEs进一步定义为：0.05～0.25 mV的低电压电图伴有高度碎裂的局部电位或局部周长缩短≤120ms。CFAEs的消融存在较大争议。Nademanee仅针对CFAEs消融，二次消融后1年随访成功率为92%。但该研究结果难以复制。广泛CFAEs消融导致损伤面积更大，会形成更多的瘢痕，更易形成折返性房速产生的折返环峡部，术后房速、房扑的发生率更高，因此应避免不必要的广泛CFAEs消融。

4.Stepwise消融 2005年，法国波尔多中心首先报道了持续性房颤Stepwise消融术式。该术式既包含肺静脉电隔离，又兼顾了上述其他消融策略，是一种相对个体化且房颤基质改良更彻底的术式。该术式包括肺静脉电隔离、基于电位的消融、左心房顶部、二尖瓣峡部、三尖瓣峡部的线性消融，以

及必要时进行的右心房消融。消融过程中监测左心耳房颤周长的变化，随着Stepwise消融的进行，左心耳的房颤周长会逐渐延长，直到房颤终止，转变为窦性心律或房速，此后再针对房速进行消融；如果房颤不能终止，则进行电复律。Haissaguerre对60例持续性房颤患者进行Stepwise消融，术中房颤终止率为87%，二次消融成功率高达95%。在所有消融策略中，该术式的持续性房颤消融成功率最高。但是，其他中心的类似研究并未显现出如此高的成功率，并且Stepwise术式的消融时间长、损伤范围大，术后房性心律失常的发生率增加。消融过程中房颤终止的患者，心律失常复发形式多为房速，房颤未能终止的患者多以房颤形式复发。

5.低电压/瘢痕区域消融 Rolf等首次报道了电压指导下的心房基质改良，研究发现10%的阵发性房颤患者和35%的持续性房颤患者存在低电压区域，与肺静脉电隔离相比，联合低电压区域消融可提高手术成功率。研究显示，与Stepwise消融相比，持续性房颤患者肺静脉和三尖瓣峡部消融后，在窦性心律下进行低电压消融可以提高单次导管消融成功率，避免了广泛的心房损伤和术后房速的发作。低电压指导下基质改良的Meta分析也显示联合低电压消融是一种高效、安全的消融策略，与传统消融方法相比，明显降低了致心律失常作用。但是，低电压的标测受心房节律、标测密度、标测电极极间距等因素的影响。通常将窦性心律下心房电压＜0.5 mV定义为低电压、瘢痕区域。研究发现，窦性心律下心房电压高于房颤下心房电压，窦性心律下低电压与房颤下低电压存在线性相关，但未明确定义房颤下低电压/瘢痕区域的界值。电解剖标测发现，窦性心律下的低电压和房颤下的低电压其分布及面积不能完全吻合。心脏磁共振成像确定的纤维化与导管消融后房颤复发的增加呈线性相关，研究表明，消融这些区域可能会改善预后。临床上通常将心房电压＜0.3 mV作为房颤节律下低电压/瘢痕区域的临界值，然而这种方法的一个主要限制是所识别的瘢痕的程度高度依赖于所定义瘢痕的阈值。目前，还没有为瘢痕的定义制定统一的标准，从而限制了该技术的可重复性。

（三）消融工具的进展

射频消融的新兴工具。人们开发了许多新颖的射频导管来克服目前所使用的消融导管的局限性。

1.冷冻球囊消融　是房颤消融一种较新的方法，其原理是通过球囊封堵肺静脉，在球囊内释放液态一氧化二氮，使周围组织冷冻、细胞坏死形成瘢痕（图30-46）。与射频消融相比，冷冻球囊用于肺静脉消融具有导管稳定性更好、产生的瘢痕边界连续均匀、瘢痕表面心内膜损伤小、相邻组织完整性好、患者不适感少等优点。多项研究提示，冷冻球囊消融在肺静脉隔离率及窦性心律的维持上与射频消融相似，主要并发症的发生率也相似。冷冻球囊技术的进步促进结果的改善和缩短手术时间。隔离时间是实现肺静脉持久隔离的一个重要预测因素。目前有可靠的数据表明，如果在60s内获得所需的-40℃温度和急性电隔离，单次应用冷冻球囊消融足以保证永久性电肺静脉隔离。研究发现，在进行2min冷冻和4min冷冻之间没有观察到1年疗效的差异，但是2min冷冻方案显著缩短了手术持续时间。

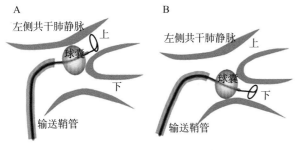

图30-46　冷冻球囊消融示意图

2.新的射频消融导管　在过去的5年中，新出现了3种射频消融导管。

HELIOSTAR多电极射频球囊导管是一种28mm球形灌注柔顺射频球囊导管，可从所有或选定的电极输送射频能量。一项研究显示，39名阵发性房颤患者使用此导管在短期内取得了成功，但潜在的不良事件，包括2.6%的膈神经麻痹发生率，7.7%的无症状食管热损伤，以及约20%的患者无症状脑栓塞。

SATAKE HotBalloon导管是一种13F的气球导管，通过导管鞘展开。该系统在气球内的线圈电极和4个皮肤电极贴片之间输送1.8MHz的射频电流，并在气球内产生电容型加热。研究表明，热球囊导管造成的损伤比冷冻球囊导管造成的损伤小，随访12个月时，两个治疗组之间房颤复发没有差异。

Luminze-RF是另一种灌注单次射频球囊导管。在2019年欧洲心律协会大会上提交的初步数据显示，该导管在治疗AF的30天内既安全又有效。Luminze-RF导管具有内置摄像头的视觉引导能力，旨在提供电极接触的直接证据，以促进定点消融。该导管还具有集成的标测和起搏功能，允许实时评估肺静脉隔离和膈神经夺获。

3.其他消融工具

（1）超声消融：聚焦超声球囊消融系统曾被欧洲批准应用于临床，虽有效，但因心房食管瘘有较高的发生率，甚至导致患者死亡，现已不再应用。

（2）激光消融：研究提示，激光球囊消融阵发性房颤的成功率与射频、冷冻球囊消融基本相同，安全性也类似，但激光球囊消融其膈神经损伤更常见，而肺静脉狭窄较少。激光球囊已在欧洲使用，并已获得美国FDA的批准用于治疗药物难治性反复发作的有症状的阵发性房颤。

（尹立雪　陈　旸　李小平）

参考文献

2020室性心律失常中国专家共识（2016共识升级版），2020.中华心律失常学杂志，24（3）：188-258.

陈爱华，宋旭东，杨平珍，2015.房颤射频消融治疗的现状与困境.解放军医学杂志，40（2）：85-91.

黄从新，张澍，黄德嘉，华伟，2018.心房颤动：目前的认识和治疗建议（2018）.中华心律失常学杂志，（4）：279-342.

郑志涛，刘兴鹏，2018.持续性心房颤动的基质消融研究进展.中国循证心血管医学杂志，10（7）：879-881.

Calo L，Lamberti F，Loricchio ML，et al，2002. Intracardiac echocardiography：from electroanatomic correlation to clinical application in interventional electrophysiology. Ital Heart J，3（7）：387-398.

Chu E，Fitzpatrick AP，Chin MC，et al，1994. Radiofrequency catheter ablation guided by intracardiac echocardiography. Circulation，89（3）：1301-1305.

Chu E，Kalman JM，Kwasman MA，et al，1994. Intracardiao echocardiography during radiofrequency catheter ablation of cardiac arrhythmias in humans. J Am Coll Cardiol，24（5）：1351-1357.

Chun TU，Van Hare GF，2004. Advances in the approach to treatment of supraventricular tachycardia in the pediatric population. Curr Cardiol Rep，6（5）：322-326.

Cohen TJ，Ibrahim B，Lazar J，et al，1999. Utility of intracardiac echocardiography（ICE）in electrophysiology：ICE in the CAKE（catheter ablation knowledge enhancement）. J Invasive Cardi-ol，11（6）：364-368.

Cronin，Edmond M et al. "2019 HRS/EHRA/APHRS/LAHRS expert consensus statement on catheter ablation of ventricular arrhythmias." Europace：European pacing，arrhythmias，and cardiac electrophysiology：journal of the working groups on cardiac pacing，arrhythmias，and cardiac cellular electrophysiology of the European Society of Cardiology vol. 21，8（2019）：1143-1144.

Epustein LM，2000. The utility of intracardiac echocardiography in interventional electrophysiology. Ourr Cardiol Rep，2（4）：329-334.

Hynes BJ，Mart C，Artman S，et al，2004. Role of intracardiac ultrasound in interventional electrophysiology. Curr Opin Cardiol，19（1）：52-57.

Kalla M，Sanders P，Kalman JM，Lee G，2017. Radiofrequency Catheter Ablation For Atrial Fibrillation：Approaches And Outcomes. Heart Lung Circ，26（9）：941-949.

Kalman JM，Olgin JE，Karch MR，et al，1997. Use of intracardiac echocardiography in interventional electrophysiology. Pacing Clin Electrophysiol，20（9 Pt 1）：2248-2262.

Kalman JM，Olgin JE，Karch MR，et al，1998. "Cristal-tachycardias"：origin of right atrial tachycardias from the crista terminalis identified by intracardiac echocardiography. J Am Coll Cardiol，31（2）：451-459.

Lesh MD，Kalman JM，Karch MR，1998. Use of intracardiac echocardiography during electrophysiologic evaluation and therapy of atrial arrhythmias. J Cardiovasc Electrophysiol，9（8 Suppl）：S40-47.

Martin RE，Ellenbogen KA，Lau YR，et al，2002. Phased-array intracardiac echocardiography during pulmonary vein isolation and linear ablation for atrial fibrillation. J Cardiovasc Electrophysiol，13（9）：873-879.

Pandian NG，Schwartz SL，Weintraub AR，et al，1991. Intracardiac echocardiography：current developments. Int J Card Imaging，6（3-4）：207-219.

Parameswaran R，Al-Kaisey AM，Kalman JM. Catheter ablation for atrial fibrillation：current indications and evolving technologies. Nat Rev Cardiol. 2021 Mar；18（3）：210-225.

Ren JF，Marchlinski FE，Callans DJ，2004. Lot atrial thrombus associated with ablation for atrial fibrillation：identification with intracardiac echocardiography. J Am Coll Cardiol，48（10）：1861-1867.

Saad-Omer SM，Ryad R，Limbana T，Zahid T，Jahan N，2020. Catheter Ablation vs. Medical Treatment in Patients With Atrial Fibrillation. Cureus，12（8）：e9700.

Sadek MM，Marchlinski FE，2014. Ablation of ventricular arrhythmias. Trends Cardiovasc Med，24（7）：296-304.

Shivkumar K，2019. Catheter Ablation of Ventricular Arrhythmias. N Engl J Med，380（16）：1555-1564.

Simon RD. Rinaldi CA，Baszko A，et al，2004. Electroanatomic mapping of the right atrium with a right atrial basket catheter and three-dimensional intracardiac echocardiography. Pacing Clin Electrophysiol，27（3）：318-326.

Stellbrink C，Siebels J，Hebe J，et al，1994. Potential of intracardiac ultrasonography as an adjunct for mapping and ablation. Am Heart J，127（4 Pt 2）：1095-1101.

Szili-Torok T，Kimman GP，Theuns D，et al，2003. Visualization of intra-cardiac structures and radiofrequency lesions using intracardiac echocardiography. Eur J Echocardiogr，4（1）：17-22.

Tai CT，Lin YK，Lan FC，et al，2003. Conduction properties of the crista terminalis in patients with atrial flutter due to amiodarone therapy for atrial fibrillation. Pacing Clin Electrophysiol，26（12）：2241-2246.

Tardif JC，Vannan MA，Miller DS，et al，1994. Potential applications of intracardiac echocardiography in interventional electrophysiology. Am Heart J，127（4 Pt 2）：1090-1094.

Tomaiko E，Su WW，2019. Comparing radiofrequency and cryoballoon technology for the ablation of atrial fibrillation. Curr Opin Cardiol，34（1）：1-5.

Vin L，Zheng C，Cai L，et al，2003. Cardiac conductive system excitation maps using intracardiac tissue Doppler imaging. Chin Med J（Bng），116（2）：278-283.

Writing Group Members，January CT，Wann LS，et al，2019. 2019 AHA/ACC/HRS focused update of the 2014 AHA/ACC/HRS guideline for the management of patients with atrial fibrillation：A Report of the American College of Cardiology/American Heart Association Task Force on Clinical Practice Guidelines and the Heart Rhythm Society. Heart Rhythm，16（8）：e66-e93.

Zanchetta M，Maiolino P，2004. Intracardiac echocardiography. Do we need a new ultrasonographic window? Ital Heart J，5（3）：173-177.

第五篇　超声心脏电生理学的发展方向和目标

第31章　概　　论

　　超声医学技术中的超声心动图技术和方法在心脏疾病临床诊断和治疗中的临床价值已经得到公认，被认为是近60年来影响临床心脏病学最为重要的十大技术成果之一。但是超声医学技术在心脏疾病诊断和治疗领域中的潜在应用价值仍然有待于得到充分认识和持续不断地发掘。例如，临床已经开始将超声医学技术逐步推广应用到临床心脏电生理学领域，以解决临床心脏电生理学所面临的若干重要问题，但是一些心脏科临床医师并未能够充分认识到超声医学技术对临床心脏电生理学的重要价值和潜在的巨大影响。与此同时，又存在着如何将不断出现的最新超声医学技术方法和成果充分地应用于心脏电生理学领域等一系列新的亟待解决的问题。

　　目前，超声医学在心脏电生理学领域的应用范围仍然主要局限在基本的心脏电生理学诊断与治疗装置的引导释放和疗效评价方面。以现有的超声心脏解剖和功能显像技术有可能为临床提供较传统心脏电生理学标测和影像监控技术方法更为准确、精细和可靠的心脏介入装置监控导航和引导释放技术手段，以及多样化的解剖结构功能参数指标评价体系，即时评价不同类型心律失常和心力衰竭疾病的治疗效果。通过在此基础上的超声医学技术在心脏电生理领域中的不断应用，结合现有的全新超声医学技术成果，可以预测：超声医学技术和方法不仅将在临床常规心脏电生理学中获得广泛的应用，同时也将在从心脏电生理学的基础研究到高端技术临床应用等各个领域内发挥更为重要的作用。

　　在与心脏电生理学相关的基础医学研究方面，心肌细胞结构和离子通道结构和功能的变化必然会影响到心肌细胞电和机械的功能表达。通过现有的超声显像技术不仅能够观察和评价局部心肌的解剖结构和功能变化，应用超高频超声显像技术（40～80MHz）甚至已经能够观察到单个心肌细胞的结构及其收缩及舒张功能的变化情况。应用超声造影技术及其特异靶向造影技术，同时能够揭示局部心肌的血流灌注、心肌细胞蛋白质和胞膜脂质的功能表达。将上述心肌组织和细胞超声显像观察评价内容充分结合并加以利用，就有可能实现以可视化的方式系统地观察评价心肌组织和细胞的结构和功能变化情况，进而推导导致心肌组织和细胞结构功能变化的基础细胞结构、离子通道和细胞间电机械兴奋传导等功能变化情况。

　　目前人体组织工程学已经能够实现人工窦房结等心脏传导系统组织结构的培育构建。但是，所有人体组织工程学所培育构建的心脏传导系统的重要组织结构均需要通过有效的移植方法才能够在病变心脏内实现所移植心脏重要组织的起搏和传导功能。对病变心脏整体和局部解剖结构及其功能状态充分准确的评价，是确定人工培育构建心脏起搏传导组织的移植部位以确保被移植组织存活并正确和有效实现移植组织功能的必要条件。通过移植术前对被移植组织和病变心脏组织、解剖结构和功能的准确可视化观察和量化分析，就有可能在移植术前对人工培育构建的心脏起搏传导组织的移植位置和移植过程进行设计，从而达到最佳的人体组织工程学组织移植治疗的目的，即不仅被移植组织应当准确到位，被移植组织的功能也应当能够得到可靠和正确的实现。现代超声医学技术已经能够较为准确可靠地提供几乎所有心脏整体和局部的解剖和功能信息，能够确定心房壁内解剖结构以及心肌电机械兴奋起始点和传播过程，有助于在恰当的心房优势传导路径上确定最佳的移植位置，监控移植过程并在移植完成后即时评价移植人工起搏或传导组织后对心脏整体和局部电机械兴奋传导过程的改善情况。由于多数超声医学检测技术手段是无创的，因此上述超声引导、监控和评价过程可以几乎不受限制地多次反复应用。

与遗传相关的心律失常或心力衰竭疾病的致病基因筛查仅仅是整个心律失常和心力衰竭疾病遗传病因诊断和治疗的重要起始部分。可疑致病基因检出后，可疑致病基因的克隆和功能表达及调控研究是确定可疑致病基因是否真实致病和达至基因治疗目的的不可或缺的甚至最为重要的一环。致病基因的临床表型评价是确定该基因是否真实具有致病功能的重要方面。超声医学技术能够为心脏致病基因功能表达的评价提供多种多样的量化评价技术手段。例如，可疑致心房纤颤基因检出和克隆后能否在动物模型上可靠地诱导出心房纤颤的临床表型，是确定该可疑致病基因是否为真实的致病基因的关键。但众所周知，导致心房纤颤的病因多种多样。如何确定所诱导的心房纤颤仅仅是由该可疑致病基因所致，而同时排除被应用于心房纤颤临床表型研究的实验动物没有其他导致心房纤颤的条件因素，是令人信服和确认心房纤颤真实致病基因的关键。超声医学技术能够在被克隆的致病基因置入前对实验动物进行心脏解剖结构和功能的全面评价，同时能够对克隆致病基因置入过程的若干可能导致心房纤颤的因素进行有效的筛查，从而除外某些条件致病因素。又例如，肥厚型心肌病可疑致病基因检出克隆后，如何在实验动物模型上诱导产生类似于肥厚型心肌病的心肌病变并通过不同的技术方法加以确认。

在可疑致病基因的准确定位与释放监控、基因转导量与诱导产生的心肌病变在体量效关系的确认及其与心脏功能和血流动力学的关系等方面，可视化的超声显像技术均能够发挥精确介入导航、靶点释放和基因功能表达效果评价的作用。

在超声分子显像领域，通过在造影微泡上携带特定基因和特定趋化因子，已经能够实现靶向的超声造影微泡显像。在此基础上通过定向释放超声能量破坏造影微泡并导致细胞膜瞬间穿孔就能够使造影微泡携带的特定基因大量转导进入细胞内，为被转导的特定基因功能在细胞内的充分表达创造条件。现有的前沿超声显像技术可以通过观察携带特定转导基因造影微泡的空间分布位置及其时间密度曲线等标记和定量评价被转导基因释放的准确空间位置和剂量，甚至有可能通过对超声波发射参数、能量和携带特定基因的超声微泡释放剂量的精密控制，实现动物模型或临床病例的准确空间位置滴定

式基因治疗，避免因为基因释放位置不准确或释放量的过多或过少导致基因治疗的效率减低或无效以及由此可能产生的副作用。

在遗传性心脏疾病的家系调查方面，超声医学技术同样能够发挥非常重要的作用。超声显像技术能够对几乎所有遗传性心脏疾病的心脏解剖结构和功能异常改变做出确切的诊断，从而有助于家系调查的结果建立在可信和可靠的形态学观察和大量的功能量化评价而非简单的病史和体格检查结果基础之上。

心脏解剖结构和心脏传导系统的胚胎发生和发育过程确定着最终心脏解剖结构的形成和功能表现。确定胚胎心血管系统发生和发育过程中可能导致心脏先天性发育畸形或功能障碍的内因（遗传因素）和外感因素对胎儿心脏发生和不同发育时期的影响，在此基础上产前进行明确诊断并提出相关干预治疗建议措施，对临床心律失常和心力衰竭疾病的预防和控制具有极其重要的价值。

目前，对于心脏传导组织发生和发育的组织来源仍然存在不同的看法。与此同时，对于心脏传导组织系统的发生和发育过程是如何与心脏具有收缩和舒张功能的心肌系统发生关联的，来源于不同胚胎组织的心脏传导系统又是如何整合，同时与普通的做功心肌系统关联进而控制整体和局部心脏功能实现的，心脏功能发育过程又存在怎样的整合等方面仍然存在许多争议和不同的学说。上述问题的解决，不仅仅需要大量的心脏胚胎发生和发育过程的形态学观察，同时更需要形态学发育基础上的心脏功能形成过程的功能量化观察和评价。超声医学显像技术是能够应用于上述观察评价目的的最为实用和可靠的技术。综合采用不同的超声显像和功能评价手段，超声医学技术能够几乎不受限制地提供实时在体的、连续不断的胚胎心脏解剖结构和功能观察与量化评价，有助于对可能导致心脏节律功能异常的各种胚胎心脏解剖和功能的发生和发育过程进行判断。结合分子生物学技术和各种干预措施，有可能进一步揭示胚胎心脏发生和发育过程中各种不同类型的病理机制，同时建立有效的产前诊断和治疗技术方法。

心脏房室心肌的解剖构造和力学状态是实现正常心脏功能和血流动力学状态的重要基础。其中，心脏节律的控制是如何在心脏解剖结构和心肌构造

基础上得以实现的；心脏节律控制系统或心脏传导系统是如何诱导、控制和调节心脏不同节段和不同层次心肌同步、顺序和有效的（如心肌收缩和舒张正确的方向性和有效性）的机械收缩和舒张并最终实现心脏正常的心血管系统血流动力学状态的……上述种种与心脏电生理学密切相关的心脏生理和病理学机制均需要在可视化的基础上加以揭示和量化评价，才能够为最终实现有效的干预和精确有效的矫正提供坚实的技术和方法基础。超声医学显像技术能够为实验研究和临床诊断治疗提供实时在体、准确和精细的心脏大体和局部心肌组织解剖结构形态和功能评价。结合心肌声学造影技术，超声医学显像技术同时能够提供评价心肌血流灌注与心肌功能间关系的准确时空关系，有助于从不同的角度探讨心肌纤维构造、心肌电和机械兴奋功能与缺血性心肌疾病间的病理生理机制。准确和精细可靠的超声可视化技术将在上述心脏电生理基础和临床研究的量化评价方面发挥重要作用。

在心脏电生理学的临床诊断和治疗方面，超声医学技术不仅能够提供多样化的可视化技术，同时能够与多种前沿的心脏电生理学诊断和治疗技术充分结合，弥补和改进各种现有的和前沿的心脏电生理学诊断和治疗技术的缺陷或不足。超声医学本身也具有某些直接诊断和治疗心律失常或心力衰竭疾病的技术和方法。例如：经食管超声显像技术与经食管心脏除颤技术的一体化结合；体外高强度聚焦超声和微型化的集超声扫描显像和高强度聚焦超声消融技术于一体的超声诊断治疗体表探头、经食管探头和介入性心脏超声导管的研制，可在对心律失常疾病病变直接可视化显像诊断的基础上实时监控并对病变组织进行直接超声消融治疗等。通过将超声显像技术与超声治疗技术紧密结合在一起以实现超声诊断技术和治疗技术一体化，将为临床提供高效、准确可靠的心律失常和心力衰竭疾病全新的治疗技术和方法。

随着超声医学技术在心脏电生理学领域中的不断应用，在心脏解剖和功能超声显像的可视化技术方面也开始出现新的要求和发展方向。任何心脏解剖结构和组织的病变或人为干预改变必将带来心脏解剖结构基础之上的若干功能变化。单纯的心脏解剖结构可视化观察和评价已经不能适应现代心脏电生理学诊断和治疗技术发展的需要，但其仍然是心

脏诊断和治疗的重要基础之一。未来任何新的心脏电生理学诊断和治疗技术的进展必然会涉及各种细微心脏解剖结构的准确空间定位及在此基础上的各种功能表达观察和量化评价。串联或并联正常或异常的心脏解剖和功能信息必将有助于对心脏疾病过程更为充分的理解和更为有效的干预治疗。

随着现代超声医学技术不断向前发展，超声医学技术和方法已经能够获取大量心脏的正常或异常疾病状态信息并能够提供所观察内容和参数的准确时间和空间定位。与此同时，超声医学技术所能够获得的大量心脏生理和病理信息均能够在现代电子计算机技术和图像显示技术的帮助下实现不同医学显像技术所获信息间在空间和时间上的有效关联和重建，从而以多种多样的可视化形式为实验研究和临床诊断治疗提供从心脏大体和局部解剖结构、心肌组织构造、心肌细胞结构、电机械兴奋功能、心肌力学状态乃至分子生物学的全部与心脏电生理学相关的可视化信息。

基于多维多参数心脏超声显像技术的数字化心脏模型的建立、虚拟现实显像和人机互动的各种治疗干预数字推衍系统的建立，有可能建立各种形式的虚拟病理生理现象间的关系并据此实现虚拟的干预治疗，即时观察基于所建立的虚拟病理生理现象时空关系进行干预将会产生的系列链式和（或）并行反应后果。上述虚拟诊断和治疗过程将极大地减低心脏电生理学诊断和治疗的成本和风险、极大地提高现实诊断和治疗的有效性和可靠性。此项技术本身及其与其他医学影像可视化技术所获心律失常和心力衰竭疾病病理生理信息的充分融合将会成为超声医学在未来临床心脏电生理学中应用的又一重要前沿基础技术。

（尹立雪）

参 考 文 献

野上昭彦，2005. 导管消融术的进展. 日本医学介绍，26（7）：306-307.

Bruce C Towe, Raymond Rho, 2006. Ultrasonic cardiac pacing in the porcine model. IEEE Transactions on Biomedical Engineering, 53（7）：1446-1448.

Chen X, Xie H. Erkamp R, et al, 2005. 3-D correlation-based speckle tracking. Ultrason Imaging, 27（1）：21-36.

Cheri X. Deng CX, Vikram D, et al, 2004. A feasibility study of high intensity focused ultrasound for liver biopsy hemostasis. Ultrasound in Med & Bio, 30（11）: 1531-1537.

Dentinger A, Thomenius K, Shung KK, et al, 2005. A new intracardiac ultrasound imaging system with high resolution, high frame rate motion mapping and EP recording Capability. Presented at the American College of Cardiology Annual Scientific Sessions, 6-9.

Marrouche NF. Cole C, Dresing T, et al, 2002. Intracardiac echo guided ablation monitoring in patients undergoing pulmonary vein isolation; bubble formation as a result of tissue over, heating. PACE, 205: A240.

Marrouche NF, 2003. Monitoring of catheter thrombus and char formation using phased array intracardiac echo during pulmonary vein isolation in patients with atrial fibrillation [ubstract]. J Am Coll Cardiol, 41: 449A.

Muir TG, Carstensen EL, 1980. Prediction of nonlinear acoustic effects at biomedical frequencies and intensities. Ultrasound Med Biol, 6: 345-357.

Ryo Otsuka, Kana F, Kumiko H, et al, 2005. In vitro ablation of cardiac valves using high-intensity focused ultrasound. Ultrasound in Med & Biol, 31（1）: 109-114.

Santini M, Pandozi C, Colivicchi F, et al, 2002. Transoesophageal low-energy cardioversion of atrial fibrillation. Results with the oesophageal-right atrial lead configuration. Bur Heart J, 21: 848-855.

Stephens DN, Thomenius K, Shung KK, et al, 2005. The effects of V0O ventricular pacing on ventric ular function using a new intracardiac imaging system developed to guide multi-site pacing. Presented at the American College of Cardiology Annual Scientific Sessions, 6-9.

Sun JP, Popvic ZB, Greenberg NL, et al, 2004. Noninvasive quantification of regional myocardial function using Doppler-derived velocity, displacement, strain rate and strain in healthy volunteers: effect of aging. J Am Soc Echocardiogr, 17: 132-138.

Tang GH. Fedak PW, Yau TM, et al, 2003. Coll transplantation to improve ventricular function in the failing heart. Eur J Gardiothorac Surg, 23（6）: 907-916.

Thomenius K, Dentinger A. Shung KK, et al, 2004. A men high frequency intracardiac imaging technology with improved resolution and steerability facilitates motion mapping and EP electrodes for rhythm analysis. Presented at the Amerit can Heart Association Annual Scientific Sessions: 7-10.

Wang JK, Cui CC, Yao QH, et al, 2004. Na^+/Ca^{2+} exchanger current and K' current remodeling in midmyocardial cells of hypertrophic left ventricle. Di Yi Jun Vi Da Xue Xuo Boo, 24（4）: 430-436.

Wu F, Wang ZB, Cao YD, et al, 2003. Changes in biologic characteristics of breast cancer treated with high-intensity focused ultrasound. Ultrasound in Med & Bio, 29（10）: 1487-1492.

Wu F, Wang ZB, Chen W2, et al, 2004. Extracorporeal high intensity focused ultrasound ablation in the treatment of 1038 patients with solid carcinomas in China: an overview. Ultrasonics Sonochemistry, 11（3）: 149-154.

Zardo F, Brieda M. Hrovatin E, et al, 2002. Trans-esophageal electrical cardioversion of persistent atrial fibrillation: a new approach for an old technology. Ital Heart J, 3: 354-359.

第32章　腔内超声与心房颤动除颤治疗

第一节　经食管超声指导下电击心房颤动除颤围手术期中的应用

一、概述

随着人口老龄化、生活方式的转变及相关监测技术的进步，心房颤动（简称房颤）的患病率及发病率逐年攀升，成为心血管领域进展最迅速的疾病之一，预计至2050年，亚洲的房颤患者将达7200万，房颤相关卒中患者达300万。有关房颤高发生率的机制，已取得的研究结果表明，房颤的发生与年龄和基础疾病类型有关。随着年龄的增长，窦房结及其周围区域逐渐增厚，导致心脏传导和起搏功能降低，房颤的发生率增加。基础疾病中高血压病是最易并发房颤的心血管疾病，伴发房颤的患者发生栓塞性并发症的风险明显增加。为更好地防治及减少相关并发症发生，房颤的治疗目前已成为全球各大房颤中心的研究热点。在房颤不断发展治疗中，先进标测技术、新消融指数、用于观察心肌病变的先进成像等新能源（包括激光、低强度超声、消融粒子、外束消融和MRI引导消融）不断被研发并应用。目前房颤的治疗主要以转复并维持窦性心律、预防脑卒中、控制心室率为主，立体定位下射频消融术已成为各大中心根治心房颤动最为主要的治疗方法（图32-1）。但在实际临床治疗中，不能精准定位引导、并发症、心脑血管栓塞事件在房颤除颤过程中仍频繁发生。如何精准定位引导消融、早期发现心脑血管栓塞事件等并发症、提高房颤除颤成功率是亟待解决的医学难题。

经食管超声心动图（transesophageal echocardiography，TEE）具有能够清晰显示心房颤动患者的心房及心耳解剖结构、进行腔内血流状态观察评价、准确识别或排除心耳内血栓等优势（图32-1）。大量研究证实采用经EE可准确排除无心房血栓，无心房血栓患者治疗性抗凝后可进行复律，识别有血栓的患者则延迟复律，正确遵循指南的治疗策略，可极大地减少由心脏除颤治疗所导致的心脑血管栓塞事件的发生。与此同时，TEE通过对心房和

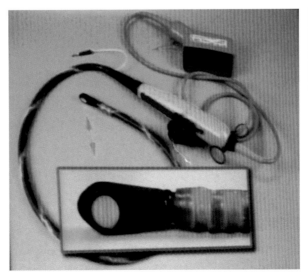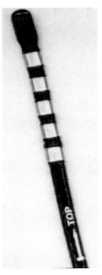

图32-1　两种具有电击除颤功能的经食管超声导管

心耳解剖形态和腔内血流动力学的量化评价，能够对房颤除颤成功率和除颤后恢复窦性心律后再复发率进行预测预报，较大的心房内径和较低的心耳血流速度均提示除颤后房颤存在较高的复发率。

二、经食管超声在电击心房颤动除颤术前和术后的应用

中华医学会电生理与起搏分会和中华医学会心脏病学委员会房颤预防专家工作委员会组织编写的《心房颤动：目前的认识和治疗建议-2018》指出，所有房颤患者在进行初步评估时，应常规进行经胸超声心动图（transthoracic echocardiography，TTE）检测心脏结构、心房大小、左心室收缩功能、附壁血栓的存在等来指导临床治疗方案的制定。当准备房颤的早期复律时，进行TEE以排除心脏中的血栓。在治疗中，采用TEE可指导房颤的复律和射频消融，也可以发现血栓形成的高危因素。2017年，美国心律学会（HRS）联合欧洲心律协会（EHRA）、欧洲心律失常协会（ECAS）、亚太心律学会（APHRS）和拉丁美洲心脏起搏与电生理学会（SOLAECE）共同更新撰写了《HRS/EHRA/ECAS/APHRS/SOLAECE关于房颤导管和外科消融的专家共识（2017）》，专家共识多处提到采用超声成像技术进行围手术期的评估，并建议了具体推荐内容，建议将超声成像技术应用于房颤治疗中心脏电生理评价、结构功能和并发症的检测。其中，专家共识指出围手术期及术后抗凝策略术前已经应用华法林或新型口服抗凝药（new oral anticoagulants，NOAC）者可不必停药，对于已规律抗凝3周及以上，但术前为房颤或术前为窦性节律而未规律抗凝的患者，应行经TEE除外心房血栓，推荐级别为Ⅱa级，不能耐受TEE者可行心腔内超声，推荐级别为Ⅱb级。

在引导血管通路和手术过程中，高频率线阵超声探头可以精准定位并安全地引导股静脉、颈内静脉和锁骨下静脉通路，减少并发症、穿刺次数和减少获得通路所需的时间。其中，肥胖患者、经验较少的操作人员和接受抗凝治疗的患者受益最大。

肺静脉是房颤发生最重要的触发灶，肺静脉隔离（pulmonary vein isolation，PVI）被视为房颤消融治疗的基石，实现长久PVI可提高单次手术消融疗效。随着导管消融相关技术的不断革新，PVI可以比以往更安全有效地完成。为提高房颤消融成功率，许多病例术前TEE检查明确是否存在左房血栓，但随着房颤消融次数的增加，消融前所有患者均执行TEE较困难，部分患者出现较明显的TEE引起的机械性并发症，如声音嘶哑和吞咽困难，症状通常会随着时间的推移而消失。Balouch及其同事评估了2010～2015年TEE使用趋势、左心房血栓检出率和围手术期脑血管意外的发生率，结果表明术前TEE的使用没有改变脑血管意外的发生率，建议在不增加围手术期不良事件的情况下，合理应用TEE检查，但专家共识中51%的专家支持接受房颤消融术的患者进行术前TEE。TEE术前常规应用于房颤患者检测对提高危险因素检测和降低并发症的论据尚未完全阐明，需要一种新的综合评分系统，能够更准确有效地预测左心房血栓等风险因素后，科学合理地进行TEE检查。左心房血栓是房颤消融术的禁止证，为了减少术前TEE检查，研究表明可建立系列临床评价方法来预测患者是否有左心房血栓风险，$CHA_2DS_2 VASc$评分为0不伴有持续性房颤的患者无左心房血栓风险。相反，CHA2DS2 VASc评分为0伴有持续性房颤则是左心房血栓的一个重要危险因素，术前TEE检查则是必要的。对于阵发性房颤患者，有研究表明当$CHA_2DS_2 VASc$评分为1或2时，阵发性房颤患者可以不进行术前TEE，给予适当剂量的DOACs。$CHA_2DS_2 VASc$评分在内的变量中，病史中具有心力衰竭史、糖尿病史和既往卒中或短暂性脑缺血发作史是预测左心房血栓的风险指标，需行术前TEE明确诊断。所以，结合先前的研究结果，存在持续性房颤患者、阵发性房颤合并心力衰竭或左心房扩张的患者和使用不正确剂量的DOACs治疗的患者，建议术前行TEE检查。

房颤消融术后1～3周，出现胸痛、吞咽痛、发热、白细胞增多、短暂性脑缺血发作和（或）卒中，需排除心房食管瘘（AEF），AEF导致死亡的风险高，需及时进行诊断和处理。AEF的CT成像表现包括纵隔或心包游离空气、食管和心包或心房之间自由沟通，但CT通常是在AEF进展的晚期才能有效检测，早期的CT扫描表现完全正常。如果高度怀疑食管损伤，CT扫描正常，肌肉和局部损伤可采用TEE进行有效的诊断和鉴别诊断。

房颤消融术后出现的膈神经麻痹，可表现为无

症状，或可引起呼吸困难、呼吸急促、咳嗽、呃逆和胸痛。术后X线胸片可观察到膈肌抬高伴同侧肺底不张，当怀疑横膈膜偏移时，可采用荧光透视或超声来明确诊断。

房颤消融术后出现的假性动脉瘤、房室瘘、血肿等并发症，可以采用TEE或其他途径的超声成像技术作为首选的检测评估方法。如果超声检查阴性，再考虑换用CT扫描。如果怀疑有房室瘘或假性动脉瘤，应立即进行超声多普勒检查明确诊断，指导临床治疗方案的制定。如需外科修复，可在超声引导下精准定位和进行修复。许多病例使用股动脉通路进行房颤消融术，血管并发症的发生率低于室性心动过速消融术，大多数腹股沟血肿可以通过非手术治疗或超声引导下压迫从而得到控制。然而，当采用下入路进入股静脉时，股动脉的内侧小分支可能在进入股静脉前穿透股动脉而导致股假性动脉瘤和动静脉瘘发生，腹膜后出血的风险增加。因此，采用高频超声引导进行股静脉穿刺，是减少血管并发症有效的方法。

三、经食管超声探头结合经食管除颤治疗的临床应用

（一）经食管超声探头结合经食管除颤治疗的早期研究及应用

经食管超声心动图（TEE）与经食管房颤除颤术（transesophageal cardioversion，TEC）的高度结合，可实现同步的心脏结构、功能和血流动力学观察并即刻决定电击除颤时机，减少房颤患者接受房颤电击除颤术的等候时间，从而避免或减少房颤心脑血管意外事件并发症的发生。自1992年开始美国和荷兰心脏病学学者便开始了这一技术方法的研究工作。但是由于临床对TEE检出心房心耳血栓价值的认识不足和经食管超声探头自身结构和技术的局限，在较长一段时间内这一技术方法并未能够得到足够的重视而未能改进。21世纪初以来，随着临床对心房心耳血栓价值认识的不断深化及经食管超声技术的不断改进，临床又重新开始了这一领域的研究。

国外学者设计了若干不同类型的与经食管超声探头相结合的经食管除颤电极。通常在经食管超声探头和患者胸骨正中各置放一个钛合金除颤电极，每个除颤电极的接触面积约为63.6mm^2。

采用该项技术进行心房颤动除颤治疗的适应证：

（1）18岁以上。

（2）持续性房颤超过24h。

（3）没有食管和胃肠疾病，能够进行经食管超声的检查。

在治疗前应对房颤患者常规进行4天以上的可密定抗凝治疗以延长凝血酶原时间至国际标准化指数为2～3。对于急诊进行房颤除颤治疗的患者，可直接首先给予肝素的团注，然后再给予持续静脉注射，使活化的部分促凝血酶原时间率维持在2～3，同时给予醋酸香豆素（acenocoumarol）；持续静脉滴注肝素维持患者的标准化指数为2～3。

在房颤除颤治疗前应常规进行经食管超声检查。所有治疗患者均首先接受1%利多卡因的咽喉部喷雾麻醉和5mg地西泮静脉注射镇静处理。插管到位后，TEE观察的主要内容包括心房心耳的自发血流显影、左心耳的解剖结构和腔内有无血栓，以及心房心耳内的血流动力学状态。在进行血流动力学状态观察时，首先将脉冲波多普勒取样容积调节至1cm并置放于左心耳口测量心耳的最大心房收缩期血流速度，同时确定是否存在心房和心耳腔内的血流自发显影或血栓。如果存在心房自发显影，则将自发显影的程度进行分级。

1级：自发显影仅局限于心耳。

2级：在心耳和心房均检出轻微自发显影。

3级：在心耳和心房均探及明显旋涡状自发显影。

对心房或心耳检出血栓或自发显影3级以上患者均应进行抗凝治疗后再进行房颤除颤治疗。如果没有发现血栓，除颤前按体重给予依托咪酯（etomidate）。除颤过程中全程监测血压、心律和血氧饱和度。除颤采用双向R波同步电击。电击脉冲由置放于经食管的除颤电极发出，向体表的胸骨正中电极传导。发放功率由20J依据除颤效果逐步提高到30～50J。除颤后1min内，由窦性心律重新转复为房颤者被定义为早期房颤复发，需要再次给予相同能量的除颤治疗。除颤结束后，由TEE重新测量心耳收缩期血流排空速度同时测量舒张早期心耳血流速度，以判断是否出现心耳功能的顿抑现象。通常所有接受同步经食管超声和房颤除颤的患者均需住院观察6h以上。

1993年，荷兰McKeown等学者报道：采用TEE与电击复律结合治疗131例房颤患者的成功率为85%。采用经食管电击复律的能量可高至100J，而且没有发现食管损伤。2004年荷兰Scholten等学者报道：采用上述方法，在除颤治疗过程中平均积累的电击能量（包括早期恢复房颤需要重复多次电击和电击除颤失败的电击能量）为42.32J（范围为20～100J）。平均第一次电击除颤的阻抗为129Ω（范围为86～50Ω）。26例房颤患者中有24例通过经食管电击除颤恢复为窦性心律。24例中有16例在第一次的20J能量除颤中即恢复了窦性心律，其中6例出现了早期房颤复发，在重复给予相同电击除颤能量或较大除颤能量（30～50J）后除颤成功（图32-2）。除颤成功的病例中有10例被给予了2～3次的电击除颤。2例患者经多次电击除颤未能成功，放弃继续治疗。其后，多数动物和临床研究所采用的经食管电击除颤的起始能量均为20J，初次除颤房颤复发后每次以10J的能量递增进行重复电击除颤。

Scholten等报道经食管电击除颤本身并未导致患者明显的不适。所有诊断治疗时的症状似乎均与TEE检查有关。没有患者因为不适而拒绝或取消重复的房颤除颤治疗。操作过程中仅有1例患者出现了咽喉疼痛的情况，但是并未影响到后续的诊断治疗。

在24例房颤除颤成功的患者中，TEE发现所有患者心耳的平均血流速度均较低，而舒张早期平均血流速度在治疗前后没有改变。除颤治疗前经胸超声心动图测量左心房内径为48.5mm（范围为40～72mm）。12例患者房颤除颤治疗后出现了心房和心耳的自发显影现象而且持续整个诊断和治疗过程。这一现象与心房心耳腔内血流速度减低有关。有2例患者心房心耳的自发血流显影的分级在房颤除颤治疗后有1个评分级别的增高。同时该研究认为房颤或心房扑动电击除颤将导致心房心耳低血流速度状态。房颤或心房扑动电击除颤后出现心房心耳的顿抑状态（低血流速度和自发血流显影）可能提示除颤治疗后有血栓形成的可能，应当给予抗凝治疗。他们发现尽管采用了较低的电击除颤能量，仍然能够导致心房和心耳功能的顿抑，而该顿抑的出现被认为与房颤持续的时间有关。与经食管电击同步的TEE上述发现将进一步延长心房心耳顿抑的观察时间。已有研究发现，房颤电击除颤后24h仍然存在与心房心耳顿抑相关的心房心耳低血流速度状态。提示进行经食管房颤电击除颤时仍然需要进一步减低电击除颤的能量。

经食管房颤除颤治疗后，所有患者的心肌酶学指标和肌钙蛋白T均未出现明显变化。

该研究同时表明，从决定做房颤电击除颤到具体实施经食管电击除颤的平均时间为3.4天（范围为1～11天）。另有研究表明，从TEE和电击除颤探头插入至房颤除颤成功的平均时间为9min。

上述研究结果表明：采用将TEE与经食管电击除颤相结合的房颤除颤术能够大幅缩短治疗等候时间，提高房颤除颤治疗的有效率和成功率，减低电击除颤能量，减少心房心耳血栓形成率，同时不会导致严重的食管损伤，是一项简便易行的值得广泛推广应用的、可靠的高新医学技术。

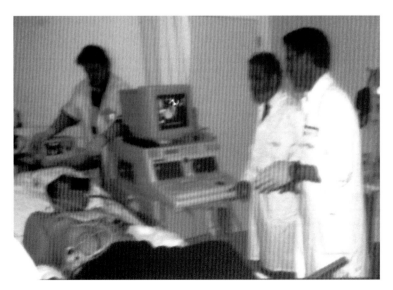

图32-2　荷兰心脏病学学者进行经食管电击除颤的场景

（二）低强度准直超声消融系统在房颤治疗中的临床应用

球囊超声和射频消融系统曾被开发用于房颤消融。欧洲第一个被批准用于临床的球囊消融系统，治疗证明有效，但由于治疗心房食管瘘的高发病风险，目前已被淘汰。为了进一步提高标测的解剖准确性，一种具有新的左心房解剖绘制和肺静脉隔离方法的低强度准直超声（low-intensity collimated ultrasound，LICU）消融系统研发成功并运用于临床，该系统能够准确引导解剖定位和消融从而进行肺静脉隔离（图32-3）。

由于房颤治疗中标测和导管消融的技术复杂性，既往肺静脉隔离方法存在高并发症风险，使应用受到限制。自动LICU消融系统能非接触超声标测并自动创建左心房的三维解剖图，图形界面允许操作员在三维地图上定义需要的病灶集，然后沿着所需的消融路径传送计算机控制的LICU来创建获

取连续的病灶集。病灶集的获取是在不接触心房壁的情况下产生的，并根据检测到的组织厚度进行校准，超声功率沿消融路径可进行大小调节控制，实现穿透性同时降低心外结构受损的风险，具有较高的安全性和有效性。

一项单中心、多操作者试验和VALUE试验（VytronUS消融系统治疗阵发性心房颤动；NCT03639597）中研究中，分别纳入65例阵发性房颤患者，分别对52例患者采用LICU消融系统治疗和13例采用改进后增强LICU消融系统进行治疗，两组均成功建立了基于M型超声的左心房解剖结构，并在机器人控制下沿着操作者定义的病变路径进行了成功消融。随访12个月，LICU消融系统治疗无房性心律失常复发率为79.6%，使用增强LICU消融系统后无房性心律失常复发率为92.3%，发生不良事件3例。研究结果表明，LICU引导下的解剖定位和机器人消融使肺静脉隔离具有良好的有效性和安全性。

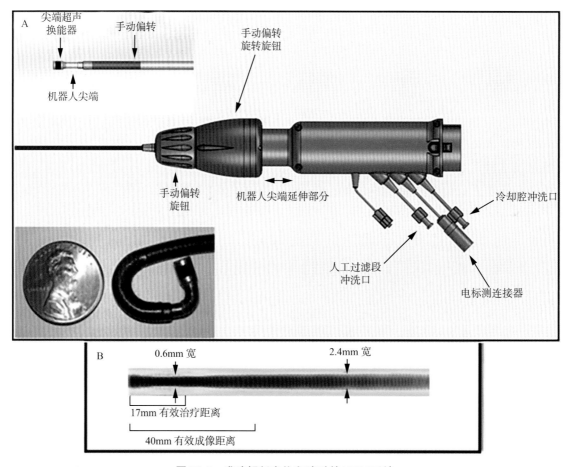

图32-3　准确解剖定位和消融的LICU系统

低强度平行超声（US）导管由一个12.5-F的轴和一个机器人驱动的偏转尖端及低强度平行超声两用换能器组成。低强度平行超声成像和消融光束可成像40mm范围内的组织，消融17mm范围内的组织。虽然基本上是平行的，但横截面变化需要实时控制功率，以调节和维持目标声强。心内膜表面的声强和束流平移速度决定了体积病变的形成率

第二节 心腔内超声心动图在房颤除颤术中的应用

心腔内超声心动图（intracardiac echocardiography，ICE）是将发射超声波的探头通过血管置放在心脏里面，实时直观地显示心脏里面结构和情况的一种介入超声检查手段。ICE已成为实时心脏成像的一个主要发展方向，是电生理检查安全性和有效性的重要组成部分。ICE指导下的三维射频消融术可实时获得心腔内解剖结构、精确指导消融导管到达靶点部位，实时监测术中腔内变化，第一时间发现心房内微血栓形成和心包积液等并发症，并实现介入手术的"零射线"，极大地提高了复杂性心律失常电生理手术的成功率及安全性。

窦肺静脉隔离是导管消融技术的基础，目前的射频消融系统，医师主要是利用X线和三维标测系统，大致判断导管在心脏中的位置，而不能直接看到导管是否真正贴靠在目标结构上。ICE可以帮助介入医师准确、直观地看到心脏里面的结构，识别肺静脉解剖结构的解剖变异，获知、监测术中腔内的情况，实时指导和显示导管贴靠及精确定位消融导管的位置，早期发现心包积液等并发症，可为射频消融术提供强大的指导作用，显著提高手术的成功率和安全性。ICE是经室间隔穿刺荧光检查的补充，能够有效减少X线的用量，减少对荧光透视的依赖性，减轻辐射对患者和医师的伤害，特别是慢性肾功能不全、造影剂过敏的患者获益较大。ICE与Cartosound结合可以简便、快捷地构建左心室心内膜及心外膜模型。建模中获取首先获取右心房、右心室基本切面后，顺时针、逆时针转动和推送导管超声探头来准确构建消融部位的精确三维解剖模型。与此同时，ICE与激动标测、电压标测等相结合，完成快速准确激动标测、电压标测。目前，心腔内三维超声技术在美国、欧洲和日本等地区和国家的大型医学中心和电生理实验室已常规用于各类复杂心律失常的介入治疗来提高房颤消融的成功率。在国内，已有多家大型医院将心腔内三维超声技术用于难治性室性早搏的治疗。

ICE的主要优势在于以下几点：①识别并帮助消融相关的解剖结构，包括肺静脉和食管；②引导经中隔入路并选择穿刺区域，有效避免重要解剖结构的损伤；③指导环形多电极消融导管和（或）球囊消融系统的准确放置；④滴定能量的传递；⑤射频消融导管接触的实时反馈；⑥识别消融时鞘和导管上形成的血栓，识别左心房内血栓；⑦早期识别并监测心脏穿孔和（或）心包积液。

ICE与TEE由经验丰富的医师操作进行。有研究表明，53%的医师在房颤消融期间经常使用ICE，在美国和加拿大，87%的医师经常使用ICE。使用ICE成像的患者中，37%的患者在进行经中隔穿刺之前使用ICE筛查左心房血栓。进一步证明，消融过程中阻抗升高时，如果患者出现低血压、导管尖端形成血栓或心包积液，使用ICE可以减少房颤复发，并可能改善长期预后。最近的研究表明肺静脉电隔离在不使用透视或在非常有限的透视下是可行的，相关专家共识指出如在不需透视的情况下安全地引导心脏导管，必须先进行ICE检查，并与预先获得的CT或MRI进行成像整合，以提高标测的解剖精度，具体操作可通过CT或MRI获得的3D图像和在手术中通过心内超声获得的图像的集成。

2001～2014年，美国全国住院调查数据库医疗成本和利用项目（HCUP）中调查了299 152名接受房颤消融治疗患者，其中46 688名患者使用了ICE。结果显示，ICE的使用率从2001年的0.08%显著增加到2014年的15.7%，使用ICE与不使用ICE相比，患者并发症减少了52%。使用ICE的患者院内死亡率显著降低（0.11% vs 0.54%），住院时间缩短［（2.1±0.02）天 vs.（4±0.02）天］，但使用ICE导致房颤消融期间住院费用显著增加［（98 436±597）美元 vs.（81 300±310）美元］。

综上所述，在房颤消融期间使用ICE在过去几年中呈显著上升趋势，在房颤导管消融过程中，ICE在实时心内成像方面起着重要作用。ICE具有实时在线影像整合、精确解剖定位、实时导航及压力评估、心律失常基质评价、消融终点评估、早期发现并发症等独特优势，是一种兼容性极强的电生理辅助标测工具，有助于提高房颤消融手术的安全性、改善术者操作舒适度、减少患者及术者辐射量，进而提高消融手术成功率。同时，ICE缩短了消融手术时间，显著减少了并发症和降低了死亡风险。

（岳文胜　尹立雪）

参考文献

Calkins H, Hindricks G, Cappato R, et al, 2017. 2017 HRS/EHRA/ECAS/APHRS/SOLAECE expert consensus statement on catheter and surgical ablation of atrial fibrillation. Heart Rhythm, 14: e275-e444.

David L, Callans DJ, 2015. Use of intracardiac echocardiography during atrial fibrillation ablation to avoid complications. Future Cardiol, 11（6）: 683-687.

Herregods LL, Bossuyt GP, De Baerdemaeker LE, et al, 2003. Ambulatory electrical external cardioversion with propofol or etomidate. J Clin Anesth, 15: 91-96.

Hindricks G, Potpara T, Dagres N, et al, 2021. 2020 ESC Guidelines for the diagnosis and management of atrial fibrillation developed in collaboration with the European Association of Cardio-Thoracic Surgery（EACTS）. Eur Heart J, 42（5）: 373-498.

Isath A, Padmanabhan D, Haider SW, et al, 2020. Does the use of intracardiac echocardiography during atrial fibrillationcatheter ablation improve outcomes and cost? A nationwide 14-year analysis from 2001 to 2014. J Interv Card Electrophysiol, 61（1）: 461-468.

Kleemann T, Becker T, Strauss M, et al, 2009. Prevalence of left atrial thrombus and dense spontaneous echo contrast in patients with short-term atrial fibrillation <48 hours undergoing cardioversion: value of transesophageal echocardiography to guide cardioversion. J Am Soc Echocardiogr, 22: 1403-1408.

Klein AL, Grimm R A, Murray RD, et al, 2001. Use of transesophageal echocardiography to guide cardioversion in patients with atrial fibrillation. N Engl J Med, 344: 1411-1420.

Koruth JS, Schneider C, Avitall B, et al, 2015. Pre-clinicalinvestigation of a low—intensity collimated ultrasound systemfor pulmonary vein isolation in a porcine model. JACC Clin Electrophysiol, 1（4）: 306-314.

Kozieł M, 2020. Factors associated with transesophageal echocardiography-guided elective cardioversion of atrial fibrillation. Pol Arch Intern Med, 130（10）: 828-829.

Louie EK, Liu D, Reynertson SI, et al, 1998. Hariman, "Stunning" of the left atrium after spontaneous conversion of atrial fibrillation to sinus rhythm: demonstration by transesophageal Doppler techniques in a canine model. J Am Coll Cardiol, 32: 2081-2086.

McKeown PP, Croal S, Allen JD, et al, 1993. Transesophageal cardioversion. Am Heart J, 21: 396-404.

Okamatsu H, Okumura K, 2018. Is Transesophageal Echocardiography Necessary in Every Case of Atrial Fibrillation Ablation? Circ J, 82（11）: 2701-2702.

Reithmann C, Dorwarth U, Gerth A, et al, 2001. Hoffmann, Early reinitiation of atrial fibrillation following external electrical cardioversion in amiodarone-treated patients. J Interv Card Electrophysiol, 5: 285-292.

Sahn DJ, DeMaria A, Kisslo J et al, 1978. Recommendations regarding quantitation in M-mode echocardiography: results of a survey of echocardiographic measurements. Circulation, 58: 1072-1083.

Santini M, Pandozi C, Colivicchi F, et al, 2002. Lamberti and G. Gentilucci, Transoesophageal low-energy cardioversion of atrial fibrillation. Results with the oesophageal-right atrial lead configuration. Eur Heart J, 21: 848-855.

Turagam MK, Petru J, Neuzil P, et al, 2020. Automated Noncontact Ultrasound Imaging and Ablation System for the Treatment of Atrial Fibrillation: Outcomes of the First-in-Human VALUE Trial. Circ Arrhythm Electrophysiol, 13（3）: e007917.

Uziębło-Życzkowska B, Kiliszek M, Gorczyca I, et al, 2020. Factors determining elective cardioversion preceded by transesophageal echocardiography: experiences of 2 cardiology centers. Pol Arch Intern Med, 130: 837-843.

Zardo F, Brieda M, Hrovatin E, et al, 2002. Transesophageal electrical cardioversion of persistent atrial fibrillation: a new approach for an old technology. Ital Heart J, 3: 354-359.

第33章　超声临时心脏起搏

第一节　概　述

早在1929年美国生理学家Harvey已经发现应用100kHz频率的超声波照射两栖类动物的裸露心脏能够诱导出心肌收缩。但是由于当时技术条件的限制，这一实验发现未能得到重视和充分的利用。事实上，在临床实践中已经大量地使用机械方法进行人工心肺复苏治疗，例如，对心脏停搏的患者进行胸壁叩击和（或）经胸壁体外或开胸直接心脏按压等。1986年Chaussy等发现震波碎石脉冲波能够导致室性心律失常。

至20世纪90年代以来，心脏电生理学和超声医学界开始重新尝试采用超声波技术手段进行心脏的起搏治疗。1991～1994年，美国学者Dalecki和Delius等报道采用高强度超声波的单个脉冲，当脉冲波宽度为数毫秒，超声波脉冲峰值强度大于5MPa时就能够对心脏的功能产生确切的生物学效应，其中包括导致心室早搏和主动脉压力的减低。与此同时，他们发现上述超声波生物学效应不仅能够在两栖爬行类动物的心脏上诱导出来，也能够在哺乳动物（如小猪）心脏上诱导出来。

理论上，超声波通过纵向振动波的传导和组织内部声压的增高能够导致组织的快速振动和心肌组织的被动延伸或拉长，同时在组织的快速振动过程中将产生热效应和空化效应及心肌细胞膜的瞬间穿孔。心肌组织在舒张期的拉伸已经被证实能够导致对机械拉伸敏感的心肌细胞膜离子通道的功能状态发生改变从而造成心肌细胞膜的除极过程。但是在实际应用中，超声波诱导心肌细胞除极的机制仍然不清。尽管超声脉冲波的宽度与组织被拉伸的时间长度相等，但是进一步仔细研究发现：超声波导致的心肌细胞位移程度仍然不足以导致由心肌细胞被动拉伸所可能触发的细胞生物电流改变并最终导致

心肌细胞膜的有效除极。例如，发射频率1MHz、声压1.8atm/W和脉冲波宽度15μm的超声波仅能够导致18nm的心肌位移。该拉伸长度不足以导致毫米级拉伸才能够导致的心肌细胞生物电效应。国外有学者推测：超声波导致心肌除极的机制既不是超声脉冲波宽度导致心肌细胞位移造成除极，也不是超声波的机械纵波声压导致心肌细胞除极。较高的声波辐射声力（acoustic radiation force）在心肌细胞除极过程中发挥了主要作用；尽管有学者认为超声波的热效应（thermal effect）不是导致超声波心脏生物学效应的机制，但是也有研究结果提示，超声波的热效应仍有可能在诱导心肌细胞的除极过程中发挥了一定的作用。

1990年Mihran等发现超声波的声学辐射力能够诱导蛙类动物的坐股神经产生电兴奋。1995年Dalechi等发现一定强度的声学辐射力能够使人类皮肤产生触觉。上述研究成果均提示适当强度的超声波声学辐射力能够造成神经细胞的电位变化，最终导致细胞膜的除极和电兴奋信号的产生和传播。以此推论，在超声波脉冲诱导的心室电除极过程中，超声波声学辐射力可能同样起到了重要作用。

已知当超声波束撞击心脏时，心脏心肌组织内部的超声波声学辐射力与心脏心肌组织所能够吸收的声能成正比。心肌组织吸收的超声波声能越高，心肌组织所接受的超声波声学辐射力越大。决定心肌组织吸收超声波声能大小的主要因素包括心肌组织的声能吸收系数和超声波的声束宽度两大部分。调节超声波的频率等参数时，由于将同时改变超声波束宽度和影响特定心肌组织的声能吸收系数，最终将不会导致心肌组织内超声波声学辐射力的变化。研究发现：单独改变超声波束的宽度时就能够

影响到心肌组织内超声波声学辐射力；与此同时，通过在心脏表面放置声学透镜能够将心肌组织内的超声波声学辐射力最大化，并大大减低超声波的热效应和空化效应。

第二节 超声波心脏起搏实验研究

Dalecki等报道对蛙心释放发射频率为1.2MHz和脉冲波宽度为5ms的脉冲超声波，当声压增高至5～10MPa时就能够导致蛙类心脏节律和主动脉压力发生改变。一个脉冲的超声波在特定的心电时相发射将会导致心脏期前收缩（舒张期）、主动脉压力减低（收缩期）和心室舒张功能增强。将超声波脉冲宽度由1ms逐步提高至5ms可以观察到该超声波脉冲对心脏起搏和心脏功能的影响逐步增强。1997年该研究小组通过后续研究进一步证实了超声脉冲波对两栖类动物和几内亚猪心肌的上述电和机械影响，同时发现通过调控施加至心脏的超声的发射频率和声束宽度、改变施加至心肌的发射力度能够较好地引导出上述心脏电机械改变。通过在心脏表面放置声学透镜能够有效增强蛙心主动脉压力减低等心肌生物学效应，同时避免热效应和空化效应的产生和减少心脏期前收缩的发生。

近年来较为系统的研究发现：采用超声波技术在较大的哺乳类动物中（如猪模型等）同样能够有效地诱导出心脏搏动。目前的研究仍然停留在开胸动物实验模型阶段。应用具有较高穿透能力和较大输出能量的70kHz超声波释放于心脏表面仍然能够有效地刺激心肌并取得稳定的心脏起搏治疗效果（图33-1～图33-5）。2006年美国生物医学专家Towe和Rho报道其所采用的发射超声波起搏心脏专用压电陶瓷碟直径为5cm、厚度为2.5mm；发射面曲度为15cm半径，以保证该压电

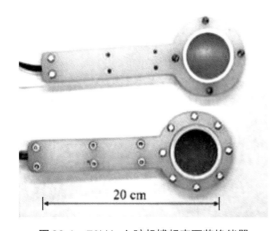

图33-1 70kHz心脏起搏超声石英换能器

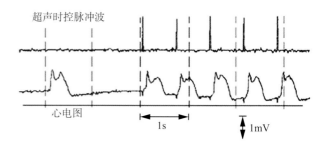

图33-3 70kHz心脏起搏超声石英换能器起搏心动过缓猪心脏时诱导产生心室收缩。同步心电图证实超声起搏有效

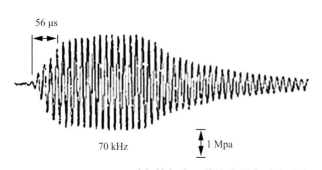

图33-2 70kHz心脏起搏超声石英换能器发送的脉冲超声波形态（脉冲波形态可调）

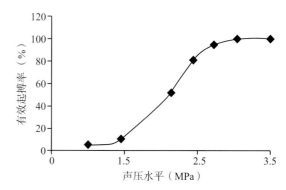

图33-4 70kHz心脏起搏超声石英换能器起搏心动过缓猪心脏时诱导产生心室收缩的声压阈值

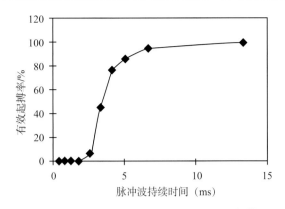

图 33-5　70kHz 心脏起搏超声石英换能器起搏心动过缓猪心脏时诱导产生心室收缩的脉冲波宽度阈值

换能器表面能够与待刺激的心脏组织较好接触，从而有利于起搏用超声波能够有效经由心脏表面发射进入心脏组织。压电陶瓷碟的材料为 PZT-5H。出于电绝缘和声学耦合的需要，在压电陶瓷碟表面覆盖了一层厚度为 2mm 的环氧陶瓷。该环氧陶瓷无聚焦功能。同时，将压电陶瓷碟贴近心脏组织面接地避免在心脏内部产生较大的电流。采用经功率放大器放大输出的 4kV 电流激励压电陶瓷碟，其峰值功率为 2kW/cm²。在 56μs 内达到该峰值功率的 90%。其脉冲发生器控制的超声波脉冲可调制范围为 0.25～13ms，超声波发射频率范围为 1.4～2.0MHz，脉冲重复发射频率为 84～120次/分。

当声压达到 1.5MPa，脉冲宽度达到 2.5ms 时开始出现有效的心脏起搏。脉冲宽度为 3～5ms 时，起搏效率为 50%；脉冲宽度为 5ms 时，起搏效率为 90%。当声压达到 3MPa、脉冲宽度达到 10ms 时开始出现有效心脏起搏的平台期，即能够实现 100% 的超声波起搏效应。

该实验充分证明了应用脉冲超声波技术进行心脏起搏的可行性和有效性。但是，尽管上述超声波起搏实验所采用的超声波起搏技术参数已经能够获得 100% 的心脏起搏响应，为了取得最佳的起搏频率响应，目前所有超声波心脏起搏均采用开胸动物模型以便进行直接的心脏表面起搏。上述心脏起搏方式在临床实际应用中将会遇到许多实际问题。例如，在临床实施心脏临时起搏时，不可能对每一例患者均进行开胸直接心脏起搏；即使在已经实施开胸手术的患者，直接心脏表面起搏也不可能在较长时间内持续进行。因此，必须对现有的开胸心脏临时起搏方式加以改进，寻求进行超声波心脏起搏治疗的其他有效途径。

国外的研究表明：一方面，将心肌组织置放于超声波束焦点和焦点后 1.6cm 时，超声波束施加于上述两处心肌组织内的超声波声学辐射力是大致相等的。此现象在声场参数（如声压和强度等）变化时仍然存在。在此情况下，焦点后 1.6cm 的有效声束面积是焦点位有效声束面积的 4.8 倍（表 33-1，表 33-2）。另一方面，被照射心肌组织面积越大，则需要越大的超声波声学辐射力以达到心肌细胞的除极阈值。上述研究成果有可能为实现心脏心腔内的超声波心脏起搏实验提供理论和实验依据。提示有可能以较小的心腔内超声波换能器，在不直接接触心肌组织的状态下实现超声波诱导的局部心肌细胞有效除极进而实现整体的心脏起搏治疗。

表 33-1　超声波发射频率为 1.2/3.7MHz 时计算得到的暴露于超声波声场内蛙心组织接受的超声波辐射力

f（MHz）	$p+$（MPa）	$p-$（MPa）	I_{SPPA}（W/cm²）	F_{red}（mN）
1.2	5	2.7	390	1.0
1.2	10	3.6	1025	3.1
1.2	15	4.4	1700	8.7
1.2	20	5.1	2400	22.8
3.7	5	2.7	350	0.5
3.7	10	5.1	1200	5.1

注：$p+$ = peak positive pressure；$p-$ = peak negative pressure；I_{SPPA} = spatial peak pulse average intensity；F_{red} = calculated radiation force

表 33-2　超声波发射频率为 1.2MHz 时计算暴露于超声波声场焦点和焦点后 1.6cm 内的蛙心组织接受的超声能量

位置	V_{in}（V）	$p+$（MPa）	$p-$（MPa）	I_{SPPA}（W/cm²）	F_{red}（mN）
Focus	13.7	5.3	3.1	502	1.0
Focus	19.0	9.4	4.2	1087	3.1
1.6cm post focus	13.7	2.0	1.7	115	1.1
1.6cm post focus	19.0	3.3	2.4	242	2.4

注：Focus：焦点；V_{in} = input voltage to the transducer；$p+$ = peak positive pressure（峰值正压）；$p-$ = peak negative pressure（峰值负压）；I_{SPPA} = spatial peak pulse average intensity 室间峰值脉冲平均强度；F_{red} = calculated radiation force 计算声波辐射力

将超声波技术应用于心脏心腔内临时起搏的重

要临床意义在于：由于超声波在血液、心肌组织和人体其他组织中具有较为优异的传导性能，可以推测，应用心腔内超声波起搏将较少受到心脏起搏换能器位置与心肌组织接触状态及其电阻抗的影响，超声波能够透过心腔内血液甚至人体胸壁组织而不需要将发射超声波的换能器直接接触心肌组织，仍然能够较好地发挥临时心脏起搏的作用。目前所采用的常规心脏临时起搏器常受到起搏电极释放位置及其与心肌组织接触状态等因素的影响，导致了心脏起搏效率的减低。同时，目前所采用的常规体外心脏急救电脉冲起搏治疗会导致明显的疼痛和皮肤损伤。

（尹立雪）

参 考 文 献

Dalecki D，Keller B，Cartensen E，et al，1991. Thresholds for premature ventricular contractions in frog hearts exposed to lithotripter. Ultrasound Med Biol，17（4）：341-346.

Dalecki D，Keller B，Raeman C，et al，1993. Effects of pulsed ultrasound on the frog heart：thresholds for changes in cardiac rhythm and aortic pressure. Ultrasound Med，Biol，19（5）：885-390.

Daleki D，Raeman C，et al，1993. Effects of pulsed ultrasound on the frog heart：an investigation of heating as a potential mechanism. Ultrasound Med，Biol，19（5）：391-398.

Harvey E N，1929. The effect of high frequency sound waves on heart muscle and other irritable tis-sues. AmJPhysiol，91：284-290.

Nesbitt A，Cooper P J，Kohl P，2001. Re-discovering comotio cordis. The Lancet，357：1195-1197.

第34章 超声介入心脏消融治疗的研究进展及临床应用

第一节 高强度聚焦超声与体外心脏消融

高强度聚焦超声（high-intensity focused ultrasound，HIFU）是一种超声治疗技术，原理是将高强度超声束汇聚，焦点处汇聚的高能量使靶区组织瞬时高温而发生凝固性坏死，靶区以外组织基本不受影响，从而达到"切除"病变的目的，临床上主要用于实质性肿瘤的消融灭活。该技术属体外或部分体内无创或微创治疗，可保全患病脏器或肢体，且多数情况下无须麻醉，痛苦小，安全方便，可反复进行，因此一经出现便迅速为广大医务人员和患者所接受，临床应用日益广泛。

一、HIFU的作用机制

HIFU的作用机制复杂，目前尚未完全清楚。目前较为一致的看法是，HIFU是通过以下主要机制发挥作用的。① 热效应：聚焦声能使靶区温度瞬时升高，直接使组织失活。② 空化作用：空化效应是强超声在液体里引起的一种特有的物理现象，通常是指液体中存在的微小气泡（空化核），在超声波作用下被激活所表现出的振荡、膨胀、收缩、崩溃等一系列动力学过程，可导致细胞死亡。③ 机械振动：当交变声压反复形成正压和负压时，细胞结构也随之振动，膜结构和细胞骨架被破坏。④ 直接破坏营养小血管：HIFU对血管的作用可能根据血管的管径、血流速度和超声的特性（频率、强度和照射时间）而不同，但有证据表明HIFU可直接破坏直径<200μm的小血管。上述机制同时存在，且互相影响，通常是前两种机制起主导作用。

二、HIFU的临床应用现状

HIFU技术的问世为临床非侵入性治疗实质性肿瘤提供了新方法。我国HIFU技术的研发与应用研究较早，国内生产的HIFU治疗仪已作为拥有独立知识产权的大型医疗设备出口国外，应用研究也属国际先进水平。

（一）消化系肿瘤的HIFU治疗

大量临床研究表明，HIFU可以杀死肝脏、胰腺等消化系肿瘤组织。以脏器功能、组织病理学、彩色多普勒超声表现、病灶体积变化、肿瘤标志物等指标观察评价，证实HIFU疗效确切。此外，在肿瘤治疗过程中，HIFU与其他医疗手段如放疗、化疗、超声造影剂等的协同增效作用也不断被人们发现，可以推测，HIFU治疗肿瘤的未来趋势将是与多种治疗手段并用的综合治疗。

（二）泌尿系疾病的HIFU治疗

国外学者对经直肠HIFU治疗前列腺癌开展了大量的临床研究，目前在欧美已是应用较为成熟的医用HIFU技术；同时对前列腺增生也进行了大样本的临床研究，证实了HIFU治疗前列腺增生的有效性。国内外的临床医疗工作者还在HIFU治疗肾癌、膀胱肿瘤、睾丸肿瘤等方面也各自进行了一些有益的探索，研究结果均肯定了HIFU的作用。

（三）其他方面的应用研究

HIFU治疗顽固性青光眼与激光睫状体光凝术相似，根据眼压破坏一定范围的睫状体上皮从而达到治疗的目的。Maskin SL等应用HIFU技术治疗了79例患者并随访8个月，眼内压平均下降了38.4%，视力平均提高了0.1。邹建中等应用HIFU治疗骨肉瘤并随访数月，认为HIFU治疗骨肉瘤疗效确切。治疗有效的指标为：肿瘤内部回声持续增强数周至数月，随后回声逐渐减低，增强或减低的病灶内出现液化坏死暗区；瘤体停止增大或缩小，血供明显减少或消失；MRI随访亦支持此结果。

HIFU既能杀伤病变组织又能保留器官的独特优势使其在治疗妇科疾病方面日益受到关注。国内外在对乳腺癌、子宫肌瘤、妇科炎症等疾病的临床HIFU治疗上进行了大量临床研究。HIFU的止血溶栓作用也取得了一系列令人振奋的结果。

三、HIFU体外消融心脏的研究进展

随着HIFU技术的有效性和安全性逐渐为大家所认识，其应用范围日益扩大，近来有学者开始关注HIFU在治疗心脏疾病中的应用，试图将此技术拓展到这一领域，探讨HIFU技术消融心肌的可行性，为消融心肌潜在兴奋点探索新方法，以期为折返路径较深、标测较困难的心律失常的消融治疗开辟新途径。但因技术条件不成熟，目前仅限于动物实验研究，离真正的临床应用尚有较大距离。

（一）HIFU消融心脏的离体实验研究

1995年Zimmer JE和He较早将高能超声（10MHz，$30 \sim 40W/cm^2$）通过超声导管进行室壁心肌消融实验，发现对心外膜下及心内膜下的心肌组织均可造成有效的消融，证实了高能超声消融心肌的可行性。基于上述结果，2000年美国学者Lisa AL和Claudio S等首次应用HIFU对不同哺乳动物心脏的组织成分进行了消融实验，为HIFU技术进一步用于心脏疾病的治疗提供了基础的实验资料。他们以猪的肺动脉瓣、犬的心包、新生儿的房间隔及右心耳为研究材料，将其用支架固定并浸泡在室温条件的水槽中，使用频率为1MHz、声强度为$1630W/cm^2$或$2547W/cm^2$的HIFU作用于上述组织，直到出现肉眼可见的缺损为止（累计作用时间为$3 \sim 25s$），肉眼和显微镜观察证实HIFU可造成直径$3 \sim 4mm$的微小缺损。研究者认为HIFU能对不同的离体心脏组织产生定位准确的损伤，但未给出具体的能量效应关系。评价这种技术的临床应用潜力尚有待进一步的研究。

2005年Ryo Otsuka等采用4.67 MHz、$58W/cm^2$的HIFU作用于离体牛二尖瓣和主动脉瓣，分别以0.2s、0.3s和0.4s为作用时间单位，均以4s间隔。结果显示，引起二尖瓣穿孔在0.2s时需作用（20.8 ± 3.7）次、0.3s时需（15.4 ± 2.1）次、0.4s时需（11.2 ± 2.3）次；引起主动脉瓣穿孔在0.2s时需作用（13.3 ± 2.4）次、0.3s时需（10.3 ± 2.2）次、0.4s时需（8.4 ± 1.8）次。穿孔处平均直径为（1.09 ± 0.11）mm，其周围可见少许凝固性坏死。这提示：随着技术的进步，HIFU有望应用于瓣膜切开或瓣膜成形术。

国内在HIFU消融心肌方面进行了探索性研究。周晓东、郑敏娟等应用不同等级能量的HIFU分别对离体和活体的动物心肌组织进行消融实验，探讨了HIFU消融离体及活体心肌的能量效应关系及活体动物心肌消融后发生的急性生物学效应。

离体实验应用不同强度（11 000 W/cm^2、15 800 W/cm^2、22 200 W/cm^2）、不同时间（1s、3s、5s、8s）的HIFU组成12种声能量，在二维超声的监视下对猪离体心脏室壁进行消融，并通过热电偶探针记录靶区中心温度的变化。结果显示，HIFU消融范围为（11.2 ± 1.9）～（283.2 ± 4.5）mm^3，消融区形态随着能量增大而趋向不规则，组织学检查可见消融区细胞发生凝固性坏死；不同声能量下靶区中心所达到的最高温度可达（66.4 ± 11.2）～（85.8 ± 7.4）℃，能够满足消融心肌的要求。

（二）HIFU消融心脏的活体实验研究

在离体实验的基础上，周晓东、郑敏娟等进一步进行了体外消融的活体实验研究。

由于现有的聚焦探头不够小型化，需将健康犬开胸去除部分肋骨以形成足够的聚焦声窗，心包腔内加入适量耦合剂（图34-1）。使用上海爱申科技有限公司制造的HIFU NIT9 000型聚焦消融机，6个自聚焦超声换能器经过二次聚焦可产生声强$500 \sim 3000W/cm^2$的能量。发射方式为单点间断发射，即作用时间与间隔时间可调：实验中设定T1（HIFU单次作用持续时间）＝200ms，根据心动周期设定T2（两次HIFU作用的间隔时间）使消融时间落在收缩期内（避免舒张期心肌变薄击穿室壁）。

实验分为4组，为缩短消融时间，采取最大声能量$3000W/cm^2$，消融时间分别为1.2s、2.4s、3.6s、4.8s（即发射次数n分别为6次、12次、18次、24次），

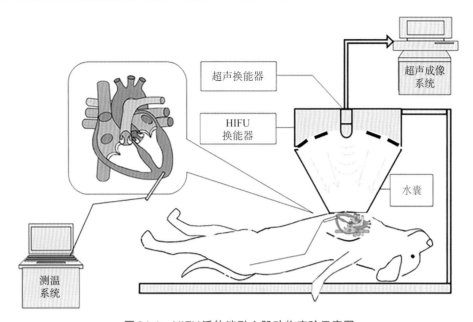

图34-1　HIFU活体消融心肌动物实验示意图

引自 Zheng M，et al. Echocardiography，2014，31（9）：1146-1153

即得到4种声能量。在超声实时监测下选择室壁不同部位进行消融。记录消融前后靶区室壁的DTI频谱、二尖瓣口血流频谱（E、A峰峰值速度）及EF值。在基础状态（未开胸）、消融前（已开胸）和消融后3种情况下分别抽血样检测血清中心肌酶及肌钙蛋白T含量。消融结束后取心脏逐层解剖，2%三苯基氯化四氮唑（TTC）37℃恒温染色，确定消融心肌范围并测量体积（图34-2）。每种HIFU声能量下分别取消融区及周边组织行光镜及电镜检查，观察组织显微结构和细胞超微结构的变化。该项实验研究结果显示：

（1）心肌消融范围随HIFU声能量增大而增大，所设能量范围下消融体积为（22.1±3.4）～（1239.2±22.9）mm³。最高能量组有1例发生透壁消融，其余消融范围均限于室壁以内。TTC染色结果证实消融区心肌失去活性。光镜观察消融区发生了不可逆损伤。电镜下可见消融区心肌结构出现不可逆损伤表现。

（2）局部心肌消融后即刻，靶区处室壁运动的等容收缩波IVC、收缩波S、舒张期E′和A′峰值速率较消融前降低，统计显示差异有显著性意义（$P<0.05$）；EF值及E′/A′消融前后差异无显著性意义

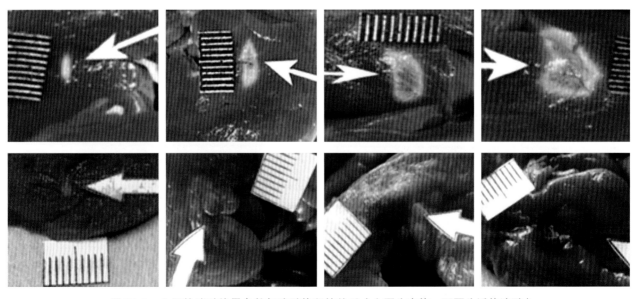

图34-2　心肌热消融能量参数与消融体积的关系（上图为离体，下图为活体消融）

（ $P > 0.05$ ）。

（3）消融后血清中天冬氨酸转氨酶（AST）、乳酸脱氢酶（LDH）、肌酸激酶（CK）及肌钙蛋白T（CTnT）含量较正常状态和消融前均有不同程度上升，其测值较正常状态和消融前差异有显著性意义（ $P < 0.05$ ）。

（三）HIFU实验研究中的几个问题

1.关于能量控制　以上实验结果提示，HIFU能够以触发聚焦方式实现活体心肌消融。在实验所设条件下，最低能量消融体积仅为0.02cm³左右，最高能量消融体积约为1.4cm³，而正常成人收缩期室壁厚度为（1.19±0.18）～（1.27±0.17）cm，这提示该HIFU能量有可能将消融范围控制在室壁之内。适当的能量对消融心肌至关重要，能量过低难以起到消融效果，过高则易发生透壁消融，实际应用时存在穿孔、心脏压塞等危险。实验中除最高能量组有1例发生透壁消融外，其余消融范围均限于室壁以内。

2.关于靶区定位　体外触发消融心脏的特殊性在于节律性运动和空腔脏器。这两个特点决定了如何准确定位靶区，将是解决HIFU技术实现心脏消融的最关键问题。

HIFU作用于组织的声能量由声强度和时间两个变量因素组成。

在声强度选择上，实验中采取6个聚焦换能器同时开启，使声强度达到最高值，目的是尽可能缩短消融时间。而作用时间越短则心脏位置移动的影响越小。

在时间的控制上，为摆脱靶区移位对消融的影响，实验采用了单点间断发射方式，每一能量作用时间单位（即T1）很短，仅为200ms，心脏整体位移对固定焦点影响较小。另外，根据心电图测量心动周期设定消融间隔时间，尽量满足以下条件：①能量发射于收缩期时相内，室壁较厚以免击穿室壁；②消融时间T1加上间隔时间T2基本等于心动周期。目的是使HIFU能量作用于每个心动周期的同一时相，尽可能模拟心电"触发"的能量发射模式。而后控制消融时间单位（T1）数量即达到调节声能量的目的。在理论上，根据心电门控实现能量触发是完全有可能实现的，即可精确地依心电图某一时相触发能量。

3.消融效果评价及急性生物学效应　消融心肌TTC染色结果表明，靶区心肌消融即刻已失活，肉眼观消融边界清晰（图34-3）。进一步在光镜下进行显微结构观察，发现低能量组消融区虽然结构尚完整，但已出现了核染色质边集、固缩等不可逆损伤表现，说明已达到消融效果，只是尚未出现组织结构的明显异常；而高能量组已出现组织结构的破坏（图34-4）。

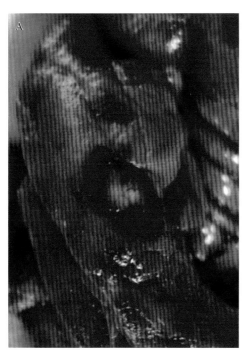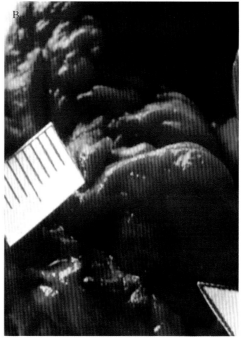

图34-3　TTC染色证实消融区心肌失活

A.肉眼观；B.染色后

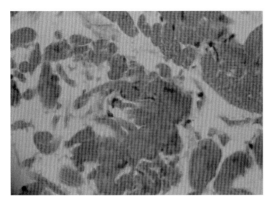

图34-4　HE染色光镜下（×400）高能量消融区组织结构被破坏，可见散在分布的断裂肌纤维

透射电镜下观察心肌细胞超微水平结构变化发现，肌纤维基本结构尚存的消融区，出现了肌丝破坏、溶解等明显的坏死征象（图34-5）。消融区周边在光镜下表现无异常的组织，电镜扫描发现这些细胞出现了轻度变性，这表明消融区周边组织在热效应传导作用下，也受到了轻微损伤，但可自行恢复。这些现象进一步证明了HIFU消融心肌范围控制的准确性。

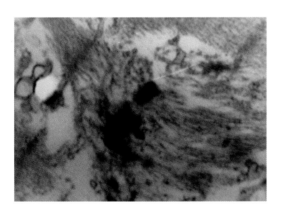

图34-5　电镜下（×25K）消融区肌纤维基本结构尚存在，但肌丝破坏、溶解，结构紊乱

对于消融后其他方面的生物学反应，该项实验重点观察了局部室壁运动功能、心脏左心室舒张和收缩功能的变化及血清学反应。

消融后即刻观察到，聚焦点处（即消融区）室壁运动DTI频谱发生改变，具体表现为收缩期IVC波和S波、舒张期E'和A'峰值速率均较消融前有所降低，两者比较差异具有显著性意义（$P<0.05$）。实验及以往研究表明，消融即刻焦点处温度可达60℃以上，故局部心肌组织可立即失去活性，取样容积采样范围内的失活组织收缩能力减弱，肌纤维弹性亦降低，心肌弛缓顺应性随之下降，因此表现

为收缩期（IVC、S）和充盈期（E'、A'）运动峰值速率减低（$P<0.05$）。虽然焦点局部运动有改变，但就整体而言，射血分数和二尖瓣口舒张期E/A值较消融前并未发生变化（$P>0.05$）；在评价舒张功能的参数中，由于二尖瓣环运动速度相对不依赖于前负荷，较二尖瓣口舒张期血流频谱比值更能准确反映舒张功能变化，故测量比较消融前后室间隔侧的二尖瓣环运动速度E'/A'值，结果显示消融前后两组数据差异无显著性意义（$P>0.05$），说明实验所用声能量下，焦点局部心肌功能降低，但并不影响心脏整体做功。

通过分析消融前后血清学指标的变化揭示：开胸后由于心肌暴露寒冷、缺血等因素，心肌实际上已发生一定程度损伤，心肌细胞释放部分酶入血，故开胸后未进行消融时血清中AST、LDH和CK含量已较开胸前增加。心肌肌钙蛋白作为一种反映心肌损伤的高度特异和敏感的生化标志物，在正常血清中的含量远低于心肌酶，而在心肌细胞中浓度却很高。当心肌细胞缺血受损时心肌肌钙蛋白首先迅速透过细胞膜释放入血，所以早期阳性率较高，较心肌酶指标更灵敏，能检出早期微小的心肌损伤。本实验中开胸后的血清心肌酶和CTnT含量较开胸前已有增加（$P<0.05$）；待局部实施消融后立即被大量释放，致血液中含量明显增高，消融后含量再次增高（$P<0.001$）。然而，本实验属急性开胸实验，只反映心肌消融后即刻的生物学变化，实验中所检测指标的远期变化如何，仍需进一步观察研究。

（四）存在的技术限制及应用前景

目前HIFU体外消融心脏仅限于初步实验研究阶段，虽然在理论上心电触发消融是有可能实现的，但离临床应用尚有较大距离。主要存在的问题有以下几点。

1.技术限制　现有的聚焦探头过大，为免除肺气与骨对超声波的反射，需对实验动物进行开胸处理，去除部分肋骨才能形成足够的聚焦声窗。离真正的临床应用尚有很大距离。如果达到小型化，则经肋间隙无创消融才有可能实现。

2.心脏复杂运动模式　心脏是复杂精巧的节律性运动器官，除了长轴、短轴方向上的舒缩运动，还有自身的顺时针旋转及心脏整体向前移位。多维度的复杂运动模式使消融活体心脏时应力求缩短消

融时间，以尽量减少消融过程中靶区发生移位。

3.呼吸　呼吸使探头与心脏的相对位置发生改变，或多或少会影响靶区定位与瞬时触发消融的准确性。

虽然存在诸多限制因素，但随着技术进步，聚焦探头日益小型化已是必然的发展趋势，HIFU在心脏体外消融方面仍然具有潜在的应用前景。

第二节　射频技术在肥厚型心肌病及心脏肿瘤中的应用研究

射频热消融技术已广泛应用于多种实质性脏器肿瘤的治疗，如肝癌、肺癌、肾癌等恶性肿瘤，以及子宫肌瘤、脑膜瘤等良性肿瘤，其安全性和有效性均受到临床认可。特别是肝脏肿瘤，已被国际指南推荐为小肝癌的一线治疗方法。然而在跳动的心脏上行经胸壁的射频消融术客观上存在一定的困难：心脏是节律性收缩的空腔脏器，所产生的并发症也十分致命，如出血、心脏压塞及恶性心律失常等。近年来随着技术不断进步，已有国内学者将射频消融技术逐步应用于肥厚型心肌病及心脏肿瘤的临床治疗中，开展了一系列探索性工作。

一、射频消融治疗肥厚型心肌病的临床研究

（一）肥厚型心肌病主要治疗方法与超声引导下经皮室间隔射频消融术（Liwen术式）

肥厚型心肌病（hypertrophic cardiomyopathy，HCM）是常见的遗传性心脏病，是以心肌肥厚、心室腔变小、心室血液充盈受阻和舒张期顺应性降低为基本特征的心肌病。肥厚型心肌病可于任何年龄起病，是青少年心源性猝死的首位病因和心力衰竭的主要原因之一，因此备受关注。目前，梗阻性肥厚型心肌病（HOCM）的治疗手段主要包括药物治疗、外科手术及酒精化学消融等手段，药物治疗是一线治疗方案，但是某些患者即使接受最大剂量的药物治疗，心功能仍较差或仍有晕厥症状；外科手术可实现室间隔减容，但开胸创伤较大且可能造成传导束损伤；心导管介入化学消融室间隔支治疗虽侵入性较小，但定位不够准确，消融的室间隔支与实际引起梗阻的供血分支不一定吻合，常发生解除左心室流出道（LVOT）梗阻无效的情况。

近年来西京医院超声科肥厚型心肌病诊疗团队尝试开展了经心尖室间隔射频消融术（Liwen术式）的临床研究。该术式在超声引导下，经皮经肋间将射频消融穿刺针置入肥厚的室间隔前壁进行消融，随后在室间隔后壁重复这一操作，对室间隔进行充分消融，进而达到解除左心室流出道梗阻的目的（图34-6）。目前该团队已完成300余名肥厚型心肌病患者的射频消融治疗，并在随访过程中进一步观察疗效。

（二）梗阻性肥厚型心肌病射频消融治疗基本流程

先使用射频电极针通过引导架插入电极针，经胸骨旁肋间进针，依次穿过皮肤、皮下组织、心外膜、心包、前室间隔心尖部，卸掉导针器，便于超声影像实时全方位引导，完成消融治疗。确认针尖位于室间隔基底部后，启动射频消融仪，射频功率逐渐从10W起逐渐增加，最大至80W（具体功率选择根据室间隔厚度、针具类型及消融气化范围而决定），依次消融肥厚的前室间隔和后室间隔，该过程中需保持生命体征（心电图、血压、血氧等）稳定。术后评估：术后即刻行心肌造影，可见室间隔呈"黑洞效应"，代表着消融区域心肌灌注不足，造影剂充盈缺损。术后定期行超声心动图随访，必要时行CTA或心脏MRI检查，观察室间隔厚度、LVOT内径、LVOT峰值压力阶及评估心功能（图34-7，图34-8）。

二、射频消融治疗心脏肿瘤

目前国内西京医院超声医学科已将射频消融技术应用于心脏肿瘤患者的临床治疗，认为超声引导下经胸射频消融治疗心脏肿瘤具备一定可行性，因为费用低、耗时短、创伤小、可反复进行等优势，可作为传统开胸术的补充方法，为失去手术机会的巨大肿瘤及肿瘤位置难以手术切除的患者提供一线希望。该院在国际上率先报道了2例心脏良性肿瘤的经胸壁射频消融治疗，术后瘤体缩小，患者症状减轻，恢复良好。

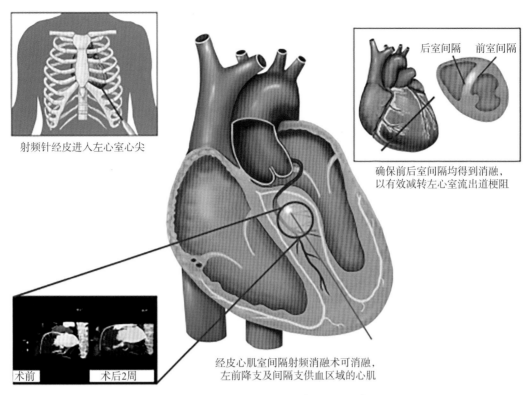

射频针经皮进入左心室心尖

后室间隔 前室间隔

确保前后室间隔均得到消融，
以有效减转左心室流出道梗阻

术前 术后2周

经皮心肌室间隔射频消融术可消融，
左前降支及间隔支供血区域的心肌

图34-6 经皮射频消融肥厚的室间隔示意图

［图34-6，34-7，34-8引自Liu L et al. J Am Coll Cardiel，2018，72（16）：1898-1909］

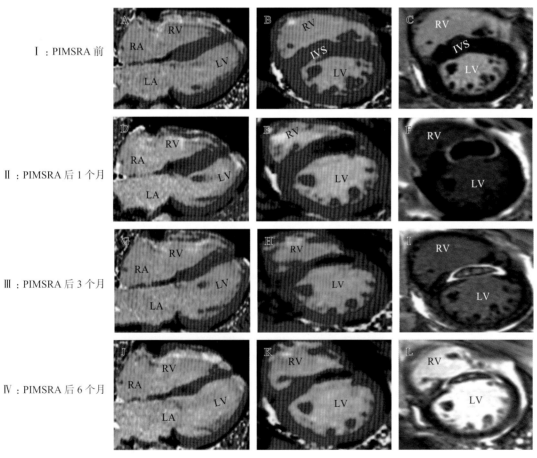

Ⅰ：PIMSRA 前

Ⅱ：PIMSRA 后 1 个月

Ⅲ：PIMSRA 后 3 个月

Ⅳ：PIMSRA 后 6 个月

图34-7 经皮室间隔消融术前后MRI评估

Ⅰ（A～C）：消融前；Ⅱ（D～F）：术后1个月；Ⅲ（G～I）：术后3个月；Ⅳ（J～L）：术后6个月。RA：
右心房；RV：右心室；LA：左心房；LV：左心室；IVS：室间隔

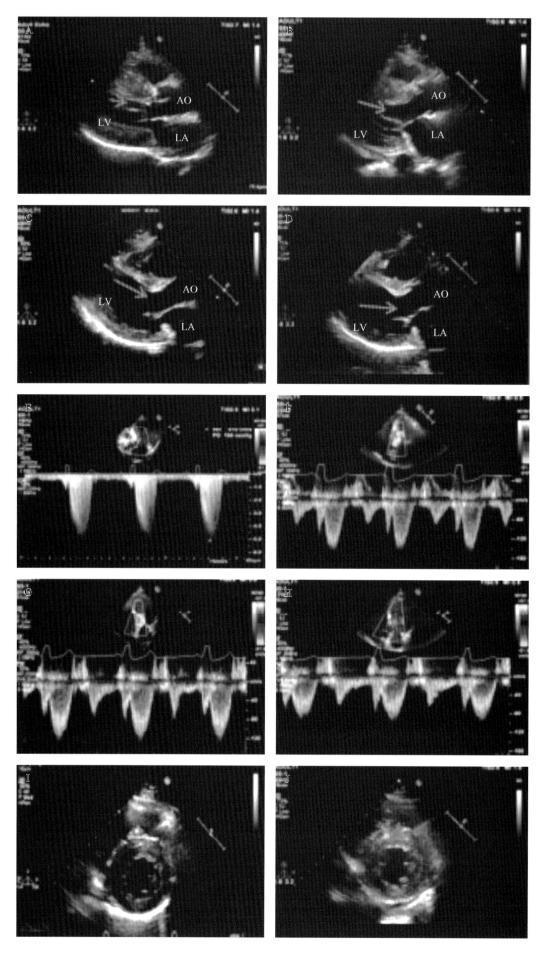

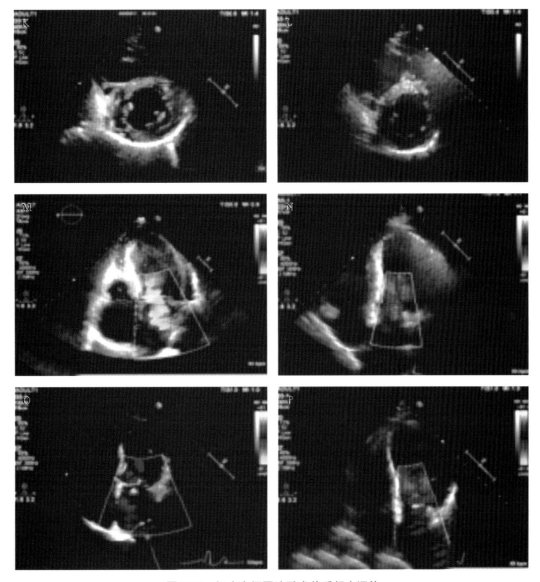

图34-8　经皮室间隔消融术前后超声评估

A、E、I、M：术前；B、F、J、N：术后1周；C、G、K、O：术后3个月；D、H、L、P：术后6个月

患者1，70岁女性，因"间歇性胸痛、呼吸困难1个月"入院。超声心动图：右心室巨大肿块约8.2 cm×4.2 cm×4.0 cm，向右心室流出道延伸，致右心室流出道内径为3mm，仅有一细束血流通过。心室收缩时肿瘤通过肺动脉瓣进入肺动脉主干内。超声造影示肿瘤为高灌注，提示其生长迅速。CTA示紧邻右心室和右心室流出道有一6.2cm×3.5cm×4.7cm大小的肿块，其内分布不均，右心室至肺动脉可见巨大混杂密度块影，动脉期肿块部分强化，右心室前支动脉紧邻肿块前方，可能为其供血。MRI示右心室及右心室流出道内有一7.3cm×3.4cm×2.2cm大小的肿块，呈T2WI高信号、T1WI低信号，延迟增强扫描显示肿块内明显不均匀强化，该肿块收缩期经过肺动脉瓣突入肺动脉主干内，舒张期缩回右心室。

患者2，27岁男性，入院前7个月因发热至当地医院就诊，外院超声心动图提示左心室占位病变。超声心动图：左心室中下部后下壁及侧壁心肌内见中等偏强回声，大小约为4.1cm×3.0cm，边界清楚，形态规则，基底较宽，与乳头肌界限不清。心脏CT示左心室前下壁心肌内可见软组织肿块，病变边界不清，内见强化，范围大小约3cm×4cm。心脏MRI示左心室中部下侧壁见一类圆形占位性病变，T1WI呈略低信号，T2WI呈稍高信号，大小约3.5cm×3.0cm×3.4cm，边界尚清，增强扫描呈明显不均匀强化，考虑良性肿瘤病变。

综合以上检查，患者1为右心室巨大肿瘤生长迅速阻塞右心室流出道，病理性质术前难以明确；

患者2为左心室心肌内肿瘤，多考虑为良性，但其与心肌联系密切，与乳头肌界限不清，手术剥离困难且易损伤二尖瓣瓣器。多学科联合会诊认为上述患者外科手术均有一定困难，且患者及家属治疗愿望强烈，经充分论证与准备，经伦理委员会论证批准，取得患者及家属知情同意后行超声引导下经胸壁射频消融治疗。

2例患者均左侧卧位，气管插管全身麻醉后心电监护及血氧饱和度监测。采用美国西门子公司Acuson Sequoia 512超声仪器和4V1、3V2C超声探头，采用18G自动活检枪（BARD Magnum，MN 18-20，C.R.，美国）在胸骨旁第5肋间经皮穿刺肿瘤组织送活检。随后17G-15-2cm射频消融电极针（Cool-tip™射频消融仪，美国）从相同路径进入到心室肿瘤，准确定位消融针，第1例右心室肿瘤患者以80～120W能量消融20min，直至70%以上瘤体出现汽化强回声。注射2.5ml造影剂（Sonovue，意大利Bracco）肿瘤内仍可检测到灌注信号，二次消融12min，直至肿瘤内完全无造影剂灌注。第2例左心室肿瘤患者射频电极针插入肿瘤下部，功率设定为60～100W，由下向上依次进行射频消

融4针，治疗时间分别为12min、13min、14min、9min，治疗区域肿瘤回声明显增强，造影示治疗部位灌注较术前明显减少。撤回电极消融针，穿刺处加压包扎防止出血及心脏压塞。术后24h心电监护，动态监测心室大小、肿瘤大小、流出道内径及压差等。

2例患者术后无明显不适，未出现并发症。术后病理结果：第1例为右心室黏液瘤；第2例见少许心肌细胞，局灶心肌肥大伴少许炎细胞浸润，考虑良性肿瘤（横纹肌瘤可能）。第1例患者术后随访9个月，心功能明显改善，右心室流出道内径增大、流出道压差明显减小（图34-9）。第2例患者术后1个月超声提示肿瘤大小明显缩小（图34-10）。

截至目前，西京医院已完成10例心脏肿瘤的超声引导下经胸射频消融治疗，结果初步表明心脏肿瘤经胸壁射频消融具备一定可行性，可作为外科手术的补充手段，为无法耐受或者失去手术机会的患者提供合理的诊疗，这项技术在治疗心脏肿瘤方面有较大的潜在用途，但仍需进一步大量的临床研究和不断改进并发症预防措施。

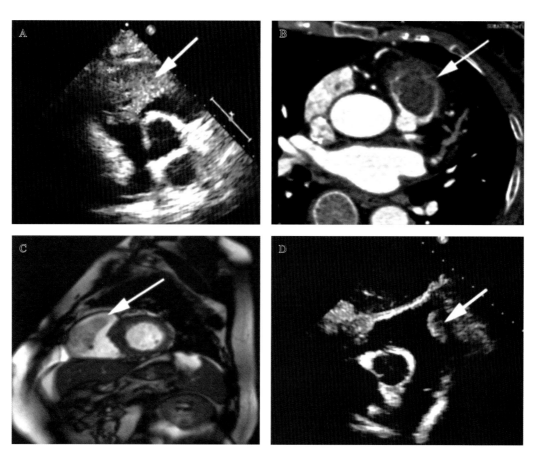

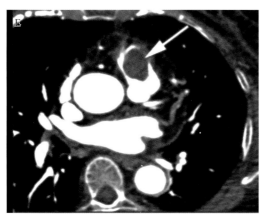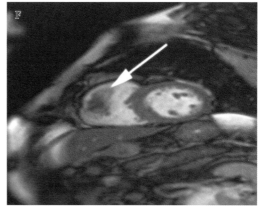

图34-9　右心室黏液瘤患者术前及术后9个月影像学资料（A、B、C为术前，D、E、F为术后9个月）

[图34-9，图34-10引自郑敏娟等.《中华超声影像学杂志》. 2018，27（6）：541-542]

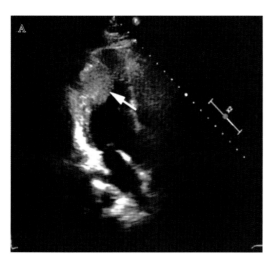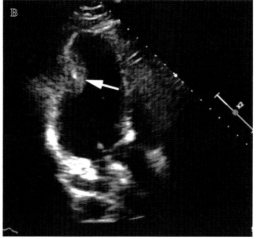

图34-10　左心室良性肿瘤患者术前及术后超声图像（A：术前，B：术后）

第三节　其他消融技术在心脏消融中的应用

近年来，激光和冷冻消融亦被研究用于治疗心脏疾病，如心房颤动、室性心动过速和肺动脉闭锁等。激光在消融的兼容性方面有一个主要的优势，即它可以与光纤耦合，与射频和微波相比它的消融频率更低，因为它的散射和组织吸收速度快，使得激光消融作为一种精确有效的消融技术更具有可控性。

国内已有学者（西京医院团队）进行了激光消融心肌的动物（活体犬）实验研究。沿左心室长轴方向从心尖部经皮穿刺插入室间隔（图34-11）。然后通过导管插入激光纤维，使其与室间隔接触。每只动物都接受2次消融操作，第1次消融位于室间隔基底段，用1-W 激光照射3min（180J），第2次

消融位于中段，用1-W 激光照射5min（300J）。消融前后测量心率和血压，测量相关超声心动图参数。所有的动物在术后均存活，激光消融室间隔心肌过程前后没有明显的生理并发症，如心脏压塞、心包积液、心室颤动等，未发生乳头肌断裂和腱索损伤。消融前后心率 [（91.7±16.1）vs.（81.1±29.6）次/分；$P > 0.05$]，收缩压 [（112.8±8.1）vs.（116.4±7.3）mmHg；$P > 0.05$] 无明显变化。

消融前后整体和局部心脏功能亦无明显变化。室间隔基底段M型运动幅度消融前后呈下降趋势，而室间隔后壁的运动幅度呈上升趋势，提示心脏代偿作用维持了收缩功能。这一观察结果与消融区域的局部TDI动力学结果一致。与消融前相比，

消融即刻后舒张功能（E/A、e'/a'、E/e 参数）略有减低，但远期变化如何仍需进一步观察。激光消融后心肌酶水平升高，提示心肌受损。大体解剖观察到消融区组织发白，呈现凝固性坏死表现。病理图像显示所有消融区边界都出现了组织空泡化（图34-12）。与其他热消融方法相比，激光消融能量偏低，需要更长的时间来产生足够的消融体积。

该研究探讨了超声心动图引导下经皮激光消融健康犬室间隔的可行性，认为动物未发生严重并发症，且病理和血清学结果均表明，1W激光照射3～5min可产生有效的凝固和心脏损伤。实时超声心动图显示心功能在消融前后无显著变化，故认为经皮室间隔激光消融是有效可行的，可能成为一种新的可选择的消融能源，但需要进行长期动物实验进一步验证和观察。

除HIFU、射频、激光等上述热消融技术外，氩氦冷冻消融技术（简称氩氦刀）也有望被引入心脏消融领域。该方法是一种微创超低温冷冻消融技术，可实现-150°超低温。有研究报道，氩氦刀可原位冷冻消融肺癌、肝癌、脑肿瘤、乳腺癌等实体肿瘤。与化疗、放疗、生物治疗及中医药结合治疗可取得一定的临床效果。西京医院超声医学科在完成200余例肝癌患者低温消融的临床研究基础上，将氩氦刀用于消融心肌组织的活体实验研究，初步结果显示超声引导下的氩氦刀可形成有效的消融坏死区域，提示其有望成为心脏消融的新技术方法。

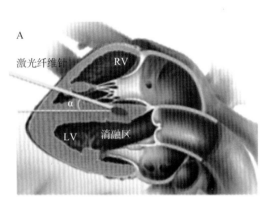
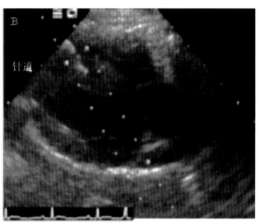

图34-11 经皮激光消融室间隔示意图（A）和超声引导下进针路径（B）

［图34-11，图34-12引自He G et al. Lasers Med Sci. 2016，31（4）：645-651］

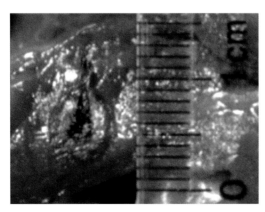
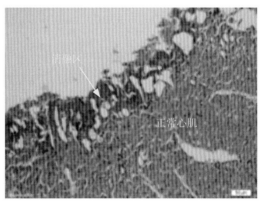

图34-12 激光消融心肌大体及病理

（周晓东 郑敏娟）

参 考 文 献

Bonin JD，Lojeski EW，Ahron A，et al，1984. Laser myoplasty for hypertrophic cardiomyopathy：in vitro experience in human postmortem hearts and in vivo experience in a canine model（transarterial）and human patient（intraoperative）. Am J Cardiol，53（11）：1620-1625.

Damianou C，Pavlou M，Velev O，et al，2004. High intensity focused ultrasound ablation of kidney guided by MRI. Ultrasound in Med & Bio，30（3）：397-404.

Forner A，Llovet JM，Bruix J，2012. Hepatocellular carcinoma. Lancet，379（9822）：1245-1255.

Gao W，Guo Z，Shu S，et al，2018. The application effect of percutaneous cryoablation for the stage IIIB/IV advanced non-small-cell lung cancer after the failure of chemoradiotherapy. Asian J Surg，41（6）：530-536.

He G，Sun C，Zhang X，et al，2016. Echocardiography-guided percutaneous per-ventricular laser ablation of ventricular septum：in vivo study in a canine model. Lasers Med Sci，31（4）：645-651.

Kennedy JE，Wu F，ter Haar GR，et al，2004. High-intensity focused ultrasound for the treatment of liver tumours. Ultrasonics，42（1）：931-935.

Liu L，Li J，Zuo L，et al，2018. Percutaneous intramyocardial septal radiofrequency ablation for hypertrophic obstruc-

tive cardiomyopathy. J Am Coll Cardiol，72（16）：1898-1909.

Siedek F，Yeo SY，Heijman E，et al，2019. Magnetic resonance-guided high-intensity focused ultrasound（MR-HIFU）：Technical background and overview of current clinical applications. Rofo，191（6）：522-530.

Takegami K，Kaneko Y，Watanabe T，et al，2005. Erythrocytes，as well as microbubble contrast agents，are important factors in improving thermal and th erapeutic effects of high-intensity focused ultrasound. Ultrasound Med & Bio，31（3）：385-390.

Ter Haar G，2016. HIFU tissue ablation：Concept and devices. Adv Exp Med Biol，880：3-20.

Wu F，Wang ZB，Chen WZ，et al，2004. Extracorporeal high intensity focused ultrasound ablation in the treatment of 1038 patients with solid carcinomas in China：an overview. Ultrasonics Sonochemistry，11（3）：149-154.

Yang R，Reilly C，R，Rescorla F，J，et al，1991. High intensity focused ultrasound in the treatment of experimental liver cancer. J Arch Surg，126：1002-1010.

Zheng MJ，Shentu WH，Chen DZ，et al，2014. High-intensity focused ultrasound ablation of myocardium in vivo and instantaneous biological response. Echocardiography，31（9）：1146-1153.

Zheng MJ，Yang J，He GB，et al，2018. Percutaneous radiofrequency ablation of obstructive right ventricular giant myxoma. Ann Thorac Surg，105（4）：e159-e161.

第35章 超声导管显像与高强度超声聚焦复合技术治疗心律失常疾病

第一节 概　　述

近年来，导管室内经皮介入术和电生理术（electrophysiology procedures，EP）得到了快速发展，然而为了更好地评价心腔内实时血流动力学状态，准确地辨别重要的解剖学标志和导管位置，需要这一技术能够在心腔血池内取得高质量的图像。在过去的几十年里，X线透视术（fluoroscopy）由于能粗略地识别心内解剖标志，一直处于主导地位，但它是基于心影而由介入诊断和治疗操作者在头脑里构建大致的解剖结构，然后将导管放置于预定部位，因此需要由接受过特殊培训的专业人员进行操作。心腔内超声心动图（intracardiac echocardiography，ICE），由于其自身的技术特点，显然能克服以上问题，更好地辨认并定位导管空间位置。为了更好地理解这一设备在复杂的电生理介入术中对临床医师的帮助，有必要对ICE和导管消融进行回顾。本章将简要地阐述ICE的工作原理及其在导管消融术中应用的最新进展，而关于心脏电生理介入术的详细讲解及其原理不在本章范畴之内，请参阅本书的其他章节。

第二节 导管消融

对腔内超声成像而言，导管消融术是最复杂的技术之一，它包括经导管治疗多种心律失常如预激综合征、隐匿性旁路、房室节折返性心动过速、房扑、房颤、心房切入性折返性心动过速、房室交界区持续性交互性心动过速、房室交界区异位心动速、室性心动过速等。导管消融术可在合并有多种心脏结构异常的患者的任一心腔内进行，适用于所有年龄组的心律失常患者，包括有适应证的儿童及婴幼儿。导管消融术使用具有多个标测电极的导管直接放置于心腔内，在监视荧光屏上显示来自于这些标测电极的腔内心电图信号。然后利用起搏和药物刺激来发现心律失常的起始部位。一旦确定异位起搏点，则将一个特殊的电热调节电极导管放置于感兴趣区，对该部位的心肌组织进行消融。外接的射频仪将电极头加热至60～70℃，并使热能传输至与热电极头相接触的心脏组织，从而导致不可逆的细胞死亡及内部组织坏死。如果消融的精确度掌握得很好，通常坏死组织的直径及深度很小（与导管尺寸有关，为3～4mm）。邻近的正常组织亦可免于受损，以确保其正常的传导功能。因此，在消融术中准确地定位导管尖端，使导管和心内膜良好接触，以及及时发现血栓等严重并发症的发生是消融治疗成功与否的关键所在。

现有的引导消融导管并定位异位心律失常的方法有X线透视术，超声心动图和解剖型心脏电位标测（electroanatomical mapping）等。

一、X线透视术

基于对心脏腔内心内膜电位标测结果的分析，X线透视术被广泛地应用于消融导管和靶目标的空间定位，也适用于某些无固定异位起搏点的心律失常如房扑。当不能辨别心内膜和与导管定位有关的解剖结构，或者不能直接评估电极-心内膜接触点和组织坏死形成时，X线透视术的使用将受到限制。此外，暴露于X线中也增加了患者和操作者罹患某些与辐射有关疾病的危险性。

二、超声心动图

作为辅助方法超声心动图在某些特殊患者中应用，有助于理解特定的解剖结构及其定位。可选用经胸或经食管超声心动图。①经胸超声心动图：常受透声窗的限制，尤其对成年患者。②经食管超声心动图：就超声束到达心脏而言，尽管可提供更好的声窗，但操作时间较长，常需要镇静或麻醉，需要第二操作者的协助，且成本较高。以上两种方法都能清晰地显示心脏特定的解剖部位，但受到二维图像本身的限制。而且其主要被运用于正常解剖结构者中，如果被检查者解剖结构异常，则其应用受到限制。鉴于以上原因，尽管超声心动图一直被认为是X线透视术的辅助方法，但在目前的导管消融术中它并没有能够取代X线透视术。血管内超声（intravascular ultrasound，IVUS）最初一直应用于血管内成像，然而低频、方向可调节探头的发展，使得这一技术能够应用于心腔内成像，即所谓的二维ICE。初步研究显示，在导管消融术中使用ICE有助于辨认心内膜接触点和损伤的形成，然而并没有大量的研究证实ICE可精确地引导消融导管的放置。

三、解剖型心内膜电位标测

解剖型心内膜电位标测是一门较新的技术。将有多个电极头的电极导管放置于心腔施行局部刺激（即起搏），然后记录来自心腔内的多通道心电信号，这些电信号即可应用于心内解剖定位。所采集的心内膜电信号经过扩大、过滤、显示、储存并分析，即可得到实时或脱机的虚拟心脏形态。有创性电生理研究的重要性在于可利用心内电信号确定心律失常时心肌组织电兴奋的时间顺序，然后根据结果来选择与之相适应的药物、机械或消融治疗，整个过程就是"定位"。定位术也可用于评估和检测心律失常对不同治疗方法的反应。这一技术最大的优点在于无放射性损伤。然而当心脏解剖结构异常时，由该技术构建的心脏形态相对于直视成像得到的信息而言并不能有助于了解细微的心内解剖结构。

第三节　心腔内超声心动图

在以上提到的针对消融导管的引导和定位异位心律失常的方法中，超声心动图尤其是ICE能提供实时二维甚至三维图像，可在心内直视其解剖结构，并能获取心脏血流动力学信息，且无放射损伤。

一、发展史

早在20世纪20年代，心脏检查镜就被用来近距离地观察心脏。然而如果没有心肺分流术（体外循环）的支持，早期的设备不能直接用于搏动的心脏内。而超声心动图不仅能在一定距离内观察某一个心腔或大血管解剖结构，而且相比直视心脏的心脏检查镜，其视野更广，还能观察心腔及大血管邻近的组织结构。

ICE早期的原型技术是IVUS，其导管尖端装有超声探头，最早由Omoto在20世纪60年代进行研究。他利用IVUS得到的二维图像来观察心脏结构。1972年Bom等引入直径9F、32个晶片的环状相控阵旋转探头，可得到心血管的实时二维图像，极大地改进了这一方法。然而，初始阶段的ICE探头频率相对较高，穿透深度有限，导致观察视野小，并不适用于远场心脏结构的良好显示，因此直到20世纪80年代ICE才被运用于临床。同时，由于该技术不具备多普勒功能，所以不能用于心脏血流动力学分析。

近20年来，ICE得到了持续发展，利用多晶片、低频率甚至方向可调节探头来获得高分辨率，同时具有足够穿透深度的心腔内超声图像，能够从右侧心脏观察到左侧心脏结构，并能够提供彩色和频谱多普勒显像功能。然而由于早期ICE的探头尺寸相对较大，大部分研究并没有应用于人体。近年来许多研究者逐渐认识到了ICE的临床价值并将其应用于导管消融治疗。

1995年，直径10F（3.2mm）、多向可调节性［±（25°～30°）］、侧向换能器的AcuNav®超声导管装置（SIEMENS Acuson，Mountain View，CA）（图35-1）开始应用于心血管腔内，可观察心腔、大血管的解剖和生理，进行邻近组织的结构及血流的监测。这是ICE发展史上新的里程碑。

二、目前通用的ICE设备及其应用

AcuNav®超声导管是目前应用最为广泛的超声导管设备，已得到FDA批准用于心血管腔内的超声扫查。AcuNav®超声导管是扇扫角度90°的相控阵探头，探头频率从5.5MHz、7.5MHz、8.5MHz到10MHz的诊断性超声导管（最近研制成功的导管直径只有8F）。它具有二维、频谱及彩色多普勒图像功能，当组织穿透深度达到10cm、近场距离2mm时仍能获得高分辨率的图像。尽管是单平面成像，但由于导管尖端装有多向性调节装置，因此可灵活转动而得到多个角度的图像。该导管在介入治疗术中能提供实时、直视的引导，其临床价值已得到临床医师的认同，但目前尚未应用于左心和胎儿检查。AcuNav®超声导管的应用范围如下：

1.心脏电生理

（1）肺静脉消融术。

（2）治疗前正确辨认异位起搏点所在。

（3）观察诊断性和治疗性导管的相对位置。

（4）穿隔性导管插入术。

（5）心脏起搏器或除颤器电极的插入和拔出。

（6）室上性心动过速消融术。

2.心脏介入

（1）经导管房室间隔缺损封堵术。

（2）治疗前明确先天性心脏结构或传导异常。

（3）观察诊断性和治疗性导管的相对位置。

（4）穿隔性导管插入术。

（5）瓣膜成形术。

（6）球囊间隔造口术。

3.放射介入　AcuNav®超声导管在放射介入术中的应用尚处于临床前期和可行性试验阶段，但FDA已确认AcuNav®导管可应用于该领域。

三、ICE的优越性

1.获取清晰的感兴趣区图像。

2.减少X线损伤，并有可能在电生理室取代X线透视术。

3.精确地确定导管与心内膜接触部位、接触的程度和稳定性。

4.消融术中通过观察消融部位微气泡的形成，可识别有否过度消融。

5.判断消融效果的持续性。

6.辨别消融术中并发症：如消融过度导致的组

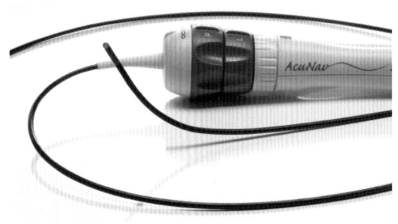
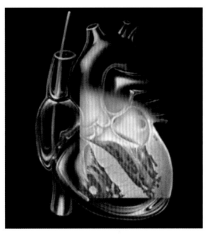

图35-1　AcuNav®超声导管

引自http://www.medical.siemens.com/ultrasound

织烧焦或血栓形成，以及消融导管对周围组织的意外穿透。

7.协助引导不熟练的操作者进行穿隔穿刺，并减少并发症的发生。

四、ICE 的局限性

尽管动物研究报道 AcuNav® 超声导管使用方便，并可获得高质量图像，然而来自临床的研究显示了与近场分辨率和彩色多普勒图像质量有关的问题。当探头频率 7.5MHz、扫描深度超过 10cm 或扫描部位距离探头少于 2mm 时，其图像分辨率降低。当获取右心房的全貌及自右心房获取左心房重要区域和肺静脉的图像时，连续操作的时间较长（约20min）。此外，费用较高（2000美元以上，超声导管一次性使用）也是该导管临床使用受限的另一原因。

五、正在研发中的 ICE 和 EP、消融术一体化的新技术

目前，集心脏电生理定位优越性与诊断性超声心动图优越性为一体的更为先进的影像设备正在研制中，它将具有诸如组织速度成像（tissue velocity imaging，TVI）、应变率成像（strain rate imaging，SRI）等功能，可用于局部血流、心肌组织和血管壁运动的评估。新一代 ICE 设备的初步研制已在美国展开，其中一个项目由俄勒冈健康与科学大学（Oregon Health and Science University）牵头，并得到

了美国国立卫生研究院（National Institute of Health，NIH）生物医学合作基金的资助。这个课题组正在研制中的设备具有图像质量高，对心律分析、消融和再同步化等心肌电生理的操作能进行程序性引导的特点。新探头最显著的特点是集心脏电生理导管和高分辨率前向微型（与导管尺寸相等）超声探头为一体，探头末端具有良好的方向调节性和柔韧性。

六、新型设备的特点

新型 ICE 设备样机的导管直径为 9 F，64 个晶片矩阵排列，具有心脏电生理标测功能，二维侧向探头具有 0°～180° 的方向可调节性，探头频率 8～14 MHz（图 35-2B），外接的超声仪（GE/VingMed Vivid Seven BT03/BT04，GE Medical Systems，Milwaukee，WI）能够应用于 EP 导管的引导和组织同步性分析（图 35-2）。该设备具有 B型、彩色多普勒、脉冲多普勒和组织多普勒成像（tissue Doppler imaging，TDI）的功能。在目前所有研究工作中，这是第一次将超声探头与消融导管相连。该设备同时也具有 TVI、SRI 和组织同步化成像（tissue synchronization imaging，TSI）的功能，通过测定心肌收缩波阵的传播方向来得到集心肌组织的电激动和机械激动于一体的综合信息。

七、动物研究

初步研究计划是要证明该导管能自我导向并能

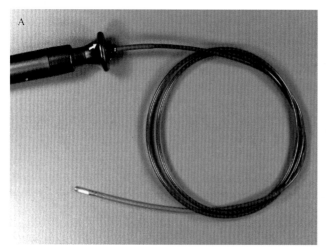
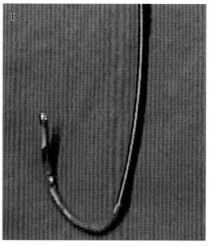

图 35-2　新型 ICE 导管样品（A；侧向超声探头，末端消融电极）。导管头端曲度可调节并实现导向（B）

引导非一体化EP消融导管到达靶部位。几年来该研究小组进行了一系列的动物研究（猪）以检测该导管在定位、图像质量方面的适用性，以及在监测异位心律的起源、传播和（或）左心室同步性这些特定的诊断功能方面的可行性。在上述研究中，首先使用新型ICE导管实现右心房、右心室多部位显示，并与X线透视术进行对照，同时使用多部位起搏人为诱导异位心律失常，引导EP导管并监测消融效果。

到左心室心肌组织激动的传导方向。高帧频TDI也能用于快速评价心脏运动，判断由不同的心脏起搏方式和位点导致的左心室收缩的同步性或非同步性（图35-4）。导管组成部分中的电极部分，其定位简单，并能判断导管和组织的接触程度。消融导管能有效地加热靶组织部位，并只导致极小面积的消融区（图35-5A），还能够观察消融术中的并发症，如血栓，以及因消融探头过热所产生的微气泡（图35-5B）。

八、结果

使用这一具有自我引导功能的消融导管，不论是从穿透力还是从分辨率的角度来看，它均能提供良好的超声图像，清晰地显示感兴趣区细微的解剖结构。该导管在整个右心系统内操作简便，可在二维灰阶和彩色多普勒状态下观察三尖瓣、肺动脉、二尖瓣及主动脉瓣的功能（图35-3）。高帧频TDI和SRI同时能够评价局部心肌功能，追踪从右心房

九、优点与不足

该设备具有AcuNav®超声导管所具有的一切优越性，而且柔韧性更强（0°～180°方向可调节）。更重要的是，这是第一次将超声探头、EP监测、射频消融电极与TVI和SRI融为一体，集电激动和机械激动于一体的心肌组织定位技术，使临床医师能够观察组织损伤，监控消融过程。新一代的ICE探头通过同步使用在线的TVI和SRI分析软件，可以

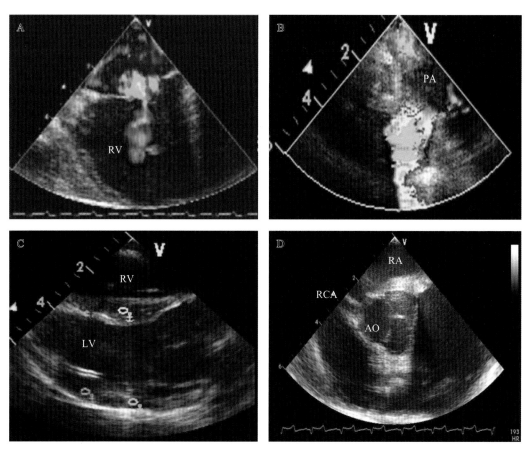

图35-3 ICE清晰显示解剖结构和功能
A.三尖瓣；B.肺动脉血流；C.右心室、左心室和左心室流出道长轴观；D.主动脉瓣和右冠状动脉短轴观。RV：右心室；LV：左心室；PA：肺动脉主干；RA：右心房；RCA：右冠脉主干；AO：主动脉

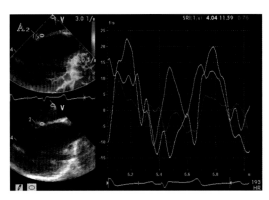
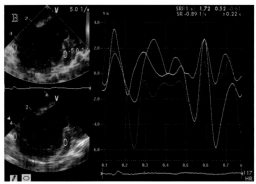

图35-4　右心房、左心房和房间隔的应变率成像

A.非同步的组织运动曲线显示在初始时间和峰值时间的应变率（不同的彩色曲线表示不同的部位）；B.同步的心肌组织曲线显示每一条曲线的初始和峰值应变率一致

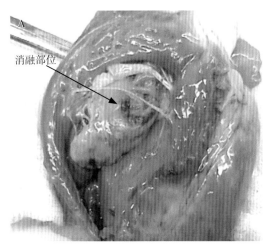
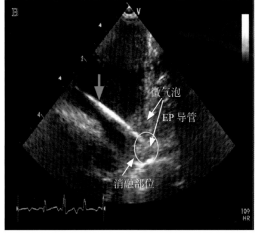

图35-5　消融

A.消融后离体即刻的猪心脏标本，可清晰看到烧灼部位；B.通过ICE观察到的消融过程中的图像（绿色箭头指示消融导管，黄色感兴趣区指示消融部位，并可见因消融过度在组织和血池中产生的微气泡）

比较消融治疗前后心肌组织的运动变化，在同步化治疗时不仅可用于EP记录和心肌运动的监测，而且能缩短判断心律失常的起源点时所需的时间。

任何事物都有其两面性。由于技术上的难度，该导管的侧向超声探头与其一体化的消融电极的位置虽然已经相当靠近，二者间的距离几乎可以忽略不计，但最终还是不能位于同一部位。但严格来讲，理论上要求消融位点非常精确以确保终止异位心律或心室非同步化。心脏尤其右心腔是一个复杂的几何结构体，当使用二维成像导管定位消融点时，难免会产生误差，但该导管所具有组织多普勒的功能在一定程度有助于判断消融导管是否位于正确的部位，真正良好的空间定位最终需要三维成像才能准确完成。

该设备的研发初具雏形，其探头结构、带宽和扫描参数的优化，以及频率范围、分辨率和TDI、SRI图像质量的进一步提高都正在研究中。

十、下一步计划

对ICE将来的构想是将EP的记录能力融合到超声系统中以提高定位异位节律的有效性，同时将32个晶片的前向式腔内探头（microlinear arrays with 90° sector）设计在导管末端（图35-6），使其在观察解剖结构时具有更大的柔韧性和更小的角度变化。值得强调的是，前向式超声探头与侧向式超声探头相比，其消融电极与超声探头的位置已更为接近，因此它能见消融电极所见，观消融电极所观。在不远的将来，随着工程技术的发展，该探头的三维成像技术也有可能实现。目前该一体化的前向式探头正在俄勒冈健康与科学大学课题组的领导下进行研制，并将很快用于动物实验。这项革新将会最终研制出集超声、EP定位和消融等多功能为一体的新设备（图35-7，图35-8）。这将是ICE有史以来真正意义上的革命。

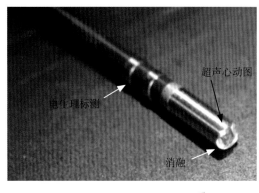

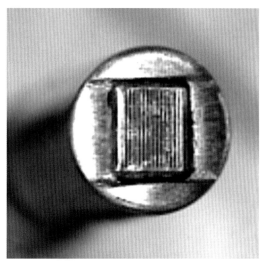

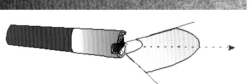

图35-6　研制中的集EP定位、消融和超声功能于一体的前向式ICE设备

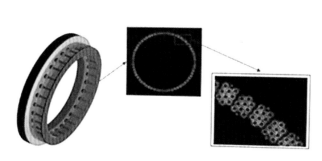

图35-7　研制中的集消融和超声功能于一体的前向式扫描和高强度聚焦超声消融ICE环阵换能器晶片阵列示意图

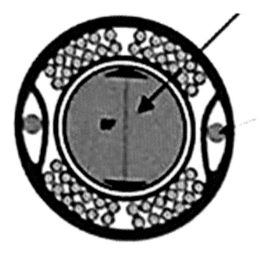

图35-8　研制中的集消融和超声功能于一体的前向式扫描和高强度聚焦超声消融ICE环阵换能器连接导线横断剖面示意图。该导管头端可实现两个方向的弯曲导向

第四节　结　束　语

在众多的导管介入术中，房室心律失常的电生理定位和导管消融术备受关注，手术的量和复杂性也日益增加。现有X线透视术已远远不能满足准确的空间定位的需要，ICE的出现将会使得心脏电生理介入诊断和治疗更加完善，并有可能在将来取代X线透视术。

（李晓蓉　David J. Sahn　潘　敏）

参 考 文 献

Dentinger A，Thomenius K，Shung KK，et al，2005．A New Intracardiac Ultrasound Imaging System With High Resolution，High Frame Rate Motion Mapping and BP Recording Capability．Presented at the American College of Cardiology Annual Scientific Sessions：6-9.

Epstein LM，Smith T，TenHloff H，1998．Nonfluoroscopic

transseptal catheterization: safety and efficacy of intracardiac echocardiographic guidance. J Cardiovasc Electrophysiol,9: 625-630.

Marrouche NF, Cole C, Dresing T, et al, 2002. Intracardiac echo guided ablation monitoring in patients undergoing pulmonary vein isolation: bubble formation as a result of tissue overheating. PACE, 205: A240.

Marrouche NF, 2003. Monitoring of catheter thrombus and char formation using phased array intracardiac echo during pulmonary vein isolation in patients with atrial fibrillation [Abstract]. J Am Coll Cardiol, 41: 449A.

Mitchel JF, GillamLD, Sanzobrino BW, et al, 1995. Intracardiac ultrasound imaging during transseptal catheterization Chest, 108: 104-108.

Stephens DN, Shung KK, Cannata J, et al, 2004. "Clinical Application and Technical Challenges for Intracardiac Ultrasound Imaging," in Proc. IEEE Ultrason (Symp): 772-777K.

Stephens DN, Thomenius K, Shung KK, et al, 2005. The Effects of VOO Ventricular Pacing on Ventricular Function Using a New Intracardiac Imaging System Developed to Guide Multi-Site Pacing. Presented at the American College of Cardiology Annual Scientific Sessions: 6-9.

Thomenius K, Dentinger A, Shung KK, et al, 2004. A now high frequency intracardiac imaging technology with improved resolution and steerability facilitates motion mapping and EP electrodes for rhythm analysis. Presented at the American Heartssociation Annual Scientific Sessions: 7-10.

第36章 超声导管消融技术的原理及其在心律失常中的应用

超声导管消融技术是指利用导管技术将超声能量释放于深部病变组织并将其毁损从而达到治疗疾病的方法。超声因其频率广阔而在作用于人体时表现出多种多样的生物学效应，将超声能量适当地作用于病变组织可能具备一些其他技术难以达到的特殊效果。随着导管和超声技术进一步结合、完善，超声导管消融技术可望在临床上发挥重要而独特的作用。本章将简述超声导管消融技术的原理及其在心律失常、心血管疾病中的应用。

第一节 超声消融的理论及实验基础

超声是频率在20kHz以上的机械振动波，它既是一种波动形式，又是一种能量形式，可引起生物体的功能或结构发生变化，即产生生物学效应，按作用机制可分为热效应、空化效应和机械效应。热效应是指超声在组织中传播时发生衰减，部分声能被组织吸收，转化为热能，使组织升温，当温度达到一定程度并维持一定时间时，可造成对组织的反应或损伤；空化效应是指超声在液体介质中传播时，因交变声压的作用在液体中产生气泡空穴，在声能的作用下，空穴的体积压缩到极小时，气泡内爆产生强大的切应力和冲击波，导致极短的时间内产生高温（＞5000K）、高压（＞5×10⁷ Pa）及强冲击波、射流等极端条件，释放巨大能量，使细胞变性、破裂、溶解，从而造成相应的组织损伤；机械效应是指超声在生物介质中传播时，引起介质质点做高频振动，造成对组织的损伤。超声对生物组织的作用取决于上述3种效应的总和。不同频率范围的超声，产生生物学效应的机制各有侧重：如高频超声波介质振动频率高但振幅较小，对组织的损伤以热效应为主；而低频超声波介质振动频率较低但振幅较大，对组织的损伤以机械效应及空化效应为主。根据不同组织的声学响应，合理应用超声可造成对病变组织的选择性损伤从而达到治疗目的。

超声波的消融模式包括非聚焦和聚焦两种。非聚焦的超声消融模式直接使用超声波束进行消融，利用超声能量在传递路径上的沉积实现消融目的，具有结构简单、可靠性好、能量密度高的优点，在一些既需要较高的工作能量同时又需要控制导管内径、换能器体积的应用场景中优势明显。另外一种工作模式为聚焦的消融模式，该技术利用波的物理特性实现超声能量在特定深度及特定位置的聚集，进而减少非目标区域的组织损伤。目前使用的聚焦方式主要包括几何聚焦和电子相控阵聚焦，几何聚焦的工作模式相对简单，但灵活性差。电子相控阵聚焦通过控制各个超声换能器单元工作的相位实现在工作区域内焦点的移动，能够适应更加复杂的解剖环境，同时，相控阵聚焦可以通过控制不同换能器的工作频率，通过波的干涉改变焦点区域的工作频率，从而为超声换能器的多种模式工作提供基础。但为了实现良好的声束偏转及聚焦，电子相控阵聚焦往往需要较多的换能器阵元及复杂的控制电路，换能器探头及导管体积往往较单阵元超声导管大。但相信随着材料科学的发展，高能量密度超声换能器的出现将很好地弥补相控阵聚焦超声在超声消融领域的缺陷。

一、心肌消融

Nath 等在实验基础上提出热介导的心肌细胞损伤机制假说：心肌温度 ≥ 45℃时，心肌细胞非特异性损伤，细胞外 Na^+ 和 Ca^{2+} 进入胞内，引起细胞膜除极和心肌静息张力增加，可出现自律性异常；细胞内 Ca^{2+} 浓度升高初期可通过肌质网和线粒体对 Ca^{2+} 的浓聚进行缓冲调节，表现为 45 ～ 49.5℃时心肌可逆性损伤；当温度 ≥ 50℃时，Ca^{2+} 缓冲系统受到抑制，细胞内 Ca^{2+} 超负荷，心肌细胞兴奋性不可逆地丧失，最终导致心肌细胞死亡。

从 1982 年首例房室结直流电消融开始，导管消融术在 20 年内飞速发展并得到普及，成为目前治疗快速性心律失常的常规手段之一，其适应证范围亦随着该技术有效性和安全性的提高而不断扩大。迄今为止，Wolff-Parkinson-White（WPW）综合征、房室结折返性快速心律失常、房性心动过速、心房扑动、室性心动过速，以及既往非消融术适应证的房颤、室颤等都已纳入导管消融术的适应证。射频是目前导管消融的首选能量。传统的射频消融是利用射频电极发出的高频率射频波通过心肌组织时产生的电磁热致组织温度升高、干燥，造成心肌凝固性坏死，阻断心肌异常电传导而达到治疗目的。组织中电磁热以消融电极顶端与组织间距的 4 次幂衰减。理论上讲，增大射频功率、延长消融时间可以增加电磁热量，从而增大损伤范围，但射频功率过高时可引起电极顶端血凝块包绕、组织炭化，致使阻抗骤然升高及热传导下降，只要消融电极大小和几何形状固定，损伤范围就存在一个理论上的最大值。实验发现，射频消融损伤灶表浅，其消融中心在消融电极与心肌接触的表面，外围的损伤灶由热扩散产生，深度通常在 3 ～ 5mm，难以实现深部定位消融及透壁损伤。此外，射频能量传导模式伴随的接触面损伤增加了栓塞等并发症的发生。当需要较深的组织损伤时，射频能量传递范围就显得捉襟见肘（图 36-1A）。

超声具有良好的组织穿透性，其声强的衰减规律呈频率依赖性指数衰减，组织损伤深度的控制可通过改变超声频率而实现。超声心肌的超声消融主要是利用高频超声的热效应造成心肌损伤。Zimmer 和 He 等利用计算机仿真组织内的超声场和温度变化，首次介绍了超声用于心脏消融的可能性。结果显示，超声频率为 5 MHz 以上就足以进行心肌消融，声强为 15 ～ 30 W/cm^2、频率为 10 ～ 15 MHz 时可产生最深的消融深度。心肌超声消融时，电功率是损伤深度较好的预测因素，能量是描述损伤面积较好的物理量，换能器/组织接触压与损伤灶大小无关，这与射频消融迥然不同。笔者团队通过超声消融活体心肌系列实验发现：消融的心肌表面光滑无焦痂，提示超声消融有可能减少血栓等有害因子的形成；沿声束方向切开心肌，由内向外是白色或暗褐色的中央区，中央区在心肌组织内部，绕以深红色的周边区，界线清晰，镜下可见消融中心区呈完全凝固样坏死，环绕的深红色区为伴有大量充血、出血的严重损伤区，有明显的肌丝溶解及核固缩，为不可逆性改变，而外围的心肌损伤很轻，超声可在活体心肌内形成界限分明的损害，提示超声消融可减少不必要的心肌损害，并降低损伤带形成心律失常起源处的可能性；同时，以温度探针测得消融结束即刻的表面温度为 43 ～ 53℃，心肌组织内部温度高于表面温度 12℃以上，最高温度达 78℃，提示在灌流良好的情况下，心肌表面温度升高十分有限，而组织内温度则显著增高，远远高于心肌不可逆损害所需的 50℃水平，表明虽然超声在心肌组织传播中逐渐衰减，但热核并不在与探头接触的表面，而在心肌组织中，可能与组织内散热缓慢产生热量积聚有关（图 36-1B）。活体超声心肌消融的深度显著大于射频消融的深度，且与消融时间呈良好相关，温度检测及形态观察表明消融的热核在心肌深部。消融时间越长，消融区越近圆形，提示消融时热能向周围组织放射状扩散，时间越长越充分；消融区近圆形提示组织内热积累与散热的平衡是决定消融范围的重要因素之一。超声消融的深度和形状在一定范围可控，为不同目的的心肌消融提供了选择参数的空间。

许多离体和活体动物实验均表明，超声消融可在 60s 内达到治疗心律失常的目的，消融深度为 5 ～ 9mm，消融范围为 20 ～ 40mm^2。消融时间在 15 ～ 60s 时，时间越长损伤越深。0.6 W 左右的能量是产生可见损伤的阈值功率，能量和界面温度均与损伤深度之间有线性相关。当声强一定时，频率越高，声强衰减越快，组织穿透力越弱，同时组织升温也越显著。董军等通过实验发现，采用 10.4

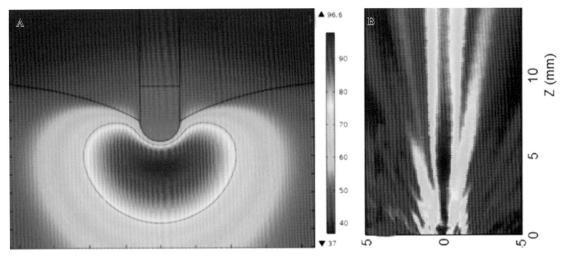

图36-1 射频能量分布特点：热核与探头位于导管与组织接触处（A）。超声能量分布特点：热核与超声组织接触面有一定距离（B）

引自 Yan SJ，Gu KH，Wu XM，et al. Computer simulation study on the effect of electrode-tissue contact force on thermal lesion size in cardiac radiofrequency ablation. Int J Hyperthermia，2020，37（1）：37-48；Nazer B，Giraud D，Zhao Y，et al. High-intensity ultrasound catheter ablation achieves deep mid-myocardial lesions in vivo. Heart Rhythm，2021，18（4）：623-631

MHz的超声频率时，在45s内，消融深度随时间迅速增加，45s时深度达（10.10±1.76）mm，此后随时间增加消融深度仅有轻度增加，消融时间与消融深度有良好的线性相关。当声强在38 W/cm² 以内时，随声强增加，消融深度亦增加。

超声良好的组织穿透性为需要一定治疗深度的心肌消融提供了技术手段。笔者所在的课题组通过体外高强度聚焦超声完成了经胸无创消融室间隔及房室结的活体动物实验。通过2×2个消融点，可以在心肌内制造8.5mm×7.9mm×5.3mm的消融灶，而且消融灶边界清晰，周围心肌无损伤，心内膜无焦痂形成（图36-2）。此外，Nazer等通过高强度聚焦超声导管经股静脉-右心室途径完成了猪在体室间隔消融，消融导管为12F，工作频率为5.0～8.0MHz，消融深度10.8mm，随访30天，发现室间隔厚度明显降低［（16.0±1.7）vs.（10.6±2.4）mm］（图36-3）。

对于房性心律失常，房颤是超声消融的主要探索领域。射频能量传导需要良好的组织接触，为达成环肺静脉连续性的线性消融，需要较高水平的导管操作技术。而超声非接触式传导的能量传导方式从理论上可弥补前述缺陷，多项动物实验结果亦支持超声用于房颤消融的优势。秦小飞等应用IBI公司的灌注超声导管行犬房颤节段性肺静脉隔离并与射频消融对比研究发现，前者的即刻成功率低于后者，但隔离成功后30min前者左心房-肺静脉电传导恢复率显著低于后者。Meininger等在无电生理标测下采用HIFU球囊超声导管对房颤犬行活体肺静脉外隔离，共消融9只犬的14条肺静脉，能量为40W、消融深度约6mm，消融时间为30～120s，最后成功消融13条肺静脉。镜下观察发现，其中4条肺静脉达到完全环周透壁消融，5条几乎完全环周透壁消融，4条仅有斑片状凝固性坏死灶，无一例术中死亡、血栓形成及消融相关的心脏邻近结构受损。

上述研究成果提示：超声消融在心律失常的治疗中有其独特的特性，特别是在需要一定组织穿透的室性心律失常及肥厚型心肌病的治疗中具有较大的发展潜力。

二、神经调节及消融

自主神经干预是当前心律失常治疗领域的热点之一。肾动脉去神经治疗、星状神经节及心脏脂肪垫干预等多种治疗措施在多种心律失常如房颤、室性心律失常等疾病的治疗中取得了良好的效果。目前对于自主神经干预的一种主流干预路径是通过人体天然腔道完成。然而神经分布在空间上与人体自然腔道具有一定的距离。因此，超声能量相对于射频能量而言具有天然的优势。此外，神经组织因

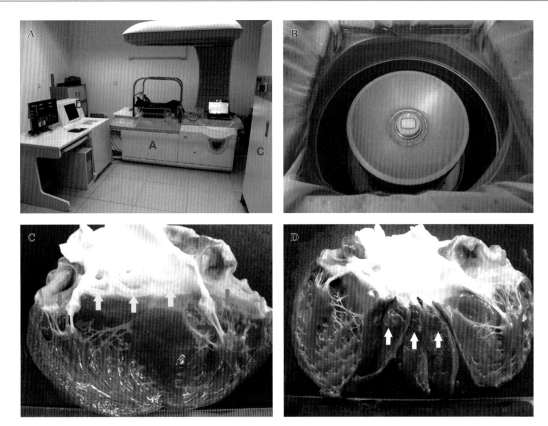

图36-2　课题组使用高强度聚焦超声实现体外无创室间隔消融

A.HIFU治疗机外观；B.聚焦超声探头；C、D.消融心肌大体观，白色箭头为消融灶所在位置

引自Rong S，Woo K，Zhou Q，et al. Septal ablation induced by transthoracic high-intensity focused ultrasound in canines. J Am Soc Echocardiogr，2013，26（10）：1228-1234

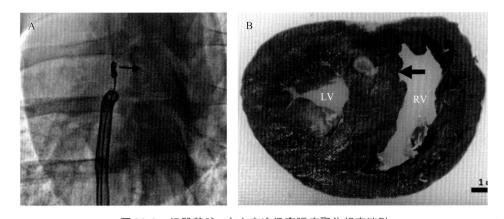

图36-3　经股静脉-右心室途径高强度聚焦超声消融

A.消融过程中的X线影像；B.心肌内消融灶（黑色箭头所示）

引自Nazer B，Giraud D，Zhao Y，et al. High-intensity ultrasound catheter ablation achieves deep mid-myocardial lesions in vivo. Heart Rhythm，2021，18（4）：623-631

其具有特殊的脂质双层膜结构，相对于其他组织而言，对声更加敏感，而神经内具有的机械敏感离子通道可以作为媒介实现超声刺激神经进而评估功能的作用，为超声治疗疗效的评估提供功能学的监测手段。

肾动脉去神经治疗伴随着交感神经活性的降低，研究表明，行去神经治疗后全身及心肌组织交感神经活性剂儿茶酚胺浓度降低，同时心脏电生理检查发现心脏有效不应期及离散度降低，心脏的室颤阈值增高，QTc间期缩短，可减少交感神经及心肌组织的结构学和功能上的重构，进而减少心律失常的发生。2020年在*JAMA*上发表的ERADICATE-AF多中心随机对照临床试验评估了单纯肺静脉隔离与肺静脉隔离联合肾动脉去神经治疗在房颤患者中长期心律控制中的作用，发现联合肾动脉去神经治疗能够增加房颤患者的窦律维持（56.5% vs. 72.1%）。在一项关于室性心律失常的系统性回顾中，肾动脉去神经治疗减少了室性心律失常的发作频率及 ICD 的放电次数。而作为干预措施，超声能量是一种重要的干预策略。近期有研究表明，对于肾动脉周围的神经干预，超声能量具有优于射频能量的优势。

星状神经节是位于胸腔内最大的交感神经节，是心脏交感神经的主要投射神经元。研究表明，左侧星状神经节干预对室性心律失常具有明显的治疗作用，同样能够缩短心脏不应期、降低心肌不应期的离散度，升高室颤阈值，但由于星状神经节解剖位置的限制，干预多采用有创的方式进行。笔者所在课题组通过自主设计组装的经食管超声成像/消融导管成功实现了对星状神经节的干预并观察到了对心脏 QT 间期的影响（图 36-4）。上述实验证明了经导管自主神经干预在心律失常中的应用价值。

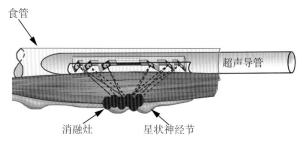

图 36-4　经食管聚焦超声导管消融星状神经节示意图

第二节　超声消融装置

心脏介入超声消融装置通常由超声信号发生器、超声换能器（ultrasound transducer）和 1 个可操控的超声导管 3 个基本部分组成。超声消融导管技术根据干预路径可以分为经血管路径和经人体自然体腔（如食管）两类，而根据超声探头的治疗方式，可以分为非聚焦超声和聚焦超声两种类型。鉴于超声消融导管需要满足介入导管通用的严格技术要求，超声消融临床应用的范围和疗效强烈依赖于装置的完善程度，因此其临床价值也随硬件技术的进步在逐渐发展。

一、非聚焦超声换能器

用于心肌消融的装置其超声换能器通常置于导管头端，可以根据不同的消融界面而制成相应的形状及大小。早期的超声换能器为盘状，安装在超声消融导管头的侧面。黄晶等研制的一种超声导管消融系统采用的是矩形平面超声换能器，安置在导管头顶端侧面，换能器大小为 2.3mm×3.5mm，侧向发射声波，声强可达 52 W/cm^2；该装置声束指向性好，可对深部组织进行有效消融。为满足肾动脉去神经治疗的要求，课题组与北京乐普医疗器械有限公司合作开发了同时具有成像及治疗功能的超声导管，直径 8F，成像探头功率为 6.5 ～ 12MHz、成像深度 1.6 ～ 5.5cm，分辨率小于 0.5mm，同时治疗探头最大声功率 6.5W，能够很好地满足对神经纤维等微小结构观察及治疗的要求（图 36-5A）。平面换能器在活体消融时必须朝向消融组织，需在 X 线影像引导下实现定向及操作，增加了工作量。为克服平面换能器这一缺点，圆柱形超声换能器应运而生。这种换能器可环绕其周围发出声强一致的声能，实现均一的心肌损伤，特别是在管状结构中，环形超声换能器的优势就更加明显。为达成在肾动脉内的环形消融，Recor Medical 公司设计开发了一种具有环形超声换能器的超声导管，在针对高血压的临床试验中取得了阳性结果（图 36-5B）。

IBI 公司的一种灌注超声导管，主要用于一种特殊的南非热带病毒感染致心肌异常肥厚时室速的消融。其远端为一超声换能器，能发放能量并感受局部的温度变化，与超声球囊导管不同的是，超声换能器外的囊状结构有一小孔，出水孔在导管远端。消融时必须要求冷盐水持续灌注，否则会因为换能器过热超声能量进入组织障碍而损坏导管；同时，冷盐水的持续灌注也能保证局部温度不会升得过高而致表面结痂，影响能量向深部传导（图 36-6）。

二、聚焦超声换能器

聚焦超声导管具有良好的能量传递性，也可用

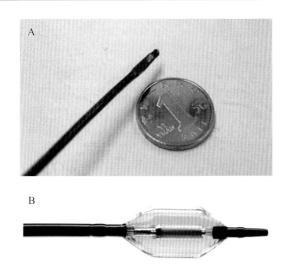

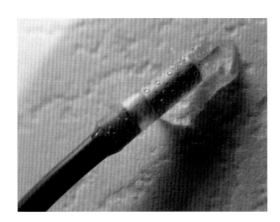

图36-5　课题组自行研制的平面阵超声消融导管（A）和Recor公司研发的环形超声换能器（B）

引自Salgaonkar VA，Diederich CJ. Catheter-based ultrasound technology for image-guided thermal therapy：current technology and applications. Int J Hyperthermia，2015，31（2）：203-215

图36-6　IBI公司超声消融导管

于心脏的消融治疗。所使用的技术原理包括几何聚焦及相控阵聚焦。

在最初的房颤治疗领域，ProRhythm公司开发了HIFU（high-intensity focused ultrasound）球囊消融系统，该系统集合在8F的可操控导管上，远端安置了超声换能器及内外球囊。换能器可发出非聚焦的放射状超声能，内球囊内灌注液体，外球囊内灌注CO_2气体，可巧妙地利用气体和液体形成的抛物面实现超声的聚焦（图36-7）。该系统曾应用于房颤的肺静脉隔离治疗，但因心房食管瘘等严重并发症的增加而限制了使用。

Greillier等报道了一种经食管超声导管，该超声导管具有8个工作频率为3MHz的超声换能器，直径约16mm，完成了在体经食管心脏消融

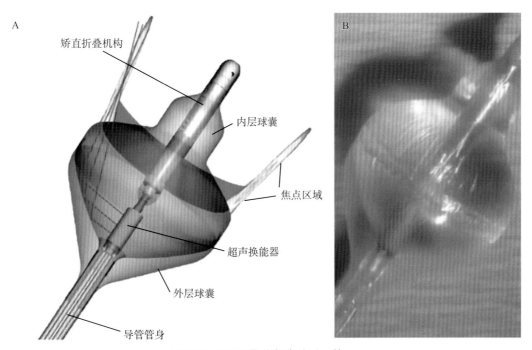

A
矫直折叠机构
内层球囊
焦点区域
超声换能器
外层球囊
导管管身

B

图36-7　HIFU聚焦超声消融导管

引自Salgaonkar VA，Diederich CJ. Catheter-based ultrasound technology for image-guided thermal therapy：current technology and applications. Int J Hyperthermia，2015，31（2）：203-215

的动物实验。在经食管的聚焦超声领域，笔者带领的课题组自行组装研制了具有6个工作频率为3.8MHz的经食管聚焦超声换能器，并实现了星状神经节这一远离食管的组织消融（图36-8B）。此外，Nazer等报道了一个直径12F、具有单个工作频率为5.0～8.0MHz的聚焦超声消融导管，采用经股静脉-右心房路径完成了室间隔的消融（图36-8A）。在相控阵聚焦领域，Werner等报道了一种具有195个换能器阵元的相控阵超声阵列，其大小为20.7mm×10.2mm，导管直径19mm，实现了经食管的在体心肌消融（图36-8C、D）。

总体而言，聚焦超声导管需要多个超声换能器，其内径往往较单个超声换能器的内径大。但聚焦超声换能器相对于非聚焦超声治疗换能器，能量的传递性和靶向性更好，对周围组织的损伤更小，在对一些深部组织的干预中具有优势，但是其较大的导管内径会限制介入干预的路径，聚焦超声换能器往往采用经食管或经静脉路径以减少导管相关损伤。而非聚焦超声换能器在一些内径较小的器官干预中具有优势。

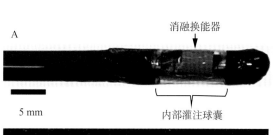

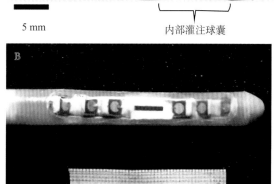

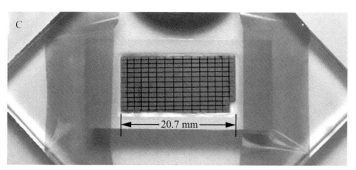

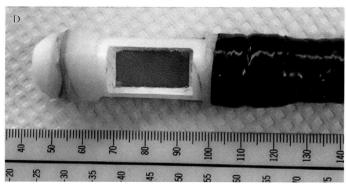

图36-8　几种聚焦超声导管

A.Nazer等报道的聚焦超声导管；B.课题组研制的多阵元聚焦超声导管；C、D.相控阵聚焦超声导管

引自 Nazer B，Giraud D，Zhao Y，et al. High-intensity ultrasound catheter ablation achieves deep mid-myocardial lesions in vivo. Heart Rhythm，2021，18（4）：623-631

Werner J，et al. Feasility of in vivo transesophageal cardiac ablation using a phased ultrasound array. Ultrasound Med Biol，2021，36（5）：752-760

第三节　心脏超声导管消融技术的临床应用

目前，心脏超声导管消融在心律失常领域的应用主要是在各种快速性心律失常、肥厚型心肌病及自主神经干预等方面。

一、超声消融治疗房颤

Natale等首次报道了使用经球囊环周超声消融系统行房颤肺静脉隔离的临床试验结果，共对15例患者行肺静脉消融，平均消融时间（224±89）min，平均随访（35±6）周，9例患者房颤未再发作，6例复发，其中4例药物控制有效，2例无效。术后即刻及3个月后随访均未见超声消融造成的肺静脉狭窄。马长生等对47例药物治疗无效的阵发性房颤患者共137支肺静脉行经球囊超声肺静脉消融，消融温度分别为55～60℃（前30例）和65℃（后17例），每次消融时间为100s，消融终点为靶静脉的肺静脉电位完全消失，与心房电位无关，实现肺静脉电学隔离95支（69.3%）。后17例的肺静脉电学隔离率为78.0%（50支中占39支），有高于前30例肺静脉电学隔离率（64.4%）的趋势，但无显著的统计学差异。44例患者随访（11.7±5.1）个月，其中18例（40.9%）可以无须药物而维持窦性心律。并发症包括2例右侧膈神经麻痹、4例一过性心电图下壁导联ST段抬高和2例严重迷走神经反射、无肺静脉狭窄。该实验单次超声球囊消融治疗阵发性房颤的随访成功率为40.9%。表明阵发性房颤肺静脉超声球囊消融治疗的临床疗效和安全性尚可，需进一步改进球囊设计和以较高温度（60～65℃）在肺静脉开口部消融。囿于良好的组织穿透性，超声消融似乎具有优于射频消融的肺静脉长期隔离率。在一项长达2年的随访中发现，使用超声肺静脉隔离的患者具有80%左右的窦性心律维持率，疗效方面不劣于射频消融，但是永久膈神经麻痹、致死性的心房食管瘘的等严重并发症发生率明显增加，即使使用了食管温度检测设备仍然不能降低严重并发症的发生，因此，也直接导致了相关临床试验的终止。分析其原因，超声能量良好的

穿透性显然超过了肺静脉-左房肌袖厚度，从而导致了超声能量在周围组织的沉积，而肺静脉毗邻组织的复杂程度放大了这一缺陷，此外，缺少实时的检测也可能是HIFU消融治疗房颤发生率增加的原因。

针对上述缺点，有学者设计出了一项兼具成像及消融的超声导管，并完成了52例阵发性房颤患者的超声消融，消融过程中，导管集成的成像探头完成对左心房及肺静脉的解剖模型构架及心房壁厚度测量，在软件辅助下完成消融路径的规划，集成的超声消融探头完成肺静脉隔离，消融探头的工作频率为10MHz，声强为4.26 W/mm²（图36-9，图36-10）。

消融过程中，使用食管牵开装置保证食管原理消融工作区域，同时在完成右侧肺静脉的隔离过程中，使用膈神经起搏监测消融过程中膈神经的变化情况。在198根肺静脉中，77.3%的肺静脉仅使用超声消融达成了隔离，45根肺静脉需要射频消融补点以达成肺静脉隔离，总的即刻肺静脉隔离率为98%。在长达1年的随访中，有79.6%的患者维持窦性心律，总的不良事件发生包括一过性的膈肌麻痹（1例）、血管穿刺并发症（1例）和空气栓塞导致的ST-T改变（1例）。研究初步证实了这种非接触式的超声消融导管在房颤治疗中的有效性和安全

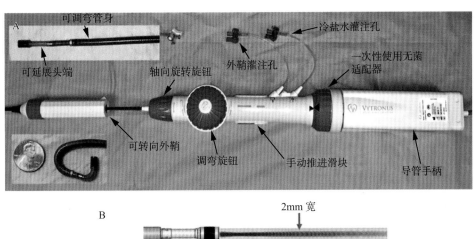

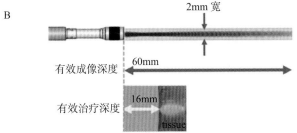

图36-9 一种新的房颤消融可调弯超声导管，同时具有成像探头及治疗探头

引自 Turagam MK，Petru J，Neuzil P，et al. Automated noncontact ultrasound imaging and ablation system for the treatment of atrial fibrillation：Outcomes of the First-in-Human VALUE Trial. Circ Arrhythm Electrophysiol，2020，13（3）：e007917

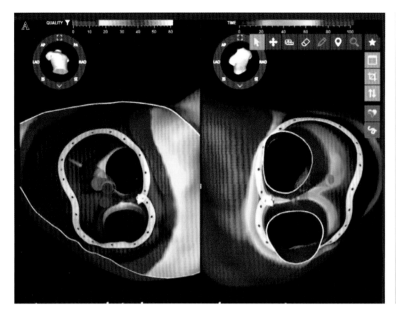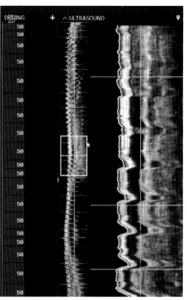

图36-10　超声导管术中成像

A.超声构建的左心房及肺静脉解剖模型；B.实时M型超声图像。黄色曲线为心房壁内膜、红色线为心房壁外膜

引自Turagam MK，Petru J，Neuzil P，et al. Automated noncontact ultrasound imaging and ablation system for the treatment of atrial fibrillation：Outcomes of the First-in-Human VALUE Trial. Circ Arrhythm Electrophysiol，2020，13（3）：e007917

性，但大规模的远期的临床有效性及安全性仍然需要进一步的探索。

二、超声消融治疗心室肌相关疾病

超声治疗深度与心房肌厚度不匹配成为限制其在房性心律失常中应用的主要障碍，但对于需要较大治疗深度的心室肌相关疾病如室性心律失常、肥厚型心肌病来讲，较好的组织穿透性可能使其成为优于射频消融的治疗策略。

肥厚型心肌病是人类最常见的单基因心肌病，表现为左心室肥厚、顺应性降低、心肌结构紊乱及纤维化。患者常表现出活动耐量下降、胸痛、晕厥甚至猝死等临床症状。室间隔减容是梗阻性肥厚型心肌病重要的治疗手段之一，手术切除或者间隔支栓塞是最早的室间隔减容策略。近年来，应用于心律失常的射频消融策略被移植到肥厚型心肌病的治疗中。在一些小型的临床报道中，射频消融术能够降低左心室流出道压力差约62%，但是发生完全性房室传导阻滞或完全性左束支传导阻滞的风险约为21%，且相对于外科手术减容，室间隔厚度下降程度较小（1～2mm vs. 5～6mm）。然而如前文所述，经胸或者是经股静脉−右心室途径的超声导管消融有可能达成更好的室间隔减容，而由于心脏传导系统在心脏的解剖分布特点，不损伤心室内膜的超声消融策略可能会减少心室传导障碍这一并发症的发生率。但遗憾的是，目前尚无超声用于梗阻性肥厚型心肌病治疗的病例报道，超声消融在这一领域应用的有效性和安全性需要通过临床试验进一步证实。

心脏机电波成像（electromechanical wave image，EWI）是一种无创的超声心脏标测技术，通过高帧率超声（通常大于2000Hz/s）影响记录，分析在心动周期中电活动传导引起的机械收缩，EWI可检测约0.01%的局部收缩，并跟踪约0.01mm范围内间轴向位移，进而对心律失常进行定位分析。哥伦比亚大学的研究人员使用该技术对55例包括心室预激、室早、房速在内的多种心律失常进行定位分析，成功预测了约96%的心律失常起源点（图36-11）。这一技术为超声标测−消融提供了影像学基础。Lü等使用高频聚焦超声完成了无创室性心律失常的消融治疗，为超声消融治疗室性心律失常提供了基础。但目前尚无集成的EWI-超声消融系统及相关临床研究的报道，EWI在心律失常领域的应用尚需要进一步的探索。

三、超声消融干预自主神经

目前超声肾动脉去神经治疗策略的临床报道集

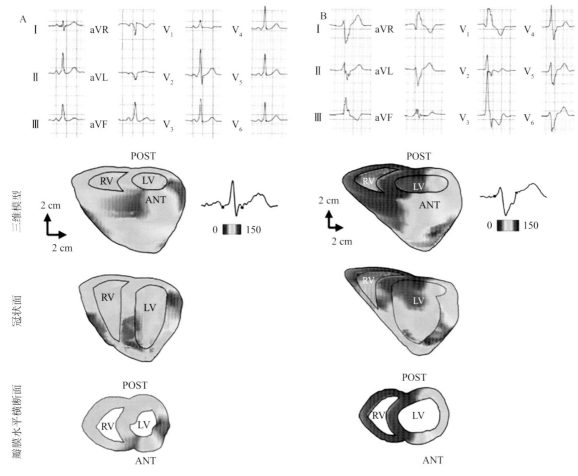

图 36-11 EWI预测心脏最早激动点

A. 房室旁路的心室插入点；B. 室早的最早激动点（POST：后；ANT：前；RV：右心室；LV：左心室）

引自 Grubb CS，Melki L，Wang DY，et al. Noninvasive localization of cardiac arrhythmias using electromechanical wave imaging. Sci Transl Med，2020，12（536）：eaax6111

中在高血压领域，Recor Medical 的超声治疗系统在高血压治疗领域取得了良好的效果，但是超声干预自主神经对心律失常相关的临床研究仍然较少，需要进一步的观察研究以与射频能量消融等其他能量形式的治疗进行比较。

第四节　前景与展望

　　尽管目前心脏超声导管消融技术还处于临床试用阶段。许多学者都在试验的同时提出了该技术的改进方向，超声换能器的方向校准、球囊的直径和形状、更有硬度的操纵杆及更容易控制的顶端等都将是今后心肌消融操作系统改进的方向。同时，当越来越多的心脏科医师认识到心外膜途径消融在心腔内导管及外科微创手术治疗复杂心律失常中的重要性时，超声更在传统射频以外的能量选择中显示出巨大的潜力。虽然超声消融在房颤治疗领域遇到很大困难，但是新的聚焦方式、新的材料科技、新的控制系统的出现有可能弥补这一缺陷。而且对于如心外膜室性心律失常、肥厚型心肌病等对干预深度有一定要求的疾病，相对于射频消融超声消融更是具有先天的优势。此外，超声对神经的刺激、成像、消融有可能满足神经干预术前观察、术中治疗和术后功能学评估的要求，为自主神经干预治疗心律失常提供一种新的工具。但心脏超声导管消融对心律失常治疗的有效性、安全性及并发症情况目前仍然需要大规模的随机对照临床试验进一步探索，以更好地对该技术做出客观、准确及全面的评价，更好地为临床医疗服务。

将诊断和治疗功能整合，更加精准安全地进行导管超声治疗是重要的发展方向。整合的导管超声技术是将诊断及治疗超声与介入导管技术结合，用于深部组织诊断和（或）治疗的新技术。由于超声工程技术进步，将诊断或治疗用超声探头安装在细小的介入导管上成为可能并正在不断地完善，也可将在体外产生的超声通过特制的导管导入体内需要治疗的部位。诊断用导管超声可借助介入技术到达病变部位，近距离地使用高频超声技术，同时几乎不受透声条件的影响而发挥特殊作用，尤其是与治疗用超声结合形成一体化导管时，可引导、监测导管超声的治疗，从而更好地发挥导管超声消融的临床作用。

（姚沅清　黄晶　朱憨）

参考文献

董军，罗开良，黄晶，等，2000. 超声导管心室肌消融的实验研究. 中国心脏起搏与心电生理杂志，（3）：54-57.

黄晶，董军，李增高，等，2000. 活体超声心肌消融的生物学效应. 中华心律失常学杂志，（2）：52-55.

黄晶，王志刚，李增高，等，1999. 高频超声导管消融活体犬心肌的实验研究. 中国超声医学杂志，（6）：10-13.

马长生，刘兴鹏，刘旭，等，2003. 经球囊超声消融肺静脉治疗阵发性心房颤动的临床评价. 中华心血管病杂志，（7）：10-13.

钱俊，2015. 可视化介入超声消融犬肾交感神经的实验研究. 重庆：重庆医科大学.

秦小飞，董建增，龙德勇，等，2005. 灌注超声导管与冷盐水灌注射频导管电学隔离肺静脉的对比研究. 河南医学研究，（1）：8-10.

野上昭彦，史春虹，2005. 导管消融术的进展. 日本医学介绍，（7）：306-307.

岳修勤，2007. 颈交感神经节穿刺入路的应用解剖学研究及临床应用. 广州：南方医科大学.

Azizi M, Schmieder RE, Mahfoud F, et al, 2018. Endovascular ultrasound renal denervation to treat hypertension (RADIANCE-HTN SOLO): a multicentre, international, single-blind, randomised, sham-controlled trial. Lancet (London, England), 391 (10137): 2335-2345.

Bessièr F, Zorgani A, Robert J, et al, 2020. High frame rate ultrasound for electromechanical wave imaging to differentiate endocardial from epicardial myocardial activation. Ultrasound Med Biol, 46 (2): 405-414.

Costet A, Wan E, Melki L, et al, 2018. Non-invasive characterization of focal arrhythmia with electromechanical wave imaging in vivo. Ultrasound Med Biol, 44 (11): 2241-2249.

Cummings J E, Pacifico A, Drago J L, et al, 2005. Alternative energy sources for the ablation of arrhythmias. Pacing Clin Electrophysiol, 28 (5): 434-443.

Greillier P, Ankou B, Bour P, et al, 2018. Myocardial thermal ablation with a transesophageal high-intensity focused ultrasound probe: experiments on beating heart models. Ultrasound Med Biol, 44 (12): 2625-2636.

Grubb CS, Melki L, Wang DY, et al, 2020. Noninvasive localization of cardiac arrhythmias using electromechanical wave imaging. Sci Transl Med, 12 (536): eaax6111.

He DS, Zimmer JE, Hynynen K, et al, 1995. Application of ultrasound energy for intracardiac ablation of arrhythmias. Eur Heart J, 16 (7): 961-966.

Kowlgi GN, Kapa S, 2020. Advances in atrial fibrillation ablation: energy sources here to stay. Card Electrophysiol Clin, 12 (2): 167-174.

Kubanek J, Shi J, Marsh J, et al, 2016. Ultrasound modulates ion channel currents. Sci Rep, 6: 24170.

Lü F, Huang W, Benditt DG, 2018. A feasibility study of noninvasive ablation of ventricular tachycardia using high-intensity focused ultrasound. J Cardiovasc Electrophysiol, 29 (5): 788-794.

Meininger GR, Calkins H, Lickfett L, et al, 2003. Initial experience with a novel focused ultrasound ablation system for ring ablation outside the pulmonary vein. J Interv Card Electrophysiol, 8 (2): 141-148.

Natale A, Pisano E, Shewchik J, et al, 2000. First human experience with pulmonary vein isolation using a through-the-balloon circumferential ultrasound ablation system for recurrent atrial fibrillation. Circulation, 102 (16): 1879-1882.

Nath S, Lynch C, Whayne JG, et al, 1993. Cellular electrophysiological effects of hyperthermia on isolated guinea pig papillary muscle. Implications for catheter ablation. Circulation, 88 (4 Pt 1): 1826-1831.

Nazer B, Giraud D, Zhao Y, et al, 2021. High-intensity ultrasound catheter ablation achieves deep mid-myocardial lesions in vivo. Heart rhythm, 18 (4): 623-631.

Neven K, Metzner A, Schmidt B, et al, 2012. Two-year clinical follow-up after pulmonary vein isolation using high-intensity focused ultrasound (HIFU) and an esophageal temperature-guided safety algorithm. Heart rhythm, 9 (3): 407-413.

Prado GM, Mahfoud F, Lopes RD, et al, 2021. Renal

denervation for the treatment of ventricular arrhythmias: A systematic review and meta-analysis. J Cardiovasc Electrophysiol, 32（5）: 1430-1439.

Rong S, Woo K, Zhou Q, et al, 2013. Septal ablation induced by transthoracic high-intensity focused ultrasound in canines. J Am Soc Echocardiogr, 26（10）: 1228-1234.

Schwartz PJ, 2014. Cardiac sympathetic denervation to prevent life-threatening arrhythmias. Nat Rev Cardiol, 11（6）: 346-353.

Schwartz PJ, Snebold NG, Brown AM, 1976. Effects of unilateral cardiac sympathetic denervation on the ventricular fibrillation threshold. Am J Cardiol, 37（7）: 1034-1040.

Steinberg JS, Shabanov V, Ponomarev D, et al, 2020. Effect of renal denervation and catheter ablation vs catheter ablation alone on atrial fibrillation recurrence among patients with paroxysmal atrial fibrillation and hypertension: the Eradicate-af randomized clinical trial. JAMA, 323（3）: 248-255.

Tuohy CV, Kaul S, Song HK, et al, 2020. Hypertrophic cardiomyopathy: the future of treatment. Eur J Heart Fail, 22（2）: 228-240.

Turagam MK, Petru J, Neuzil P, et al, 2020. Automated noncontact ultrasound imaging and ablation system for the treatment of atrial fibrillation: outcomes of the first-in-human VALUE trial. Circ Arrhythm Electrophysiol, 13（3）: e007917.

Waldron NH, Fudim M, Mathew JP, et al, 2019. Neuromodulation for the treatment of heart rhythm disorders. JACC Basic Transl Sci, 4（4）: 546-562.

Werner J, Park EJ, Lee H, et al, 2010. Feasibility of *in vivo* transesophageal cardiac ablation using a phased ultrasound array. Ultrasound Med Biol, 36（5）: 752-760.

Wu Q, Zhou Q, Zhu Q, et al, 2013. Noninvasive cardiac arrhythmia therapy using High-Intensity Focused Ultrasound（HIFU）ablation. Int J Cardiol, 166（2）: e28-e30.

Yan S, Gu K, Wu X, et al, 2020. Computer simulation study on the effect of electrode-tissue contact force on thermal lesion size in cardiac radiofrequency ablation. Int J Hyperthermia, 37（1）: 37-48.

Yao Y, Qian J, Rong S, et al, 2019. Cardiac denervation for arrhythmia treatment with transesophageal ultrasonic strategy in canine models. Ultrasound Med Biol, 45（2）: 490-499.

Zhang WH, Zhou QN, Lu YM, et al, 2018. Renal denervation reduced ventricular arrhythmia After myocardial infarction by inhibiting sympathetic activity and remodeling. J Am Heart Assoc, 7（20）: e009938.

Zimmer JE, Hynynen K, He DS, et al, 1995. The feasibility of using ultrasound for cardiac ablation. IEEE Trans Biomed Eng, 42（9）: 891-897.

第37章 超声心动图心肌力学研究

组织多普勒技术（tissue Doppler imaging，TDI）是目前临床评价心肌运动状态应用最为广泛的技术方法。但是TDI技术具有明显的角度依赖性，导致心肌运动参数测量重复性差，声束与被观察组织结构运动方向角度较大时还可能遗漏低速血流的检出，亟待寻找新的心肌运动评价方法以克服TDI技术的不足。超声斑点跟踪成像技术（speckle tracking imaging，STI）是近两年来出现的全新成像原理心肌组织运动评价技术。在上述两种技术参数基础上衍生了大量的不同类型心肌力学参数（如应力、应变率、位移、旋转角度等）。应用该类技术并结合超声三维心脏成像技术有可能对病理和生理状态下的心肌运动力学状态做出全面可靠的评价。

第一节　超声斑点跟踪成像技术与左心室收缩期旋转角度

超声斑点跟踪成像技术（STI）基于高帧频二维灰阶超声图像，实时跟踪心肌内声学斑点的空间运动，通过运算重建心肌组织实时运动和形变，定性和定量显示心肌运动速度、应力、应变率、位移和背向散射积分，以及心脏的旋转角度和旋转率的心脏超声新技术。应用该技术观察心肌运动无角度依赖性，为研究心脏整体和局部心肌力学运动提供了全新的定量评价手段。笔者团队应用STI技术观察了13例因病态窦房结综合征、11例因完全性房室传导阻滞等安置DDD型和2例安置VVI型起搏器者。其中男7例，女6例；平均年龄（65±11）岁；6例心电图QRS波宽度＞130ms，7例QRS波宽度＜130ms，平均QRS波宽度（101.85±30.62）ms。12例右束支传导阻滞者中男9例，女3例，平均年龄（62±17）岁。心电图诊断标准：QRS波宽度＞120ms。QRS波群形状改变：V_1、V_2导联出现sR′波群，V_5、V_6导联有宽而不深的S波，肢体导联aVR及Ⅲ出现qR波，该R波多增宽而不高，Ⅰ、aVL及Ⅱ导联多为宽大不深的S波，ST-T改变与QRS波主波方向相反，平均QRS波宽度（128±11.66）ms。观察评价正常健康人13例，其中男10例，女3例；经心电图和常规超声心动图检查确定，QRS波宽度＜120ms，平均年龄（56±11）岁，平均QRS波宽度（83.08±8.55）ms。

应用GE Vivid7 Dimension彩色多普勒超声成像仪，采用有源面阵探头（M3S），探头频率1.5～4.0MHz，所采集的二维灰阶图像输入具备STI分析功能的Echopac-7超声图像工作站进行脱机分析，可自动定量分析左心室旋转角度。受检者取左侧卧位，平静呼吸，同步记录心电图，以确定心动周期时相。选择清晰的左心室心尖、乳头肌和基底水平二维灰阶短轴切面，图像帧频大于50帧/秒。嘱受检者在呼气末屏气，选取连续3个心动周期的动态原始图像储存并脱机分析。

应用Echopac-7超声图像工作站选取原始图像心内膜最清晰的一帧图像冻结（时相多为收缩末期），沿着心内膜手动勾画心内膜边缘，STI软件自动生成一个包含心内膜、中层和心外膜解剖结构的圆环状感兴趣区域，自动跟踪心肌组织运动变化。如未满意跟踪，可调节心内膜边缘的曲线和重新设置参数（感兴趣区宽度、各节段长度等），以保证声学斑点位于室壁心肌内。将该圆环状区域等距分为6个节段（前间隔、前壁、侧壁、后壁、下壁、后间隔），同一节段又等距分为心内膜中层和

心外膜下斑点。图像处理后，得到各节段轴向旋转角度曲线图和曲线M型图。从曲线图中导出数值表，获得左心室3个标准短轴切面共18个节段的旋转角度的最大值。采用SPSS12.0统计分析软件，以各节段基底与心尖对应节段旋转角度差值的绝对值进行组间单因素方差分析，两两比较用LSD（least significant difference procedure）法；计算各节段心尖与乳头肌水平的旋转角度差值比和基底与乳头肌水平的旋转角度差值比，做组内配对*t*检验，*P*＜0.05为有显著性意义。数值以$\bar{x}\pm s$表示。基底与心尖旋转角度差的绝对值＝|基底旋转角度－心尖旋转角度|；心尖与乳头肌水平的旋转角度差值比＝（心尖旋转角度－乳头肌旋转角度）/乳头肌旋转角度；基底与乳头肌水平的旋转角度差值比＝（基底旋转角度－乳头肌旋转角度）/乳头肌旋转角度。

结果发现，STI分析软件将跟踪程度分为3级：1级表示满意跟踪，2级表示跟踪良好，3级表示未能跟踪。本研究中684个节段中有22个节段未能跟踪（3.2%）。三组左心室心尖水平收缩期各节段均呈逆时针旋转（从心尖向心底观察），于心电图T波终末达最大值，舒张期逐渐回复至基线；在乳头肌水平收缩期前间隔、前壁和侧壁逆时针旋转，下后壁和后间隔顺时针旋转，舒张期逐渐回复至基线；在基底水平收缩期各节段顺时针旋转，于心电图T波终末达最大值，舒张期逐渐回复至基线。起搏器组有4例收缩期心尖水平各节段呈顺时针旋转，与基底水平同向。

左心室各节段基底与相应心尖水平旋转角度差的绝对值，在不同组间呈现递减趋势（正常组＞起搏器组＞右束支传导阻滞组）。正常组与起搏器组在前间隔和前壁有显著性差异（*P*＜0.02）；正常组与右束支传导阻滞组在前壁、侧壁和下后壁有显著性差异（*P*＜0.018～0.031）。起搏器组中，宽QRS波和窄QRS波起搏之间无显著性差异（表37-1）。

在正常组内，心尖与乳头肌水平的旋转角度差值比从前间隔依次递增（前间隔＜前壁＜侧壁＜后壁＜下壁＜后间隔），无统计学差异。基底与乳头肌水平的旋转角度差值比从前间隔依次递减（前间隔＞前壁＞侧壁＞后壁＞下壁），下后壁与室间隔之间有显著性差异（*P*＜0.05）。而心尖与乳头肌水

平的旋转角度差值比，在下后壁和后间隔大于基底水平（*P*＜0.01）（表37-2）。在右束支传导阻滞组，侧壁和后间隔心尖与乳头肌水平的旋转角度差值比大于基底水平（*P*＜0.05）。在起搏器组内侧壁和后壁心尖与乳头肌水平的旋转角度差值比大于基底水平（*P*＜0.05）（表37-3）。

表37-1 各组间左心室基底与心尖水平旋转角度差的绝对值比较

	正常组	起搏器组	右束支传导阻滞组
前间隔	8.82±5.04	3.75±4.68*	5.39±3.86
前壁	7.63±4.06	3.24±5.31*	3.21±3.84*
侧壁	7.88±3.69	5.31±6.15	3.39±4.33*
后壁	9.62±4.67	6.66±6.16	4.48±5.11*
下壁	12±5.93	7.32±6.38	6.61±5.50*
后间隔	10.40±8.37	6.00±4.71	8.13±4.89

*表示起搏器组和右束支传导阻滞组分别与正常组比较，具有显著性差异的节段*P*＜0.05。

表37-2 正常组左心室各节段心尖、基底与乳头肌水平的旋转角度差值比较

	心尖段（%）	基底段（%）
前间隔	0±2.96	2.20±1.96*
前壁	0.62±2.66	0.80±1.83
侧壁	0.90±2.75	0.70±2.61
后壁	1.70±1.29	0.32±1.29*
下壁	1.40±1.10	0.28±1.23*
后间隔	1.80±2.31	1.58±3.17*

*表示在同一水平，有显著性差异的节段*P*＜0.05。

灰阶图像中小于入射超声波长的细小结构会产生散射现象，这些散射体即声学斑点噪声，大小为20～40像素，均等地分散在组织内并伴随组织运动。2D strain软件系统能够识别心肌中的声学斑点，并跟踪其在每一帧图像中的位置，标测不同帧间同一位置的心肌运动轨迹，依此测算出心脏的旋转角度值（图37-1）。Noromi等对15例心脏病患者分别采用STI、磁共振成像（magnetic resonance imaging，MRI）测量左心室旋转角度，结果显示：STI所测左心室收缩期最大旋转角度值与MRI所测值高度相关（*r*＝0.86，*P*＜0.000 1），在心动周期的同一时间点STI和MRI所测的旋转角度值也呈高

表37-3 各组左心室同一室壁心尖、基底与乳头肌
水平的旋转角度差值比较

	正常组			起搏器组			右束支传导阻滞组		
	心尖水平（%）	基底水平（%）	P值	心尖水平（%）	基底水平（%）	P值	心尖水平（%）	基底水平（%）	P值
前间隔	0±2.96	2.20±1.96	NS	1.20±1.47	0.60±1.68	NS	0.67±1.99	0.80±3.21	NS
前壁	0.62±2.66	0.80±1.83	NS	0.5±1.78	1.00±1.98	NS	0.45±1.98	0.40±2.20	NS
侧壁	0.90±2.75	0.70±2.61	NS	1.50±2.48	0.62±1.88*	0.05	0.40±1.42	0.15±2.36	NS
后壁	1.70±1.29	0.32±1.29*	0.01	2.50±3.29	0.35±1.50*	0.02	0.20±1.22	0.30±1.92	NS
下壁	1.40±1.10	0.28±1.23*	0.01	0.80±2.11	0.40±1.51	NS	1.00±1.49	0.89±1.41*	0.01
后间隔	1.80±2.31	1.58±3.17*	0	1.60±3.17	0.10±1.11	NS	1.20±1.82	1.63±2.12*	0.02

*表示同一组中，两水平之间比较，有显著性差异的节段$P<0.05$。

NS：not significant，无显著性差异。

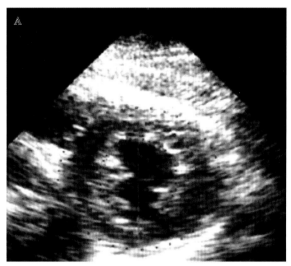 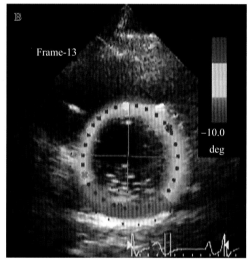

图37-1 软件系统识别心肌中的声学斑点

软件根据勾画的心内膜边缘自动生成圆环状感兴趣区域，红色圆点位于心肌内（A）。顺时针旋转呈红色，逆时针旋转
呈蓝色（B）

度相关（$r=0.93$，$P<0.0001$），证明STI技术检测心脏旋转角度是可行和可靠的。

近年来对心脏力学运动的研究已从单纯的左心室短轴、长轴的心肌运动和射血分数评价转向心室空间形变的研究，包括左心室的旋转。已有的研究多以观察短轴切面的解剖标志（二尖瓣、乳头肌）运动评价左心室的旋转，不能真实反映左心室心肌的整体运动。采用MRI研究心脏运动，已经取得了大量心脏在生理和病理情况下旋转变化的规律，使之成为超声研究心脏力学的重要参考方法，但由于其帧频低（通常<24帧/秒），获取的信息量少，不能精确反映心肌运动过程，并且费时、昂贵。近几年超声组织多普勒成像技术迅速发展，高帧频的

组织多普勒成像（TDI）能够评价整体和局部心肌运动和变形，但是TDI有角度依赖性，使其应用受限。超声斑点成像技术为观察心肌局部和整体的力学运动提供了一种全新的检测手段，能定性和定量地测定心肌在心动周期中的旋转角度变化，无角度依赖性，帧频高（平均50～60帧/秒，可高达80帧/秒），有望在科研和临床中为评价心脏心肌力学变化提供更客观、准确的信息。

心脏的旋转与心肌纤维的走行密切相关。心内膜下肌纤维呈环行围绕右心室，从左心室基底斜行向下到心尖，肌纤维与水平线夹角约60°，由此向外逆时针翻转成心外膜下心肌纤维，斜行向上到基底，走行方向与心内膜下肌纤维交叉。正是由于

这种呈螺旋状排列的心肌纤维收缩缩短，直接导致了左心室旋转。旋转的大小和方向取决于跨壁应变梯度和心外膜下肌纤维相对于心内膜下肌纤维的运动优势。收缩期跨壁应变从心内膜侧到心外膜侧逐渐递减，从心尖到基底逐渐递减，使得心内膜朝向心腔移动，心室腔缩小。而在心尖水平心外膜下肌纤维沿纤维长轴方向收缩的运动幅度大于心内膜下肌纤维幅度，故心尖水平心肌整体表现为逆时针旋转；基底水平反之。有研究发现随着心肌收缩力和室壁厚度的增加，旋转角度增大；若心腔容积增大，旋转角度会减小（图37-2）。本研究通过对左心室3个标准短轴切面心肌旋转角度的分析，再次确认正常人左心室基底和心尖水平在收缩期呈反向旋转。心尖与乳头肌水平的旋转角度差值比在下后壁、后间隔最大，而基底与乳头肌水平的旋转角度差值比在这些室壁最小（$P < 0.05$），这一差异使整个心脏协调旋转，不致过度扭曲。基底与心尖水平旋转角度差的绝对值在下壁、后间隔较前壁和侧壁大（$P < 0.05$），基底与乳头肌水平的旋转角度差值比在下后壁也小于间隔（$P < 0.015$），说明基底水平下后壁心肌形变小，产生的压力小，血液经流入道到达心尖。而心尖下后壁心肌形变最大，产生压力增大，高于前壁和侧壁，推动血液从心尖流向流

出道，与收缩期左心室腔内压力梯度一致（图37-3）。Notomi采用心导管测量7只犬模型左心室内压力和容积，同时采用TDI测量左心室间隔和侧壁的组织速度，将其积分得到旋转率。结果显示，收缩期旋转率与容积变化呈线性相关（$r = 0.81 \pm 0.22$），说明心脏的旋转运动导致心室容积变化。但Lorenz等用MRI研究10例健康成人的心脏旋转角度，发现基底与心尖水平旋转角度之差值在前壁和侧壁较其他壁大（$P < 0.01$）。

Kerckhoffs等在动物研究中发现，右心室心尖起搏时先除极的区域（室间隔）心肌先收缩，但应变值小；后除极的区域（侧壁）心肌存在预伸长，应变值最大且出现峰值时间较长。在本研究起搏患者组中，其前间隔、前壁的旋转角度最大值较正常组明显减小。表明该区域离起搏位点近，心肌应变值减小，导致左心室心肌整体运动不协调。而在侧壁和后壁，心尖与乳头肌水平的旋转角度差值比大于基底与乳头肌水平的旋转角度差值比，不能有效地将心尖的血液挤入流出道，将会导致收缩末期容积增大，左心室压力峰值减小，每搏量减小。Miguel等研究认为右束支传导阻滞时，左束支传导路径完整，左心室激动顺序同于正常，右心室激动则从室间隔缓慢传导，提示右束支传导阻滞对左

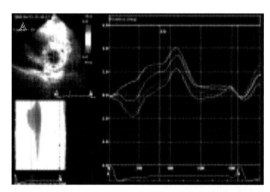
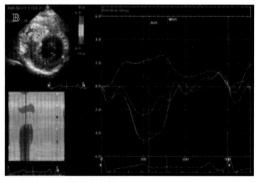
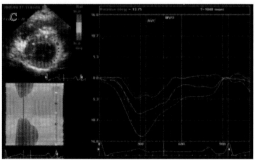

图37-2　心脏的旋转角度和单峰曲线

心尖水平各节段的旋转角度曲线，呈逆时针旋转，为正负向单峰曲线（A）。乳头肌水平各节段的旋转角度曲线，前间隔、前壁和侧壁逆时针旋转，下后壁和后间隔顺时针旋转（B）。左心室基底水平各节段的旋转角度曲线，呈顺时针旋转，为负向单峰曲线（C）

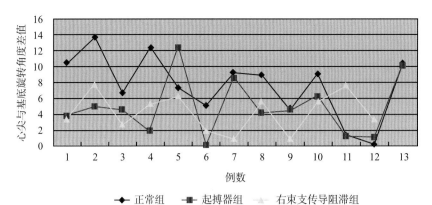

图37-3　左心室前壁3组心尖与基底水平旋转角度差的绝对值比较，正常组大于另两组

心功能无显著影响。本研究中发现右束支传导阻滞组在前壁、侧壁和下后壁的旋转角度明显低于正常组，侧壁和后间隔心尖与乳头肌水平的旋转角度差值比大于基底与乳头肌水平的旋转角度差值比，结果表明在右束支传导阻滞时，左心室心肌收缩力普遍降低，心脏的旋转变形运动幅度减小。Cecilia等对100例心力衰竭患者进行研究，其中6%的患者合并右束支传导阻滞，94%的患者合并左束支传导阻滞，结果发现心力衰竭合并右束支传导阻滞较合并左束支传导阻滞对心功能影响更大，由此表明右束支传导阻滞对心脏的力学运动存在影响。

总之，超声斑点成像技术可以提供较为丰富的心脏运动力学信息，为心脏功能的研究提供了全新的评价指标。但任何单一的指标都不能准确反映心脏运动功能，还需结合达峰时间、旋转率等多个指标进行全面评价。

目前临床所采用的超声斑点跟踪成像技术仍局限在二维平面的观察，不能对斑点本身的形态改变进行识别，故不能完全跟踪斑点运动的空间位置，其精确性有待进一步确认。但其所测得的信息与TDI和MRI有很高的相关性，表明这项技术能够提供可靠的心脏运动信息，不失为心脏力学研究的有力工具。目前已有应用超声技术对声学斑点进行三维跟踪的报道，这将会大幅度提高超声斑点跟踪技术的准确性。

第二节　超声斑点成像技术与左心室心肌长轴节段应变和位移

如前所述，应用STI技术能够对左心室的短轴方向上的扭转运动做出量化评价和判断。左心室长轴方向上的心肌运动状态及其与心室收缩功能间的时空关系仍有待于采用全新的STI技术予以评价。我们对基于二维灰阶成像的左心室长轴心肌应变及位移进行了定量分析，旨在揭示生理与病理状态下心肌周径应力与位移和左心室长轴内径长度变化的差异和相关关系。

我们的研究对象包括正常对照组14例，均为经心电图、常规超声心动图检查确诊的健康成人；其中男12例，女2例；年龄30～71岁，平均（59±10）岁；QRS波宽度（78±6）ms。完全性右束支传导阻滞组13例；其中男10例，女3例；

年龄37～78岁，平均（66±11）岁；QRS波宽度（104±29）ms。心电图诊断标准：QRS波群时间延长至0.12s以上。QRS波群形状改变：V_1、V_2导联出现sR′波群，V_5、V_6有宽而不深的S波，肢体导联aVR及Ⅲ出现qR波，该R波多增宽而不高，Ⅰ、aVL及Ⅱ导联多为宽大不深的S波，ST-T改变与QRS波主波方向相反。起搏器组12例（右心室单腔起搏器2例，右心房、右心室双腔起搏器10例）；男5例，女7例；年龄36～75岁，平均（66±12）岁，其中QRS波≥130ms 3例，QRS波＜130ms 9例。应用美国GE公司Vivid 7 Dimension心脏彩超诊断仪，采用有源面阵探头（M3S），探头频率1～4MHz。原始图像信息可以输入Echopac-7多参数工作站进行脱机分析，软件可自动、半自动定量分析各心动周期室壁节段心肌应变、位移等多种参数的变化。

受检者取左侧卧位，平静呼吸；同步记录心电图，以确定心动周期时相。采集连续3个心动周期心尖四腔的二维灰阶动态图像，帧频为50～60帧/秒，储存图像后脱机分析，在心尖四腔观心内膜最清晰的一帧冻结图像，通过手动绘出左心室心内膜曲线，系统会自动将左心室侧壁与间隔分为基底段、中段、心尖段总共6个节段，并自动显示与心动周期各时相点对应的应变和位移的曲线（图37-4～图37-7）；对不满意的追踪，操作者可以重新勾

画心内膜曲线或手动调节软件给出的条形感兴趣区的范围，不合适的追踪自动从分析中被剔除，软件自动导出具体测量数值，选取收缩末最大应变和位移值，并计算相对应变和相对位移取绝对值；同时在标准心尖四腔切面，通过手动测量左心室长轴舒张末和收缩末的最大长径、最小长径（即二尖瓣瓣环径的连线中点至心尖心内膜的直线距离），分别测量3个心动周期后取平均值。

结果发现：正常组左心室节段应变曲线的趋势为双峰曲线，随着心脏收缩，心肌纵向缩短，应变从0值向负值发展，在T波终末前后达最大负值，舒张早期心肌迅速纵向伸长，应变值从最大负值迅

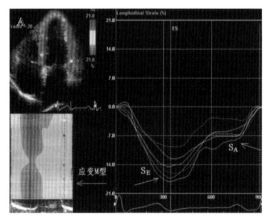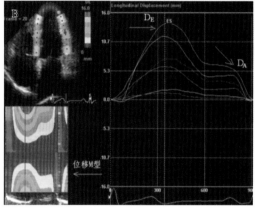

图37-4　心尖四腔观左心室二维灰阶超声组织斑点追踪图

A.心肌应变图像：左上图是分别在左心室侧壁与室间隔取样，共分为6个节段，黄、红、绿点分别代表侧壁的基底-中间-心尖3个节段，青、蓝、粉点则分别代表间隔的基底-中间-心尖3个节段，并分别对应右图的各节段曲线颜色位置及记录同步心电图；应变曲线变化呈负向双峰趋势（SE是心室收缩末期最大应变，SA是心房收缩时应变）；左下图箭头所示为6个节段应变彩色M型超声。B.心肌位移图像：左上图同样是在左心室侧壁与室间隔取样，共分为6个节段，黄、红、绿点分别代表侧壁的基底-中间-心尖3个节段，青、蓝、粉点则分别代表间隔的基底-中间-心尖3个节段，并分别对应右图的各节段曲线颜色位置及记录同步心电图；位移曲线变化呈正向双峰趋势（SE是心室收缩末期最大位移，SA是心房收缩时位移），左下图箭头所示为6个节段位移彩色M型超声

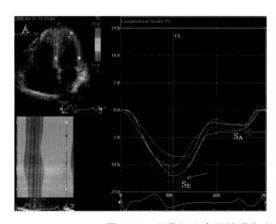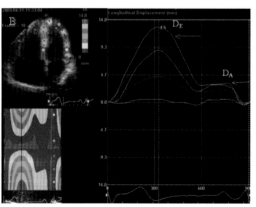

图37-5　正常组心尖四腔观左心室二维灰阶超声组织斑点追踪图

A.各节段心肌应变达峰时间基本一致，应变峰值较为接近，表明各节段心肌收缩协调同步；侧壁应变值变化趋势依次是基底段＞中间段＞心尖段，室间隔应变峰值是心尖段＞中间段＞基底段。B.各节段心肌位移达峰时间基本一致，表明各节段心肌收缩协调同步；室间隔、侧壁位移峰值变化趋势依次是基底段＞中间段＞心尖段，以侧壁心尖段最小，室间隔基底段最大

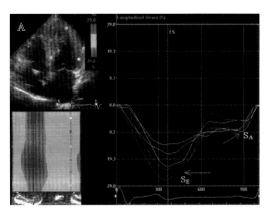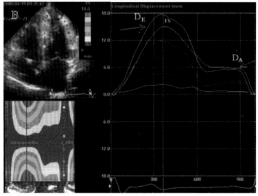

图37-6 右束支传导阻滞组心尖四腔观左心室二维灰阶超声组织斑点追踪图

右束支传导阻滞患者的应变曲线基本与正常组一致，但其位移曲线峰值的离散度较正常组大，各节段位移峰值均不同

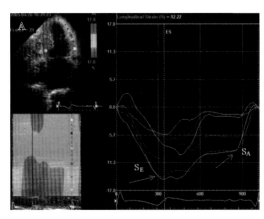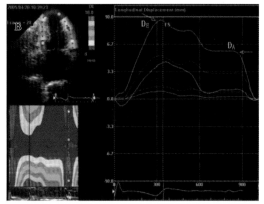

图37-7 起搏器组心尖四腔观左心室二维灰阶超声组织斑点追踪图

A.各节段心肌应变峰时间、峰值明显不同，曲线欠规整，表明各节段心肌收缩欠协调一致，将降低左心室射血能力；侧壁应变峰值变化趋势依次是基底段＞中间段＞心尖段；室间隔应变峰值明显不同于正常组：基底段＞心尖段，而且中间段应变峰值非常接近基底段。B.各节段心肌位移达峰时间、峰值明显不同，曲线不规整，表明各节段心肌收缩欠协调同步；室间隔、侧壁位移峰值变化基本是基底段＞中间段＞心尖段，以侧壁心尖段最小，室间隔基底段最大（DA时相最显著）

速向0值靠近，并在舒张晚期心房收缩形成小的负向峰后向正向发展，在下一心动周期的R波顶点前后达最大正值。右束支传导阻滞组变化趋势与正常组大致相同。起搏器组应变曲线整体趋势也为双峰曲线，但节段间曲线形态变化差异大，多数在最大负向波谷后出现一小负向波谷。

正常组位移曲线的趋势亦为双峰曲线，随着心脏收缩，心肌纵向缩短，位移从0值向正值发展，在T波终末前后达最大正值。舒张早期心肌迅速纵向伸长，同应变曲线对应在舒张晚期心房收缩形成小的正向峰，在下一心动周期的R波顶点前后达0值。右束支传导阻滞组变化趋势与正常组大致一致。起搏器组位移曲线整体趋势也为双峰曲线，但节段间曲线形态变化差异大，多数在最大正向波峰后出现一小正向波峰。

正常组、起搏器组、右束支传导阻滞组组内左心室节段应变、位移比较结果显示：侧壁基底段与侧壁心尖段，正常组与起搏器组应变均有差异；而侧壁基底段与室间隔基底段之间，除正常组外差异无显著意义；三组唯一一致的是室间隔与侧壁的心尖段之间应变比较均具有差异。本研究发现，起搏器组不同于其他两组的是室间隔基底段与心尖段应变存在差异性，正常组与右束支传导阻滞节段应变组测值基本一致，分别是侧壁基底段（18.08±3.86、13.67±6.02）大于侧壁心尖段（9.92±4.71、9.28±5.48）；室间隔心尖段（14.98±4.21、14.21±6.43）大于基底段（13.87±2.25、14.01±5.76）。起搏器组侧壁基底段的应变（14.23±8.14）大于心尖段（5.44±5.91），符合这一趋势，而室间隔则出现了相反的结果，即基底段大于心尖段（14.98±2.63＞10.35±7.48）。正常组各节段位移均具有显著性差异（P＜0.05）；起搏器组和右束支传导阻滞组不同的是，侧壁心尖段与室间隔心尖段没有差异性，其他各节段位移均有显著性差异。正常组、起搏器组、右束支传导阻滞组组间应变比较，三组间各个对应节段的应变都没有显著性差异。组间同节段的位移比较，除侧壁基底段外其余各节段均无显著性差异（表37-4～表37-8）。

表37-4　正常组、起搏器组、右束支传导阻滞组组内基底段和心尖段的应变测值比较

检测部位	$(\bar{x}\pm s)$		
	正常组	起搏器组	右束支传导阻滞组
侧壁基底段	18.08±3.86Δ**	14.24±6.03*	13.67±6.03
侧壁心尖段	9.923±4.71Δ**	5.44±5.91***	9.28±5.48**
室间隔基底段	13.87±2.25**	14.98±2.63Δ	14.01±5.76
室间隔心尖段	14.98±4.21**	10.35±7.48Δ**	14.21±6.43**

注：组内侧壁、室间隔的基底段与心尖段比较，＊P＜0.05为有差异，ΔP＜0.005为有显著性差异；侧壁、室间隔同节段相比较，＊＊P＜0.05；测值均取绝对值。

表37-5　正常组、起搏器组、右束支传导阻滞组组内基底段和心尖段的位移测值比较

检测部位	$(\bar{x}\pm s)$		
	正常组	起搏器组	右束支传导阻滞组
侧壁基底段	9.89±3.05Δ*	6.28±4.04Δ*	8.87±3.76Δ*
侧壁心尖段	1.13±0.59Δ*	1.05±1.32Δ	1.56±0.90Δ
室间隔基底段	12.05±1.38Δ*	9.38±3.70Δ*	11.31±3.49Δ*
室间隔心尖段	2.55±1.45Δ*	1.55±1.46Δ	1.98±1.28Δ

注：组内侧壁、室间隔的基底段与心尖段比较，＊P＜0.05为有差异；侧壁、室间隔同节段相比较，ΔP＜0.005为有显著性差异；测值均取绝对值。

表37-6　正常组、起搏器组、右束支传导阻滞组同节段应变组间方差比较

检测部位	$(\bar{x}\pm s)$		
	正常组	起搏器组	右束支传导阻滞组
侧壁基底段	18.07±3.86	14.23±8.44	13.67±6.03
侧壁心尖段	9.92±4.71	5.43±5.91	9.27±5.48
室间隔基底段	13.87±2.25	14.97±2.62	14.01±5.76
室间隔心尖段	14.98±4.21	10.34±7.47	14.21±6.43

注：以上比较P＞0.05，均无差异。

表37-7　正常组、起搏器组、右束支传导阻滞组同节段位移测值比较

检测部位	$(\bar{x}\pm s)$		
	正常组	起搏器组	右束支传导阻滞组
侧壁基底段	9.89±3.05*	6.28±4.05*	8.87±3.76*
侧壁心尖段	1.23±0.59	1.05±1.31	1.43±0.85
室间隔基底段	12.06±1.38	9.38±3.70	11.31±3.49
室间隔心尖段	2.45±1.55	1.55±1.47	2.11±1.26

注：＊P＜0.05。

表37-8　正常组、起搏器组、右束支传导阻滞组相对应力（Δε）、相对位移（ΔD）、长轴改变（ΔL）组间测值比较

检测部位	$(\bar{x}\pm s)$		
	正常组	起搏器组	右束支传导阻滞组
Δε（侧壁心尖-侧壁基底）	9.70±4.2	11.19±7.45	6.28±5.42
Δε（间隔心尖-间隔基底）	4.88±3.0	7.26±3.99	6.43±3.99
ΔD（侧壁心尖-侧壁基底）	9.03±2.47*	5.23±3.36*	7.62±3.15*
ΔD（间隔心尖-间隔基底）	9.24±1.3	7.82±2.48	9.01±2.89
ΔL＝LD-LS	1.40±0.21	1.18±0.33	1.41±0.28

注：ε为应变，D为位移，LD为舒末左心室长轴内径长度，LS为收缩末左心室长轴长度。

＊P＜0.05。

整个心脏在工作中心尖与基底是相对运动的，对相应心尖段与基底段的应变差、相对位移和左心室长轴方向的长度改变（ΔL）进行比较，结果显示只有侧壁的相对位移有显著性差异。

将侧壁与室间隔应变差（$\Delta\varepsilon$）分别与同名的相对位移（ΔD），以及 ΔD 和 ΔL 进行一元线性相关分析，结果显示：只有右束支传导阻滞组侧壁应变差与相对位移间具有较好的相关性（表37-9，表37-10）。

超声心动图作为一种测定心功能的无创手段，在临床上已广泛应用。然而，传统的二维超声心动图多数限于定性或半定量地对心脏功能的整体舒缩评价，存在较大的主观性。更多的是依据左心室内径、面积和血流频谱改变来判断其舒缩功能。已知，左心室心肌由纵向心肌、环形心肌和斜形心肌三部分组成，其舒张和收缩运动是一个非常复杂的过程，它不仅有纵向的运动，还包括了斜形和环形

的舒张和收缩，纵行心肌纤维主要分布在左心室游离壁的心内膜下、心外膜下及乳头肌内，其舒缩活动对维持正常的心功能具有重要意义。心肌组织多普勒成像为定量检测局部心肌功能提供了新的方法，但在评价心肌局部运动时受到周围组织的影响并具有角度依赖性。基于二维超声灰阶图像的组织追踪心肌应变显像技术是无创、客观评估左心室整体和局部功能的新方法，无角度依赖性且较少受周围组织的影响，对局部噪声的敏感度更小，甚至在每个心尖切面的6个节段中有1～2个图像质量差的情况下评估整体心肌应变也是可行的。近期相关报道表明这种技术在定量评估整体和局部左心室的功能、后壁梗死的左心室收缩异常的敏感度和特异

表37-9　正常组、起搏器组、右束支传导阻滞组组内相对应力（$\Delta\varepsilon$）与相对位移（ΔD）的一元线性相关分析

组别		$(\bar{x}\pm s)$	相关系数	P值	回归方程
正常组	$\Delta\varepsilon$（侧壁心尖-侧壁基底）	9.70±4.21			
	ΔD（侧壁心尖-侧壁基底）	9.02±2.46	0.212	0.466	
	$\Delta\varepsilon$（间隔心尖-间隔基底）	4.88±3.03			
	ΔD（间隔心尖-间隔基底）	9.24±1.34	0.335	0.241	
右束支传导阻滞组	$\Delta\varepsilon$（侧壁心尖-侧壁基底）	6.28±5.42	-0.607	0.037	$Y=9.838-0.353x$
	ΔD（侧壁心尖-侧壁基底）	7.62±3.15			
	$\Delta\varepsilon$（间隔心尖-间隔基底）	6.43±3.99			
	ΔD（间隔心尖-间隔基底）	9.01±2.89	0.214	0.504	
起搏器组	$\Delta\varepsilon$（侧壁心尖-侧壁基底）	11.69±7.45	0.317	0.292	
	ΔD（侧壁心尖-侧壁基底）	5.23±3.36			
	$\Delta\varepsilon$（间隔心尖-间隔基底）	7.25±3.99			
	ΔD（间隔心尖-间隔基底）	7.82±2.48	-0.392	0.185	

注：ε 为应变、D 为位移；组内同名节段进行相关分析。

表37-10　正常组、起搏器组、右束支传导阻滞组组内相对位移（ΔD）与左心室长轴（ΔL）的一元线性相关分析

组别		$(\bar{x}\pm s)$	相关系数	P值
正常组	ΔD（侧壁心尖-侧壁基底）	9.02±2.46	0.365	0.181
	ΔD（间隔心尖-间隔基底）	9.24±1.34		
	ΔL	1.40±0.21	-0.082	0.772
起搏器组	ΔD（侧壁心尖-侧壁基底）	7.82±2.48	-0.135	0.660
	ΔD（间隔心尖-间隔基底）	5.23±3.36		
	ΔL	1.18±0.33	0.119	0.699
右束支传导阻滞组	ΔD（侧壁心尖-侧壁基底）	7.62±3.15	0.197	0.501
	ΔD（间隔心尖-间隔基底）	9.01±2.89		
	ΔL	1.41±0.28	0.426	0.129

注：D 为位移；侧壁、室间隔节段相对位移 ΔD 与 ΔL 进行相关分析。

性、左心室旋转角度及组织位移等方面具有重要的价值。

我们应用斑点追踪应变显像对正常人、安置起搏器及右束支传导阻滞患者的左心室心肌进行定量分析，结果发现起搏器组节段心肌应变不同于其他两组的是室间隔基底段与心尖段存在显著性差异，而且基底段的应变值大于心尖段，同时结果显示，正常组与右束支传导阻滞组的测值是室间隔基底段小于心尖段，但是没有统计学差异。Urheim等通过结扎动物冠状动脉实验研究左心室心肌长轴的应变，发现在没有增加左心室心肌收缩力的情况下，应变达峰值时心室容量负荷显著增加，它与机械收缩是一致的，同时对容量具有敏感度。由此可以认为，本研究中正常组和右束支传导阻滞组得到的局部节段心肌应变结果基本符合左心室血流动力学改变，即舒张末期二尖瓣闭合左心室开始收缩，侧壁基底段应力大于侧壁心尖段，这与左心室的几何中心不在左心室正中，而是靠近心尖，沿左心室长轴距离主动脉瓣和心尖的69%处相符。室间隔心尖段应变大于基底段应变也与一些学者的研究结果一致，笔者认为从血流动力学方面更易解释，心尖与基底的相对扭转和运动中，间隔面心尖的应变大于基底则更有利于将血流推向主动脉瓣口，从而达到射血的目的；Askenazi等报道DDD起搏（房室顺序起搏）可能通过改变心室激动的同步性降低了左心室的收缩功能。在后负荷不变的情况下，心肌收缩性下降，必然会使心肌缩短的速度和程度降低。本研究中起搏器组与正常组相异，即室间隔基底段应变大于心尖段的应变，一方面，考虑可能是起搏电位的异常传导顺序改变了心室激动的协调性和心肌的形变效果，使心尖的相对扭转程度降低；另一方面，也可能是局部节段心肌收缩力降低，使节段

心肌应变发生改变，尽管该状态下整体心室的功能未表现出明显的改变。但这一推论还需要进一步研究证实。左心室心肌的各节段位移变化则完全符合Sun等的研究结果，即基底段的位移大于心尖段；本研究也发现起搏器组和右束支传导阻滞组不同于正常组，侧壁心尖段与室间隔心尖段的位移没有差异。考虑心电传导异常导致心尖与基底段的相对旋转幅度降低；同时起搏器组的左心室侧壁基底段位移峰值要低于其他两组，进一步研究侧壁心尖段与基底段的相对位移，结果有显著性差异；而且起搏器组侧壁心尖段的应变小于相应节段的其他两组，同时存在室间隔基底段应变的异常增高。笔者认为此种异常改变不利于血流动力学的变化，降低了左心室的射血功能，但目前尚缺少这方面的证据。Bogaert等应用MRI标记成像技术检测了正常人左心室的运动状态，发现在长轴方向上从心尖到心底室壁增厚率是逐渐增强的，室壁张力从心尖部到心底部也是逐渐增强的，心尖部射血分数明显高于心底部，也许可以作为旁证。

我们亦对左心室节段心肌应变差（$\Delta\varepsilon$）与相应节段的相对位移（ΔD），相应节段的相对位移（ΔD）与左心室长轴舒张末和收缩末最大长径差（ΔL）进行了线性相关分析。结果表明，心脏在收缩过程中不单纯是长轴和短轴方向上的改变，同时更重要的还有心尖和基底的相对扭转；仅右束支传导阻滞组的侧壁应变差与相对位移具有较好的负相关性，说明左心室心尖段在逆时针旋转的同时右心室电兴奋传导延迟或收缩幅度减少，结果使心尖和基底的相对旋转程度降低。同时结果证实了右束支传导阻滞组与正常组存在明显的差别，即心电传导和电同步异常都将产生降低心肌收缩力及心室收缩形变的力学效应。

第三节　宽QRS波左心室节段应变与容积

在疾病状态下（如束支阻滞、安置起搏器等），心脏电兴奋传导顺序异常，导致心肌运动协调性降低，甚至出现矛盾运动，最终造成心脏收缩和舒张功能障碍。评价心室节段心肌的收缩功能及相应节段容积的关联变化，对该类疾病的病理机制分析、指导诊断和治疗及预后判断均具有重要的临床意

义。超声应变和三维节段容积显像及其量化评价技术是近年发展起来的新技术，我们应用这两种技术研究了宽QRS波束支阻滞患者和安置起搏器患者及正常人左心室节段应变与节段容积的相关性。

研究对象包括：正常对照组18例，为经心电图、常规超声心动图检查确诊的健康成人；男6

例，女12例，年龄31～70岁，平均（48±9）岁。心电图平均QRS波宽（83.14±11.36）ms。束支阻滞组8例；男5例，女3例；年龄25～75岁，平均（55±18）岁。完全性右束支传导阻滞5例。心电图诊断标准：QRS波群时间延长至0.12s以上；QRS波群形状改变：V₁、V₂导联出现sR′波群，V₅、V₆导联有宽而不深的S波，肢体导联aVR及Ⅲ出现qR波，该R波多增宽而不高，Ⅰ、aVL及Ⅱ导联多为宽大不深的S波，ST-T改变与QRS波主波方向相反；本组平均QRS波宽（133.20±12.30）ms。完全性左束支阻滞3例，心电图诊断标准：QRS波时间＞0.12s，aVL、V₅、V₆导联R波宽大，顶部粗钝或平坦有切迹，其前无Q波，后无S波，V₁、V₂导联呈宽阔的QS波或S波形，ST-T波与QRS主波方向相反，电轴左偏。本组平均QRS波宽（130.00±10.00）ms。安置起搏器组11例（右心室单腔起搏器2例，右心房、右心室双腔起搏器9例）；男6例，女5例；年龄54～73岁，平均（66±6）岁。心电图检查显示：8例右心室起搏心律，平均QRS波宽（159.6±29.47）ms；3例双腔起搏心律，平均QRS波宽（76.67±5.77）ms。采用荷兰PHILIPS公司生产的iE33型彩色多普勒超声诊断仪，S5-1心脏探头频率1～5MHz，X3-1容积探头频率1～3MHz，系统内置QLAB多维多参数分析组件和QLAB外置工作站，可自动定量分析各心动周期时相的应变和应变率及左心室各节段的容积变化。

在TDI模式下，采集连续2个心动周期的心尖四腔、心尖长轴及心尖两腔的二维应变和速度图像，其帧频为120帧/秒，储存图像后脱机分析。取样容积为条状，宽度10mm，其长度和形状可调节，分别置于室间隔、前壁、后壁心肌。通过手动调节设置将每个壁平均分为3个节段，即基底段、中段、心尖段，另由室间隔和后壁心尖段取平均值得到单独的心尖段应变，总共10个节段。软件可自动得出与心动周期各时相点对应的应变和应变率的数值（时间间隔0.007s）。选取与节段容积时相点对应的应变值，计算2个心动周期的平均值。

在3D模式下，用容积探头以"full volume"方式采集左心室图像，尽量使左心室内膜清晰，嘱受检者呼气末屏气，采集连续4个心动周期图像，储存图像后脱机分析。软件可自动或手动勾画左心室内膜边缘，并通过定位心尖四腔和两腔切面的二尖瓣环、心尖来确定左心室中心点和心室的空间位置，获得与心动周期各时相点对应的实时17个节段容积变化的数字化定量曲线（时间间隔0.06s）。测取左心室室间隔、前壁、后壁及心尖段等共10个节段容积值。

结果发现，正常组应变曲线的趋势为双峰曲线：随着心脏收缩，心肌纵向缩短，应变（strain，表示为ε）从0值向负值发展，在T波终末前后达最大负值（T波终末前占42%，其后占58%）。舒张早期心肌迅速纵向伸长，恢复至0值，并维持这一水平至舒张晚期向正向发展，在下一心动周期的R波顶点前后达最大正值（R波前占44%，其后占56%）。右束支传导阻滞组变化趋势与正常组大致相同。左束支传导阻滞组和起搏器组应变曲线整体趋势也为双峰曲线，但节段间曲线变化差异大，多数在最大负向波谷后出现一小负向波谷。窄QRS波与宽QRS波起搏患者的应变曲线无明显差别。

正常组各节段容积曲线的趋势为单峰曲线：随着心脏收缩，各节段容积逐渐减小，在0.3～0.42s时达最小值，各节段达到最小值的时间基本一致，随后逐渐增大，在舒张末期达最大值（表37-11）。曲线变化幅度以基底段最大，中段次之，心尖段最小。各室壁节段容积平均值从基底段到心尖段渐降。束支传导阻滞组和起搏器组节段容积曲线的整体趋势也为单峰曲线，但到达最小值的时间不一致，在曲线下降支和上升支出现小波动，窄QRS波与宽QRS波起搏患者的节段容积曲线无明显差别。

选取一个心动周期的左心室前间隔、前壁、后壁共10个节段的容积和应变值做相关与回归分析，结果显示：

（1）正常组各节段应变与容积呈显著负相关（有11%的节段P＞0.05）。

（2）右束支传导阻滞组各节段应变与容积呈负相关（有22%的节段P＞0.05）（表37-12）。

（3）起搏器组大部分节段应变与容积无良好相关性（前壁51%的节段P＞0.05，后壁36%的节段P＞0.05）。宽QRS波起搏患者的室间隔中段和心尖段应变与容积呈负相关（表37-13）。

（4）左束支传导阻滞组各节段应变与容积相关性最差，3例患者中室间隔各节段全无相关性（表37-14）。

表37-11　正常组应变与容积相关分析结果

		应变值	积值	相关系数	P值	回归方程
室间隔	基底段	3.76±2.98	3.13±1.09	-0.702	0.028	$V=4.25-0.29\varepsilon$
	中段	5.56±4.93	2.23±1.04	-0.82	0.02	$V=3.23-0.278\varepsilon$
	心尖段	2.55±2.16	1.37±0.795	-0.742	0.055	$V=1.95-0.346\varepsilon$
前壁	基底段	7.83±7.07	3.16±1.40	-0.86	0.0036	$V=4.462-0.225\varepsilon$
	中段	2.52±2.31	2.31±1.00	-0.781	0.024	$V=3.19-0.72\varepsilon$
	心尖段	0.93±0.81	1.02±0.72	-0.6	0.156	$V=1.42-1.162\varepsilon$
后壁	基底段	3.74±3.19	3.24±1.42	-0.725	0.079	$V=4.27-0.36\varepsilon$
	中段	5.52±5.27	2.67±1.21	-0.896	0.0003	$V=3.85-0.261\varepsilon$
	心尖段	4.24±4.02	1.54±0.94	-0.888	0.031	$V=2.42-0.225\varepsilon$
心尖		2.89±2.68	2.09±1.5	-0.791	0.04	$V=2.71-0.263\varepsilon$

注：正常组每个室壁节段，回归方程中的常数依节段递减（基底段＞中段＞心尖段），系数依节段递增（基底段＜中段＜心尖段），说明基底段的容积最大，并向心尖依次递减。

表37-12　右束支传导阻滞组应变与容积相关分析结果

		应变值	容积值	相关系数	P值	回归方程
室间隔	基底段	5.11±4.22	3.99±1.45	-0.547	0.38	$V=5.149-0.23\varepsilon$
	中段	3.95±3.68	3.21±1.55	-0.696	0.0154	$V=4.1-0.273\varepsilon$
	心尖段	3.41±3.37	2.03±0.93	-0.736	0.0101	$V=2.667-0.507\varepsilon$
前壁	基底段	5.99±5.28	4.34±2.42	-0.783	0.048	$V=5.731-0.321\varepsilon$
	中段	2.06±1.65	3.41±1.62	-0.889	0.0006	$V=5.226-1.428\varepsilon$
	心尖段	2.45±2.00	1.72±0.83	-0.736	0.157	$V=2.451-0.341\varepsilon$
后壁	基底段	3.93±3.65	4.88±1.78	-0.727	0.021	$V=6.29-0.459\varepsilon$
	中段	3.34±3.19	4.64±1.51	-0.671	0.176	$V=5.402-0.245\varepsilon$
	心尖段	2.62±2.17	2.41±0.88	-0.701	0.022	$V=3.152-0.745\varepsilon$
心尖		2.69±2.49	2.58±0.87	-0.781	0.028	$V=3.279-0.372\varepsilon$

注：右束支传导阻滞组每个室壁节段，回归方程中的常数也依节段递减（基底段＞中段＞心尖段），室间隔各节段系数依节段递增（基底段＜中段＜心尖段），说明基底段的容积最大，并向心尖依次递减。

表37-13　宽QRS波起搏器组应变与容积相关分析结果

		应变值	容积值	相关系数	P值
室间隔	基底段	3.73±1.08	3.75±3.28	-0.63	0.12
	中段	2.55±1.13	3.68±3.16	-0.67	0.02
	心尖段	3.51±0.86	3.03±2.76	-0.69	0.01
前壁	基底段	3.51±1.30	7.00±5.99	-0.53	0.2
	中段	2.28±1.08	2.51±2.06	-0.48	0.28
	心尖段	1.01±0.51	1.00±0.96	-0.4	0.3
后壁	基底段	3.25±1.21	3.47±3.20	-0.62	0.10
	中段	2.84±1.15	3.86±3.67	-0.69	0.05
	心尖段	1.81±0.75	3.97±3.65	-0.63	0.15
心尖		2.30±0.68	3.15±2.74	-0.66	0.09

注：宽QRS波起搏器组，室间隔中段和心尖段室壁心肌应变和节段容积相关性好，而前壁和后壁应变和节段容积相关性差，说明前后壁心肌运动不协调。

表37-14　左束支传导阻滞组应变与容积相关分析结果

		应变值	容积值	相关系数	P值
室间隔	基底段	2.76±1.39	1.51±1.52	-0.50	0.20
	中段	2.72±1.10	1.84±2.06	-0.43	0.33
	心尖段	1.64±0.72	2.91±2.51	-0.49	0.16
前壁	基底段	2.26±0.95	2.57±1.92	-0.48	0.32
	中段	2.26±0.75	2.62±2.28	-0.10	0.71
	心尖段	0.73±0.36	1.69±1.64	-0.27	0.44
后壁	基底段	2.55±0.87	2.79±2.73	-0.52	0.23
	中段	2.42±0.92	2.86±2.43	-0.50	0.53
	心尖段	1.83±0.88	2.31±2.23	-0.65	0.15
心尖		1.88±0.63	2.32±2.10	-0.57	0.29

注：左束支传导阻滞组，全部节段应变和节段容积均无相关性，说明左心室各节段运动极不协调。

超声应变是由心肌运动速度派生的新参数，即心肌纤维的形变（缩短或伸长），它较速度参数能更准确、直接地反映局部心肌的机械收缩状态；应用三维超声心动图进行左心室节段容积的动态测定，不必对心脏做任何几何假设，所测的心腔与实际立体形态基本一致，理论上三维超声心动图测量心室容积的结果较二维超声更为准确可靠。已知心肌的收缩和舒张造成室内压力变化，从而导致心室容积的改变，以往的超声显像技术只能测量左心室总体容积的变化，本研究采用三维图像能够获得左心室各节段的应变和容积变化，这样就能进行应变和容量参数的相关分析，研究它们之间在不同空间位置相同室壁节段的内在联系。

我们的研究发现，正常组的各节段应变与相应节段的容积呈显著负相关，即在心脏收缩期，心肌纤维在纵向上不断缩短，造成它在横向上朝向心内膜的伸长，产生向心力并推动心内膜向内移动，使室内压力升高。当超过主动脉压时，心室射血，心室容积不断缩小，在收缩期末心肌在纵向上的应变达最大，即在横向上的形变最大，心内膜向内位移最大，左心室各节段容积达最小值。在舒张期早期，心肌纤维在纵向上迅速伸长，应变达0值，此时心内膜向外位移，舒张中晚期心肌应变相对恒定，室内压力继续下降，左心室各节段容积不断增大。Rodriguez等用完整的犬心脏做肌节长度-容积关系的研究，结果显示，收缩期肌节长度从2.2μm缩短至1.9μm，左心室容积随之减少，在快速充盈期肌节长度从1.9μm增加至2.15μm，以后立即出现

恒定肌节长度，左心室容积逐渐增大。另外，各节段的应变曲线时相一致，即各节段收缩协调一致，达到最小容积值的时间相对一致（图37-8，图37-9）。由此可见，维持正常的左心室功能需要各节段心肌协调有序的运动，即除了各节段心肌自身的收缩能力外，各节段心肌运动的时相还须协调一致，才能保证左心室正常的收缩和舒张功能。本研究首次发现了在节段容积和应变直线回归方程中的常数依节段递减（基底段＞中段＞心尖段），系数依节段递增（基底段＜中段＜心尖段）的规律。

右束支传导阻滞后，左心室内激动的传导主要靠左束支来完成，理论上其所诱导的心肌激动顺序与正常左心室激动顺序相同。本研究证实右束支传导阻滞患者，其各节段应变与容积变化大致同正常组，也呈负相关；表明右束支传导阻滞在心肌结构和功能正常者，左心室各节段心肌运动协调性和心脏功能基本正常（图37-10，图37-11）。

左束支传导阻滞时，电兴奋沿右束支下传，使室间隔右侧面及右心室先后除极，随后激动通过室间隔传向左心室，在左心室壁内迂回而缓慢传导。由于右心室充盈时间早于左心室，形成室间隔压力梯度向左心室移位，室间隔运动异常，左心室后壁收缩较室间隔滞后，呈现左心室壁不同程度的矛盾运动。本研究显示左束支传导阻滞者室间隔各节段容积曲线紊乱，达最大值的时间不一致，可见负向双峰波，容积与应变无相关性，提示心肌节段性收缩不同步，出现收缩后收缩，局部室壁舒张不同步，因而降低了心肌的效率，减慢了左心室压下降

的速率,减少了左心室充盈时间,影响到左心室舒张功能(图37-12,图37-13)。

安置起搏器者,无论是单腔还是双腔起搏器,都造成心室电兴奋传导顺序重建,心室起搏心律者的人工脉冲先激动右心室,再经室间隔传向左心室,激动在左心室内缓慢逆传。本研究发现宽QRS起搏患者室间隔中段和心尖段容积与应变呈负相关,而左心室前、后壁各节段容积与应变相

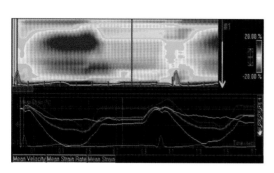

图37-8 正常组室间隔各节段应变曲线

随着心脏收缩,应变从0值向负值发展,在T波终末前后达最大负值,舒张早期恢复至0值,并维持这一水平至舒张晚期向正向发展,在下一心动周期的R波顶点前后达最大正值。中段应变变化趋势大

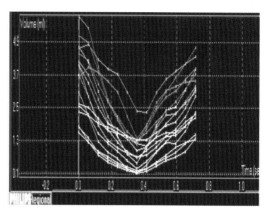

图37-11 右束支传导阻滞组左心室各节段容积曲线(大致同正常)

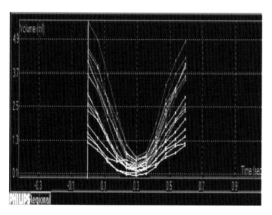

图37-9 正常组左心室各节段容积曲线

随着心脏收缩,各节段容积逐渐减小,在收缩末达最小值,各节段达到最小值的时间相对一致,随后逐渐增大,在舒张末期达最大值

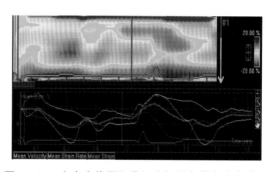

图37-12 左束支传导阻滞组室间隔各节段应变曲线

曲线紊乱,舒张期出现两个负向波,说明存在收缩后收缩。基底段(绿色)达最大负值时间延迟,运动减弱

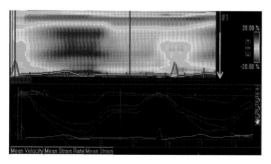

图37-10 右束支传导阻滞组室间隔各节段应变曲线(大致同正常)

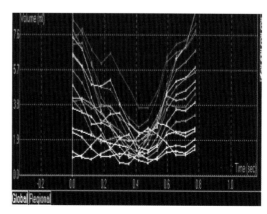

图37-13 左束支传导阻滞组左心室各节段容积曲线

曲线下降支波动大,各节段达最小时间不一致,说明存在室壁节段收缩不协调

关性差，节段容积曲线紊乱，达最大值的时间不一致（图37-14，图37-15），说明电兴奋经右心室面室间隔传向左心室，室间隔同步激动，心肌运动协调；随后电兴奋在前、后壁缓慢传导，导致该室壁心肌运动不协调。Varma等对18例心力衰竭和左束支传导阻滞的患者进行左心室、右心室和双室起搏，发现这几种起搏模式都存在不同程度的心肌运动不协调。双腔起搏心律者的节段应变曲线和节段容积曲线紊乱，容积与应变相关性差，表明心肌运动不协调。Gerardo等用二维组织多普勒评价21例双室起搏患者的节段心肌运动速度，其结果表明起搏后出现窄QRS波的患者依然存在心肌运动不协调（图37-16，图37-17）。由此更加说明室壁各节段容积与应变的相关性不仅和两者自身变化相关，还与心肌机械运动顺序密切相关。若节段心肌运动不协调，甚至矛盾运动，会导致相应节段容积异常改

变。本研究起搏器组中，左心室前后壁收缩延迟，当左心室整体处于收缩时，前后壁各节段容积还未明显减小，导致收缩末左心室容积增大，而在舒张期这些节段容积增大缓慢，减少了左心室充盈，舒张末期左心室容积减小，使心室产生张力的能力下降，射血能力降低，心室收缩压下降并减慢其排空。该组病例中未发现对应室壁节段产生的反向变化趋势，尚未能证明存在明显的心腔内分流现象。

综上所述，右束支传导阻滞组左心室内激动传导顺序同正常组，故两组各节段心肌应变与容积的相关性好，节段心肌自身的收缩力决定了节段容积变化的大小；而左束支传导阻滞组和起搏器组左心室内激动顺序改变，引起心肌收缩、舒张时相异常，导致节段容积异常改变（图37-18～图37-22）。另外，并非所有宽QRS波都存在左心室内传导异常和运动不协调，右束支传导阻滞者左心室心肌运动

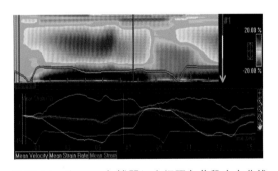

图37-14　宽QRS起搏器组室间隔各节段应变曲线
心尖段（红色）曲线平直，运动减弱。基底段（绿色）呈反向运动

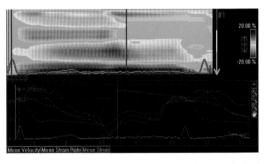

图37-16　窄QRS起搏器组室间隔各节段应变曲线
舒张期出现两个负向波，说明存在收缩后收缩。基底最明显，中段心肌收缩早期呈反向运动

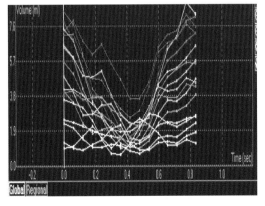

图37-15　宽QRS起搏器组左心室各节段容积曲线
曲线紊乱，收缩期见正向波，说明节段容积变化大，前壁中段和心尖段曲线平直

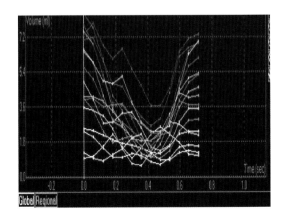

图37-17　窄QRS起搏器组左心室各节段容积曲线
曲线紊乱，收缩期见正向波，容积增大，说明节段容段心肌舒张期伸长容积变化大，前壁、前间隔的中段和心尖段曲线平直

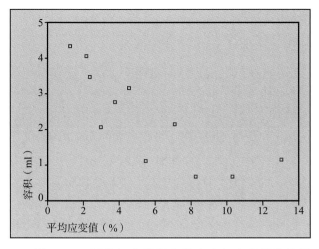

图37-18　正常组室间隔中段应变与容积相关性散点图

$P = 0.02$；$r = -0.82$

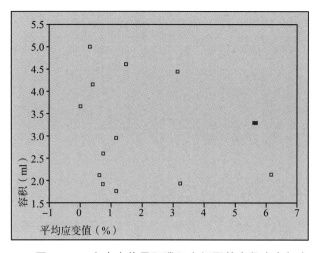

图37-20　左束支传导阻滞组室间隔基底段应变与容积相关性散点图

$P = 0.272$；$r = 0.315$

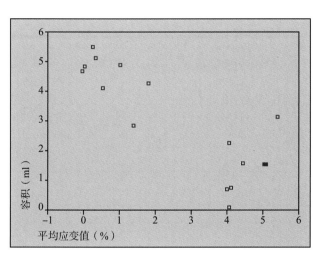

图37-19　右束支传导阻滞组室间隔中段应变与容积相关性散点图

$P = 0.015$；$r = -0.696$

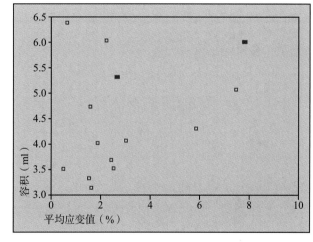

图37-21　宽QRS波起搏器组室间隔基底段应变与容积相关性散点图

$P = 0.546$；$r = -0.185$

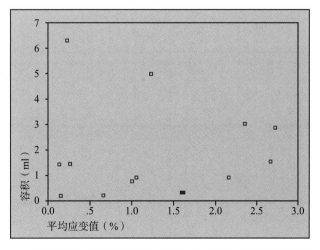

图37-22　窄QRS波起搏器组室间隔基底段应变与容积相关性散点图

$P = 0.956$；$r = 0.17$

协调，心脏功能正常。在起搏器治疗后，心电图窄QRS波也不能代表左心室各节段心肌运动协调和心功能改善。探讨左心室各节段心肌应变与容积的相关性，有助于评价局部心肌的收缩功能，评价心肌运动的协调性及其不协调的具体节段，指导寻找最佳起搏位点并判断室内阻滞的预后。

（尹立雪　罗安果　孟庆国）

参 考 文 献

华伟，支力大，张澍，等，2002. 心脏右侧 DDD 起搏对心功能和心室收缩同步性的影响. 中华心律失常学杂志，6：143-146.

李秀昌，张运，等，2004. 正常人左心室心肌节段局部三维容积和收缩功能的定量研究. 中国超声医学杂志，2：102-105.

舒先红，黄国倩，潘翠珍，等，2004. 正常人心肌应变及应变率定量分析. 中华超声影像学杂志，11：805-807.

王金锐，那日苏，秦林金，等，2003. 室壁应力与应变的关系评价高血压病左室收缩功能. 中国医学影像技术，19：1646-1649.

Bogaert J，Rademakers FE，2001. Regional nonuniformity of normal adult human left ventricular. Am J Physiol Heart Circ Physiol，280：H610-620.

C Varma，P O Callaghan，N G Mahon，et al，2002. Effect of multisite pacing on ventricular coordination. Heart，87：322-328.

Chen X，Xie H，Erkamp R，et al，2005. 3-D correlation-based speckle tracking. Ultrason Imaging，27（1）：21-36.

Gerardo Ansalone，Paride Giannantoni，Renato Ricci，et al，2001. Doppler myocardial imaging in patients with heart failure receiving biventricular pacing treatment. Am Heart J，142：881-896.

Ozde mir K，Altunkeser BB，Dans G，et al，2001. Effect of isolated left bundle branch block on systolic and diastolic function of left ventricle . J Am See Echocardiogr，14：1075-1079.

Sun JP，Popvic 2B，Greenberg M.，et al，2004. Noninvasive quantification of regional myocardial function using Doppler-derived velocity，displacement，strain rate and strain in healthy volunteers：effect of aging . J Am Soc Bechocardiogr，17：132-138.

第38章 超声心脏数字模型与虚拟现实显像技术在介入或非介入性心脏疾病治疗中的应用

第一节 超声心脏疾病解剖功能数字模型和干预数字推衍网络系统

近年来，微创介入技术、基因诊断和治疗技术及组织工程技术不断向前发展，但是所有这些技术均需要在精确导向和丰富的病理生理信息环境中才能够精确地发挥其应有的作用，从而有效实现临床疾病的诊断和治疗目的，避免不必要的医源性损伤。本课题拟通过大样本动物和临床试验，以心脏超声等影像学资料为基础，采用人工神经网络、数学算法、计算机图形学、计算机数字图像处理与分析等手段，多学科结合开展研究，建立"心脏疾病解剖功能数字模型和干预数字推衍网络系统"，以实现心脏动态三维解剖结构基础之上的多种心脏功能信息的三维同步显示，同时展现各种病理生理信息之间的时空相互关系及其结果，将有助于实现对疾病过程的精确有效的干预和预先评价不同干预措施将会产生的各种后果，将为临床心脏病学的进一步发展提供一种全新的技术手段。同时，利用数字远程传输系统，建立心脏疾病的临床诊断和治疗的数字化全新平台，推动全国心血管疾病诊断和治疗工作在更高和更为规范的数字化环境中取得较快的发展。

据统计，在我国60岁以上死亡病例中80%与心脏疾病有关，心脏疾病亦是造成我国青壮年劳动人群丧失劳动力和死亡的最主要原因。尽管近年来心脏微创介入技术、基因诊断和治疗技术及组织工程技术不断向前发展，但是所有这些技术均需要在精确导向和丰富的病理生理信息环境中才能够精确地发挥其应有的作用，从而有效实现临床疾病的诊断和治疗目的，避免不必要的医源性损伤。因此，深入研究心脏搏动机制，了解心脏的解剖结构、电生理和力学特性，对于心脏疾病的预防和治疗有极

其重要的意义。心脏是集电生理学、动力学、血液流体学及神经、生化控制等于一体的极其复杂的综合系统。建立数字模型是研究复杂生物学问题的有效手段。利用计算机强大的计算能力和图形处理显示能力建立心脏模型，可以深入研究心脏搏动机制。这种模型不仅能从形态上仿真心脏，还能模拟真实心脏的运动过程，仿真心脏的心肌、瓣膜和心腔运动的力学特性，心脏的电传导特性，以及心腔内血液的流体力学特性，并且能够仿真心脏的病理状态。在过去的几十年中，国内外学者对心脏结构和功能的生理意义已有了深入的研究，并且建立了许多数学模型，努力量化所观察到的心脏的机械行为、电传导行为和生物化学行为，如心电模型、心脏机械力学模型和心脏能量运输模型等。但是由于心脏生理病理系统的复杂性，总的来说，这些模型是相互独立发展的，目前尚未能够把心脏的各种机制集成在一起进行研究。1995年Bassingthw aighte提出著名的Physiome计划，目的是研究无损有机体的生理动力学或者功能的定量描述。Cardiome计划是其中一个组成部分，研究描述正常和病变心脏的定量模型，包括心脏的机械力学、循环、血流动力学、电生理、生物化学、新陈代谢和力能学。

心脏超声成像技术不但能够提供较高时空分辨率的心脏解剖和血流动力学信息，而且能够提供血流灌注、电机械兴奋和代谢的多种解剖结构基础上的功能信息。目前已经具备以此为基础进行各种治疗干预情况下心脏动态三维解剖结构和功能的重建或实时超声成像，串联和并联从宏观到微观的可视化心脏解剖功能数据信息，建立心脏疾病数字模型，并据此推衍可能产生的各种后果的基础技术

条件。

超声医学技术已经能够实现解剖结构和心腔内血流的动态三维重建，但尚未能将三维超声技术充分应用于心脏解剖、心肌功能、心肌血流灌注和电机械兴奋领域。通过研究超声图像处理、数学算法、信息提取和计算机数据处理等方面的技术内容，以可视化数字图像形式表达心脏整体和局部解剖、血流、功能乃至细胞和分子生物学信息及其关联关系。这种生物学信息的发掘和多样性图像表达必将带来临床医学的深刻变革。以可视化数字图像形式表达整体组织器官解剖结构、血流、功能信息，建立具有自主知识产权的心血管疾病解剖功能数字模型和干预数字推衍网络系统，必将极大地提高超声医学对心脏和血管疾病疾病诊断和干预治疗的准确性和有效性，为科研和临床提供可靠、高效率、低成本的应用技术和方法，解决了临床医师术前的模拟训练，术式的优化选择，预防并发症的措施的有效制定。建立的开放式中国心脏疾病解剖功能可视化图像数据库将成为我国权威性的心脏疾病可视化数据登记中心，填补国内在这方面的空缺。同时，网络传输系统的建立将搭建一个开放的交流平台，使广大的基层临床医师受益，有助于推进全国心脏疾病诊断和治疗水平的提高，必将产生巨大的经济效益和社会效益。

上述研究主要应当包含以下具体内容：

1.建立的心脏疾病数字模型将为实验研究和临床实践提供虚拟的可视化工具，在数字环境中再现各种不同类型心脏疾病的病理解剖和病理生理改变。同时将大大减低实验研究和临床试验的成本。

2.建立的干预推衍数字模拟系统将为实验研究和临床实践提供数字环境中预测各种不同类型的内外科干预治疗手段在不同临床疾病条件下所可能产生的病理生理结果的虚拟技术方法，将大大减低各种心脏疾病干预的风险并大大提高诊断治疗的有效性和可靠性。

3.建立的中国人心脏疾病病理解剖和病理生理信息数据库，通过不断地分类积累和所有相关可视化信息的串联和并联，将成为心血管疾病预防和诊断治疗的重要系统信息来源。在此基础上，通过不断规范心脏疾病数据库逐步使之成为我国心脏疾病

可视化信息公认的开放数据库，利用数字远程传输系统服务于心血管疾病的诊断和治疗。

4.通过对已建立的数字模型和干预推衍网络系统的广泛推广应用，建立心脏疾病的临床诊断和治疗的数字化全新平台，推动全国心血管疾病诊断和治疗工作在更高水平和更为规范的数字化环境中取得较快的发展。

"超声心脏疾病解剖功能数字模型和干预数字推衍网络系统"的建立将有可能为精确有效地控制心血管疾病做出重大贡献。研究涉及多学科的基础理论和方法，将在以下领域得到广泛的应用并解决若干重大的临床问题，有助于推动全国心脏疾病诊断和治疗的发展，减低患者损伤，降低死亡率。

1.先天性心脏病和心脏瓣膜病的病变精确定位定性、精确测量、手术方案设计和术前模拟练习。手术效果预测和并发症预防措施的制订。

2.介入导管消融治疗快速心律失常疾病时，模拟异位起搏点和折返环的时空定位、治疗导管导向、治疗效果评估。缓慢心律失常疾病和心力衰竭心脏起搏治疗时，模拟引导生理性起搏电极的精确置放，实现起搏效果（如解剖结构、功能和血流动力学改变）的虚拟评价。

3.冠状动脉性心脏病模拟心肌缺血和（或）梗死部位、范围和严重程度的精确定位和量化评价。冠状动脉手术和介入治疗疗效的全面评估和冠状动脉疾病预后评价。协助建立冠心病的三级预防制度。

4.药物治疗心脏和血管疾病时，全面模拟评价药物对心脏和血管结构、功能和血流动力学的作用，减少动物使用量和损伤。

5.在病理机制的基础研究方面，该系统将为精确量化评价心脏解剖结构改变与心脏功能、血流动力学，以及心肌电机械兴奋变化乃至细胞和分子生物学变化之间的相互关系提供直观的全新技术手段。

6.该软件系统有助于培养心脏科医师临床实践的操作能力。同时网络系统可为广大的基层临床医师提供快捷、全面、全新的继续教育的学习平台，有助于提高对心脏疾病的诊断和治疗水平，为学术交流、远程会诊构建平台。

第二节　超声虚拟现实技术在心血管疾病诊断和治疗中的应用

心血管疾病是导致人类死亡的三大疾病之一，其病种多样复杂。既往临床对心血管系统疾病的诊断和治疗主要是依靠个人经验和影像设备。但心脏是人体组织器官中解剖结构和功能最为复杂的系统之一，如何采用更加直观、便捷、可重复强的方法准确实时同步显示心血管系统细微解剖结构、血流和血流灌注、功能和代谢等信息相互之间的时空关系，对准确把握心血管疾病的变化过程、实施精确的诊断和治疗具有极其重要的意义。21世纪以来，计算机硬件及软件的发展已突飞猛进，它的发展也进一步推动了医疗成像技术的发展。超声虚拟现实技术正是建立在此基础上的新一代医学影像成像技术，它的出现将有助于临床在心血管疾病的诊断和治疗方面取得重大进展。本节将就这一新技术在心脏疾病诊断和治疗中的应用研究作一综述。

一、虚拟现实技术的概念、起源和原理

在1965年美国I. E. Sutherland就提出了所谓"The Ultimate Display"的概念，其目标是使人们在计算机生成的世界中产生亲临其境的感觉，并能直接地、自然地与计算机生成的对象进行交互操作。限于当时的技术水平，这一目标长期未能实现。1989年由美国VPL公司创建人拉尼尔（Jaron Lanier）首先提出"virtual reality"（简称VR）一词，中文译名有"虚拟现实""灵境""幻境""幻真"等，但大多倾向用"虚拟现实"，它是一种可以创建和体验虚拟环境的计算机系统，集先进的计算机技术、传感与测量技术、仿真技术、微电子技术于一体，是一门具有多媒体交互共享模式的综合性极强的高新信息技术。虚拟环境将用户和计算机结合成一个整体，用户置身于模仿真实空间而创建的三维电子环境中，产生身临其境的交互式视景仿真。

1990年在美国达拉斯召开的SIGGRAPH国际会议上明确了虚拟现实的主要技术构成，即实时三维图形生成技术、多传感交互技术及高分辨率显示技术。虚拟现实技术系统主要包括3个部分：输入

输出设备，如头盔式显示器、立体耳机、头部跟踪系统及数据手套；虚拟环境及其软件，用以描述具体的虚拟环境等的动态特性、结构及交互规则等；计算机系统及图形、声音合成设备等外部设备。虚拟现实技术是利用计算机生成一个逼真的三维虚拟环境，并通过使用传感设备与之相互作用的新技术。它与传统的模拟技术完全不同，是将模拟环境、视景系统和仿真系统合三为一，并利用一系列传感装置把操作者与计算机生成的三维虚拟环境连结在一起。操作者通过传感器装置与虚拟环境交互作用，可获得视觉、听觉、触觉等多种感知，同时可以按照自己的想法去改变虚拟环境。"虚拟"这个词被用来表示计算机模拟真实物理物体的情况，通过感测设备来支持控制计算机，使人产生一种"沉浸"其中的感觉。

二、超声虚拟现实技术在心血管疾病诊断及治疗中的应用

Robert Mann于20世纪60年代首先提出在医学中建立虚拟现实系统，并应用于康复治疗的想法。后来他的创意逐渐发展并渗透到医学领域的多个学科当中。所有这些发展使得医学影像成像技术向虚拟现实技术这方面发展成为可能。心脏就其结构而言是复杂的，并且腔室繁多、活动快速。当我们要对这个立体器官的各个房室、瓣口及大血管的形态、立体方位及与周边毗邻结构的关系进行了解时，在过去只能进行M型和多方位二维超声扫查，然后在自己的头脑中"构想"出一幅立体的心脏解剖图像，才能做出"正确的"判断。但这种想象中的立体图像往往与真实的心脏结构形态有很大差异，并不能进行实物再现。临床医师要求超声医师能提供具体的心脏病理解剖结构及功能参数，但超声医师并不能将脑中的图像变为现实的图形，这就使得超声医师同临床医师之间的交流与沟通变得很困难。从20世纪70年代开始，Matsumoto等开始探讨心脏三维图像的方法问题，其后不少学者相继进行研究，并取得较大进展。这一方法能以立体方式

显示心脏大血管的各个结构的形态、腔径、方位走向、空间关系与活动状况等，对心血管疾病的诊断有重要价值，故受到多方面的重视。正是由于心脏三维超声成像的迅速发展，铺平了通向超声虚拟现实技术大门的道路（图38-1）。

（一）对小儿先心病的诊断应用

小儿先天性心脏病（先心病）的诊断长久以来是超声科医师和临床心血管医师最为棘手的难题，小儿先心病的病种（如房间隔缺损、室间隔缺损、法洛四联症、大动脉转位、右心室双出口等）较多且复杂，而以前的二维超声心动图所能提供的只是一组平面的超声二维灰阶图像，使得超声医师只能依靠这些平面图像在自己的大脑中重新组合形成一幅立体的图像来了解其病变的具体位置、临界关系、血流动力学等信息。随着三维重建技术的发展这个方面的缺陷已经得到了很好的弥补。Vogel等对72例正常的和患有先心病的心脏进行的研究表明，三维超声能在二维超声无法观察到的视角下显示心内结构畸形，正对房室间隔剖切，可获得二维超声所无法达到的房室间隔平面图并直接正面观察缺损的形状、大小，可进行多角度、多方位的三维

缺损分型和鉴别。并且，三维超声尚能以三维视角观察缺损与周围结构的空间关系及发现二维超声心动图所不能显示的缺损面积随心动周期对称收缩的动态变化特征。国内学者孙锟等通过对13例正常婴儿心脏三维超声信息采集及重建的研究认为，使用经剑突下的旋转法获取二维图像能够有效地获取婴儿心脏的最大量信息，并达到理想的三维重建。

虽然三维超声成像显示出了它的优势，但也有不尽如人意的方面，对某些过于复杂的小儿先心病，由于心内畸形的多样性，相互间空间关系复杂，不易理解。而且在重建过程中要找到一些理想的切面，不仅耗费时间，同时也增加了超声医师的诊断难度。虚拟现实技术可以很好地解决这一难题，通过大量的二维和三维图像等信息来建立一个虚拟数据库，并建模实现虚拟环境，可以模拟任何一种小儿先心病，利用一个虚拟视点使超声医师仿佛亲身进入了患者的"心脏"中，从任意的角度来观察心脏的每一个结构及其相邻关系，切实感受到心内的血流动力学状况，并对病变心脏的病理生理等信息有所理解。薛海虹等用10例正常新鲜离体实验猪心经过处理形成室间隔缺损，然后经虚拟

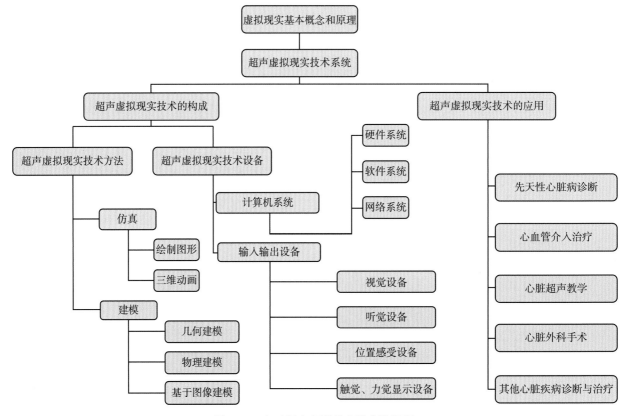

图38-1 心脏超声虚拟现实技术流程图

显示均获得满意的三维图像重建，显示缺损的形态、部位关系与解剖后实际观察结果一致，并且结果测得数据与解剖后实测值高度相关（$r > 0.95$，$P < 0.01$）。同样，虚拟技术还可以将虚拟视点随意地在缺损的两个腔室间穿行，对比从两个心室间对室间隔缺损进行观察有何不同之处，以达到更好的诊断目的，我们也可从不同的角度（$0° \sim 360°$）对缺损或感兴趣的区域进行多方位的观察。上述研究可以证实现阶段超声虚拟现实技术对于提高小儿先心病的诊断水平起到了一定的作用，而且其巨大潜力还有待我们去进一步开发。

（二）在成人心脏疾病中的应用

成人的心脏疾病多是瓣膜、心肌、心包、冠状动脉等心脏主要解剖结构发生病变所引起的一系列导致心肌细胞、心肌运动、血流动力学及心脏结构等发生异常变化的疾病。超声M型、二维图像及彩色多普勒等技术在对心脏疾病的诊断中已显示出其重要价值，但是随着医疗技术水平的提高，其不足之处也逐渐凸显出来。三维超声成像技术及超声虚拟现实技术的出现引发了心血管疾病诊断的一场革命。Bruining等指出基于三维超声重建的心脏模型将是超声虚拟现实技术逐步迈向成熟的关键因素。过去对于心脏各个腔室的认识只能局限于平面观察，而采用三维技术和虚拟技术我们可以对左心室实施三维重建并进行虚拟的可视化显示，然后测量左心室的容积。Ahmad等对50例患者同时进行左心室的三维容积测量和二维的辛普森法测量，结果表明前者明显优于后者，而且在对冠状动脉疾病引起的心肌缺血，从而导致心室壁运动发生的异常中，三维超声技术能很好地对左心室的16个节段进行重建，并且分析室壁的运动情况，同二维超声相比较其对缺血引起的室壁节段异常具有更高的敏感度。不仅如此，对于患有左心室内血栓的患者，传统的二维超声只能作为一种诊断和随访的工具，并且有些位于心室顶部的血栓因为噪声伪影干扰而导致遗漏，产生误诊。三维超声技术及虚拟技术可以对左心室进行重建后从多个角度观察心室顶部，并且能完整地显示血栓的位置、大小和形态。

三维超声技术发展的同时也带动了超声虚拟现实技术的进步，超声虚拟现实技术不但拥有三维超声技术的优点，而且将各种心脏疾病的生化、病理生理、病理解剖、临床表现等信息进行数字化建

模处理，建立一个虚拟心脏疾病系统，检查者将患者心脏二维切面图像或是连续的视频图像经过处理形成心脏全景图像，然后通过合适的空间模型把多幅全景图像组合成虚拟心脏全景空间，此时检查者仿佛"置身于心脏之中"，可以进行前进、后退、360°环视、仰视和俯视等操作，对发生病变的区域进行细致的观察，并且根据该处的病理变化情况进行诊断。当虚拟视点位于左心房向心尖望去时，可以看见随心脏收缩和舒张开放与闭合的二尖瓣，当存在反流时，可以对其流量进行精确的容积测定，不用像以往二维切面上粗略地通过反流所占面积来估算流量，而对发生狭窄的二尖瓣口进行"真正"的面积测量。Van den Bosch等对2例二尖瓣正常及4例二尖瓣发生病变者进行心脏的三维重建，然后10位独立的检查者在重建后的虚拟心脏中对这6人的二尖瓣进行评价，结果表明，10位检查者通过虚拟心脏均对这6例包括正常和发生病变的二尖瓣做出了正确的评价，并且认为超声虚拟现实技术对于完整展现心脏内部结构还有更广泛的潜力可以挖掘，虚拟心脏可以提供更为复杂病理解剖、血流动力学等可视化信息。

（三）在胎儿心脏疾病中的应用

我国每年有30万～40万畸形儿出生，而先天性心脏病占据首位。这就要求加强对胎儿心脏的常规检查。超声心动图是唯一无创伤、对胎儿生理等功能影响极小的检查。胎儿心脏同成人相比较更贴近胸壁，并且胎儿的肺脏内尚无气体，不能遮挡胎心。因此，胎儿心脏超声可以从多角度获得更多的切面，有利于诊断。常规的二维超声在诊断胎心方面可起到基础作用，但三维超声技术可以提供更加丰富的信息，超声虚拟技术则是上述两种技术的进一步发展。Weidenbach等认为应用一个具有三维重建图像的虚拟心脏模型不仅可以使检查者直观地了解心脏结构，而且对二维切面有更深刻的理解。胎儿的房室结构、血流动力血等信息与成人本就不尽相同，如胎儿时期存在卵圆孔水平及动脉导管水平的右向左的分流，且两个心室的压力基本持平，这就给某些先心病的诊断带来了困难。和成人二维扫描不同，在胎儿可以很容易地获取清晰的多方位、多角度的二维图像，然后将二维图像先进行轮廓线编辑、修改、储存等操作，得到轮廓线数据，将轮廓线离散，重新填充和分类，形成三维数据场，经

移动立方体算法，抽取等值面，然后经简单平滑算法和条带显示处理，进行三维图像重建整个心脏，得到整个心脏的信息，重建全心观，由此可分别计算各腔室在心动周期多个参数的变化。邓燕等利用离体猪心成功地进行了室间隔缺损的实时三维重建，认为实时三维超声的心室短轴剖视面（S2a）能够较为理想地显示干下型、膜周部及肌部室间隔缺损。超声虚拟现实技术正是利用三维数据库建立心脏超声三维虚拟模型，进行三维虚拟交互的动态心内观察模拟现实心脏环境，达到准确诊断胎儿心脏疾病的目的。由于超声虚拟现实技术的无创性，其既可以用于试验研究，也可以用于临床诊断，且几乎不干扰胎儿本身的病理生理及血流动力学状态。Lee等指出建立胎儿的虚拟心脏模型不仅有助于准确诊断先心病，而且超声医师可以通过它进行操作训练。随着超声虚拟技术的逐步成熟，更多胎儿心脏的立体结构、血流动力学的生理特点和病理变化会得到更直观和准确地显示。

（四）在心脏疾病治疗和手术中的应用

自心脏介入诊断和治疗术开展以来，X线成像技术一直是介入的首选可视化设备，但其存在明显缺点。其一，它只能提供二维图像，不能满足临床医师要求观察电极、导管及封堵器等各种心腔内器械与心脏解剖结构的立体空间关系，并且不能有效显示病变区域的解剖结构及心内膜面的情况；其二，它对操作医师和患者可产生放射性损害。随着超声成像技术的发展，其在心脏介入手术中逐渐占据越来越重要的地位。

现在临床医师主要是通过二维超声图像引导来进行缺损的封堵、支架的安放、电极的安置等手术。三维超声及超声虚拟技术不仅可以达到同样的目的，而且可据此制订手术前的计划，评价手术后的效果。余洋等应用动态三维超声心动图（3-DE）为主要影像学监测技术对6例犬心实施心内起搏电极置放。结果表明，三维超声能清晰显示起搏电极与心脏特定结构及心内膜之间的空间位置关系。虚拟现实通过交互式三维可视化技术让临床医师在手术前了解心脏的解剖结构、病理状态、血管走行及组织功能等信息，并对这些信息进行整合制订出手术计划，然后在虚拟环境中进行手术试验，计算机将手术的结果反馈回来，临床医师再根据结果对手术计划进行调整、优化，如此反复直至将手

术风险尽可能降至最小。美国每年医疗失误可造成44 000～94 000例患者死亡，在中国也面临同样的严重情况。而虚拟技术可以提高手术的精确度和安全性，减少术中不必要的创伤并且降低手术风险。Anthony等研究表明通过应用虚拟现实技术可以明显减少手术中的医疗错误。同样，在术前可以实现显示手术场景计算机模型建模和手术工具、实际创伤及心脏病变结构的立体空间位置、相互作用及形态改变，能够测试医师对治疗工具相对目标区的最佳定位能力，实现手术室中基于虚拟现实显示的手术导航，通过虚拟视点导航来进行更为精确的手术，这样可以最大限度地发挥医师的主动性。术后，可以在虚拟环境下综合分析术后心脏的各种指标，评价手术效果，进而预测其发展方向并制订进一步的治疗方案。Heinz-Peer等认为将来基于虚拟现实技术的手术不只是局限于某一地点，它还可以通过网络实现远程手术会诊、手术计划的拟定及手术的实施，相信不久的将来虚拟现实技术将会在手术中发挥巨大潜力，并将对传统开放式的手术概念进行重新定义。

（五）在超声教学和培训中的应用

超声心动图是在心脏疾病诊断中应用最为广泛的成像技术。与CT和MRI相比，超声心动图具有价格低廉、成像速度快、诊断及时及无创伤性等特点。要想成为一名合格的超声医师，不仅需要具备丰富的理论知识，而且要经过大量的临床实践积累。在超声的教学和超声医师培训中，通过心脏解剖图片及二维的超声图像来理解不断变换的超声图像是十分困难的，因为超声不同于CT、MRI等成像技术，除了具有传统的矢状面、冠状面及水平面外，超声还可以产生任意方向的斜切面图像，而超声影像医学并不能提供大量的斜切面图像对照，这就成了初学者准确理解超声图像的障碍。另外，长期以来对于复杂先心病的诊断一直是重点和难点，因为此时心脏的结构、空间相对位置、血流动力学状态等都已发生了显著的改变，初学者仅凭一些二维的显像来理解这些复杂的病变几乎是不可能的。超声虚拟现实技术此时便显示出在这方面的优势：通过采集原始的二维图像数据进行三维重建，然后通过计算机进行可视化处理形成虚拟心脏模型。初学者利用超声可以对虚拟心脏进行解剖结构三个轴面（冠状面、矢状面、水平面）和任意斜切面的实

时显示，达到多角度、多轴面、立体地观察心脏内部解剖结构，从而更准确、完整地理解超声图像所反映的心脏细微解剖结构。Weidenbach等在对25名学生中应用虚拟心脏进行超声检查训练后，52%的学生认为此项操作比较容易，36%的学生认为非常容易，85%的学生认为激发了其对超声心动图技术的兴趣，76%的学生感觉使用虚拟心脏缓解了他们检查真实患者的紧张情绪。虚拟现实技术应用交互式方法使学生沉浸在虚拟的环境中，不仅加深了他们对理论知识的理解，同时也强化了实践操作。随着超声虚拟现实技术研究的进一步深入，在计算机技术的协助下，可将心脏的任意切面进行虚拟可视化同步实时显示，并建立用于培养医学生和培训超声医师的虚拟超声诊断数据库，使超声虚拟现实技术在教学和超声医师培训中发挥更大的作用。

第三节　超声虚拟现实技术的发展、展望与其局限性

现代快速发展的可视化医学技术给予了临床医师们多方面的帮助，同时他们也期盼新技术能够提供更加丰富的信息。临床心血管医师不仅要了解心脏的解剖结构和血流动力状况，还要知道各种心脏疾病错综复杂的病理解剖和病理生理等信息，通过这些信息预测病程的进展、制定治疗方案并且对治疗后的效果进行评价。而超声虚拟现实技术的引入就目前看来已在部分领域显示出了它的优势，它具有更高技术水平的超声图像采集、信息提取、数字转化和计算机数据处理功能，将以可视化数字图像形式表达心脏整体和局部解剖、血流、功能乃至细胞和分子生物学信息及其关联关系，它可以让我们走进心脏中，从任意的角度具体观察心脏的每一个结构，使临床医师真正感受到心脏这个立体器官的运动。可以预见，在不久的将来所建立的虚拟心脏模型能包括不同类型心脏疾病的病理、病理生理、生化、血流动力学、心肌电机械兴奋变化等各种信息并将其制成数字模式输入计算机，医师通过虚拟的可视化显示对心脏疾病进行各种研究，既减轻了医务人员的工作负担，也可以减低患者的诊断和治疗费用。并且在进行药物和非药物治疗时，虚拟现实技术可以全面模拟治疗干预措施对心脏和血管结构、功能和血流动力学的作用，同时对其预后进行评价。

超声虚拟现实技术对心脏疾病的诊断有着独特的优势和巨大的潜力，但现阶段作为一种新兴的医学影像诊断技术也有其不足之处，在临床应用上还存在超声医师对虚拟视角不太适应、可视化精确度不高、实时交互性欠佳等问题，并且在软、硬件开发及系统性能上，还有许多障碍有待克服。但超声虚拟现实技术在心脏疾病的诊断和治疗方面的应用显示了其广阔的发展前景，它为临床医师诊断和治疗提供了科学、便捷、全新的工具。随着计算机辅助技术和虚拟现实技术的进一步成熟，多维可视化技术和成像设备的完善，超声虚拟现实技术的进一步发展必将引起心脏超声医学的深刻变革，同时其在心脏疾病的诊断和治疗中也会扮演更为重要的角色。

（郭智宇　罗安果　尹立雪）

参 考 文 献

邓燕，宋海波，唐红，等，2004. 实时三维超声检测离体猪心模拟室间隔缺损的方法学研究，中华超声影像学杂志，13：781-784.

孙锟，陈树宝，江海，等，1999. 婴儿心脏三维超声信息采集及重建的方法学研究，中国医学影像技术，15：775-777.

王新房，1999. 超声心动图学. 三版. 北京：人民卫生出版社.

王新房，2002. 实时三维超声成像的原理及其临床应用前景. 生物医学工程与临床，6（1）：59-60.

薛海虹，王君，孙锟，等，2005. 应用虚拟现实技术对室间隔缺损三维超声诊断的实验研究，中国医学影像技术，21：169-172.

余洋，尹立雪，李春梅，等，2005. 动态三维超声灰阶成像在犬心脏起搏电极置放中的初步应用，中华医学超声杂志（电子版），2：331-333.

张桂珍，韩玲，2005. 先天性心脏病超声心动图谱. 北京：人民卫生出版社.

张运，张梅，张薇，等，2003. 实时三维超声心动图探

测方法和切面显像的研究. 中华超声影像学杂志, 12: 76-79.

Anthony G Gallagher, Christopher U Cates, 2004. Virtual reality training for the operating room and cardiac catheterization laboratory. Lancet, 364: 1538-1540.

Heinz-Peer G, 2002. Functional reconstruction and minimally invasive techniques. Curr Opin Urol, 12 (3): 205-208.

Peters TM, 2006. Image-guidance for surgical procedures. PhysMedBiol, 51 (14): R505-540.

Weidenbach M, Wild F, Scheer K, et al, 2005. Computer-based training in two-dimensional echocardiography using an echocardiography simulator. J Am Soc Echocardiogr, 18 (4): 362-366.

第39章　超声心脏电生理学和分子生物学与组织工程学

第一节　概　　述

与先天性心脏病相同，绝大多数的心律失常疾病和心力衰竭疾病（如家族遗传性长QT间期综合征等）具有确切的遗传学和分子生物学致病基础。对致病基因的功能表达及其临床表型的评价不应仅仅局限于体外的蛋白质结构和功能表达及单细胞水平的结构和功能研究。在人体复杂多变的内环境中存在诸多的正常和异常致病基因功能表达的调控因素，通过共同作用遏制和（或）激活特定位点基因，将产生相应的基因功能表达结果。体外的基因功能表达结果必须经过在体的研究才能最终予以确定。在体内复杂的环境中，致病基因功能表达最终所导致的异常心脏细胞、组织及其功能所构建的异常局部和整体心脏解剖结构和功能，是评判致病基因功能表达状态的最终观察内容和指标。

在转基因动物模型中通常能够较为容易地通过病理解剖、病理生理的实验室技术方法较为准确地观察和评价单一基因转导后的单基因功能表达和临床表型。但是在人体的基因诊断和治疗过程中，通常需要以无创或微创的可视化技术方法来引导和协助基因的诊断和治疗过程并最终评判治疗的效果。单基因遗传疾病是目前研究较为充分的疾病。其通常的遗传方式表现为：显性遗传或隐性遗传，遗传缺陷以杂合子或纯合子形式存在，可发生于常染色体或性染色体。由遗传缺陷所导致的遗传疾病的发病时间和严重程度受基因突变或缺失状态及外感因素的影响。

多基因遗传疾病的遗传过程和功能表达极为复杂。其不仅存在多个致病相关基因与外感环境间的相互作用，同时还存在着致病基因间的相互影响。因此，多基因遗传疾病的致病基因功能表达过程存在复杂多变的调控机制。但是，无论基因功能表达的调控过程如何复杂，其最终的功能表达状况都将反映其调控的结果。

目前，临床主要以外显率和表达变异这两项指标来衡量致病基因的致病性。也就是说，已经确定的同一致病基因在不同的人体内由于其外感环境的不同，可能将会导致不同的外显和表达变异情况。上述致病基因外显状态的确认和表达变异性的评估，需要客观的定性和量化评价体系予以系统性地确定。目前，建立起来的超声医学影像技术已经能够提供这样一个实时在体无创的心脏的解剖、功能和血流动力学状态评价体系，从而能够系统完整地观察和分析评价心脏致病基因的外显和表达变异状况。

上述基因功能临床表型可视化体系的建立将提供大量的基因功能客观评价指标，无疑将大大有助于临床遗传疾病家系的筛查和致病基因临床表型的全面确定。遗憾的是，目前的遗传和分子生物学研究并未能够充分地应用目前已经建立起来的先进超声影像技术手段对致病基因的功能表达进行全面系统的评价。现将超声医学技术方法在遗传和分子生物学研究中的潜在应用价值简述如下。

第二节　单基因遗传性心脏疾病临床表型的超声心动图评价

一、长QT间期综合征

长QT间期综合征是常染色体显性遗传疾病。目前已经发现有5个基因和6个位点与长QT间期综合征相关，分别位于第11、3、7和4号染色体。上述基因主要通过编码构成钾离子通道的蛋白质结构产生缺陷肽或蛋白，减低钾离子内流，延长心肌动作电位并最终导致QT间期延长和致命性的室性心律失常。

通常采用心电图的诊断标准对长QT间期综合征进行诊断。但是并非所有患者的心电图均表现为典型的QT间期延长。有些患者还出现了心动过缓的临床表现。如何确定临床所发生的室性心律失常事件由长QT间期综合征导致，如何确定长QT间期综合征临床症状的触发机制，如何从与长QT间期综合征相关的临床表型中提示长QT间期综合征的存在，如何评价长QT间期综合征所导致的基础性心肌电机械兴奋过程的异常，等等，均是长QT间期综合征临床表型评价的重要环节。

采用常规心脏超声技术通常不能对长QT间期综合征患者的心肌电机械功能异常变化进行评价。同时也尚未发现长QT间期综合征导致心脏解剖结构的明显异常改变。但是通过采用组织多普勒技术和斑点成像技术有可能对心脏的壁内心肌电机械兴奋进行充分的评价。在此基础上采用多普勒技术能够对与此相关的心脏功能和血流动力学状态进行关联性评价。

已知长QT间期综合征的钾离子通道功能异常会导致动作电位时间延长、心肌复极过程异常。心肌动作电位和复极过程的异常变化必将导致心肌电机械兴奋功能的异常改变。在心脏电生理学检测的基础上，采用超声组织多普勒技术和斑点成像技术对心脏整体和局部心肌的电机械兴奋状态进行详细的多参数评价，有可能揭示长QT间期综合征潜在的异常心肌电机械兴奋状态。通过确定若干超声影像学相关指征并结合心电图和临床表现，或将有助于长QT间期综合征亚临床病例的早期检出或确诊。同时，通过对已经确诊的长QT间期综合征患者的心肌电机械兴奋异常类型和程度的评价，期望能够建立评价和预测长QT间期综合征严重程度的指标。

与此同时，通过详尽的心脏超声评价能够除外诊断绝大多数的心脏器质性病变，从而排除可能由器质性心脏病导致的各种不同类型的室性心律失常。

二、遗传性病态窦房结综合征

有研究表明，2%～6%的病态窦房结综合征与遗传有关。通常合并有不同类型的房室传导阻滞或室内传导阻滞。如前所述，采用心腔内超声心动图有可能直接观察到窦房结及其相邻解剖结构和其结构内的组织机械运动状态。通过对窦房结解剖结构进行精确的量化分析及分区，同时在此基础上进行不同区域内的组织机械兴奋状态的量化评价，将有助于在组织解剖结构和机械兴奋功能评价的基础上对病态窦房结综合征进行更为早期、客观和准确的致病基因临床表型的检出。

三、家族性心房纤颤

家族性心房纤颤通常被认为是局限性心肌病变的一种电位异常活动的临床表现。其可能的相关致病基因位于10q22—q24。

通过对心房壁心肌进行分区并详细地量化评价各个区域内心肌的解剖结构和功能，将有助于检出心房心肌病变的存在，从而在可疑的家族性心房纤颤患者中确定其临床表型的存在。

四、遗传性房室传导阻滞

通常认为遗传性房室传导阻滞是一组以传导系统退行性硬化为特征的常染色体显性遗传疾病。此一临床表型可能与SCN5A基因突变有关，主要表现为多样性的房室间传导阻滞和（或）束支传导阻滞，部分病患可合并继发孔型房间隔缺损。

采用超声心动图技术手段不仅能够检出房间隔缺损和房室间传导异常的存在，而且能够评价不同束支传导阻滞对心室壁心肌激动顺序、方向和有效性的影响，从而有利于对遗传性房室传导阻滞多种多样临床表型的确定和量化评价。

五、右心室发育不良性室性心动过速

右心室发育不良性室性心动过速是一种常染色体基因缺失相关性的显性或隐性遗传疾病，主要表现为右心室壁的纤维脂肪组织浸润，导致右心室腔径扩大、室壁变薄和节段性运动异常，伴发有明显的室性心律失常。其基本的分子生物学病理机制是位于1、2、3、10、14和17号染色体的基因变异或缺失导致负责信号传递和黏附的细胞间连接骨架蛋白异常和细胞凋亡，最终导致右心室心肌细胞的逐步减少或缺失，相关结构被纤维脂肪组织代替，病变部位正常心肌组织消失导致结构异常和功能改变。

右心室发育不良性室性心动过速上述临床表型的确定依赖于超声心动图、心电图和心肌病理活检的综合应用。其中，无创性超声心动图的检测结果是检出并确认右心室发育不良性室性心动过速的主要依据。通过超声心动图观察并确认右心室腔径扩大、室壁变薄和节段性运动异常等病理解剖和病理生理改变，结合心电图左束支传导阻滞型室性心律失常和右胸导联T波倒置等异常心电改变，在除外其他可能导致右心室增大和室壁变薄及节段性运动异常的心脏疾病的基础上就能够确立右心室发育不良性室性心动过速的诊断。上述技术手段已经能够较为充分地揭示遗传性右心室发育不良相关致病基因的主要临床表型，有助于相关致病基因主要临床表型的分类和分型，从而有可能对已经确认的相关致病基因进行外显和表达差异性评价。通过对已知致病基因外显和表达差异性的评价将有助于进一步揭示致病基因表达的调控过程和机制。

六、遗传性W-P-W预激综合征

通常认为W-P-W预激综合征是一种常染色体遗传疾病。有研究提示遗传性W-P-W预激综合征是一种与遗传性肥厚型心肌病相关的疾病，通常合并有局限性的心肌肥厚。而这一局限性心肌肥厚的存在可能与房室间异常的传导过程有关。

应用超声心动图技术检出心脏房室交界区域及其相邻房室壁的局限性心肌肥厚将有助于遗传性W-P-W预激综合征临床表型的确认和诊断。与此同时，采用组织多普勒成像技术还能够确认遗传性W-P-W预激综合征预激旁道所致的预激心肌区域内提前出现的心肌机械兴奋准确空间位置。将灰阶超声心动图确认的局限性心肌肥厚空间位置与超声组织多普勒成像技术确认的预激心肌区域空间位置进行关联分析，将进一步充分揭示遗传性W-P-W预激综合征的临床表型。

七、肥厚型心肌病

肥厚型心肌病是一种常染色体显性遗传疾病。已经发现的9个致病基因均与心肌细胞的肌节蛋白（包括肌球蛋白、肌动蛋白、肌钙蛋白和α原肌球蛋白）编码有关。众所周知，肌球蛋白是粗肌丝的重要组成部分；肌动蛋白、肌钙蛋白和α原肌球蛋白是细肌丝的重要组成部分。肥厚型心肌病组织病理解剖发现包括心肌细胞排列紊乱、心肌细胞内肌原纤维结构紊乱。有学者认为：肥厚型心肌病相关基因的突变将导致等长收缩力的减低、缩短速度下降、肌力输出减少和肌力硬度比降低，肌节增厚是对肌节功能异常的代偿。但是也有学者认为：肥厚型心肌病心肌细胞排列混乱的原因是基因突变导致的高功能状态和肌球蛋白需求增加。

有研究认为：超声心动图对肥厚型心肌病外显的检出率为40%，结合心电图异常改变检出率可升高至80%。超声心动图的主要发现包括以下两个方面：心室壁局限性增厚；心肌收缩功能亢进和舒张功能减低。左心室流出道周围室壁的增厚将有可能导致流出道狭窄和血流速度增快。同时，高频高分辨率超声显像还能够观察到增厚室壁内的心肌纤维排列异常、纤维化和钙化。

由于心肌局限性肥厚肥厚部位的不同，并非所有肥厚型心肌病患者均具有典型的临床症状（例如，心尖肥厚型心肌病的临床症状较轻，出现时间较晚）。与此同时，肥厚型心肌病具有明显的临床表型或表达的变异性。大量的肥厚型心肌病是在体检时发现的，除非病患已经出现了晕厥或胸前区明显收缩期杂音等典型临床表现。因此，采用先进的医学影像技术对心脏解剖结构和功能进行精确的观察和评价将大大提高原发性的心室壁局限性增厚和心肌收缩功能亢进及其舒张功能减低的检出率，从而有助于确认肥厚型心肌病的临床表型，提高肥厚型心肌病致病基因的外显检出率。

先进的超声心动图技术方法在检测心肌肥厚方面具有明显的优势。超声心动图具有较高的时空分辨率，能够提供心肌细胞纤维构造的可视化影像，有助于对心肌纤维异常排列状态的判断；较高的帧频能够有助于准确确定动作器官心内膜和心外膜的动态变化过程，从而有助于对心脏室壁厚度的准确测量同时确定心室壁增厚的部位、范围和程度。此外，先进的超声心动图技术能够提供全面可靠的整体或局部的心肌收缩和舒张功能评价，有助于准确确定肥厚型心肌病心肌功能损伤的类型和严重程度，从而有助于肥厚型心肌病的分型研究。先进的超声心动图技术还能够提供全面准确的心脏血流动力学评价，从而将最终的心脏功能表型与基础的病理生理改变相关联。

八、特发性扩张型心肌病

特发性扩张型心肌病是一组由常染色体、X染色体和线粒体DNA基因突变或缺失导致细胞骨架蛋白或细胞核膜被蛋白结构异常的遗传疾病。其主要的心肌细胞结构和功能异常表现是肌动蛋白、β-肌球蛋白和硬纤维蛋白及核纤层相关蛋白结构异常导致心肌细胞肌节功能减低或丧失。其临床表型包括心室内径增大、心室壁变薄收缩和舒张功能明显减低、不同程度多种类型的房性或室性心律失常和心脏传导阻滞等。

目前，临床主要应用超声心动图技术方法在排除其他器质性心脏病（如瓣膜病、冠心病、先天性心脏病、心肌致密化不全等）的基础上，确认特发性扩张型心肌病的上述主要临床表型。如前所述，将已经确定的特发性扩张型心肌病的临床表型与确定的致病基因和蛋白质功能表达相关联，进行各种外感环境的观察，就有可能揭示致病基因功能表达的调控过程进而找到干预治疗的途径并建立起相关的技术方法。按照这一思路进行研究，才有可能从根本上治疗特发性扩张型心肌病。

第三节　多基因遗传疾病的临床表型评价

一、高血压病

高血压病是临床最为常见的多基因遗传性心血管疾病。其相关基因研究多集中在肾素-血管紧张素-醛固酮系统的基因多态性研究方面。目前已知，高血压病左心室壁肥厚和功能异常是多个致血压增高基因和多个致心室壁肥厚相关基因共同作用的结果。其临床表型受到基因间相互作用和不同外感环境调控等多种因素的影响。

高血压病的主要心脏临床表型包括对称性左心室肥厚、左心室收缩功能亢进和舒张功能减低。由于目前临床所应用的超声心动图显像技术具有较高的帧频和能够进行多角度扫描观察，因此能够非常准确地观察和测量左心室解剖结构和功能，从而使精确的高血压病心脏临床表型检出和量化评价成为

可能。值得注意的是，在高血压病的心脏临床表型中由于存在外显和表达的差异性，在约20%的高血压病的病例中没有发现左心室肥厚的临床表型，仅仅表现为左心室功能的异常。导致这一现象的原因，有学者认为：一是疾病早期相关致病基因功能尚充分外显和表达；二是不同的相关致病基因功能表达在不同外感环境中的调控差异导致了肥厚基因功能外显率减低；三是存在不同的相关致病基因表达。

尽管如此，在应用超声心动图除外左心室流出道或主动脉瓣及主动脉疾病的基础上，检出左心室收缩功能亢进和舒张功能减低再结合血压增高的临床表现，能够对绝大多数高血压病的心脏功能临床表型进行确认。左心室舒张功能的减低将会造成左心房压力和房壁心肌功能的改变，最终导致系列的房性心律失常事件。而由于血压增高和致病基因共

同作用造成的左心室壁心肌肥厚及其继发的心肌缺血，也将导致与心肌缺血相关的室性心律失常事件发生。

二、冠心病

冠心病是另一类临床最为典型的多基因遗传性心血管疾病。已知冠状动脉粥样硬化是冠心病的基础病变，而在导致冠状动脉粥样硬化的基础疾病（如高脂血症、高尿酸血症、糖尿病和炎症等）中，除炎症因素外其他基础疾病均是与常染色体基因显性遗传密切相关的代谢性疾病。因此，冠心病的遗传致病和调控机制极为复杂，导致其外显和表达变异多样化。但是无论其多基因致病及其调控过程如何复杂，其最终的临床表型就是冠状动脉粥样硬化及相关的心脏解剖结构和功能改变。如何早期检出动脉粥样硬化的存在并确定动脉粥样硬化及其斑块的生物学特性和形态学特征及相关的心脏临床表型，是揭示多基因致病和调控机制的重要基础。

在冠心病发生和发展过程的不同阶段，将会出现由遗传基因功能表达及其调控机制所决定的多种多样的临床表型，如侧支循环、血管重构、心脏房室结构和功能重构等。在功能重构中也包括了冠心病状态下心脏的电机械兴奋重构。

现有的超声心动图技术能够对冠心病相关基因的上述临床表型做出精确而又可靠的观察和量化评价。采用血管内超声技术能够对冠状动脉管壁和管腔的解剖和功能，以及粥样硬化斑块的组织声学特征进行前所未有的观察和检测。现有研究成果表明血管内超声技术能够检出微小的冠状动脉粥样硬化斑块并能够观察斑块内部的组织结构和构成。超声造影技术能够确定冠状动脉粥样硬化所可能造成的心肌缺血位置、范围和严重程度。同时通过采用药物负荷试验，能够确认有无侧支循环和心肌顿抑情况。采用组织多普勒显像技术或超声斑点跟踪成像技术，能够对整体或局部特定部位心肌在缺血状态下的电机械功能改变进行可靠的量化评价。应用常规超声和多普勒血流显像技术能够对心脏整体和局部解剖结构和血流动力学状态进行准确客观的量化评价。综合应用上述超声医学技术方法，就能够对不同阶段冠心病相关致病基因的功能表达及其临床表型做出全面系统的确定和量化分型。

第四节　基　因　治　疗

基因治疗始于20世纪70年代初期。在基因治疗的早期，医学界采用直接注射或经静脉释放治疗基因的方式进行基因重组（DNA连接酶和限制性核酸内切酶的发现为基因重组提供了可能）或治疗但并未能够取得确切的疗效。从那时起医学界开始认识到要实现真正有效的基因治疗，必须要解决以下几个问题：一是建立精确的定位和定向释放治疗基因的技术方法；二是建立具有较高治疗基因转导效率的基因转导技术和方法；三是在充分理解和掌握基因功能表达调控机制的基础上真正实现滴定式的基因治疗；四是医学伦理问题。

随着超声医学技术的不断向前发展，全新的超声医学技术已经能够在基因治疗的不同阶段为实现真正有效的基因治疗提供多个方面的支持。现将超声医学在基因治疗中的应用简述如下。

一、靶点组织定位和治疗基因定向释放

如何确保基因治疗的安全性和有效性是基因治疗必须面对和解决的重大问题。目前实现治疗基因或基因功能表达调控因子体内释放的途径主要有直接注射、经导管释放、化合物携带、中介受体细胞携带、病毒携带、缝线转染和物理释放等多种方式。首先，基因治疗前需要确定有待治疗的靶点组织并对其组织解剖和功能状态进行可靠评价；其次，所有这些释放方式均需要准确的时空引导，以准确地将治疗基因或基因功能表达调控因子释放于已经确定的靶点组织。

现有的超声影像技术能够准确地观察并确定人体主要器官和组织的空间位置及其内病变的位置、范围和大小等。同时，超声影像技术能够准确实时在体揭示介入释放装置与靶点组织的时空关系、引

导介入释放装置准确到达预定释放的位置并实时监控释放过程。

采用各种靶向性的治疗基因或基因功能表达调控因子释放技术进行基因治疗是保障基因治疗安全性和有效性的主要措施之一。直接注射和经导管释放并不能保证释放于靶点组织内的治疗基因或基因功能表达调控因子不会随血流到达其他高敏感性组织器官，从而导致在非病变组织器官不必要的基因功能表达。病毒携带的释放方式已经被证明具有较高的风险性，在人体白血病治疗中可导致患者死亡。在实验动物模型中也有导致淋巴瘤发生的报道。在体外失活的病毒在体内特定环境中有可能重新具有致病性，同时由于客观存在大量的病毒DNA插入或整合进入具有转录活性的人体细胞染色体区带导致各种不同类型基因的突变和功能表达。因此，现阶段病毒携带转染的释放方法目前已经较少使用。化合物携带释放的方式影响因素众多，释放效果不稳定。

有研究表明：通过对特定组织细胞发放一定能量的脉冲超声波，能够在特定方向上产生较强声压并导致细胞膜的瞬间穿孔，有助于以各种方式释放于术前已经确定接受治疗的靶组织内治疗基因或基因功能表达调控因子，使其在超声波辐照的区域内沿声场压力方向定向进入细胞内并进行表达。与超声造影微泡携带和靶向技术相结合，通过破坏到达靶点组织的携带治疗基因或基因功能表达调控因子的超声造影微泡，超声波能够较好地定位和定向释放治疗基因或基因功能表达调控因子。

二、增加转导量

在定位释放治疗基因或基因功能表达调控因子的基础上，另一个影响基因治疗效果的关键环节就是如何提高治疗基因或基因功能表达调控因子转导进入靶点组织细胞的效率和如何提高其转导量。

单纯采用脂质体携带基因，靶向性差、转导量低。腺病毒具有较强的侵袭性，病毒携带基因具有

较高的转染率，但是也有较高的机体免疫激活活性和潜在的致病性。反转录病毒携带基因治疗有可能导致具有复制功能的患者体内产生新的反转录病毒并致病。因此，基因治疗亟待寻找并建立安全、高效率的转导技术。

国内外有研究报道：将携带治疗基因或基因功能表达调控因子的超声造影微泡经静脉注射进入人体血液循环，在靶点组织释放一定强度的脉冲超声波，定位定向破坏超声造影微泡，通过局部增高的声压及其对靶点组织内部的细胞产生一过性穿孔等机制，能够大大增加治疗基因或基因功能表达调控因子的转导量。以血管内皮生长因子（VEGF）裸mRNA为例，有研究表明采用上述方法能够增加基因转导量43%，同时产生了明显的血管新生表达。

通过在超声造影微泡膜上装载各种靶向性结构（如正负电荷膜结构、特定抗原抗体、重金属离子、炎性趋化因子等）有助于携带治疗基因或基因功能表达调控因子的超声造影微泡在靶点组织的聚集。在此情况下，再采用高机械指数的脉冲波超声波对微泡予以定位和定向破坏就有可能产生更高的转导效率。

三、滴定式治疗

在靶向超声微泡技术和高机械指数超声定位定向释放技术的支持下，通过介入方式在靶点组织区域内分批逐步释放超声造影微泡携带的治疗基因或基因功能表达调控因子。通过在靶点组织内完全破坏超声造影微泡并释放其所携带的治疗基因或基因功能表达调控因子，在已知转导效率的情况下，就有可能控制转导进入细胞的治疗基因或基因功能表达调控因子的剂量。

在充分了解基因功能表达调控原理和机制的基础上，建立可靠的基因功能表达的调控技术和方法是实现滴定式基因治疗的另一关键。滴定式的基因治疗，将有可能为基因治疗的安全性提供技术上的保障。

第五节 组织工程治疗

一、传导系统组织重建与移植

已有文献报道应用组织工程学技术成功培养出具有自律性电兴奋功能的窦房结等心脏传导组织。有学者认为，将应用组织工程学技术构建出来的类窦房结组织移植进入心脏心房壁内就有可能治疗由窦房结功能障碍导致的病态窦房结综合征。

但是在实验过程中，组织工程培养出来的类窦房结组织移植和功能实现面临以下问题：其一，优势传导路径移植的解剖和功能定位；其二，被移植类窦房结组织细胞与接受移植的心房传导细胞间的连接和细胞与基质的黏附；其三，被移植类窦房结组织细胞的免疫排斥；其四，被移植类窦房结组织的血管重建；等等。

上述问题的解决，在移植术前和术中不仅需要应用实时在体的可视化技术予以精确的空间位置移植引导，同时需要全面的传导系统组织和支配的做功心肌的功能评价；在移植术后还需要对被移植自律组织局部的解剖形态和功能随访评价，以及对心脏整体传导系统功能和心脏解剖、电机械重构和血流动力学的全面评价。

如前所述，超声显像技术方法能够提供从移植导航到心脏移植局部和整体的解剖结构、功能、血流和血流灌注、电机械兴奋过程等的系统性引导、监控和量化评价，能够为传导组织的成功移植提供可靠的技术保障。

二、做功心肌系统重建

通过骨髓干细胞移植重建做功心肌系统的治疗技术曾经为心力衰竭疾病的治疗带来了希望。有大量的文献报道这一治疗方法的治疗效果，但是不同实验室得出的研究结论往往互相矛盾。新近的研究结果认为，简单的经冠状动脉注射干细胞并不能产生可靠的心肌细胞诱导分化和心肌组织的结构重建。在移植干细胞在体内诱导分化程序不清、可靠诱导分化技术方法未建立、细胞移植免疫排斥反应

未能解决的情况下，出现这样的结果是必然的。

超声心动图技术常被应用于评价此类治疗的疗效，通过简单地检测心室收缩功能或局部心肌功能变化情况做出治疗是否有效的判断。仔细分析已有的超声心动图评价文献，可以发现：多数研究其超声心动图评价技术方法的应用存在明显的缺陷。主要表现为采用超声心动图技术方法不适当、心脏功能测量和计算方法未规范化并未能考虑到各种计算公式的适用范围、未进行精确的心脏移植部位心肌功能评价和统计方法使用不当等，所得超声心动图评价结论往往难以令人信服。但是，错误的评价方法得出的可疑结论为临床清晰、正确地判断干细胞移植疗效制造了误区。建立规范化的超声心动图干细胞移植疗效评价体系应当成为超声医学面临的必须解决的重大课题。

有研究表明，采用胚胎干细胞或骨骼成肌细胞移植，在动物实验中能够确切实现移植细胞的骨骼肌样分化。但是，在临床实践中心脏缺血梗死区域常不能为移植至该区域内的干细胞或骨骼成肌细胞提供必要的生存环境。如何结合各种基因促血管新生治疗技术为被移植胚胎干细胞或骨骼成肌细胞长期存活提供必要条件应当是未来胚胎干细胞或骨骼成肌细胞心肌系统重建研究的方向之一。同时，现有研究还发现胚胎干细胞或骨骼成肌细胞有可能诱导心律失常的发生。超声定位定向基因释放技术和转导技术应当成为未来胚胎干细胞或骨骼成肌细胞移植治疗的重要组成部分。如何在掌握胚胎干细胞或骨骼成肌细胞诱导分化机制和调控技术的基础上，依据心脏疾病的整体和局部解剖和功能现状，设计能够导致心脏解剖和功能正向重建的预案、引导和监控重建过程、及时确定治疗终点和并发症，应当成为超声医学研究的重大前沿方向。

组织工程心肌构建目前尚处于实验室阶段，已经能够在可降解组织工程材料（如胶原材料和多聚体材料）上构建三维的心肌组织结构，该心肌组织结构可同时具有自律性和收缩特性。如何依据心脏疾病导致的特定部位心脏解剖结构和功能缺失，设

计构建能够与病变心脏残余正常心肌组织细胞连接以实现病变心脏解剖结构和功能正向重建的组织工程心肌组织，应当是下一步组织工程心肌构建的研究方向。上述技术目的的实现同样离不开精确的心脏可视化技术的引导、监控和评价。

（林　婴　尹立雪）

参 考 文 献

Baartscheer A，Schumacher CA，van Borren MM，et al，2005. Chronic inhibition of Na'/H-exchanger attenuates cardiac hypertrophy and prevents cellular remodeling in heart failure. Cardiovasc Ros，65（1）；83-92.

Chu PH，Yeh HI，Jung SM，et al，2004. Irregular connexin43 expressed in a rare cardiac hamartoma containing adipose tissue in the crista terminalis. Virchows Arch,444(4）：383-386.

El-Menyar AA，AI-Suwaidi J，Gehani AA，et al，2004. Clinical and histologic studies of a Qatari family with myofibrillar myopathy. Saudi Med J，25（11）：1723-1726.

Fabritz L，Kirchhof P，Fortmuller L，et al，2004. Gene dose-dependent atrial arrhythmias，heart block，and brady-cardiomyopathy in mice overexpressing A（3）adenosine receptors. Cardiovaso Res，62（3）：500-508.

Hendorson SA，Goldhabor JI，So JM，et al，2004. Functional adult myocardium in the absence of Na^+-Ca^{2+} exchange：cardiac-specific knockout of NCXI、Circ Ros，95（6）：604-611.

Kikuchi K，McDonald AD，Sasano T，et al，2005. Targeted modification of atrial electrophysiology by homogeneous transmural atrial gene transfer、Circulation，111（3）：264-270.

Liu XK，Jahangir A，Torzic A，et al，2004. Age-and sex-related atrial electrophysiologic and structural changes. Am J Cardiol，94（8）：373-375.

Tang GH，Fedak PW，Yau TM，et al，2008. Cell transplantation to improve ventricular function in the failing heart. Eur J Cardiothorac Surg，23（6）：907-916.

Wang JK，Cui CC，Yao QH et al，2004. Na^+/Ca^{2+} exchanger current and K' current remodeling in midmyocardial cells of hypertrophic left ventricle. DiVi Jun Vi Da Xue Xue Bao，24（4）；430-436.

第40章　心脏传导阻滞分子生物学及病理学基础与心功能研究进展

心脏传导阻滞是临床常见的一类心律失常。冠心病、高血压性心脏病、瓣膜性心脏病、先天性心脏病及心肌病等均可引起心脏电兴奋传导延迟或中断。根据心脏传导阻滞部位的不同可分为窦房传导阻滞、房内传导阻滞、房室传导阻滞及室内传导阻滞。按阻滞的程度不同可分为三度：一、二度心脏传导阻滞为不完全性传导阻滞；三度心脏传导阻滞为完全性传导阻滞。心脏传导阻滞还可分为暂时性、间歇性或永久性三类。临床器质性心脏病伴发心脏传导阻滞，以左束支传导阻滞（left bundle branch block，LBBB）多见。有研究发现在65岁普通人群中LBBB发生率为1%～3%，而心力衰竭患者中LBBB发生率增高至30%。此外，心脏传导阻滞也可发生在健康人群中，Mymin等对3983例健康男性随访30年发现40岁以后一度房室传导阻滞的发生率呈稳定增长，其存在对人体健康并无不良影响。一度以上房室传导阻滞和其他类型心脏传导阻滞（如房间传导阻滞、左束支传导阻滞等）可引起心脏不良的血流动力学改变，心脏收缩和舒张功能障碍，严重者可出现晕厥甚至猝死。

第一节　心脏传导阻滞的分子生物学基础研究进展

近年来，越来越多的研究表明基因与心脏传导阻滞发生和发展有关。离子通道蛋白、细胞间信号分子、细胞间反应因子等异常表达可通过不同途径最终影响心脏电活动，导致传导阻滞的发生。心脏传导阻滞按其病因可分为先天性和获得性两种。先天性心脏传导阻滞又包含遗传和非遗传机制，其中遗传性心脏传导阻滞是修饰基因及环境因子等多种因素共同作用的结果。获得性心脏传导阻滞较常见，主要是各种外感原因改变了心脏基因表型，引起的心肌重塑反过来又促进了心律失常基因表型的表达。心脏传导阻滞基因型与表型之间的关系颇为复杂，在遗传学中表现出不均一性。同一种基因可引起不同的表型，如缝隙连接蛋白Cx40的缺乏，可导致窦房阻滞、房内阻滞及房室传导阻滞；不同的基因也可以有相同的表型，如 *SCN5A*、*NKX2.5* 及 *LAMN* 基因都可引起房室传导阻滞。

一、窦房阻滞

（一）钠离子通道基因 *SCN5A*

窦房结细胞依赖舒张期自动除极发放正常节律的心脏冲动，外向电流（i_K）的衰减、内向电流（i_b, $_{Na}$，i_f，$i_{Ca, T}$，$i_{Ca, L}$，i_{st}）的激活正是这一过程发生的电生理基础。以前的实验已经在窦房结细胞中记录到了内向电压依赖的钠电流，但是还不明确它是如何影响起搏细胞功能的。*SCN5A* 基因编码主要表达在心脏上的电压门控钠离子通道蛋白α亚基（Na$_v$）。迄今，α亚基中有10种亚型被识别。窦房结表达TTX（河豚毒）-抵抗Na$_v$1.5亚型（占多数）和TTX（河豚毒）-敏感的神经亚型钠通道蛋白，它们在窦房结不同区域的分布与各自对节律的产生和（或）传导的作用是一致的。Benson等提供了人类 *SCN5A* 基因缺失导致窦房结功能障碍的间接证据。在稳定哺乳动物细胞中分析其突变钠通道证实存在6个与人类先天性窦房结功能障碍有关的突变，其中2个可导致无功能的Na^+通道形成，余下4个显示轻到重度的钠通道功能障碍。为了进一步研究其机制，Lei等制备了$Scn5a^{+/-}$成年小鼠窦房结模型。结果观察到与野生型相比，$Scn5a^{+/-}$小鼠有缓慢窦房传导及窦房阻滞现象，其原因是$Na_v1.5$通道功能障碍明显影响了动作电位上升支速率和幅度。该实验第一次直接证实了编码心脏钠通道$SCN5A$靶向基因断裂后，临床上可观察到窦性心动过缓、窦房传导减慢及窦房传出阻滞现象，并进一步阐明了Na^+通道在小鼠窦房结系统传导和起搏中可能起的作用。

（二）缝隙连接蛋白Cx40

表达在小鼠心房和希氏-浦肯野纤维系统中的主要缝隙连接蛋白Cx40是决定细胞间通信与电活动传导的因子。在哺乳动物窦房结中央缝隙连接蛋白的表达水平非常低，到目前为止，只报道在犬的窦房结中有Cx40表达。Hagendorff等在Cx40缺失的小鼠中观察到了窦房传导障碍，传导阻滞可发生在任意方向：从窦房结传至心房（传出阻滞），也可以发生在心房起搏时从心房传入窦房结（传入阻滞）。此外，Cx40缺失的小鼠窦房结恢复时间明显延长。

（三）klotho基因

除存在于甲状腺、肾脏、脑脉络丛外，klotho基因还在心脏窦房结起搏细胞中表达。小鼠klotho基因缺失导致与人类衰老相似的症状。Takeshita等通过研究klotho基因表达缺失小鼠（kl/kl）窦房结功能，结果发现，kl/kl小鼠处在应激抑制状态显示高的猝死率（20/30）并伴发窦房结功能障碍（ECG显示窦房阻滞或窦房静止）。引起这种结果的具体分子及细胞机制还不清楚，可能与窦房结klotho基因表达影响起搏活动的某种离子通道功能有关。

二、房内阻滞

缝隙连接蛋白Cx40在心房肌中表达丰富。Hagendorff等通过记录小鼠体表ECG，发现$Cx40^{-/-}$小鼠有显著的P波延长，提示房内传导障碍。Cx40缺失引起房内传导阻滞的病理生理改变还不清楚。P波延长可能是不同机制作用的结果。一个解释可能是在没有改变脉冲传导向量的情况下，细胞间延

迟除极导致房内传导速率减慢。此外，还不清楚P波延长是否能够说明Cx40缺失是影响了所有心房肌成分还是仅仅影响解剖学上特殊的传导通路。Alcoléa等制备了Cx40KICx45小鼠模型（用Cx45替代缺失的Cx40）来评价两类都表达在传导系统中的缝隙连接蛋白（Cxs）功能是否等效。结果发现，$Cx40^{KICx45/KICx45}$小鼠与其他组相比，P波持续时间增加了约18%，左心房传导速率显著减低23%，而右心房传导速率未见明显降低。即使不能排除右心房向左心房的激动延迟，以上这些数据仍然能够部分解释P波延长的原因。研究最后证实Cx45并不能完全代替Cx40的功能。

三、房室传导阻滞

（一）SCN5A

近来，$SCN5A$突变已被证实和一些进行性房室传导阻滞有关。Schott等将引起房室传导阻滞（atrioventricular block，AVB）的致病基因（编码钠通道的SCN5A）定位在染色体3p21，并识别了与此有关的2个$SCN5A$突变。Tan等发现了$SCN5A$（G514C）突变将会导致孤立性的心脏传导障碍。与$SCN5A$突变导致的长QT或Brugada综合征相比，G514C显示了相反的门控作用，包括在电压依赖通道激活中的除极转换及增强快速通道失活，这些都可能导致孤立性的传导速度减慢。Wang等在观察2例房室传导阻滞的儿童时把$SCN5A$作为候选基因，发现了2个新的突变，分别是G298S和D1595N。通过这2个突变揭示了与以往所观察到$SCN5A$突变不同的异常生物物理特征。即削弱了快速失活机制，但并没有显示持续的非-失活电流，同时也减少了钠电流密度及增强了缓慢失活电流。从模拟动作电位的实验可以推测这将明显减慢心肌传导速率。此外，还发现$SCN5A$基因与非进行性传导障碍有关。

（二）同源框转录因子基因NKX2.5

CSX/NKX2.5是含有在进化过程中高度保守性同源结构域（HD）的一种转录因子，它在转录过程中的作用是通过连接在DNA分子上并调节DNA转录形成mRNA。NKX2.5在哺乳动物早期心脏中胚层及心肌中表达，参与心脏前体细胞的分化、心脏的环化、房室分隔、房室流出道和传

导系统的形成。1998年，Schott等对4个先天性心脏病（CHD）高发病率家系随访后证实了 NKX2.5 基因突变可引起心脏畸形及房室传导异常，致病基因 NKX2.5 定位在染色体 5q35。Kasahara 等为了进一步确定 NKX2.5 突变蛋白异常的分子机制，分析同源结构域 8 个错义突变的生物学特性。研究结果显示这些突变伴随有很高的外显率（房室传导阻滞为 98%，房间隔缺损为 83%），所有 HD 的突变均导致了 DNA 连接显著减少，转录活性降低，而转录因子间（GATA4、TBX5、NKX2.5）的蛋白-蛋白相互作用也不同。在探讨基因-表型之间的关系时，作者指出小鼠杂合 NKX2.5 功能缺失突变（单倍剂量不足）仅导致一度房室传导阻滞和房间隔异常，而人类的 NKX2.5 突变可观察到进行性房室阻滞、高外显率的房间隔缺损及其他心脏畸形，这可能与 NKX2.5 单倍剂量不足在小鼠身上的效应大大弱于人体有关。此外，各种表型的确定主要与能够连接 DNA 的 NKX2.5 总剂量有关。

（三）LAMN 基因

Lamin A/C 蛋白由 LAMN 基因编码，是一种聚集在内核膜表面的中间丝蛋白，维持着细胞膜的完整性。研究表明，LAMN 基因突变与扩张型心肌病（DCM）、常染色显性/隐性埃-德肌营养不良（EDMD）、肢带型肌营养不良、Dunnigan 型家族性部分性脂肪营养不良、常染色体隐性 Charcot-Marie-Tooth 病、Mandibuloacral 发育不良等疾病有关。心脏受累主要表现为两方面：进行性房室传导阻滞及心肌损害。临床上又以扩张型心肌病伴心脏传导阻滞多见。对于 LAMN 基因导致扩张型心肌病伴心脏传导障碍的发病机制还不是很清楚，目前世界上仅报道了为数不多的家系，推测可能是由 LAMN 基因位点突变导致了 Lamin A/C 蛋白缺失从而影响到与核膜相关的许多功能。近年来，Verga、Otomo 等在这方面做了许多工作，他们在研究扩张型心肌病伴房室传导阻滞家系时采用免疫组化、电生理方法从病理生理及细胞生物学等多方面揭示了 LAMN 基因突变与疾病之间的联系。

（四）缝隙连接蛋白 Cxs

Hagendorff 等同时观察到 $Cx40^{-/-}$ 其 PQ 间期比 $Cx40^{+/-}$、$Cx40^{+/+}$ 小鼠显著延长。PQ 间期是指从高位右心房到房室结，再从房室结经希氏束到浦肯野组织起始端的传导时间。PQ 间期延长可能与房室结传导速率减慢有关。除了传导延迟，在 Cx40 缺失小鼠还可以观察到 1:1 房室传导能力降低。1:1 房室传导时间是反映特殊传导系统有效不应期的一个参数，不受房室传导速率的影响。其所有发现都提供了房室结与 Cx40 缺失电生理效应有关的证据。Cx45 主要表达于窦房结和心室传导系统近端部分。Alcoléa 等发现小鼠 Cx40 缺失、Cx45 表达上调时，心脏脉冲经过房室结的传导正常，表明 Cx45 部分功能与 Cx40 重叠。

（五）钙通道

先天性心脏传导阻滞（congenital heart block，CHB）是一类被动获得性自身免疫性疾病，临床可表现为各种不同程度不可逆房室传导阻滞。通过研究 CHB 中出现 AVB 的机制，证实 CHB 胎儿从母体获得的 IgG（＋）选择性阻滞了 α_{1C} L-型（I_{Ca-L}）和 T-型（I_{Ca-T}）钙电流。Qu 等提出阻滞 α_{1C} L-型钙通道能够解释在 CHB 中出现的 AVB，因为房室结脉冲传导主要依赖 I_{Ca-L} 的激活。此外，Mangoni 等研究 $Ca_V3.1$ 敲除小鼠模型，发现房室结细胞 I_{Ca-T} 缺失会减慢房室传导，其原因与房室结激动异常有关。

（六）肾素-血管紧张素系统相关基因

已有研究发现肾素-血管紧张素系统（RAS）与传导异常、Cx43 调节有关。在叙利亚地鼠心肌病模型中，缓慢传导伴随血浆、心肌中血管紧张素转换酶（ACE）活性增加，给予 ACE 阻滞剂后，可以改善传导速率。Xiao 等研究心脏特异过度表达 ACE 基因小鼠模型，ECG 显示房室间期延长，提示存在房室结功能障碍。ACE 高表达的结果可以促进血管紧张素Ⅱ（AngⅡ）表达增加，可以推测 AngⅡ 减慢了心脏传导。这个假设被小鼠过度表达血管紧张素Ⅱ受体（AT_1R）出现心室传导减慢的现象所证实。然而，在其他研究中却显示了相互矛盾的结果。有研究发现 AngⅡ 刺激了 Cx43 增加，以及增加了新生小鼠心肌培养细胞缝隙连接蛋白数量和大小，这些结果都提示 AngⅡ 可加速心脏传导。Donoghue 等在血管紧张素转化酶2（ACE2）过度表达的小鼠中也观察到随年龄增长进行性加重的房室传导阻滞，这种电生理异常的分子机制可能部分与 Cx40 和 Cx43 表达下调有关。与连接蛋白表达减少相关的缝隙连接密度、分布、功能的变化似乎是心力衰竭心肌异常传导特性的基础。该研究最终没有在ACE2转基因小鼠研究中建立起血管紧张素信号与心脏传导之间的联系。此外,推测ACE2过度表达会导致组织中Ang Ⅱ水平降低也是合理的。ACE2可以直接代谢Ang Ⅱ,也可以裂解Ang Ⅰ产生Ang 1-9。实验观察到血浆中过量ACE2转基因小鼠全身动脉压降低可能与循环中Ang Ⅱ减少有关。

(七)诱生型一氧化氮合酶基因

诱生型一氧化氮合酶(iNOS)正常条件下无活性,在炎性细胞因子或内毒素刺激下,可诱导iNOS基因大量表达,产生一氧化氮(NO)。NO一方面可以杀死微生物或肿瘤细胞,另一方面也可以和超氧阴离子生成细胞毒过氧亚硝酸盐阴离子($ONOO^-$)、过氧化亚硝酸盐致组织损伤。研究表明,iNOS表达增加参与了各种疾病的恶化过程。Mungrue等制备了人类iNOS cDNA有条件定向表达在心肌的转基因小鼠模型,ECG记录到了PR间期和P波持续时间明显延长。长期随访观察,ECG显示心脏传导阻滞呈逐渐发展直至最后心搏暂停。所有的结果都揭示了小鼠心脏iNOS活性增加与进行性心脏传导障碍以及致命性缓慢心律失常进展之间的联系。研究还发现显示心脏传导阻滞的$iNOS^+/\alpha MtTA^+$小鼠传导系统细胞Cx40表达明显减少。

(八)Rho家族蛋白及其信号通路

Rho GTPase家族蛋白包括RhoA、Rac1、Cdc42,它们参与调控一系列细胞代谢过程,如细胞形态、运动、增殖、分化及凋亡。研究发现小鼠心肌高表达RhoA可导致窦房结和房室结功能障碍,同样在抑制RhoA活性的模型中也可以观察到相似的表型,说明抑制或激活RhoA信号通路均可以改变心脏的节律和传导。Rho GDIs(GDP解离抑制Rho家族蛋白因子)在Rho GTPases生物活性调节中起着重要作用,它可以优先和无活性的GDP-Rho蛋白结合,阻止其转变成位于细胞膜上有活性的GTP-Rho形式,从而抑制Rho对其下游效应分子或靶蛋白的作用。Wei等通过心脏特异表达Rho GDIa小鼠模型来研究Rho失活对心脏功能的影响,结果发现,Rho GDIa表达增加可导致成年小鼠(4~7个月)发生房性心律失常以及轻度的心室肥大。然而,在心室肥大前后左心室功能仍可维持正常。ECG及心腔

内电生理研究显示在转基因小鼠出现心室肥大前(1~4周),房室传导阻滞程度进行性加重,同时Cx40表达减少。所有观察都表明转基因Rho GDIa可以通过调节与电活动传导有关的心脏蛋白(包括Cx40)的表达和(或)活性诱导房室传导障碍形成。此研究为Rho GTPase在房室传导调节中的重要作用提供了新的依据。

(九)腺苷受体基因

腺苷受体表达的增加可以避免心肌遭受缺血的损伤,但也可以改变心脏电生理。有研究表明心脏特异过度表达A_1腺苷受体(A_1AR)导致一度房室传导阻滞。除A_1AR外,A_3AR也在人类心脏中表达。Fabritz等研究小鼠心脏特异过度表达不同基因分量A_3AR对窦房结和房室结功能的影响,结果显示在活体内心脏特异过度表达A_3AR将导致基因分量依赖的房室传导阻滞和显著的窦房结功能障碍。

四、室内传导阻滞

(一)SCN5A

Simonsen等报道了一个三代家系中4名成员均出现右束支传导阻滞(right bundle-branch block,RBBB),此家系的遗传方式与常染色显性遗传伴不完全外显率的特点一致。此后,文献上又报道了多个束支传导阻滞的家系,表明遗传因素参与了该病的发生。1999年,Schott等对2个家系中有晕厥以及左或右束支传导阻滞的患者进行了研究,发现所有患者SCN5A基因的22号内含子拼接-供体突变产生了钠离子通道DⅢS4缺失,证实SCN5A突变与家族性束支传导阻滞的发生有关。

(二)缝隙连接蛋白Cxs

缝隙连接蛋白Cx40和Cx45都在心脏传导系统表达。Hagendorff等和Simon等都发现Cx40缺失小鼠QRS波与对照组相比明显增宽,存在室内传导延迟。由于没有发现Cx40在心室工作肌细胞中表达,推测室内传导时间延长的原因可能与希氏-浦肯野纤维系统中传导减慢有关。Tamaddon等使用高分辨率光标测技术研究Cx40敲除小鼠特殊传导组织的电生理,结果证实了$Cx40^{-/-}$小鼠右束支传导速率减慢,右心室游离壁活动明显延迟。Alcoléa等研究$Cx40^{KICx45/KICx45}$转基因小鼠,心脏电活动标测发现Cx45替代Cx40导致右束支传导延迟,而左束

支活动正常。Cx40缺失后，电脉冲在传导系统底部（房室结、希氏束、束支及分支近心端）的传导仅依赖Cx45，但Cx45只能部分完成Cx40作用，可能与Cx45通道比Cx40通道传导速率低、较为单一有关。

第二节 心脏传导阻滞相关基因与病理表型研究进展

许多疾病和生理状态的改变都可能引起传导系统的病理性损伤和（或）功能障碍，导致传导阻滞发生。这些影响在病理形态学改变上程度轻重不一，有些是一过性的或可恢复的，多见于炎症、缺血、毒素或其他因素导致的功能性障碍；有些是慢性、不可恢复的，多见于各种原因造成传导组织发生严重广泛的坏死、浸润性改变，代之纤维结缔组织增生。这种病理性损伤的影响与临床上传导阻滞的轻重程度相一致。引起心脏传导阻滞的病因很多，而且不同部位的阻滞病理改变呈多样性。

一、窦房阻滞

窦房结的器质性病变和结外因素引起的功能性障碍都可能造成窦房结冲动向心房传导的延迟或阻断。①器质性窦房阻滞：主要包括特发性窦房结纤维变性、冠心病、各种心脏炎症、心脏淀粉样变、结缔组织疾病等。②功能性窦房阻滞：迷走神经张力增高，以及药物如钙通道阻滞剂、β受体阻滞剂、洋地黄等均可引起窦房结功能障碍。许多研究指出尽管冠状动脉疾病与病态窦房结综合征（sick sinus syndrome，SSS）共存于相当数量的患者中，但它不是引起SSS的主要原因，而不明原因的窦房结退行性变才是引起结内自身病理及功能变化最常见的原因。窦房结的病理改变如纤维化、脂肪浸润、淀粉样变等，最终可导致窦房结传导细胞明显减少，窦房结及结周心房肌胶原纤维增多，这些均成为窦房结传导障碍的重要解剖学基础。窦房结病变性质决定了其传导障碍的预后，急性心肌梗死及急性心脏炎症等原因引起结内及结周组织的变性、脂肪浸润、炎性细胞浸润多为暂时性的，而特发性窦房结纤维化、慢性冠状动脉缺血引起窦房阻滞的电生理改变则多为永久性的。有学者曾对111例SSS患者做病理检查，发现ECG表现为窦房阻滞者，其窦房结有显著的纤维化，而且这种纤维化数量的多少与窦房阻滞病程的长短有关。

二、房内阻滞

正常情况下，窦房结激动经特殊优势传导通路及普通心房肌向左右心房传导。特殊传导束包括结间束和房间束。一般情况下，房内前、中、后3条结间束相互交织，相互补偿，共同维持房内快速传导，不易发生房内阻滞。房内阻滞多伴有器质性心脏病如冠心病、心肌病、心肌炎、高血压病等。在这些病理状态下，心房内一旦出现广泛严重缺血、变性及纤维化，就可能导致心房肌、结间束、房间束传导延缓或阻滞，从而发生房内阻滞。此外，药物、高血钾、迷走神经张力增高也可引起房内阻滞。

三、房室及束支传导阻滞

房室传导阻滞可发生于冲动至窦房结传至心室过程中的任一部位，实际上，AVB主要出现在房室交接处（房室结与房室束未分支部）、交接处下（房室束分支部与束支）。许多原因都与AVB的发生有关。①先天性AVB：伴或不伴有心血管畸形的先天性AVB有家族发病倾向。Bezzina等研究SCN5A基因双重杂合突变（W156X和R225W）伴严重心脏传导障碍的一个家系时，通过组织学检查发现先证者的姐姐（已故）心脏病理改变与扩张型心肌病一致，此外，特殊传导系统有严重退行性变化。作者指出以上这些病理改变可能与离子通道缺失的严重性质有关，该报道是第一次描述人类SCN5A基因突变和心脏病理表型之间的关系。非遗传因素也参与先天性AVB的形成，以往的临床研究都证实了抗SSA/Ro-SSB/La抗体单独引起CHB发生和发展的作用不充分，Clancy等通过基因与免疫组化的研究更加有说服力地揭示了TGF-β（生长因子）与CHB的发病机制之间的联系。在2例CHB胎儿的心脏中均检测到TGF-β mRNA和蛋白的表达，尤其在间隔区，这为细胞因子有助于抗体介导的瘢痕组织形成提供了必要的证据。Lev等发现先天性完全性房室传导阻滞（congenital complete atrioventricular block，CCAVB）的患者其传导系统主要有3种病理改变：心房肌与传导组织外周部分联系缺如，房室束断裂，传导组织迷走。②原发性AVB：主要见于不明原因的勒内格尔病（Lenegre disease）和列夫病（Lev disease）。虽然本病都是以进行性传导系统纤维化为主要特征，同时伴有钙化、萎缩变性等改变，但两者的病理特征不同：Lenegre病主要弥漫累及左右束支远端，甚至延伸至周围的浦氏纤维网，受累组织邻近的心肌仍属正常，无纤维化；而Lev病病理改变相对局限，且累及束支的近端，表现为局灶受累的传导组织消失。Royer等研究$Scn5a^{+/-}$小鼠心脏表型是否和患Lenegre病的患者一样能够经历与年龄有关的变化，结果发现编码Atf3和Egr1转录因子的基因及肥大标志物（α-skeletal actin和β-MHC）的表达随年龄增长上调，推测$Scn5a$钠通道蛋白减少50%时能引起心室电活动长期的不同步及心脏负荷异常，在心肌缺乏显著肥大时可以改变调控元件如Atf3、

Egr1及肥大标志物的表达，以上这个缓慢发展的过程最终导致纤维排列紊乱及纤维变性，将进一步损害心脏传导。该研究第一次证实了单基因离子通道表达缺失能导致随着衰老出现的进行性心肌结构异常。③继发性AVB：冠心病中最常见的是急性心肌梗死，广泛的下壁及前间隔梗死可导致房室结前心房肌纤维及左右束支缺血、水肿与炎性反应，严重时坏死、纤维化，绝大多数能恢复正常的房室传导。慢性冠状动脉供血不足导致的房室阻滞的病理改变是传导组织的弹性纤维化，伴或不伴有脂肪浸润及束支的萎缩性改变；任何病因的急性或慢性心肌炎都可影响传导系统。Kishimoto等在病毒性心肌炎小鼠模型中观察到发生房室传导阻滞时最常见的病理改变为希氏束中单核细胞浸润；心肌病中扩张型心肌病合并各种传导阻滞的发生率较高，传导系统的病理改变多与Lenegre病相似；胶原疾病包括系统性红斑狼疮等多种结缔组织病，主要通过自身免疫反应直接对心脏传导系统产生损害造成房室阻滞。组织学可见传导性组织局灶性间质炎症和血管周围单核细胞浸润，同时可伴有小范围的细胞坏死和纤维化；其他疾病还包括心脏淀粉样变、心脏肿瘤及传导系统钙化等。

第三节　心脏传导阻滞相关的血流动力学改变

正常情况下，心脏是由窦房结发放冲动沿房室结、房室束、左右束支、浦氏纤维到达心室肌群，完成全部心脏的序列性收缩活动。不同原因造成的严重而快速的某个部位的传导阻滞，都会使得相应部位电机械活动不同步或程序发生改变，从而引发不良的心脏血流动力学效应。近年来，随着心脏同步化（CRT）治疗的发展，人们进一步加深了心脏传导阻滞对血流动力学影响的认识。

例安装起搏器的SSS患者中有15例出现卒中症状，考虑与左心房射血功能低有关。Tokushima等评价19例病窦综合征患者的左心房收缩功能，结果发现左心房射血分数（LAEF）明显低于正常对照组，证实了SSS的存在不仅影响到传导系统而且波及了左心房，引起了心房肌异常的病理改变如出血、纤维化及变性。Sanders等研究窦房结疾病的患者心房的电生理及电解剖特征，研究结果同样证实了存在弥漫性的心房重构。

一、窦房阻滞

窦房结冲动不能正常地经窦房连接区传至周围心房肌，可使窦房传导时间延长甚至心房不能除极，影响心房功能。Nawata等报道了几例SSS患者有左心房收缩功能明显受损，Mattioli等发现在88

二、房内阻滞

房内阻滞按阻滞部位又可以分为右心房内传导阻滞和左心房内传导阻滞。临床上房内阻滞仅累及右心房造成右心房内活动延迟较少见，而且单纯右

心房阻滞一般不引起严重的血流动力学障碍。房间传导阻滞（interatrial block，IAB）见于电活动从右心房经Bachmann束（上房间传导束）向左心房传导的时间明显延长。Ramsaran等通过测量房间内传导阻滞患者的左右心房电机械时间及有效的左右心室充盈开始的时间，指出房间内传导阻滞会造成左心房机械活动明显延迟，而这种心房间机械的不同步必然导致心脏血流动力学发生改变。①对左心房功能的影响：88%的IAB患者伴有左心房扩大（LAE）。Ariyarajah等进一步建立LAE与P波之间的量化关系，证实IAB传导延迟的程度（即P波宽度）和左心房扩大直接相关。Goyal等为了确定房间传导阻滞（P波≥120ms）对左心房血流动力学的影响，选择24例超声心图上显示LAE同时伴有IAB的患者，测量其左心房容积、A峰的加速时间（AT）、左心房每搏量（LASV）、LAEF和左心房动能（LAKE），与对照组（有左心房扩大但不伴有房间传导阻滞）比较，发现除了AT明显延长以外，其余的值都较正常组低。也就是说，这类伴有房间内传导阻滞的患者有一个缓慢、收缩无力的左心房，并且左心房功能障碍是和房间的电传导延迟程度（用最长P波持续时间表示）相关的。此外，左心房功能减退加上左心房扩大，使得血流速度进一步变慢，易伴发左心房血栓形成和动脉栓塞。②对左心室功能的影响：Spodick等证实左心室主动充盈有平均37ms的延迟，主要与左心房激动较晚有关。同样，Goyal和Spodick也提出IAB患者左心房收缩无力尤其LAEF、LAKE显著降低时可增加发生充血性心力衰竭的危险性。

三、房室传导阻滞

在正常的心脏内，心房和心室顺序协调地收缩以保证最佳的血流传递。房室传导阻滞时，心房冲动通过房室结传递至心室的时间延长，甚至不能下传，这样的结果使得心室机械活动明显滞后于心房收缩，出现心室充盈受限、二尖瓣关闭不全、有效心排血量降低等一系列血流动力学变化。临床上一般二、三度房室传导阻滞容易出现症状，但有时显著的一度房室阻滞（PR间期＞300ms）也会有明显的症状，主要是不恰当时相的心房收缩引起血流动力学损害所致。三度房室传导阻滞的临床表现多与阻滞部位有关，阻滞部位越高，症状越不明显，多见于先天性房室传导阻滞。有研究表明CCAVB患者存在心室扩大及心肌肥大，推测可能与机体自身代偿有关，通过左心室重构及增加每搏量来维持正常的心排血量。Kertesz等进一步纵向研究了缓慢心率及房室不同步对心室几何形态、功能及室壁应力的影响，结果发现大多数CCAVB患者心室中度扩张的同时伴有收缩功能增强，而几何形态、室壁应力保持正常。此外，左心室扩张的程度与增强的收缩功能并不随年龄的增长而出现明显的变化。

四、室内传导阻滞

Toussaint等研究了心力衰竭患者心室电机械同步与各种不同程度心室传导延迟之间的相互关系，发现QRS波宽度与室间和室内不同步显著相关，而左心室射血分数（EF）相对于室间不同步而言与室内不同步更加密切相关，据此提出了心室电机械活动与心室收缩能力的改变一致。同样，Caso等也发现左束支传导阻滞患者室间收缩不同步的状况与左心室扩张、心室整体收缩功能障碍程度明显相关。有学者进一步研究了各种心脏疾病伴慢性完全性左束支传导阻滞的患者，QRS波增宽程度可能是唯一重要的预测心室功能障碍的标志，如果QRS波＞170ms，预测左心室射血分数降低的特异性是98%。室内传导阻滞时，左心室活动主要受到3个方面的影响。①心室充盈欠佳：左心室活动延迟、左心房功能正常时，可使得早期左心室被动充盈和心房收缩射血同时发生，导致二尖瓣过瓣血流停止及左心室前负荷减少。②室间隔矛盾运动：左心室活动及收缩滞后，而室间隔活动不受影响，这种时间上的不匹配导致了室间隔反常运动，在心室收缩期室间隔朝向与左心室游离壁相反的方向运动。室间隔矛盾运动通过增加二尖瓣反流损害了二尖瓣装置的功能，同时降低了左心室收缩能力。此外，有研究还发现LBBB患者收缩期室间隔无运动状态对左心室收缩、舒张功能的影响更为严重。③二尖瓣反流：乳头肌间活动延迟可能是LBBB时二尖瓣反流最主要的原因。此外，左束支阻滞时等容收缩时间延长可能也与二尖瓣反流有关，心房收缩后不能随之紧跟合理的心室收缩造成左心室-左心房间的压力梯度逆转从而产生了舒张期的二尖瓣关闭不全。以上这些改变最终损害了左心室功能。Ozdemir等采用传统的超声心动图及冠状动脉造影技术研究孤立性LBBB对左心室功能的影响，结果发现LBBB患者等容收缩时间延长，射血时间缩短，左心室收缩末内径增加，射血分数降低，等容舒张时间延长，快速充盈减速时间及左心室舒张期缩短，左心室舒张末压升高，心肌功能指数增大，指出孤立性LBBB可显著损害左心室的收缩与舒张功能。Vernoy等在犬LBBB模型中研究血流动力学变化，发现与基线相比，急性期LBBB心

排血量、左心室内压力的最小变化速率dP/dt降低（$P < 0.05$），血流动力学参数在急、慢性期没有明显变化。慢性期LBBB心排血量没有显示与基线不同，而左心室舒末容积、室壁质量逐渐增加，射血分数进行性降低（$P < 0.05$），提示左心室重构。此外，还有学者指出急性期LBBB引起左心室功能障碍的程度取决于自身的心肌收缩力是否正常。各种动物实验及临床试验都证实了室内及室间传导阻滞时，改变心室的生理性电机械活动程序可导致不良的心脏血流动力学改变。

第四节　影像学研究进展

各种传导阻滞引起心脏正常的除极顺序发生改变，造成房室、室间及室内电机械活动不同步，都可能影响心肌局部和整体的功能。采用哪一种技术手段来准确评价传导阻滞引起的心脏机械收缩活动以及心脏功能的改变已成为临床心脏电生理学家最为关心的问题。心电图是我们临床上常用的诊断心脏传导阻滞的方法，可以用来评价心室收缩不同步。但已有研究发现，通过心电活动不同步来间接反映心室机械收缩的不同步，其敏感度和特异度均不理想。影像技术的突飞猛进使得我们可以更为直观地观测到心室壁的运动并能对一些心功能指标进行测量，主要有超声心动图、核医学和磁共振成像（MRI）。迄今为止，影像学研究最多的是房室结水平以下的传导阻滞。

一、房内传导阻滞

Ramsaran等采用多普勒超声心动图及M型超声研究房间传导阻滞引起的心房电机械活动变化。选择两组人群作为研究对象，一组为LAE伴IAB（P波异常），对照组为LAE但P波正常，将脉冲多普勒取样容积置于二尖瓣、三尖瓣口，同步测定ECG上P波起点至多普勒A波开始之间的时间即为左、右心房电机械时间（P-LA、P-RA）。结果发现，房间传导阻滞的患者左侧PA间期明显延长，而右心房PA间期在两组之间无显著意义，证实了房间传导阻滞中大多数或几乎所有的阻滞都发生在左心房。近年来，随着高时间分辨率组织多普勒技术

的发展，从不同部位精确评价心房机械活动成为可能。我们采集心尖四腔切面，将脉冲多普勒取样容积依次置于左心房侧壁、房间隔、右心房侧壁3个节段（包括下段、中间段、顶段），测量ECG上P波起始至心房收缩波（A波）开始的时间（PA）即可获得各个壁不同节段的心房电机械时间。通过比较相同水平节段的各个房壁电机械延迟时间来了解房内及房间传导情况，左、右心房侧壁电机械时间之差可定义为房间电机械延迟，而左或右心房与房间隔的电机械时间之差则定义为房内电机械延迟。

二、房室传导阻滞

心房和心室收缩之间的间期可以通过测量"房室时间间隔"（同时记录上腔静脉和升主动脉的多普勒血流）或者通过测量"机械PR间期"（同时记录二尖瓣流入口和主动脉流出道的多普勒波形）获得。通过多普勒超声获得"PR间期"测量房室传导机械顺序的方法可以较为可靠地估测心电图上的PR间期。Bergen等在研究中进一步建立了机械PR间期的正常范围，证实了异常机械PR间期可以检测胎儿一度和二度房室传导阻滞的发生率。Nii等在动物实验中采用新颖的组织多普勒成像技术去评价房室传导时间（AVCT）。在这个研究中，通过TDI的方法测量2个AVCT间期即Aa-IV（心房收缩波开始至等容收缩波开始）、Aa-Sa（心房收缩波开始至收缩波开始），结果表明TDI克服了以往M型及脉冲多普勒超声心动图测量的限制，在心率较大

范围变异时能够准确测量房室传导时间。

三、室内传导阻滞

（一）超声心动图

1.组织多普勒超声心动图（TDI）　TDI为临床上准确评估心脏正常及异常的电机械活动提供了崭新的无创检测手段。TDI主要有5种显示模式：M型组织多普勒、彩色编码TDI（速度图、加速度图）、PW-TDI及能量多普勒。加速度及速度模式均可直接反映收缩期内各室壁电除极所产生机械收缩的运动时序。有报道指出加速度模式反映的是速度随时间均衡的变化，在观测组织运动快速变化时其敏感度更高于速度模式。TDI的加速度模式还可以用于观察正常及异常的心室激动起源，观测时要考虑帧频及心率的影响。M型组织多普勒具有较高时分辨率，可逐点比较心肌相位速度的变化，测量ECG中QRS波起点至室间隔、左心室后壁及右心室壁收缩带起始点之间的间期，也可以准确测量室壁活动的时间顺序。该方法评价较粗略，只涉及较少的室壁节段，而且容易受图像质量影响。PW-TDI通过在频谱图上测量各室壁运动的速度峰值、加减速度及时间间期及内外膜下心肌之间的跨壁速度梯度来定量评价局部收缩和舒张功能。此外，因其帧频高、可反映瞬时速度变化，结合同步显示的ECG可以测量各室壁不同部位电机械收缩延迟的时间指标。国内王静等联合采用TDI的加速度图及脉冲频谱图研究了完全性左束支传导阻滞（CLBBB）患者的心脏激动起源及收缩时序，结果发现CLBBB组心室最早除极部位位于右心室前壁心尖段，与正常组迥然不同（$P<0.0001$）。此外，CLBBB患者右心室前壁电除极-收缩耦联正常，而各左心室壁除极明显延迟（$P<0.0005$），得出的结论均与传统的电生理检测结果相符，证实TDI在评价心脏传导收缩方面有较好的可行性。彩色多普勒组织速率成像（c-TVI）是基于TDI的新技术，能够提供高帧频（>100帧/秒）的数据采集，可以用来比较心动周期中左心室不同节段在长轴方向上收缩和舒张的速度、时间。Schuster等采用c-TVI技术评价心力衰竭伴束支阻滞患者左心室局部室壁运动情况，测量不同节段的峰值速率（IVC、SYS、E、A）及达峰时间差。研究发现，LBBB、RBBB均可引起左心室壁节段明显的收缩和舒张的不同步。李岩密等运用TDI基础上衍生的组织追踪技术（TT）和组织同步化成像技术（TSI）观察束支传导阻滞患者心肌6个节段收缩起始时间、收缩达峰时间，计算其时间差和标准差。结果显示，LBBB者心肌各节段的收缩起始时间差值、收缩达峰时间差，以及它们各自的标准差（SD）均大于对照组和RBBB组并有显著差异，RBBB组右心室壁的T_{onset}及T_{peak}均晚于自身左心室壁及室间隔，而侧壁和间隔的时间参数与对照组相比无统计学差异。TDI作为一种极具潜力的评价心脏功能及电生理的新诊断技术，不可避免地受到一些限制，如：①受图像采集和数据分析的限制，导致可重复性差；②空间分辨率低，不能同时多切面采集所有心肌节段进行分析；③TDI分析需要恰当的轴向图像采集；④受图像帧频、声束与被检部位的夹角、呼吸及心脏移位等影响。

2.斑点跟踪成像（STI）　STI技术是基于高帧频的二维灰阶图像，采用时域处理的方法实时跟踪心肌内斑点的位置变化，由于不受角度及心脏移位的影响，可以较好地评价整体和局部心肌的运动或变形。Suffoletto等在应变分析的基础上，采用STI技术评价心力衰竭伴LBBB患者室壁收缩不同步，在左心室壁中段短轴切面选择感兴趣区域，STI软件自动生成6个彩色编码节段相应的时间-应变曲线，通过比较各个室壁的径向峰值应变时间差来定量室壁不同步运动。除了应力、应变率，STI还可以定性、定量分析心肌旋转角度及角度旋转率等参数。研究表明，心肌正常的旋转、扭曲在左心室射血和充盈中起着重要作用，左心室心肌的旋转对整个心脏和局部心功能变化尤其敏感，可以用这个指标来定量左心室功能。国内罗安果等采用STI研究了RBBB时左心室旋转角度的变化，结果显示RBBB时左心室心肌收缩力普遍降低，心脏的旋转变形运动幅度减小，表明RBBB对心脏力学运动存在潜在的影响。STI技术容易受帧频及图像分辨力影响，Suffoletto在研究中指出帧频范围在30～90Hz，尤其是均值为65Hz时更适合进行斑点跟踪成像分析。以往各种STI方法都是从单一二维切面推断心肌运动情况，这样就可能漏掉观察切面基底段水平一些斑点信息。已有初步的三维斑点跟踪成像技术报道，它允许在三维方向上进行斑点跟踪，可以更为广泛、综合地评价心室功能。

3.速率向量成像（VVI） VVI是采用一系列独特的B型像素跟踪算法，跟踪每一帧二维图像上轮廓线上一组点的位置，通过比较这些点同一位置不同帧之间的位移变化来估算速率的大小和方向。VVI采用的复杂跟踪算法并不是简单的"斑点跟踪算法"，而是使用了特殊的参考点，如二尖瓣瓣环、组织运动/腔室边界、邻近边界组织的运动及RR间期。VVI允许测量心肌速率和变形，虽然信号处理较复杂，但用户界面简单，只需要从跟踪心内膜边界的一帧图像上获取定量的时间运动信息，就可以快速、简便、可视化地评价室壁运动不同步。Vannan等采用VVI技术从心肌纵向、径向及周向上全面评价一例DCM伴心力衰竭、LBBB患者左心室壁运动情况，VVI测量胸骨旁左心室心尖短轴切面径向速率、周向应变，在收缩早期或中期，室间隔径向速率大于左心室侧壁，在收缩晚期，室间隔径向速率已达峰值，而侧壁还在朝着相反的方向运动。同样也可以在时间速率曲线及彩色M型上测量心肌峰值速率时间来反映心室不同步。Li等采用VVI技术观察LBBB时心尖扭转情况，测量心尖扭转率、纵向速率、周向应变及应变率，结果发现无论左心室收缩功能是否正常，LBBB患者心尖扭转都存在异常。VVI是一种独特的评价左心室长轴和短轴机械收缩功能的方法，具有潜在的临床应用价值。与斑点跟踪成像技术一样，VVI受图像质量、帧频影响，不一样的是心脏移位会影响VVI图像信息，而STI则不受影响。

4.三维超声心动图 实时三维超声心动图（RT-3DE）提供的是一个直观的心脏三维图像，允许同时显示整个左心室心肌节段的时间-容积曲线，通过测量到达最小收缩容积的时间来评价左心室机械运动是否同步。Kapetanakis等选择正常健康个体和未进行常规超声心动图检查的患者作为研究对象，采用RT-3DE这种新方法评价整个左心室16个心肌节段的不同步，发现SDI（到达最小局部容积的时间标准差；SDI越高，室内同步性越差）随着左心室收缩功能降低而增加，与QRS波宽度无关。此外，研究中也提到50%的患者伴有左心室明显不同步而QRS波宽度保持正常，与Yu等和Pitzalis等提出所有机械不同步的患者只有一半存在着左束支传导阻滞的结果相一致。Zeng等进一步采用RT-3DE

技术定量评价左心室收缩不同步的可行性及精确性，证实了RT-3DE是一种新颖、简易、可重复性地定量评价左心室功能及室内机械不同步的方法。RT-3DE后处理分析依赖图像的质量，此外，如果左心室腔太大，有些节段不能完全被"金字塔"扫描容积所包含，所以也不可能评价其同步性。图像帧频率低（20～30帧/秒）也将影响其测量的准确性。

（二）核医学

平衡门电路心血池显像中的时相分析法可用于一些心脏传导异常的诊断，如束支传导阻滞。时相电影可动态直观地观察正常及异常心脏激动传导时序，而时相图及时相直方图可通过色阶和相角程宽度的变化来反映心房室、室间及室内的收缩是否同步。Frais MA等研究了LBBB、RBBB及正常人的时相图，发现左、右束支阻滞那侧的心室与正常组相比平均相角程（即收缩时间）延迟，提出了相位图可以作为一种无创性的方法评价正常及异常心室激动的患者心室收缩的时序性。近来，基于一种自动边缘检测算法的定量门控单光子发射计算机断层显像（QGS）软件的应用允许在整个心动周期中可视化观测左心室室壁运动及测量左心室功能。Tsurugaya等利用这种软件通过表面三维电影模式的显示来比较达室间隔、左心室侧壁最大收缩位移时的帧数，其差值就是左心室收缩的不同步指数，该研究结果第一次证实了QGS软件能够精确快速地评价心室不同步及整体左心室功能。

此外，传导阻滞引起的心肌代谢及血流灌注异常也可以用核医学的技术手段观察到。Ono S等研究了经右心室起搏诱导产生左束支传导阻滞的17只开胸犬动物模型，用201Tl和^{18}F标记的脱氧葡萄糖（FDG）两种示踪剂分别观察心肌灌注和糖代谢情况，结果发现LBBB可以使室间隔心肌灌注和糖摄取减少，其机制可能与LBBB损害了室间隔收缩期增厚率及增加了室间隔心室肌内压有关。相似的结果也在采用双核素SPECT和心房起搏负荷试验观察6例无明显冠状动脉狭窄的LBBB患者中得到了证实。Bavelaar-Croon等采用门控SPECT观察既往无心肌梗死史的LBBB患者时发现除了室间隔外的其他左心室节段也存在心肌灌注缺损和室壁运动、室壁增厚率异常的现象，而且距室间隔较远的心肌节段灌注减少与功能异常密切相关。Neri等对 8 例扩心病合并 LBBB 患者，以 ^{18}F-FDG 和 ^{13}N-NH$_3$ 作为示踪剂，应用正电子发射计算机断层扫描（PET）评价心肌活性。结果发现，所有 LBBB 患者均存在室间隔可逆性不匹配影像，而 ^{13}N-NH$_3$ 灌注无明显变化，这与 Ono S 等观察到 LBBB 时室间隔心肌灌注减少的情况不一致，可能与试验采取的方法如示踪剂种类、图像分析、血管扩张剂的使用及运动因素有关。另外，有学者采用 ^{99m}Tc sestamibi SPECT 评价 RBBB 的患者左心室和右心室心肌的灌注，结果显示左心室心肌灌注、右心室心肌灌注及右-左灌注率与正常对照组相比没有明显差异，提示 RBBB 这类传导异常不影响心室肌灌注。Lindner 等对 31 例严重 DCM 伴 LBBB 和 14 例轻-中度 DCM 不伴 LBBB 患者（对照组）采用 ^{11}C-乙酸 PET 显像，测量整体心脏和局部心肌的氧耗量（MVO$_2$）和血流量（MBF），研究发现严重 DCM 伴 LBBB 患者静息时心肌整体心脏的 MVO$_2$ 和 MBF 均较非 LBBB 组低，局部分析显示严重 DCM 伴 LBBB 患者心肌室壁间显示了与对照组相比更加不均匀的 MVO$_2$ 和 MBF 分布，局部最高 MVO$_2$ 和 MBF 值出现在左心室侧壁，与 LBBB 引发电机械活动改变的结果一致。所有研究均揭示了这种 MVO$_2$ 和 MBF 局部差异以及实质不均匀分布的存在是由 LBBB 导致的结果，而与 DCM 自身的严重程度无关。

（三）磁共振成像

1.MR 标记成像　MR 标记技术于 1988 年提出，至今已成为一种高分辨率显示三维心肌室壁运动的无创检测手段。该技术联合电影 MRI 使用，通过线形或网格形式标记心肌组织，获得一个心动周期内不同时间点跟踪心肌组织运动的图像，通过分析这些标记的相对运动能够计算出局部心肌的运动或应变。应变定义为每单位长度心肌长度的变化，心肌三个主要方向即周向、径向及纵向的变形应变值都可计算，O'Dell 等提出了一种分析应变的方法，通过 MRI 数据集产生详细四维机械-解剖运动图，这种分析算法在动物模型和人类心力衰竭伴室内传导延迟试验中已用来评价机械不同步。但这种方法产生的信息包含过广，处理和分析图像时间太长，限制了其临床应用。标记 MRI 图像的谐波相位分析（HARP）技术的发展允许快速精确地进行应变测量，HARP 方法通过测量标记 MRI 图上标记线的频率来获得局部心肌应变值。心肌收缩时，标记线彼此靠得更近，标记频率增加；心肌舒张时，则反之。HARP 方法尽管很快，但仍需要一些后处理。从标准心肌标记序列获得应变编码（SENC）MRI（strain-encoded MRI）可以从直接成像局部心肌应变，不需要复杂图像处理，SENC 成像技术在评价心力衰竭患者心室不同步时具有几个优点：①同步实时定量应变，不需要操作者干预；②高空间分辨率；③允许同时采集周向和纵向心肌应变；④可以评价右心室局部功能。以上这些技术都为评价局部心肌运动（位移、旋转及扭曲）提供了一种新颖有效的工具和方法。

2.速率编码 MRI（velocity encoded imaging，VE MRI）　VE MRI 采用相位对比脉冲序列获得流速诱导的相位位移，能够计算心肌中各点轨迹。该技术将单一方向或三维方向上心肌运动进行速度编码，通过心动周期中各时相速度积分推导出心肌运动，可以计算局部心肌的应变及应变率。VE MRI 应用主要的限制是对运动伪差敏感，不能用于测量大范围的心肌运动。Westenberg 等比较 VE MRI 和 TDI 2 种方法评价左心室不同步，选择了 20 例孤立性扩心病伴 LBBB 或室间传导延迟的患者，以及 10 例 QRS 波宽度（＜85ms）、左心室功能及容积正常者作为研究对象。在通过 2 种成像方式获得的心尖四腔切面上，将取样容积置于室间隔和左心室侧壁基底段，分析速度-时间曲线室壁的收缩达峰速率时间来判断运动是否同步。结果发现，2 种方法评价左心室机械不同步有好的相关性（$r=0.98$，$P<0.01$），且用 VE MRI 方法评价左心室不同步使得观察者内部及观察者间的变异减小（变异系数为 10%）。该研究还提出 MRI 时间分辨率只有 TDI 的 1/4～1/3，而且三维方向上速度编码的结果会导致时间分辨率比一维方向上编码的要低。

（白　艳　尹立雪）

参 考 文 献

郭继鸿，2006. Lenegre 病. 临床心电学杂志，15（4）：287-296.

侯应龙，2003，左束支传导阻滞对心脏血流动力学的影响. 中国心脏起搏与心电生理杂志，17（1）：75-76.

李岩密，李越，张绮，等，2006. 组织同步成像和组织追踪技术评价束支传导阻滞患者心室壁运动的同步性. 中国医学影像技术，22（6）：899-901.

罗安果，尹立雪，李春梅，等，2006. 超声斑点跟踪显像技术对左心室收缩期旋转角度的初步研究. 中华超声影像学杂志，15（9）：641-645.

汪康平，2003. 病态窦房结综合征. 心电学杂志，22（4）：198-204.

王静，李治安，王新房，等，2000. 多普勒组织成像技术评价束支传导阻滞患者的心室肌除极状态. 中国超声医学杂志，16（2）：96-99.

赵翠梅，2006. 心脏传导阻滞的分子遗传学研究进展. 同济大学学报（医学版），27：14-17.

Caso P，D'Andrea A，Martiniello AR，et al，2006. Myocardial systolic activation delay in patients with left bundle branch block and either normal or impaired left ventricular function. Echocardiography，23（1）：14-23.

Lei M，Goddard C，LiuJ，et al，2005. Sinus node dysfunction following targeted disruption of the murine cardiac sodium channel gene Sen5a. Physiol，567：387-400.

Nii M，Shimizu M，Roman KS，et al，2006. Doppler tissue imaging in the assessment of atrioventricular conduction time：validation of a novel technique and compareson with electrophysiologic and pulsed wave doppler-derived equivalents in an animal model. J Am Soc Echocardiogr，19（3）：314-321.

Qu IX，Baroudi G，Yue YK，et al，2005. Novel molecular mechanism involving an（Cavl. 3）L-type calcium channel in autoimmune-associated sinus bradycardia. Circulation，111：3034-3041.

Wei L，Taffet GE，Khoury DS，et al，2004. Disruption of Rho signaling results in progressive atrioventricular conduction defects while ventricular function remains preserved. FASEB J，18（7）：857-859.

Xiao HD，Fuchs S，Campbell DJ，et al，2004. Mice with Cardiac Restricted angiotensin-converting enzyme（ACE）have atrial enlargement，cardiac arrhythmia，and sudden death. Am J Pathol，165（3）：1019-1032.

Zeng X，Shu XH，Pan CZ，et al，2006. Assessment of left ventricular systolic synchronicity by real time three-dimensional echocardiography in patients with dilated cardiomyopathy. Chin Med J，119（11）：919-924.

第41章　心肌病变的发生机制及影像学评价

心肌病变在心血管疾病中较为常见且病因繁多。随着分子心脏病学与遗传工程学的迅速发展，对心肌病变发生机制的认识也在不断深入。2006年美国心脏病协会推出了最新的心肌病变的分类方法，新的分类法基于病变累及器官的不同将心肌病变分为原发性和继发性两大类：原发性心肌病变是指心肌病变仅局限于心脏；继发性心肌病变是指心肌的病理改变是全身系统性疾病的一部分。现代医学影像技术可对大多数心肌病变做出诊断和不定期随访观察，并估计其预后。数字化成像等高科技技术在医学影像技术领域的应用，新的应用软件的开发，促进了医学影像学诊断水平提高。同时，临床医师对影像学的诊断也提出了更高的要求：宏观要求解剖与功能诊断更加准确；微观要求达到细胞学及至分子生物学水平。本章对心肌病变的发生机制及影像学技术对病变心肌的局部功能和心室功能的评价作一简要介绍。

第一节　理化因素与心肌病变

一、机械因素

机械刺激一方面可以直接激活心室壁的牵张感受器，引起心肌细胞的肥大级联效应；另一方面可通过刺激生长因子的释放（如Ang Ⅱ），激活心肌细胞肥大通路。Xi等对离体的新生鼠的心肌细胞进行离心力牵张刺激，发现心肌肥大标志物ANP、Ang Ⅱ的浓度增加。

二、化学因素

（一）氧化应激

氧化应激产生的活性氧簇可直接引起心肌细胞的死亡，造成心肌收缩蛋白及骨架蛋白等成分的减少。Hayasaki等在对CC-趋化因子受体2（CCR2）基因敲除大鼠和野生大鼠的缺血再灌注模型的研究中发现：缺血心肌中可见明显的中性粒细胞和巨噬细胞浸润；在野生大鼠的缺血心肌中，巨噬细胞的含量和胶原的含量显著相关。

（二）细胞因子

细胞因子分别以自分泌、旁分泌方式诱导心肌细胞肥大和心肌纤维化。多项研究表明，不同原因在引起的心肌病变时伴有转化生长因子（TGF-β1）、结缔组织生长因子（CTGF）、胰岛素样生长因-1（IGF-1）等细胞因子的表达上调。Sarkar等的进一步研究发现IGF-1可能是心肌肥厚的始动因素之一。Railson等在体外用CT-1培养新生鼠的心肌细胞发现：心肌营养素-1（CT-1）引起心肌细胞肥大的同时，热休克蛋白56（HSP56）的水平增加，以及其mRNA水平表达上调；HSP56反义结构可以阻断CT-1引起的心肌细胞的肥大反应。因此，心肌细胞中HSP56过量表达不能对心肌细胞产生保护作用，相反，会引起心肌细胞的肥大效应。Poten等运用转基因技术发现血小板衍生生长因子-CR的过度表达可诱导心肌纤维化、心肌肥厚及扩张型心肌病的发生。

（三）激素

临床和试验结果分析表明，循环中甲状腺激素水平的增高、肾素-血管紧张素-醛固酮系统的激活等在心肌病理发生过程中起关键作用。Yoshida等对雄性SD大鼠进行过量的醛固酮灌注，醛固酮则通过氧化应激单独引起心肌肥厚效应和心肌的局部炎性浸润。Johar等对转基因大鼠进行Ang Ⅱ灌注，发现Ang Ⅱ可通过Nox2包含的NADPH氧化酶的活性诱导心肌和血管的纤维化。Yndestad等检测到心力衰竭患者的激活素A及其受体的水平明显高于对照组。在新生大鼠的心肌中发现激活素A以自分泌和旁分泌的方式介导了心肌梗死后的愈合和重构。

第二节　心肌病变的分子生物学机制

一、信号转导通路

（一）整合素及其信号通路

整合素（integrin）是连结细胞骨架和细胞外基质的主要受体。研究表明，机械刺激通过整合素可使离体培养的心肌细胞发生各种肥大反应（如细胞骨架蛋白的增殖、Ang Ⅱ浓度增高等）。Xi等对离体的新生大鼠的心肌细胞用β_1-整合素阻滞抗体预处理后，进行离心力牵张刺激，发现抗-β_1-整合素抗体能有效地阻断Ang Ⅱ浓度、ANP释放的增加等，而且可以阻断机械应激引起的微管的聚合，提示β_1-整合素通路介导的机械应激所引起的心肌重构反应中涉及细胞骨架蛋白构象及功能的变化。

（二）丝裂素活化蛋白激酶及其介导的信号转导通路（MAPK通路）

不同的受体均可通过不同的环节引起MAPK通路的活化，在病理刺激引起的心肌细胞肥大反应中起重要作用。Chaulet等通过转染α-肾上腺受体（α1-AR）基因小鼠心脏发现ERK1/2的磷酸化及其下游RSK底物增加。Gosselin等对SD大鼠心脏的左前降支结扎后，与假手术组相比，手术组的非梗死区心肌组织中ERK1/2磷酸化增加。Jamshidi等研究表明HSP56引起的ANP上调可被特异MEK1阻断剂阻断，提示MEK1信号通路可能介导了HSP56引起的心肌细胞肥大效应。

（三）JAK-STAT通路

Fukuzawa等在体外培养的新生大鼠心室肌细胞中发现心肌营养素-1（CT-1）可诱导STAT3蛋白的酪氨酸磷酸化，STAT3的活化可刺激Ao基因的表达，导致心室肌细胞的肥大。Li等用特异JAK阻滞剂AG490和CT-1共同体外培养SD大鼠的心室肌细胞，结果显示：AG490可以减弱JAK-STAT（Janus kinase-signal transducer and activator of transcription）蛋白的合成。El-Adawi等研究也发现该通路在SD大鼠急性心肌梗死模型中非缺血区心肌的活化。因此，该通路的活化是引起心肌重构的一个重要环节。

（四）Ca^{2+}/CaN通路

Ca^{2+}在生理状态下对细胞生长发育的调控起关键作用。但是，研究表明，不同的病理刺激也可通过活化Ca^{2+}/CaN（Ca^{2+}/Calcineurin）通路，从而引起心肌表型的改变。Zou等通过转基因鼠模型发现神经钙蛋白通路在压力负荷诱导的心肌肥厚的发生过程中起关键作用。Lim等通过缩窄大鼠腹主动脉引起的心肌肥厚中发现，神经钙蛋白是一个重要的上游调控因子。

除上述信号转导通路外，还存在蛋白激酶C（protein kinase C，PKC）通路、磷脂酰肌醇-3激酶（phosphoinositide 3-kinase，PI3K）通路、MyD88（myeloid differentiation protein）依赖性NF-κB信号通路等多条信号转导通路。各信号通路之间相互作用、相互整合介导内源和（或）外源的各种病理应激，从而诱导心肌特异基因与非特异基因的转录与翻译，造成心肌内异常物质的过度沉积、蛋白合成的增加、离子通道的改变等。

二、基因的应答反应

（一）立早基因的诱导

一些原癌基因如*c-fos*、*c-myc*、*myb*、*egr-1*等在生理条件下促进细胞的生长与分化，这类基因mRNA的转录可在数分钟内被激活。但是，早期的临床试验研究表明Ang Ⅱ引发心肌细胞肥大和心肌纤维化时伴有*c-fos*、*c-myc*等基因的表达上调。国外的研究发现通过体外培养心肌细胞发现牵张刺激在引起细胞肥大的同时，也表现出了*c-fos*的表达上调。

（二）转录因子、心脏基因的活化与表达

1.转录因子的活化　在正常成人心肌组织中，心肌细胞特异性增强因子-2（myocyte enhancer factor-2，MEF2）仅显示基础活性。当体内外应激信号激活MEF2的转录活性后，MEF2则成为数个肥大前信号级联反应的转录平台。因此，它的活化有助于心脏肥厚的发展。Ralph等从野生大鼠心肌和钙调神经磷酸酶转基因鼠心肌中发现MEF2可以激活钙调神经磷酸酶信号通路的下游区，MEF2阻滞剂可以减轻钙调神经磷酸酶诱导的心肌肥厚。而且，心脏病理表型的严重程度与MEF2的活化呈剂量依赖性。Johar等在醛固酮介导Ang Ⅱ诱导WT大鼠心肌纤维化的同时伴有核转录因子NF-κB活性的增加。

2.编码肌小节蛋白的基因　不同的肌小节蛋白基因的突变可引起不同的心肌表型变化。Kanisago等的研究显示β-肌球蛋白重链（β-MHC）上$Ser^{532}Pro$和$Phe^{764}Leu$的错义突变和肌钙蛋白T基因上ΔLys^{210}的缺失突变是引起扩张型心肌病的主要原因。肌钙蛋白T基因上ΔLys^{210}丢失易降低Ca^{2+}刺激肌球蛋白ATP酶的活性，导致心肌收缩功能障碍。Zahabi等发现去甲肾上腺素在促进心肌肥厚的同时，伴有β-MHC表达上调和α-MHC的下调。而生理性心肌肥厚中则表现为α-MHC表达上调，β-MHC下调。

3.编码细胞外基质蛋白的基因　细胞外基质蛋白通过其表面的特异信号受体，调控细胞外的信号刺激。临床和实验研究结果显示细胞外基质的重构与细胞外基质蛋白的表达有关。Chault等在过度表达α_{1A}-AR鼠体内检测到细胞外基质蛋白CTGF和TSP-1的增加。推测这两种蛋白的增加可能与该受体引起的心肌纤维化有关。Parlakian等在断裂大鼠血清反应因子（SRF）基因60d后，检测到心肌内结蛋白、黏着斑蛋白和斑联蛋白的mRNA明显地被诱导，提示该基因的活化可能与心室的离心性肥大等表型有关。

基质金属蛋白酶（matrix metalloproteinases，MMP）与其抑制剂之间的动态平衡有助于维持心肌细胞外基质成分的稳态表达，这种动态平衡的破坏将导致细胞间隙内胶原的过度沉积或降解。Cave等应用醛固酮介导Ang Ⅱ诱导WT大鼠心室纤维化的同时，MMP-2的活性与转基因鼠相比明显增加。Kizaki等对小鼠进行快速使用多柔比星治疗，2天后小鼠心肌的MMP2 mRNA、MMP9 mRNA的水平开始增加，提示MMP2、MMP9的表达增加可能介导了药物所引起的心脏的毒性效应。Terashima等的研究发现基质降解酶基因启动子5A/6A的多态现象是引起急性心肌梗死的一个新的病理危险因素。

4.编码受体蛋白的基因　受体作为体内外各种应激反应的信号开关，其功能状态与活化的数量直接关系到心肌的病理变化。Hayasaki等在敲除CC-趋化因子受体2（CCR2）基因的大鼠体内发现该受体的缺失可以减弱缺血/再灌注引起心肌的氧化应激对心肌造成的损伤。提示氧化应激可以通过活化CCR2基因的转录，使CCR2受体表达上调，与其配体单核细胞趋化蛋白-1（MCP-1）结合，诱导心肌细胞坏死或凋亡。Chault等运用转基因技术发现大鼠心肌的α_{1A}-AR活性的增强直接导致心肌进行性纤维化和细胞外蛋白基因的再活化，同时出现心肌的收缩功能障碍。Aoyamal等结扎SD大鼠心脏的左前降支后，与假手术组和非梗死区相比，梗死区gp130 mRNA表达明显增加，表明gp130受体可能参与了心肌梗死后的心肌重构。

5.编码酶的基因　Buerger等运用基因打靶、条件基因失活及转基因技术在大鼠体内发现Cre-重组酶的过度表达诱导转基因鼠心脏发生功能障碍、心肌细胞的肥大、心肌细胞的凋亡和胚胎基因（如ANP、BNP）的表达增多。Kawaguchi等通过转染人内皮细胞一氧化氮合酶（ecNOS）基因到大鼠的左室壁内，结果显示：NO和（或）其毒性代谢产物通过自分泌或旁分泌的方式引起转染细胞自身和相邻细胞的凋亡，最终导致肌原纤维的降解。由此推测抑制人内皮细胞一氧化氮合酶的活性可以阻止急性心肌梗死和缺血性损伤引起的心肌的降解。

此外，在各种因素引起的心肌重构中还伴有ANP mRNA的表达上调。Qin等在观察急性心肌梗死大鼠模型后发现，心肌梗死后心肌的重构引起的心律失常的离子基础是在非梗死区的心肌内出现I_{to-f}和I_{ro-s}明显下调。心肌重构时心脏的ANP mRNA表达上调和β-MHC表达上调等是胚胎基因再活化的标志。

第三节　心肌病变的基本病理表型

心肌的基本病理改变主要表现在细胞学病变、心肌细胞间质胶原物质的沉积及纤维化和心室重构。心脏中的间质性胶原基质蛋白成分的降解或胶原成分的过度产生、排列紊乱都将破坏心肌的力学性质、心室的结构和功能。

一、心肌重塑

（一）形态学重塑

心脏在持续的机械负荷与神经-体液内分泌因子因素的影响下，心肌的结构和功能发生变化。从组织细胞水平看，这种改变主要表现为心肌细胞的病理性肥大、心肌细胞的坏死与凋亡及心肌细胞间质胶原过度沉积增加，是多种心脏疾病中一种非特异性的病理改变。

缺血、缺氧和氧化应激可以直接引起心肌坏死和凋亡。在心肌肥厚发展为心力衰竭的过程中，一些细胞因子通过细胞信号转导级联反应激活细胞凋亡通路，诱导细胞凋亡。过量的心肌细胞坏死使心肌收缩蛋白成分减少，造成心肌舒缩功能的障碍。

心肌细胞是终末分化细胞，不能再发生细胞的增殖。为了适应各种应激，心肌细胞只能发生细胞体积的增大。不同的刺激引起的细胞的肥大表型是不相同的，压力负荷和Ang Ⅱ可以引起细胞的宽度增加；而IL-6家族的细胞因子和容量负荷则引起细胞的长度增加。肥大的心肌细胞内可以出现亚细胞器成分的增加变化；与其相反的是肌丝成分的减少，线粒体的减少，胞质内空泡的减少。细胞核的特征变化表现为"肥大核"，核膜严重皱缩，染色质广泛聚集。心肌肥厚时，心肌组织中收缩蛋白含量增加，增强心肌的收缩力，降低室壁张力，使心脏整体舒缩功能增强，以维持心脏的泵功能。

成纤维细胞是心肌间质细胞的主要成分，具有多种分化潜能和增殖能力。各种体内外致心肌肥厚因素均可引起心肌成纤维细胞的增殖，分泌和产生大量的胶原蛋白沉积在心肌间质与血管周围。Ⅰ型胶原蛋白的增多使心肌的弹性下降、僵硬度增加、室壁的顺应性减退和心肌的舒张功能降低。与此同时，由于胶原蛋白的过度沉积，阻碍了心肌细胞间氧和营养物质交换，诱导细胞坏死。

（二）电机械重塑

心肌细胞表型的变化，如细胞直径或长度的变化、心肌纤维化及肌纤维的排列紊乱、心肌细胞坏死等可以加速或延缓心肌细胞间电信号的传导，引起心肌电活动与机械收缩的分离；而某些离子通道基因的异常表达则会出现异位起搏电流的发生。

心肌重塑在发病初期是因机械因素的刺激而发生的一种适应性反应，有一定的代偿意义。但是，临床和实验结果表明心肌重构是心血管疾病事件中一个独立的危险因素。从分子观点来说，心肌重构是因机械刺激而发生的基因序列的适应性重排与一系列非适应性因素相互作用的结果。其中，基因序列的重排是可以遗传的。

二、心肌淀粉样变性

心肌淀粉样变性主要是淀粉样A蛋白沉淀于心肌细胞间质，使心肌纤维排列紊乱、变性和萎缩，心肌收缩无力，多见于老年性心脏病。老年心脏淀粉样变性也可继发于一些慢性炎症疾病，如类风湿关节炎等。Sanbe等运用转基因技术使过度表达晶体蛋白AB^{R120G}（$CryAB^{R120G}$）的大鼠心肌内出现高浓度的淀粉样蛋白低聚物的沉积，导致心肌收缩功能障碍、心力衰竭。淀粉样蛋白低聚体的沉积在转染PQ81的大鼠中也表现出心肌的淀粉样变性。

第四节　影像学技术对病变心肌的功能评价

一、心肌的血流灌注与心肌活力的评估

如何尽早、尽快地判断缺血区的心肌活力及其冠状动脉血流的灌注，保护健存心肌，对临床医师确定患者的治疗方案和预后是至关重要的。早期的冠状动脉造影术是一种有效的检查方法。由于该技术存在放射线危害、费时，所以正逐渐被其他无创技术取代。

（一）核素心肌灌注显像

核素心肌灌注显像是利用有功能的心肌细胞选择性摄取核素标记化合物的作用，应用SPECT进行心肌平面或断层显像，可使有功能的心肌显影，而坏死心肌以及缺血心肌则不显影（缺损）或影像变淡（稀疏）。由于心肌局部放射性药物的蓄积与局部心肌血流量呈现比例关系，因此其心肌灌注显像图也能准确地反映心肌局部的血流情况。Acton等运用高分辨率针孔形SPECT技术结扎大鼠心脏的左前降支诱导局部心肌梗死的模型采用^{99m}Tc灌注显像，采集其左心室短轴断层切面，测量其梗死面积的大小并评估其心肌活力，与TTC染色法结果高度相关（$R^2 = 0.89$），表明此技术可以准确地定量测量心肌的梗死面积大小与心肌活力的判断。

（二）MR心肌灌注成像

MR心肌灌注成像可以利用外源性示踪剂或内源性示踪剂为弥散示踪物。造影剂引起的纵向弛豫（T_1）增强效应适用于心脏的灌注分析。Rober等使用钆螯合物造影MRI技术测量69例经血管重建术后的心肌梗死患者的左心室壁节段收缩增厚参数，与心肌的血流灌注不足、钆螯合物延迟增强评分结果明显相关。提示此项技术可以准确地评估心肌的血流灌注，进而判断心肌活力。

（三）超声心动图成像技术

1.心肌灌注声学造影　心肌灌注声学造影是经周围静脉注射造影剂后，应用二维或多普勒超声技术评价心肌灌注的诊断技术，并可以准确勾画心肌缺血和心肌梗死的部位和范围。Parka等对SD大鼠急性心肌梗死模型中，使用该技术勾画的梗死面积与病理切片相对比，二者相关性好。

2.超声声学定量技术　超声背向散射积分（IBS）技术通过分析心肌背向散射信号强度的变化对心肌组织结构和物理学特性进行量化分析，从而能够较好地反映组织的病理特征。Onbasili等分别用此方法和双嘧达莫负荷SPECT（Tc-99mMIBI灌注）显像技术观察20例慢性冠心病患者的节段心肌活力与心肌血流灌注，与冠状动脉造影结果相比，SPECT判断区域受损心肌的敏感度和特异度为85%、92%；而背向散射积分的循环变化（CVIBS）则为89%、100%，优于SPECT。此技术弥补了传统的二维超声心动图不能有效地评估心肌是否都处于较一致的病理变化。

3.多普勒超声心动图　彩色多普勒血流显像（CDFI）可直接观测心脏二维图像上各处的血流分布状态，直观、准确地观察血流束出现的部位、形状及途径。Ahmari等使用CDFI和多巴胺负荷超声心动图相结合，证明了在低剂量多巴胺负荷下，冠状动脉血流流速降低或者冠状动脉血流的闭塞可以预测早期的心肌缺血，其时间明显早于二维超声心动图上出现的室壁运动异常。组织多普勒成像（TDI）是一种无创性分析室壁运动技术。在该技术基础上建立的Tei指数常用来评价心脏的整体功能。Kuwahara等使用Tei指数对首次急性心肌梗死的患者溶栓术后梗死区的心肌灌注进行评价，与冠状动脉造影相比，Tei指数评价心肌灌注的特异度和敏感度为86%和94%，而且可以减少受检者的胸部不适与再灌注心律失常的发生。

二、局部心肌功能的评价

（一）核素心血池显像

核素心血池显像（SPECT）是将核素或标记化合物静脉注射后，应用γ照相机连续采集显像剂首次通过心脏及大血管的一系列动态图像，以此来测定心脏的整体功能及区域心肌的功能。Hacker等运用门控血池SPECT QBS软件处理技术定量测定充血性心力衰竭患者的局部心肌运动，与超声心

动图相比，其测量的室壁运动指数显著相关（$r=0.88$），提示该技术可以作为诊断心力衰竭常规检查手段。但由于其费用高等因素，仍然限制了它在临床的常规使用。

（二）磁共振成像技术

在心动周期各个相位获得的磁共振影像，可对评估局部心肌功能提供无创性检查方法。夏黎明等应用磁共振（MR）白血技术评价25例非对称肥厚型心肌病（HCM）局部心肌收缩功能，应用白血技术 Fast cine 和 Fiesta 序列对心脏短轴平面扫描，计算病变心肌节段和正常心肌节段的收缩期增厚率（ST），病变心肌节段平均 ST 为（1015 ± 1713）%，正常心肌节段平均 ST 为（$11\,210 \pm 1510$）%，差异有极显著性意义（$P < 0.001$）。HCM病变心肌节段的ST不同程度降低，正常心肌节段的ST明显增高，为代偿性功能增强。Kuhl等对35例患者分别进行径向MRI成像和螺旋MRI成像测定其局部心肌运动，与屏气稳态自由旋进序（BH-SSFP）MRI成像测量结果对比，径向MRI成像测量的室壁运动评分与BH-SSFP测量值无显著差异。表明径向序列MRI成像能够准确地定量测定局部心肌功能。

心脏MRI标记成像技术可用来定量分析局部心肌应变及应变率的变化。Garot等运用谐波相位MRI标记成像技术与多巴胺负荷相结合，对9例陈旧心肌梗死患者区域心肌的应变定量测定，与对照组相比，病变心肌的周向缩短率和最大缩短率与非病变区心肌相比明显降低。此外，采用该技术还可以观察到节段心肌在多巴胺负荷下心肌微小的应变变化。Götte等运用MRI组织标记成像技术测量13例首次心肌梗死患者和对照组的区域心肌的室壁增厚率和应变参数，在测定局部心肌功能障碍方面，室壁增厚率分析的敏感度为69%、特异度为92%；而应变分析的敏感度为92%、特异度为99%。结果进一步证明了MRI标记成像技术定量测定局部心肌功能参数中，其应变参数明显优于室壁增厚率。

（三）超声心动图成像技术

1.组织多普勒成像技术（TDI）　TDI是在传统的多普勒技术的基础上，通过改变多普勒滤波系统，保留心脏组织运动产生的低频、高振幅的频移信号，以彩色编码的方式将运动方向和速度不同的心脏组织以不同颜色和亮度显示出来，便于直观、迅速地评价室壁运动的方向和幅度。刘夏天等应用组织多普勒心肌速度分布图（MVP）对不同原因的心肌肥厚患者进行局部心肌功能评估，与对照组相比，患者的室间隔和左心室后壁收缩期的速度梯度显著低于对照组，左心室短轴方向上的局部收缩功能也较对照组减低，结果证明MVP是评价左心室局部心肌功能的一种新方法。

应变与应变率是检测单位时间内的心肌变形，可以准确地反映局部心肌收缩、舒张特征，并发现其功能变化。应变率与心肌收缩力呈线性相关，因而受心率影响较小。而应变反映的是心脏几何构型的变化，与每搏输出量有关，所以受心率的影响较大。Urheim等运用多普勒多巴胺负荷超声心动图所测定的犬的心脏缺血模型节段心肌的应变参数的变化与声呐微量法测定值相关性良好。Voigt等对44例伴有或疑有冠状动脉疾病的患者采用多巴胺负荷超声心动图技术观察其节段心肌的应变，发现缺血区心肌的应变率和应变都明显低于非缺血区心肌。Skulstad等研究表明多普勒应变指数反映的节段心肌功能优于组织位移和组织运动速度参数。由于该参数具有相对地不受周围心肌牵拉和心脏整体运动等影响，对局部心肌的功能可以定量评估等优点而受到密切关注。但是，它是建立在多普勒技术之上的，所以与多普勒技术存在同样的局限性，即取样角度对测定的影响。

2.斑点跟踪成像技术（STI）　基于斑点跟踪成像技术二维应变可定量测定局部心肌运动形变，无角度依赖性。Leirman等运用此技术观察20例心肌梗死患者的节段心肌的功能与正常人相比，正常节段心肌的收缩期的峰值应变、应变率、收缩峰值速度明显高于梗死节段心肌，与多普勒技术测量相应指标显著相关。Cho等研究表明基于斑点跟踪技术测量的应变参数更能精确地反映区域心肌功能的变化。

心脏的运动不仅具有时间特异性，而且有空间特异性，现代影像技术的发展使得研究心脏的运动方向的变化从纵向、横向到立体空间运动方向的变化成为可能。STI技术通过对帧与帧之间同一斑点的运动追踪，观察节段心肌的旋转角度的变化来反映心肌功能。Helle-Valle等对犬心脏的左前降支结扎前、后运用该技术和声纳微量法观察心尖的旋转角度的变化，结扎后心尖的旋转角度明显减小，但左心室基底段的旋转角度没有差异；对临床患者运用该技术和MRI技术同时测量患者的心尖的旋转角度，二者的结果高度相关。Notimi等对15例患者分别使用TDI和STI技术，采集左心室基底短轴和心尖短轴切面观察左心室心尖和基底的旋转速度，与MRI标记技术测量值相比，STI技术参数优于TDI参数。

3.彩色室壁运动分析技术（CK） 是在二维超声成像基础上衍生出来的一种观察室壁运动的新技术，是以声学定量方法为基础将心内膜位移进行彩色编码从而建立起反映心内膜运动幅度的一种方法。国内外学者的研究表明此项技术可以快速、客观、自动的评价局部室壁运动。技术可以快速。

4.三维超声心动图 实时三维超声心动图（RT-3DE）对左心室局部心肌功能的定量测定是建立在心动周期中心内膜的空间位移的定量测量基础上。Corsi等运用RT-3DE技术描绘出左心室节段容积-时间曲线和室壁运动-时间曲线，左心室基底段和中段的室壁运动异常与MRI成像技术测量结果显著相关。同时运用实时三维超声心动图（RT-3DE）分别定量测定声窗好的患者的局部心肌运动，对声窗差的患者加用实时三维声学心肌造影双重触发技术。与MRI测量值对比，结果显示：双重触发造影技术可以提高定量测定区域心肌运动的准确性。

三、心室整体收缩与舒张功能的评价

（一）心脏CT

心脏CT扫描主要用于评价心脏功能和了解心内详细解剖结构，以获得定量的径线资料和心脏射血分数。Raman等分别使用CT和MRI技术测量患者的左心室EDV和ESV与左心室内径，两者测量值相关（$r = 0.97$），说明心脏CT可以准确地定量测定左心室内径大小和舒张功能。但是，Sugeng等应用心脏CT和三维超声心动图技术来评价31例患者的左心室ESV和EF，以心脏MRI为参照标准，发现CT测量的心功能参数均高于MRI测量的结果。

（二）核素心血池显像

应用核素心血池显像不仅能测定静息状态下的左右心室功能，也可以测定运动或药物负荷下的心动周期内心脏的整体与局部功能，以及收缩期与舒张期功能的指标。SPECT多采用探头围绕身体旋转360°或者是180°进行完全角度或有限角度取样。Adachi等对34例不同心肌疾病患者运用门控血池SPECT技术进行180°和360°轨道心脏切面采样，脱机进行左心室EDV和ESV的分析，结果显示360°轨道测量的心功能参数较180°轨道测量的参数更为精确。Persson等的研究表明SPECT技术轻微低估左心室的ESV和EF。

（三）电影MR成像技术

电影MR能提供三维数据以评价心室容积与容量。臧越等的研究表明MRI测量的心功能结果与超声心动图测量值相关。王慧峰等运用心脏MRI和X线左心室造影（LVG）对52例患者测定左心室功能EDV、ESV和EF，MRI与LVG所测EDV、ESV、EF的相关系数分别为0.94、0.96、0.96（均为$P < 0.001$）。与心血管造影相比，它更为精确且能反复测量。

（四）超声心动图成像技术

1.组织多普勒成像技术（TDI） TDI可用来定量测定左心室长轴方向上的应变和应变率，以此来反映心室收缩功能。Reisner等运用组织追踪成像技术测定27例急性心肌梗死患者和12例正常人的左心室长轴方向上的应变（GLS）和应变率（GLSR）。结果显示：急性心肌梗死患者的GLS和GLSR明显低于对照组（$P < 0.001$）；GLS和GLSR与室壁运动评分呈线性相关（分别为$R = 0.68$、$R = 0.67$）；在评价左心室收缩功能方面，GLS的特异度和敏感度分别为89%和92%，GLSR的特异度和敏感度分别为96%和92%。Kang等运用组织多普勒技术测量35例非缺血性扩张型心肌病患者的左心室基底部4个节段的收缩性指数，实验结果提示TDI提供的收缩性指数可以预测伴有左心室功能障碍情况下的可逆转的左心室重构。

左心室的舒张是一个多因素共同作用的复杂过程。TDI技术为分析左心室的舒张功能提供了新的简便实用的手段。Arslan等运用TDI技术和传统的多普勒技术对52例类风湿关节炎活动期患者左心室的舒张功能进行评价，TDI测量二尖瓣环的舒张早期的运动速度（Em）和舒张晚期的运动速度（Am），Em/Am值与对照组相比明显下降；用传统的多普勒技术测量二尖瓣前向血流的舒张早期的血流流速（E）、舒张晚期的血流流速（A）和等容舒张时间（IVRT），E/A低于对照组（$P < 0.001$），

IVRT与对照组相比是增高的，但无统计学差异；该结论认为TDI可单独或与其他传统的多普勒技术相结合来进行左心室舒张功能的评价。

2.彩色室壁运动分析技术　彩色室壁运动分析技术（CK）不仅反映了室壁运动的幅度，而且反映了其时相变化，它能从空间和时间两个方面定量分析室壁运动的能力。许玉芳等在实验中观察到该技术能相对地直接评价心肌舒张功能，尤其是对二尖瓣血流频谱呈假性正常的患者具有显著意义。

3.三维超声心动图　RT-3DE成像技术能准确显示心脏在不同时相的立体形态，可以从心底到心尖平行切割为多个短轴切面，分别描绘出心腔与心内膜的轮廓与面积，而后准确估算心腔容量和室壁重量；可用于测定心脏功能和心肌肥厚程度。Hibberd等对不同病因的13例心肌病患者的研究表明，三维超声心动图测量的左心室的ESV、EF以及左心室搏出量值与MRI测量结果相关性良好。Jung等的研究表明室壁中层的EF与缩短积分能很好地定量左心室的收缩功能。

从以上各种技术之间的相互对比可以看出：MRI的不足之处首先在于它的左心室功能的测量是建立在左心室短轴切面的重叠组件中，而且心尖切面的心内膜界限不清很容易人为造成部分容积效应；帧频低与立体的混合效应忽略了左心室收缩期的缩短也影响心功能测量的准确性。其次，MRI检查费用昂贵、费时及不适宜心脏起搏器患者、人工金属瓣膜患者和妊娠3个月以内的早期患者。此外，MRI为心电门控检查，对快速心律失常患者，因无法采集图像亦属于禁忌。SPECT与CT成像技术由于放射线危害、费时等因素限制了其在临床的常规使用，而超声心动图技术由于其方便、快捷，可以床旁操作等优点，使其临床使用率仅次于ECG和胸部X线，已经发展为心脏病学的主要影像检查技术。实时三维超声图像可以更全面、更直观地观察左心室的几何形态变化，更精确地计算心功能而显示出它独特的发展优势和应用前景。

（刘会若　尹立雪）

参 考 文 献

刘夏天，吕清，谢明星，等，2006．心肌速度分布图评价左室局部收缩功能的初步研究、中国医学影像技术，22（5）：701-704.

卢永昕，2006．从心肌病的新观念看分子心脏病时代的来临．临床心血管病杂志，7（22）：385-387.

王慧峰，邬冬梅，汤嘉宁，等，2006．心脏磁共振显像和X线左室造影测定左室功能的对比研究．山西医科大学学报，37（7）：727-729.

许玉芳，刘丽，刘玉红，等，2006．彩色室壁运动技术评价左心室舒张功能——CK软件定量价值中国心血管杂志，10（11）：349-351.

Chaulet H. Lin F, Guo J, et al, 2006. Sustained augmentation of cardiac alphalA-adrenergic drive results in pathological remodeling with contractile dysfunction, progressive fibrosis and reactivation of matricellular protein genes. J Mol Cell Cardiol, 40（4）: 540-552.

Cho GY, Chan J, Leano R, et al, 2006. Comparison of two-dimensional speckle and tissue velocity based strain and validation with harmonic phase magnetic resonance imaging. Am J Cardiol, 97（11）: 1661-1666.

Wu L, Zhao L, Zheng Q, et al, 2006. Simvastatin attenuates hypertrophic responses induced by cardiotrophin-I via JAK-STAT pathway in cultured cardiomyocytes. Mol Cell Biochem, 284（1-2）: 65-71.

Yutao X, Geru W. Xiaojun B, et al, 2006. Mechanical stretch-induced hypertrophy of neonatal rat ventricular myocytes is mediated by beta（1）-integrin-microtubule signaling pathways, Eur J Heart Fail, 8（1）: 16-22.

Zou Y, Hiroi Y, Uozumi H, et al, 2001. Calcineurin plays a critical role in the development of pressure overload-induced cardiac hypertrophy. Cirsulation, 104（1）: 97-101.

第42章　心脏再同步化治疗心力衰竭的临床应用评价

慢性心力衰竭（心衰）是各种心脏疾病的严重表现或晚期阶段，死亡率和再住院率居高不下。流行病学资料显示，目前全球心衰患病人数至少3700万，并且每年新增病例数高达900/10万人。心衰的死亡率与临床严重程度相关，就中重度心衰而言，其5年死亡率可达50%，甚至高于部分恶性肿瘤。美国每年因心衰相关的医疗花费逐年上升，预期2030年支出高达531亿美元。国内形势同样不容乐观，根据《中国心血管健康与疾病报告2019概要》，推算我国心衰患者高达890万人。随着日益突出的人口老龄化问题，心衰在我国所带来的医疗花费同样巨大。

以血管紧张素转化酶抑制剂（或血管紧张素拮抗剂）、醛固酮拮抗剂、β受体阻滞剂为代表的药物治疗是心衰治疗的基础。然而临床实践发现，部分患者药物治疗效果有限，鉴于宗教信仰、心脏供体有限等原因，对那些药物治疗无效的心衰患者而言，起搏治疗是一种优于人工心脏植入、心脏移植的新的治疗方法。心脏再同步化治疗（CRT）是近年来心力衰竭器械治疗的代表，该起搏方式不仅可以提供房室顺序起搏，而且可实现心室收缩的同步化。

第一节　慢性心力衰竭的心脏收缩失同步化特点

心力衰竭患者往往合并房室和（或）室内传导异常，反映到心电图上表现为房室传导阻滞、室内传导阻滞或束支传导阻滞，尤其是左束支传导阻滞图形，表现为QRS波时限的显著延长。异常的电活动将导致房室、室间和（或）室内运动不协调，出现房室运动不同步、左右心室间运动不同步和（或）左心室的室内运动不同步（图42-1）。

（一）房室不同步

正常情况下，心房收缩应出现在心室舒张结束之后、收缩开始之前，使左心室舒张末压迅速增高。根据Frank-Starling定律，心肌收缩力将随之增加而使心排血量提高。心力衰竭时常存在电活动异常，房室运动不同步可以是由房室传导或房间传导异常所致，前者使得左心室收缩相对延迟，后者导致左心房收缩延迟。就房室传导而言，过长和过短的房室（PR）间期都不符合生理性，都会导致房室运动不同步。一方面，过长的PR间期使得左心房室运动不匹配，左心房收缩相对提前，发生于心

室舒张的中期甚至早期，左心室的充盈时间缩短，充盈量减少。另一方面，左心房舒张亦相对提前，引起心房内压力下降。心室舒张末期心室内压力高于心房内压力，血流顺压差流向左心房，二尖瓣被反向压差推起并提前关闭。但提前关闭的二尖瓣易

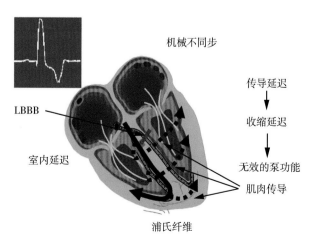

图42-1　心力衰竭时心脏电机械失同步示意图
LBBB：左束支传导阻滞

形成关闭不全，造成了舒张期的二尖瓣反流。左心室充盈不足基础上再有二尖瓣反流将使有效排血量进一步减少。

（二）左右心室间不同步

正常情况下，电激动经过房室结生理性传导延迟后，经由希氏束传至左右束支，使左、右心室近乎同步激动，左、右心室同步球形收缩将血液有效射出。心力衰竭患者常合并左、右心室间的不同步运动，心电图上表现为室内传导阻滞或束支传导阻滞，最常见的是左束支传导阻滞。左束支传导阻滞时，电激动经希氏束首先传导至右束支，先行激动右心室；然后经心肌间的电激动传导依次激动室间隔、左心室，最后激动的区域通常位于左心室侧后壁及乳头肌。右心室收缩早于左心室，其收缩产生的压力使得室间隔左移；而左心室收缩延迟，心肌激动时室间隔已舒张，左心室收缩产生的压力使室间隔向右心室移动，从而导致室间隔的矛盾运动，左心室射血效率受损。

（三）左心室室内不同步

心力衰竭时左心室扩张导致室内传导延迟，使得部分心肌提早激动，部分相对延迟激动，从而改变左心室电激动顺序。早激动的心肌产生的收缩力较小，不能形成足够的压差而不能有效射血；延迟激动心肌收缩产生的压力将使得已开始舒张的提早激动心肌产生矛盾运动，导致收缩力减弱，心排血量下降，同时舒张末容量增加，室壁应力增大，舒张功能减低。再者，最延迟激动的部位通常位于左心室侧壁和乳头肌，其收缩延迟将导致二尖瓣不能及时有效地关闭，产生不同程度的二尖瓣反流，不但减少了有效射血，还使得左心房压力增高进而导致肺淤血，产生活动耐量下降和呼吸困难等临床表现。

Wiggers等阐述了协调的左心室收缩依赖于正常的心室激动。异常的心室激动导致心室收缩期延长和不协调，并且降低压力上升和下降的峰值速度。应用超声心动图可以评价异常心室激动产生的心肌运动。M型超声显示在右束支传导阻滞时，右侧房室环起始活动延迟。同样，左束支传导阻滞时，左侧房室环起始活动延迟。当患者心电图出现左束支传导阻滞时，其二尖瓣反流间期大大延长，因为等容收缩和舒张时间均延长。当心室激动异常进一步加重时，二尖瓣反流可持续650ms甚至更长，而心率较少改变。此外，左心室激动延迟可导致左右心室间及左心室内收缩不协调，使心室排血效率下降。

第二节　心脏再同步化治疗的临床应用效果评价

20世纪90年代，Hochleitner提出使用双心腔起搏及短AV间期可以改善心功能，标志着心脏起搏治疗心力衰竭时代的开始，CRT在改善心力衰竭临床症状，甚至改善临床预后方面积累了充足的循证依据。

（一）InSync研究

最早Danid Gras等发表了心室多部位起搏治疗充血性心力衰竭的多中心研究初步结果。这一研究由欧洲和加拿大14个医学中心参加，初步总结了84例患者应用双心室起搏平均随访10个月的结果。81例患者均为纽约心功能分级（NYHA）Ⅲ或Ⅵ级患者，左心室射血分数（LVEF）＜35%，左心室内径大于60mm，均伴有心室内传导阻滞，QRS波时限＞150ms。患者应用抗心衰药物治疗至少1个月，心功能无明显改善。所有患者植入了双腔起搏器，心室起搏采用右心室与左心室双心室起搏，左心室起搏途径采用经冠状静脉窦心大静或其他分支起搏左心室。研究结果显示，81例患者有68例成功地经冠状静脉窦途径起搏左心室（84%），另13例由于不能进入心大静脉或其他分支或起搏阈值过高，而不能有效起搏左心室。在平均10个月的随访中，有75%的患者心功能由Ⅲ、Ⅵ级改善为Ⅰ、Ⅱ级；6min步行距离由平均299m增加至418m（$P<0.05$），双心室起搏改善心功能的效果十分肯定。

（二）REVERSE研究

再同步化治疗逆转左心室收缩功能不全患者的心肌重塑。研究共纳入610例NYHA心功能Ⅰ或Ⅱ级的心力衰竭患者（窦性心律，LVEF≤40%，QRS时限≥120ms，LVEDD≥55mm），在成功植入CRT或心脏再同步化治疗除颤器（CRT-D）后随机分为CRT打开组和CRT关闭组。研究证实，对于无症状或轻度心功能不全患者，CRT可改善心力衰竭临床症状，抑制心室重塑，改善心功能，延缓心功能不全发展进程。

（三）MADIT-CRT研究

MADIT-CRT研究即心脏再同步联合除颤器的多中心临床研究。入选1820例NYHA心功能Ⅰ或Ⅱ级、LVEF≤30%、QRS时限≥130ms的心力衰竭患者。随机分为CRT-D组（1089例）或ICD组（731例）。平均随访2.4年，结果发现联合CRT治疗可降低心力衰竭风险达41%，尤其是QRS时限≥150ms和（或）合并典型左束支传导阻滞的亚组患者。研究证实：对于无明显心力衰竭症状，但LVEF低下、QRS波增宽的患者而言，ICD基础上联合CRT治疗可降低心力衰竭风险。

REVERSE研究和MADIT-CRT研究中纳入的多数为NYHA心功能Ⅱ级患者。REVERSE研究中15%的患者和MADIT-CRT研究中18%的患者为NYHA心功能Ⅰ级。亚组分析显示，CRT未能降低NYHA心功能Ⅰ级患者的全因死亡和心力衰竭事件。

（四）CARE-HF研究

这项前瞻性随机、多中心研究比较了心脏再同步化治疗与标准药物治疗对心力衰竭伴有心脏非同步收缩患者死亡率的疗效。该研究由82个欧洲心脏中心参加。2001年1月开始入选，2003年3月入选结束。入选标准：患者年龄18岁以上；心力衰竭病史6周以上；在给予标准药物治疗时NYHA分级Ⅲ或Ⅳ级；LVEF＜35%；根据身高计算的左心室舒张末内径≥30mm；QRS宽度≥120ms。若QRS宽度120～149ms，还需满足以下3条中的2条：①主动脉射血前延迟＞140ms；②心室间机械延迟＞40ms；③左心室后外侧壁激动延迟。入选患者被随机分为标准药物治疗组和标准药物＋CRT组。主要研究终点：全因死亡和因心血管事件导致的住院。次要终点：全因死亡率。研究结果显示，共有813例患者入选，404例患者入选标准药物治疗组，409例患者入选标准药物＋CRT组，平均随访29.4个月。在CRT组中，159例患者达到主要终点；单纯药物治疗组中224例患者达到主要研究终点（39% vs. 55%，$HR = 0.63$，95% CI 0.51～0.37；$P < 0.001$）。就全因死亡终点而言，CRT组中82

例患者死亡，单纯药物治疗组中120例患者死亡（20% vs. 30%，$HR = 0.64$，95% CI 0.48～0.85；$P < 0.002$）。与药物治疗组相比，CRT可降低全因死亡率36%（图42-2）。此外，相对于药物治疗组，CRT降低了心室间的机械延迟、收缩末期容积指数及二尖瓣反流面积，并增加了左心室射血分数，改善了患者症状和生活质量（所有比较$P < 0.01$）。

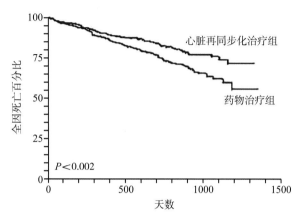

图42-2　CRT可降低心力衰竭患者全因死亡率高达36%

（五）荟萃分析

一项发表在*JAMA*杂志上的研究总结了已发表的11篇文献来自四项随机对照临床试验的结果。入选的4项临床试验包括：CONTAK CD，InSync ICD，MIRACLE，MUSTIC。四项临床试验的基本特点相似，表现为平均年龄63～66岁，平均LVEF 21%～23%，入选的病例大多数是中到重度的心力衰竭男性患者（NYHA分级Ⅲ～Ⅳ）。不同之处在于，基础病因是缺血性心肌病的心力衰竭患者在MUSTIC试验中只有37%，而在其他三项研究中占大多数。四大试验的入选患者均植入了ICD或有再同步化功能的起搏器，并随机分为再同步化治疗开、关两组。CONTAK CD的490例入选患者中有54例经胸植入了左心室心外膜电极，其余的患者及InSync ICD、MIRACLE、MUSTIC的所有患者皆经静脉植入左心室电极。随访时间3～6个月。

CONTAK CD、InSync ICD、MIRACLE研究均未发现再同步化可以减低进行性心力衰竭死亡率，然而荟萃分析四大研究1634例患者数据后，得出以下相反结论：与对照组比较，再同步化治疗组可以降低51%的进行性心力衰竭死亡率，并且有统计学意义，OR＝0.49，95%可信区间0.25～0.93。随访至3～6个月时，该死亡率在再同步化治疗组为1.7%，对照组为3.5%。卡方检验没有发现四项临床试验的结果存在统计学差异（$P=0.85$）。但是，心脏再同步化不能有效地降低非心衰死亡率，具体表现为：治疗组非心力衰竭原因死亡率为3.2%，而对照组为2.8%。心脏再同步化有降低全因死亡率的趋势（OR＝0.77，95%可信区间0.51～1.18，）。3～6个月随访结束时，全因死亡率在再同步化治疗组为4.9%，对照组达6.3%。卡方检验证实四项试验的研究结果没有统计学意义上的差异（$P=0.83$）。

另外发表于2011年的一项荟萃分析显示，对NYHA分级Ⅲ或Ⅳ级的心力衰竭患者，CRT可改善其心力衰竭症状并降低全因死亡风险达22%，减少心力衰竭再入院风险达35%。

第三节　心脏再同步化治疗国内应用情况

自1999年国内植入首台CRT以来，由于植入技术要求高等原因，心脏再同步化治疗一度开展较为缓慢。以张澍、华伟、严激等教授为代表的起搏学者不遗余力，在国内普及心力衰竭器械治疗知识及CRT植入技术。2006年开始国内CRT植入量增长较快，年增速＞50%。近10年来，国内CRT植入以高双位数的比例逐年增长，2016年国内植入量达3560例，其中CRT-D的植入比例也升高至58%，这与心力衰竭猝死预防观念的普及有很大关系。尽管如此，目前我国大陆CRT百万人口植入比例仅为2左右，百万人口植入中心不到1家医院，CRT在国内的应用仍有较大缺口。

临床研究这块，国内学者积累了不少应用经验：①阜外医院心律失常中心华伟等开展的一项旨在探寻CRT超反应的预测因素的临床研究纳入2010～2014年阜外医院心律失常中心有指征并成功植入CRT患者201例，其中非缺血性心肌病患者179例，缺血性心肌病患者22例。术后CRT超反应被定义为术后6个月纽约心功能分析下降至少一级、左心室收缩末期容积≥15%且LVEF≥45%。研究发现，约29%的患者植入CRT术后6个月达到超反应，术前更低的左心室舒张末期容积、坚持服用ACEI/ARB和术后双室起搏比例≥98%是CRT超反应的独立预测因素。此外还发现，相较于非超反应患者，CRT超反应患者有着更小的左心房大小和更高的LVEF。②既往研究发现，不同左心室电激动或机械收缩的顺序对于CRT的疗效有着不同的影响，推测借助辅助检查明确左心室电激动或机械收缩顺序可能有助于预测CRT的反应性。南京医科大学第一附属医院心内科的邹建刚教授等采用门控单光子发射断层扫描心肌灌注显像（SPECT MPI）及其相位分析技术来识别LBBB患者左心室机械收缩模式，通过分析不同收缩模式评价对CRT的反应性。该研究前瞻性纳入自2013年10月至2016年2月南京医科大学第一附属医院有CRT植入指征的LBBB住院患者共58例。患者的入选标准必须包括：①窦性心律。②LVEF≤35%。③心电图需满足典型LBBB形态：a.V_1和（或）V_2导联QRS波呈QS或者rS型；b.Ⅰ、aVL、V_5或V_6导联QRS波宽大伴切迹；c. QRS波时限≥130ms。④纽约心功能分级为Ⅲ～Ⅳ级。⑤至少接受6个月的优化药物治疗。而对于有以下任意一条者，均排除在研究之外：①房颤心律；②室内差异性传导；③右束支传导阻滞；④双腔起搏器升级为CRT的患者。入选的58例患者CRT术前均接受SPECT MPI检查并行相位分析技术，根据检查结果分为U型收缩组（28例）和非U型收缩组（30例）。研究定义的终点为CRT有反应，即要求术后6个月LVEF≥5%。结果发现，术前SPECT MPI显示左心室U型收缩组的28例患者中有25例CRT术后6个月发生了反应，反应率高达89.3%，而非U型收缩组的30例仅56.7%发生了反应（$P=0.005$）。单因素和多因素回归分析显示，U型收缩模式可独立预测CRT有反应。因此，核素心肌灌注显像能够较好地评估左心室机械收缩模式，对此类U型收缩模式的患者植入CRT能够明显改善心脏的收缩功能。

第四节 CRT植入临床新技术

CRT是心力衰竭器械治疗的一大革命性突破，然而，CRT植入也存在一些临床棘手的问题，比如术后无反应、膈肌刺激、左心室电极远期阈值升高等。此背景下应运而生的CRT植入新技术在提高CRT反应率、减少并发症上取得了一定的突破。

（一）左心室四级导线及多位点起搏

左心室四级导线的4个电极（D1、M2、M3、P4）和右心室电极能形成10个不同起搏向量配置，能有效降低左心室起搏阈值、避免膈肌刺激、降低左心室导线脱位风险。在此基础上推出的左心室多位点起搏技术（MPP）能提供左心室双位点起搏，进一步改善室内同步收缩性和血流动力学效果（图42-3）。Pappone C等入选44例有CRT适应证的患者，随机分为传统CRT治疗组（22例）和MPP组（22例），随访12个月，结果显示，尽管在术后反应率上MPP组略高于传统组（76% vs 57%，$P=0.33$），但MPP组在降低左心室收缩末期容积（-25% vs. -18%，$P=0.03$）和改善LVEF上（+15% vs. +5%，$P<0.001$）明显优于传统组。2019年亚太心律失常年会上，阜外医院华伟教授公布了国内多中心MPP临床研究结果。该研究最终入组83例患者，结果显示，与传统双室起搏相比，MPP在85%的患者中实现了相同或更好的急性LV dP/dt_{max}变化。在41例（79%）MPP功能打开患者的6个月随访中，与基线相比，患者的QRS时限缩短

16%，LVEF改善12%，平均6MWT从（281±83）m增加至（429±185）m，所有结果均有统计学显著性差异。

（二）无导线CRT起搏

传统CRT需经冠状窦静脉植入左心室心外膜电极，因此受限于冠状静脉解剖、有正常的静脉通路等条件。新兴的无导线起搏技术为CRT治疗提供了一种全新的起搏模式。该系统包括一个植入在左心室游离壁内膜侧的9mm无导线起搏电极、肌肉下超声换能器及左腋中线的皮下电池，需配合另外一个常规右心室起搏系统，在感知到右心室起搏刺激后3ms内发放左心室起搏（图42-4）。SELECT-LV研究评价了超声介导的左心室心内膜无导线心脏再同步化治疗（WiSE-CRT）的有效性和安全性。该研究入选了来自欧洲6家中心因CRT植入后无反应或不适合常规CRT治疗的35例患者。结果显示，WiSE-CRT系统的植入成功率高达97.1%，1例患者因术中发生室性心律失常而无法继续手术。97.1%的患者术后1个月仍可实现双心室起搏，93.9%在术后6个月可稳定地进行心脏再同步化治疗。84.8%的患者术后6个月临床综合评分改善，21例患者LVEF升高≥5%。未发生心脏压塞事件。该研究证明超声介导无导线左心室起搏系统是可行和安全的，未来可用于传统CRT植入失败或无反应的患者。

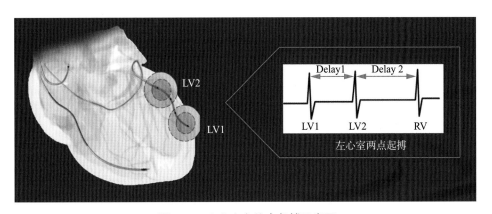

图42-3 左心室多位点起搏示意图
注：LV：左心室；Delay：延迟；RV：右心室

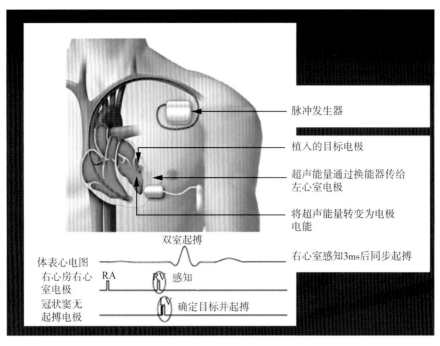

图42-4 无导线CRT工作示意图
RA：左心房；RV：左心室

第五节 心脏再同步起搏治疗适应证

（一）《2013年ESC心脏起搏和再同步治疗指南》

1. 窦性心律患者的CRT适应证

（1）Ⅰ类适应证

1）最佳药物治疗基础上，NYHA心功能Ⅱ、Ⅲ或非卧床Ⅳ级心力衰竭患者，符合LVEF≤35%、左束支传导阻滞且QRS时限>150ms，推荐植入CRT（证据水平：A）。

2）最佳药物治疗基础上，NYHA心功能Ⅱ、Ⅲ或非卧床Ⅳ级心力衰竭患者，符合LVEF≤35%、左束支传导阻滞且QRS时限在120～150ms，推荐植入CRT（证据水平：B）。

（2）Ⅱa类适应证：最佳药物治疗基础上，NYHA心功能Ⅱ、Ⅲ或非卧床Ⅳ级心力衰竭患者，符合LVEF≤35%、非左束支传导阻滞，QRS时限>150ms，应该植入CRT（证据水平：B）。

（3）Ⅱb类适应证：最佳药物治疗基础上，NYHA心功能Ⅱ、Ⅲ或非卧床Ⅳ级心力衰竭患者，符合LVEF≤35%、非左束支传导阻滞，QRS时限在120～150ms，可以考虑植入CRT（证据水平：B）。

（4）Ⅲ类适应证：QRS时限<120ms的慢性心力衰竭患者不推荐植入CRT（证据水平：B）。

2. 永久房颤患者的CRT适应证

Ⅱa类适应证

1）合并心力衰竭，QRS波增宽及LVEF减低：慢性心力衰竭，自身QRS时限≥120ms，LVEF≤35%，经充分优化药物治疗后NYHA心功能仍为Ⅲ或Ⅳ级，如果双心室起搏比例可以接近100%，应该植入CRT；双室起搏比例不能达标的患者，应该建议房室结消融（证据水平：B）。

2）合并LVEF减低，同时房颤心室率难以控制，拟行房室结消融。消融后应该选择植入CRT（证据水平：B）。

（二）2016 ESC急慢性心力衰竭诊断与治疗指南

2016年ESC更新了心力衰竭患者接受CRT治疗的建议，要点内容如下：

（1）最佳药物治疗基础上仍有症状的心力衰竭患者，符合LVEF≤35%、左束支传导阻滞且QRS时限≥150ms，为了改善心力衰竭症状，提高生存率，推荐植入CRT（Ⅰ类推荐，证据水平：A。）

（2）最佳药物治疗基础上仍有症状的心力衰竭患者，符合LVEF≤35%、非左束支传导阻滞，同时QRS时限≥150ms，为了改善心力衰竭症状，提高生存率，应该植入CRT（Ⅱa类推荐，证据水平：B）。

（3）最佳药物治疗基础上仍有症状的心力衰竭患者，符合LVEF≤35%、左束支传导阻滞且QRS时限在130～149ms，为了改善心力衰竭症状，提高生存率，推荐植入CRT（Ⅰ类推荐，证据水平：B）。

（4）最佳药物治疗基础上仍有症状的心力衰竭患者，符合LVEF≤35%、非左束支传导阻滞，同时QRS时限在130～149ms，为了改善心力衰竭症状，提高生存率，可以植入CRT（Ⅱb类推荐，证据水平：B）。

（5）收缩功能受损的心力衰竭患者，无论NYHA心功能分级如何，只要有心室起搏需求或高度以上房室传导阻滞，为了降低死亡率，推荐植入CRT替代传统右心室起搏。包括永久房颤患者（Ⅰ类推荐，证据水平：A）。

（6）最佳药物治疗基础上，NYHA心功能Ⅲ或非卧床Ⅳ级心力衰竭患者，符合LVEF≤35%，为了改善心力衰竭症状，提高生存率，如果房颤自身QRS时限>130ms，并且有方法可以保证双室起搏比例或者预期患者能恢复窦性心律，应该植入CRT（Ⅱa类推荐，证据水平：B）。

（7）接受传统起搏器或植入式心律转复除颤器（ICD）治疗后因高心室起搏比例伴发心力衰竭，优化药物治疗后仍有症状的慢性收缩功能受损心力衰竭患者，可以考虑升级器械为CRT。本条对心力衰竭稳定的患者不适用（Ⅱb类推荐，证据水平：B）。

（8）QRS时限<130ms是CRT治疗的禁忌（Ⅲ类推荐，证据水平：A）。

（三）中国CRT植入专家建议

2006年，中华医学会心电生理和起搏分会（CSPE）首次制订并公布了国内CRT治疗指南，规范了CRT适应证，促进了CRT在国内的推广和应用。此后，国内外均针对诸如轻中度心功能不全、起搏依赖的患者等特定CRT治疗人群进行了深入研究并取得了一定成绩。2013年，CSPE再次组织CRT工作专家组在2009年制定的CRT治疗心力衰竭的建议基础上，依据2012年ACCF/AHA/HRS和ESC的指南，结合我国情况，提出了我国CRT适应证建议。

（1）Ⅰ类适应证

1）LVEF≤35%，窦性心律，左束支传导阻滞且QRS时限≥120ms，指南推荐的药物治疗基础上心功能Ⅲ级或不必卧床的Ⅳ级患者可植入有/无ICD功能的CRT（证据级别：A）。

2）LVEF≤35%，窦性心律，左束支传导阻滞且QRS时限≥150ms，指南推荐的药物治疗基础上心功能Ⅱ级患者可植入有/无ICD功能的CRT（证据级别：B）。

（2）Ⅱa类适应证

1）指南推荐的药物治疗基础上，LVEF≤35%，窦性心律，左束支传导阻滞且QRS时限120～149ms，心功能Ⅱ级患者可植入有/无ICD功能的CRT（证据级别：B）。

2）指南推荐的药物治疗基础上，LVEF≤35%，窦性心律，非左束支传导阻滞且QRS时限≥150ms，心功能Ⅲ级/Ⅳ级患者可植入有/无ICD功能的CRT（证据级别：A）。

3）指南推荐的药物治疗基础上，LVEF≤35%，永久或长程持续房颤节律患者，心室起搏依赖或符合CRT标准且房室结消融和（或）药物治疗后导致近乎100%心室起搏可植入有/无ICD功能的CRT（证据级别：B）。

4）指南推荐的药物治疗基础上，LVEF≤35%，预期心室起搏比例>40%的新植入或更换起搏器的患者可植入有/无ICD功能的CRT（证据级别：C）。

（3）Ⅱb类适应证

1）指南推荐的药物治疗基础上，LVEF≤30%，窦性心律，左束支传导阻滞且QRS时限≥150ms，心功能Ⅰ级的缺血性心肌病患者可植入有/无ICD功能的CRT（证据级别：B）。

2）指南推荐的药物治疗基础上，LVEF≤35%，窦性心律，非左束支传导阻滞且QRS时限120～149ms，心功能Ⅲ级/Ⅳ级患者可植入有/无ICD功能的CRT（证据级别：B）。

3）指南推荐的药物治疗基础上，LVEF≤35%，窦性心律，非左束支传导阻滞且QRS时限≥150ms，心功能Ⅱ级患者可植入有/无ICD功能的CRT（证据级别：B）。

（4）Ⅲ类适应证

1）CRT不适用于心功能Ⅰ～Ⅱ级、非左束支传导阻滞，且QRS时限＜150ms的患者（证据级别：B）。

2）CRT不适用于因合并症或其他原因导致的预期寿命不足1年者（证据级别：C）。

第六节　超声心动图在评价CRT植入适应证患者中的应用价值

CRT治疗的关键是检出最可能从CRT中受益的人群。一直以来，QRS波的宽度被认为是机械运动的电学反映。因此，基线QRS增宽的患者似乎有更高的CRT反应率。左心室功能越差，代表不同步程度越重，对CRT的反应率越高。

CRT疗效不佳者的比例波动于18%～32%。CRT反应者的病因多是特发的扩张型心肌病，通常无心肌梗死的病史。与之相对应，CRT疗效不佳的独立预测因子是有心肌梗死病史、无明确的二尖瓣反流、心力衰竭病因是缺血性心肌病。

超声组织多普勒等新技术已用于评价收缩不同步，并且已有研究证实了其可靠性。有数项研究表明，组织多普勒成像（TDI）检出的收缩不同步是CRT受益的独立预测因子，不论是短期还是长期疗效。针对25例拟接受CRT治疗的终末期心力衰竭患者的研究表明，TDI测量的间隔和侧壁达到峰值收缩速度的时差≥60ms是CRT疗效的指示因子。并且，2/3的患者在CRT治疗后立即出现了LVEF的增加；随访至6个月时NYHA心功能分级改善、运动耐量提升、生活质量提高。另外一项涉及25例合并左束支传导阻滞中重度心力衰竭患者的CRT研究表明，TDI所检测的左心室不同步程度有助于预测CRT的长期疗效。然而，以往多采用的QRS波宽度不能预测CRT疗效。Yu等分析了30例接受CRT治疗的患者，其中17例患者CRT治疗后表现为左心室重塑逆转，临床症状改善。30例患者在接受CRT治疗前、治疗后3个月均接受了TDI检查。研究发现，收缩不同步是唯一一项可以预测CRT疗效的指标。植入CRT前不同步程度＞32.6ms预示属于CRT反应者。

总之，CRT为心力衰竭患者提供了新的治疗方法，它可以改善患者的症状，提高活动耐量，降低住院率及死亡率。随着研究的不断深入和起搏技术的不断改进，心脏再同步化治疗将会越来越广泛地应用于临床，给心力衰竭患者带来新的希望。

（华　伟　胡奕然）

参考文献

华伟，2020. 心脏起搏技术. 2版. 北京：人民卫生出版社.

中国心血管健康与疾病报告编写组，2020. 中国心血管健康与疾病报告2019概要. 中国循环杂志，35（9）：833-854.

Al-Majed NS，Mcalister FA，Bakal JA，et al，2011. Meta-analysis：cardiac resynchronization therapy for patients with less symptomatic heart failure. Ann Intern Med，154（6）：401-412.

Arshad A，Moss AJ，Foster E，et al，2011. Cardiac resynchronization therapy is more effective in women than in men：the MADIT-CRT（Multicenter Automatic Defibrillator Implantation Trial with Cardiac Resynchronization Therapy）trial. J Am Coll Cardiol，57（7）：813-820.

Cleland JG，Daubert JC，Erdmann E，et al，2005. The effect of cardiac resynchronization on morbidity and mortality in heart failure. N Engl J Med，352（15）：1539-1549.

Gras D，Mabo P，Tang T，et al，1998. Multisite pacing as a supplemental treatment of congestive heart failure：preliminary results of the Medtronic Inc. InSync Study. Pacing Clin Electrophysiol，21（11 Pt 2）：2249-2255.

Jin H，Gu M，Hua W，et al，2017. Predictors of super-response to cardiac resynchronization therapy：The significance of heart failure medication，pre-implant left ventricular geometry and high percentage of biventricular pacing. J Geriatr Cardiol，14（12）：737-742.

Leyva F，Nisam S，Auricchio A，2014. 20 years of cardiac resynchronization therapy. J Am Coll Cardiol，64（10）：1047-1058.

Linde C，Abraham WT，Gold MR，et al，2008. Randomized trial of cardiac resynchronization in mildly symptomatic heart failure patients and in asymptomatic patients with left ventricular dysfunction and previous heart failure symptoms. J Am Coll Cardiol，52（23）：1834-1843.

Ponikowski P，Voors AA，Anker SD，et al，2016. 2016 ESC Guidelines for the diagnosis and treatment of acute and chronic heart failure: The Task Force for the diagnosis and treatment of acute and chronic heart failure of the European Society of Cardiology（ESC）developed with the special contribution of the Heart Failure Association（HFA）of the ESC. Eur Heart J, 37: 2129-2200.

Tao N, Qiu Y, Tang H, et al, 2017. Assessment of left ventricular contraction patterns using gated SPECT MPI to predict cardiac resynchronization therapy response. J Nucl Cardiol, 69（11）: 1-10.

Ziaeian B, Fonarow GC, 2016. Epidemiology and aetiology of heart failure. Nat Rev Cardiol, 13（6）: 368-378.

附件：超声心动图评价心脏功能和血流动力学评价手册

一、概述

正常的心脏功能是维持人体循环系统内正常血流动力学状态的根本保证。心脏功能的实现有赖于心脏及其相连通的大血管解剖结构的完整、心脏各个部位之间有序的功能配合和恰当的心脏前后负荷、心肌电机械激动的有效偶联，以及心肌纤维正常的结构和功能。上述任何一个环节出现问题均将导致心脏功能和血流动力学的异常。

任何一种心脏疾病和全身系统性疾病均会影响心脏功能和血流动力学状态。心脏功能和血流动力学的异常经常是各种疾病导致心脏解剖结构破坏、心脏各个部位功能协调性降低、心脏负荷水平异常及心肌功能丧失的结果。心脏功能和血流动力的评价应当紧紧抓住上述环节，在提供完整的心脏功能和血流动力学信息的同时，对导致异常心脏功能和血流动力学状态的根本原因做出判断，并将两者有机地结合在一起。

20世纪80年代中期以前，临床多采用心脏电阻抗图和电机械收缩图进行心脏功能和血流动力学的无创性评价。由于影响因素较多，其检出心脏功能异常的准确度和敏感度均较差，现已不再使用。此后包括超声显像技术、核素血池显像技术、磁共振技术等多种无创性医学显像技术开始被应用于临床心脏功能和血流动力学的评价，其中超声显像技术能够在床旁提供实时动态同步的心脏血管解剖结构评价的基础之上直观显示心脏房室壁和瓣膜运动、心腔和血管腔内血流状态、心肌电机械兴奋过程并能够予以量化评价。近十年来，超声显像技术在心脏功能和血流动力学的评价中得到了更为广泛的应用，其低廉的成本，简便的操作和可床旁一站式提供了几乎所有的心脏影像诊断信息的能力，提示该项技术在心脏功能和血流动力学的评价中具有

广阔的临床应用前景。在介入性心脏功能和血流动力学的评价方面，以往多采用漂浮导管法、染料稀释法和冷稀释法。由于这些介入性的心脏功能和血流动力学评价方法操作分析过程复杂和影响因素较多，所得到的检测结果仅能反映整体血流动力学状态和特定心腔内位点的压力变化情况且观察指标有限，不能够全面系统和精准地反映心脏血管的功能情况，且不能将腔内的血流动力学状况与心脏血管解剖结构的改变有效关联。基于上述原因，1998年以后介入性心脏功能和血流动力学评价方法已经较少在临床实践中应用。

在心脏功能和血流动力学的评价内容方面，随着基础和临床研究的深入，评价的内容也发生了较大变化。其中心脏舒张功能的评价已经逐步成为一门独立的学科，舒张功能学的概念正在形成。在老年人群中，心脏舒张功能减低性疾病已经成为影响预期寿命的主要因素。在临床实践中，舒张功能对疾病过程及其预后影响的认识正逐步深化，与此同时，若干新的超声心脏舒张功能评价方法和指标已经出现和成熟。基于超声多普勒原理的血流动力学评价方法已经建立，并已开始在临床广泛应用。其能够提供较为全面的心脏血管腔内血流状态、来源和分布等的直观量化评价。在临床研究方面，更为重视心脏功能和血流动力学变化与临床疾病之间的关系研究。在基础研究方面，更为重视心脏功能和血流动力学变化与心脏解剖结构、传导系统心肌细胞和做功心肌细胞构造、功能之间的关联研究。基于组织多普勒超声显像技术对心脏功能的分析和评价，目前已经认识到任何心脏功能的正常实现均需要其功能具有正确的方向性，心脏功能方向性的变化同样会导致心脏功能的异常状态。通过以上几个心脏功能前沿方向的不断深入研究，心脏功能和血流动力学的评价必将成为临床工作中客观评价疾病

状况、量化评价治疗效果并指导临床治疗和预测疾病预后的有力手段。

心脏功能和血流动力学的测定评价包括容量参数的测量和计算、时相参数的测量和计算、压力参数的测量和计算、心肌功能参数的测量和计算、心脏功能协调性评价，以及血流动力学参数的测量和计算等若干方面的内容。包括M型超声心动图、二维超声心动图、彩色多普勒血流图、频谱多普勒和组织多普勒显像技术等多种超声检测技术均将综合应用于上述各种检测方法的建立和各个参数的测量。以下将分别介绍超声心动图心脏功能和血流动力学的评价原理、检测方法和评判标准。

二、左心室功能测定

左心室功能是心脏整体功能的重要组成部分。心脏功能的测定首先集中在左心室功能的评价方面。

（一）左心室收缩功能评价

容量参数的计算　采用M型超声心动图、二维超声心动图和频谱多普勒超声均能够以不同的方式计算左心室的各种容量参数。但是，不同的检测技术有各自的技术局限性和应用范围。M型超声心动图仅适用于左心室腔几何构形正常、没有心室壁节段性运动异常的左心室容量参数评价；在冠心病、心肌病等可能导致左心室几何构形和心室壁节段性运动异常的情况下，M型超声心动图测量结果则不能代表心室整体的功能状况。在左心室几何构形和心室壁节段性运动异常的情况下，二维超声心动图技术能够较为全面地测量左心室功能的变化。二维超声心动图技术与频谱多普勒检测分析技术相结合，通过对左心室流入和流出部位解剖结构和血流的测量分析，可以较为准确地测量和计算出左心室流入和流出血液容量。

（1）M型超声心动图：应用M型超声心动图计算左心室容量参数，目前多采用日本学者Teichholz提出的基于特定左心室几何模型（椭圆球体，其长短轴比为2∶1）的左心室收缩末期（LVEDV）和舒张末期容量（LVESV）测量和计算公式。

左心室收缩末期容量＝$LVESD^3$

参考值：24 ～ 75ml

左心室舒张末期容量＝$LVEDD^3$

参考值：75 ～ 160ml

在M型超声心动图2a或2b区分别测量左心室收缩末期前后内径（LVESD）和舒张末期前后内径（LVEDD）。导入上述公式即可得到左心室的收缩末期和舒张末期容量。在测量左心室内径时应特别注意采用标准的左心室长轴二维切面作引导，在清楚确认左心室后壁和室间隔左心室面心内膜面后，方能进行测量。测量中应当除外心腔内假腱索的干扰。测量时应有心电图作为测量时相控制的参考点，左心室收缩末期心电图参考时相点为T波终点；舒张末期心电图参考时相点为R波。在测量出左心室收缩末期和舒张末期左心室的前后内径后，可以计算出左心室的短轴缩短率（FS）。

左心室的短轴缩短率（％）＝（LVEDD-LVESD）/LVEDD

参考值：30％ ～ 40％

在分别测量和计算出左心室收缩末期和舒张末期容量后，可以进行左心室每搏量（SV）、射血分数（EF）、心排血量（CO）、体表面积（BSA）和心脏指数（CI）的计算。

每搏量＝LVEDV-LVESV

参考值：60 ～ 120ml

射血分数（％）＝SV/LVEDV

参考值：55％ ～ 75％

心排血量＝SV×心率（HR）

参考值：3.5 ～ 8.0L/min

心脏指数＝CO/体表面积（BSA）

参考值：2.2 ～ 5.0L/（min·m²）

采用Teichholz公式还能够测量和计算左心室的心肌质量和室壁增厚率等参数。具体测量方法是在舒张末期首先测量左心室前后内径，然后分别测量心室间隔厚度（IVSTd）和左心室后壁厚度（LVPWTd），以及在收缩末期分别测量心室间隔厚度（IVSTs）和左心室后壁厚度（LVPWTs），导入下列公式即可得到左心室心肌质量（LVM）、左心室心肌质量指数（LVMI）、左心室后壁增厚率（ΔLVPWT）和室间隔增厚率（ΔIVST）。

左心室心肌质量＝1.04［（LVEDD＋IVSTd＋LVPWTd）³-（LVEDD）³］-13.6

参考值：男性＜294g/m²；女性＜198g/m²

左心室心肌质量指数＝LVM/BSA

参考值：男性＜134g/m²；女性＜110g/m²

左心室后壁增厚率（%）＝（LVPWTd-LVPWTs）/LVPWTd

参考值：＞30%

室间隔增厚率（%）＝（IVSTd-IVSTs）/IVSTd

参考值：＞30%

通过上述心脏功能参数的测量和计算，可以初步了解左心室收缩功能的状况及左心室前后负荷情况。左心室容量增加同时合并收缩功能正常或亢进，提示左心室容量负荷过重；左心室心肌质量增加同时合并收缩功能正常或亢进，提示左心室后负荷过重。临床工作中，左心室射血分数和左心室心肌质量指数常被作为判断疾病严重程度和疾病预后的主要指标，左心室射血分数低于40%和左心室心肌质量指数大于$125g/m^2$均被作为疾病严重或预后较差的评判和预测指标。

每搏量的增加和射血分数的增高常提示高血流动力学状态。值得注意的是，每搏量的增加或者减少并不代表左心室收缩功能的真实状况。例如，在扩张性心肌病的患者，尽管其左心室收缩功能已经明显减低（如射血分数小于40%），但是其每搏量仍然明显增加。这种情况下，每搏量的增加是左心室容量负荷过重的表现。因此，单纯以容量参数评价左心室收缩功能，将受到心室前后负荷变化的直接影响。M型超声心动图所测得的一些心室收缩功能参数（如短轴缩短率）也仅能反映左心室2区节段的心室壁收缩功能情况。

（2）二维超声心动图：能够提供较为全面的左心室腔解剖结构及其几何构型情况。运用Simpson公式可以较为完整地评价左心室几何构形异常和心室壁节段性运动异常的左心室容量参数。该公式假设左心室腔为一椭圆柱体，将该椭圆柱体沿长轴垂直方向切为若干序列短轴切面；分别计算各短轴切面面积（A）后再依据该椭圆柱体的长径和短轴切面数计算每一节段的厚度（H）。通过计算每一节段的体积和各节段体积之和即可得到左心室腔的总体积。在日常工作中常采用简化的Simpson公式计算左心室腔内容积。该简化公式将左心室腔分为4个节段。

$$左心室容量＝（A_1＋A_2＋A_3）H＋（A_4/2）H＋（\pi/6）H^3$$

通过分别计算左心室收缩末期容量和舒张末期容量，即可得到每搏量（SV）、射血分数（EF）、心排血量（CO）和心脏指数（CI）等容量参数。

目前，几乎所有彩色多普勒超声诊断仪均具备了Simpson公式自动测算左心室容积的应用软件。实际操作时，只需在收缩末期和舒张末期勾画出左心室腔的心内膜面，内置计算机就能够自动计算出上述容量参数。在使用该方法计算左心室容量参数时，尤其应当注意的是必须有同步心电图作为时相标志，以确定舒张末期和收缩末期，其标准与M型超声心动图方式相同。如果没有心电图作为时相参考点，其测量结果将产生较大的变异，导致组间和组内的结果比较困难，可信度减低。

通常采用标准心尖四腔心切面和心尖两腔心切面进行测量和计算，在测量时应当注意切面的稳定性。在勾画左心室心内膜时，常会遇到左心室心尖部心内膜面不清的情况。在这种情况下，应当采用谐波技术、组织多普勒显像技术和声学造影技术等手段或采用经食管超声和心腔内超声等介入性超声技术明确心尖部心内膜位置以后再进行心脏功能的计算。

采用Simpson公式计算的左心室容量参数参考值如下。

LVEDV：75 ～ 160ml

LVESV：24 ～ 75ml

CO：3.5 ～ 6.0L/min

CI：2.2 ～ 4.0L/（min·m^2）

EF：55% ～ 75%

（3）频谱多普勒超声与二维超声心动图：左心室容量参数的计算尚可采用频谱多普勒超声与二维超声心动图技术相结合的方法进行。其基本技术原理如下：如果能够测量和计算出血流通过的管道横截面积，同时又能够测量和计算出单位时间内血流通过的速度，就能够计算出单位时间内通过该管道面积的血流量。依据该原理建立的血流容量计算公式被称为连续方程式。

血流容量＝管道横截面积（CSA）×血流速度时间积分（VTI）

采用二维超声心动图心尖标准左心室长轴切面准确测量主动脉瓣环和二尖瓣环的直径（D），通过圆周率公式换算出管道横截面积。

管道横截面积 $= 0.785 \times D^2$

采用脉冲波频谱多普勒技术能够测量和计算出血流通过主动脉瓣环和二尖瓣环的速度时间积分。现有的彩色多普勒超声诊断仪均具备专用的测量和计算软件包，能够便捷地计算出血流速度时间积分。具体检测和计算血流速度时间积分的方法如下。

首先获取标准的心尖左心室长轴切面，将脉冲波多普勒的取样容积放置于主动脉瓣环或二尖瓣环中心点。将取样容积调至 1～3mm，获取过主动脉瓣环或二尖瓣环血流速度频谱。应用软件提供的勾边工具勾画出一个心动周期的血流频谱边界后，内置计算机将自动计算出该心动周期内血流通过主动脉瓣环或二尖瓣环的速度时间积分。高档的彩色多普勒超声诊断仪尚具备自动勾边和自动报告功能。

正常情况下，应用该方法计算出的一个心动周期的过主动脉瓣环或二尖瓣环血流容量即为每搏量。但是，在存在二尖瓣反流的情况下，每一心动周期的过二尖瓣血流容量将大于左心室输出的每搏量。因此，在存在二尖瓣反流的情况下采用连续方程式不能准确计算出每搏量。采用连续方程式计算容量血流同样需要精准的心电时相作为参考，以准确确定测量和计算的起始点和终点。在管道横截面积和血流速度时间积分的计算中应当注意避免多个影响测量结果的干扰因素。在管道横截面积测量方面，一定要在保持恒定时相的前提下测量主动脉瓣环或二尖瓣环的直径；同时面积和血流速度时间的测量一定要在同一位置和平面。在血流速度时间积分方面，过大的声束与主要血流方向夹角将导致测量和计算的血流速度时间积分偏低；应当获取最大的血流速度和完整的血流速频谱。在取样容积的置放位置方面，应当将取样容积置放于狭窄瓣口的远侧或反流瓣膜的近侧，以获取最大的血流速度时间积分。为了客观地计算容量血流，在窦性心律的情况下应测取 3～5 个心动周期；在房性心律失常的情况下应测取 8～10 个心动周期，取均值作为最后的计算结果。

（二）时相参数的计算

在反映左心室收缩功能的参数中，时相参数是另一类重要的超声心脏功能的测量和计算参数。其中较常使用的是左心室收缩功能的等容时相指标，

即左心室收缩期压力最大上升最大速率（dp/dt）。该指标是左心室压力的第一个引申参数，采用超声连续波多普勒技术能够无创地计算出左心室收缩期压力的上升率，并提供一个非直接测量的方向性心肌收缩性能参数。

采用超声连续波多普勒技术计算 dp/dt 存在若干前提条件，其中最主要的有以下两条。

（1）心房壁是柔软的，同时在左心室收缩的射血前期左心房和右心房的压力是稳定的。

（2）连续波频谱多普勒所测取的二尖瓣反流速度能够反映瞬间的左心室和左心房间的压力阶差，并可由简化的伯努利方程式计算得出。

dp/dt 测量和计算的具体方法如下。

（1）优化收缩期二尖瓣反流连续波多普勒速度频谱，使用高通滤波器使初始下降支斜率曲线清楚显示。

（2）检测出收缩期二尖瓣反流多普勒最大速度频谱，同时调节检测速度范围，使之达到 4m/s 以上。

（3）增加扫描速度至 100mm/s。

（4）在初始下降或上升支斜率曲线上的 1m/s 点和 3m/s 点分别画一平行线。

（5）然后在上述两点与平行线的交叉点上分别画一垂直线。

（6）测量这两条垂直线之间的时间间隔（Δt, ms）。

（7）将 Δt 导入下列公式，即可得到 dp/dt。

dp/dt（mmHg/s）$= 3200/\Delta t$

dp/dt 的正常和异常的评判标准如下。

正常： ＜1000mmHg/s

临界：1000～1200 mmHg/s

异常： ＞1200mmHg/s

采用上述公式计算 dp/dt，应当注意以下几个方面的问题。

（1）避免声束方向与二尖瓣反流方向的夹角过大，夹角应当小于 20°。过大的夹角将导致低估 dp/dt 值。

（2）在发生急性二尖瓣反流时，由于左心房不能及时顺应导致左心房压力明显增高，二尖瓣反流的速度和时相将发生减低和延长，从而导致低估 dp/dt 值。

（3）由于取样容积放置位置不当，可以产生

瓣膜关闭伪像并掩盖收缩早期的二尖瓣反流多普勒频谱。

（4）前负荷的改变将导致心肌收缩性能的改变并进而影响到Δt的测值，但是对后负荷的影响相对较小。

采用组织多普勒显像技术结合频谱多普勒检测分析技术可以进一步观察到不同方向上的局部和整体的心肌收缩功能状况。局部心肌或者二尖瓣环的收缩期运动速度频谱能够较为准确地反映受检心肌局部与左心室整体长轴或者短轴方向上的心肌收缩功能状况。对局部心肌或二尖瓣环的收缩期运动速度频谱（S峰）形态和个数的量化分析将能够提供直接的量化指标。

采用该方法进行测量同样存在若干影响因素，其中最重要的影响因素仍然是心室的前后负荷。目前，尚缺乏公认的标准化检测方法和参考值。其进一步的临床应用尚有待深入研究。第25章有较为详细的介绍。

采用心脏三维成像技术重构左心室立体结构并在此基础上计算左心室收缩末期和舒张末期容量，从理论上讲将能够更为准确地反映左心室的容量变化。但是在实际应用中，该方法受三维成像方法和结果的影响且费时费事，其临床应用尚待进一步改进。

（三）左心室舒张功能评价

左心室舒张功能的评价多采用血流和组织多普勒显像技术进行。依据采用的技术可分为频谱多普勒左心室舒张功能评价、M型血流多普勒左心室舒张功能评价和组织多普勒左心室舒张功能评价三大类。

1.频谱多普勒左心室舒张功能评价　采用脉冲波多普勒技术分别检测二尖瓣口、肺静脉口、肝静脉和上腔静脉口血流速度频谱，分别观察其血流速度频谱的峰值个数、峰值大小、峰值方向和峰值比，以及随呼吸动态变化情况。

（1）二尖瓣口血流速度频谱检测和测量：获取标准心尖左心室长轴或四腔切面后将取样容积放置于二尖瓣口。调节取样容积至1mm或最小容积即可得到二尖瓣口血流速度频谱。以同步心电图为时相标志，确定舒张期二尖瓣口血流速度频谱为向上E峰和A峰。E峰为左心室舒张早期左心室心肌主动舒张血流快速充盈左心室的峰值速度；A峰为

左心室舒张晚期心房心肌收缩血流快速充盈左心室的峰值速度。分别测量E峰峰值速度、A峰峰值速度、E峰减速度时间（DT）和左心室等容舒张时间（IVRT），并计算E峰峰值速度和A峰峰值速度比值。

在左心室舒张功能正常状态下，二尖瓣口血流速度频谱E峰高于A峰；E峰峰值速度和A峰峰值速度比值大于1.5；E峰减速度时间（DT）和左心室等容舒张时间（IVRT）均较短。其正常参考值范围如下。

E峰峰值速度：（0.80±0.20）m/s。

A峰峰值速度：（0.50±0.20）m/s。

E峰减速度时间：（190±20）ms。

左心室等容舒张时间：（70±90）ms。

在左心室舒张功能减低状态下，二尖瓣口血流速度频谱呈现多种不同类型的改变。在左心室舒张功能轻度损伤时，E峰低于A峰；E峰峰值速度和A峰峰值速度比值小于1.0；E峰减速度时间（DT）和左心室等容舒张时间（IVRT）均明显延长。以上改变提示左心室心肌主动舒张功能受损。在左心室舒张功能中度损伤时，将出现所谓"假性正常化"问题。所谓二尖瓣口血流速度频谱"假性正常化"的定义如下：在存在确定的心脏疾病和（或）已有左心室解剖结构异常的情况下，二尖瓣口血流速度频谱仍然表现为E峰高于A峰。这主要是由左心房心肌收缩功能受损所致。对二尖瓣口血流速度频谱"假性正常化"的认识将有助于更为准确地判断左心室舒张功能的异常情况。目前，常采用检测和分析肺静脉口血流频谱和组织多普勒显像二尖瓣环组织运动速度频谱形态，以及在观察时采用瓦氏动作以改变静脉回流状态的方法予以鉴别。在二尖瓣口血流速度频谱"假性正常化"时，肺静脉收缩期血流速度明显减低而舒张期血流速度相对明显增快，与此同时，舒张末期左心房向肺静脉回流血流速度增快；2/3病例的组织多普勒显像二尖瓣环组织运动速度频谱形态为a峰高于e峰；瓦氏动作时，二尖瓣口血流速度频谱"假性正常化"发生逆转，E峰低于A峰。在左心室舒张功能重度损伤时，由左心室顺应性的明显减低和舒张末期压力的明显增高导致E峰高尖、A峰矮小。

值得注意的是，上述二尖瓣口血流速度频谱的改变是年龄依赖性的。前面所提供的所谓正常参考

值仅适用于20～50岁年龄组。随着年龄的增长，E峰峰值速度将逐渐减低；E峰减速度时间和左心室等容舒张时间将逐渐延长。在低龄组，E峰峰值速度可较高；E峰减速度时间和左心室等容舒张时间将较年长组缩短。

（2）肺静脉口血流速度频谱检测和测量：获取标准心尖四腔切面后将探头向后偏斜，显示左侧上下肺静脉开口和右肺上静脉开口。将取样容积置放于右肺上静脉开口，调节取样容积至1mm或最小容积即可得到肺静脉口血流速度频谱。肺静脉口血流速度频谱为心室收缩期由肺静脉向左心房回流血流（PVs）、心室舒张早中期肺静脉向左心房回流血流（PVd）和心室舒张晚期左心房收缩导致房内血流逆流入肺静脉（PVa）三相峰。

在左心室舒张功能正常状态下，PVs峰高于PVd峰；反向的PVa峰较小。在左心室舒张功能减低状态下，反向的PVa峰速度增快。在左心室舒张功能中度损伤时，PVs峰开始降低并低于PVd峰；反向的PVa峰速度进一步增快，反映舒张期左心室腔内压力增高同时心房心肌收缩功能代偿性亢进。在左心室舒张功能重度损伤时，PVs峰明显减低而PVd峰明显增高；反向的PVa峰速度亦出现减低，提示舒张期左心室腔内压力明显增高，同时心房心肌收缩功能失代偿。如前所述，肺静脉口血流速度频谱检测和测量在二尖瓣口血流速度频谱"假性正常化"时对于鉴别正常或是异常的左心室舒张功能具有重要的临床价值。

肺静脉口血流速度频谱形态与二尖瓣口血流速度频谱一样，存在年龄依赖性。随着年龄的增长，PVs峰和PVd峰均有不同程度的减低，PVa峰速度也将逐渐减慢。

2.M型彩色多普勒血流图左心室舒张功能评价
采用标准心尖四腔或左心室长轴切面并以该切面解剖结构为引导清楚显示舒张期血流由左心房经二尖瓣流至左心室心尖部后，将M型取样线平行置放于左心室心尖部、二尖瓣口和左心房底部连线上即可得到过二尖瓣口的左心室M型彩色多普勒血流显像。该M型彩色多普勒血流显像反映了舒张早期和舒张晚期过二尖瓣血流速度的大小，以及左心房血流过二尖瓣后由二尖瓣口到达左心室心尖的时间间期，该时间间期实际上就是左心室舒张早期的充盈时间。该充盈时间的正常参考值为120ms以下。充

盈时间延长和舒张早期过二尖瓣血流速度减低均提示左心室舒张功能的减低。采用M型彩色多普勒血流图能够非常简便地测定左心室功能的状态，及时量化评价左心室舒张功能减低的程度，并将其作为评价疾病严重程度和治疗效果的客观指标。

M型彩色多普勒血流图同时能够较为准确直观地检出二尖瓣舒张期反流。二尖瓣舒张期反流目前已被公认为是左心室舒张期压力增高的敏感指标。二尖瓣舒张期反流的严重程度反映了左心室舒张期压力增高的程度。而左心室舒张期压力增高则是左心室舒张功能严重受损的结果。

3.组织多普勒超声显像左心室舒张功能评价
二维彩色组织多普勒超声显像技术能够实时动态显示左心室壁内心肌的运动方向、速度和分布。在此基础上，采用脉冲波频谱多普勒技术可以获取左心室壁内任意一点心肌的运动速度频谱。通过对舒张期该点心肌运动速度频谱的分析，有可能对局部心肌的舒张功能做出评价。

值得注意的是，心肌运动速度绝对值的评价仍然受到声束与心肌运动方向夹角的影响，而且该运动速度绝对值是负荷依赖性的。由于组织多普勒超声显像频谱分析技术能够提供心肌运动的方向信息，因此采用该项技术能够进行方向性左心室舒张功能的评价。舒张期左心室壁内心肌和二尖瓣环的运动速度频谱通常为同向双峰：第一峰为e峰；第二峰为a峰。正常左心室舒张功能状态，e峰高于a峰。当左心室舒张功能受损时，a峰将高于e峰。

从不同的方向检测不同部位左心室壁内心肌或二尖瓣环将反映不同方向的左心室舒张功能。例如，以心尖切面测取二尖瓣环的运动速度频谱所得到的左心室舒张功能评价反映了左心室长轴方向上的舒张功能情况；而以胸骨旁左心室短轴切面测取的左心室壁内心肌运动速度频谱所得到的左心室舒张功能评价反映了左心室短轴方向上的舒张功能情况。对左心室舒张功能进行方向性的评价，在疾病状态的鉴别诊断方面具有重要价值。例如，在压缩性心包疾病，其长轴和短轴方向上的左心室舒张功能均将明显减低；而在限制性心包疾病，仅有短轴方向上的左心室舒张功能减低。

由于组织多普勒超声显像频谱分析技术能够提供定点和定向的左心室舒张功能评价，在局灶性心

肌疾病的诊断方面能够提供更为丰富的局部心肌病变与整体左心室舒张功能改变之间关系的评价。这一点对客观评价病变严重程度与治疗效果具有十分重要的临床意义。与此同时，应当注意的是，点上的心肌舒张功能异常并不等于左心室整体的舒张功能异常。在采用组织多普勒超声显像频谱分析技术进行左心室舒张功能分析时应当建立标准化的检测方法，以避免漏诊或者以偏盖全。

当e峰和a峰峰值速度明显减低时，首先应当排除声束与心肌运动方向夹角过大。此时应当从多个方向和角度对同一部位心肌的舒张期运动速度进行检测，如果速度仍然较低则提示该部位心肌舒张功能减低。遗憾的是，目前尚无公认的针对不同人群、性别和年龄段的正常参考值范围。

在相同的心尖切面上采用组织多普勒超声显像频谱分析技术与血流多普勒频谱分析技术相结合的方法，分别对二尖瓣环和二尖瓣口的组织运动速度频谱和血流运动速度频谱进行检测，可以得到二尖瓣环舒张早期组织运动的峰值速度（e峰）和二尖瓣口舒张早期血流运动的峰值速度（E峰）。目前已经发现E峰与e峰的比值与左心室舒张期压力密切相关。当该比值大于15时提示左心室舒张期压力明显增高。

三、右心室功能测定

（一）右心室收缩功能评价

由于右心室几何形状的明显不规则，采用二维超声进行右心室容量功能评价较左心室容量功能评价困难。尽管国际上已经提出了多种右心室腔假设模型及其测量方法和计算公式，但是在实际操作中采用上述方法所测得容量参数的重复性和准确性均不理想。目前常用的单面积长度法和双面积长度法所得结果均只能作为临床参考结果。其计算公式如下。

单面积长度法分别采用心尖四腔切面和心尖两腔切面测取右心室腔内面积（A）和右心室长径（L）后导入下列公式。

$$右心室容量 = （8 \times A^2） / （3 \times \pi \times L）$$

双面积长度法分别采用心尖四腔切面和心尖两腔切面测取右心室腔内面积（A_1、A_2）及右心室长径（L）后导入下列公式。

$$右心室容量 = （8 \times A_1 \times A_2） / （3 \times \pi \times L）$$

由于右心室在心动周期中位置移动较大，在右心室面积和长度的测量中，时相的控制尤为重要。应当在同步心电图的引导下，在相同的心室收缩末期和舒张末期时相进行测量。分别计算出右心室收缩末期和舒张末期容量后即可进一步计算出右心室的每搏量和心排血量。右心室容量的准确测量和计算有赖于右心室三维超声成像技术的进一步完善和临床应用。目前已有较为成熟的三维重建软件可供使用，但是其评价过程仍然费事费时。

采用连续方程式同样可以计算出右心室的每搏量和心排血量。具体方法如下：首先在二维心底短轴切面测取肺动脉瓣环直径（D）；然后在同一切面肺动脉瓣环水平上测取过瓣血流速度时间积分（VTI）。将上述测值导入连续方程式即可得到右心室每搏量。

$$每搏量 = 0.785 \times D^2 \times VTI$$

该连续方程式不适用于右心室流出道狭窄或肺动脉瓣病变的病例。

采用连续波频谱多普勒技术可以较为准确地测量和计算右心室收缩期压力及其变化情况。在心尖四腔切面及其变异切面应用连续波频谱多普勒技术测量收缩期三尖瓣反流的峰值跨瓣反流速度（TRV_{max}），导入简化的伯努利方程式即可计算出收缩期三尖瓣反流的峰值跨瓣压差（$TR\Delta P_{max}$）：

$$三尖瓣反流峰值跨瓣压差 = 4 \times TRV_{max}^2$$

$$右心室峰值收缩压 = TR\Delta P_{max} + 右心房压$$

采用该方法计算右心室峰值收缩压需要注意以下问题：由于三尖瓣解剖结构的复杂性，其收缩期反流的方向存在较大变异，同时可以存在多束反流。在实际测量中应当注意多角度测量各个反流的最大速度，采取其中最大的峰值速度作为收缩期三尖瓣峰值反流速度。严重的三尖瓣反流、明显增高的右心房压力和右心房增大及其导致的三尖瓣瓣环扩张，均可导致三尖瓣峰值反流速度的减低，从而影响右心室峰值收缩压的准确计算。在右心房压的估测方面，应当依据不同的三尖瓣反流程度和右心房增大程度确定不同的右心房压力估测值。当右心房内径不大或轻微增大，三尖瓣反流程度较轻时，可以采用10mmHg作为右心房压力估测值；当右心房内径轻度增大，三尖瓣反流程度较重时，可以采用15mmHg作为右心房压力估测值；当右心房内径明显增大，三尖瓣反流程度较重时，可以采用20mmHg作为右心房压力估测值。

目前，多数彩色多普勒超声诊断仪还具有自动测量和计算跨瓣反流平均速度和压差的功能。据此可以对右心室平均收缩压做出评价。

在已知收缩期三尖瓣反流的峰值跨瓣压差的情况下，应用连续波频谱多普勒技术测取的三尖瓣反流频谱同样可以测量反流速度由1m/s上升至3m/s的时间间隔（Δt）。将三尖瓣反流的峰值跨瓣压差和测得的时间间隔导入下列公式即可得到右心室压力最大上升速率（dp/dt）。

右心室压力最大上升速率＝TR$\Delta P_{\max} \times 1000/\Delta t$

（二）右心室舒张功能评价

右心室舒张功能的超声心动图评价以往多集中于时相参数（如等容舒张时间等）的检测和评价方面，影响因素较多。多普勒超声技术的临床应用为右心室功能的评价提供了新的技术手段。血流和组织多普勒超声显像技术先后被应用于右心室的舒张功能评价。

1.上腔静脉口和肝静脉血流速度频谱分析　获取标准心尖四腔切面后将探头向后偏斜，显示上腔静脉开口；获取标准剑下下腔静脉和肝静脉切面，显示左中右肝静脉开口。将取样容积置于上腔静脉或肝静脉开口，调节取样容积至1mm或最小容积即可获得上腔静脉口和肝静脉口血流速度频谱。上腔静脉口和肝静脉血流速度频谱为心室收缩期由上腔静脉和肝静脉向右心房回流血流（Vs）、心室舒张早中期上腔静脉和肝静脉向右心房回流血流（Vd）及心室舒张晚期右心房收缩导致房内血流逆流入上腔静脉和肝静脉（Va）三相峰。

在右心室舒张功能正常状态下，Vs峰高于Vd峰，而Va峰较小。在右心室舒张功能减低状态下，Vs峰明显增高，Vd峰明显减低或消失，Va峰明显增高。在右心室限制性舒张功能减低状态下，Vs峰明显减低或消失，Vd峰明显增高，Va峰明显增高，同时出现心室收缩期反向血流（Vsr）。

在压缩性心包疾病时，呼吸对该血流速度频谱的影响较大。正常情况下呼气时相血流速度明显减低而吸气时相血流速度明显减低的现象将会在右心房和右心室压力增高及变化幅度加大的情况下得到明显增强。

2.组织多普勒超声显像频谱分析　采用组织多普勒超声显像频谱分析技术可以在心尖或胸骨旁切面获取任意点心肌或者三尖瓣环的舒张期组织运动速度频谱。舒张期右心室壁内心肌和三尖瓣环的运动速度频谱通常为同向双峰：第一峰为e峰；第二峰为a峰。正常右心室舒张功能状态，e峰高于a峰。当右心室舒张功能受损时，a峰将高于e峰。该方面的研究有待于采用标准化的检测方法予以进一步的拓展和深化。

四、心室心肌功能的综合评价——心肌做功指数

在心室功能综合评价方面，由韩国医师Tei在20世纪90年代中期提出的心肌做功指数日益受到临床的重视。心肌做功指数（IMP）结合了左右心室收缩和舒张时相的功能表现。该测量和计算指标的潜在价值是能够反映左右心室收缩和舒张功能之间相互作用的影响和结果。心肌做功指数结合等容收缩时间（ICT）能够反映左右心室收缩时相的功能表现；心肌做功指数结合等容舒张时间（IRT）能够反映左右心室舒张时相的功能表现。心肌做功指数已经被应用于正常人和各种程度左右心室功能损伤患者的鉴别，并为那些可能影响心肌功能的各种获得性和先天性心脏病提供预后信息。

心肌做功指数的具体测量和计算方法如下。

（1）采用脉冲波频谱多普勒技术优化获取二尖瓣或三尖瓣流入道血流速度频谱信号，分别测量二尖瓣或三尖瓣从开放到关闭之间的时间间隔（MCO或TCO）。

（2）采用脉冲波频谱多普勒技术优化获取二尖瓣或三尖瓣流出道血流速度频谱信号，分别测量左右心室射血时间（LVET或RVET）。

（3）将上述测量参数分别导入以下公式即可分别获得左右心室的心肌做功指数。

左心室心肌做功指数＝（MCO-LVET）/LVET
右心室心肌做功指数＝（TCO-RVET）/RVET
该心肌做功指数的正常参考范围如下。

左心室心肌做功指数：0.35±0.05。

右心室心肌做功指数：成人，0.28±0.04；儿

童，0.32± 0.03。

该方法的优点：在大多数患者中测量简便；相对不受心率、室间压力或房室瓣反流的影响。缺点：该方法相对较新，较少循证依据；各种与心肌功能无关的影响因素及其效应尚未得到充分的研究。

五、左心房功能的评价

超声心动图能够提供实时动态准确的左心房解剖结构、房内血流动力学和房壁内心肌组织运动信息。在心脏前负荷恒定的情况下，左心房在心房收缩期的容量变化能够反映左心房的收缩功能变化。目前，多以同一切面左心房面积的变化来代表左心房容量的变化，尚缺乏准确的容量测算模型和方法。通过对左心耳开口部位血流多普勒速度频谱的分析，可以对左心耳的收缩功能进行评价。当左心耳收缩功能减低、左心房压力明显增高时，心房收缩期左心耳血液流出速度将明显减低，甚至出现反流现象。现已发现，在左心耳收缩功能减低时较易发生心耳内血栓。因此，在有可能导致心房功能衰竭的心脏疾病病例，如果超声发现左心耳收缩功能减低，则应当采取更为积极的改善心房功能和预防血栓发生的治疗措施。

采用组织多普勒超声技术可以获取左心房壁内任意点的心肌运动M型彩色速度显像和速度频谱，从而能够量化分析左心房心肌的收缩和舒张功能。通过建立基于二维解剖结构的标准化组织多普勒超声时相分析技术，可以确定左心房壁内心肌的激动起始区域和激动顺序，有利于房性心律失常的精确介入治疗，以及在治疗过程中监控治疗效果和并发症、确定治疗终点。

超声评价左心房及左心耳功能，对房性心律失常的病理生理基础研究和治疗措施的制订，以及治疗效果的评判、左心耳血栓的形成机制及其预测等方面具有十分重要的临床意义。上述研究内容尚待进一步深入研究。

六、心脏血流动力学评价

如前所述，1998 年以后临床已经极少采用介入性心脏导管进行心脏血流动力学评价，多普勒超声显像技术已经成为临床无创性心脏血流动力学评价的主要手段。由于多普勒超声仪器设备的改进、标准化检测方法的建立和基础应用理论的完善，多普勒超声心脏血流动力学评价的准确性和可重复性也得到明显提高，其应用范围也得到逐步的扩大。以下将分别介绍多普勒超声心脏血流动力学评价的各个临床应用方面。

（一）心腔内压力测定

多普勒超声心腔内压力测定多依据心腔内压力阶差的测量和计算。常采用简化伯努利公式计算两个腔室之间的压力阶差。但是该公式是建立在以下假设之上的：第一腔内的血液流速、血流加速度和黏滞系数在临床常规的应用中可以忽略不计；正常血液的密度（1/2）＝4；血液流动系统中没有能量的损耗。在采用连续波多普勒超声技术测得各个房室瓣和动脉瓣反流的最大峰值速度（v_{max}）后，即可导入以下公式进行心脏内各腔室间收缩和舒张期峰值压力阶差（ΔP）的计算。

$$\Delta P = P_1 - P_2 = 4 \times v_{max}^2$$

将计算出的各腔室间收缩和舒张期峰值压力阶差导入下列公式，即可得到心脏各腔室的压力。

右心室和肺动脉收缩压＝4 ×（三尖瓣收缩期反流峰值速度）^{2}＋右心房压

右心室舒张压＝右心房压

肺动脉舒张压＝4 ×（肺动脉瓣舒张期反流峰值速度）^{2}＋右心房压

左心房压＝收缩期肱动脉压-4 ×（二尖瓣收缩期反流峰值速度）^{2}

左心室舒张末压＝舒张期肱动脉压-4 ×（主动脉瓣舒张期反流峰值速度）^{2}

当存在心脏室间隔缺损和动脉导管未闭时，尚可利用分流压差计算相关腔室内的压力。

肺动脉收缩压＝收缩期肱动脉压-4 ×（分流峰值速度）^{2}

右心室收缩压＝收缩期肱动脉压-4 ×（分流峰值速度）^{2}

肺动脉舒张压＝舒张期肱动脉压-4 ×（分反流峰值速度）^{2}

在运用上述公式进行心脏各腔室压力计算时，应当注意避免或校正以下的影响计算结果准确性的因素：声束方向与血流方向夹角过大；较长的管状狭窄可导致黏滞系数成分明显增大；在贫血或红细胞增多症的病例，其血液黏滞度可以减低或者增高；在假设中，当第一腔内的血流速度明显增快时。

（二）心脏瓣膜反流量的测量和计算

心脏瓣膜反流是导致心脏血流动力学异常的主要原因之一。以往缺少快速直观的定量评价方法。二维彩色多普勒超声显像技术能够实时动态同步地在解剖结构的基础之上直观地观察到各个心脏瓣膜反流起始、路径方向、分布和血流速度平均值。但是由于心脏瓣膜反流方向的变异性较大，导致了反流血流形态的多样性。尤其是偏心性反流的存在使反流血流形态的评价更为困难。因此，单纯采用二维彩色多普勒超声显像技术尚不能全面客观地对心脏瓣膜反流量做出准确地评价。通过对测量和计算心腔流入及流出血流量并加以比较，则有可能确定出进入瓣膜的反流血容量。

1.二尖瓣反流量和反流分数的测量和计算　二尖瓣反流量通常是指收缩期通过关闭不全的二尖瓣口从左心室反流至左心房的血流量。二尖瓣反流分数则是指反流量占进入左心室总血容量的百分比。具体测量和计算方法如下：首先采用舒张中期心尖四腔切面，测量二尖瓣环直径（D_{MV}，cm）和通过同一瓣环水平的二尖瓣环血流速度时间积分（TVI_{MV}，cm）；然后采用收缩中期心尖左心室长轴切面测量主动脉瓣环直径（D_{AV}，cm）和通过同一瓣环水平的主动脉瓣环血流速度时间积分（TVI_{AV}，cm）。在测量中应当注意以下几点：瓣环直径应当是瓣叶基部的内缘径；脉冲波多普勒取样容积应当放置于瓣环水平的通道中央。

二尖瓣环直径和二尖瓣环血流速度时间积分的正常参考值如下。

二尖瓣环直径：3.0～3.5cm

二尖瓣环血流速度时间积分：10～13cm

在测取上述参数之后，导入下列公式计算出二尖瓣环横截面积（CSA_{MV}）和主动脉瓣环横截面积（CSA_{AV}）。

$$二尖瓣环横截面积＝0.785 \times D_{MV}^2$$

$$主动脉瓣环横截面积＝0.785 \times D_{AV}^2$$

将计算出的二尖瓣环横截面积、主动脉瓣环横截面积，以及测得的二尖瓣环血流速度时间积分和

主动脉瓣环血流速度时间积分导入下列公式，即可计算出二尖瓣流入量（SV_{MV}）和主动脉瓣流出量（SV_{AV}）。

$$二尖瓣流入量＝CSA_{MV} \times TVI_{MV}$$

$$主动脉瓣流出量＝CSA_{AV} \times TVI_{AV}$$

将二尖瓣流入量减去主动脉瓣流出量即可得到二尖瓣的反流量（MV_{RV}）；与二尖瓣流入量相比则计算出二尖瓣的反流分数（MV_{RF}）：

$$二尖瓣反流量＝SV_{MV}-SV_{AV}$$

$$二尖瓣反流分数＝MV_{RV} / SV_{MV}$$

2.主动脉瓣反流量和反流分数的测量和计算　主动脉瓣反流量通常是指舒张期通过关闭不全的主动脉瓣口从主动脉根部反流至左心室的血流量。主动脉瓣反流分数则是指反流量占进入主动脉根部总血容量的百分比。

主动脉瓣反流量（AV_{RV}）和反流分数（AV_{RF}）计算的基本测量参数与二尖瓣反流量和反流分数基本测量参数相同。

主动脉瓣环直径和主动脉瓣环血流速度时间积分的正常参考值如下。

主动脉瓣环直径：1.8～2.2cm

主动脉瓣环血流速度时间积分：18～22cm

主动脉瓣反流量和反流分数的计算公式如下。

$$主动脉瓣反流量＝SV_{AV}-SV_{MV}$$

$$主动脉瓣反流分数＝AV_{RV} / SV_{AV}$$

在获取了二尖瓣和主动脉瓣反流量及反流分数之后应当按照以下标准判断反流程度。

正常或生理性反流：RF小于20%。

轻度反流：RF为20%～30%。

中度反流：RF为30%～50%。

重度反流：RF大于50%。

采用上述方法测量和计算瓣膜反流量和反流分数存在以下影响因素：脉冲波多普勒取样容积的放置位置和容积的大小变化均可能影响基本测量值；在测量瓣环的直径时，瓣环边缘的定位和心动周期的时相变化均将产生测量误差，而该误差在平方后将被扩大；在存在心律失常时，少数心动周期的测值不能代表整体的血流状况，必须取10个心动周

期以上的均值；联合瓣膜损伤或合并存在间隔缺损分流时，该方法将低估瓣膜反流量和反流分数。

3.二尖瓣有效反流瓣口面积和主动脉瓣有效反流瓣口面积的测量和计算　在二尖瓣的反流量和反流分数测量和分析的基础上，采用连续波多普勒显像技术在心尖四腔切面或心尖左心室长轴切面获取收缩期二尖瓣反流的速度时间积分（TVI_{MR}）。反流瓣口平均有效面积（ERO_{MR}）是与反流严重程度密切相关并且是瓣膜反流的唯一解剖结构量化信息。该信息在以前应用其他检测方法是无法得到的。应用质量守恒定律（即连续方程式）可得

$$二尖瓣反流量＝ERO \times TVI_{MR}$$

转换方程式后得

$$二尖瓣反流瓣口平均有效面积＝MV_{RV} / TVI_{MR}$$

依据二尖瓣有效反流瓣口面积判断二尖瓣反流严重程度的标准如下。

Ⅰ/Ⅳ级：ERO小于$10mm^2$。

Ⅱ/Ⅳ级：ERO为$10 \sim 25mm^2$。

Ⅲ/Ⅳ级：ERO大于$25mm^2$。

Ⅳ/Ⅳ级：ERO大于$35mm^2$。

主动脉瓣有效反流瓣口面积（ERO_{AR}）的测量和计算需要首先确定主动脉瓣的反流量，然后采用连续波多普勒技术测取主动脉瓣反流速度频谱并计算反流时间速度积分（TVI_{AR}）。其计算公式如下。

$$主动脉瓣有效反流瓣口面积＝AV_{RV} / TVI_{AR}$$

在轻度以上瓣膜反流的大多数病例中均可采用以上方法测量和计算二尖瓣有效反流瓣口面积及主动脉瓣有效反流瓣口面积。该方法能够同时评价瓣膜反流的血流动力学结果和损害的严重程度；能够同时完成反流血容量和反流分数的补充测量。该方法较其他方法更少受心率和负荷状态的影响，与此同时通过对这一技术的修改可以测量狭窄性损害。

采用该方法所测得的结果受到反流血容量的影响，亦即所有影响反流血容量测量和计算的因素均会对有效反流瓣口面积的计算结果产生影响；该方法同时还受到反流速度频谱测量和计算缺陷的影响，当出现偏心性反流或声束与血流方向夹角过大时，常不能够获取完整的反流血流速度频谱，此时应多角度进行检测。该方法的另一缺点是缺乏其他参考方法验证。

（三）二尖瓣和主动脉瓣瓣口面积的测量和计算

依据质量守恒定律（即连续方程式）可以测量和计算出舒张期二尖瓣的有效开放面积（A_{MV}）和收缩期主动脉瓣的有效开放面积（A_{AV}）。应用该连续方程式计算有效瓣口开放面积基于以下假设：血流为非搏动层流；血流无间断。

1.二尖瓣口面积的测量和计算　采用二维超声和连续波频谱多普勒超声在心尖左心室长轴切面分别测取收缩中期左心室流出道直径（D_{LVOT}）、全收缩期左心室流出道血流速度时间积分（TVI_{LVOT}）和全舒张期二尖瓣血流速度时间积分（TVI_{MV}）。将所测参数导入以下公式即可得到二尖瓣口面积。

$$二尖瓣口面积＝（0.785 \times D_{LVOT}^2 \times TVI_{LVOT}） / TVI_{MV}$$

在采用该方法测量和计算二尖瓣口面积时应当注意以下问题：应采用多个透声窗多角度检测，以获取最大的血流速度和频谱强度；当合并轻度以上的二尖瓣和（或）主动脉瓣反流时，其测量和计算的准确性将受到影响。

二尖瓣狭窄时可采用压力减半时间法或减速度时间法测量和计算二尖瓣口面积。

（1）压力减半时间法：压力减半时间是指舒张期二尖瓣跨瓣压差从最高初值减至一半所需要的时间（ms）。首先获取二维超声心尖左心室长轴切面或四腔切面，然后采用连续波多普勒测取舒张期二尖瓣过瓣血流速度频谱。增加频谱多普勒扫描速度至$100mm/s$；测量舒张早期E峰峰值速度（EV_{MAX}），除以1.4得到压力减半时的速度值（$V_{t_{1/2}}$）；分别由E峰峰值点和压力减半时的速度值向基线画一垂直线，测量以上两条垂直线在基线投影点的距离。该时间距离即为压力减半时间（$T_{1/2}$）。将该压力减半时间导入下列经验公式即可得到二尖瓣口面积（A_{MV}）：

$$二尖瓣口面积＝220 / t_{1/2}$$

（2）减速度时间法：减速度时间是指舒张期二尖瓣过瓣速度由E峰峰值减至零的时间（ms）。超声二维图像和连续波多普勒血流速度频谱的获取方法同压力减半时间法。获取优化的舒张期二尖瓣过瓣血流速度频谱后，由E峰峰值点向下画一垂直线；测量该垂直线和基线交汇点与血流速度减至零

点之间的时间间隔，得到减速度时间（DT）。将减速度时间导入下列公式即可得到压力减半时间和二尖瓣口面积。

$$压力减半时间 = 0.29 \times DT$$

$$二尖瓣口面积 = 759 / DT$$

采用上述压力减半时间法或减速度时间法测量和计算二尖瓣口面积应当注意以下问题：多普勒血流信号不理想将导致测量和计算结果错误；左心房顺应性急剧变化时（如二尖瓣成形术后即刻）或存在明显主动脉瓣反流时，压力减半时间将明显缩短，导致二尖瓣口面积的高估；房室传导阻滞或合并其他心律失常时，E峰轮廓的改变和心房功能的异常将导致测量和计算的困难及误差；当减速度频谱出现非线性变化时，需要采用舒张中期斜率进行推断。

2.主动脉瓣口面积的测量和计算　首先采用二维超声心尖五腔切面在主动脉瓣下测取收缩中期左心室流出道直径（D_{LVOT}）；然后在同一切面的同一水平采用脉冲波频谱多普勒技术测取左心室流出道的速度时间积分（TVI_{LVOT}）。采用连续波多普勒分别从多个透声窗（心尖、胸骨上凹、肋骨右缘及剑下）获取主动脉瓣最大过瓣速度及完整频谱后测量及计算主动脉瓣速度时间积分（TVI_{AV}）。将上述参数导入下列公式即可得到主动脉瓣口面积（A_{AV}）。

$$主动脉瓣口面积 = 0.785 \times D_{LVOT}^2 \times (TVI_{LVOT} / TVI_{AV})$$

采用该公式所获得的主动脉瓣口面积正常参考值和狭窄程度分级如下。

正常主动脉瓣口面积：$2.0 \sim 4.0cm^2$。

轻度主动脉瓣狭窄：$1.1 \sim 1.9cm^2$。

中度主动脉瓣狭窄：$0.75 \sim 1.0cm^2$。

重度主动脉瓣狭窄：小于$0.75cm^2$。

在采用该连续方程式测量和计算主动脉瓣瓣口面积时应当注意以下几个问题：必须保证左心室流出道直径测量的准确性，如果存在测量误差，该误差将会被平方扩大，如果直径测量有问题，则应使用V_1/V_2比率；在测量左心室流道血流速度频谱时，应当在狭窄加速前测取层流速度，同时应当避免声束与血流方向夹角过大；应当采用多个透声窗测取主动脉瓣最大过瓣速度及其速度时间积分；低排状态下，如考虑心室肌原因素，则应当采用V_1/V_2比率；合并存在心律失常时应当平均$8 \sim 10$个心动周

期的测值；当存在动力性左心室流出道梗阻（如肥厚型心肌病）时，左心室流出道血流速度将明显增快，从而导致高估主动脉瓣口面积；在合并二尖瓣反流的病例时，应当特别注意将二尖瓣反流信号与主动脉瓣过瓣血流信号区分开，其鉴别点如下：二尖瓣反流信号常延伸至左心室等容舒张期、二尖瓣反流速度大于主动脉瓣过瓣速度。

（四）血流汇聚法测量和计算瓣膜面积、瓣膜反流量，以及间隔缺损和动脉导管未闭分流量

血流汇聚法（即近侧等速血流表面面积法）检测反流和分流血流的基本原理如下：在趋向反流或分流口的层流血流会出现血流加速现象并形成多个同心"壳"和等速半球。依据质量守恒定律，所有通过这些"壳"的血流最终必将通过反流或者分流口。因此，任意"壳"面的血流率应当等于反流或者分流的血流率。对这些血流汇聚区域的彩色多普勒血流分析将提供一个简便准确的在任何距反流或者分流口距离测量血流速度的方法。其具体测量和计算方法如下。

（1）使用局部放大功能优化反流或分流口的二维超声图像。

（2）优化彩色多普勒血流图血流汇聚区域的彩色血流细节。

（3）向下移动彩色多普勒血流图彩色编码基线，以减低彩色多普勒血流图的混叠血流速度。

（4）观察并测量混叠的血流速度（V_r）。

（5）测量血流混叠边缘至反流或分流口的半径（r）。

（6）应用连续波多普勒测量反流或分流的时间速度积分（TVI）和峰值反流或分流速度（V_{max}）。

（7）计算反流或分流的血流率（FlowRate，ml/s）。

$$血流率 = 6.28\, r^2 \times V_r$$

（8）计算有效的反流瓣口或分流缺损口面积（EA）。

$$面积 = 血流率 / V_{max}$$

（9）计算反流或者分流量。

$$反流或者分流量（ml） = EA \times TVI$$

采用血流汇聚法同样可以计算二尖瓣狭

窄的瓣口面积。如果已知舒张期二尖瓣血流率（FlowRate$_{MV}$）和峰值过二尖瓣速度（V_{max}），应用连续方程式即可确定二尖瓣口舒张期开放的有效面积（MVA）。

二尖瓣口开放有效面积＝FlowRate$_{MV}$/V_{max}

在实际的测量和计算过程中，还应当加入角度校正因子：α角/180°，亦即

二尖瓣口开放有效面积＝（α角/180°）×

FlowRate$_{MV}$/V_{max}

式中，α角为瓣叶房面实际血流汇聚区的夹角。

采用血流汇聚法测量和计算瓣膜面积和瓣膜反流量，以及间隔缺损和动脉导管未闭分流量的优点如下：可以在瓣膜狭窄或人工瓣膜的血流动力学评价中应用；合并受测瓣膜本身或其他瓣膜反流不影响瓣膜面积的计算；采用该方法可以进行多个部位的不同类型的狭窄口面积、通过血流量等参数的测量和计算。运用该方法时应当注意以下几个问题：由于缺乏适当的金标准，与其他检测方法相比，吻合率较低；由于等速度"壳"面的几何形状随血流率、压差和血流通道口的大小和形状的影响，较窄的α角和较高的混叠血流速度（如大于25cm/s）可能会导致低估狭窄口面积；在一些病例中，由于复杂的狭窄口形态，不能准确测量血流汇聚半径；设置较高的滤波将会导致低估血流率。

（尹立雪）